实用耳鼻喉头颈外科学

（上）

谭华章等◎主编

吉林科学技术出版社

图书在版编目（ＣＩＰ）数据

实用耳鼻喉头颈外科学/ 谭华章等主编. -- 长春：
吉林科学技术出版社，2016.5
ISBN 978-7-5578-0700-9

Ⅰ．①实… Ⅱ．①谭… Ⅲ．①耳鼻咽喉科学—外科学
②头部—外科学②颈—外科学 Ⅳ．① R762 ② R65

中国版本图书馆CIP数据核字(2016) 第104682 号

实用耳鼻喉头颈外科学
Shiyong er bi hou tou jing waikexue

主　　编	谭华章　熊　欣　张建伟　牛金明　董金辉　姜　岚
副主编	高　中　汤小丽　王月辉　杨明明
	王亚玲　王　荣　曹丽华　张秀娟
出版人	李　梁
责任编辑	张　凌　张　卓
封面设计	长春创意广告图文制作有限责任公司
制　　版	长春创意广告图文制作有限责任公司
开　　本	787mm×1092mm　1/16
字　　数	978千字
印　　张	40
版　　次	2016年5月第1版
印　　次	2017年6月第1版第2次印刷

出　　版	吉林科学技术出版社
发　　行	吉林科学技术出版社
地　　址	长春市人民大街4646号
邮　　编	130021
发行部电话/传真	0431-85635177　85651759　85651628
	85652585　85635176
储运部电话	0431-86059116
编辑部电话	0431-86037565
网　　址	www.jlstp.net
印　　刷	虎彩印艺股份有限公司

书　　号	ISBN 978-7-5578-0700-9
定　　价	160.00元

主编简介

谭华章

　　1970年出生，湖北医药学院附属襄阳医院，副主任医师，耳鼻咽喉-头颈外科专业，1994年毕业于湖北科技学院医学院，硕士研究生，2002—2003年在首都医科大学附属同仁医院学习1年。从事本专业工作20余年，积累了丰富的临床经验，发表论文10余篇，主持完成省、市级课题各1项。现任湖北医药学院附属襄阳医院耳鼻咽喉-头颈外科科主任、湖北医药学院第四临床学院耳鼻咽喉-头颈外科专业教研室主任、襄阳市耳鼻咽喉-头颈外科专业学会副主任委员，湖北省耳鼻咽喉-头颈外科专业学会委员。

熊　欣

　　1962年出生，华中科技大学同济医学院附属荆州医院耳鼻咽喉科，主任医师。1985年毕业于华中科技大学同济医学院，从事耳鼻咽喉科临床工作35年，擅长头颈肿瘤及过敏性鼻炎，耳鼻咽喉科各种疑难杂症及危重病人的诊断与治疗。撰写论文10余篇，其中《荆州城区白喉流行119例临床分析》获荆州市优秀论文三等奖，《常年性变应性鼻炎患者血清雌二醇与睾酮水平测定》论文获荆州市第二届优秀论文二等奖，湖北省第七届自然科学优秀学术论文三等奖。独立完成了《鼻内窥镜专用电凝吸引冲洗器》的发明，获国家知识产权局实用新型专利证书；主持完成了《喉癌及气管切开切口药垫的实验和临床应用研究》科研成果，达国内领先水平；参与完成《思洛冰糊在扁桃体术后临床应用与实验研究》科研成果，达国内领先水平。

张建伟

　　1970年出生，甘肃省肿瘤医院头颈外科，副主任医师。1993年毕业于华西医科大学临床医学专业，学士学位。从事头颈部肿瘤外科临床及科研工作，擅长甲状腺癌及口腔、耳鼻喉肿瘤的外科治疗及术后缺损修复。发表论文20余篇。主持、参与完成课题8项。获得兰州市科技进步二等奖1项，甘肃省科技进步二等奖1项，三等奖2项。

编　委　会

PREFACE

前　言

　　科学的不断进步为医学科学的发展开辟了广阔的领域。近年来，我国耳鼻喉学的发展尤为迅速，多种诊断方法和治疗手段相继应用到临床工作中来，极大地丰富了耳鼻喉学的内容。为适应耳鼻喉学的快速发展，满足耳鼻喉科临床工作者的实际需求，我们组织了长期从事临床一线的医务工作者，参阅了大量国内外文献，并结合丰富的临床经验，着手撰写了此书。

　　本书重点阐述了耳鼻喉－头颈外科最常见、最多发疾病的病因、临床表现、诊断及治疗原则。针对耳鼻喉科的最新的微创手术治疗及护理内容也做了相应的描述，内容丰富，重点突出，简明实用。着重介绍了一些新的理论、新的观念，期望能给阅读者提供一点新思路，以便从多个角度去归纳、总结、分析临床上出现的问题，找出恰当的解决办法。

　　本书在编写过程中参阅了许多相关专业的书籍，但由于编者较多，文笔不一，加之时间和篇幅有限，虽尽力而为，不妥与错误之处在所难免，望广大读者批评指正。

编　者
2016 年 5 月

CONTENTS

目　录

第一章

耳鼻咽喉头颈部的解剖与生理学

第一节　耳的应用解剖与生理学

一、耳的应用解剖

耳包括外耳、中耳和内耳（图1-1）。

半规管
前庭　内耳
耳蜗
蜗根
前庭根　前庭蜗神经
面神经
耳廓
外耳 外耳道
鼓膜
鼓膜张肌
颈内动脉
外耳道软骨
咽鼓管软骨
咽
次骨性
外耳道
面神经
听小骨
鼓室
咽鼓管
骨性外耳道
中耳

图1-1　耳的解剖关系示意图

（一）外耳

外耳包括耳郭及外耳道。

1. **耳郭**　由软骨、软骨膜及皮肤构成，耳垂处无软骨。耳郭皮下组织少，炎症时疼痛剧烈。皮肤菲薄，易发生冻伤。

2. **外耳道**　起自外耳道口，止于鼓膜，略呈"S"形弯曲。外1/3为软骨部，内2/3为骨部。软骨部皮肤有耵聍腺、毛囊和皮脂腺。外耳道皮下组织少，当感染肿胀时神经末梢受压可引起剧痛。

3. **外耳神经来源**　①下颌神经的耳颞支，分布于外耳道前壁，故牙痛时可引起反射性耳痛；②迷走神经的耳支，分布于外耳道的后壁，故刺激外耳道的后壁可引起反射性咳嗽。

③耳大神经、枕小神经、面神经和舌咽神经的分支也有分布。

外耳的淋巴引流至耳郭周围淋巴结。耳郭前面的淋巴流入耳前淋巴结与腮腺淋巴结，耳郭后面的淋巴流入耳后淋巴结，耳郭下部及外耳道下壁的淋巴流入耳下淋巴结、颈浅淋巴结及颈深淋巴结上群。

（二）中耳

中耳由鼓室、鼓窦、乳突和咽鼓管组成。

1. 鼓室　位于鼓膜与内耳外侧壁之间。向前经咽鼓管与鼻咽相通，向后经鼓窦入口与乳突相连。鼓膜紧张部上缘平面以上部分为上鼓室，紧张部下缘平面以下部分为下鼓室，下达鼓室底；上、下鼓室之间为中鼓室（图1－2）。

图1－2　鼓室的划分

（1）鼓室壁：有外、内、前、后、上、下6个壁。外壁主要被鼓膜占据。鼓膜为椭圆形、半透明薄膜，介于鼓室与外耳道之间。内壁即内耳的外壁，中央膨隆处为鼓岬系耳蜗底周所在。前庭窗位于鼓岬后上方。蜗窗位于鼓岬后下方。前庭窗上方为面神经管突。面神经管突后上方为外半规管凸。前壁有鼓膜张肌半管的开口和咽鼓管的鼓室口。后壁上部经鼓窦入口和鼓窦相通。上壁与颅中窝的大脑颞叶分隔，又称鼓室盖。下壁借薄骨板与颈静脉球分隔。

（2）鼓室内容：①听小骨：为人体最小一组小骨，由外向内依次为锤骨、砧骨和镫骨。三者相连构成听骨链。锤骨柄连接鼓膜，镫骨足板借环韧带连接于前庭窗，经听骨链将鼓膜的振动传导至内耳。②肌肉：鼓室内有2条肌肉。鼓膜张肌，起自鼓岬的匙突，止于锤骨颈下方，收缩时牵拉锤骨柄向内，增加鼓膜张力，以免强声震破鼓膜或损伤内耳。镫骨肌起自鼓室后壁锥隆起内，肌腱止于镫骨颈，肌肉收缩时牵拉镫骨小头向后，减轻内耳压力。

2. 鼓窦　为鼓室后上方的含气腔，前方通向上鼓室，向后下连通乳突气房，上壁与颅中窝相隔。

3. 乳突　乳突腔内含有似蜂窝样、大小不同、相互连通的气房，气房分布范围因人而异，根据气房发育程度，乳突可分为4种类型，即气化型、板障型、硬化型和混合型。乳突后壁借骨板与乙状窦和颅后窝相隔。

4. 咽鼓管　咽鼓管是连通鼓室及鼻咽之间的管道。外1/3为骨部，内2/3为软骨部，平时处于关闭状态，防止声音经咽鼓管传至中耳。鼓室口起于鼓室前壁，向内、下、前方斜行开口于鼻咽侧壁的咽鼓管咽口。当张口、吞咽、打呵欠时，咽口开放，以调节鼓室内气压，保持鼓膜内、外压力平衡。咽鼓管黏膜为假复层纤毛柱状上皮，纤毛运动方向朝向鼻咽部，可使鼓室分泌物得以排除；咽鼓管在软骨部的黏膜呈皱襞样，具有活瓣作用，故能防止咽部液体等进入鼓室。小儿咽鼓管短而宽，又接近水平，因此小儿的咽部感染较易经此咽鼓管侵入鼓室引起中耳炎。

（三）内耳

内耳位于颞骨岩部内，结构复杂而精细，故又称迷路。按解剖和功能分为前庭、半规管和耳蜗3个部分（图1-3）。组织学上可分为形状相似的2部分，即骨迷路和膜迷路。膜迷路位于骨迷路之内，两者之间充满外淋巴，膜迷路含有内淋巴，内、外淋巴互不相通。膜迷路内有听觉与位觉感受器。

图1-3 骨迷路示意图

1. 骨迷路 为骨性结构，包括耳蜗、前庭和半规管。

（1）前庭：位于耳蜗和半规管之间，略呈椭圆形。后上部有3个骨半规管的5个开口。外壁即鼓室内壁的一部分，有前庭窗为镫骨足板所封闭。

（2）骨半规管：位于前庭的后上方，为3个相互垂直的2/3环形的小骨管，依其位置分别称为外（水平）、上（前）、后半规管。每个半规管的两端均开口于前庭，其一端膨大部称壶腹。前、后半规管的另一端合成一总脚通向前庭，因此3个半规管共有5孔通入前庭（图1-4）。

图1-4 骨迷路剖面示意图

（3）耳蜗：位于前庭的前面，形似蜗牛壳，由周围的骨蜗管沿中央的蜗轴盘旋构成。骨蜗管绕蜗轴2.5~2.75周，底周相当于鼓岬。骨蜗管再被前庭膜和基底膜分成3个阶，上方者为前庭阶，起自前庭；中间为膜蜗管，又名中阶，系迷路；下方者名鼓阶。前庭阶和鼓阶内含外淋巴，通过蜗尖的蜗孔相通。中阶内充满内淋巴。

2. 膜迷路　借纤维束固定于骨迷路内，由椭圆囊、球囊、膜蜗管及膜半规管组成，各部相互连通。膜蜗管的基底膜上有螺旋器又名 Corti 器，由内、外毛细胞，支柱细胞和盖膜等组成，是听觉感受器。椭圆囊和球囊内有位觉斑，膜半规管内有壶腹嵴，能够感受位觉变化。

二、耳的生理

耳具有听觉和平衡功能。

（一）听觉功能

声音可以通过 2 种途径传入内耳，①振动通过鼓膜和听骨链传导；②通过颅骨传导，前者称空气传导（简称气导），后者称骨传导（简称骨导）。在正常生理状态下，以空气传导为主。

1. 空气传导　传导过程简示如下。

声波

↓

耳郭→外耳道→鼓膜→听骨链→前庭窗→外、内淋巴→螺旋器→听神经→听觉中枢

　　空气震动　　　　传声变压　　　　液体波动　　　　感音 神经冲动 综合分析

　　（外耳）　　　　　（中耳）　　　　（内耳）　　　　　　（迷路后）（大脑皮质）

在前庭窗以外的任何部分出现问题，都可能导致听力下降，例如鼓膜穿孔、听骨链侵蚀破坏或固定等，往往需要手术来解决。

2. 骨传导　骨传导指声波通过颅骨传导到内耳使内耳淋巴液发生相应的振动而引起基底膜振动，耳蜗毛细胞之后的听觉传导过程与前面的气体传导过程相同。骨传导听觉在耳聋性质鉴别诊断中意义重大，骨导曲线下降表明感音神经性听力下降。

（二）平衡功能

在日常生活中，人体主要依靠前庭、视觉和本体感觉这 3 个系统的相互协调作用来维持身体的平衡。这些系统的外周感受器感受身体位置、运动及外界的刺激，向中枢传送神经冲动，经中枢神经系统整合后，通过各种反射性运动，维持身体的平衡。就维持平衡功能而言，上述 3 个系统中以前庭系统最为重要。3 对半规管主要感受角加速度的变化。椭圆囊和球囊感受的是适宜刺激，是直线加速度运动。

（张军辉）

第二节　鼻的应用解剖与生理学

一、鼻的应用解剖

鼻由外鼻、鼻腔和鼻窦 3 部分构成。

（一）外鼻

外鼻位于面部中央，由骨和软骨构成。外鼻呈三棱锥体状，前棱最高部为鼻根，向下依次为鼻梁及鼻尖，鼻梁两侧为鼻背，鼻尖两侧为鼻翼。该三棱锥体的底部即鼻底，鼻底上有

前鼻孔，两前鼻孔间是鼻小柱。鼻翼向外下与面颊交界处有一浅沟，即鼻唇沟，一侧鼻唇沟变浅提示面神经麻痹。

图 1 - 5　外鼻静脉与眼静脉及海绵窦的关系

鼻尖、鼻翼皮肤富有皮脂腺、汗腺和毛囊，为鼻疖、痤疮、酒糟鼻的好发部位。外鼻的静脉主要经内眦静脉和面静脉汇入颈内静脉，内眦静脉又可经眼上、下静脉与海绵窦相连通（图 1 - 5）。面部静脉无瓣膜，血液可双向流动，所以当挤压鼻或上唇疖肿时，有引起海绵窦血栓性静脉炎之危险。临床上将鼻根部与上唇三角形区域称为"危险三角区"。

外鼻的运动神经为面神经，感觉神经主要是三叉神经第 1 支（眼神经）和第 2 支（上颌神经）的一些分支。

（二）鼻腔

鼻腔被鼻中隔分成左右两侧，每侧鼻腔又分为鼻前庭和固有鼻腔。

1. 鼻前庭　位于鼻腔前部，向后经内孔区通固有鼻腔，其皮肤部分由复层扁平上皮覆盖，富含皮脂腺和汗腺，并长有鼻毛，较易发生疖肿。由于缺乏皮下组织，皮肤与软骨膜紧密黏合，一旦发生疖肿，疼痛剧烈。

2. 固有鼻腔　简称鼻腔，起于内孔区，后界为后鼻孔。鼻前庭皮肤与固有鼻腔黏膜移行处称鼻阈。鼻腔分为内、外侧和顶、底 4 壁。

（1）内侧壁：即鼻中隔主要由鼻中隔软骨和筛骨正中板构成。鼻中隔前下部的黏膜内动脉血管丰富，密集成网，此处称为利特尔区，又称易出血区（图 1 - 6），是鼻出血的好发部位。

（2）外侧壁：是鼻腔解剖结构中最为复杂的区域，也是最具生理和病理意义的部位。主要由筛骨及上颌骨的内侧壁组成。从下向上有 3 个呈阶梯状排列的长条骨片，依次称为下、中、上鼻甲。各鼻甲的外下方均有一裂隙样空间，对应地依次称为下、中、上鼻道（图 1 - 7）。

下鼻甲及下鼻道：下鼻甲是位置最靠前，也是最大的鼻甲，其前端接近鼻阈，后端距咽鼓管咽口 1cm。下鼻甲肿大或肥大时可引起鼻塞，也可引起耳部症状。下鼻道前上方有鼻泪管的开口，距前鼻孔 3 ~ 3.5cm。下鼻道外侧壁前端近下鼻甲附着处骨质最薄，是上颌窦最佳穿刺部位。

图 1－6　鼻中隔动脉分布及利特尔区　　　　图 1－7　鼻腔外侧壁

中鼻甲及下鼻道：中鼻甲属筛骨的一部分，为筛窦内侧壁的标志。中鼻道有 2 个隆起，前下者呈弧形峭状隆起，称钩突，其后上者称筛泡，属筛窦结构，内含 1～4 个气房。2 个突起之间有一半月形裂隙，名半月裂孔，此孔向前下和外上扩大呈漏斗状，名筛漏斗，额窦、前组筛窦及上颌窦均开口于此。中鼻甲、中鼻道及其附近的区域统称为窦口鼻道复合体，中鼻甲、钩突和筛泡亦是鼻内镜手术的重要解剖标志。

上鼻甲和上鼻道：上鼻甲是 3 个鼻甲中最小的一个，亦属筛骨结构，位于鼻腔外侧壁上后部位，前鼻镜检查一般窥不到上鼻甲。上鼻甲后端的后上方有蝶筛隐窝，是蝶窦开口所在。后组筛窦则开口于上鼻道。

各鼻甲与鼻中隔之间的共同狭长腔隙称总鼻道。以中鼻甲游离缘为界，其上方鼻甲与鼻中隔之间的腔隙是嗅裂，亦称嗅沟。嗅沟最上面的一小部分鼻腔黏膜是嗅区黏膜。占鼻腔绝大部分的为呼吸区黏膜，含有丰富的腺体及杯状细胞，其表面有一层黏液毯，对维持鼻腔的生理功能具有重要意义。黏膜下的毛细血管与小静脉之间形成海绵状血窦，具有重要的生理和病理意义。

（3）顶壁：呈穹隆状。前段倾斜上升，为鼻骨和额骨鼻突构成；后段倾斜向下，即蝶窦前壁；中段水平，即为分隔颅前窝的筛骨水平板，属颅前窝底的一部分，板上有许多小孔称筛孔，有嗅丝通过。筛板菲薄而脆，易因外伤或手术误伤导致脑脊液鼻漏或鼻源性颅内并发症。

（4）底壁：即硬腭的鼻腔面，与口腔相隔。前 3/4 由上颌骨腭突构成，后 1/4 由腭骨水平部构成。

（三）鼻窦

鼻窦是鼻腔周围颅骨内的一些含气空腔，一般两侧对称排列，共有 4 对。依其所在颅骨命名，分别为上颌窦、筛窦、额窦和蝶窦。依照窦口所在的位置不同，将鼻窦分为前、后 2 组：前组鼻窦包括上颌窦、前组筛窦和额窦，分别开口于中鼻道；后组鼻窦包括后组筛窦和蝶窦，前者开口于上鼻道，后者开口位于蝶筛隐窝（图 1－8）。

1. 上颌窦　位于上颌骨内，为鼻窦中最大者。共有 5 壁：前壁或称面壁，向外下倾斜，骨壁甚薄，在眶下缘下方有一眶下孔，眶下神经及血管通过此孔；后外壁与翼腭窝和颞下窝毗邻，近翼内肌，故上颌窦恶性肿瘤破坏此壁时，此肌受累可致张口受限；上壁为眼眶底壁，故上颌窦疾病和眶内疾病可相互影响；底壁相当于上颌牙槽突，常低于鼻底部，与上列第二双尖牙和第一、第二磨牙根部关系密切，故牙根感染有时可引起牙源性上颌窦炎；内侧壁即鼻腔外侧壁下部，经上颌窦开口通于中鼻道，因窦口位置较高，不易引流，故易感染成上颌窦炎。

额窦开口
筛窦开口
蝶窦开口
上颌窦开口

鼻泪管　下鼻甲残缘　中鼻甲残缘

图 1-8　鼻窦开口部位

2. 筛窦　又称筛迷路，形似蜂窝状结构，介于鼻腔和眼眶之间，为 4 组鼻窦中解剖关系最复杂、自身变异最多、与毗邻器官联系最密切的解剖结构。筛窦气房视其发育程度不同而异，4~30 个不等。筛窦被中鼻甲基板分为前组筛窦和后组筛窦，前组筛窦开口引流于中鼻道，后组筛窦开口引流于上鼻道。其外侧壁即眼眶内侧壁，菲薄如纸，称纸样板，因此筛窦病变、外伤及手术可破坏此壁造成眶内并发症。

3. 额窦　位于额骨内外两层骨板之间，经额窦中隔分为两侧额窦。前壁为额骨外骨板，较坚厚，含骨髓，炎症或外伤可致骨髓炎。后壁较薄，毗邻颅前窝，额窦黏膜的静脉常通过此壁与硬脑膜静脉相连，故额窦感染可侵入颅内。底壁即为眼眶顶壁和前组筛窦之顶壁，此壁甚薄，炎症时有明显压痛。额窦囊肿亦可破坏此处侵入眶内。底壁内下方有额窦开口，经鼻额管引流到中鼻道前端。

4. 蝶窦　位于蝶骨体内。外侧壁为颅中窝底的一部分，与海绵窦、颈内动脉和视神经管等毗邻。气化较好的蝶窦，此壁菲薄甚至缺损，使上述结构裸露于窦腔内，手术不慎将出现失明及大出血。顶壁上方为颅中窝底的一部分，呈鞍形，称为蝶鞍，承托垂体。前壁参与构成鼻腔顶的后段和筛窦后壁，有蝶窦开口。下壁即后鼻孔上缘和鼻咽顶，翼管神经孔位于下壁外侧的翼突根部。

二、鼻的生理

（一）鼻腔的生理功能

1. 呼吸功能

（1）清洁作用：正常人鼻毛及其生长方向（朝向前外）可以过滤吸入气流中的颗粒状物，并使异物难进易出。鼻毛可阻挡空气中的较大尘粒，黏膜表面的黏液毯能黏附小的尘埃和微生物，借纤毛运动送入咽部吐出或咽下，纤毛运动是维持鼻腔正常生理功能的重要机制。鼻腔分泌的酸性黏液及溶菌酶可抑制和溶解微生物。

（2）温度调节作用：吸入的空气通过鼻腔时，依赖鼻腔黏膜血管（主要是海绵窦）的舒缩作用，使吸入鼻腔的气流保持相对恒定的温度。空气经过鼻腔到达咽部时，可被调节至 32℃~34℃。

（3）湿度调节作用：鼻黏膜中的分泌性上皮（如杯状上皮）的分泌物、各种腺体（如黏液腺、浆液腺、嗅腺等）的分泌物以及毛细血管的渗出维持鼻腔的湿度，鼻黏膜每昼夜分泌1 000ml左右的液体，用以提高吸入空气的湿度，有利于肺泡的气体交换和维持呼吸道黏膜的正常纤毛运动。

2. 嗅觉功能　嗅觉功能主要依赖嗅区黏膜及其中的嗅细胞。嗅觉起着识别、报警、增进食欲、影响情绪等作用。吸入鼻腔内含有气味的微粒到达嗅区黏膜，刺激嗅细胞产生神经冲动，经嗅神经通路传至嗅觉中枢而感知嗅觉。

3. 共鸣作用　鼻腔在发音时起共鸣作用。鼻塞时出现闭塞性鼻音，鼻咽腔闭合不全或不能关闭时可出现开放性鼻音。

（二）鼻窦的生理功能

一般认为鼻窦对鼻腔的共鸣功能有辅助作用，并可减轻头颅重量，缓冲外来冲击力，对重要器官有一定的保护作用。

（张军辉）

第三节　咽的应用解剖与生理学

一、咽的应用解剖

咽是呼吸道和消化道上端的共同通道，上宽下窄略呈漏斗状。上起颅底，下至第6颈椎，成人全长约12cm。前方与鼻腔、口腔和喉相通；后壁邻接椎前筋膜；两侧与颈部大血管和神经毗邻。

（一）咽的分部
咽自上而下分为鼻咽、口咽和喉咽3部分（图1-9）。

图1-9　咽的分区　　　　　　　　　图1-10　咽峡的组成

1. 鼻咽　又称上咽，位于颅底与软腭游离缘平面之间。前方经后鼻孔与鼻腔相通，后壁平对第1、第2颈椎，下方与口咽相通。顶部黏膜下有丰富的淋巴组织集聚，呈桔瓣状，称咽扁桃体，又称腺样体。两侧壁有咽鼓管咽口，此管与中耳腔相通。咽鼓管咽口周围有散在的淋巴组织，称咽鼓管扁桃体。咽口后上方有一半环形隆起，称咽鼓管圆枕。咽鼓管圆枕后上方有一凹陷区，称咽隐窝，较隐蔽，为鼻咽癌好发部位。若腺样体肥大，可堵塞鼻咽腔影响鼻呼吸；若阻塞咽鼓管咽口可引起听力减退。

2. 口咽　又称中咽，为口腔向后方的延续，介于软腭与会厌上缘平面之间，通常所谓咽部即指此区。向前经咽峡与口腔相通。咽峡是指由腭垂（又称悬雍垂）、软腭游离缘、舌背、两侧腭舌弓和腭咽弓共同构成的一个环形狭窄部分。腭舌弓和腭咽弓之间为腭扁桃体；在每侧腭咽弓的后方有条状淋巴组织，名咽侧索；咽后壁黏膜下有散在淋巴滤泡；舌根上面有舌扁桃体（图1-10）。

3. 喉咽　又称下咽，位于会厌上缘与环状软骨板下缘平面之间，上接口咽，下连食管入口，该处有环咽肌环绕，前面与喉腔相通。前面自上而下有会厌、杓会厌皱襞和杓状软骨所围成的入口，称喉口。在喉口两侧各有一较深的隐窝名为梨状窝，是异物常嵌顿之处。舌根与会厌之间左右各有一浅窝，称会厌谷，是异物易存留之处。两侧梨状窝之间、环状软骨板之后称环后隙（图1-11）。

图1-11　喉咽

（二）咽壁的构造

咽壁由内向外有4层，即黏膜层、纤维层、肌肉层和外膜层。咽壁的肌肉按其功能分为3组，包括咽缩肌组、提咽肌组和腭帆肌组。这些肌肉相互协调，完成吞咽动作并保持咽鼓管正常功能。外膜层即筋膜层，位于咽肌的外层，包绕颈部的肌肉、血管、神经等重要器官和组织。在咽筋膜与邻近的筋膜之间的疏松组织间隙中，较重要的有咽后隙、咽旁隙。这些间隙的存在，有利于咽腔在吞咽时的运动，协调头颈部的自由活动，获得正常的生理功能。咽间隙的存在既可将病变局限于一定范围之内，又为病变的扩散提供了途径。

1. 咽后间隙　位于椎前筋膜和颊咽筋膜之间，上起颅底、下达上纵隔，相当于第1、第2胸椎平面，咽缝将此间隙分为左、右2部分。间隙内有淋巴组织，婴幼儿期有数个淋巴结，儿童期逐渐萎缩，至成人仅有极少淋巴结，引流扁桃体、口腔、鼻腔后部、鼻咽、咽鼓管等部位的淋巴。因此，这些部位的炎症可引起咽后间隙感染，甚至于形成咽后间隙脓肿。

2. 咽旁间隙　位于咽后间隙的两侧，左右各一，底向上、尖向下，形如锥体。锥底向上至颅底，锥尖向下达舌骨。咽旁间隙可再细分为前隙和后隙，前隙较小，内侧与腭扁桃体毗邻，腭扁桃体炎症可扩散到此间隙；后隙较大，有颈动脉鞘和舌咽神经、迷走神经、舌下神经、副神经及交感神经干通过。

（三）咽的淋巴组织

咽黏膜下淋巴组织丰富，较大淋巴组织团块呈环状排列，称为内环淋巴，又称Waldeyer

淋巴环，主要由咽扁桃体（腺样体）、腭扁桃体、舌扁桃体、咽鼓管扁桃体、咽后壁淋巴滤泡及咽侧索等组成。淋巴外环包括下颌角淋巴结、下颌下淋巴结、颏下淋巴结、咽后淋巴结等（图1－12）。内环淋巴可引流到外环淋巴。因此，若咽部的感染或肿瘤不能为内环的淋巴组织所局限，可扩散或转移至相应的外环淋巴结。内环的淋巴组织在儿童期处于增生状态，一般在10岁以后开始萎缩退化。

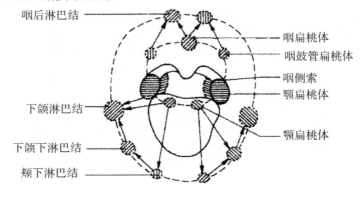

图1－12 咽淋巴环

1. 腭扁桃体　习惯称为扁桃体，位于腭舌弓和腭咽弓之间的扁桃体窝内，是一对扁卵圆形的淋巴上皮器官，为咽淋巴组织中最大者。其内侧游离面黏膜上皮为鳞状上皮，上皮向扁桃体实质内陷入形成一些分支状盲管，深浅不一，盲管开口在扁桃体表面的隐窝，细菌易在盲管和陷窝内存留繁殖，形成感染"病灶"。

2. 咽扁桃体　又称腺样体，位于鼻咽顶与后壁交界处，形似桔瓣，表面不平，有5～6条纵行沟裂，细菌易存留于此；在其下端有时可见胚胎期残余的凹陷，称咽囊。腺样体于出生后即已发育，6～7岁时最大，通常10岁以后逐渐萎缩。腺样体肥大可引起鼻阻塞、打鼾等症状，也可影响咽鼓管功能，引发中耳炎。

二、咽的生理

1. 呼吸功能　咽腔是上呼吸道的重要组成部分，黏膜含有丰富的腺体，对吸入的空气有调节温度、湿度及清洁的作用。

2. 吞咽功能　吞咽动作是一种由许多肌肉参加的反射性协同运动。吞咽动作一经发动即不能中止。吞咽中枢可能位于延髓的迷走神经核附近、呼吸中枢上方。其传入神经包括来自软腭、咽后壁、会厌和食管等处的脑神经传入纤维。

3. 防御保护功能　主要通过吞咽反射来完成。一方面，协调的吞咽反射，可封闭鼻咽和喉咽，在吞咽或呕吐时，避免食物吸入气管或反流鼻腔；另一方面，当异物或有害物质接触咽部，会发生恶心呕吐，有利于异物及有害物质的排除。

4. 言语形成功能　咽腔为共鸣腔之一，发音时，咽腔和口腔可改变形状，产生共鸣，使声音清晰、和谐、悦耳，并由软腭、口、舌、唇、齿等协同作用，构成各种言语。其中软腭的活瓣作用尤为重要。

5. 扁桃体的免疫功能　人类的扁桃体、淋巴结、消化道集合淋巴小结和阑尾等均属末梢免疫器官。扁桃体为外周免疫器官，其生发中心含有各种吞噬细胞，同时可以制造具有自然免疫力的细胞和抗体，如 T 细胞、B 细胞、吞噬细胞及免疫球蛋白等，它们对从血液、淋巴或其他组织侵入机体的有害物质具有防御作用。在儿童期，扁桃体具有特殊活跃的免疫功能。3～5 岁时，因接触外界变应原的机会多，扁桃体显著增大，不应视为病理现象，可能是免疫活动的征象。青春期后，扁桃体组织逐渐缩小。

（熊　欣）

第四节　喉的应用解剖与生理学

一、喉的应用解剖

喉是呼吸道的门户，位于舌骨之下的颈前正中部，上通喉咽腔，下接气管，在成人相当于第 3～6 颈椎平面之间。喉由软骨、肌肉、韧带、纤维组织和黏膜等构成，其形状呈锥形管腔（图 1－13）。

图 1－13　喉的前面观　　　　　图 1－14　喉的软骨

（一）喉软骨

构成喉支架的软骨共有 11 块（图 1－14）。会厌软骨、甲状软骨、环状软骨为单一软骨，杓状软骨、小角软骨、楔状软骨及麦粒软骨左右各一个。喉软骨间由纤维韧带连接。

1. 会厌软骨　通常呈叶片状，上宽下窄，稍卷曲，其上有一些小孔，使会厌喉面和会厌前间隙相连。会厌软骨位于喉的上部，其表面覆盖黏膜，构成会厌。吞咽时会厌盖住喉入口，防止食物进入喉腔。会厌可分为舌面和喉面。舌面组织疏松，易患会厌炎。儿童时期会厌呈卷叶状，质较软。

2. 甲状软骨　为喉部最大软骨。由 2 块对称的四边形甲状软骨板在前方正中融合而成，和环状软骨共同构成喉支架的主要部分。甲状软骨正中上方呈"V"型陷凹，称甲状软骨切迹，是颈部中线的标志。成年男性此切迹下方向前突出，称为喉结。左右侧软骨板后缘分别向上、向下延伸，形成上角和下角。

3. 环状软骨　位于甲状软骨之下，第 1 气管环之上，形状如环。前部较窄，称环状软骨弓；后端宽，称环状软骨板，此软骨是喉气管中唯一完整的环形软骨，对保持喉气管的通畅至关重要。如果外伤或疾病引起环状软骨损伤，常可引起喉狭窄。

4. 杓状软骨
形如三棱锥体，左右各一，位于环状软骨板上缘。其底部和环状软骨之间形成环杓关节，其运动使声带张开或闭合。底部前端有声带突，为声带附着处。底部外侧为肌突，有环杓后肌和环杓侧肌附着其后部及前外侧面。

5. 小角软骨　位于杓状软骨的顶部，居杓会厌襞后端。

6. 楔状软骨　位于两侧杓会厌襞中，在小角软骨之前，可能缺如。

（二）喉肌

分为喉内肌和喉外肌2组。喉外肌位于喉的外部，将喉与周围结构相连接，有固定喉和牵拉喉体上升或下降的功能。喉内肌是与声带运动有关的肌肉，按其功能分为以下4组。

（1）使声门张开的肌肉：主要来自环杓后肌，该肌起自环状软骨背面的浅凹，止于杓状软骨肌突的后面。该肌收缩使杓状软骨的声带突向外侧转动，将声门裂的后端分开，开大声门。

（2）使声门关闭的肌肉：其中有环杓侧肌和杓肌。环杓侧肌起于环状软骨弓上缘，止于杓状软骨肌突的前面。杓肌附着在两侧杓状软骨上。环杓侧肌和杓肌收缩使声带内收声门闭合。

（3）使声带紧张和松弛的肌肉：包括甲杓肌和环甲肌。甲杓肌收缩使声带松弛，并且该肌的紧张度与发音的音调相关。环甲肌收缩时以环甲关节为支点，使甲状软骨和环状软骨弓接近，从而拉紧甲杓肌，使声带紧张度增加。

（4）使会厌活动的肌群：包括使喉入口关闭的杓会厌肌和使喉入口开放的甲状会厌肌。会厌游离缘两侧杓会厌皱襞及杓区构成喉入口，杓会厌肌收缩将会厌拉向后下方，使喉入口关闭。甲状会厌肌收缩将会厌拉向前上方使喉入口开放。

（三）喉腔

喉腔上界为喉入口，下界相当于环状软骨下缘。被声带分隔成声门上区、声门区和声门下区（图1-15）。

图1-15　喉腔的分区

1. 声门上区　声带上缘以上的喉腔称为声门上区，其上界为由会厌游离缘、杓会厌襞及杓状软骨间切迹组成的喉入口。前壁为会厌软骨，后壁为杓状软骨，两侧为杓会厌襞。声带上方与之平行的皱襞为室带，亦称假声带，声带和室带之间开口呈椭圆形的腔隙称为喉室，其前端向上向外延展成一小憩室，名喉室小囊，囊内有黏液腺分泌黏液，润滑声带。喉前庭位于喉入口与室带之间。

2. 声门区　两侧声带之间的区域称之为声门区。声带左右各一，在室带下方，由黏膜、声韧带、肌肉构成白色带状组织，边缘整齐。声带张开时，出现一个顶向前的等腰三角形的裂隙称声门裂，简称声门，为喉腔最狭窄处。声门裂的前端称前联合。

3. 声门下区　位于声带下缘和环状软骨下缘之间，声门下区和气管相连。该腔上小下大。幼儿期该区黏膜下组织疏松，炎症时容易发生水肿，常引起喉阻塞。

（四）喉的淋巴

喉的淋巴以声门区为界，分为声门上区组和声门下区组。声门上区的组织中有丰富的淋巴管，汇集于杓会厌皱襞后形成较粗大的淋巴管，主要进入颈内静脉周围的颈深上淋巴结，有少数淋巴管汇入颈深下淋巴结或副神经淋巴结链。声门区几乎没有深层淋巴组织，故将声门上区和声门下区的淋巴系统隔开。声门下区组织中的淋巴管较少，汇集后通过环甲膜，进入颈深下淋巴结下群及气管前淋巴结。通常喉部的淋巴引流按区分开，左右不交叉。

（五）喉的神经

有喉上神经和喉返神经，两者均为迷走神经分支（图1-16）。喉上神经于舌骨大角平面分为内、外支。外支主要为运动神经，支配环甲肌和咽下缩肌，内支主要为感觉神经。喉返神经是喉的主要运动神经。左侧喉返神经绕主动脉弓，右侧喉返神经绕锁骨下动脉，继而上行，支配除环甲肌外的喉内各肌的运动。同时也有一些感觉支配声门下区黏膜的感觉。左侧喉返神经的径路较右侧长，故临床上受累机会也较多。

图1-16　喉的神经

二、喉的生理

1. 呼吸功能　喉腔是呼吸的通道，喉的声门裂又是呼吸通道最狭窄处，声带的内收或外展，可调节声门裂大小。声门大小的改变又可调节呼吸，当人们运动时声带外展，声门裂变大，以便吸入更多的空气。反之，安静时所需吸入的空气减少，声门裂就变小。声带运动是受中枢神经系统反射作用调节进而来维持正常的呼吸功能。

2. 发声功能　喉是发声器官，人发声的主要部位是声带。呼出的气流冲击内收的声带使之振动而发出基音。其音调的高低与声带振动频率有关，其频率又与声带的长度、张力、质量和呼出气体的强弱有关。声音的强度与肺部呼出气体和声门下气压成正比。发出的基音，受咽、口、鼻、鼻窦、气管及肺等器官的共鸣作用影响而使之发生变化，又由舌、唇、牙及软腭协调配合而完成语言构成。

3. 保护功能　喉的杓状会厌襞、室带、声带具有括约肌作用，分别形成三道防线，防止误吸。吞咽时，喉被上提，会厌向后下盖住喉入口，形成保护下呼吸道第一道防线。此时两侧室带内收向中线靠拢，形成第二道防线。还有声带也内收、声门闭合，形成第三道防线。喉上部黏膜非常敏感，稍受刺激即刻引起反射性咳嗽，将异物或痰咳出。喉黏膜还有加温和湿润吸入空气的作用。

4. 屏气功能　当机体在完成咳嗽、排便、分娩、举重物等生理功能时，需增加胸腔和腹腔内的压力，此时声带内收、声门紧闭，这就是屏气。声门紧闭时间随需要而定，如咳嗽时声门紧闭时间短，排便、分娩、举重物等时声门紧闭时间较长。

（熊　欣）

第五节　气管、食管的应用解剖与生理学

一、气管支气管的应用解剖

气管（图 1 - 17）始于喉的环状软骨下缘，通过胸腔入口进入上纵隔，在第 5 胸椎上缘水平分为左、右主支气管，由软骨环、平滑肌、黏膜及结缔组织构成。成人男性气管平均长度 12cm 左右，女性则为 10cm 左右。气管黏膜为假复层纤毛柱状上皮，含有杯状细胞，与黏膜的腺体共同分泌浆液及黏液。气管由 10 ~ 20 个马蹄形透明软骨环构成支架，软骨环位于前壁和侧壁，缺口向后，由平滑肌及弹性结缔组织纤维封闭组成气管后壁，并与食管前壁紧密附着。

左、右主支气管的分界处有一矢状位的突起，称气管隆嵴，边缘锐利光滑，是支气管镜检查时的重要解剖标志。大约在第 5 胸椎上缘水平，气管分成左、右主支气管，分别进入两侧肺门后，继续分支如树枝状，顺序如下：①主支气管：入左肺、右肺，称一级支气管；②肺叶支气管：分别入各肺叶，称二级支气管；③肺段支气管：入各肺段，称三级支气管。

右侧主支气管较粗短，约 2.5cm，与气管纵轴的延长线约成 25°。左主支气管细而长，约 5cm 长，与气管纵轴的延长线约成 45°。因此，气管异物易进入右侧主支气管。右主支气管分为上、中、下 3 个肺叶支气管。左主支气管又分为上、下 2 个肺叶支气管。

图 1 – 17 气管及支气管树形结构

左：1. 左上叶上支的尖支；2. 左上叶上支的后支（尖下支）；3. 左上叶上支的前支；4. 左上叶下支（舌支）的上支（胸支）；5. 左上叶下支（舌支）的下支（后支）；6. 左下叶尖支；7. 左下叶的基底支（心支）从前基底支分出；8. 左下叶前基底支；9. 左下叶中基底支（侧基底支）；10. 左下叶后基底支

右：1. 右上叶尖支；2. 右上叶后支（尖下支）；3. 右上叶前支（胸支）；4. 右中叶侧支；5. 右中叶内支；6. 右下叶尖支；7. 右下叶内基底支；8. 右下叶前基底支；9. 右下叶侧基底支；10. 右下叶后基底支

二、气管及支气管的生理功能

1. **清洁功能** 呼吸道的清洁作用，主要依靠气管、支气管内纤毛和黏液的协同作用。气管及支气管的黏膜为假复层纤毛柱状上皮，其表面有黏液层。随空气被吸入的尘埃、细菌及其他微粒沉积在黏液层上，通过纤毛节律性拍击式摆动，黏液层由下而上的波浪式运动，推向喉部而被咳出。感染或吸入有害气体影响黏液分泌或损害纤毛运动时，均可影响呼吸道的清洁功能。

2. **免疫功能** 呼吸道含有各种参与体液免疫相关的球蛋白，包括 IgA、IgG、IgM、IgE，其中 IgA 最多，主要是分泌性 IgA。呼吸道细胞免疫主要是产生各种淋巴因子，如巨噬细胞移动抑制因子、巨噬细胞活化因子、淋巴毒素、转移因子、趋化因子等。另外，溶菌酶可溶解杀死细菌；补体被抗原抗体复合物激活后，有溶菌、杀菌、灭活病毒作用。

3. **防御性呼吸反射** 气管、支气管黏膜下富含感觉传入神经末梢，主要来自迷走神经，机械性或化学性刺激沿此神经传入延髓，再经传出神经支配声门及呼吸肌，引起咳嗽反射。咳嗽时先做深吸气，继而关闭声门，并发生强烈的呼气动作，同时肋间肌、腹肌收缩，膈肌上升，胸腔缩小，肺内压、肺腔内压升高，继之声门突然开放，呼吸道内气体迅速咳出。同时将呼吸道内异物和分泌物排出，维持呼吸道通畅。此外，当突然吸入冷空气及刺激性化学气体时，可反射性引起呼吸暂停，声门关闭和支气管平滑肌收缩的屏气反射，使有害气体不易进入，保持下呼吸道不受伤害。

三、食管的应用解剖

食管为一黏膜衬里的肌性管道，起自环咽肌下缘，相当于第6颈椎水平，下通贲门，食管平均长度约25cm。食管有4个生理性狭窄（图1-18），第1狭窄即食管入口，在距上切牙的16cm处，是食管最狭窄处，异物最易嵌顿于此。第2狭窄由主动脉弓压迫食管左侧壁而成，位于距上切牙的23cm处。第3狭窄为左侧主支气管压迫食管前壁所形成，位于第2狭窄下4cm处。第4狭窄系食管通过横膈裂孔而成，位于距上切牙40cm处。

第1狭窄

第2狭窄
第3狭窄

第4狭窄

图1-18　食管的4个生理狭窄

四、食管的生理

食管的主要生理功能是作为摄入物质的通道，能将咽下的食团和液体运送到胃，并能阻止反流。食管具有分泌功能，但无吸收功能。食管壁黏膜下层有黏液腺分泌黏液，起润滑保护作用。食管黏膜感觉迟钝，轻微的病变一般无明显症状。

（邝萍兰）

第二章

耳鼻喉临床常见症状

第一节　耳部症状

症状是患者机体或精神方面的感觉和表现。耳部症状或其邻近组织器官和全身病变的局部表现，主要有耳痛、耳聋、耳鸣、耳溢液等。分述如下。

一、耳痛

耳痛是临床上常见的症状。耳痛的程度轻重不一，与疾病的性质和患者对疼痛的敏感性有关。按耳痛的病因可分为2类：①属耳部病变，称耳源性耳痛，耳部检查时必有异常发现；②耳部没有病变，称反射性耳痛，是耳部邻近或远处病变所引起的耳痛，耳部检查多无异常发现。据估计有半数的成年人属反射性耳痛，这是因为分布于耳部的感觉神经较多，如三叉神经、舌咽神经、迷走神经和颈神经。

耳痛常被患者描述为烧灼痛、跳痛或阵发性刺痛，持续时间可为短暂性、间歇性或持久性。不同的病因耳痛常有其特点，分述如下。

（一）耳源性耳痛

（1）各种耳外伤：外力使耳郭造成血肿或裂伤；异物进入外耳道引起皮肤损伤或鼓膜穿孔。根据损伤的情况，都会有不同程度的耳痛。中耳损伤，多数仅损伤鼓膜，如直接戳伤、取异物机械伤。外耳道压力突然增高，如打耳光、冲击波、跳水、腐蚀性液体等，都可使鼓膜损伤；如挤伤鼓室可造成颅底骨折可致鼓室积血等。中耳损伤耳痛较重，常伴随耳鸣、头晕。耳痛及耳聋的程度与鼓膜损伤的大小及耳蜗受损有关。

（2）耳带状疱疹：又称为疱疹性膝状神经炎，是病毒感染所致。按病情不同分为3型：耳郭疱疹、耳郭疱疹并发面瘫、耳郭疱疹并发面瘫及听神经症状。发病初期耳部不适、灼热或僵硬感、低热、轻度头疼等。继之耳部出现阵发性疼痛，逐渐加重，有的患者耳痛无法忍受。此时耳郭、外耳道甚至鼓膜可出现红肿，数日后局部皮肤出现疱疹，面瘫多在1个月内恢复。如累及听神经，则可发生耳鸣、耳聋或伴有眩晕、恶心、呕吐等前庭神经症状。

（3）外耳道疖：又称局限性外耳道炎，疖肿发生于外耳道软骨部，因该处有毛囊、皮脂腺、耵聍腺，皮肤损伤后，常为葡萄球菌侵入而发病。主要的症状是跳动性耳痛，张口、咀嚼、打哈欠时耳痛加重，常放射到头部，因痛影响睡眠。婴儿因不会讲话，常表现为哭闹不安，如触动耳部，疼痛更甚。疖肿位于外耳道后壁者，炎症可向耳后扩散而肿胀，使耳后沟消失，或耳后乳突皮肤红肿，可被误诊为急性乳突炎。一般发病 5～6d 后，疖肿溃破，外耳道流出少量血脓，耳痛随之减轻。

（4）化脓性耳郭软骨膜炎：是严重的外耳疾病。常在耳郭外伤后，发生细菌感染，以绿脓杆菌及葡萄球菌居多。早期耳郭灼热感，继而局部肿胀、疼痛，并迅速加剧，呈持续性的耳痛，用一般的止痛药物也难制止。且有全身不适，并有发热。耳郭红肿、增厚、触之坚硬，而缺乏弹性，触之疼痛更甚。脓肿形成时，耳郭表面呈暗红色，或有局限性隆起，或有波动感。脓肿破溃后，疼痛减轻，可形成瘘管长期不愈。

（5）疱性鼓膜炎：是病毒感染引起的鼓膜急性炎症，病变限于鼓膜及外耳道近鼓膜处的皮肤。常发于感冒、流感或麻疹之后。多为突然耳深部疼痛，呈持续性刺痛或胀痛，可有同侧头痛，小儿可有哭闹不安。大疱破裂后，外耳道流出血性或浆液性分泌物后，此时疼痛缓解。

（6）耵聍腺瘤：也称外耳道腺瘤、外耳道圆柱瘤等。该瘤包括良性和恶性肿瘤。恶性变早期，有疼痛是其特点，且局部有触痛。肿瘤发生继发感染时，耳痛加重，并放散到患侧头部。因此，外耳道肿瘤，尤其伴有疼痛者，应引起高度重视。

（7）急性化脓性中耳炎：患者多有上呼吸道感染，细菌经咽鼓管进入中耳。因鼓室积脓或黏膜肿胀，刺激神经末梢而产生剧烈耳疼痛。在鼓膜没有发生穿孔前，耳深部锐痛，或跳动性疼痛，在打喷嚏、咳嗽、吞咽时耳痛加重。其疼痛可放散至患耳同侧颈部、头顶部、牙齿或整个半侧头痛。如为婴儿，可出现哭闹不安、拒食。当鼓膜自行穿孔或切开鼓膜，脓液排出后，耳疼痛骤减，全身的症状也随之改善。

（8）急性化脓性乳突炎：是乳突气房化脓性炎症，主要发生于儿童，现很少见。为急性化脓性中耳炎的并发症，鼓室炎症经鼓窦而致乳突气房积脓。耳痛的特点为急性中耳炎后，耳痛持续不减，并呈跳动性疼痛。有明显的耳后（乳突区）红肿、压痛。

（9）中耳癌：一般早期耳胀痛，可能为肿瘤的压迫，或骨质破坏所致。主要是跳动性疼痛，可向面、颞、乳突、枕部放散性疼痛，有时剧烈疼痛使患者难忍受，夜间更甚。耳痛的程度与局部检查所见不相称，是本病的特点。

（二）反射性耳痛

耳部有丰富的感觉神经末梢，如三叉神经第 3 支的耳颞支分布在耳屏、外耳道前、上壁外部分的耳轮皮肤；迷走神经耳支和舌咽神经、面神经分支相接，并共同分布于耳甲腔、外耳道后壁、耳郭后、内方及附近的乳突皮肤；耳大神经后支分布在耳郭的前后部，并有枕小神经分布在耳郭皮肤；鼓膜外层的神经分布与外耳道相应的区域相同，鼓膜内层和鼓室的感觉均受鼓室神经丛支配。由于耳部有丰富神经的分布，而这些神经同时支配其他部位的感觉，所以远处的病变可引起反射性耳痛。

（1）鼻与口腔疾病：如鼻窦炎、高位鼻中隔偏曲、上颌窦肿瘤、急性鼻咽部炎症、龋牙、阻生牙、牙周病、口腔溃疡、牙根脓肿、口腔肿瘤及下颌关节病等，均可通过三叉神经引起反射性耳痛。

（2）咽部疾病：如急性咽炎、急性扁桃体炎、扁桃体周围脓肿、咽旁及咽后脓肿、扁桃体手术后、茎突过长、咽部溃疡或咽部肿瘤等，因舌咽神经受累，传至鼓室神经丛引起反射性耳痛。

（3）喉部疾病：如急性会厌炎、喉软骨膜炎、喉脓肿、喉结核、喉癌、下咽癌等，通过喉上神经迷走神经耳支引起反射性耳痛。甚至肺、支气管疾病经迷走神经分支的反射，也可引起耳痛。

（4）颈部疾病：如颈关节盘病、颈椎关节炎、胸锁乳突肌纤维组织炎，通过第 2 和第 3 颈神经，引起反射性耳痛。

再者耳部的感觉神经的炎症、神经痛等，均可引起耳部疼痛。

临床上，若患者主诉耳痛，而耳部正常，应仔细检查咽、喉、口腔等处，寻找病因。

二、耳溢液

耳溢液又称耳漏，是指外耳道有异常的液体存积或外流，其液体可来自外耳道、耳部周围组织、中耳、迷路或颅内，这是耳病常见的症状。应分清楚耳溶液性质、色泽、气味。

正常的外耳道有少量的皮脂腺、耵聍腺分泌出一些物质及上皮脱屑，而有些人的耵聍生物化学成分有变异，分泌出黄色的油状物，这也属于正常。单纯外耳道病变引起耳溢液是没有黏液成分的，任何黏液或混杂有黏液成分的分泌物必然来自中耳，这是因为外耳道只有复层鳞状上皮，而无分泌上皮。

（一）耳溢液的性质

耳溢液的性质有浆液性、黏液性、脓性、血性、混合性或脑脊液性。实际上，大多数患者耳溢液有 2 种以上的性质，或在某些病变发展过程中，由一种变为另一种。

（1）浆液性：为淡黄色，微混浊，含有蛋白质、少量的白细胞及脱落细胞，可凝结成块状，常见于外耳道湿疹、急性中耳炎的早期；疱性鼓膜炎，在大疱破溃后，流出的液体呈血性浆液或浆液性；中耳炎有过敏性改变时，中耳的黏膜呈苍白水肿，浆液性分泌物增多，外溢，含有嗜酸性白细胞。

（2）黏液性：由于中耳炎和腺体的化生，黏液腺分泌亢进，耳溢液中含有大量黏液，可拉长呈丝状，随着炎症的好转，黏液成分逐渐减少，多见于无混合感染的慢性单纯性中耳炎；因外伤或感染的腮腺炎症，有瘘管通向外耳道时，亦有黏液性分泌物。

（3）脓性：是化脓性炎症的产物，分泌物含有大量的脓细胞和组织崩解物。纯脓性，常见于外耳道疖、外耳道炎；化脓性中耳炎急性期，从鼓膜穿孔处流出黏液脓，常有搏动性；中耳炎合并硬脑膜脓肿、侧窦脓肿或脑脓肿，有较多的脓或臭脓；耳周淋巴结、囊肿化脓或腮腺化脓，向外耳道破溃时，可流出大量脓液。

（4）血性：多见于耳外伤、外耳道乳头状瘤、中耳癌及颈静脉体瘤糜烂溃破时，出现血性物；外耳道或中耳黏膜损伤可发生纯血性耳溢液。

（5）混合性及水样性：颞骨骨折伴脑膜损伤时，若脑脊液混有血液则耳溢液呈红色水样液体，而无血液混入时呈水样液体。

（二）耳溢液色泽、气味和量

（1）耳溢液色泽：因细菌感染的种类不同而异，如绿脓杆菌感染，其脓呈铜绿色；金黄色葡萄球菌或肺炎球菌感染，其脓呈黄色，较黏稠；溶血性链球菌或嗜血杆菌感染，其分泌物呈淡红色，较稀；真菌感染，常因菌种不同而脓的颜色也不一样，如呈黑色、黑褐色、黄褐色，在耳分泌物中可出现霉膜。

（2）耳溢液气味：浆液性或黏液性耳溢液一般无臭味。慢性单纯性化脓性中耳炎的分泌物，可有轻微的臭味，但经清理治疗后，多减轻或消失；臭味多因为脱落细胞上皮和细菌腐败所致，如胆脂瘤性中耳炎有特殊的臭味；中耳癌因有渗血及组织坏死，脓液有恶臭；如死骨形成或有骨坏死溃疡，也有臭味。

（3）耳溢液的量：常因病因及其性质不同而有区别，如急性化脓性中耳炎，鼓膜自行穿孔或切开鼓膜排脓，其数量较多，在穿孔处可见到搏动性溢脓；也见于中耳炎合并硬脑膜外脓肿、侧窦脓肿的患者有大量的脓液，呈搏动性溢出。在临床上应特别注意，凡耳流脓突然减少或突然增多，并伴有头痛、发热、白细胞增多或有颅内压增高的体征时，应考虑到颅内并发症的发生；外耳道疖，脓头破溃后可有少量的脓栓，脓量不多；腮腺化脓感染，溃破到外耳道时，可流出大量的脓液；胆脂瘤中耳炎如局限于上鼓室者，可见到少量干酪物，如为鼓膜松弛部穿孔，而又被干痂覆盖时，若不仔细清除极易漏诊，须引起注意。

三、耳聋

听觉系统的传音或感音部分发生病变时，都可发生听力障碍，其所致的听力减退，统称耳聋。在耳聋较轻时，声音增强可听到声音者，为听力减退或重听；耳聋严重时，甚至完全丧失听力，称为全聋。小儿自幼全聋，丧失了学习语言的机会，因聋致哑，而成为聋哑人。

耳聋按性质可分为器质性和功能性2大类。器质性耳聋，根据病变的部位，可分为传导性聋、感觉神经性聋和混合性聋3种。传导性聋病变在外耳、中耳或少数的耳蜗损害，使声波传入内耳受到障碍，常见的疾病如外耳道闭锁，耵聍栓塞，外耳道异物，急、慢性中耳炎，鼓室硬化症等；感觉神经性聋病变部位在耳蜗、听神经或听中枢，常见的疾病如突发性聋、噪音性聋、中毒性聋、老年性聋等；混合性聋，是由于传音系统和感音系统均受损害，根据病变部位及侵犯的程度不同，有传导为主或感音为主的混合性聋。功能性耳聋如癔症性聋、精神性聋和伪聋。

四、耳鸣

耳鸣是指外界无响声，而感觉耳内有声音，它是听觉紊乱的一种现象。患者感耳内或颅内有响声，如铃声、哨声、汽笛声、轰鸣声、嗡嗡声、蟋蟀叫声、蝉鸣声等。耳鸣多属噪声，有间歇性或持续性，一耳或双耳，轻者患者毫不在意，重者扰人不安影响睡眠或使人难以忍受。耳鸣仅是一种表现，可由多数耳的疾病及许多全身疾病所引起。在极安静的环境中注意留心细听，几乎每个人都有耳鸣。但有些生理性的动作，如咀嚼、呼吸及吞咽时都会感到有声音。只是人们习以为常，不应叫作耳鸣。

根据耳鸣的性质，可分为主观性耳鸣和客观性耳鸣2大类。前者常见，约占耳鸣总数的95%以上，其耳鸣仅为患者本人能听到响声；后者少见，患者和检查者都能听到响声，因此称为他觉性耳鸣。

（曹丽华）

第二节　鼻部症状

鼻部疾病可发生多种症状，常见有鼻阻塞、鼻溢、嗅觉障碍、鼻源性头痛、共鸣障碍等。分述如下。

一、鼻阻塞

鼻腔发生机械性阻塞或因鼻腔、鼻咽部有病变时，阻碍了气体流通，患者自觉有鼻呼吸不通畅时，称为鼻阻塞。

鼻阻塞是鼻部疾病常见的症状之一。由于病因、病变部位和程度的关系，可为一侧性或两侧性、短暂性或持续性、交替性或阵发性、部分性或完全性、突然发生或逐渐加重的鼻阻塞等。

鼻阻塞的原因，多由于病变使鼻腔的通道变窄所致。

（1）鼻黏膜病变：黏膜水肿、黏膜肿胀，有黏稠的分泌物或痂皮以及瘢痕的粘连等引起的鼻阻塞。有的虽无机械性的狭窄，如萎缩性鼻炎，因为鼻腔通道变为直管形，而不是正常的抛物线形，并有鼻黏膜纤毛运动功能的减退或消失，使患者有鼻阻塞的感觉，即使清除鼻腔的痂皮，患者仍感觉有鼻阻塞。

（2）鼻腔结构改变：如鼻中隔偏曲、畸形、血肿、脓肿、鼻甲肥大、鼻息肉及鼻肿瘤等疾病引起的鼻阻塞。

（3）鼻腔静脉压增高：当侧卧时，位于下方一侧鼻阻塞，其原因是下方一侧鼻静脉压增高，鼻甲被动充血、肿胀。当恢复为仰卧时，鼻阻塞症状消失，称为位置性鼻阻塞。也有的当仰卧时，出现双侧鼻阻塞者，这提示鼻黏膜的静脉压增高，如头位抬高或坐起时，鼻阻塞缓解或消失。

新生婴幼儿鼻阻塞虽不多见，其后果严重，除可引起呼吸困难或窒息外，还可以因吮奶困难，发生营养不良，而影响正常发育。儿童鼻阻塞长期用口呼吸，呼吸道阻力明显减少，可影响胸廓的发育，可出现扁平胸或鸡胸，有的可发生硬腭上拱，牙列不整齐，睡眠打鼾等表现。如果双侧鼻阻塞，成人或儿童其言语声可呈现闭塞性鼻音。

由于鼻阻塞长期张口呼吸，吸入的干燥或过冷的空气，未经鼻腔的调节，常会引起口唇、口腔、咽喉、气管和下呼吸道的急性或慢性炎症，并出现相应的症状。

鼻阻塞常伴有鼻溢液和鼻黏膜纤毛的运动障碍，容易发生继发性感染，或经鼻咽侧壁的咽鼓管累及中耳时，可出现耳鸣、耳闷和传导性听力减退。长期鼻阻塞的患者常有头昏、头痛、记忆力减退、失眠、多梦、注意力不能集中等全身症状。由于张口呼吸的阻力明显减小，在胸内不能形成足够的负压，肺活量也减少，不利于肺泡的气体交换，会出现慢性缺氧，使心脏负担加重，对老年或虚弱的患者，可引起低氧血症和诱发心脏病的可能性。

除以上各种病因外，如鼻腔异物、结石、腺样体肥大及鼻咽部肿瘤等，均可发生鼻阻塞。因此，对鼻阻塞的患者要认真对待，针对病因，采用不同的治疗方法，设法恢复正常的经鼻呼吸。

二、鼻溢液

鼻溢液是鼻部疾病常见的症状之一，在正常情况下，鼻黏膜的腺体，如浆液腺、黏液腺、浆黏液腺、杯状细胞和嗅腺，都会产生少量黏液，以维持鼻腔黏膜纤毛运动，调节吸入的空气的温度和湿度以及辅助嗅觉的功能。一般成年人每日从鼻腔分泌物中排出水分500～1 000ml，部分水分随呼吸气流而蒸发，另一部分则由鼻黏膜纤毛运动，屏往鼻咽部咽下或咯出。当鼻有病变时，分泌物的量和性质也发生变化，根据溢液的状态可判断出何种鼻病及其程度，按其性状可分为水样、浆液性、黏液性、黏脓性、血性、脑脊液等数种。

（1）水样溢液：呈透明清水样，为血管渗出液及黏液混合分泌物，内含有脱落的上皮细胞、白细胞、少量的红细胞及黏蛋白。多见于急性鼻炎的早期、血管运动性鼻炎及过敏性鼻炎的发作期，均有大量的水样分泌物，但后者分泌物中含多量的嗜酸性白细胞。

（2）黏液性溢液：在正常鼻腔仅有少量分泌物覆盖黏膜表面，呈半透明状，内含有黏蛋白。当感情冲动，或受到物理性及化学性刺激时，可分泌大量的黏液。鼻腔有慢性炎症如慢性鼻炎或急、慢性鼻窦炎等时，也可使黏液性分泌物增加。

（3）黏脓性溢液：为黏液和脓的混合物，常见于慢性鼻炎、慢性鼻窦炎或急性鼻炎的恢复期。

（4）脓性溢液：有的分泌物呈绿黄色、混浊，有臭味，内含大量的坏死白细胞。多见于炎症侵及骨质，如齿源性上颌窦炎、额骨骨髓炎、上颌骨骨髓炎、鼻腔异物及恶性肿瘤伴部分坏死时常伴有恶臭脓性分泌物。

（5）血性溢液：是指鼻分泌物中带血，表现为鼻涕中有血丝或血涕，常见于鼻腔异物、鼻腔结石、溃疡、急性鼻炎、萎缩性鼻炎、鼻腔鼻窦或鼻咽部肿瘤等。鼻涕有血性物，可为鼻腔后部、鼻窦及鼻咽部恶性肿瘤的早期症状，应提高警惕，以免漏诊。

（6）脑脊液鼻溢液：脑脊液经额窦、筛窦或筛板的瘘孔流入鼻腔，再经鼻前孔流出时称为脑脊液鼻溢，又称脑脊液鼻漏。脑脊液无色透明、呈水样，内含葡萄糖，不含黏蛋白，久置后不会自行凝结，可经化验方法鉴别。脑脊液鼻漏常见于颅底骨折、鼻窦外伤、先天性脑膜脑膨出症等，有时可为鼻部手术的并发症。

（7）鼻痂皮、血痂或脓痂：常由于鼻分泌物干燥形成的。慢性鼻前庭炎常有表皮结痂；慢性干燥性鼻炎鼻腔前部常见有薄干痂；小儿鼻窦炎黏液脓性分泌物常存积在鼻腔前部，或在鼻前庭处结成脓痂；干酪性鼻炎和鼻窦炎可经常排出干酪性物质，并有臭味；萎缩性鼻炎鼻腔宽大，并附有干痂，有臭味，用力擤鼻时可排出大块筒状痂皮，常伴有少量鼻血。特异性感染，如麻风、鼻硬结症等，鼻黏膜呈萎缩性变或有结痂现象。

三、嗅觉障碍和恶臭

人的嗅觉不如其他哺乳动物敏感，而且人的嗅觉阈值因人、因时、因环境不同而有差异，一般人可分辨出 2 000 ~ 4 000 种不同的气味。女性的嗅觉，对某些气味来说，比男性敏感。女性在月经周期不同的阶段，常有嗅觉方面的变化，妊娠早期嗅觉敏感性增强，妊娠末期敏感性降低，这可能与神经内分泌系统有关。在饥饿时，室内温度、湿度增加时，嗅觉敏感度提高；吃饱时嗅觉敏感度降低。

嗅觉障碍，包括完全缺失，即不能嗅出任何气味；部分缺失，有些气味可以嗅出来；嗅觉减退；嗅觉过敏，即对气味敏感性提高；幻嗅，无特殊气味时也可嗅到不快的气味。其原因有以下几种。

（1）鼻黏膜短暂性的肿胀、充血，如急性鼻炎、过敏性鼻炎、血管运动性鼻炎的急性发作期所引起的鼻阻塞，常有暂时性嗅觉减退或缺失。

（2）鼻腔慢性疾病：如鼻息肉、鼻甲肥大、鼻中隔偏曲等，可直接或间接地影响嗅区的通气，可使嗅觉逐渐减退或缺失。

（3）鼻黏膜萎缩变性：其病变累及嗅区时，可致嗅觉减退或缺失，如链霉素或其他药物中毒、头颈部放疗后、老年性鼻黏膜萎缩等。

（4）颅内病变或外伤：如颅底骨折、脑肿瘤、垂体瘤、脑膜瘤等，使嗅球、嗅索、嗅通路和嗅皮质中枢受到损害时，出现嗅觉障碍。

（5）鼻黏膜长期接触有害气体：如溴气、氯气或吸烟，可致嗅觉减退或缺失。流行性感冒病毒感染，可致嗅神经末梢损害，有的出现永久性失嗅。

（6）大脑皮质疾病引起幻嗅：多发生在神经性精神性疾病，如精神分裂症、抑郁症、癔症或慢性乙醇中毒等。

另外一种恶臭嗅觉，是由于体内某种原因产生实际存在的恶臭味。这种恶臭嗅觉的患者和他人都觉得有臭气味，有时可仅为他觉性的臭味，而患者自己不感觉有恶臭味。常见有以下几种病。

（1）萎缩性鼻炎：晚期为臭鼻症，常有他觉性恶臭，尤其是夏季更为严重，与其接近者极易察觉。但患者本人多不自觉有恶臭味。这是因为鼻腔嗅区黏膜的损害，而丧失嗅觉功能所致。

（2）干酪性鼻炎：又称干酪性臭鼻症，其特点是鼻腔或鼻窦内充满有奇臭干酪样或豆腐乳状的腐败物质，并有头痛、牙痛、脓血性鼻液，其嗅觉减退。晚期可破坏骨质，造成面部畸形。

（3）鼻腔异物：多见于儿童，一侧鼻腔流出血脓臭味分泌物，可伴有黏膜感染故有臭味。患儿多不自诉，常被他人察觉，才到医院就诊。

（4）骨髓炎：婴幼儿上颌骨骨髓炎，常在眶下缘或上颌牙槽处发生瘘管，分泌物有臭味；额骨骨髓炎，有时眼眶内上角发生瘘管，排出臭脓。

（5）牙源性上颌窦炎：成年人化脓性上颌窦炎可因牙根感染所致，排出的分泌物多有臭味。

四、鼻源性头痛

因外鼻、鼻腔、鼻窦疾病引起的头痛，称为鼻源性头痛。其疼痛多为鼻根、前额、眼眶或面部的隐痛、钝痛或胀痛，但很少引起全头痛。

（一）鼻源性头痛的特点

头痛与鼻部疾病有关，并伴有鼻部症状，如鼻阻塞、流脓涕、嗅觉障碍等；头痛可有时间性，如急性上颌窦炎引起的头痛，早晨轻，下午重，而急性额窦炎上午头痛严重，下午减轻；头痛有一定部位，如急性上颌窦炎引起的头痛，位于同侧面颊部或上列牙齿疼痛，而急性蝶窦炎引起的头痛，位于头顶部或眼球深部钝痛；在低头、弯腰、咳嗽、过劳、愤怒、饮酒等受到刺激时，引起头部静脉压增高，可使头痛加重；鼻腔应用血管收缩剂或黏膜表面麻醉后，鼻腔通气或引流改善时，头痛减轻或消失。

（二）性质与程度

浅表而有烧灼感的头痛，一般为浅表软组织损害；深部而呈钝性的头痛，多为深部病变；血管舒缩功能失调，引起头颅动脉异常扩张，可发生跳动性头痛；发作性、闪电样、尖锐而剧烈头痛或面痛，多属于神经性疼痛。常见的鼻源性头痛有以下几种疾病。

1. 鼻疖　多发于鼻前庭，常见于局部外伤，糖尿病或抵抗力低下的患者。发病初期感到鼻部灼热及胀痛，继而局部有剧烈跳痛。还常伴有畏寒、发热、头痛，全身不适等症状。病情较重者，感染可向周围扩散，此时可见鼻翼、鼻尖、上唇明显肿胀热痛。严重者可并发海绵窦血栓性静脉炎。

2. 急性鼻窦炎　除牙源性与外伤性鼻窦炎外，所有的鼻窦炎都是鼻炎的并发症。其所致的头痛系因黏膜充血、肿胀和窦口引流受阻而引起阻塞性头痛；鼻窦开口被阻塞，窦内空气逐渐被吸收，窦腔造成负压时，可引起真空性头痛；窦内负压过久，黏膜血管扩张，血浆渗出，窦内充满液体压力增高时，可出现张力性头痛。各急性鼻窦炎的头痛有以下的特点。

（1）急性额窦炎：其疼痛在患侧额窦部、眼眶内上方。头痛有周期性，早晨起床后数小时有严重的头痛，下午减轻，傍晚缓解或消失，如炎症不消退，第 2d 重复同样发作。头痛的周期性与额窦的特点有关。坐、立位时脓液向下移动，阻塞了额窦开口，窦腔内空气被吸收而出现真空性头痛。待窦口开放脓液排出，空气进入窦腔后头痛缓解或消失。

（2）急性上颌窦炎：由于炎症黏膜的肿胀和分泌物的增多，窦口被阻塞，早期出现上颌窦区疼痛，可累及眼眶、额部、上列牙处疼痛。其头痛并不严重，常为隐痛、钝痛或胀痛，以午后为重，夜间缓解。

（3）急性筛窦炎：有重度急性鼻炎的症状，头痛位于鼻根深部及眉间处，常在患侧内眦角有闷痛，眶内有胀感等，有时疼痛放射到颞部或头顶部。

（4）急性蝶窦炎：常和筛窦炎同时发生，故称为急性筛蝶窦炎。因蝶窦位置较深，如发炎时常表现为眼球后方或枕部钝痛，有时可放射到头顶、额或颞部。

（5）慢性化脓性鼻窦炎：一般无明显头痛，如有头痛，常表现为钝痛或头部沉重感。前组鼻窦炎多表现前额部和鼻根部胀痛或闷痛，而后组鼻窦炎的头痛在头顶部、颞部或后枕部。牙源性上颌窦炎者，常伴有同侧上列牙痛。

（6）航空性鼻窦炎：也称气压创伤性鼻窦炎，主要的症状是在乘飞机下降时，突然感到头痛或面部的鼻窦区疼痛，可伴有鼻出血。额窦的鼻额管细长而弯曲，故容易受损害，上颌窦次之，其他的鼻窦很少受影响。

（7）鼻中隔偏曲：中隔高位偏曲、嵴突或伴有一侧鼻甲肥大，持续压迫鼻黏膜，刺激了三叉神经，可致反射性头痛。

（8）鼻肿瘤：因肿瘤阻碍鼻窦排脓，造成真空性的头痛；肿瘤本身向周围浸润扩大，直接侵犯感觉神经，如上颌窦恶性肿瘤，可引起牙痛。肿瘤一旦侵及破坏颅底，可引起难以忍受的剧烈头痛。

五、共鸣障碍

人的共鸣器官有鼻腔、鼻窦、鼻咽腔、口腔、喉腔、咽腔和胸腔等。其中口腔和咽腔由于肌肉运动，可以改变其形状，称为可调共鸣腔，而鼻腔、鼻窦、鼻咽腔比较固定，称为固定共鸣腔。凡共鸣腔不论肌肉运动障碍、神经肌肉麻痹、肌肉痉挛、结构异常、先天畸形、占位病变、炎症肿胀等，都可影响共鸣。有以下原因可引起共鸣障碍。

（1）闭塞性鼻音：正常发育时，鼻腔、鼻窦因疾病可影响正常的共鸣作用，如果所发出的声音不能通过两侧鼻腔时，仅从口腔发出的声音，称为闭塞性鼻音。常见疾病如伤风感冒、多发性鼻息肉、肥厚性鼻炎、小儿增殖体肥大、先天性鼻后孔闭锁、鼻及鼻咽肿瘤、软腭与咽后粘连等，使鼻腔闭塞，而失去共鸣作用。

（2）开放性鼻音：鼻和咽部的共鸣作用是否正常，取决于腭咽闭合功能，如腭咽在发音时不能闭合，则出现开放性鼻音。常见疾病如腭裂、软硬腭穿孔、软腭缩短、软腭麻痹等。

口腔、咽腔、下咽部有病变时，也会影响发音，如常见的扁桃体周围脓肿，因影响软腭的运动，在发音时出现口中含物的声音。

（曹丽华）

第三节　咽部症状

咽部疾病的症状，主要由咽部疾病所引起，也可由咽部邻近器官或组织病变所致或为全身疾病的局部表现。咽部疾病的主要症状有咽痛、吞咽困难及咽部异物感等。

一、咽痛

咽痛为咽部常见的症状，多因局部感染或为全身疾病在咽部的表现。咽是极为敏感的器官，其感觉神经纤维来自舌咽神经、三叉神经、副神经及迷走神经。其中，鼻咽部和口咽部的痛觉，系由舌咽神经咽支、三叉神经上颌支及蝶腭神经的分支、副神经和颈交感神经节的分支等所组成的咽丛支配的。喉咽部的痛觉由迷走神经的分支——喉上神经所支配。口腔的痛觉主要由三叉神经分支所支配。食管的感觉有迷走神经和交感神经支配。

任何局部或全身因素刺激痛觉神经末梢时，其冲动传入岩神经节，再经延髓、丘脑和大脑皮质的痛觉中枢而产生咽痛。其疼痛的程度，取决于疾病的部位、性质及范围，并与患者对疼痛的敏感性有关。由于与邻近器官间的神经联系，邻近器官的疾病也可引发反射性的咽部疼痛。其疼痛有刺痛、钝痛、烧灼痛、隐痛、胀痛、撕裂样痛或搏动性跳痛等，可为阵发性或持续性疼痛。一种是自发性咽痛，即在无吞咽动作时感到疼痛，吞咽时加重；另一种称激发性咽痛，即在吞咽时才产生疼痛。自发性咽痛，多能指出疼痛的部位，而咽喉部疾病多属此类。

（一）可引起咽痛的咽部疾病

（1）急性咽炎：轻者咽部微痛，重者可剧痛，尤其在进食吞咽时疼痛明显。

（2）急性扁桃体炎：初感咽喉干燥不适，继而有咽痛，吞咽或咳嗽时加重，常引起反射性耳痛。化脓性扁桃体炎，多为溶血性链球菌感染所致。常伴有发热、头痛等，腭扁桃体陷窝有脓性渗出物，可有颌下淋巴结肿大，并有压痛。

（3）扁桃体周围脓肿：全身症状较重，发冷发热，咽痛多在一侧，吞咽、咳嗽时加重，张口困难，口臭，说话时似口中含物。可见患侧软腭及舌腭弓上部明显红肿、隆起，晚期穿刺有脓。

（4）咽后脓肿：为咽后壁与颈椎之间的化脓性炎症，多见于幼儿，畏寒、高热，颈活动受限。因剧烈咽痛而拒食，吞咽困难，口涎外溢，婴儿吮奶时，易呛入鼻内或吸入呼吸道，引起咳嗽，甚至出现窒息。成人主诉吞咽时疼痛加重，常引起反射性耳痛。咽后壁向前隆起，穿刺有脓，X线颈侧位片可显示脓肿腔。

（5）咽旁脓肿：是咽间隙化脓性炎症，多发生于咽异物、外伤或咽急性炎症之后，有咽痛，患侧颈痛及头痛，伴有明显吞咽困难，若炎症波及翼内肌时，可引起张口困难。在咽侧肿胀处穿刺抽脓，可明确诊断。

（6）病毒性疱疹性咽炎：主要发生于儿童，起病急，发热、咳嗽、流涕、咽痛、头痛。见咽后壁、软腭黏膜和扁桃体表面有小疱疹，溃破后形成小的溃疡。吞咽时咽疼痛更重。

（7）咽白喉：为白喉杆菌感染，多见于儿童，起病慢，发热、疲乏、咽痛。扁桃体及咽黏膜表面有浅灰色或黄色伪膜，黏着较紧，用力除去易出血。

（8）奋森咽峡炎：为螺旋体与梭状杆菌感染引起，常发生于抵抗力低的小儿或口腔卫生差的人。主要咽部和口腔处疼痛，溃疡处覆盖灰色伪膜，有臭味，涂片可找到病原体。

（9）急性传染病：如猩红热、麻疹、水痘等，并发咽炎，可致咽痛。

（10）咽真菌病：如念珠菌、放线菌、隐球菌属，发生咽部感染而致的咽痛。

（11）咽肿瘤：咽或声门上部良性肿瘤，一般不引起咽痛，如发生咽痛者，几乎都是恶性肿瘤。咽癌或喉咽癌以咽痛为主要症状，但早期咽痛不明显，或为一侧性轻度咽痛。如感染溃烂或深部浸润时，咽痛逐渐加重，可放射到同侧面部或颈部。

（12）咽外伤：食物粗糙、过热、过硬所致的咽黏膜损伤，常发生于舌腭弓、软腭、悬雍垂或会厌等处，引起不同程度的咽痛。咽的热灼伤或化学腐蚀伤虽不多见，但可引起剧烈的咽痛。如发生感染化脓或溃疡其疼痛更甚，可出现吞咽困难或呼吸困难或其他全身症状。

（13）咽异物：一般都有明确的异物病史，异物引起的咽痛程度，取决于异物的大小、形状、部位、组织损伤的程度及有无感染等。

（14）咽结核：多继发于肺结核，咽黏膜散在结核性浸润病灶或溃疡，咽痛剧烈，有明显的吞咽困难。

（二）引起咽痛的咽邻近及全身疾病

（1）口腔疾病：智齿冠周炎，常发生于 20 岁左右的青年人，第三磨牙阻生或冠周炎症，如向舌侧或咽部扩展，可引起咽痛。如翼下颌间隙（其位置在智齿的下方）的感染，咽痛加剧，伴吞咽、张口困难。口底蜂窝织炎，也称卢德维颈炎，因下颌牙齿的感染，其病变在颈前部，下颌骨和舌骨之间，常有吞咽疼痛及吞咽障碍。

（2）鼻部疾病：其疼痛不严重，常因鼻炎、鼻窦炎所致的鼻阻塞，使患者张口呼吸或鼻分泌物后流刺激咽部，常致咽部于痛。

（3）喉部疾病：如晚期喉结核、喉癌，病变侵及喉黏膜或杓部，在吞咽时，可发生剧烈咽痛。如环杓关节炎，可发生吞咽时疼痛。急性会厌炎或会厌脓肿，也可引起咽痛。

（4）颈部疾病：如颈动脉鞘炎、颈部纤维组织炎、颈淋巴结炎、颈椎病等，也可引起咽痛。

（5）食管疾病：食管异物，外伤性食管炎、食管化学腐蚀伤等，都可引起不同程度咽痛。

（6）血液疾病：如急性白血病、粒性白细胞缺乏症，常因咽峡炎和咽部溃疡，可有明显咽痛。血象检查可确诊。

（7）急性传染病：如麻疹、猩红热、水痘、流行性脑膜炎、伤寒等，早期发生咽峡炎或溃疡，可致咽痛。

（8）舌咽神经痛：以阵发性咽痛为主，常在谈话、饮食、咳嗽时，可诱发剧烈的咽痛，持续时间短暂。

（9）茎突过长综合征：由于茎突过长或角度异常，刺激了邻近的血管或神经，引起咽痛，可伴有耳痛或颈部痛。X线摄片有助于诊断。

二、吞咽困难

吞咽困难是指正常吞咽功能发生障碍，其程度视病变的性质和轻重而不同，轻者仅感吞咽不畅或饭团难咽下去，须用汤水才能咽下，而重者可滴水难进，口涎外流。短期的或轻度的吞咽困难，对身体无明显影响，而长期严重的吞咽困难，将使患者缺乏营养极度消瘦和饥饿等。

吞咽是很复杂的动作，可分为三期，但三期并无任何停顿，只要第一期开始，其余两期自然连续，成为连锁运动。

（1）口腔期：食物经过咀嚼滑润，由颊、腭、咽、舌诸肌协调动作，将食物团送到舌背达到咽部。

（2）咽期：食物到咽部，此时声门关闭、呼吸暂停、舌骨及喉上提，会厌下垂到水平位，食管入口环咽肌松弛开放，咽缩肌收缩，食物进入食管。

（3）食管期：食物团通过食管肌的蠕动，到达贲门，而贲门括约肌松弛，使食物入胃。食管上 1/3 段为横纹肌，中 1/3 段为混合肌，下 1/3 段为平滑肌，横纹肌运动快速有力，故食物在食管上段通过的速度较下段快些。

吞咽反射：除第一期外，其余两期都是通过反射机制来完成。食物通过口腔、咽部和食管时，刺激各部的感受器，使传入冲动，经三叉神经第 2 支、舌咽神经及迷走神经的咽支，分别进入延髓。传出的冲动主要通过迷走神经、副神经和舌神经，分别支配舌、咽、喉及食管上段的肌肉。此外，吞咽中枢与呼吸中枢在延髓内的位置相互靠近。它们之间的密切联系，可以保证每次吞咽动作时，都能准确地关闭声门和暂停呼吸，因此正常的吞咽过程毫无紊乱现象，不会出现困难。发生吞咽困难有以下的原因。

（1）痛性吞咽困难：吞咽困难可为咽痛所引起，任何有咽痛的疾病，多少都有吞咽困难的现象。咽痛剧烈，其吞咽困难也越严重。咽痛的疾病，都可发生程度不同的吞咽困难。如口腔急性炎症、黏膜溃疡、牙周炎、舌炎、口底蜂窝织炎、口腔癌等。咽和喉的疾病如急性咽炎、急性扁桃体炎、急性会厌炎、疱疹性咽炎、各种咽部溃疡和脓肿等，都有明显吞咽困难，也称为炎症性吞咽困难。其中扁桃体周围脓肿、咽旁脓肿、咽后脓肿、会厌脓肿，吞咽困难更为严重。此外，喉软骨膜炎、急性环杓关节炎、喉结核等，也都会引起吞咽困难。

（2）梗阻性吞咽困难：咽、喉、食管及纵隔障的良性或恶性肿瘤，无论腔内阻塞或从腔外压迫食管到一定的程度时，均可引起吞咽困难。食管内梗阻，见于食管异物、食管癌、食管烧灼伤、食管炎、食管瘢痕狭窄、食管下咽憩室、严重食管静脉曲张、贲门痉挛、先天性食管蹼或狭窄等，均可引起吞咽困难。食管外压迫引起的吞咽困难，如甲状腺瘤、巨大的咽旁肿瘤、颈部大的淋巴结转移癌、纵隔障肿瘤、主动脉瘤、肺门肿瘤、颈椎骨增生等。

（3）吞咽神经、肌肉失调性吞咽困难：其原因可为肌肉与神经的病变所致。软腭在吞咽功能中起到重要作用，在吞咽时软腭上提运动以关闭鼻腔，使食物不致向鼻腔反流。当炎症肿胀影响软腭运动或软腭瘫痪时，鼻咽腔不能关闭，使吞咽压力减弱和食物向鼻腔反流，而引起吞咽困难。当咽部和软腭感觉丧失、软腭前方感觉障碍，应当考虑三叉神经有损害；舌腭弓、咽腭弓和扁桃体的感觉由舌咽神经支配；咽侧壁、咽后壁由舌咽神经或迷走神经支配。当支配这些部位的神经因白喉毒素、脊髓痨、颅底肿瘤等而受伤害时，可影响吞咽反射，出现吞咽困难。中枢性病变，如延髓瘫痪、脑动脉硬化、脑出血、脑栓塞等症，也可致吞咽困难。

三、咽部异物感

咽异物感，是患者诉述咽部有多种多样异常感觉的总称，如诉述梅核样异物阻塞感，咽之不下，咳之不出，或上下移动，或固定不动。咽各种异常感觉可为间歇性，也可呈持续性，或时有时无，常在疲劳后加重。

咽异物感部位，可在咽喉中央或两旁或某一侧，以在甲状软骨和环状软骨的平面上居多，位于胸骨区次之，位于舌骨平面者极少见。

咽位于消化道的上端，神经末梢极为丰富，因此，咽部感觉非常敏感。无形的异常感，如烧灼、干燥、瘙痒、紧缩、闭塞、憋胀、压迫、脖子发紧等。有形的异常感，如片状：枣片、稻壳、树叶、纸片、药片等；条索状：毛线、小草、火柴棒等；颗粒状：大米、豆类、玉米等；球状：棉球、团块、水泡、乒乓球等。患者常用力"吭"、"咯"或频频做吞咽动作，希望能清除之。多在吞咽动作时明显，尤其在空咽唾液时有明显的异物感，吞咽食物时反而不明显或异物感消失。咽异物感，中医称为梅核气，西医称为癔球症、咽球症、咽神经官能症等。一般认为并无咽喉器质性病变存在，属于一种神经官能症。但患有咽异物感者，并非都是神经官能症。尚可有以下疾病引起：

（1）咽部疾病：慢性咽炎、咽部角化症、扁桃体炎、扁桃体瘢痕或结石或脓肿、悬雍垂过长、咽部异物、舌扁桃体肥大、咽部良性或恶性肿瘤等。

（2）鼻部疾病：慢性化脓性鼻窦炎，因脓性分泌物流向鼻后孔，长期刺激咽部，或鼻部炎症引起鼻阻塞而张口呼吸致咽部干燥，都可引起咽异物感。

（3）喉部疾病：早期声门上癌、咽喉癌、风湿性环杓关节炎、喉上神经炎、会厌囊肿、喉软骨膜炎、血管神经性喉水肿等，都会引起咽异物感。

（4）食管疾病：咽食管憩室、外伤性食管炎、反流性食管炎、食管痉挛或食管弛缓症等。早期食管癌的症状常呈进行性逐渐加重，特别进食时咽异物感明显，而空咽时可无症状，这是与功能性疾病所致的咽异物感鉴别的重要依据。

（5）颈椎疾病：颈椎关节炎、颈椎骨质增生症、颈椎间盘脱出症，可压迫颈神经致咽异物感。甲状腺肿、茎突综合征，也可引起咽异物感。

（6）远处器官疾病：如心脏扩大、高血压性心脏病、心包积液、肺肿瘤、肺脓肿、主动脉硬化、胃十二指肠溃疡、慢性肝胆病等，也可引起咽异物感。

（7）其他：如全身因素引起的疾病，甲状腺功能亢进或减退、变态反应性疾病、消化不良、烟酒过度、风湿病、严重缺铁性贫血、自主神经功能失调，更年期综合征等，均可能引起咽异物感。

（曹丽华）

第四节 喉部症状

喉部以软骨作支架，由软骨、肌肉、韧带和黏膜构成精细的器官，有发声、呼吸等多种功能。当发生病变时，这些功能受到影响而出现障碍，如声嘶、呼吸困难、语言障碍、喉鸣等。

一、声嘶

声嘶症状的出现，无论是全身或局部的病因，都提示声带组织形态或运动功能异常，轻者仅有声调变低、变粗糙，重者发音嘶哑，严重者仅能耳语，甚至完全失声。喉部有病变未累及声带时，则无声嘶症状，但如有声嘶症状则必有喉病。

喉的正常发声必须具备以下条件，如在喉内肌群的协调作用下，声带具有一定的紧张度，并可随意调节；声带具有一定的弹性，随呼吸动作而自由颤动；声带边缘光滑整齐，发声时两侧声带向中线靠拢，也应密切配合；喉的发声功能之所以能精细而协调地完成，还必须有正常的神经支配。如果喉黏膜或神经肌肉有轻微的病变或功能失调，都影响声带的紧张度、弹性、活动性或边缘光洁度，都可发生不同程度的声嘶。

声嘶的程度依声带病变的部位和范围而有所不同，如声音发毛、发沙、嘶哑等，但声嘶的程度并不表示病变损害的性质和严重的程度。声调明显变低的声嘶，常提示声带有组织块增大或声带紧张度变小，见于声带麻痹、炎症性或增生性病变，也见于某些内分泌障碍。声调异常增高的声嘶，可能与精神情绪有关。声量减弱可能为精神性或神经肌病变所引起，当喉阻塞时，由于胸腔负压的影响，呼气压力较小，其声量也明显减弱。

声嘶起病急速者常为神经性喉水肿；在上呼吸道感染后出现的声嘶，并迅速加重，则多为急性喉炎；声嘶进行性加重，常见于喉肿瘤；如出现永久性声嘶，则多为喉瘢痕所引起。

声嘶可能是唯一的症状，也可有伴随症状如咳嗽、咳痰、咽喉异常感、咽喉痛、呼吸困难、吞咽困难、发热等，这些症状都是重要的诊断线索。喉内的任何病变都可影响呼吸、保护和发声功能而出现症状，但呼吸和保护功能在病变相当严重时才受到影响，而发声功能在有轻微病变时就会受到影响。因此声嘶的早期出现可促使患者较早的求医。声嘶有时可能为严重病变的早期表现，必须进行仔细检查与严密的观察。声嘶常见的疾病与病因如下。

（1）喉急性炎症：如急性喉炎、喉水肿、喉软骨膜炎、喉脓肿等，都可引起声嘶。常见的为急性喉炎，小儿急性喉炎较成人的症状为重，除声嘶外，并有发热、咳嗽、呼吸作响，吸气有时喘鸣，可发生喉梗阻的各种症状。白天症状较轻，夜间较重，有时出现呼吸困难。喉白喉，多继发于咽白喉，多见于儿童，发病初期时，发音粗糙，逐渐加重，咳嗽呈哮吼声。如喉黏膜肿胀或有伪膜形成，即可出现喉梗阻的各种症状，发音常软弱无力，甚至失声等。

（2）喉慢性炎症：如慢性单纯性喉炎、声带小结、萎缩性喉炎等。特异性感染，如喉结核、喉梅毒、喉狼疮、喉硬结症、喉麻风等，多无全身症状，但声嘶持续较久。以单纯性喉炎多见，其发音粗糙，音调较正常为低，初为间歇性，渐变为永久性，声嘶常于晨起时较重，患者常感喉部微痛不适及干燥感，有时出现刺激性咳嗽。检查时见喉黏膜慢性充血，两侧对称，轻者声带呈淡红色，重者呈弥漫性暗红色，边缘增厚，有时杓间隙黏膜也出现增厚。声带小结以声嘶为其主要的症状，常见于教师、歌唱者及用嗓子多者。发音在一定范围内走调，常为低音调。早期患者易发破音（发毛），或间歇声嘶，如不及时休息，继续用声，最后只能发出粗糙低音。检查时可见两侧声带前1/3与中1/3交界处有对称性小结，呈灰白色，表面光滑。

（3）急性传染病：如麻疹、猩红热、伤寒、天花、流感等，属全身性疾病。常伴有急性喉炎，其炎症明显，声嘶较重，常发生在儿童，有发热、恶寒、不适等全身中毒症状，并伴喘鸣及呼吸困难等。

（4）喉外伤：如挫伤、切割伤、爆炸伤、穿通伤、刺伤、挤压伤等，破坏了喉内结构，引起声嘶或其他症状。另外毒气体伤，如氯气、芥子气、高温气等，引起喉、气管黏膜水肿，影响呼吸及发音。

（5）喉良性肿瘤：包括非真性肿瘤的增生组织，如声带息肉、囊肿、黏膜肥厚、淀粉样变等，可直接影响声带的运动，并致声嘶，可能与局部慢性炎症、变态反应或创伤有关。真性肿瘤，如喉乳头状瘤、纤维瘤、血管瘤、脂肪瘤、神经鞘膜瘤、软骨瘤等。声带息肉，是引起声嘶的常见病，多发生于用声过度或发声不当，与职业有关，小学教员、营业员发病较多。声嘶的程度与息肉生长的位置、大小有关。一般呈持续性声嘶，进行缓慢。间接喉镜下可见灰白色和表面光滑，多呈圆形带蒂的肿物，附着在声带游离缘。

（6）喉恶性肿瘤：声嘶是喉内癌最早出现的症状，为进行性，逐渐加重，最后可完全失声，如有浸润水肿，可有呼吸困难。但喉外癌出现声嘶，则病变多属晚期。喉癌前期病变，如黏膜白斑、喉角化症，成人喉乳头状瘤容易发生癌变。喉恶性肿瘤以鳞癌最常见，腺癌及肉瘤少见。

（7）声带麻痹：喉中枢性麻痹引起的声嘶，比周围性麻痹为少，其比率约1∶10。由于左侧喉返神经的行径长，其发病率比右侧约高3倍。喉肌运动神经，来自迷走神经的喉返神经与喉上神经，起源于延髓神经疑核。核上性喉麻痹的疾病，有脑外伤、脑血管意外、脑脓肿、脑肿瘤等；核性喉麻痹，因脑干的两疑核相距较近，病变常可致双侧声带麻痹；周围性神经损害致声带麻痹，有迷走神经干、喉上神经、喉返神经的病变或损害，如颅底外伤、颈外伤、甲状腺手术、颈部恶性肿瘤、甲状腺癌等；纵隔疾病损伤喉返神经，如纵隔肿瘤、食管癌、先天性心脏病、高血压性心脏病、心室肥大、心包炎等；肌源性损害，如重症肌无力、皮肌炎等；严重的感染，化学物的中毒等。凡声带麻痹均影响发音。耳鼻咽喉应详细检查，常可找到病因的线索。

（8）喉先天畸形：如喉蹼，声嘶的程度根据其范围及位置而定，范围大者出生后在啼哭时出现声嘶、发声微弱或失声，可伴有呼吸困难或喘鸣。喉含气囊肿，也称喉膨出，其声嘶多发生于咳嗽或喉内增加压力后，当用力呼吸时，囊内充气多时，阻塞了喉部，可出现呼吸困难。

（9）其他原因：如喉异物、喉水肿、喉室脱垂、环杓关节炎、喉损伤性肉芽肿、癔症性声嘶等疾病，都可引起声嘶。

二、呼吸困难

呼吸困难是指患者呼吸时很吃力、空气不足及窒息的感觉，并有呼吸频率、深度和节律的变化，可伴有呼吸辅助肌的加强和循环功能的变化，严重者出现的缺氧、发绀等症状。

呼吸困难根据临床上的表现，可分为吸气性呼吸困难、呼气性呼吸困难及混合性呼吸困难 3 种类型。

（1）吸气性呼吸困难：主要表现为吸气困难，吸气时费力，呼吸频率变化不大或稍减慢，吸气阶段延长，吸气动作加强，肺换气量并不增加。吸气时由于空气不易进入肺内，使胸腔内负压加大，胸廓周围软组织出现凹陷，胸骨上窝、锁骨上窝及剑突下发生凹陷，称为三凹征。严重者，吸气时出现肋间隙凹陷。主要因为口腔、咽部、喉部及颈段气管发生狭窄或阻塞的疾病所引起。

（2）呼气性呼吸困难：主要表现为气体呼出困难、费力，呼吸动作加强，呼气时间延长，呼气动作由被动性变为主动性的动作，呼吸速率缓慢，呼气时可有哮鸣声，严重时出现缺氧。主要因为细小支气管狭窄，或阻塞或痉挛以及声门下阻塞的疾病，如支气管哮喘、肺气肿及某些支气管炎等。

（3）混合性呼吸困难：主要表现为吸气及呼气均困难、费力，气体进出都困难，呼吸表浅，呼吸频率加快，呼吸时一般不发出声音及三凹征。但如以吸气性呼吸困难为主者，则可出现凹陷。主要因为肺泡面积缩小，呼吸运动受限或上下呼吸道均有狭窄或阻塞的疾病所致。

为了对这 3 种呼吸困难有个明确认识，并判断其严重程度，将其分为四度。一度，患者在安静时无明显呼吸困难，在活动或哭闹时，出现呼吸困难，有吸气延长、喘鸣现象；二度，无论安静与否都有呼吸困难，活动时加重，尚能入睡，无烦躁不安，缺氧症状不明显；三度，除有二度呼吸困难表现外，出现烦躁不安，不能入睡，常被憋醒，吸气时喉鸣，三凹征明显，缺氧严重；四度，呼吸极度困难，由于缺氧，面色发绀、苍白、出冷汗，甚至昏迷，如不及时抢救，可因窒息及心力衰竭而死亡。

呼吸困难原因很多，本科疾病引起的呼吸困难，大多属吸气性呼吸困难。现将各种疾病所致的临床表现分述如下。

（1）小儿急性喉炎：多发生在学龄前的儿童，常继发于上呼吸道感染之后，首先出现声嘶、咳嗽、呼吸有响声，哭闹喉鸣。重者有吸气性呼吸困难，鼻翼扇动，如不及时治疗，则可出现烦躁不安、脉快、面色苍白，发绀等缺氧症状。

（2）急性喉气管支气管炎：多发生于 1～3 岁抵抗力差的幼儿，或继发于麻疹、流感等急性传染病。常夜间突然发病，病情迅速加重，初为上感症状，有高热，继而出现声嘶、喘鸣、哮吼性咳嗽，呼吸困难，吸气时出现三凹征。晚期中毒症状明显，呼吸极度困难，表现烦躁不安，面色苍白，冷汗，呼吸浅而快，心率快，此时若不积极治疗，可因缺氧，呼吸心力衰竭而危及生命。

（3）急性喉水肿：喉水肿是指声门上区及声门下区的喉黏膜水肿，由多种原因引起的一个体征。以喉变态反应或血管神经性喉水肿引起的，病情发展甚速，有呼吸困难、喘鸣、声嘶，较重者则有喉梗阻的症状。喉水肿主要应尽快查明病因，根据喉梗阻的程度，采取适当处理。

（4）喉外伤：颈部外伤常波及喉部，如挫伤、刺伤、割伤、喉部骨折、烧灼伤、化学腐蚀伤，可引起呼吸困难、喘鸣、声嘶等症状。除血流入呼吸道引起的呼吸困难外，也可因为喉软骨移位、黏膜血肿及水肿等所致的呼吸困难。

（5）喉异物：喉部异物过大，嵌入声门，常可立即窒息而亡。若异物未完全阻塞喉腔，可发生吸气性呼吸困难，并有咳嗽与喘鸣。

（6）喉肿瘤：包括恶性、良性肿瘤，如纤维瘤、软骨瘤、巨大息肉、乳头状瘤、喉癌等，待肿瘤逐渐增大阻塞声门时，则出现进行性呼吸困难等症状。

（7）喉咽脓肿：如咽后脓肿、咽侧脓肿、会厌脓肿等，首先出现吞咽困难、发音含糊不清、咽喉疼痛，待病情加重时，则可出现呼吸困难等症状。

（8）气管阻塞压迫性疾病：如颈部、纵隔、食管的肿瘤，气管异物或肿瘤等。影响呼吸时，都会出现不同程度的呼吸困难。病变越靠近喉部，呼吸时喘鸣和喉的上下移动越明显。

（9）肺受压性疾病：如血胸、气胸、渗出性胸膜炎等，所致的呼吸困难，呼吸表浅、快速，因辅助呼吸肌须充分作用以扩张胸腔，增加呼吸深度，使肺泡易于充气，故吸气性呼吸困难明显。

（10）心源性呼吸困难：左心衰竭引起的呼吸困难，常在平卧时加重，直坐或半卧位减轻或消失；右心衰竭引起的呼吸困难，除了有呼吸困难表现外，常有下肢浮肿等。

（11）中毒性呼吸困难：如糖尿病酮中毒和尿中毒，常出现呼吸深长的呼吸困难，呼吸有特殊的气味，严重者可有昏迷。

（12）其他：官能性、神经性的呼吸困难等。

三、语言障碍

语言，即说话，是人类思维活动的反映。从皮层中枢，耳、鼻、咽、喉、口腔等，组成一个完整的语言系统，缺一不可。多数的语言障碍，是神经系统疾病在其周围器官的反映。

语言的形成必须具备以下解剖、生理条件作为基础，要有正常的听觉及视觉，能正确反映信号；大脑半球一侧有良好语言中枢；神经核联络通畅；小脑协调功能正常；语言器官发育正常。

语言障碍见于临床各科，发病年龄和快慢各不相同。如听觉、学语、精神、协调功能、口腔发育、喉功能、呼吸和其他诸因素，对语言障碍均有一定的作用。语言障碍常见于神经系统疾病，因常累及语言中枢。外周神经疾病，常造成呼吸肌、喉肌麻痹，而影响发音。

（一）学语滞后

学语滞后，是指儿童学语能力明显落后于相应年龄正常儿童，严重者有语言困难。儿童语言的发展年龄还没有统一的标准，一般认为，出生后即有啼哭，说明发音器官正常，但只是简单的声音；3～4个月时，对外界声音有语言反应，能发出"咿""呀"声；6个月时，开始摹仿单词；1岁，开始说简单的词，叫出最熟悉的物件或人称，如"妈妈"，但含糊不清；2岁时，能说的词汇增多，能说出2个以上各词连接起来的词组或短句，学说话的积极性特别高；3～4岁时，说话相当清楚了，每个幼儿的具体情况也不相同。一般女孩语言的发展比男孩早而快。

儿童学语滞后有以下几种原因：智力发育不全，常伴有学习困难；听力丧失，一般要延迟至3～4岁，才发现听力有问题；环境因素，小儿听力、智力都正常，而与外界接触少，缺少语言刺激；脑器质性病变；语言器官异常，如唇裂、腭裂等。

（二）失语症

失语症常由于大脑皮质语言中枢受损害，以左侧大脑半球为多。如脑血管疾病、脑肿瘤、传染病、脑外伤及退行性病变等。

（1）感觉性失语症：患者不了解、不认识说话和文字的意义，但听觉正常。患者经常答非所问，并说话很多，但听者不了解其内容，也有的患者说话很流利，有语法，但语句中常用词不当，或语无伦次等。

（2）运动性失语症：也称表达性失语症，患者内心明白，但说不出来，即能理解他人语言内容，但不能用语言表达自己的意思，其发音器官正常。

运动性失语症，可伴有失写症，手写不出文字，或失用症，不能穿衣服、刷牙、梳头等，也有呈混合性失语，即感觉和运动性失语同时存在，完全不能诵读或书写。

（三）构语困难

构语困难，也称语声失常或构语障碍。构语活动，主要接受脑神经支配，若神经核以上、神经核或神经末梢受损害，其所支配的肌肉出现运动障碍，而致构语困难，可出现语言声模糊、咬字不准、说话不清楚等。但患者一般听力与理解能力均正常。

（1）核以上病变：多数脑神经核通过锥体束接受两侧大脑皮质的支配，故一侧的锥体束病不会引起语言障碍，因此只有双侧的损害才有明显的构语障碍。病因为皮质退变、缺血，中年后的双侧内囊病变或血管病变引起构音器官肌内麻痹。其临床表现，说话缓慢、吃力，语言含糊生硬，有暴发音，常有吞咽困难、气哽、流涎及步态迟缓等。

（2）核性、核以下肌性病变：主要是Ⅶ、Ⅹ、Ⅻ脑神经损害，这些神经与说话有关，如有损害可出现语声失常。面神经麻痹，尤其是双侧麻痹，严重影响唇音和唇齿音，造成语言不清。迷走神经损害，如发生在高位常引起双侧软腭麻痹，致软腭不能关闭鼻咽，而出现开放性鼻音。舌下神经损害，如单侧损害，引起同侧舌肌麻痹，症状较轻，并可逐渐代偿，而双侧损害，可致永久性语言失常，表现为说话缓慢而不清晰，常伴有吞咽困难。肌源性构语困难，如重症肌无力，说话多易疲劳，可出现发音模糊、低哑、甚至说不出声。

（3）锥体系病变：如帕金森病，若累及语言肌，可产生语言失常症状，说话缓慢、语声单调，咬字不清，尤其唇音及唇齿音更明显。语言分节不良，有时语声发抖或急促暴发音。

（4）小脑病变：小脑及其神经通路对随意运动有协调作用，如小脑受损害，失去小脑的控制，而致发音模糊、韵律不合、语言拖长、音强不均匀、时有暴发音、时高时低快慢不均。其原因是语言肌群的共济失调。见于小脑变性、多发性硬化症、小脑肿瘤和退行性病变等。

（四）发声失常

发声失常，也称发声困难，多以喉部病变所致的声音改变，如气息声、漏气，轻者可为声嘶，重者为声哑，也可表现为失声。

（1）功能性失声：也称癔症性失声，常因急性或长期精神压抑而发生，一般起病突然。其表现患者虽不发声，但咳嗽、哼、呵或无意发笑时却有声音。对身心健康人，碰到突然事件时，也会有瞬间瞠目结舌现象，但能很快恢复正常。

（2）生理性变声：进入青春期除体重身高迅速增长外，第二性征开始出现，男性表现为喉迅速发育，声带逐渐增长，再加上咽腔、口腔、鼻腔等共鸣器官体积增大，声音也随之变化。男性变化比女性明显，其声调变低、变粗，逐渐由童声变为成人声音。也有变成男声女调者声音。

（3）老人语言：由于老年人声带肌纤维的减少，声带松弛，弹性减低，使发出的音声变小，发声无力，语言微弱而有颤抖。

（4）滥用嗓音：是指过度喊叫、说、唱等，可引起发声失常，出现不同程度的嘶哑。如大喊、大叫，声带受到较强气流的冲击而损伤。有的人患声带小结或声带上皮增生都与滥用嗓音有关。

（5）喉病变：声带各种病变，是引起发声失常的常见病因，如炎症、畸形、血肿、水肿、息肉、结节、肿瘤、声带麻痹等。

（五）口吃

口吃，俗称结巴子或结巴，属于语言功能障碍，但无任何器质性病变，是由于大脑对发音器官的支配与调节失去相应协调的关系。其原因有模仿、惊吓、教育不当、年龄、精神刺激等有关。儿童常因模仿他人的口吃而造成；打骂受惊吓，可促使幼儿的口吃；过分的严厉、叱责可引起口吃；成年人的口吃，多有神经质。也有人认为，习惯用左手的人，若强制改为右手易发生口吃。

其表现为语言节律失调，字词部分重复、字词分裂、发声延长。往往在谈话开始时延迟、阻断、紧张、重复或延长声调。还常伴有面肌或手指抽搐动作，在情绪紧张时发生或加剧。由于口吃者恐惧、不安、羞耻等心理活动影响下，有时出现心跳加快、肌肉紧张、出汗，有的人甚至在严寒季节，说起话来也会满头大汗、出现唾沫四溅、手脚发抖、全身肌肉紧张现象。口吃者智力并不低下，在独自一人时不论说话、朗诵、唱歌等均完全正常。本病易诊断，可进行语言治疗。

四、喉鸣

喉鸣也称喉喘鸣，是由于多种病因引起的喉或气管腔发生狭窄，在用力呼吸时，气流通过狭窄的管腔，使管壁震动而发生的喉鸣声。此种症状多见于儿童。特别是婴幼儿，因其喉腔相对窄小，组织松软，易发生水肿；更因为婴幼儿神经系统发育尚不健全等因素，更易引起喉部梗阻而发生喉鸣。

喉鸣的原因，由于病变的部位而不同。一般声门或声门上的狭窄，引起吸气性喉鸣，声门以下的狭窄，则引起呼气性喉鸣或双重性喉鸣。喉鸣的患者，常伴有不同程度的呼吸困难。

（1）先天性喉鸣：亦称喉软化症或喉软骨软化症。可在出生后即出现，或在出生后不久，出现间歇性吸气性喉鸣，仰卧时明显，安静或睡眠后，可缓解或消失。严重者呈持续性喉鸣，哭闹或惊动后症状加重。喘鸣声以吸气时明显，而呼气时声音较小，或无喘鸣声。啼哭声、咳嗽声正常，发声无嘶哑。一般多在2岁左右喉鸣消失。如先天性喉蹼、喉软骨畸形、先天性小喉、先天性舌骨囊肿或巨舌症等。这些先天性畸形等咽喉疾病，其特点多在出生后或出生后不久出现喉鸣，症状轻重不一，随着年龄的增长，喉鸣减轻或消失。

（2）小儿急性喉炎：起病较急，多有不同程度的发热、咳嗽，呼吸时有响声，哭闹时喉鸣，多在夜间症状加重，严重者有吸气性呼吸困难。如患急性会厌炎或喉软骨膜炎，都可出现喉鸣。

（3）喉狭窄：多发生于喉外伤。婴儿由于产钳伤，成人多为挫伤、切伤、刺伤、喉软骨感染坏死，以及放疗后，都可引起喉瘢痕收缩，而致喉鸣。

（4）喉特异性炎症：如喉白喉、喉结核、喉麻风、喉硬结症等，其病情严重时，一般都会发生喉鸣。

（5）喉肿瘤：儿童多发生喉乳头状瘤，有时可引起喉鸣。喉癌晚期喉腔被阻塞时，才出现吸气性喉鸣。

（6）声带麻痹：如双侧喉返神经麻痹发病急者，有明显吸气性喉鸣；逐渐发生者，平静时不一定出现吸气性喉鸣。

（7）喉痉挛，喉鸣为其主要症状，系由于喉内肌痉挛性收缩所致，常发生于血钙过低、维生素 D 缺乏，或营养不良的佝偻病儿童。

（8）喉异物：喉内异物、声门下异物，或气管异物，都会出现喉喘鸣。

（9）其他：如咽后脓肿或大的食管异物压迫气管，也可引起喉鸣。

（曹丽华）

第五节　气管、食管部症状

一、气管、支气管的症状

气管、支气管疾病的症状，除急性感染性症状与一般感染性疾病相同，有畏寒、发热、乏力等全身症状外，主要症状有咳嗽、咳痰、咯血、气促、哮喘、胸痛与呼吸困难等。

（一）咳嗽

咳嗽是气管、支气管疾病最早出现而又最晚消失的特征性症状。咳嗽是呼吸道的重要保护机制，其作用为排出误吸入气道内的食物、微粒或异物；以及排出呼吸道内过多的分泌物或渗出液。气道黏膜上皮的纤毛运动有效保持呼吸道的清洁，气道的黏液毯持续将分泌物或异物扫向声门，排至下咽，经吞咽或咳出。若纤毛因炎症或其他病变而受到损害或破坏，气道内分泌物将被潴积。

咳嗽的性质有时可以说明病变的部位，一般来说，比较响而粗糙的咳嗽，常见于气管与支气管的疾病；带有金属声的咳嗽，常为气管被纵隔肿瘤等压迫所致；比较短而深，并有疼痛的咳嗽，常见于肺实质部与胸膜的疾病；阵发性咳嗽，常见于支气管哮喘、百日咳、支气管堵塞与支气管扩张等；突发剧烈阵咳，常因气管、支气管异物所致；高音调的阻塞性咳嗽，常因气管、支气管狭窄或异物阻塞所致；持久性和晨起或平卧时加重的咳嗽，多因慢性气管、支气管疾病所致。若同时伴有一侧性哮鸣，应怀疑有支气管肿瘤、异物以及支气管内其他原因所致管腔狭窄或气管外压迫。

（二）咳痰

咳嗽之后常有痰，咳痰后咳嗽常能减轻。咳痰是支气管及肺部病变的一个典型表现，是支气管黏膜上皮细胞的纤毛运动以及咳嗽反射将呼吸道内分泌物咳至口腔而排出的过程。在支气管黏膜炎性病变的过程可产生大量的黏液或黏脓液。痰量及黏度因病种不同而异，同一种疾病的不同过程中也不一样。痰量多少与支气管引流状况相关，也与病变的活动程度、发病季节和患者体位有关。

痰液的量、性质、颜色与臭味对诊断有重要临床意义。

1. **痰量** 大量排黏痰以上午为重者，支气管扩张症多见。如大量臭脓痰，要考虑肺脓肿。肺上叶有空洞病变者，每日痰量很少有变化，因上叶引流较畅；下中叶的病变则痰量早晚不一致，而且与体位有关。直立位引流不畅，痰量减少，在躺平或侧卧时，则痰量增加。

2. **性质** 痰可以呈黏液性、黏脓性、脓性、浆液性或血浆性。气管支气管的黏膜卡他性炎症有稀黏痰，比较深层的炎症则有稠脓性痰，支气管哮喘、百日咳多见。脓痰产生于气管、支气管及比较深层的炎症或肺部感染如支气管扩张、急性支气管炎或肺脓肿等疾病。泡沫状痰或泡沫状血性痰见于支气管哮喘或肺水肿。

3. **颜色** 黄脓痰多见于急性呼吸道感染；铁锈色痰见于肺炎球菌性肺炎；红或棕红色表示痰内含血及血红蛋白，可见于支气管扩张、肺结核等；泡状粉红色血性痰见于肺水肿；铜绿假单胞菌感染的肺炎，痰液可呈蓝绿色；痰中带血，可能是气管、支气管结核或支气管肺癌。长期咳黏脓性痰，尤其是痰中带血，应做 X 线胸片检查与纤维支气管镜检查。

4. **臭味** 臭味的痰见于肺化脓性疾病如肺脓肿等。

（三）咯血

咯血是喉及下呼吸道出血经口腔咯出，急性与慢性气管炎、支气管及肺的肿瘤、寄生虫病、外伤、结核、肺脓肿、异物、结石、支气管扩张、肺真菌病、支气管镜手术的损伤、心血管疾病、肝脏病、血液病等皆可引起咯血。咯血先有喉瘙痒感，然后咯出血或夹杂有血的痰液。咯血量多少不等，量少则痰中带血，量不多时血中常有泡沫或痰液，血为鲜红色，量大时可致呼吸道急性梗阻，若不及时救治可发生窒息。

咯血为多种疾病的症状之一，故鉴别诊断尤为重要。鼻腔、鼻窦、鼻咽部、口腔以下咽部等的出血可沿咽后壁流下，而呛入气管又咯出。气管、支气管疾病引起咯血的特征常是先有咳嗽而后咯血。食管及胃的出血为呕血。其他一些疾病如心血管疾病、血液病等也可引起咯血。应详细询问病史如咯血的动作及仔细检查，多能发现出血的部位，胸部 X 线片、CT、支气管镜检查等可进行鉴别诊断。

（四）胸痛

胸痛并非是一个重要症状，肺与脏层胸膜无痛觉，但壁层胸膜对疼痛却极为敏感，临床上很多严重的肺部疾病常无疼痛，当病变累及壁层胸膜时，才出现胸痛症状，可以说胸痛是肺支气管疾病的后期症状。而急性气管、支气管炎常有胸骨后烧灼感或刺痛，咳嗽时加重，结核性胸膜炎时也可引起胸痛，气管、支气管晚期病变，如恶性肿瘤侵入软骨或胸膜，可出现严重持续性胸痛。长时间剧烈咳嗽，肋间肌强制性收缩也可致胸痛。

胸痛鉴别要点如下。

1. **胸膜痛** 急性胸膜炎症有特殊明显的症状，胸痛有一定部位，弥散性较少，多为一侧，且沿肋间神经分布。最大特点为疼痛与胸部运动关系密切，以致病者不敢呼吸和咳嗽。

2. **肋间神经痛** 与胸膜炎疼痛近似。比如在带状疱疹肋间神经炎时，在疱疹出现前，很难与胸膜炎鉴别，通常其疼痛较浅表为刺痛。

3. **肋软骨痛** 由肋软骨炎引起，疼痛部累及一或多个肋骨，局部有压痛。可扪及肿大的软骨，常见的肋软骨为第 2、第 3、第 4 肋软骨，左侧多于右侧。

4. **心源性胸痛、肌肉痛等** 在鉴别诊断时应对痛的性质、部位和呼吸的关系加以分析，才能鉴别出胸痛的各种原因。

（五）呼吸困难

呼吸困难是气管、支气管疾病的重要症状，也是呼吸衰竭的重要体征。呼吸困难是机体对缺氧的一种努力表现，系由于血液中氧浓度降低、CO_2 浓度升高，引起神经－体液调节功能失常所致。气管、支气管因炎症、肿瘤、异物、分泌物潴留等原因使其管腔变窄或阻塞时，呼吸道的阻力增加，患者常用力呼吸以克服阻力，增加气体交换，而表现为呼吸困难，轻者感呼吸不畅，重者可窒息。

呼吸困难是由各种原因引起呼吸频率、强度和节律的改变，并伴以代偿性有辅助呼吸肌参加的呼吸运动。后者表现为吸气时锁骨上窝、胸骨上下窝及肋间隙软组织凹陷，伴鼻翼扇动、张口呼吸、点头呼吸等，严重时有发绀、烦躁不安、昏迷等。

根据气管、支气管病变部位及程度不同，临床上可分吸气性呼吸困难、呼气性呼吸困难与混合型呼吸困难3型。呼吸困难在小儿较成人为多见，因为小儿喉腔尚在发育中，其面积较小，由炎症引起局部肿胀，极易引起喉阻塞；同时小儿喉软骨支架柔弱易塌陷，且喉黏膜及黏膜下组织疏松，淋巴组织丰富，局部易水肿、肿胀，使喉腔阻塞；小儿会厌卷曲形如"Ω"，气流通过时有阻挡，易产生喉阻塞；小儿神经类型不稳定，易受激惹，动辄哭闹，易出现喉痉挛，引起呼吸困难。

（六）喘鸣与哮喘

气管、支气管炎性水肿、异物或肿瘤均可使管腔变窄，呼吸时空气通过狭窄的气道可发生喘鸣音。支气管痉挛可产生哮鸣音，出现在呼气期，常见于支气管哮喘、哮喘性支气管炎或气管、支气管异物等疾病。弥漫性小支气管痉挛可引起呼气延长与哮喘。

二、食管疾病症状

食管疾病可引起消化系统、呼吸系统及心血管系统症状，而以消化系统症状为主。

（一）吞咽困难

吞咽困难是指吞咽食物时费力，有阻塞感，吞咽过程延长。吞咽困难为食管疾病中最主要表现，轻重程度不一。轻者表现为食物下行缓慢感或哽噎感，常由于食管炎症、水肿或痉挛等病因所致，但也可能是食管癌的早期症状；严重的咽下困难，初为咽干硬食物困难，继而半流质，甚至流质也不易通过，常为较大食管异物、食管狭窄或晚期食管癌所致。吞咽困难可以单独发生，或合并疼痛、呛咳及反呕等症状。

根据症状特点可分为3种。

1. 进行性吞咽困难　多为机械性梗阻的狭窄病变，如食管良性狭窄、肿瘤。

2. 完全性吞咽困难（吞咽固体和流体食物时均有障碍）　提示有食管神经肌肉性病变，如食管痉挛、括约肌失弛缓症、食管闭锁等。

3. 固定性吞咽困难　指吞咽障碍仅发生于固定大小的食物或丸剂，多因食管瘢痕所致。

除食管本身疾病与食管周的器质性疾病引起吞咽困难外，延髓病变累及第Ⅸ、第Ⅹ、第Ⅻ脑神经，发生咽缩肌、环咽肌、食管蠕动肌及贲门肌瘫痪，也可引起吞咽困难。

疼痛发生于咽部或食管，常提示有炎症或溃疡存在；摄入酸性食物后立即引起疼痛与咽下困难者，多为食管炎或溃疡；咽下困难伴有呛咳常是食管上端阻塞或环咽肌失弛缓所造成，也可因中段食管癌阻塞或伴有食管气管瘘所致；咽下困难有餐后反胃者，多系食管下端有梗阻；咽下困难伴声嘶者，常是环后癌向喉内发展或食管癌侵入纵隔或压迫喉返神经所致；咽下困难前已有声嘶则提示癌肿位于喉内已发展到喉外梨状窝喉咽部，咽下困难伴呼吸困难及哮鸣时多为纵隔占位性病变压迫支气管所致。

（二）反呕

反呕指食物由食管或胃反流至口腔，但不成为呕吐，也无恶心感，可以是自觉或不自觉的。贲门麻痹、脑部肿瘤、胆结石、肾结石、妊娠、食物过敏、反流性食管炎及某些精神因素等，都可引起反呕。餐后较久才有反流者，多系食管梗阻上段扩张处，或食管憩室内食物潴留所致。食管贲门失弛缓症者，反流最为多见，量也较多，并有臭味，可在夜间平卧时出现，并引起呛咳。晚期食管癌反流也较常见，多为血性黏液或食物，常见于早晨。

（三）呕血

呕血系指上消化道出血，是上消化道出血引起的主要表现。呕血前常有上腹部不适、疼痛、恶心。呕吐的血呈暗红色或咖啡样，多混有食物残渣。常见原因有食管炎、表层脱落性食管炎、食管损伤与穿孔、食管癌、腐蚀性食管炎、食管异物、食管静脉曲张、食管结核、胃炎、手术创伤引起的应激性溃疡、小肠疾病、肝硬化、门静脉梗阻等。每日或一次出血量在 50ml 以上，即可出现黑粪。血中的铁质在肠道内经硫化作用变为硫化铁，呈黑色黏稠发亮似柏油状，俗称"柏油样便"。

呕血的血量多少不等，少量呕吐血性液体，可见于强酸、强碱或其他化学制剂引起急性腐蚀性食管炎，严重消化道烧伤坏死时有大量出血；反流性食管炎常有少量慢性呕血；食管异物如尖锐异物刺入主动脉，穿破时可有致死性呕血；食管癌晚期溃疡型可有小量出血，表现为黑粪，食管静脉曲张破裂多为大量呕血或呈喷涌状呕血。

（四）胸骨后灼热感及疼痛

急慢性食管炎、食管溃疡、食管憩室、食管外伤或化学刺激作用于食管黏膜皆可有胸骨后灼热感及疼痛，灼热感可为持续性，但多为间歇性，饮食后尤以因刺激性或酸性食物而加重。疼痛的性质可为灼痛、钝痛、针刺样或牵扯样痛，尤以吞咽粗糙、灼热或有刺激性食物时疼痛加剧。疼痛可累及颈部、肩胛区或肩臂处。与饮食有关之疼痛一般表示是食管疾病所引起。应注意食管癌也可有上述疼痛症状，初期呈间歇性，晚期侵及邻近组织时疼痛剧烈而持续。原因不明胸骨后与剑突后疼痛，一般治疗无效时，应进行钡餐或食管镜检查。

（曹丽华）

第六节　头颈症状

一、颈部肿块

颈部肿块应注意其发展的快慢、发生的位置、原因、大小、硬度、移动度、有无压痛、对生理功能的影响以及有无全身症状。详细做颈部、口腔、鼻、鼻咽、咽和喉咽部检查。根据颈部解剖，除中央部分的颈椎、食管、喉和气管外，尚有皮肤、颈深筋膜、颈前诸肌、甲状腺、涎腺、颈动脉鞘及其临近的淋巴结群与穿过的神经。疾病的种类除先天性畸形外，尚有急性炎症、慢性炎症和肿瘤。关于病程 Skandalakis 总结了 3 个 7 规律，即 7d 者多为炎症，7 个月者多为肿瘤，7 年者多为先天性疾病。

常见病因如下。

1. 先天性肿物

（1）先天性血管瘤：较常见的血管瘤有毛细血管瘤、海绵状血管瘤和混合性血管瘤等。

（2）淋巴管瘤：淋巴管瘤有单纯性、海绵状或淋巴管扩张呈水囊状又称囊性水瘤。淋巴管瘤 80% 发生在头颈部，可累及唇、舌和口底，肿瘤增大可影响吞咽和呼吸。

（3）鳃裂囊肿：鳃裂囊肿系胚胎鳃裂和鳃囊之间的残余组织形成，好发于颈部耳与锁骨之间。

（4）甲状舌囊肿或瘘：胚胎时甲状腺发生自舌根盲孔，腺体逐渐下降，形成甲状舌导管，正常导管消失，若导管残留上皮，即可形成囊肿称为甲状舌囊肿。常发在颈前正中环甲膜前，呈囊性，随吞咽动作上下移动，瘘管向上经舌骨前或后，达舌根，受感染化脓后破溃，形成瘘管。

（5）畸胎瘤：起源于胚胎三层胚叶，囊内可含有神经、毛发、皮脂腺、牙齿、柱状上皮、腺体和中胚叶的脂肪、软骨或肌肉等。若囊肿发源于外胚叶表皮上皮，则称为皮样囊肿。

（6）喉气囊肿：胚胎时，喉室顶有囊向外膨出，后渐消失。若残存并扩大，则形成含气囊肿，可限于喉内或穿过甲状舌骨膜至喉外、颈部皮下。啼哭或吹奏乐器时喉内加压，使膨胀，颈部形成柔软肿块。

（7）舌骨下黏液囊肿：位于舌骨与甲状舌骨膜之间，扩大形成囊肿，在甲状舌骨膜之中央。

2. 炎性肿物

（1）咽旁脓肿：属颈深部感染，累及咽旁间隙颈动脉鞘，有咽部感染史，颈侧深部疼痛、肿胀、发热。

（2）口底蜂窝组织炎：感染多来自口底、牙齿，侵及口底下颌间隙，有全身中毒症状，局部肿胀如板状硬，有张口困难和吞咽困难。

（3）耳源性颈部脓肿：有中耳炎乳突炎史，感染在乳突尖端于二腹肌下扩散，形成颈深部脓肿。

（4）急性淋巴结炎：感染原发灶多来自扁桃体、咽、牙齿等，引起颈淋巴结发炎、化脓，常发生在下颌角颈深淋巴结，局部红肿、疼痛，有压痛，白细胞增多。

（5）传染性单核细胞增多症：多发生在小儿，有咽痛、一侧扁桃体有灰白色渗出、发热、肝脾大、颈淋巴结肿大，血白细胞单核增多高达 40% ~80% 。

（6）慢性淋巴结炎：结核性淋巴结炎多发生在青年，淋巴结肿大，有淋巴结周围炎，多个淋巴结粘连，有波动感，破溃后成脓瘘及瘢痕形成。

（7）梅毒：患者有梅毒史，全身淋巴结肿大，可累及颈部，血清反应阳性。

（8）甲状腺炎：急性化脓性甲状腺炎，亚急性甲状腺炎等。

3. 良性肿物

（1）皮脂腺囊肿：多发生在耳垂后下方。

（2）神经源肿瘤：颈部神经源肿瘤以神经鞘瘤常见，可能来自交感神经、舌下神经、迷走神经或颈丛膈神经的鞘膜细胞，发生在咽旁颈侧，呈单发、无痛肿块，较硬。

（3）颈动脉体瘤：发生自颈总动脉分叉处后面的颈动脉体，肿瘤可压迫神经，如迷走神经、交感神经等。肿瘤质较软，血管丰富，可听到杂音。

（4）涎腺肿瘤：涎腺肿瘤以混合瘤最多见，来自腮腺或颌下腺，质地较硬，呈结节状无痛肿块。亦可为乳头状囊性腺瘤、嗜酸性细胞瘤或淋巴乳头状囊性腺瘤。

（5）甲状腺肥大或肿瘤：地方性甲状腺肿、妇女青春期和妊娠期甲状腺肿等。

（6）甲状旁腺肿瘤：甲状旁腺肿瘤多属腺瘤，甲状旁腺内分泌素增多，人体钙磷代谢紊乱，引起高血钙、骨病和尿系结石症。

（7）其他：如脂肪瘤、纤维瘤、喉软骨瘤等。

4. 恶性肿瘤

（1）鳃裂癌：原发自胚胎鳃裂囊肿上皮。

（2）涎腺恶性瘤：如囊性腺癌、恶性混合瘤、黏液表皮样腺癌、乳头状囊性腺癌和腺泡细胞癌等。

（3）甲状腺癌：患者女性多于男性，分乳头状、滤泡型和髓样癌。肿瘤较硬、不规则、境界不清、活动性差，可累及喉返神经引起喉麻痹。

（4）口底恶性肿瘤：口底恶性肿瘤可原发自口底、舌、舌下腺、颌下腺及其导管，肿瘤以鳞癌为主。

（5）下咽癌及喉癌颈淋巴结转移。

（6）恶性淋巴瘤：主要累及淋巴结、扁桃体、肝及消化道黏膜下淋巴组织。常见有3种类型：淋巴肉瘤、网状细胞肉瘤、霍奇金病。

（7）其他：如纤维肉瘤、横纹肌肉瘤、脂肪肉瘤等，均可累及颈部，患者多为儿童或青年，肿瘤生长迅速，易发生远隔转移。

5. 转移肿瘤　颈部淋巴结丰富，接受来自头颈诸器官的淋巴引流，应详查原发病灶，可以是炎症，但更重要的是肿瘤。转移瘤可来源于鼻咽癌，口及咽肿瘤，下咽、舌根和会厌肿瘤，喉癌，胸腹肿瘤等。

二、颈僵硬

常伴局部疼痛和在某方向的运动受限，因病因不明可以是暂时性或永久性的。常由下列原因引起。

1. 肌肉痉挛　其原因包括急、慢性肌肉劳损，肌肉过度牵拉，对脊柱其他某部位过度屈曲的一种代偿，视力差或职业关系使头部处于一种异常位置，脑膜炎、脊髓灰质炎、蛛网膜下隙出血、颅后窝肿瘤等所致脑膜刺激，帕金森综合征、破伤风、先天性斜颈、软组织炎症、脓肿（如 Bezold 脓肿）等。

2. 颈椎疾病或颈部外伤　如颈椎椎体或椎间盘的半脱位或骨折，肿瘤、结核或其他传染性或破坏性疾病，关节炎。使颈向各方向运动，看局部疼痛有无改变，如有改变，提示病变部位在颈椎的关节部分，须用 X 线检查以做鉴别。

3. 颅脑疾病　如脑膜炎、脑外伤等。

三、颈痛

引起颈痛的常见原因如下。

1. 发生于颈部的炎症、脓肿 包括软组织、筋膜间隙的感染，尤其是急性炎症、颈动脉炎等。

2. 颈部恶性肿瘤 压迫颈部或侵犯颅内、外神经引起，如鼻咽癌或鼻咽部脊索瘤，肿瘤在黏膜下向颅底及上部颈椎广泛浸润。颈神经丛的原发性或继发性恶性肿瘤。

3. 颈椎疾病 颈椎关节炎或外伤，将颈旋至左侧或右侧，并前倾或后仰，如出现某些运动受限或疼痛加剧，提示为颈椎关节炎或外伤，可通过 X 线检查以证实。臂丛神经受颈椎关节钙化灶或脱位的颈椎椎间盘压迫，头颈急伸屈伤（挥鞭伤）使其过度牵拉而发生水肿，或因颈神经根炎而出现疼痛。

4. 甲状腺疾病 甲状腺炎等。

5. 其他 如颈肋、前斜角肌综合征、肋锁综合征等。

四、颈部瘘管

颈部瘘管可分为先天性瘘管和后天性瘘管。

（一）先天性瘘管

1. 甲状舌管瘘 位于颈正中瘘道，随吞咽上下运动，应检查舌根部有无未闭的舌盲孔、有无舌根甲状腺。

2. 鳃裂瘘 位于从耳上至锁骨的颈部前外侧，可分为 3 组：上组从耳上至下颌角；中组位于下颌角及甲状软骨之间；下组从甲状软骨至锁骨。大多开口于胸锁乳突肌前缘，偶开口于其后缘。

（二）后天性瘘

1. 腮腺瘘管 有外伤或手术史。

2. 胸导管瘘 位于锁骨上胸锁交界处，有外伤、手术史（特别是颈廓清术），分泌物呈淘米水样或牛奶状，用显微镜检查可看出脂肪细胞。

3. 颈淋巴结结核所致瘘 在相应部位伴肿大的淋巴结。

4. 气管颈瘘 有外伤或手术史。擤鼻闭嘴鼓气时，瘘口可见气泡或可闻空气的溢出声。

5. 颌下区瘘管

（1）牙源性囊肿、肿瘤或牙根脓肿所致窦道，可通过颌骨 X 线检查进行诊断。

（2）口内唾液瘘，病史有穿透性外伤或伸入口腔手术的瘢痕。

6. 下咽或食管颈瘘 有异物梗死、外伤或手术史。也可能是憩室穿破合并感染所致。

7. 放线菌病 有多发性窦道，脓内有硫黄颗粒。局部呈腌肉样硬结，应检查口腔，并进行颌骨的 X 线检查。

五、斜颈

正常人头颈部处于中立位，当头颈部处于不正常位置时，如头颈部向一侧倾斜，面部及下颌旋向健侧时即称为斜颈。

斜颈按其发病原因可分为先天性斜颈与后天性斜颈2类。先天性斜颈系因胎儿颈部病变而引起的，如一侧胸锁乳突肌发生肌挛缩或颈椎先天性畸形等。后天性斜颈系生后因各种不同的原因而引起的斜颈。一般说来，小儿及儿童期出现的斜颈多为先天性疾病，如在少年或成人出现斜颈则系后天性斜颈。

（一）先天性斜颈

包括先天性肌性斜颈和先天性骨性斜颈。

1. 先天性肌性斜颈　较多见于胸锁乳突肌挛缩性疾病。婴儿出生时并无畸形，10～14d胸锁乳突肌内出现肿块，肿块消退后局部纤维化，使胸锁乳突肌挛缩出现斜颈。X线检查，颈椎正、侧位片未见器质性病变。

2. 先天性骨性斜颈　先天性骨性斜颈为颈椎先天性畸形所致。包括颈椎半椎体、颈椎不对称融合、棘突间融合和颈椎关节不对称等。其中最常见者为颈椎半椎体。半椎体可为单个或多个，多为一侧性，以致颈椎两侧不对称，造成颈椎侧弯，逐渐形成倾斜。

本病患者多数生后即有，外观颈部粗而短，活动度减少，无疼痛，无肿块，胸锁乳突肌无挛缩。颈部X线片可以明确诊断。

（二）后天性斜颈

1. 麻痹性斜颈　常发生在小儿麻痹症或神经损伤后。由于一侧颈肌麻痹而头被拉向健侧，头颈偏于前位。本病两侧颈肌张力不相等，患侧颈肌松弛乏力，患者无疼痛。小儿麻痹性斜颈患者，还可同时有躯干或四肢肌肉的瘫痪。

2. 反射性斜颈　当颈部淋巴结发生结核性炎症或化脓性炎症时，可因疼痛或胸锁乳突肌受炎症刺激而发生反射性痉挛，因而头颈向患侧倾斜。本病多见于较大的儿童，患儿常有发热，颈部活动受限，可触到肿大的淋巴结并有压痛，经抗感染治疗后斜颈逐渐消失。

3. 眼病性斜颈　最常见的原因为后天性眼外肌麻痹所致的麻痹性斜视。患者可出现复视及定向、定位错误。为了克服复视，患者常出现代偿性头位，即将头倾向改变复视的位置而发生斜颈，称为眼性斜颈。

4. 痉挛性斜颈　为颈肌的阵发性不自主痉挛所致的斜颈。常为神经源性。

5. 外伤性斜颈　颈部软组织急性损伤所致斜颈（俗称落枕）。

6. 炎性斜颈　由胸锁乳突肌外伤、感染和胸锁乳突肌痉挛所引起的斜颈。

7. 代偿性斜颈　由于胸椎或腰椎侧凸所引起的斜颈。患者颈部活动正常。

8. 颈椎自发性半脱位　本病多发生在10岁以下的小儿，病因尚不十分清楚，但患儿多有上呼吸道感染或颈部感染的病史。外伤往往不明显，多发生在第1、第2节颈椎。发病急骤，胸锁乳突肌可有痉挛现象。颈椎正侧位X线片及张口正位片可明确诊断。

六、颈肌乏力

当颈部运动受到限制，其原因是颈部肌肉运动乏力所致称颈肌乏力。可由下列原因引起。

（1）严重消耗性疾病。

（2）舞蹈病。

（3）重症肌无力。

（4）脊髓灰质炎、进行性肌萎缩及其他神经科疾病。

（张建伟）

耳鼻喉一般检查

第一节　听力学检查

临床常用的听力学检查法可分为主观测听法和客观测听法两大类。二者适用范围不同，互为补充。主观测听法依受检者对声刺激信号的行为反应为基础，又称行为测听法。其主要内容有音叉试验、纯音听阈及阈上功能测试和言语测听。

儿童测听还用到声场测听。客观测听法指不受受试者意识影响的检查方法，临床常用的有声导抗测试、电反应测听和耳声发射。其中声导抗主要用于测试中耳功能，耳声发射反映了耳蜗外毛细胞的功能状态。为了对听力损失进行定性、定量和定位诊断，往往需要通过全面的听力学检查，结合病史和其他阳性发现，进行全面听力学评估。

一、音叉试验

音叉试验是门诊常用的一项简单而实用的听力初步检查方法，主要用于判断听力损失性质。由于每次敲击音叉的强弱不可能完全一致，故音叉试验不能用作定量试验。

音叉由优质钢或镁铝合金制成，通常由 5 个频率不同的音叉组成一套，即 C128、C256、C512、C1024、C2048，一般多选用 C256 和 C512 检查骨导。音叉试验应在静室内进行，检查者手持叉柄，将叉柄撞击于检查者的膝盖或肘部使音叉振动、发音。敲击点应选在音叉叉柄上、中 1/3 交界处。击力大小以能使音叉产生最大振动为度。作气导（airconduction，AC）测试时，应将叉支上端与外耳道口保持在同一平面，并距外耳道口 1cm。作骨导（bonecondution，BC）测验时，应将音叉底端置于乳突部鼓窦区或颅骨中线部位。放置音叉的力度要适中，以免引起痛觉，影响测试结果。

（一）任内试验（Rinne's test，RT）

此法系将被测耳的气导和骨导听音时间进行比较。将敲响之音柄底端先压置于受试耳的鼓窦区，测其骨导听力，待听不到声音时，立即将叉臂放到同侧外耳道口（图 3 - 1），测其气导听力。此时若受试耳仍听到音叉声，说明气导大于骨导（AC > BC），为阳性（＋）。若测气导时受试耳已听不见音叉声，应再敲击音叉，先查气导听力，待听不到声音时，立即将叉柄置于同侧鼓窦区测骨导听力，若骨导仍可听到，说明骨导大于气导（BC > AC），为阴性（－）。若气、骨导听力相等（AC = BC），以（±）表示。听力正常者，C256 和 C512 的气导时间均较骨导时间大 2 倍左右。若任内试验阳性（AC > BC）说明该耳传音功能正常，可为正常耳或感音神经性听力损失。若为阴性（BC > AC），说明该耳传音机构有障碍，为传音性听力损失。若气、骨导相等（AC = BC），示轻度传音性或某些混合性听力损失。当一耳全聋或重度感音神经性听力损失，另一耳正常或基本正常时，在检查患耳时要注意排除假阴性的可能。由于骨导声音从颅骨的一侧传输到对侧仅耗失 2.5 ~ 10dB（因不同频率的音叉而异），因此当检查患侧骨导时，患者往往会把传输到健耳的声音错误判断为患耳的听觉。为消除这种影响，对双耳不对称听力者行骨导检查时，都应对健耳或相对健耳施以掩蔽。最简易的掩蔽方法是用纸片轻轻地摩擦耳郭。

图 3 - 1　任内试验

阳性：AC > BC，正常

（二）韦伯试验（Weber's test，WT）

此法系比较受检者两耳的骨导听力，又称"骨导偏向试验"。取 C256 或 C512 音叉，将敲响之音叉柄底端压于颅面中线上某一点（多为颅顶，前额或第一上切牙间），请受检者仔细辨别声音有无偏向，偏向何侧，并以手指表示声音所在方向（图 3 - 2）。记录时以"→"表示偏向，"＝"表示声音在中间。若听力正常或两耳骨导听力相等，则声音在中间；若为传音性聋，则声音偏向患侧或耳聋较重侧；若为感音神经性聋，则偏向健侧。

图 3 - 2　韦伯试验

偏向骨导较强侧耳

（三）施瓦巴赫试验（Schwabach's test，ST）

此法系比较受检者与正常人的骨导听力，又称"骨导对比试验"。将敲响的音叉先置于正常人的鼓窦区，试其骨导听力，待听不到声音时，立即将音叉移于受检者鼓窦区，试受检者能否听到。接着以同样的方法先试受检者，再移于正常人。若受检者骨导延长，以"＋"表示；缩短以"－"表示，两者相似以"±"表示。传导性聋骨导较正常人延长（＋），感音神经性聋骨导缩短（－）。

（四）盖来试验（Gelle's test，GT）

用于检查鼓膜完整者的镫骨是否活动。将鼓气耳镜置于外耳道，不使漏气。用橡皮球向外耳道内交替加、减压力，同时将振动的音叉置于鼓窦区。若镫骨活动正常，患者感到声音有强弱波动，为阳性，以"＋"表示。若患者无声音波动感，为阴性，以"↓"表示。耳硬化症或听骨链固定时，盖来试验为阴性。

二、纯音听阈测试

纯音听阈测试又称纯音测听。所谓听阈，即指受试者对某一给特定频率的声音，可听到50%的声强分贝数。听阈提高是听力下降的同义词。

（一）测试条件和方法

纯音测听主要测试受试者对单一频率声信号的辨别能力，临床应用于判断听力损失的类型、确定听阈提高的程度、观察治疗效果及治疗过程中的听阈变化。关于纯音测听的测试条件和方法，GB/T17696 – 1999 给出了明确规定。

纯音测听给声频率一般为 125Hz、250Hz、500Hz、750kHz、1kHz、1.5kHz、2kHz、3kHz、4kHz、6kHz、8kHz。根据受试者的年龄不同，纯音测听的正常值也不一样。对于成人，各频率气导听阈≤25dBHL，气骨导差≤10dBHL。即为正常，儿童则各频率气导≤20dBHL，气骨导差≤10dBHL 为正常。

世界卫生组织（worldhealthorganization，WHO）2002 年根据 500Hz、1kHz、2kHz、4kHz气导平均阈值，将听力损失分为以下几级。①轻度听力损失：26～40dBHL；②中度听力损失：21～60dBHL；③重度听力损失：60～90dBHL；④极重度听力损失：＞91dBHL。

（二）听力图分析

听力图上横坐标为测试频率（Hz），纵坐标示听力损失分贝数。用符号将受试耳的听阈值记录在空白听力图上，将相邻频率的气、骨导听阈值分别连成一线，此即纯音听力图（audiogram）。

分析听力图时，主要注意：各频率气导、骨导的听力损失及气导与骨导之间的关系，进而判断听力损失的性质和程度。

1. 传音性听力损失 骨导正常或接近正常，气导下降，气、骨导之间有 20～60dBHL。气导曲线一般较平坦。若病变主要影响传音机构劲度，以低频听力损失为主，呈上升型曲线（图3－3），若病变主要影响传音机构的质量或比重，以高频听力损失为主，呈下降型曲线。

2. 感音神经性听力损失 气、骨导曲线呈一致性下降，一般先影响高频，常呈下降型听力曲线（图3－4）。

3. 混合性听力损失　兼有以上两种听力曲线的特点。低频以传音性听力损失为主，气、骨导有较明显的差异；高频以感音神经性听力损失为主，气、骨导均明显下降，其差减小或消失（图 3 - 5）。

图 3 - 3　纯音测听示传音性听力损失

图 3 - 4　纯音测听示感音神经性听力损失

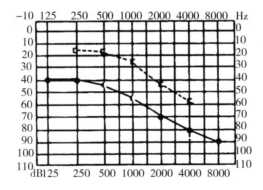

图 3 - 5　纯音测听示混合性听力损失

三、阈上功能测试

阈上功能测试是用听阈以上的声强来测验听功能，和纯音听阈测试联合使用，可较全面地进行听力损失的定性、定位和定量诊断。阈上听力测验包括重振测验及听觉疲劳和病理性适应测验两部分，后者主要指音衰减测验（tonedecay test，TD）。

（一）重振测验

1. 双耳（交替）响度平衡试验（alternate binaural loudness balance，ABLB）　适用于一侧听力损失或双侧听力损失但一耳较轻者。方法：在纯音听阈测试后，选一两耳气导差值大于20dBHL的中频音进行气导比较测试。测验时，在健耳或较佳耳逐次增加声强，每次10～20dBHL，继之调节病耳或较差耳的阈上刺激声强度，直到两耳感到响度相等为止。于听力表上分别记录两耳响度感一致时表示有重振（图3-6）。若两耳不能在同一听力级上达到响度一致，表示无重振。

图3-6　双耳响度平衡试验

2. 不适响度级测验（uncomfortableloudness，UCL）　此为最简易的重振测验法，亦可称为耐受阈测验。方法：测定纯音听阈后，逐渐增加纯音强度，直到患者开始感到刺耳和不能耐受，此强度即不适响度级。连续各测试频率的不适响度级即成不适响度阈曲线。听阈和不适响度阈之间称动态范围（dynamicrange）。正常听力者中频的不适响度级为85～95dBHL，有重振现象者动态范围明显缩小。

3. 短增量敏感指数测验（short increment sensit ivityindex，SISI）　是测试受试耳对阈上20dB强度的连续声信号中出现的强度微弱变化（1dB）的敏感性，计算其在20次声强微增变化中的正确辨别率，即敏感指数。通常选用1kHz和4kHz测试。小于35%为阴性，表示正常、传音性或蜗后听力损失。大于70%为阳性，表示为蜗内病变，有重振。

（二）音衰减测验

测试时选1～4kHz间的1～2个频率测试。先以听阈强度的延续声刺激受试耳1min，若始终能听到刺激声，则表示无适应现象，该频率的测验即告结束。若受试耳感到刺激声在不到1min内消失，依上法再次提高刺激声强度，直至受试耳可听满1min。计算测试结束时刺激声的强度和该频率听阈值的差值。正常耳和传音性听力损失为0～10dB，耳蜗性听力损失一般为15～25dB，30dB以上属蜗后病变。

四、高频测听

一些致聋因素首先会影响耳蜗基底回的功能，因此在疾病的早期通常表现为高频听阈提高，因此需要采用8～16kHz频率段纯音进行测听，称为高频测听。高频测听主要用于噪声性耳聋、老年性聋和药物中毒性耳聋的早期诊断、疗效评估，以及为耳鸣患者提供早期听力受损的证据，主要提示耳蜗可能存在以基底部受损为表现的早期损害。高频测听测试方法与纯音测听基本相同，但测试信号的频率共有 7 个，分别为 8kHz、9kHz、10kHz、11.2kHz、12.5kHz、14kHz、16kHz，其中 8kHz、10kHz、12.5kHz、16kHz 为必测频率。此外，高频测听对仪器和耳机也有相应的硬件要求。

五、言语测听

纯音测听只能说明受试耳对各种频率纯音的听敏度和阈上反应，并不能反映听功能的全貌。有的患者纯音听力尚好，却听不懂语言，这就需要用言语测听（speech audiometry）来评估。言语测听法是指应用言语作为测听的信号，将录入磁带或唱片上的标准词汇通过听力计，测定受检者的言语听阈及其他听功能的一种测听法。言语（speech）和语言（language）是两个不同的概念。所谓言语，是指语言的发声形式；而语言是沟通信息用的符号系统，不一定用言语表达。

言语测听的测试项目主要有言语察觉阈（speech detection threshold，SDT）、言语接受阈（speech reception threshold，SRT）和言语识别率（speech discrimination score，SDS）。

言语察觉阈为能听见 50% 言语信号的最小听级，以 dBHL 或 dBSPL 表示，测试对象多为儿童。其值与 250Hz ~4kHz 之间最好的纯音听阈相一致。

言语接受阈：又称为言语识别阈（speech recognitionthre shold，SRS）。为受试耳能听懂并复诵 50% 言语测试材料的听级强度，通常高于 SDT 8 ~9dB。言语识别率是指受试耳听瞳测试词汇的百分率。将不同声强级的 SDS 绘成曲线，即成言语听力图（speech audiogram），可鉴别听力损失的种类。

六、鼓室声导抗

声导抗测试（acousticimmit tancemea surements）是通过测量中耳传音机构的声阻抗 – 导纳来客观地评判中耳和脑干听觉传导通路功能的方法，是目前广泛使用的客观测听方法之一，它可提供中耳传音功能、咽鼓管功能和鼓室压力等客观资料，对蜗前、蜗内、蜗后和脑干病变引起的听力损失进行鉴别诊断。

声波在介质内传播需克服介质分子位移所遇到的阻力称声阻抗（acousticimpedance），被介质接纳传递的声能称声导纳（acousticadmittance）。声强不变，介质的声阻抗取决于它的摩擦（阻力）、质量（惰性）与劲度（弹性）。摩擦产生声阻（resistance），质量与劲度产生声抗（reactance）。与此相反，克服声阻后所传导的声能称为声导（conductance）。克服声抗后所传导的声能称为声呐（susceptance），其中克服劲度后所传导的声能称声顺（compliance）。

成人中耳传音机构的质量（鼓膜与听骨的重量）比较恒定，听骨链由韧带悬挂，摩擦阻力较小，这些对声阻抗的变异均无重要影响。然而，中耳传音机构的劲度（鼓膜、听骨链和中耳气垫的弹性）则易受各种病理因素影响，变化较大。250Hz 以下声波进入耳内的阻抗主要受劲度的影响，此时质量和摩擦力可不计。故临床多用 226Hz 低频探测音来测成人劲度声抗，并用其倒数声顺来表示（单位为当量毫升）。

6 个月以下婴幼儿及新生儿中耳质量变化较大，主要影响高频声波进入耳内的阻抗，此时，劲度和摩擦力可不计，故对此类受试者，多采用 668kHz、1kHz 等高频探测音声导抗进行测试。

声导抗检查的基本测试项目有鼓室声导抗（tympanogram）、声反射以及咽鼓管功能测试。

（一）低频探测音鼓室声导抗测试

低频探测音声导抗多适用于7个月以上人群的中耳功能测试。选用226Hz探测音，将耳塞探头密封于受试者外耳道，压力由+200mmH$_2$O逐渐向-200mmH$_2$O转变。在此过程中鼓膜先被推向内移，随着压力递减逐渐恢复到自然位置，当负压时，鼓膜被吸引向外突出。鼓膜和听骨链随外耳道内压力连续变化所引起的声顺动态变化，可由监视荧光屏幕或记录仪显示鼓室声导抗图形。根据曲线的形状、声顺峰与压力轴的对应位置、峰的高度、曲线的坡度和光滑度可客观地反映鼓室内的病变情况，提供诊断的客观资料。若将鼓室功能测量和捏鼻吞咽法结合，可客观地判断咽鼓管的功能状态。

1. 鼓室声导抗分型　可采用Merger分类标准对226Hz鼓室声导抗进行分类，主要分为图3-7所示的几类图形。

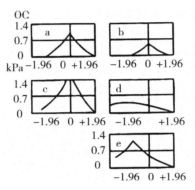

图3-7　鼓室声导抗分型

a. A型，正常型；b. As型，低峰型；c. Ad型，高峰型（超限型）；d. B型，平坦型；
e. C型（鼓室负压型）（1.96kPa=200mmH$_2$O）

外耳道与鼓室压力相等时的最大声顺为静态声顺值（staticcompliance），即鼓室功能曲线峰顶与基线之间差距。它代表了中耳传音机构的活动度。正常中耳静态声顺值为0.3~1.65ml，中数值0.67ml。声顺减低提示中耳劲度增大，如鼓膜增厚、耳硬化症等。声顺增高提示中耳劲度减小，如鼓膜松弛、萎缩、听骨链中断等。在鼓膜-听骨链传音机构中若有两种病变同时存在，对声顺的影响以最外侧的病变为主。

2. 鼓室导抗图结果分析　分析鼓室导抗图时，要注意以下几点。①鼓室导抗图仅反映鼓膜的功能状态，因此如果鼓膜和听骨链同时存在病变时，后者可能被前者所掩盖；②鼓室导抗图只是从一个方面反映了中耳功能，因此鼓室导抗图正常或异常不能完全等同于中耳功能的正常或异常。

分析鼓室导抗图，主要从峰压、幅度和曲线形态等方面考虑：

（1）与峰压有关的病变：①负压（C型），咽鼓管功能障碍或分泌性中耳炎；②正压，中耳炎早期；③平坦型（B型），中耳渗出、鼓膜开放、耵聍栓塞和伪迹；④峰压正常（A型），听骨链固定、粘连、中断和中耳肿瘤，注意是否合并咽鼓管功能障碍。

（2）与幅度有关的病变：①增大，鼓膜异常、听骨链中断；②减小，听骨链固定或粘连、分泌性中耳炎、胆脂瘤、息肉或肉芽肿性颈静脉球瘤；③幅度正常，咽鼓管功能障碍、中耳炎早期。

（3）与曲线形态有关的病变：主要表现为曲线不平滑，临床常见于鼓膜异常、听骨链中断、血管异常和咽鼓管异常开放等。

（二）高频探测音鼓室声导抗测试

高频探测音声导抗多适用于6个月以下婴幼儿及新生儿的中耳功能测试。所选探测音频率为668Hz和1kHz，测试方法同低频探测音鼓室声导抗。

1. 正常图形

（1）单峰型：声导和声呐仅有1个极值（1B1G），类似于226Hz声导抗的A型图。

（2）双峰型：声呐有3～5个极值，声导有1个或3个极值（3B1G、3B3G、5B3G）。

2. 高频探测音鼓室声导抗异常结果分析　注意事项同226Hz低频探测音声导抗。

（1）宽切迹鼓室图：如果226Hz探测音正常，多为小块耵聍附着或外耳道炎时小块脓痂附着于鼓膜上。如果226Hz探测音异常，多见于鼓室硬化或愈合性穿孔之鼓膜。

（2）平坦型鼓室图：临床常见于鼓膜凹陷、粘连性中耳炎、分泌性中耳炎、鼓膜穿孔但中耳黏膜及乳突正常。以上两类异常都属高阻抗异常的中耳疾病。

（3）多峰图形：属于低阻抗异常的中耳疾病，常见于鼓膜穿孔后愈合和听骨链中断。

（三）多频探测音扫频鼓室声导抗测试

主要用于对鼓膜完整的中耳病变提供诊断依据。测试时应用频率为250～2 000Hz的探测音，以50Hz为一档自动扫频测试。第一次扫频时外耳道压力为+200daPa，第二次扫频在峰压时，根据共振频率和相位角进行结果判断。正常耳共振频率为650～1 400Hz，耳硬化症时，共振频率增加，为850～1 650Hz，相位角值的绝对值降低。听骨链中断时，共振频率减少，为500～900Hz。

七、声反射

（一）反射弧

外界一定强度（70～100dB）的声刺激转化为神经冲动后．可诱发中耳肌肉的反射性收缩，由声刺激引起的该反射活动称为中耳肌肉的声反射（acoustic stapediusreflex）。后者习惯上在人体常仅指镫骨肌反射。

正常时，一侧声刺激可引起两耳的镫骨肌收缩，由探头内发出刺激声引出的反射称同侧声反射，由耳机发出刺激声引出的反射称对侧声反射。镫骨肌收缩后鼓膜及听骨链的劲度增加，声顺减小。测量镫骨肌声反射的有无、阈值、潜伏期、衰减和比较同侧和对侧声反射的情况，可客观地推断该反射径路上的各种病变。

（二）测试内容及其临床意义

1. 声反射阈（acousticreflexthreshold）　指能重复引起声反射的最小声音强度，正常值为70～95dBHL，同侧比对侧低2～16dB。声反射阈值减小，如果和纯音听阈之差＜60dB，即为重振，提示蜗性病变。如果和纯音听阈之差＜15dB，则要注意是否存在伪聋。声反射消失见于：①重度听力损失；②听神经病变；③传导性听力损失；④面神经病变；⑤镫骨肌腱缺失。面神经病变时，如果声反射存在，提示病变位于镫骨肌支以下，反之则提示病变位于镫骨肌支以上。因为声反射的重新出现早于面神经功能恢复，所以声反射测试还可用于面神经病变的预后判断。

此外，由于声反射阈接近于不舒适阈，借此可以评估助听器的增益和最大声输出。具体方法是：以普通的语声为刺激声，对侧耳为指示耳，如果出现声反射，说明助听器增益过大，大声喊话时出现声反射，说明最大输出过大。

2. 声反射衰减（acoustic reflexdecay） 指较长时间的持续声刺激使声反射幅度明显减小的现象。测试时选用 500Hz、1kHz 纯音，声强为声反射阈上 10dB，刺激时程 10 秒，于 5 秒内声反射振幅减少 50% 者为阳性，多提示蜗后病变。

3. 声反射潜伏期 为刺激声开始至声反射出现的时间间隔。测试时选用 1kHz 和 2kHz 纯音，声强为声反射阈上 10dB，以基线偏移为开始点，计算时间。潜伏期正常值为 90 ~ 129ms，平均为 105ms，耳间潜伏期差值为 11.4ms（1kHz）、14.68ms（2kHz）。潜伏期缩短见于内耳病变伴重振，潜伏期延长见于蜗后病变及服用巴比妥类药物。

八、听觉诱发电位

声波经外耳和中耳到达内耳后，由毛细胞转换为电能，循听觉神经通路传达大脑皮层，使中枢神经系统产生与外界刺激相关的生物电变化，通过计算机平均技术，将这种电活动从脑电背景中提取出来，称为诱发电位（evoked potential，EP）。由听觉系统的刺激引起中枢神经系统的生物电反应就称为听觉诱发电位（auditory evoked potentials，AEP）。

虽然在人的听觉径路中，不同平面的神经结构的听觉诱发电位形式有所不同，但其记录的基本原理是一样的。测试一般应在隔声和电屏蔽室内进行。脉冲发生器发生脉冲的同时触发声刺激发生器和叠加仪，使声刺激与叠加仪的扫描同步。声刺激发生器发出宽频带短声（click）、短音（tonepip）和短纯音（toneburst）。用耳机或扬声器将声刺激输送到受检耳。记录电极引出的微弱听觉诱发电位经放大器放大后，输入到叠加仪进行叠加处理。叠加后的信号即在显示屏上以稳定的图像显示出来，并由打印机将图像记录下来。

（一）耳蜗电图

1. 图形记录和识别 耳蜗电图（electrocochleo gram，EcochG）是以针状电极经鼓膜刺到鼓岬部近圆窗处，或用微小银球电极置外耳道底部近鼓环处，用短声刺激诱发的图形（图 3 - 8）。

图 3 - 8 耳蜗电图

耳蜗电图由 3 种生物电位组成，即耳蜗微音电位（cochlear microphonicpotential，CM）、总和电位（summating potential，SP）和蜗神经的复合动作电位（compoundaction potential，AP）。CM 为交流电位，无潜伏期和不应期，能可靠地重复刺激声的频率特性。此电位大部分由外毛细胞产生，小部分来自内毛细胞，是末梢感受器电位。SP 也是末梢感受器电位，亦无潜伏期和不应期。和 CM 不同的是 SP 是直流电位。正常时 SP 只是很小的负电位，当膜迷路积水使基底膜负荷增加时，可出现较大之 SP。AP 主要由一组负波（N1 N2）组成，其潜伏期随刺激强度增加而缩短，振幅则随之增大。AP 是蜗神经复合动作电位，是耳蜗电位中反映末梢听系功能的最敏感电位，是耳蜗电图中的主要测试项目。由于 CM 对 AP 有严重的干扰，临床上用相位正负交替变换的声刺激将 CM 消除，使 AP 清晰，也可见 SP。同样可经技术处理消除 AP，使 CM 清晰。

测量耳蜗电图中各波的潜伏期、振幅和波宽（时程）、计算 SP/AP 振幅之比值，画出刺激强度与 AP 振幅和潜伏期的函数曲线，以此为指标可对各种听力损失进行鉴别诊断和客观听阈测定。如 CM 消失，则示耳蜗病变。如 CM 正常而无 AP，则示病变在神经。如 AP 反应阈明显小于主观纯音听阈，示病变在脑干或更高中枢。

2. 临床应用

（1）梅尼埃病的诊断：SP 振幅增大，SP/AP 振幅比值 > 0.45，或 SP – AP 复合波增大，是梅尼埃病早期诊断的唯一电生理学依据。

（2）外淋巴瘘的诊断：正常 SP 幅值相对很小，外淋巴瘘时，体位改变对 AP 与 SP 幅值影响较大，SP/AP 比值多变。

（3）听神经瘤的早期诊断：AP 波形异常增宽，振幅减小。

（4）术中耳蜗和听神经功能监护：可用于后颅窝手术、内淋巴囊减压术等。

（二）听性脑干反应

1. 图形记录和识别　将银 – 氯化银圆盘电极置于前额正中发际和双侧乳突，可将短声（click）诱发的听性脑干反应（auditory brainstem response，ABR）以远场记录的方式引出。ABR 出现在声刺激后的 10ms 内，由 6 ~ 7 个波组成，依次用罗马数字台名。

Ⅰ 波潜伏期 1.5 ~ 2ms，其余各波的相隔 1ms。各波潜伏期均随刺激声强减弱而延长。在高声强测试时，Ⅰ ~ Ⅴ波均能出现，随着声强减弱，Ⅰ ~ Ⅳ波逐渐消失，Ⅴ波仍清晰可见，直至阈值水平。由于Ⅱ、Ⅳ波的波形多变，故 ABR 的主要检测波是Ⅰ、Ⅲ、Ⅴ波，其中尤以Ⅴ波最为重要。评判 ABR 的主要依据是：①Ⅰ、Ⅲ、Ⅴ波的波形分化；②Ⅰ、Ⅲ、Ⅴ波潜伏期以及Ⅰ ~ Ⅲ、Ⅲ ~ Ⅴ、Ⅰ ~ Ⅴ波间期；③Ⅴ波反应阈；④左右耳各波潜伏期差；⑤波形的可重复性。

2. 临床应用　ABR 已在临床广泛应用，可用来推断听阈、新生儿和婴幼儿听力筛选、鉴别器质性或功能性听力损失、诊断小脑脑桥角肿瘤，对多发性硬化、基底动脉供血不足影响脑干和脑干胶质瘤等也有诊断价值。此外，ABR 对评估颅脑损伤的严重性和转归、诊断脑死亡等也有重要参考价值。

（1）阈值测试：Ⅴ波反应阈和主观听阈相差 5 ~ 10dB，故可用做主观听阈的推断指标，临床多用于新生儿及婴幼儿听力筛查、功能性聋的鉴别、司法鉴定。但要注意由于 ABR 采用的是 Click 声刺激，故其反应阈与 1 ~ 4kHz 的纯音听阈相关性较好，而与低频区纯音听阈相关性较差。

（2）听觉传导通路病变的定位诊断。听神经颅外段病变时Ⅰ波分化差，潜伏期延长。如果Ⅴ波分化差或潜伏期延长，示同侧脑干病变，多为桥小脑角肿瘤（多见于听神经瘤）。Ⅰ ~ Ⅴ波间期表示中枢传导时间，正常为 4ms，若大于 4.6ms，示有蜗后病变之可能。此指标较单纯判读Ⅴ波潜伏期更有意义。另一指标是计算两耳Ⅴ波潜伏期差（interaural latenay difference，ILD），若 ILD > 0.4ms，示潜伏期较长的一侧可能有蜗后病变。

（3）昏迷患者预后判断。V波分化好，潜伏期接近正常的昏迷患者，其预后好于没有V波分化者。

（4）脑死亡。ABR各波波形消失，是诊断脑死亡的电生理学指标。

（三）中潜伏期反应

1. 图形记录和识别　中潜伏期反应（middlelatencyresponse，MLR）是声刺激后8～50ms内记录到的一组听觉诱发电位，由NO、PO、Na、Pa、Nb、Pb、Nc、Pc等一组反应波组成（图3－9）。

图3－9　中潜伏期反应

2. 临床应用

（1）阈值测试：由于MLR可以由短纯音、短音等具有频率特性的信号诱发并且能以较低频率引出，因此可用于评估纯音听阈。一般认为，MLR的反应阈在纯音听阈的20dB以内。但要注意，由于受中枢神经系统发育的影响，4～5岁以上时MLR才较为稳定。

（2）诊断脑干以上中枢神经系统病变：和ABR测试相结合，为多发性硬化、听神经瘤等病变合并脑干以上平面听觉传导通路病变提供诊断信息。

（四）40Hz听相关电位

Galagos首次描述以刺激率为40c/s的交替声刺激，可诱发出类似40Hz正弦波的电位，命名为40Hz听相关电位，如图3－10所示。

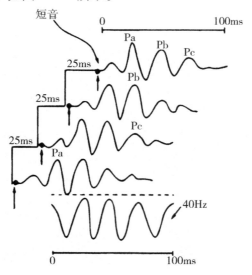

图3－10　40Hz听相关电位标准图形

40Hz听相关电位主要用于客观听阈尤其是1kHz以下的阈值评估。此外，脑干上部病变、中脑及丘脑、颞叶皮层损坏，均能导致40Hz听相关电位阈值升高、潜伏期延长或波形消失。由于刺激声频率和 MLR 反应三个主峰间隔时间一致因此连续刺激使这些波相互叠加，波幅增大。

（五）多频听觉稳态诱发电位

多频听觉稳态诱发电位（multiple frequency auditory steady–state response，MFASSR）简称多频稳态（auditory steady–state response，ASSR）。其主要原理是利用诱发电位与刺激声的"锁相"特性，将多个调幅调制（80～110Hz）声信号混合在一起，双耳同时给声。根据每一个刺激声的调制频率不同，将其反应提取出来加以叠加，由计算机自动完成结果判定。最终同时得到双耳 500Hz、1kHz、2kHz、4kHz 的听阈，结果可以用极坐标图（图3－11）或频谱图的形式表示。

图 3 - 11　AASR 极坐标图

AASR 临床主要用于。

1. 婴幼儿行为听阈预估　AASR 频率特异性较好，与行为听阈相关性好（相差为 10～20dB），高调制频率 ASSR 不受觉醒状态和年龄影响，因此可以根据 ASSR 的值预估婴幼儿的行为听阈。

2. 助听器选配　有报道用 ASSR 四个频率段的测试结果进行中重度以上听力损失患者的助听器验配，尤其对年龄较小的婴幼儿，效果较好，但还需结合其他听力学检查结果，如行为测听结果进行综合判断。

（六）事件相关电位

事件相关电位（event related potential，ERP）是一种与刺激所含意义及受试者心理状态有关的长潜伏期诱发电位，临床常用有 P300 和负失配（mismatchnegtivity，MMN），此外还有伴发负变异（contingent negative variation，CNV）。

采用两种不同的声刺激信号，以相同间隔随机混合成一种组合刺激，其中一种信号出现频率高（非靶刺激），另一种信号出现频率低（靶刺激），嘱受试者只对靶刺激做出反应，如进行计数，此时可在颅顶记录到长潜伏期诱发电位，为靶刺激后 300ms 左右的正波，故命名为 P300。

九、耳声发射

耳声发射（otoacoustic emissions，OAE）是在听觉正常者的外耳道记录到的耳蜗外毛细胞生理活动的音频能量。这是当代听力学中最令人鼓舞的发现之一。传统的观点一直认为耳蜗是机械－生物电换能器，被动地将声能换成生物电能，形成神经冲动向中枢传导，引起听觉。然而人耳的灵敏度、精确的频率分辨和极大的动态范围等特性则无法以耳蜗简单的"被动工作"进行解释。Gold 认为在内耳存在着一种增强基膜运动的机械性正反馈机制，并预见将来可在外耳测出耳声发射。Rhode 报告了基膜运动的非线性特点，第一次为耳蜗内存在主动活动提供了实验依据。

Kemp 发表了从人耳记录到耳声发射，证实了耳蜗内存在着主动释能活动，此过程为生物电向机械（音频）能量的转换。此发现革新了人们对耳蜗机制的认识，确立了耳蜗具有双向换能器作用的学说，在听觉生理领域里激起了再思考，并且可用于临床。近 10 年来已有较多耳声发射用于临床听力测试的报告。耳声发射有自发性和诱发性两种。

自发性耳声发射（spontane ousoto acoustlc emlssions，SOAE）是在没有外来声刺激的情况下，在外耳道测量到的窄带信号。此种信号一般为 10～20dBSPL 的纯音。Kemp 报告 40%～60% 正常耳可测得 SOAE。Bonfils 测量 148 正常耳的 SOAE，其发生率和年龄有关：18 个月以下发生率为 68.8%，50 岁以下为 35%，50 岁以上低于 20%，70 岁以上未能测得 soars。在 136 耳感音神经性听力损失组中，SOAE 的发生率随短声听阈或诱发性耳声发射探察阈（detectionthreshold of evoked otoacoustice missions）的增高而线性递减。SOAE 的发生率与性别有关，女性高于男性；与有无耳鸣无统计学关系。SOAE 存在表明内耳正常，主观听阈小于 20 dBnHL。诱发性耳声发射（evoked otoacoustic emission，EOAE）是在有外来声刺激情况下与外耳道测得的耳声发射信号。EOAE 既不存在于仿真耳耦合，也不出现于聋耳，故可排除刺激或鼓膜－中耳所引起的伪迹。研究表明，健康人外毛细胞有产生振动的能力，它犹如一个"耳蜗放大器"，对不同输入信号给予非线性增益，以增强行波的特性。在此过程中能量的泄漏即为耳声发射。目前用得较多的是瞬态诱发耳声发射（transient evoked emissions，TEOAE），也称迟发性耳声发射（delayed otoacoustic emissions）、kemp 回声（kempechoes）、耳蜗回声（cochlearechoes）、短声诱发耳声发射（click－evoked otoacoustic emissions，COAE）或短音诱发耳声发射（tonepip evokedotoacoustic enussions，TOAE）。此种发射发生在短暂的声刺激之后，人类的潜伏期为 5～15ms。TEOAE 稳定性、重复性好。阈值和短声听阈或 1kHz、2kHz、4kHz 平均听阈一致或稍低。60 岁以下的正常耳 TEOAE 引出率为 100%，若消失，表明耳蜗外毛细胞功能异常。60 岁以上的引出为 35%（Bonfils）。

若用两个有一定频率比关系的纯音（f2/f1 = 1.1～1.5）同时作用于测试耳，由于耳蜗主动机制为非线性系统，此时发射的频率中除有刺激率 f1 和 f2 外，还出现声畸变产物（acousticdis－tortionproduct，ADPs），也称畸变产物发射（distortionproductotoacousticemissions，DPOAE），如 2f1－f2、f2－f1 等。在人类以 2f1－f2 最为明显和稳定，为研究的观察指标。

耳声发射测试简单、快速、敏感、可靠，为一种无损伤性客观检测听力的方法，目前已用于临床，主要用于婴幼儿听力筛选。若有 EOAE 出现，说明耳蜗外毛细胞功能正常。OAE 较 ABR 快速，且反映了中频。但它只能定性判断临床听力，不能作细的分级量化诊断。又因它测量的是耳蜗声发射，所以不能反映中枢性听力损失。

十、儿童听力检查法

及早发现儿童的听觉障碍，对耳康复和言语的发育有决定性作用。诊断儿童听力损失，应从病史调查、听、语发育观察和听力检查三方面着手。在病史调查中应对家族史、胎儿期、出生期、新生儿期和婴幼儿、儿童期分项详细询问。在观察听、语发育时应注意下列几点：①新生儿对突然出现的大声应有惊跳（moro 反射）或眨眼反应；②3～6 个月婴儿听到声音时会停止哭闹或运动；③9～12 个月婴儿会将头转向说话者；④2 岁儿童应会讲短句。若无以上反应，则极有可能有听觉障碍，应作进一步检查。

（一）行为观察测听

1. 粗声测听（grosssound audiometry） 常以 Ewing 测验（Ewing's test）为代表。在被测试儿的背侧敲碗、击鼓、吹哨或叫喊，观察儿童有无可重复的行为变化，如停止游戏、注意力最大限度地转移出来。粗声测听虽较粗糙，但在仔细观察中仍可得到近于听阈的信息。方法简单、无需特殊器械，可分别测试两耳是其优点。

2. 声场测听（soundfield audiometry） 幼儿和家长在一扩散场规范的隔声室内，给儿童玩搭积木等简单游戏。检查者在操纵室内按动不同频率纯音和强度的键钮，声源由隔声室内的音箱发出。观察幼儿对不同频率和强度刺激音的反应，如注视家长、寻找声源、指向音箱等，由此可得出听阈曲线。因是在声场内听取音箱的声音，故所得为双耳听力图。如用啭音或窄带噪声可有助于消除驻波的影响，效果更好。两次声信号之间最少应有 30 秒的间隔，以便幼儿回复到自然状态。在声信号出现的同时可用光刺激协同强化。

3. 条件定向反应测听（conditioned orientation response audiometry，CORA） 在幼儿的前侧方各有一音箱，音箱是有一暗盒，盒内有玩具熊。随着声信号出现，暗盒照明，玩具熊活动，以增强幼儿的注意力，通过不同频率和强度测试，得出听阈曲线。

（二）操作性条件反射测听

1. 改良标准纯音测听（modified standard pretone audiometry） 由于儿童不能耐心地做完标准纯音测听得所有频率，此时可仅做 500Hz、1kHz 和 2kHz 三个频率，甚至只做 1kHz 一个频率。又因儿童多不愿戴耳机，应将耳机改装成电话听筒模样，或装在摩托车头盔内做成玩具形式。先由家长示范，然后测试。做完气导测试后，应尽量争取做骨导测试，即使做一耳也好。

2. 游戏测听（playaudiometry）

（1）实物强化测听（tangible reinforcementin operant conditiorung audiometry，TROCA）：当幼儿听到声音后，按下键钮，面前的小窗内即有可口的食物出现作为奖励。也可用小玩具等代替食物作为奖励，以引起幼儿对测听的兴趣。

（2）视觉强化测听（visual reinforcementin operant conditioning audiometry，VROCA）：当幼儿听到声音按下键钮后，面前的玩具熊即开始跳舞和敲鼓。由于聋儿地高频损失常大于低频，故首选 500Hz 检查为宜。TROCA 和 VROCA 可用于精神迟钝儿童的测听。

除以上方法外，还可进行儿童言语测听、心率测听、周围血管反应测听、呼吸测听、非营养性吸吮反应测听和皮肤电测听等。声导抗和电反应测听广泛用于婴幼儿，诱发性耳声发射也用于新生儿听力筛选。

（谭华章）

第二节　助听器及其选配

广义地说，凡能有效帮助听力损失者听清楚声音的各种装置都可称为助听器（hearing-gaids）。本节介绍的是可根据患者不同听力损失进行补偿的高级电声放大装置。

一、分类

1. 根据形态分类　常见的助听器有盒式（bodyworn）、耳背式（behindtheear，BTE）、耳内式（intheear，ITE）、耳道式（intheearcanal，ITC）和全耳道式（completelyintheearcanal，CIC）。此外还有眼镜式（eyeglass）、信号对传（contralateralroutingofsignal，CROS），双侧信号对传（bilateral contralateral routing of signal，BICROS）和骨导（boneconduction）助听器等。

2. 根据信号处理技术分类

（1）模拟信号处理（analog signal processing，ASP）：使用传统的信号处理技术，音质如录音磁带。其主要结构如框图所示（图 3 - 12）。

图 3 - 12　模拟线路助听器结构框图

（2）数字信号处理（digital signal processing，DSP）：经模拟 - 信号（AD）转换后用数字技术处理信号（DSP），有更好调节，再经信号 - 模拟（DA）转换得到如同 CD 的高保真放大声。此外，该种助听器还有多程序选择、多通道处理、更精细调节和广泛的适用性等优点。

二、助听器新技术

1. 压缩与放大技术　感音性听力损失者因有重振现象，其动态范围（听阈和不适响度级的分贝差，dynamicrange，DR）变小，助听器只有将声音压缩和放大在个体的 DR 之内才会给患者带来较好的聆听效果。理想的压缩与放大应尽可能模仿正常耳蜗的功能，现在多用多通道滤波技术和快速傅立叶转换（FFT）来实现。

宽动态范围压缩（wide dynamic rangecom pression，WDRC）是于低阈值启动，压缩比持续均匀变化的一种算法，可使外界宽范围声音压缩到窄小的动态范围中。WDRC 适合于轻、中度听力损失者。对重度患者，联合使用 WDRC 和压缩限幅或削峰效果更好。对习惯于线性放大和削峰技术助听器的患者，改用 WDRC 助听器时会有一个适应过程。

2. 降噪技术　环境噪声是影响助听器效果的一大因素，目前公认提高信噪比是在噪声中提高言语清晰度的有效办法。用高通滤波或在低频处改变压缩的传统办法，未能取得理想效果。在这方面的革新技术有。

（1）方向性技术：假设佩戴助听器者对感兴趣的言语信号总是位于其前方，若用方向性拾音系统可有选择地放大前方的声音，相应地限制侧、后方的声音，从而排除干扰，听清前方的语音。现在多用两个或三个拾音器，并有实境自适应方向系统和智能转换等功能。方向性技术主要用于在噪声中聆听患者前方的谈话，若背景声也是有用信号，如圆桌会议讨论或驾车等情况则不宜使用。听障儿童需要适应全方位的声环境，亦不宜长期使用带方向性技术的助听器。

（2）净噪系统：在信号调制基础上研制的降噪新技术。该系统将全部信号分割为 17 个频段，在每个频段内对言语信号和噪声信号进行调节，"剥离"噪声，保留言语信号和维持动态的时间常量，从而达到较好的降噪目的。

3. 反馈抑制技术　反馈（啸叫）声严重影响助听器效果，甚至使患者畏惧。传统的反馈抑制技术，如削峰、降低高频增益、密封耳模和缩小或堵塞气孔等办法均有佩戴不适、声音失真和言语辨别率差等弊病。

利用相位消除技术研制的数字反馈抑制系统（digital feedback suppression system，DFS），在不降低增益的前提下，可较好地抑制啸叫，解除患者的烦恼，且享受到开放耳的舒适性。DFS 的基本原理是收集和分析助听器从外耳道溢出并进入拾音器的声音，自动产生除相位相反外其余均相同的信号，用"以毒攻毒"的方式来消除反馈。

4. 开放耳技术　低频听阈小于 40dBHL 的患者戴上助听器后常诉听声音如在桶里，有很闷的堵塞感。将气孔开大和做短的传统办法虽有一定作用，但啸叫声也常随之而来。随着 WDRC 和 DFS 的推广，基本解决了反馈啸叫的问题，从而可使助听器的耳模或耳塞从闭合式转为开放式，使患者佩戴舒适。

5. 移频技术　有研究表明当高频听力损失大于 60dB 时，放大这些频段的声音不但不改善言语识别，甚至反而有负面影响。如果采用移频技术（frequency shifting techniques，FST）将关键的高频言语信息进行实时动态言语重新编码（dynamic speech recoding，DSRC），动态辅音推动（dynamic consonant boost，DCB）和按比例压缩（proportional frequency compression，PFC）等处理，则可将有用信息移到具有较好残余听力的区域。这是一种介于助听器和人工耳蜗之间的方法，目前已有专门产品面市。

三、适应证与禁忌证

1. 适应证　助听器可使大多数听力损失者得益。世界卫生组织（WHO）向发展中国家推荐的适用范围如下。①儿童：0.5、1、2、4kHz 四个频率平均听阈 31~80dBHL；②成人：0.5、1、2、4kHz 四个频率平均听阈 41~80dBHL。

2. 禁忌证　先天性内耳未发育或无残余听力者为助听器的禁忌证。外耳道闭锁或耳漏者不适合用气导助听器，但可用骨导助听器。

四、选配技术

1. 选配流程　助听器是特殊商品，必须正规就医，科学选配，不可随意购买。选配流程如下。①在耳鼻咽喉科门诊就诊，作规范的耳科学和听力学检查，明确听力损失的原因、性质、程度和病程，确定是否为助听器的适应证；②咨询助听器服务中心，结合具体情况，就单耳或双耳助听、助听器种类、性能、价格等获取信息，认为合适者，可初试助听器；③初试合适，取耳印，制作耳模；④验配；⑤适应和康复训练；⑥保养、维修和随访服务。

2. 验配方法

（1）比较法：根据患者听力损失的性质、类型和程度，预选几只助听器给其试听，比较不同助听器的效果，选用最优者。此法费时、粗糙，且受心理因素影响大。有实验表明，用 3 只同型号同参数的助听器单盲测试听损者的助听效果，大多数患者反映第二只助听器最好。由于这些缺点，现已很少使用此法。

（2）处方法：Lybarger 提出"半增益定律"（halfgain rule），即感音神经性听力损失者（尤其是轻和中度）助听器的增益量为患者 0.5kHz、1kHz 和 2kHz 纯音听阈平均值的一半。如三个频率听阈的均值为 60dB，则助听器需要 30dB 的增益。用这种"处方"可大致框定助听器的范围，使选配简化。在半增益定律的基础上又衍生出许多公式，如适用于线性放大的频率响应公式有 LIBBY、LYBARGER、SKINNER、POGOII、BERGER、NAL 和 DSL 等，适用于非线性放大的频率响应公式有 NAL－NL1、FIG6、DSL（i/o）、LGOB 和 IHAFF 等。现在绝大多数都在电脑上编程选配，我们无需强记每一公式的算法，但应熟悉每一公式的适用对象。要注意的是处方法仅提供一般规律，实践中应根据患者具体情况灵活应用。另外，处方法提供的是插入增益（insertion gain，IG），而助听器手册提供的是 2CC 耦合腔的参数，使用中要注意两者的转换。

3. 电脑编程　近年来随着数字信号处理助听器的普及，验配和调试都在电脑上操作。11 家著名助听器厂商联合开发了"Hi－Pro"编程器和"Noah"编程软件，使数字助听器既有共同平台，又可容纳各厂商的程序和数据，为推广数字助听器做出了重要贡献。

4. 功能性增益和"香蕉图"　功能性增益（functionalgain）为非助听听阈和助听听阈之差，反映了该助听器在不同频率的放大功能。正常人长时间平均了言语声谱（average speech spectrum，ASS）用 HL 表达时呈香蕉形，俗称言语香蕉图（speechbanana）。测量助听后各频率的听阈若都在香蕉图内，说明该助听器调试得比较理想，否则应调整助听器和（或）耳模，使功能性增益在香蕉图内。

5. 真耳测试　患者佩戴预选的助听器后在真耳测试（realearmeasurement）仪上调试和测量外耳道深部近鼓膜处的插入增益，使其尽可能达到目标增益。这种方法使助听器选配真正做到了"因耳制宜"，是较理想的技术。真耳测试仪通常还具备助听器分析功能，可分析助听器在 2CC 耦合腔内的电声性能。

五、选配的常见问题

1. 单耳或双耳选配　只有双耳聆听才是自然的听觉方式。双耳听力损失者应尽可能双耳选配助听器。其优点是：双耳整合效应至少可增加 3dB 的增益，对重度听力损失者尤其重要。由于克服了头影效应，不但听声清晰而且恢复了立体定位能力。此外，对抑制耳鸣和避免迟发性听觉剥夺等方面也有明显好处。

如果由于种种原因只能单耳配助听器时，应做如下考虑。①一耳轻度，另耳中度听损；或一耳中度另耳重度听损或全聋，配中度听损耳或用 BICROS 助听器；②一耳全聋，另耳正常或轻度听损，用 CROS 或 BICROS 助听器；③两耳平均听力损失不大时，在残余听力较多、听阈曲线较平坦侧选配助听器。

2. 形式选择　年迈、手运动不便者宜用盒式助听器，儿童或重度听损者宜用耳背式。

3. 信号处理方式选择　传导性听力损失或听阈曲线较平坦者，可选模拟信号处理助听器，感音神经性听力损失或听阈曲线起伏较大者，宜选数字信号处理助听器。

4. 儿童选配　由于听力损失影响言语和认知发育，一旦明确为永久性听力损失，应尽早选配助听器并进行康复训练。若经新生儿听力筛查并明确诊断的婴儿，应在 6 月龄内选配助听器。听障儿童不会表述或表述能力差，选配常处于被动状态。尽可能收集多种资料，综合评估患儿听阈（最小反应阈）进行科学验配和观察助听后反应非常重要。

5. 老人选配　老年性听力损失属感音神经性，动态范围小，多有重振现象，应选用非线性放大的助听器。有条件时最好选用数字信号处理助听器。老年聋的言语识别率降低不仅是外周听力减退所致，同时受中枢影响。单靠助听器补偿减退的外周听力往往效果不理想，必须强调助听后的综合康复训练。

6. 价格　一般而言，助听器的性能和价格是呈正比的。由于患者听力损失的性质、程度和形式不同，要求助听器的性能也不同，价格也会呈现多样性。选购助听器首先应考虑其性能是否能很好地补偿该患者的听力损失。如能，就是好的助听器。如听阈呈平坦型的传导性听力损失患者，用较便宜的模拟线性助听器就会达到较好效果。从这个意义上说，好的助听器不一定是最贵的；最贵的助听器如果调节不当，也不会是适合的。

7. 适应和康复　佩戴助听器有一个逐步适应过程，切忌一曝十寒。一般第一周每天戴 2~3h，第二周每天 4~6h，第三周每天 8h 左右。开始只限于在室内较安静的环境下使用，最好是一对一的交谈，以后再逐渐过渡到人较多的场合。不要急着听懂每一句话，抓住主题，懂得主要意思就是成功。

与人交往时不但要注意听，而且要着眼看着对方，这对理解是非常有益的。应当相信经过科学选配的助听器会随着康复的进展越戴越好，但不可能一蹴而就。

（齐银辉）

第三节　嗓音功能评价法

一、喉动态镜检查

喉动态镜是利用频闪光源照射来观察声带振动特征的检查仪器。Stamper 首先发明了机械式喉动态镜。Kaller 利用电子闪光管原理研制了电子喉动态镜。钟子良在国内首次应用电子喉动态镜。近年喉动态镜有很大发展，将其与支撑喉镜、手术显微镜连接，在进行喉显微外科手术时能同步观察声带振动状况，更有利于提高手术效果；将喉动态镜与摄像系统及电子计算机连接，可在检查的同时将声带振动情况摄像、显示并存储、打印。

（一）检查原理

正常发声时声带振动非常迅速，为 100～250 次/s，而人的视觉只能辨别每秒不超过 16 次的振动，故用肉眼无法观察高速的声带振动，因此，必须借助于某种方法使声带这种快速振动相对减慢。喉动态镜即是利用快速闪烁的光源照射使声带形成一种似乎静止或缓慢活动的光学幻影，当光源闪烁频率与声带振动频率同步时，声带则好像不运动（静相）；当闪光频率与声带振动频率有差别时，则可看到声带似乎缓慢振动（动相），所见到的振动频率是声带实际振动频率与闪光频率之差。

喉动态镜由频闪光源系统、接触麦克风、脚踏开关、喉内镜、摄像系统及显示器等构成。工作时声带振动频率通过接触麦克风、声频放大器传至差频产生器，由差频产生器根据声带振动频率调节频闪光源的频率（脚踏开关亦可调节频闪光源的频率），频闪光源通过硬管或软管喉镜照射在声带上，使肉眼观察到的声带振动速度相对变慢或静止。

（二）检查方法

检查前用 1% 丁卡因液行咽部黏膜表面麻醉。检查时受试者取坐位，将接触麦克风固定于颈前喉体部，头稍后仰，张口伸舌，检查者一手用纱布包裹舌前部向外轻轻牵拉，另一手将喉镜伸入口咽，嘱受试者发"i"音，脚踏开关控制闪光频率，观察不同音调（高音、低音）、音强（强音、弱音）、声区（真声、假声）的声带振动情况（静相或动相）。

（三）观察内容

1. 基频　声带振动固有频率可自喉动态镜仪器上显示出。基频与年龄、性别有关，声带病理情况下基频可下降或升高。

2. 声带振动对称性　观察两侧声带振动是否同步。正常情况下双侧声带应呈对称性振动，当一侧声带病变时可与对侧声带振动不同步，表现为患侧振动慢或不振动。

3. 声带振动周期性　观察声带振动是否规则。正常声带振动周期规则，声带病变时可出现非周期性振动，显示声带振动不规则，或部分振动、部分停止振动。

4. 声带振动幅度　观察声带振动幅度大小，双侧是否相同。正常声带振幅有一标准范围，左右相等。当声带张力下降时，可出现振幅增大，甚至呈帆状起伏，而声带张力上升时振幅可变小。

5. 声带黏膜波　观察黏膜波大小、有无及形态。黏膜波反映了声带表层组织结构功能状态。声带黏膜病变时黏膜波可减弱，声带黏膜与深层组织粘连、声带手术损伤深层、声带闭合不全或张力下降等均可致黏膜波减弱甚至消失。

6. 声门闭合形态　观察发声时声门是完全闭合、部分闭合还是完全不闭合。正常发声时，声门可完全闭合或部分闭合；发弱声或假声时，声门闭合程度降低；声带麻痹、沟状声带、声带小结、息肉、囊肿及肿瘤等可导致声门闭合不全。

（四）临床应用

1. 初步鉴别声带病变性质　一般认为，良性声带病变多限于黏膜层，故声带振动多正常。黏膜波可表现为正常、减弱或增大。声带恶性病变可由黏膜向深层浸润，黏膜波消失，声带振动减弱或消失。声带麻痹时其张力下降，弹性减弱，声带振动不规则、振幅增大呈帆状起伏或振动消失，黏膜波减弱或消失。

2. 判断声带麻痹类型和程度　完全性麻痹时，患侧声带振动及黏膜波均消失。部分麻痪时，患侧声带仍有振动，但振动不对称、不规则，振幅增大，黏膜波减弱。

3. 区别器质性与功能性发声障碍 器质性声带病变可出现患侧声带振动及黏膜波异常，而功能性病变声带振动及黏膜波均正常。

4. 评估声带病变预后 如黏膜波从有到无，则反映黏膜表层病变逐渐加重或向深层侵犯。如声带振动出现异常，则表明深层开始病变，振动逐渐减弱或消失提示深层病变加重。如黏膜波或振动从无到有，则表示声带病变开始恢复。

二、电声门图检查

电声门图（EGG）是一种通过监测声带振动时声阻抗变化，而将声门开放关闭运动描记为声门波图形的非侵入性检测技术，通过观察分析声门图形特征来间接判断声带的振动特点及变化规律。

（一）检查原理

电声门图检查是将两个金属电极置于颈部甲状软骨两侧表面皮肤上，电极连接声频发生器、放大器及测量仪，测试时在电极之间施加一高频恒压信号（电压或电流），然后测量受声带振动调制的电极间阻抗（或导纳）的变化。这种阻抗的变化反映了声门横向接触面积，双声带接触面积越大，阻抗越小；反之，阻抗越大。声门开放时阻抗增加，描记曲线上升，声门关闭时阻抗减小，描记曲线下降，由此而记录反映声门不断开放关闭振动过程的声门图波形。因声门图输出信号在声带接触时产生，故电声门图主要反映了声门闭合情况。

电声门图观察指标包括：①振幅大小；②波形特征；③速度商（SQ）：SQ = 开放期/闭合期；④开放期（OQ）：OQ = 开放相/振动周期。

（二）正常电声门图特征

正常电声门图波形呈现随时间而变化的有规律的弧形光滑曲线，每一振动周期声门波可分为：①关闭相：显示声门自开始闭合至完全闭合的时间；②完全闭合相：表示声门完全闭合的时间，又称平台期；③开放相：为声门自开始开放到完全开放的时间。

正常声门图显示关闭与开放周期有一定规律性，开放相一般比闭合相长；关闭相上升边坡度大，开放相下降边坡度小，有一定弧度，表明声门闭合速度大于开放速度；关闭相坡峰平台期较长，表明声带接触面积大，耗气量小，发声效率高。

声门图波形能反映声带解剖结构及生理功能随年龄而变化的特征：①成年人声门波曲线光滑，闭合相上升边较开放相下降边陡峭；②老年人声门图曲线不光滑，振幅降低，上升及下降边均变缓，表明声门闭合及开放速度均下降；③儿童声门闭合速度小于开放速度，闭合相较开放相长。

声门图可反映声区的变化：①在低的吱嘎声时声带松弛，关闭相较快，开放相减慢，波形失去规则，声门波可呈双相，周期不规则，幅度大小不均，完全关闭相延长；②胸声时完全关闭相较长，波形较圆滑；③假声时完全关闭相缩短，没有一个平坦期或平坦期很短，开放相与闭合相接近，波形变尖，表明声门闭合程度降低；④气息音（耳语）时，声带不能完全接触，振动减弱，波峰低矮。

（三）异常电声门图特征

声带器质性病变时声带张力、声门开闭速度、声带接触面积和时间、声门开放大小等变化均可在声门图上反映出来。声带充血肥厚时组织体积增大，则可表现闭合相延长，开放相缩短。当声带病变（如声带结节、息肉、水肿、肿瘤等）导致声门闭合障碍时，声门图可出现关闭相延长。声带结节时声门图 SQ 值可降低。声带带蒂息肉表现声门图开放相切迹；广基息肉主要变化为开放相陡峭；声带下缘息肉出现关闭相切迹。痉挛性发音障碍可出现声门图波形改变及周期不规则。声带麻痹时声门不能有效关闭，声门波呈锐角形，SQ 值减小，发强声时 OQ 值比弱声大。

三、噪音的声学测试

噪音声学测试技术采用物理声学检测手段收集、处理噪音信号，获取有关声学特征并进行声学分析，为噪音质量提供定量依据，以客观评价噪音功能。

（一）测试仪器

1. 语图仪　由录音装置、外差式频率分析装置及显示装置三部分构成，显示的语图为时间、频率、强度的三维图形，横轴代表时间，纵轴代表频率，声强以灰度表示。

2. 声谱仪　仪器组成基本同语图仪，显示的声谱图为在某一时间断面上的频率、强度二维图形。声谱仪可自动进行快速的数模（A/D）转换和快速傅里叶变换，使图形数据化并显示。

3. 电子计算机声学测试系统　硬件部分包括电子计算机、声卡、音箱、话筒、前置放大器及打印系统，计算机内设有声学分析软件程序，工作时噪音信号输入话筒，经前置放大器信号放大，A/D 转换显示声波图形，信号采样进行软件分析，获取声学数据、语图，进行噪音质量评估。

（二）测试方法

最常采用的方法是检测口腔输出的噪音信号，测试在隔音条件下（环境噪声 45dB 以下）进行，受试者口距麦克风 5～10cm，发元音（a 或 i），持续 3～5s，声音信号经话筒输入声学测试仪器，再经 A/D 转换实时显示声波图形。选取中间平稳段声样进行声学分析，获取有关声学数据，并对噪音质量作客观评价。

口腔声音信号易受喉部以上共鸣及吐字结构的影响，故可应用颈前接触麦克风拾取发声时声带振动信号，获得直接声门声学信号，减少声门上结构对声音信号的影响。测试时受试者将接触麦克风戴于颈部，同上发持续元音，声带振动信号经颈前软组织传至接触麦克风，然后输入测试仪器内处理分析。

（三）观察指标

1. 声学参数　包括：①基频（FO）。为声带振动的最低固有频率，表示声带每秒钟振动的次数，以 Hz 为单位；②基频标准偏差（sFO）。为一个基频偏差量的测定值；③基频微扰（jitter）。用来描述相邻周期之间声波的微小变化，又称音调扰动；④振幅微扰（shimmer）。用来描述相邻周期之间声波幅度的微小变化；⑤谐噪比（H/N）。反映噪音信号中谐音与噪音成分的比例；⑥声门噪声能量（NNE）。因声门非完全闭合、气流泄漏所产生的噪声能量。

2. 语图　主要观察指标有：①基频（FO）。为声带振动的最低固有频率，既第一谐波频率，声图中可借谐波波纹宽度进行估算；②谐波（harmonicwave）。为正常声音信号中有一定规律、波形及频率的声波曲线，包括基频及与基频成整倍数频率的正弦波；③元音共振峰（formant）。特殊元音频谱中由共振而形成的一些声能较集中、幅值较大的谐波成分。一般有三个共振峰；④噪声成分（noise）。系由很多紊乱、断续、不协调的基音和它们的谐音形成的声音信号，在声图上显示为点状图形特征。

（四）临床应用

嗓音声学参数检测技术可客观、定量反映嗓音质量，评价喉部功能状态。

1. 区别正常与病态嗓音　正常嗓音各声学参数值在正常范围内，语图谐波呈正弦、均匀、规律的波纹状，图形整齐、清晰，共振峰处声能较强，峰带明显而清楚，集中于和处，噪音成分极少。嘶哑嗓音可表现各项声学参数值不同程度升高或下降，语图显示谐波不规则、断裂甚至缺失，共振峰不同程度破坏或消失，噪声成分增加等。音调异常嗓音则可出现基频异常（或高或低）。

2. 判断嗓音损害程度　嗓音声学特征可客观反映嗓音嘶哑的程度。轻度嘶哑各声学参数值略高于正常 0.5～1 倍，语图中、高频区谐波及 2、3 共振峰不规则或断裂，波纹间混有噪声成分。中度嘶哑声学参数值高于正常 1～2 倍，语图表现中、高频区谐波及共振峰损害程度加重，低频区谐波及 1 共振峰亦出现不规则、断裂及噪声成分。重度嘶哑声学参数值增高 2～4 倍，语图中、高频区谐波及共振峰基本消失，代之以噪声成分，低频区仅残存少量不规则、断裂的谐波。

3. 初步推测喉病性质　良性声带病变各声学参数值略高于正常 0.5～1.5 倍，语图表现轻、中度损害。声带麻痹或恶性喉疾病则各声学参数值可高于正常 2～4.5 倍，语图多为重度损害。

4. 发现早期嗓音疾病　嗓音声学检测可发现早期嗓音疾病的声学参数 shimmer、SDFO 及 NNE 略高于正常，语图表现中、高频区谐波稍不规则，偶有断裂，并有少量增生的噪声成分。

5. 鉴别功能性及器质性喉病　器质性喉病嗓音声学特征为声学参数值升高或下降，语图表现谐波不规则，断裂甚至消失，共振峰声能减弱或消失，噪声成分增多等。功能性发声障碍嗓音也可出现病理性嗓音的声学特征，但多数功能性发声障碍者在一次元音信号中可搜寻到正常声学特征，此时声学参数及声谱图特征均显示正常。

6. 评价疗效及预后　嗓音声学检测可客观评价治疗效果，如治疗后声学参数及语图改善，表明治疗有效，病情好转。如治疗后各参数值及语图完全恢复正常，表明痊愈。治疗后声学特征无明显改善，表明治疗效果不佳；治疗后声学参数及语图损害更明显，则表明病情加重。

四、喉空气动力学测试

发声时呼吸活动提供声音产生及维持的气流动力，因此，测试机体发声时气流动力学（aerodynamics）改变，并进行有关参数分析，可为喉功能评价提供定量的客观依据。

（一）原理及方法

1. 气流率及口腔内压力测试　气流率（airflowrate）指发声时单位时间内通过声门的气流量，通常用 ml/s 表示。简单的气流率测试方法是应用呼吸速度描记器或恒温热线气流计进行，测试时受试者发持续元音（a 或 i），气流信号经圆筒形接管输入上述测试仪器记录并显示。气流率也可经下列公式计算获得：平均气流率 = 肺活量/最大声时。

近年国外多采用"逆滤波技术"进行发声时气流率及口腔内压力测试，这种方法可消除因声道共振作用所产生的声波高频成分，从而更精确获得声门气流信息。该测试系统由通气面罩、呼吸气流速度描记仪、声压传感器、前置放大器、逆滤波装置及计算机组成。气流率测试时受试者将面罩紧贴面部，罩住口鼻，发持续性元音，气流信号经通气面罩、呼吸气流速度描记仪传至气压传感器，再经放大、滤波处理输入计算机，经数模（A/D）转换显示为随时间而变化的气流声门图（flowglottalgram，FGG），其观察参数包括：①峰值气流率；②变动气流率；③稳定气流率；④最小气流率等。变动气流率与稳定气流率的比值可更佳反映声带功能状态，称声门效率。口腔内压力测试是将一硅胶管置于面罩内，受试者发间断音节（pi 或 pa），气压信号经气压传感器放大后输入计算机，经数模转换描记为口腔气体压力图，并计算出压力数值。

2. 声门下压力测试　声门下压力是声音产生及维持的一个重要因素，用单位 kPa（cmH_2O）表示。

声门下压力测试技术较为复杂，目前，主要有 3 种测试途径：①经颈前皮肤测试：此方法为侵入性技术，对组织有一定损伤；②经声门测试：该方法缺点是操作较困难，将硅胶管置于声门下时易发生移位，引起咳嗽反射，而且测试时影响发声活动；③经食管测试：是通过测量食管内压间接推测声门下压的方法，该方法较前两种方法操作简单，痛苦小，易于接受。测量声门下压力较困难，故而现多采用测量口腔压力的方法间接推测声门下压力。

3. 声门阻力测试　声门阻力不能直接测量，可通过声门下压及平均气流率计算得到数值：声门阻力 = 声门下压/平均气流率，常用单位为 kPa（cmH_2O）/LPS。因声门下压力测试较困难，可用口腔内压力代替声门下压进行计算：声门阻力 = 口腔压力、气流率。

（二）临床应用

1. 气流率及气流声门图　正常男性平均气流率为 90～175ml/s，女性为 80～160ml/s。气流率与声音强度有关，声强增大时，平均气流率亦增加。峰值气流量、变动气流量随声音强度增大而升高，而闭合相最小气流量则下降，表明发声强度增加时耗气量亦增加。气流率与声区也有关，假声时气流率较胸声明显，可能是因为假声时声门关闭程度降低，耗气量增加所致。

气流率与声门闭合程度明显相关，发声时如声门闭合程度降低则气流率明显增高，气流声门图闭合相由扁平变圆。声带麻痹造成声门关闭不全时，稳定气流率升高，变动气流率与稳定气流率比值下降。气流率与声带质量、张力也有关，声带炎症或良性增生病变时，声带体积增加，振动下降，此时变动气流率降低，变动气流率与稳定气流率比值也降低；声带张力增加时（如痉挛性发音障碍），气流率则明显下降。气流率可反映喉部疾病严重程度，急性喉炎变动气流率与稳定气流率较慢性喉炎降低；T_2、T_3 期喉癌变动气流率与稳定气流率比值较 T_1 峰期下降。气流率在临床疗效评价中也具一定价值，声带良性疾病显微手术后平均气流率明显降低，声门效率提高。

2. 声门下压及口腔内压　正常发声时，当深吸气后紧闭声门用力呼气，声门下压力可达 9.8kPa（$100cmH_2O$）。但一般发声时，声门下压仅需 0.49～0.98kPa（5～10cmH_2O）；发强音时声门下压力也不超过 2.94kPa（30cmH$_2$O）。声门下压力与声门强度有关，声门下压力大，声带振动幅度大，则声强大；反之声强则小。声门下压力与声音频率亦有一定关系，声门下压随发音频率的上升而增加。发声时空气力压变化与声区也有关，假声时口腔内压力较胸声高，可能与维持声带张力及振动有关。

（齐银辉）

第四节 鼻及鼻窦检查

一、外鼻及鼻腔的一般检查法

（一）视诊

1. 鼻梁的形状 鼻梁有凹陷、歪斜者，除发育异常外，应想到外伤、萎缩性鼻炎及梅毒的后遗症；高度鼻中隔偏曲者，鼻梁也可能显著歪斜。鼻梁对称性增宽、变饱满，常常是鼻息肉的体征，被称为"蛙鼻"。若整个外鼻肥大，则可能是鼻赘或某些全身性疾病如肢端肥大症、黏液性水肿等的表现。

2. 鼻翼 检查鼻翼有无塌陷性畸形和缺损。鼻翼缺损多为外伤或梅毒后遗症；在儿童出现呼吸困难时，吸气期鼻翼可向外异常扩张，若吸气时鼻翼异常凹陷，则可能是鼻翼萎陷症。

3. 皮肤 注意外鼻、面颊及上唇等处皮肤有无红肿、破溃及新生物，鼻梁上有无瘘管开口。患有酒渣鼻者，其鼻尖及鼻翼处皮肤弥漫性充血、发亮或有片状红斑，可伴有痤疮形成。鼻疖者除出现红肿外，可伴有显著疼痛，红肿中心还可出现脓点。患急性上颌窦炎时，有时可出现面颊部皮肤红肿；患急性筛窦炎时，眼眶内角近内眦部皮肤可能红肿；急性额窦炎可引起同侧眉根部及眶内上角皮肤红肿。鼻唇间皮肤皲裂或糜烂多为长期流涕或变应性鼻炎所致。外鼻的皮肤癌可呈斑样隆起或赘疣状小硬结节，常伴有溃疡形成。

4. 前鼻孔的形状 患腺样体肥大的儿童，前鼻孔常呈窄隙状；鼻烫伤或鼻硬结病可引起前鼻孔完全或不完全闭锁。

5. 外鼻周围 注意检查面颊部左右是否对称，表面有无局限性隆起；眼球有无移位以及眼球运动有无异常等。

（二）触诊

患鼻疖或鼻前庭炎时，鼻翼变硬，触痛明显；患鼻硬结病时，鼻翼变硬而无触痛；鼻中隔脓肿者，鼻尖可有触痛或按压痛；鼻骨骨折错位时，鼻梁有触痛，并可感觉到下陷、鼻骨移位等畸形；如果形成了皮下气肿，触之有捻发感。急性额窦炎在眶内上角可有触痛或按压痛；急性上颌窦炎时在面颊部可有触痛或按压痛。鼻窦囊肿有颜面部隆起者，按压时有如按压乒乓球之感。

（三）叩诊

可用单指直接叩击或双指间接叩击患处，以了解有无疼痛。急性上颌窦炎在面颊部可有叩痛；急性额窦炎时，额窦前壁可有叩痛，并且叩痛区常与额窦本身大小相当。

（四）听诊

注意听患者发声或小儿哭声，可推知其鼻腔有无阻塞性病变。鼻腔阻塞时，可出现闭塞性鼻音；而患腭裂或软腭麻痹者，可出现开放性鼻音。

（五）嗅诊

患臭鼻症或牙源性上颌窦炎，可嗅到特殊腥臭味；恶性肿瘤患者则可出现特有的"癌肿气味"。

（六）前鼻镜检查

前鼻镜检查（anterior thinoscopy）执窥鼻器时，以右手或左手拇指和食指末节捏住窥鼻器的关节，将窥鼻器柄的一脚贴掌心，其余三指附另一柄脚上，以司窥鼻器的关闭。检查时，手腕屈曲，将窥鼻器两叶合拢，与鼻底平行，伸入前鼻孔，轻轻捏紧窥鼻器的两柄，使两叶上下张开而抬起鼻翼，压倒鼻毛，扩大鼻孔，使光线与视线得以进入。窥鼻器的两叶不应超越鼻阈，否则不易充分扩大鼻孔，且可损伤鼻腔黏膜引起出血或疼痛。当窥鼻器伸入鼻前庭后，将其余手指或另一手贴于受检者面部及额部以期固定，并视检查需要变动受检者头位。检查顺序如下。

1. 下鼻甲及下鼻道　受检者头微低，则可看清鼻腔底、下鼻道与下鼻甲的一部分。头微仰，可看清全部下鼻甲及总鼻道的下段。

2. 中鼻甲及中鼻道　被检查者头部进一步后仰，可检查中鼻甲和中鼻道。若因下鼻甲过大不能看清时，可用1%麻黄碱生理盐水棉片贴附下鼻甲上，3～5分钟后取出棉片再行检查。正常鼻黏膜呈淡红色、湿润而有光泽。中鼻甲的颜色较下鼻甲稍淡。在中鼻道内有时可见筛泡的一部分，中鼻甲内侧即嗅裂。如见脓液，可从其来自中鼻甲内侧或外侧判明来自何组鼻窦。此外，注意各鼻甲有无充血、贫血、肿胀、肥厚及萎缩等情况，必要时用探针或血管收缩剂鉴别之。还须注意检查鼻道中有无新生物。

3. 鼻中隔　在上述各头位中，将受检者面部向检查的对侧转动，可自下而上分别看清鼻中隔各部分。鼻中隔完全垂直者很少，轻度偏曲而无骨嵴或距状突者一般均非病态，可称之为生理性偏曲。如偏曲较明显，其凸面正对中鼻道、中鼻甲，或有距状突刺入下鼻甲，对鼻的呼吸与引流有妨碍者，应记录之。此外，还需注意易出血区（利特尔区）有无出血点、血痂、糜烂或小血管曲张，鼻中隔有无穿孔及穿孔部位，有无坏死骨片、黏膜肥厚、充血、出血、两侧对称性肿胀（脓肿、血肿）、溃疡及肿瘤等。

（七）后鼻镜检查法

后鼻镜检查法（posterior thinoscopy）也称间接鼻咽镜检查法，可同时检查鼻咽部及后鼻孔。操作较难，在小儿不易成功。检查前应先向患者解释检查步骤与要求，以得到尽可能好的配合。检查时，右手持小号间接喉镜或后鼻镜，先在酒精灯或加热器上烤热，不使镜面生雾，再将镜背置于检查者手背上测试其温度，直至温而不烫方可用于检查。然后将额镜的反射光线照到咽后壁。左手持压舌板将舌前2/3压下，并稍向前轻按使之固定于口底，右手以执钢笔姿势将镜从左侧口角（镜面向上）送到软腭与咽后壁之间，调整镜面呈45°倾斜，对好光，此时镜中反映出后鼻孔的一部分，先找到鼻中隔后缘，并以之为据，分别检查其他各处。因镜面过小，不能一次反映出后鼻孔和鼻咽部的全部情况，还须适当转动和倾斜镜面分别观察各部，各部形象相互补充，便知后鼻孔全貌。须记住，镜中所成图像与实体位置左右相反。检查次序如下：

（1）鼻咽顶：较易看清，注意有无新生物、溃疡、出血点、痂皮、腺样体残余或咽囊裂隙等。

（2）后鼻孔区域：观察有无畸形。后组筛窦与蝶窦发炎时，常见其附近黏膜有充血、萎缩和脓痂附着，若有后鼻孔息肉或鼻咽纤维血管瘤，则后鼻孔边缘常被遮蔽而不能看到。

（3）渐渐将镜面垂直，观察上、中鼻甲与上、中鼻道的后段，再将镜柄下移，可见下鼻甲后端及下鼻道，注意各鼻道中有无脓液。

（4）镜面稍向两侧倾斜，观察鼻咽两侧可见侧后方被咽鼓管圆枕包围的咽鼓管咽口，该处色淡红而有反光。咽鼓管圆枕的后上有狭长形深凹，即咽隐窝，为鼻咽癌好发部位之一。有时可见咽鼓管咽口后上方有淋巴组织包绕，即所谓咽鼓管扁桃体。

（5）软腭背面如有脓液，可能来自上、中鼻道。

后鼻镜检查的难点有：①最常遇到的困难是舌背过高，为舌不自主地反抗所致，故压舌时应轻轻加压，不可突然用力；②软腭常常不自主地提高而贴近咽后壁，以致无容镜之处，多因受检者精神紧张、软腭痉挛或张口过大所致。如为前者，应耐心解释，嘱咽部放松，平静用鼻呼吸，也可让其对镜练习用鼻呼吸，务使舌位最低而软腭离咽后壁最远；③受检者恶心：为避免之，检查时不要把压舌板伸入太深，并尽量不要触及周围组织；也可用 1% ~2% 丁卡因溶液作咽部喷雾；④有些受检者在检查中不会用鼻呼吸，可任其由口呼吸，但嘱其不可用力，以免软腭高举，影响检查；⑤受检者频繁做吞咽动作，嘱其尽力克制之；⑥有时受检者一张口或镜一入口，软腭即不自主地抬高，可嘱其闭眼或掩其目，然后操作。

如以上诸法无效，而又必须详查后鼻孔及鼻咽部或拟在该处作活检时，可在施行咽黏膜表面麻醉后，加用软腭拉钩进行检查。也可试用下法：将橡皮导尿管从一侧前鼻孔插入，沿鼻腔底、鼻咽而达口咽，并从口中拉出，首尾两端挽成一个结；对侧鼻孔也依同法伸入一根导尿管从口中引出后打结，这样可使软腭与咽后壁的距离扩大，增大检查视野。

二、鼻窦的一般检查法

前述之视、触、叩、听、嗅及前、后鼻镜检查亦为鼻窦检查法之重要组成部分。而今，CT，MRI 及鼻内镜等的广泛应用，已使鼻窦疾病的诊断变得容易，但下述方法仍常被用于鼻窦的检查：

（一）头位引流法

头位引流法为先将鼻腔脓液拭净，用 1% 麻黄碱棉片收缩中鼻道及嗅裂黏膜，以利窦口畅通。然后嘱受检者将头部倾倒在一定位置上约 15 分钟，以便脓液流出，再行前、后鼻镜检查，判断脓液的来源。检查一侧上颌窦时，将头向对侧偏倒而使受检侧上颌窦居于上方，如果发现中鼻道内又有脓流出，表示由上颌窦而来；若未见脓液，尚须作后鼻镜检查，因由上颌窦流出的脓液也可流入鼻腔后部。如果前、后鼻孔均未见脓液，但受检者闻到有臭味，说明上颌窦中可能积脓，但量少不够流出。检查前组筛窦则头需稍向后仰；检查后组筛窦则应稍向前俯；检查额窦，则头直立；检查蝶窦则须低头，面向下将额部或鼻尖抵在桌面上。

（二）上颌窦穿刺冲洗法

上颌窦穿刺冲洗法是临床上诊断和治疗上颌窦疾病，特别是上颌窦炎的常用方法。

1. 操作方法　先用浸有 2% 丁卡因或 4% 可卡因溶液的卷棉子置放于下鼻道前段顶部，约 10～15 分钟后取出（上述麻醉药物中加少许 1‰ 肾上腺素液，可大大减少穿刺时的出血；若术前先行解释，操作熟练，则不施任何麻醉也可顺利进行穿刺，尤其对久经穿刺的患者更易成功）。穿刺时，检查者一手持特制的穿刺针，针尖斜面朝向鼻中隔，由前鼻孔伸入下鼻道，针尖落于距下鼻甲前端约 1.5cm 处（因该处骨壁最薄，易于刺破），并使其紧靠下鼻甲根部，方向指向上、外，并稍向后，即斜对患者同侧眼外眦。另一手固定患者枕部，以防头向后移动，然后用拇指和食指固定针管的后 2/3 处，掌心抵住针柄，将针慢慢紧压刺穿骨壁以进入窦腔。穿刺时用力不可过猛，并以其余手指抵住患者唇部，有落空感觉时立即停止前进，以防刺入过深。倘若位置准确，只因骨壁过厚不能刺透，可使患者头后仰，术者站立，用臂力将针慢慢压入。如仍不成功，则可用小锤轻敲针尾刺入。若针已进入窦内，骨壁薄者，则轻摇针柄，可觉针尖在窦腔内自由活动。穿刺成功后，拔出针芯，抽吸无回血时，再以温热无菌生理盐水冲洗，此时应嘱患者低头并张口自然呼吸，观察有无脓液、脓块随水流出，有时脓液混于冲洗液中可使水变得混浊。必要时须收集洗出液离心后作脱落细胞检查。如事先拟收集脓液作特殊检验，可先用注射器将窦内脓液抽出送检。洗出液澄清后，确定针尖全部位于窦内者，可缓缓注入空气，将窦内剩余盐水冲出。

2. 并发症及注意事项　上颌窦穿刺冲洗若操作不当，可出现较多并发症。

（1）晕厥：多因患者精神紧张、疼痛或空腹之故。一般在平卧片刻后即可恢复，但应注意观察有无其他意外情况，如麻醉药物中毒、反射性休克、气栓形成等。

（2）刺入鼻黏膜下造成黏膜撕裂：因针刺方向与骨壁过于平行，因此刺入黏膜后向后滑行于下鼻道外侧骨壁与黏膜之间，造成黏膜撕裂伤。故操作时，针尖应对准同侧眼外眦，针柄尽量压向鼻小柱，穿刺针也不可过钝。

（3）刺入面部软组织：乃因针未进入下鼻道即行穿刺或因上颌窦小而深居骨面深处所致。刺入上颌窦前软组织下时如贸然注水，面部会立即肿起，患者也感胀痛，此时应立即拔针，重行穿刺。

（4）刺破眶下壁：为针尖方向过高或穿刺时患者头部偏斜或摆动所致。注水时，下睑立即肿起或眼球突出而不能运动，此时应立即拔针停止冲洗，并使用抗生素防止感染，严密观察。

（5）窦内黏膜未穿破：因窦内黏膜过厚或呈息肉样变，窦腔过小，仅仅刺穿骨壁，未穿破窦内黏膜。注水时，患者感觉胀痛，注入的水也不能流出。此时可将针轻轻再往窦内推进，刺破黏膜进入窦腔后再行冲洗。

（6）刺入对侧壁黏膜下层：穿刺时用力过猛，不能控制而误刺入对侧窦壁的黏膜下。注水时觉阻力甚大而无水流出或仅有少许水流出，患者也感胀痛。此时应将针稍向外撤，务使冲洗时不感觉有阻力，水流通畅，且患者不觉疼痛。

（7）刺破上颌窦后外壁：也因穿刺时用力过猛所致。注水时水进入颞下窝，面颊立即肿起，此种意外可引起颞下窝、翼腭窝或其他颈深部感染、脑膜炎等严重后果。若不幸发生，应立即撤针停止冲洗，以大量强效抗生素控制感染，并密切观察病情进展。

（8）窦内有息肉或窦口已封闭：穿刺针刺入窦腔后，觉进入实质组织，注水时阻力甚大，水也无从流出，应将针拔出。如感知针尖确在窦腔内，也可不拔针而在附近加刺一针，冲洗时水即可由另一针管流出。我单位遇此情况曾利用双腔管上颌窦穿刺针进行穿刺，可避免患者多受一针之苦。

（9）气栓形成：冲洗前后，如无必要，一般不可注入空气。若将空气注入血管，空气可循上颌窦的静脉经面静脉、颈内静脉而进入心脏或延髓呼吸中枢血管，引起突然死亡；或气栓进入视网膜中央动脉，发生暂时性盲。这种并发症虽极罕见，但非常危险，应严加防范。

气栓的症状：当空气进入血管时，患者自觉有物或水泡从颈部或咽部下流，迅觉心慌、头昏，继则视气栓所在部位不同，很快发生下述不同症状：呼吸抑制或不规则，偏瘫、癫痫样痉挛，昏迷，视力障碍；刺激性干咳，胸闷，胸痛；皮肤青紫或呈大理石色。检查见血压下降，脉细弱，心脏听诊有磨轮样杂音。迅速发生死亡者约15%～50%。患者如能度过开始的10～15分钟，一般可免于死亡。

急救：立即将患者置于头低位，以防气栓进入动脉系统后进入脑血管，同时让患者左侧卧，可以防止空气进入心冠状动脉或阻塞右心室出口（即肺动脉起点）。此外应给氧、用中枢兴奋剂，做好人工呼吸准备。

预防：严格按照正规操作进行上颌窦穿刺术。冲洗前，将注射器中预先盛满冲洗液，不使空气有进入血管的机会；并于注水前先行抽吸，如有回血，立即停止操作。冲洗中，应随时观察患者反应，不可用力注水，如觉有阻力，应立即寻找原因并作调整。冲洗完毕，如非确知针尖全部处于窦腔内，不可注入空气。

（10）急性上颌骨骨髓炎、大出血，也是上颌窦穿刺术的罕见并发症。

（邝萍兰）

第五节　咽鼓功能检查

咽鼓管具有调节鼓室内的气压，使之与外界气压保持平衡的功能、引流功能、防声功能和防止逆行性感染等功能。咽鼓管功能的检查方法，目前主要集中于其调节鼓室内气压的功能，以及引流功能。

咽鼓管功能的测定方法很多，繁简不一，其中有定性检查法，也有定量检查法。临床常用的瓦尔萨尔法、波利策法、导管吹张法等，均属定性检查法，这种方法简单易行，无需特殊设备条件，惟精确度较差。定量检查法虽能较准确地检测咽鼓管的通畅度，但需一定的仪器设备，其中有些技术操作比较复杂。此外，咽鼓管检查法还因鼓膜是否完整而有所不同，如鼓室滴药法和咽鼓管造影术一般只适用于鼓膜穿孔者。

一、吞咽试验法

1. 听诊管法　取一听诊管，将其两端的橄榄头分别塞于受试者和检查者的外耳道口内，然后请受试者做吞咽动作，检查者从听诊管中注意倾听有无空气进入中耳的"嘘嘘"声。若无此声，表示咽鼓管可能阻塞。

2. 鼓膜观察法　检查者以电耳镜观察受试者之鼓膜时，请受试者做吞咽动作，此时若鼓膜可随吞咽动作而向外鼓动，示其通畅。

· 71 ·

二、咽鼓管吹张法

咽鼓管吹张法（eustachian tube inflation）是受试者或其家属在医务人员的指导下，通过规定的动作，或医务人员用简单的器械，将空气从鼻咽部的咽口经咽鼓管吹入中耳的方法，可粗略评估咽鼓管的通畅情况。主要适用于鼓膜完整者，鼓膜穿孔者亦非禁忌。咽鼓管吹张还是一种常用的治疗操作。

常用的咽鼓管吹张法有以下 3 种：

1. 瓦尔萨尔法（Valsalva method）亦称捏鼻闭口鼓气法　受试者以拇指和食指将自己的两鼻翼向内压紧，同时紧闭双唇，用力屏气。咽鼓管通畅者，此时呼出的气体经鼻咽部循咽鼓管冲入鼓室，检查者用听诊管可从受试者的耳道口听到鼓膜的振动声；也可从电耳镜中观察到鼓膜向外的鼓动。受试者自己亦可感到鼓膜向外膨出。若咽鼓管不通畅，则无上述现象。

2. 波利策法（Politzer method）亦称饮水通气法　主要适用于小儿。嘱受试者含水一口，检查者将波氏球（Politzer bag）前端的橄榄头塞于受试者一侧的前鼻孔［图 3 - 13（1）］，并以手指压紧另一侧前鼻孔。告受试者将口中所含之水吞下，于受试者吞水之际，迅速捏紧橡皮球，向鼻腔内吹气。咽鼓管功能正常者，在此软腭上举、鼻咽腔关闭，同时咽鼓管开放的瞬间，从波氏球内压入鼻腔中的空气即可从咽鼓管逸入鼓室［图 3 - 13（2）］，检查者从听诊管内可听到鼓膜的振动声。此法不致引起咽鼓管咽口的外伤，患者亦无痛苦。

(1)　　　　　　　　　　　　　　　　　　(2)

图 3 - 13　波利策法

（1）准备动作；（2）吞咽时用橡皮球向鼻内注气，箭头示空气被驱入咽鼓管

3. 导管吹张法（catheterization）　　导管吹张法是通过一插入咽鼓管咽口的咽鼓管导管（earcatheter），直接向咽鼓管吹气，并通过一连接于受试耳和检查耳之间的听诊管，听空气通过咽鼓管时的吹风声，由此来判断咽鼓管通畅度的方法。咽鼓管导管由金属制成，前端略弯曲，末端开口稍膨大，呈喇叭状。末端开口外侧有一小环，其位置恰与导管前端的弯曲方向相反，可指示前端开口的方向。

（1）操作方法：常用的操作法有两种。

1）咽鼓管圆枕法：此法最常用。操作前先清除受试者鼻腔内和鼻咽部的分泌物，鼻腔以 1% 麻黄碱和 1% 丁卡因收缩、麻醉 15 分钟。操作时，先将听诊管一端之橄榄头塞于受试

耳之外耳道口，另一端橄榄头塞于检查者之外耳道口。检查者右手持导管末端，前端开口朝下，插入前鼻孔后，沿鼻腔底部缓缓伸达鼻咽部。当导管前端抵达鼻咽后壁时（图 3 - 14），将导管向受试侧旋转 90°（图 3 - 15），并向后略退出少许，此时导管前端离开咽隐窝，越过咽鼓管圆枕，落入咽鼓管咽口处（图 3 - 16）。然后再将导管向外上方旋转约 45°，使导管插入咽口内。检查者即换用左手固定导管，右手拿橡皮球，对准导管末端开口吹气数次，同时注意通过听诊管仔细倾听气流通过咽鼓管的声音。吹张完毕，将导管前端向下方旋转，并顺势缓缓退出鼻腔。

图 3 - 14　咽鼓管导管吹张法之一

图 3 - 15　咽鼓管导管吹张法之二

图 3 - 16　咽鼓管导管吹张法之三

2）鼻中隔法：鼻腔麻醉同咽鼓管圆枕法。

a. 同侧法：按上法将导管插入同侧鼻腔，导管前端抵达鼻咽后壁后，将导管向对侧耳之方向旋转90°，并稍稍退出少许，至有阻力感时，示已抵达鼻中隔后缘。然后再将导管按向下、然后再向受检侧之顺序旋转180°，其前端即进入咽鼓管咽口（图3－17）。即可按上法固定导管、打气吹张。

图3－17　鼻中隔法之一
（1）矢状面示意图；（2）横剖面示意图

b. 对侧法：当受试侧之鼻腔因各种原因而狭窄（如鼻甲肥大，鼻中隔偏曲，鼻中隔嵴等），咽鼓管导管不能或不易由此通过时，可用对侧法试之。将导管从对侧鼻腔插入，抵达鼻咽后壁后，向受试侧旋转90°，然后慢慢向后退出，不久即感有阻力，示已达鼻中隔后缘，此时继续向上旋转45°，并使导管前端尽量指向并伸抵受试侧，进入咽口（图3－18）。

图3－18　鼻中隔法之二
（1）矢状剖面示意图；（2）横剖面示意图

（2）注意事项

1）导管插入和退出时，动作要轻柔，顺势送进或退出，切忌施用暴力，以免损伤鼻腔和咽鼓管口的黏膜。

2）吹气时用力要适当，用力过猛可致鼓膜穿孔，特别在鼓膜有萎缩性疤痕时，更要小心。

3）鼻腔或鼻咽部有分泌物时，吹张前定要清除之。

（3）导管吹张法的诊断标准

1）通畅：检查者可听到气流通过咽鼓管时的轻柔的"嘘嘘"声，以及鼓膜的鼓动声；受试者有气体吹入自己耳内的感觉。

2）轻度狭窄：检查者可听到较尖锐的吹风声，鼓膜鼓动声轻微；受试者感到仅有微量的气体进入自己的耳内。

3）狭窄：受试者无气体进入耳内的明显感觉；检查者可听到气体流经狭窄管道的"吱吱"声，无鼓膜鼓动声。

4）阻塞或闭锁：检查者听不到任何气流通过声，亦无鼓膜鼓动声；受试者毫无空气进入耳内之感。

5）鼓膜穿孔，咽鼓管通畅：检查者感到有气体吹入自己耳内之感；受试者有气体经过耳内吹出之感。

6）鼓室积液：检查者可听到水泡声或捻发音；受试者有时亦可听到耳内有水泡声。

4. 咽鼓管吹张法的禁忌证　无论采用瓦尔萨尔法，波利策法，或导管吹张法，均有以下禁忌证。

（1）急性上呼吸道感染。

（2）鼻腔或鼻咽部有肿瘤、溃疡等病变。

（3）鼻出血。

（4）鼻腔或鼻咽部有脓液、脓痂而未清除者。

三、鼓室滴药法

鼓室滴药法是通过向鼓室内注（滴）入有味或有色药液等标识物，以观察咽鼓管是否通畅，并可了解其排液、自洁功能。此法仅用于鼓膜已有穿孔者。检查时，请受试者仰卧，测试耳朝上。向外耳道内滴入 0.25% 氯霉素溶液或 0.06% 红霉素溶液，并按压耳屏数次，使药液进入鼓室。然后请受试者做吞咽动作，并告诉检查者，自己是否尝到苦味及开始尝到的时间。

此外还可向外耳道内滴入有色的无菌药液，如亚甲蓝等，同时以纤维鼻咽镜观察咽鼓管咽口，记录药液滴入后至咽口开始显露药液时所需的时间。

四、荧光素试验法

与鼓室滴药法基本相同，亦用于鼓膜穿孔者。用新鲜配制的 0.05% 无菌荧光素生理盐水 1～3ml，滴入外耳道内。请受试者做吞咽动作 10 次，然后坐起，每分钟用加滤光器的紫外线灯照射咽部 1 次，观察有无黄绿色荧光在咽部出现，共 5～10 次。记录荧光在咽部出现的时间。10 分钟以内出现者，示咽鼓管基本通畅；大于 10 分钟者，示狭窄或梗阻；阴性者，可用一带耳塞之吹气橡皮球向外耳道内加压，加压后出现阳性结果，示严重狭窄；加压后仍为阴性者，表明咽鼓管已完全阻塞。

五、咽鼓管造影法

将 35% 有机碘水注入外耳道内，使其经鼓膜穿孔流入鼓室，然后用带耳塞的橡皮球在外耳道口打气加压，或不打气加压，而任其自然流动，通过咽鼓管进入鼻咽部。此时拍 X 线片，可了解咽鼓管的解剖形态，有无狭窄或梗阻，狭窄或梗阻的位置，以及自然排液功能等。注入造影剂后，打气加压者，因能克服咽鼓管的阻力，有益于了解其形态，狭窄及梗阻；不打气加压者，有利于评估其自然引流功能。对鼓膜完整者，如有必要，可于鼓膜前下象限作穿刺，注入造影剂。

X 线片的位置有 2 种：

1. 侧卧颏顶颅底位　当受试者感到咽部有造影剂时立即拍片。其优点为患者无需改变体位，咽鼓管仍能在保持充盈的状况下拍片，可得到良好的显影。

2. 斯氏位　注入造影剂后立即拍第 1 片，10 分钟后拍第 2 片。如咽鼓管功能正常，造影剂被迅速捧至鼻咽部，第 1 片即可见咽鼓管显影。咽鼓管引流障碍者，在第 2 片中咽鼓管内仍可见到造影剂。

六、气压舱法

请受试者坐于密闭的气压舱中，逐渐降低舱内的气压后，再逐渐恢复其气压，询问受试者在气压改变过程中有无耳痛，耳鸣，听力下降及耳内闭塞等不适感；出舱后立即观察鼓膜，了解鼓膜有无充血，瘀血，内陷，积液或穿孔等。从而评价受试者咽鼓管调节气压改变的能力。本法主要用于选拔航空人员的体格检查中。

七、正、负压平衡试验法

本方法用声导抗仪的气泵压力系统检查咽鼓管平衡正、负压的功能，适用于鼓膜穿孔、鼓室干燥者。检查时，将探头置于外耳道内，密封、固定之。

1. 正压试验　向外耳道内持续加压，当正压上升至某一数值而不再上升，反而开始下降时，此时压力计所指示之压力值称为开放压（以 kPa 为单位），表示鼓室内的气体压力达到此值时，可突然冲开咽鼓管软骨段，向鼻咽部逸出。以后压力逐渐下降，当压力降至某一数值而不再继续下降时，此压力值称为关闭压，表示此时咽鼓管软骨段由其自身的弹性作用而自行关闭。然后请受试者做吞咽动作数次，当压力可降至 "0" 时，提示咽鼓管调节鼓室内外气压的功能良好。

开放压过高或咽鼓管不能开放时，示咽鼓管内有阻塞性病变，如黏稠的分泌物潴留，息肉、肉芽或胆脂瘤堵塞鼓口或管腔，以及疤痕狭窄或闭锁等。武汉协和医院对 46 耳测试结果的分析显示：开放压 < 3.33kPa（250mmH$_2$O）示咽鼓管通畅，3.33 ~ 4.80kPa（250 ~ 360mmH$_2$O）示有轻度狭窄，> 4.8kPa（360mmH$_2$O）以上者，提示咽鼓管完全阻塞或闭锁。

2. 负压试验　通过气压系统向外耳道内减压，达一定的负压值时（一般在 - 1.96kPa），请受试者做吞咽动作。咽鼓管功能正常者，于每次吞咽时软骨段开放，空气从鼻咽部进入鼓室，负压逐渐变小。

八、咽鼓管内镜检查法

用 30°角的前方斜视型细径硬管耳内镜，从穿孔的鼓膜进入鼓室（如鼓膜完整，则先作鼓膜切开），可观察咽鼓管鼓口及其附近的管腔。咽鼓管软骨段的观察比较困难。Olymphus

公司曾生产直径为 0.8mm 的咽鼓管纤维镜，可从鼻咽部伸入咽口，然后通过向咽鼓管内吹气，使咽鼓管软骨段扩张，纤维镜可进入管腔观察黏膜的病变情况。可惜因镜身过于纤细，成像尚不够清晰。

此外，尚有咽鼓管声测法（sonotubometry）和光测法等。

九、JK－04 A 型咽鼓管功能综合检查仪（RION）检查法

本仪器可通过咽鼓管－鼓室气流动态图测定法（tubo－tympanoaerodynamic graphy，TTAG）和吞咽状态下咽鼓管音响测定法（sonotubometry）监测鼻咽腔压力、外耳道压力和肌肉活动时鼻咽腔杂音的变化，以检测咽鼓管功能。测量结果可自动量化记录结果，以便前后比较。测试 TTAG 时，嘱患者捏鼻，观察外耳道压力和鼻咽腔压力的变化。吞咽时，咽鼓管音响法可观察外耳道声压的强度和时程。TTAG 法了解咽鼓管被动开放功能，音响法则可了解咽鼓管主动开放功能。根据检查结果，可将咽鼓管功能分为正常型、阻塞型、闭锁不全型和开放型。

值得注意的是：①检查咽鼓管功能时，不应忽视对鼻腔、鼻咽部进行细致的检查，特别是咽鼓管咽口及其周围的解剖结构变化，如圆枕，咽隐窝，腺样体，下鼻甲后端，后鼻孔，软腭等；②目前所采用的各种咽鼓管检查法中，还没有一种方法能全面而精确地反映咽鼓管的全部功能状况。因此，只有对多种检查结果进行综合分析，方能做出全面而客观的评价。

（张建伟）

第六节 鼻阻力检查法

一、鼻阻力的形成及其生理意义

鼻腔是一结构复杂、曲折多变的管道，正常人经鼻呼吸（也有少数人终生用口呼吸而无不适者）时，通过鼻腔的空气受到鼻内孔的限制和鼻腔内各部的摩擦，这就是鼻阻力。它的产生对于维持正常的呼吸生理具有十分重要的意义。在成人，呼吸道阻力的一半以上来自鼻腔，吸气时，由于鼻阻力的参与才能产生足够的胸腔负压，使得空气进入肺泡和静脉血流入右心。呼气时，因鼻阻力的作用肺泡内气体不致很快被排出，能有足够的时间进行气体交换。鼻腔阻力过低会引起肺功能降低，例如有些萎缩性鼻炎或下鼻甲切除过多的患者常有呼吸不适感；鼻阻力过大，则允许通过鼻腔的气流不足，患者就会感到鼻塞、呼吸困难而不得不改用口腔呼吸。通过口腔呼吸的空气不能得到很好的加温、加湿和清洁过滤，从而增加呼吸系统罹病的机会，在小儿则影响面部的发育。因此，鼻阻力的正常与否是评价鼻呼吸功能的重要指标。

鼻阻力的大小主要取决于鼻咽部与鼻外大气压之间的压差（transnasal pressure drop）和鼻气道的横截面积。由于胸部的呼吸运动，鼻咽部的气压随呼吸而变化，呼气时，鼻咽部的气压大于外部，使得气流通过鼻腔呼出；吸气时，鼻咽部的气压小于外部，使得气流通过鼻腔吸入。鼻气道的横截面积则由鼻腔的解剖结构和鼻黏膜血管的舒缩变化所决定，是影响鼻阻力最重要的因素。很多鼻腔疾病如鼻中隔偏曲、息肉、肿瘤，鼻腔鼻窦感染、肉芽和粘连等都可以改变鼻气道的横截面积而影响鼻阻力。

二、鼻阻力的检查方法

1. 询问病史　通过病史可初步了解患者有无鼻塞、哪一侧鼻塞、鼻塞次数、持续时间、诱因等；并可用无、轻、中、重分别记录鼻塞的程度。

2. 鼻镜检查　可以了解鼻内的解剖结构有无畸形或异常改变，鼻气道有无占位性病变、鼻甲是否充血、肿胀、黏膜有无干燥、萎缩等。

3. 比较两侧鼻腔的通气程度　嘱患者堵住一侧鼻腔呼吸，再堵住另一侧鼻腔呼吸，然后比较两侧鼻腔的通气程度。也可用标有刻度的铜板或玻璃镜（图3－19）平置于受检者鼻前，告之其用鼻自然呼气，然后对比板上气斑的大小来比较两侧鼻腔的通气程度。

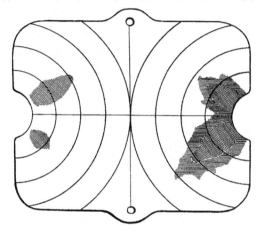

图3－19　呼气板

4. 测量最大呼气量　嘱患者用力呼气，用最大呼气流量仪测出其最大呼气量，此值被认为与鼻阻力相关。

5. 鼻测压计法　鼻测压计是能同时记录鼻气道压力和流速变化的仪器，用它来测量鼻阻力的方法称为鼻测压法（thinomanometry），它可以反映出一定时间内鼻气道内压力、通气量与时间之间的关系，能客观地显示鼻气道的通气状况。

6. 鼻声反射测量法（acoustic thinometry）　给鼻腔一个短震动波，然后用鼻声反射测量仪测量其反射声，从而测出鼻腔内某一处的横截面积。Hilberg（1989）认为此法所获结果较鼻测压法取得的结果要稳定、可靠，患者也无需太多的配合，且无损伤、易于操作，是一个很有前途的方法。

7. 其他方法　CT和MRI可以了解鼻气道的横截面积，但很难确定统一的正常参考值，通常是把检查的结果与患者的鼻塞程度结合起来比较分析。也有人用激光多普勒测量鼻黏膜血流的状况以了解下鼻甲的充盈。

在上述所有检查中，鼻压计测压法是目前最为客观和被普遍使用的方法，本节将重点介绍之。

三、鼻压计测量鼻阻力的原理和方法

鼻压计主要由3大部分组成，即压力传感装置、呼吸流速描记装置和数据处理装置。由压力传感器测得的压力和呼吸流速描记器测得的流速通过转换器转变成电信号，与一载波放大器连接并以电压值的方式输入数据处理系统进行处理，后者通常由电子计算机或微处理器来完成。

鼻压的测量和呼吸流速的测量实际是同步完成的，但在操作中却有不同的测量方式。

1. 鼻压的测量　须先测出空气经过前鼻孔和后鼻孔的压力以求出经鼻压力差。前鼻孔的压力与大气压相等，故实际上需要测量的是后鼻孔的压力。常用的方法有前鼻测压法、经口后鼻测压法和经鼻后鼻测压法，三者之间的区别在于与测压计连接的压力传导管所放的位置不同。

（1）前鼻测压法（图 3-20）：将压力传导管与非测试侧的前鼻孔连接，周围用胶布密封，这样该前鼻孔内的压力就近似于鼻咽部的压力，压力传导管将此处的压力传至测压计，即可测出大气压与鼻咽部之间的压差，此亦即是对侧鼻腔前后鼻孔之间的压差。本法操作简单，缺点是压力传导管与鼻孔连接时会使鼻翼变形而使检查结果受到一定的影响，传导管的管径和接头的形状也是影响结果的因素。本法一次只能测一侧鼻阻力，鼻腔总阻力需要分别测出两侧鼻腔阻力再以公式计算。

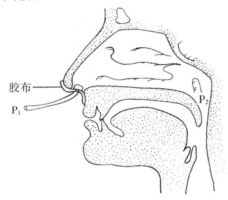

图 3-20　前鼻测压法
P_1：前鼻孔压力；P_2：鼻咽部压力

（2）经口后鼻测压法（图 3-21）：将压力传导管经口腔送至软腭后方近鼻咽处，测量闭口安静呼吸时鼻咽部的压力变化。本法的优点在于可直接测到后鼻孔的压力，不受前鼻测压法时鼻翼可能变形产生的影响，尤其可同时测双侧鼻腔的总阻力（若是测一侧鼻腔的阻力，仍需将对侧鼻孔密封）。缺点是传导管放在口咽部时会使受检者产生恶心等不适，软腭和舌的运动也会对结果有所影响，但若事先对患者进行解释和训练，通常可获满意效果。

（3）经鼻后鼻测压法（图 3-22）：将压力传导管经非检测鼻腔送至鼻咽部，将该侧鼻孔管周用胶布密封，直接测量后鼻孔处的压力。本法测得的结果较以上二法要稍稳定，可避免经口后鼻法对咽部产生的刺激和软腭运动的影响，对鼻翼的牵拉也较小，可测量一侧的鼻阻力，也可用于同时测量鼻腔的总阻力，但测量总阻力时传导管的管径对鼻气道的横截面积会有一定影响。插至鼻腔深处的传导管亦会使受试者（特别是有鼻腔疾患者）感到不适。

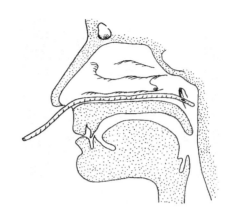

图3-21 经口后鼻测压法　　　　　　图3-22 经鼻后鼻测压法

　　总的说来，以上三法各有优缺点，前鼻测压法因其临床操作简单、易被患者接受而应用广泛，也是国际标准所采纳者，但前鼻法不能用于有鼻中隔穿孔的患者，前鼻法和经鼻后鼻法也不能用于有腺样体肥大的患者。如果鼻腔完全堵塞，则任何鼻测压法都无法进行。

　　2. 鼻通气量的测量　可将与呼吸流速描记器连接的通气管放在受检鼻腔的鼻孔处直接测得，但通气管可能改变鼻的解剖结果而影响检测结果，现多使用面罩代替之（图3-23），可将整个面部或其一部分罩住，但要求面罩的密封性能良好。

图3-23 用面罩前鼻测压法

　　除此以外，也有用身体容积描记仪来测量呼吸流量者，方法是将受检者置于一密闭舱内，根据呼吸运动时胸腔体积的变化，用身体容积描记仪记录身体容积的变化，从而测知呼吸流量。此法测量精确，但设备复杂、昂贵，不易推广。

　　取得了鼻压和鼻通气量的检测结果，即可据此推算鼻腔的阻力。

　　在正常的呼吸状况下测量鼻阻力的方法称为主动测压法；另有所谓被动测压法，是为了排除肺呼吸的影响而设计的一种方法，就是在测患者鼻压时，嘱患者暂停呼吸，将一已知流速的空气泵入受检侧的鼻腔中，再用前述之鼻测压法测量前、后鼻孔之间的压差。此法因鼻咽部的压力不受呼吸影响而变化，故所测得的鼻阻力值在该气流下为一定值，易于分析、比较。由于主动测压法能更真实地反映鼻的呼吸生理，因而仍是实际应用中的主要方法。

3. 具体测试过程　普遍采用经前鼻测压法和经面罩测鼻通气量的方法，常规操作过程如下：

（1）受检者取坐位，检查前至少休息 30 分钟，此前应停用可能影响结果的口服药和滴鼻剂。

（2）开机预热鼻压计。鼻压计在使用前应被校正，校正的方法是压力传感器用水压计校正，流速描记器用流速计或旋转仪校正，也可用参数固定的"人工鼻"校正。

（3）将通过面罩引入的压力传感管放在非检查侧鼻孔内固定好，周围用胶布密封。

（4）戴上面罩，嘱受检者如常呼吸，检查面罩及通气管有无漏气，压力传导管有无过分弯折及其他问题。

（5）进行检测，记录检测结果。

（6）测完一侧鼻阻力后，再按同法测对侧。

（7）两侧都测完后，使用血管收缩剂喷鼻，隔 5 分钟后再喷一次，10 分钟后按前法重复测量两侧的鼻阻力。

（8）将记录的结果打印出来，放置病历保存和送交医师评估。

儿童应用较小的面罩，测试方法同成人。对主诉仅躺卧时才感到鼻塞的患者，应检测不同体位的鼻阻力，如坐位、仰卧位、左侧卧、右侧卧，再用血管收缩剂，并重复检测以资比较。对变应性鼻炎患者，可行鼻腔激发试验前后对比检测。

四、鼻阻力的记录与报告方式

1. 鼻阻力的记录方式　测得的鼻压和呼吸流速可以一坐标图表示出来，以 X 轴表示经鼻压差，Y 轴表示呼吸流速，把不同压差下的呼吸流速绘成坐标连接起来。一般情况下，随着压差的增加，呼吸流量也增加，但当压差增至临界点时，呼吸流量不再明显增加，这是由于鼻前庭软骨穹隆部有节制气流的瓣膜作用。故最后将各坐标连接起来的时候，得到的不是一条直线，而是一 S 形或乙状曲线（图 3－24），此即压力－流速曲线，是鼻阻力的基本记录形式，在鼻压计上可被自动显示和打印出来。

图 3－24　压力－流速曲线

2. 鼻阻力的计算　一侧鼻腔的阻力可由下述公式计算：

$$Rn = \frac{P}{V}$$

Rn 表示鼻腔阻力；P 表示经前后鼻孔的鼻压差；V 表示流速。鼻阻力的单位是 Pa/（cm³·s）［帕/（立方厘米·秒）］或 cmH₂O/（L·s）［厘米水柱/（升·秒）］，国际单位采用前者。

两侧鼻腔的总阻力可由下述公式计算：

$$\frac{1}{Rt} = \frac{1}{R_1} + \frac{1}{Rr}$$

Rt 表示鼻腔总阻力，R_1 表示左侧鼻腔阻力，Rr 表示右侧鼻腔阻力。

3. 鼻阻力的报告方式　通常以压力－流速曲线上吸气期的鼻阻力为报告的基础（如图3－25）。

图 3 － 25　鼻阻力报告法

a. 规定压差下的流速；b. 规定流速下的压差；c. 半径法；d. 最大阻力值

（1）读取某一规定压差下的流速，是目前较普遍的方法，通常采用150Pa为规定的压差点，也有用100Pa者。用此法只需把两侧的流速相加就可算出两侧鼻腔的总阻力。

（2）读取某一规定流速下的鼻压力，但有些有严重鼻塞的患者难以达到规定的流速值。

（3）读取最大压差下的鼻通气量。

（4）读取一定半径范围内曲线上的阻力值，通常以一个坐标单位（如100Pa）或两个坐标单位（如200Pa）为半径画圈，与曲线相交之处的压差流速比值即为鼻阻力值。

（5）报告平均阻力值，可由计算机自动完成。

以上读取的压差和流速值均需经阻力计算公式计算出最后的阻力值。

4. 鼻腔阻力的正常值　由于各家所用仪器型号不同、鼻测压的方法不同、统计方法不同、鼻腔阻力值的获取方法不同，因而至今尚未取得统一的鼻腔阻力正常标准值。现将国内外几家的报告简介如下：

Pallanch 等（1985）：80例正常人在半径 ＝2 处的两侧平均阻力值为0.33Pa/（cm³·s）。

Jessen 和 Malm（1988）：100例健康人在压差为150Pa处的两侧平均阻力值为0.54Pa/（cm³·s）。

Jones 等（1987）：59 例正常人前鼻测压法在 150Pa 压差处的鼻总阻力值为 0.38Pa/（cm^3 · s）。

卜国铉（1994）：421 例正常人双侧总鼻阻力平均为 0.126 ~ 0.328kPa · s/L。

五、影响鼻阻力测量的因素

1. 鼻周期　80% 的成人及大约 56% 的儿童可因双侧鼻黏膜血管交互地发生舒缩而使双侧的鼻腔阻力产生自发性的交替变化，此即鼻周期；持续时间 1 ~ 6 小时，平均 2.9 小时。鼻周期的存在可使一侧鼻气道阻力发生改变，但双侧鼻腔的总阻力相对不变。因此有人主张应以鼻腔的总阻力为报告值，以避免报告单侧鼻阻力时由鼻周期产生的误差。

2. 鼻翼扩张和鼻前庭塌陷　Solow（1980）等发现一侧鼻孔堵塞时，对侧鼻翼的肌张力就会增加并引起鼻阻力增加。

Haight（1983）等也发现深吸气时会出现鼻翼扩张和鼻前庭塌陷而使鼻阻力增加，这可能与鼻阈的改变有关，但正常人受此影响不大。

3. 仪器　仪器的型号、仪器是否经过校正、开机后的预热时间、导管的连接不良、通气管和面罩漏气都会使检测结果不准。

4. 鼻分泌物的影响　鼻腔分泌物可增加鼻阻力，检查前应予清除。

5. 温度和空气湿度　冷空气可反射性地引起鼻黏膜血管扩张而增加鼻阻力；空气湿度的影响尚不肯定。

6. 运动　适度的运动对鼻阻力并无影响，但在剧烈运动时，鼻阻力会明显降低并可持续近 20 分钟，这被认为是交感神经兴奋而使鼻腔可勃起组织的充血程度减退所致。

7. 情绪和心理变化　急慢性情绪紊乱可使鼻分泌物增多和鼻黏膜充血而增加鼻阻力；任何引起交感神经血管紧张素增加或是肾上腺髓质分泌肾上腺素过多的紧张刺激可使鼻腔阻力减小。

8. 二氧化碳浓度　缺氧或窒息时，动脉血中的 CO_2 浓度升高可使鼻阻力减小，这可能是由于颈交感神经的反应或 CO_2 刺激中枢或外周化学受体使交感神经紧张性增加、影响鼻腔血管的充盈度所致。过度换气和血 CO_2 浓度下降时可使鼻阻力增加。

9. 体位改变　体位可显著影响鼻腔阻力，仰卧时鼻阻力最大；直立时最小；侧卧时，下一侧的鼻阻力最大，侧卧的时间越长，阻力增加越大，持续时间也越长。这可能是因为颈静脉压力的改变和交感神经反射的缘故。

10. 受检时间　一天内在不同的时间检测鼻阻力可有不同的结果，夜晚的阻力最大，早晨最小，故对同一患者进行比较测量时，应选在每天相同的时间里进行。

11. 药物　用氯化木甲唑啉滴鼻的患者，鼻腔总阻力可减少 20% ~ 50%，其他有些治疗鼻病的普通药物也会影响鼻腔的阻力，例如使用抗组胺药在鼻未受到激发时可以增加鼻的阻力。故检查前患者应暂停口服可影响结果的药物和鼻腔喷雾剂。

12. 物理、化学刺激　空气中的烟雾、二氧化硫等可使鼻阻力增加。

13. 性别、年龄、体重、身高和人种　年龄与鼻阻力有一定的关系，成人随着年龄的增长鼻阻力有下降的趋势；婴儿的鼻阻力要高出成人 6 倍，接近 16 岁时则已显著降低。白色人种鼻阻力较黑色人种大，黄色人种居其中。性别、身高和体重无明显影响。

六、鼻压计测鼻阻法的应用

除评估患者鼻塞的程度外，鼻测压法也可用于其他方面：

（1）鼻腔变应原激发试验：鼻腔变应原激发试验是把特异性变应原引入鼻内观察其引起的病理生理变化。变应性鼻炎患者鼻黏膜受到致敏原刺激后会产生超敏反应，出现水肿和分泌物增多，从而明显增加鼻腔阻力。常用的皮试方法只能提供间接结果，不如观察靶器官的变化来得直接准确。但这一试验要求方法客观，反应激发前后的结果稳定、具可比性并能重复验证，鼻测压法就能满足这些要求。其优点还在于可以计算激发试验前后鼻腔阻力变化的百分比，而询问症状通常是不准确的。用鼻压计进行鼻腔激发试验在方法和结果判定上目前还没有统一标准，有人主张测试鼻腔总阻力的变化，有人主张只测试一侧鼻阻力；有人以鼻阻力增加 > 40% 为判断试验阳性的标准，有人用25%、30%或100%。

（2）对阻塞性睡眠呼吸暂停的患者进行监测：有睡眠呼吸暂停的患者，睡眠时鼻腔阻力会出现异常的变化，可用鼻测压计监测。

（3）鼻内疾病手术效果的评价：术前术后分别测量鼻阻力，差值即可作为判断手术效果的客观依据。

（4）评价鼻疾病用药的效果：鼻炎、鼻窦炎等鼻内疾病局部或全身用药的效果皆可借助鼻测压法评价。

（5）研究鼻的生理功能。

（6）用于法医学鉴定和评价环境因素对人产生的影响等等。

（闫　燕）

第七节　嗅觉检查法

嗅觉的检查受到很多限制，首先，嗅觉的机制不完全明了，加上嗅觉的某些特性，使得嗅觉的检查至今还没有一套客观、完善和易行的标准方法。其次，嗅觉在人们的生活中不如听觉和视觉受到重视，很多伴有嗅觉障碍的疾病通过其他检查手段大多能得到明确诊断，并不一定要进行嗅觉检查，这使得嗅觉的检查没有被普遍和常规地开展起来。但嗅觉的检查是研究嗅觉机制的重要手段，有时也是诊断某些疾病的主要手段，因此嗅觉的检查应该受到重视并得到进一步研究发展。

通常判断嗅觉功能的是嗅阈，包括最小察觉阈和最小识别阈。单位时间内一定数量的某种气味分子随气流到达嗅区，刚能引起嗅细胞兴奋的最小刺激，使大多数正常人产生嗅觉反应，该气体分子的量称为该嗅素的嗅阈。刚能察觉到某气味嗅素的最低浓度，但还不能准确说出闻到的气味的名称，如果降低一档浓度，就闻不出气味，该浓度的刺激强度谓之最小察觉阈。最小识别阈则是指能确切地说出所闻到的某种嗅素名称的最低浓度。

在进行嗅觉检查时必须考虑到下述因素的影响：

1. 嗅适应和嗅疲劳　在嗅素的连续刺激下，久之嗅觉便会减退，以至消失，此称为"嗅适应"。由嗅素刺激开始到嗅适应现象出现的这段时间，称为"嗅适应时间"。嗅适应之后，离开嗅素的刺激，仍嗅不出气味，经过一段时间才恢复嗅觉，这个现象称为"嗅疲劳"。这一段恢复时间，称为"嗅疲劳时间"。

Tucker 与 Beidler（1956）用电生理学方法证实，嗅适应的产生和嗅适应时间的长短，与嗅素刺激的强弱有关。嗅素刺激越强，嗅适应时间越短；嗅素刺激越弱，嗅适应时间越长，甚至不产生嗅适应。某个嗅素引起的嗅适应，只对此嗅素无反应，对其他嗅素仍有正常的嗅觉。但在两个很相似、易混淆的嗅素之间有可能出现交叉嗅适应现象。又用嗅阈测定对嗅疲劳的恢复情况进行观察，嗅疲劳时嗅阈升高，随着嗅疲劳的消除，嗅阈下降，开始较快，以后逐渐缓慢恢复到原来的嗅阈水平。嗅疲劳时间的长短与中枢功能状态有关，功能不好者延长。

2. 嗅神经与其他脑神经的关系　嗅觉的过程中常伴有记忆、情感和其他心理反应等，如某些气味可引起人们喜欢或厌恶的感情；可唤起久远的记忆；可伴有味觉的改变等等，这常常是第 V、IX、X 对脑神经共同参与的结果。这使得嗅觉功能的检查更为复杂，因为这种精神、物理因素远非简单的数字所能表示。

3. 嗅素的选择　嗅素是能散发气味的物质。一般来说，人能鉴别 3 000～10 000 种气味。Zwaardemaker（1895）将嗅素分为 9 类，按其由弱至强的顺序排列如下：

（1）酒类或水果类。

（2）芳香类：①樟脑；②草木；③柠檬；④杏仁；⑤茴香。

（3）香胶类：①花；②百合；③香兰。

（4）奇香或麝香类。

（5）葱蒜类。

（6）焦臭类。

（7）羊脂酸类。

（8）恶臭类。

（9）作呕气味类。

许多嗅素不仅能刺激嗅神经，也可同时刺激三叉神经产生冷、热或痛的感觉，如液体氨、冰醋酸、酒精等；或同时刺激舌咽神经和面神经的感觉纤维而产生味觉，如氯仿等。

用来测试嗅觉的嗅素必须气味纯正，易于复制，不能选择在同一名称下有多种混合气味的物质如肥皂用作测嗅物。测嗅素应为人类所熟悉的气味，可以用日常已知的名称来表达，如清凉油常代表薄荷味；测嗅素不应在测试后带来不良反应或留下不舒服的感觉。对三叉神经产生刺激的嗅素如醋酸可用来鉴别伪失嗅。

常用检查嗅觉的方法有：

一、简单测试法

此法主要用于体检和门诊常规检查。选用日常所用能产生气味的嗅素如醋、玫瑰水、大茴香、樟脑、煤油、酱油、麻油、酒精、柠檬汁等作为测嗅素，以水为对照物，将它们分装小瓶中。装嗅素的小瓶应大小、式样相同，色深而不透明，平常要勤换瓶内试剂，以免日久变味或挥发。检查时，检查者手持小瓶嘱受检者以手指按闭一侧鼻孔，以另侧鼻孔嗅之，并说明瓶中气味（不必说出名称）；然后再以同法试对侧。小瓶不可使受检者自持，也不可在刚试完一侧鼻孔立即以原瓶检查对侧，小瓶置于桌上时应有意使其排列错乱，以免受检者暗记。受检者一次答错，不可立即判断为嗅觉不良，因可能由于精神紧张等原因所致，可换其他试液重试一次。此外，嗅觉容易发生疲劳，在检查中要有适当的间隔时间。

二、稀释法嗅阈测试

选用下述 10 种气味单纯的嗅素作测试物：

（1）乙苯乙基乙醇——花香。

（2）甲基环戊（醇酮）——焦糊气味。

（3）异缬草酸——腐臭味。

（4）十一烷内酯——水果香。

（5）甲基吲哚——粪臭味。

（6）埃萨内酯——麝香味。

（7）酚——石炭酸味。

（8）消旋樟脑——樟脑味。

（9）硫化二丙烯——蒜臭味。

（10）醋酸——醋味。

临床上通常取前 5 种标准测嗅素进行测试，将上述嗅素按 10 的倍数递减稀释成 10^0、10^{-1}……10^{-7} 共 8 种浓度，装入 5ml 褐色瓶内按顺序排成 5 行共 40 瓶（若取 10 种排成 10 行 80 瓶），放在特制的盒中。

测试时，取 0.7cm×10cm 的无味滤纸浸沾一定量的测试液令受试者嗅闻，每种均从低浓度开始，逐渐增加浓度直至受检者能嗅到气味，该浓度即其最小察觉阈；再逐渐增加浓度至其能说出是某种气味，即其最小识别阈。

正常人对 10 种嗅素的最小察觉阈为 $10^{-3} \sim 10^{-5}$，最小识别阈为 $10^{-5} \sim 10^{-7}$。将上述结果制成图，以横坐标表示嗅素，以纵坐标表示嗅素浓度，可得一类似听力图的嗅觉图。

三、PM 甲醇嗅觉检查法

以苯乙基－甲乙基－甲醇（phenylethyl－methylethyl－carbinol，简称 PM－甲醇）进行嗅觉检查，方法是将不同浓度的 PM－甲醇分装在 9 个小瓶内，代表 9 个阈值，其范围从 -25ds ~ 55ds（ds = decismell，嗅觉单位），将瓶内嗅物喷入鼻内，能被嗅到的最低浓度即为嗅阈，正常人的平均阈值为 8.5ds。

四、Zwaardemaker 法

所用测嗅仪（如图 3-26），将测嗅素涂布于测嗅仪的外管内壁上，玻璃内管的一端则与一侧鼻孔连接，安静吸气，逐渐将内管向外拉出，涂有测嗅素的外管中可被从内管吸入的空气的容积便随之扩大，直到被试者能感到嗅素气味，记录内管刻度，即为最小察觉阈。因测试时被试者的吸气流量不尽相同，结果会受到一定影响。

图 3-26 测嗅仪

五、Elsberg 嗅觉检查法

本法用以测试嗅阈及嗅疲劳时间。测试时用煮熟的咖啡气味作为嗅素，用注射器先吸入 0.5ml 混有嗅素的空气，向一瓶内注入并使受试者嗅之，逐渐加量，直至被检者能嗅知为止，记录此时所用气体量，即为最小察觉阈。测试嗅疲劳时间时，按上述嗅阈值的量继续每隔 30 秒钟向瓶内注入一次，直至被检者不能再嗅出气味时为止，所用时间即为其嗅疲劳时间。

六、嗅谱图法

Douek（1967）根据 Amoore 的"立体化学学说"，选择 7 种原嗅素（primary odorant）作为测试嗅阈的嗅素，它们是醚类、樟脑、麝香、花香、薄荷、辛辣和腐臭类气味。将 7 种物质分别溶解在 7 只封闭的瓶子里（如图 3 - 27），穿过瓶塞与瓶内空气连通的两根管子分别与受检查鼻孔和一注射器相连。测试时推动注射器内塞使空气进入受检者鼻腔，引起嗅觉所需的空气体积即可从注射器上读出，此即是受检者的嗅阈。分别测试两侧鼻腔对上述 7 种原嗅素的嗅阈，绘成嗅谱图（O. S. G）（图 3 - 28）。

图 3 - 27　Douek 嗅觉检查法

图 3 - 28　嗅谱图

eth：醚类；ca：樟脑；mk：麝香；flr：花香；mt：薄荷；pt：辛辣；pd：腐臭

如对某一种原嗅素嗅觉缺失，在嗅谱图上便可出现一条黑带（如图 3 - 29），称为"失嗅带"（anosmiczones）。有失嗅带的患者，对含有此原嗅素的某些复合气味会产生嗅觉倒错现象。有嗅黏膜病变者，将嗅素加至 7~8 个单位（即毫升）浓度注入嗅区，不论何种原嗅素均出现同一的不能分辨的嗅觉，称为"嗅觉同一反应"。

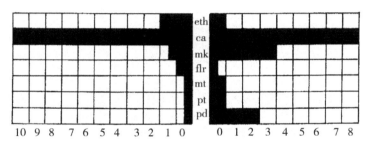

图 3 - 29　嗅谱图上出现失嗅带

七、标准微胶囊嗅功能检查法

标准微胶囊嗅功能检查法（smell identification test，SIT），美国宾州嗅觉研究中心将此法于 1984 年应用于临床和实验室。取 40 种嗅素，分装于微胶囊内，按不同气味把它们编排在 4 本小册子内，在每页上印有 4 项多选答案，患者可用指甲或铅笔划破胶囊，自行测试，每答对 1 种气味记 1 分，根据记分标准，评价嗅觉功能。此法使用简便，不需检查用的空间环境或设备。

八、CCCRC 嗅觉检查法

用不同的嗅素分别测试最小察觉阈和最小识别阈。测最小察觉阈时用正丁醇（1 - butaml）。正丁醇在离子水中的最高浓度为 4%（Vol/Vol），试验用的系列稀释浓度从 4% ~ 2.3×10^{-5}%（以气相浓度表示之为 $3055 \times 10^{-6} ~ 46 \times 10^{-9}$），从高到低分别以 0 ~ 11 共 12 级记之。把每种浓度的正丁醇 60ml 放在聚氯乙烯瓶内，患者同时拿到 2 只瓶，一为嗅素，另为白水，从低浓度（一般从 9）开始测试。如能对同一稀释度经 4 次检查均能辨别出正丁醇，即停止试验，按浓度级别记分（0 ~ 11 分），测试结果即为最小察觉阈。若第一次不能正确辨别，则逐步增加浓度至 4 次均能准确辨认为止，要求在 20 分钟内两侧鼻孔分别测试完毕。测最小识别阈时是取 8 种日常用物（如桂皮、咖啡、樟脑丸等）作为嗅素，放入塑料缸内，上面覆以纱布，两鼻孔分别测试，让患者对所测嗅素命名（可提示物品），如 8 种嗅素均不能正确命名，记 0 分，以此类推，记分从 0 ~ 7。全部测试时间为 15 分钟，分值即表示最小识别阈。将上述两项检查积分综合分析即可判断受检者的嗅觉功能。此法的优点是正丁醇气味易于辨别，且毒性低，容器易清洗，采用的其他嗅素亦为人所熟悉，检查方法简便。

九、吡啶试验

正常嗅觉者吸入含吡啶（pyridine）的空气时，可出现呼吸暂停数秒的现象，如果嗅觉缺失，便无此反应。受检者蒙住眼睛，戴上面罩，胸腹连接记纹鼓以记录呼吸曲线。经面罩呼吸一段时间，自然形成缺氧状态，使呼吸运动增强而规律。此时，当吸气时，注入面罩内 20ml 饱和的吡啶空气。如呼吸运动曲线无改变，即为嗅觉缺失，如现呼吸暂停反应，表明有嗅觉。此法尤宜于检查伪失嗅者。

十、静脉注射药物检查法

静脉注入新维生素 B_1（alinamin，即丙硫硫胺）或其他某些药物可以产生嗅觉反应。方

法是将新维生素 B_1 10mg（2ml）于 20 秒内匀速注入右肘正中静脉，受试者平静呼吸，稍后即可嗅到蒜臭味。从注射开始到出现气味的一段时间称为潜伏期，正常为 8 ~ 9 秒；以后到新维生素 B_1 臭味消失的时间称为持续期，正常为 60 ~ 80 秒。嗅觉障碍者潜伏期延长，持续期缩短。

Bocca（1965）等已证实，所谓"静脉性"或"血行性"嗅觉，并非静脉或血管内有嗅觉器，而是嗅素注入静脉后随血行至嗅黏膜，并在气流的作用下发生的。如静脉注入物质不能扩散至嗅沟，或无气流到达嗅区，就不能产生这种嗅觉。进一步证实这种嗅觉与嗅素的扩散程度和产生嗅觉的呼吸气流有关。如静脉内注射乙醚，因其扩散率高，仅须少量气流进入嗅区就可产生嗅觉，例如在气管切开术后患者只需作吞咽或颊肌运动也会有嗅觉。所以，气流是绝对不可少的。

由于静脉检查给予的嗅刺激高于正常阈值一万倍，因此阴性结果可以被认为嗅觉完全丧失。此法有时可用于中枢神经性嗅觉障碍的鉴别。

十一、嗅觉诱发电位测定（okactory evoked potentials，OEP）

1954 年 Ottoson 记录了动物头皮用嗅素刺激嗅觉上皮时所引起的电位，并命名为电反应嗅觉图（electrool - factogram，EOG）。1966 年 Finkenzeller 等用气味剂香草醛（vanillin）刺激人类嗅黏膜，在头皮特定部位记录到了 OEP。这是人类第 1 次在人类自身记录到 OEP。其后不久，Allison 等用同样方法记录到了 OEP。但当时所用刺激装置极其简陋，刺激时不能排除刺激气流对鼻腔内的触压觉和温度觉的影响。直到 1978 年，Kobal 等研制了一种嗅觉刺激装置，在刺激嗅区黏膜的同时不会引起呼吸区黏膜的温度和体感变化。目前在一些科技发达的国家已研制开发出了较为完善的嗅觉诱发电位检查装置。1998 年后，北京协和医院等单位也共同研制出了化学刺激诱发嗅性电位的记录装置。

嗅觉诱发电位检查装置包括嗅觉刺激系统、脑电图仪与计算机记录系统等。

在进行 OEP 测试时，①应先了解病史，有无与嗅觉相关的疾患，有无头部外伤史，抽烟、饮酒、特殊用药史；②保持测试环境之温度及湿度的相对恒定、适宜及良好的屏蔽；③作好对受试者的交代工作，清理好受试者的鼻腔分泌物，使受试者处于合适之体位，并避免其出现不必要的动作；④确定正确的刺激参数，在刺激过程中应保持刺激剂的浓度和流量恒定，使刺激具有可重复性。刺激次数取决于背景噪声的振幅大小、OEP 各波的振幅大小以及对信噪比的改善要求。一般认为叠加 16 ~ 32 次比较合适。选择好刺激的间隔以减少嗅疲劳和嗅适应现象对记录的影响，一般取 60s 为宜时；⑤固定好电极与导联，脑电反应的记录部位是根据国际标准的 10 ~ 20 法，在头皮上共有 16 个部位装配电极，两侧乳突部的电极接地；⑥处理好伪迹，排除眨眼、皱眉、吞咽、咬牙及四肢活动等生理伪迹的干扰，加白噪声掩蔽排除听觉系统产生的信号，另外，还须注意做到仪器接地良好，远离干扰源，导线有效屏蔽，各插座须有效接触等。

陈兴明（2002）等将 OEP 各波根据其正负极性和出现顺序分别命名为 P_1，N_1，P_2，N_2，P_3。又根据 P_1 和（或）P_3 波出现与否，将 OEP 波曲线分为四型，（如图 3 - 30）。

不同学者得到的 OEP 波形基本相似，但各波的潜伏期和振幅值存在差别，可能主要与所用嗅素的种类和浓度、受检者入选条件及其年龄等有关，另外，应用不同的化学刺激器及记录系统，结果也会存在差异。同时，对各波的来源尚无明确之结论，故嗅觉诱发电位的检查有待于进一步完善。目前认为，嗅觉诱发电位检查至少在以下几方面可用于临床。

（1）嗅觉系统疾病的诊断与鉴别诊断。

（2）临床监测，术中、术后进行电刺激或嗅素刺激诱发的嗅觉电位检查，可判定术中是否损伤了嗅神经，并可对术后并发症的原因进行分析。

（3）对手术疗效进行评价，特别是对术后失嗅患者的评价具有重要的临床意义。

（4）可协助某些临床疾病的诊断。早老性痴呆（Alzheimer's disease）和帕金森病（Parkinson's disease）患者常有嗅球与嗅皮质中枢的损害，多伴有嗅觉功能障碍。Sakuma 等通过临床观察发现，嗅觉诱发电位检查对早老性痴呆和帕金森病的早期诊断有帮助。

图 3－30　嗅觉诱发电位波形

（董金辉）

第八节　喉肌电图检查

喉肌电图检查（Laryngeal Electromyography，LEMG）是研究喉肌的生物电活动，借以判断喉神经肌肉系统功能状态，为临床诊断提供科学依据。自从 Gavani 发明了静电计之后，1825 年，Nobili 用电流计证实肌电电流的存在，1843 年 DuBois－ReyMond 用此方法记录出蛙肌电图；Bemstein（1874），Hermann（1877）开始提出了肌肉电活动原理方面的报告，并定名为动作电位（action potential）一词；Braun（1897）制成了阴极射线示波器，随着研究方法的改进，电生理研究取得了迅速的发展。1962 年，Hiroto 发明电极经喉外插入记录喉肌电图获得成功。在国外，直到 1944 年 Weddel 首先开始将肌电图应用于喉部。在国内，牟连才等（1982）、田振明等（1982）及杨式麟等（1984）相继将肌电图检查应用于动物试验及人体的喉内肌肌电检查。目前，此项检查已广泛应用于喉肌电生理研究以及临床工作。

一、仪器与电极

肌电描记仪包括电极系统、放大器、示波器、扬声器等电子系统及计算机系统装置组成。目前电极主要有两种类型：针状电极和钩状电极。与针状电极比较，钩状电极体积小，对患者刺激小，能固定于喉内肌内，可随意发声。而针状电极对患者刺激较大，发声时随着喉内肌的收缩使其位置不易固定，影响检查。

二、检查方法

1. 检查时准备工作　做好解释工作，咽部较敏感、分泌物较多者，于检查前半小时皮下或肌肉注射阿托品 0.5mg，有上感、发热、咳嗽等症者应暂缓检查。

2. 体位及麻醉　患者仰卧于诊断床上，肩下垫一扁枕，常规颈部消毒，戴无菌手套，在环甲间隙处注入 2% 利多卡因 0.5ml，再从注入利多卡因处向声门下分 3 次滴入 1% 丁卡因 1.5～2.0ml，每次间隔 1 分钟，3 分钟后即可行甲杓肌及环杓后肌的检查。个别患者喉反射较重致频繁咳嗽时，可酌情向声门下再滴入 1% 丁卡因 0.5～1ml。

3. 检查喉内肌肌电活动时，电极放置比较困难，电极在喉内各肌的插入方法主要有三种：

（1）直接径路：是通过咽部手术或喉裂开手术直观下直接进针，但这种方式进针非常不便，此法现已不用。

（2）经皮径路：经颈部皮肤途径到达喉内肌的有环甲肌、甲杓肌及环杓侧肌。

1）环甲肌检查法：进针位置在颈部中线稍外侧 3mm 处，环状软骨上方将针电极垂直刺入环状软骨弓之软骨膜表面，然后将电极向后、向上、向外的方向进针约 5mm，即达环甲肌。一旦证实电极插入正确位置，即请受检者提高发音的音调，因为音调快速的升高能使环甲肌的活动加强。

2）甲杓肌检查法：嘱受检者处于侧卧位并持续、稳定的发音。进针位置在环甲间隙中点，刺破环甲膜并向后、上进针。通过喉镜可监测电极的位置，证实电极在甲杓肌内之后，请受检者持续发低调音。在进行吞咽活动时，甲杓肌亦可有明显的活动。

3）环杓侧肌检查法：进针点几乎和环甲肌相同，针尖向外并略向上，穿过环甲膜向前朝甲状软骨下角方向，直至刺入环杓侧肌。通过受检者屏住呼吸可证实电极是否在正确的位置，方法与吞咽活动一样，可导致环杓侧肌的运动，并可与环甲肌相鉴别（图 3-31），另外，环杓侧肌检查法还有结节前法即从下甲状结节的前下方，向后上内刺入，经过皮肤、颈前肌、再经环甲韧带，针尖距皮肤 2.5～3cm 即达该肌；结节后法即当针刺到环甲肌斜部后，再向深部进针，针尖距皮肤 2.5～3cm 后即达该肌。

4）环杓后肌结节前法：刺入侧肌后再向深刺 5mm 即达环杓后肌；结节后法：刺入侧肌将针拔出少许，使针尖的方向稍向外转，再向深刺即达该肌，针尖距皮肤 3～3.5cm。

5）杓横肌：在正中线进针，经环甲韧带通过喉腔，针与颈部皮肤呈 60° 角向后上方进针，达到左右杓状软骨之间，穿过喉头后壁黏膜到达杓横肌。

图 3－31　经颈检测环甲肌、甲杓肌、环杓侧肌

（3）通过口腔进针：这种方法是在间接喉镜或直接喉镜指引下通过口腔将针电极插入喉内肌。经口内途径可检测环杓后肌和杓间肌。在间接喉镜下，电极的针尖穿破靶肌肉的肌膜进入肌腹内。环杓后肌的进针点在附着于环状软骨板的肌腹内。可通过受检者重复发短元音和在发音中间夹带深而快的吸气而证实，因为环杓后肌在吸气及间歇性发音过程中运动明显。杓间肌的进针点位于两个杓状软骨突之间。可通过受检者发短音而证实（图 3－32）。一般情况下，杓间肌的活动与环杓后肌的活动是互补的。此方法操作较困难，患者不宜合作，电极易移位，而且电极留置口内常影响发声，现已应用较少。

图 3－32　经口检测环杓后肌和杓间肌（杓横肌）

三、注意事项

（1）对有恐惧心理者，检查前应做好解释工作，消除恐惧不安的心理状态。

（2）检查完毕后拔出电极针，用棉球压迫电极刺入部位片刻，检查有无渗血或血肿，因电极针可能刺破小血管而引起小血肿。

（3）对有喉痉挛病史及双侧声带麻痹伴有呼吸困难者应慎用，因应用此检查法较易激发喉痉挛。

（4）患者肥胖、颈部短粗者，甲状腺手术后环甲间隙标志不清、按正常角度进针较困难者，应注意适当调整进针角度。

（5）有时老年人环状软骨板骨化电极针不能通过比例约占0.2%。

四、正常喉肌电图

一般情况下，完全松弛的正常肌肉没有肌电图显示；当电极插入到肌内，肌纤维无动作电位出现，荧光屏上呈一直线，称电静息（electrical silence），但喉内肌很难在正常情况下出现静息电位。而当肌肉收缩时，神经－肌肉接头活动以动作电位形式可被记录到。在深吸气时，喉外展肌（PCA）的收缩力加强；而在发声、咳嗽或吞咽时，喉内收肌的收缩力提高。正常人的喉部随意活动时，其喉内收肌、外展肌活动是互补的。在正常人发声、吞咽时甲杓肌活动的肌电图，可以看出吞咽活动强于发声，因为前者要求喉肌收缩更强。

五、临床应用

1. 用于声带运动障碍的诊断及预后判断　喉肌电图在区别喉肌麻痹与环甲关节固定时可起重要鉴别作用，同时在评估麻痹程度和治疗效果方面也颇有帮助。

临床应用时，肌电图电极用同心两极针的电极经颈部皮肤插入是很方便的。在进行喉功能检查时，受二支神经支配的喉组织区域（如甲杓肌受喉返神经支配，而环甲肌受喉上神经支配）的检查也是双向的（图3－33）。显示喉不完全性麻痹患者的肌电图，尽管在喉镜下见其声带不运动，但其随意活动仍被部分保留（图3－34）。显示1例完全性喉肌麻痹患者的肌电图，图中可以看出完全没有随意活动显示，但仍有很少量的非随意动作电位出现。这种放电是以肌纤维颤动的动作电位形式而显示的，说明其预后是相当差的。

图3－33　喉不完全性麻痹时肌电图

图3－34　喉完全性麻痹时肌电图

临床上往往可以见到，在喉麻痹几个月到几年的病程中，有随意活动的肌电图的记录，但却没有任何声带运动恢复的征象。这是由于神经纤维再生混乱引起的。用喉肌电图评估喉功能的不足之处在于使用技术上的难度，特别在某些喉肌麻痹患者，不易证实电极是否插入到正确的位置。另外对一些长期喉麻痹的患者，喉肌电图难以估计其预后情况，而且测试的结果和患者的功能效果也并非线性关系，所以在对获取的资料进行质量评估时往往是困难的。

2. 作为功能性发声障碍的辅助诊断　癔症性失声时，喉肌电图正常，咳嗽及吞咽时有放电现象。痉挛性失声时在发声及深呼吸时，甲杓肌出现不规则的肌电活动，喉肌电图作为一种客观检测手段，在痉挛性发声障碍治疗中的应用也越来越为专业人员所重视。肌电图的半定量单个运动单位电位（motor unit potential，MUP）分析及定性（干扰相）评估可作为痉挛性发声障碍重要诊断及鉴别诊断依据。

3. 其他神经疾患的诊断　如运动神经无疾患时，检查声带运动无明显障碍时，可有肌电图的异常表现。

4. 判断喉运动神经损伤部位　喉运动损伤包括中枢性（核性）及周围性损伤，后者又分单纯喉返神经损伤、单纯喉上神经损伤及喉返神经和喉上神经连合损伤（迷走神经损伤）。如为核性损伤则可出现波宽和波幅显著增加的巨电位；单纯喉返神经损伤，环甲肌肌电图多正常，其他喉内肌可出现失神经肌电反应。单纯喉上神经损伤则与上述改变相反；喉返神经和喉上神经连合损伤则环甲肌及其他喉内肌均可出现失神经肌电反应。

5. 指导治疗及疗效评价　如声带麻痹后仅表现为纤颤电位和正尖波，数周后无明显改变，无再生电位或运动单位电位出现，则表明神经无再生可能，自然恢复可能性很小，须考虑手术治疗。如有再生电位或正常运动单位电位出现，则提示神经开始再生，有可能自然恢复，可先行保守治疗。在进行各种神经吻合术或神经肌蒂移植后，如能观察到再生电位或正常运动单位电位出现，则表明手术有一定疗效，神经功能在逐步恢复，反之，则表明神经未再生，手术效果不佳。

（李　广）

第四章

耳鼻喉内镜检查

第一节 耳镜检查法

一、窥耳器（ear speculum）检查法

窥耳器形如漏斗，由金属或硬塑料制成，口径大小不一。检查室内一般需配备口径不同的窥耳器一套（约4~5只），检查时，可根据受检耳外耳道的宽窄，选用口径适当者。

当外耳道弯曲度较大，较窄，或耳毛过多，而在徒手检查法不能窥清外耳道及鼓膜时，窥耳器可压倒耳毛，并使外耳道变直，因而有助于观察外耳道深部和鼓膜。但对外耳道炎，特别是患外耳道疖的患者，窥耳器的插入可引起剧烈疼痛，不宜采用。

1. 双手检查法　检查者左手先按徒手检查法牵拉耳郭，使外耳道变直，然后，右手执窥耳器，顺外耳道长轴之方向，将其轻轻置入外耳道内，至窥耳器前端抵达软骨部即可，不得超过软骨与骨部交界处（图4-1）。这样，窥耳器既可在耳道内稍稍向各个方向移动，便于观察鼓膜全貌和外耳道深部各壁；而且还可避免因窥耳器插入过深，压迫骨段而引起疼痛和反射性咳嗽。

图4-1　双手耳镜检查法

2. 单手检查法　检查左耳时，检查者左手拇指及食指持窥耳器，先以中指从耳甲艇处将耳郭向后、上方推移，随后即将窥耳器置于外耳道内［图4-2（1）］。检查右耳时，仍

以左手拇指及食指持窥耳器，但以中指和无名指牵拉耳郭，使其向后向上，外耳道变直后，随即将窥耳器置入［图4－2（2）］。单手检查法可空出右手，便于操作，但要求检查者有娴熟的技巧。

图4－2　单手耳镜检查法

（1）左耳；（2）右耳

二、电耳镜检查法（electro－otoscopy）

电耳镜是自带光源和放大镜的耳镜，借此可仔细地观察鼓膜，发现肉眼不能察觉的、较细微的病变。有些电耳镜所带放大镜的焦距尚可在一定的限度内随意加以调节，以便视力不同的检查者调节使用。由于电耳镜便于携带，无需其他光源，尤其适用于卧床患者及婴幼儿。但是，用电耳镜检查前，一般仍须作徒手检查法，清除外耳道内的耵聍，拭净分泌物，否则，电耳镜检查时，将不能看清鼓膜。

三、鼓气耳镜检查法（Siegle otoscopy）

鼓气耳镜是在耳镜的一侧开一小孔，经-装有一放大镜，借此又可将镜底密封（图4－3）。有些鼓气耳镜可自带光源（电池），与电耳镜相似；不自带光源者，则利用额镜反射光线进行检查。检查时，将大小适当的鼓气耳镜置于外耳道内，务使耳镜与外耳道皮肤贴紧，如耳镜较小，又无适当口径可替换时，可用胶布将耳镜缠绕数圈，使其与外耳道完全弥合。然后，通过反复挤压、放松橡皮球，使外耳道内交替产生正、负压，同时观察鼓膜的活动。正常情况下，当挤压橡皮球时，外耳道内产生正压，鼓膜向内凹

图4－3　鼓气耳镜检查法

陷，放松橡皮球时，外耳道内为负压，鼓膜向外稍膨出。鼓室积液或鼓膜穿孔时，鼓膜活动度降低或消失；咽鼓管异常开放时，鼓膜活动异常增强。鼓气耳镜检查还可发现细小的、一般耳镜下不能发现的穿孔；通过鼓气耳镜的负压吸引作用，还可使潜藏于鼓室内的脓液从极小的穿孔中向外流出。此外，应用鼓气耳镜还可进行瘘管试验，Hennebert试验及鼓膜按

摩等。

四、耳内镜检查法

耳内镜（otoendoscope）为耳科用硬管内镜。由冷光源提供150W或300W照明。镜身长6cm或11cm。分0°、30°、45°和70°等各种角度。直径为1.9mm、2.7mm或4.0mm，直径1.9mm者可通过鼓膜穿孔（或鼓膜切口），观察鼓室内各种结构，2.7mm或4.0mm者则可用于中耳乳突手术中。镜身可配备电视监视系统和照相设备。通过各种角度的耳内镜，可以观察到耳镜或显微镜不能到达的深部隐窝和细微病变。当外耳道狭窄或因其他原因而阻挡视线时，用2.7mm或4.0mm直径的耳镜可以越过狭窄区观察到耳道深部和鼓膜全貌。当鼓膜上存在内陷袋时，通过耳内镜可观察内陷袋内的病变，有无角化物质或胆脂瘤碎屑等。在中耳乳突手术，外淋巴瘘探查术，闭合式乳突术后的second－look术，以及咽鼓管探查术等手术中，耳内镜亦可发挥独特的辅助作用，为中耳和颞骨的微创外科提供了重要的条件。此外，耳内镜还可用于桥小脑角手术中。其缺点为单眼视（无立体感），单手操作（镜身无支架），术野出血时止血困难，以及放大倍数不能调控等，对这些缺点目前正在着手改进中。

耳显微镜和附设于耳鼻咽喉科多功能检查台的单目或双目显微镜，均能更加精细地观察鼓膜的各种细微变化。

可屈性纤维耳内镜直径为3.2mm和2.7mm，它和纤维喉镜、纤维支气管镜一样，具有柔软、可适当弯曲、照明好等优点，可观察一般电耳镜不能窥清的外耳道深部、鼓膜及鼓室的病变。耳显微镜和软管耳内镜均附有照相机及摄像机接口，可以拍照或录像存档。

近年来尚有耳蜗微内镜问世，凭借此可洞察耳蜗内的微小病变。

五、鼓膜的病理改变

1. 充血　急性炎症时，鼓膜弥漫性充血，肿胀，早期以松弛部最为明显，以后发展至全鼓膜，此时，鼓膜的各个标志可消失。检查时，如对鼓膜进行过多的刺激，或婴幼儿哭闹、用力挣扎时，鼓膜亦可发红，宜注意识别。

2. 色泽的其他改变　鼓室内有积液时，鼓膜为淡黄、橙黄、或琥珀色，少数呈灰蓝色或灰白色。蓝鼓膜提示鼓室内可能有出血或瘀血等改变。

3. 混浊、增厚　鼓膜混浊时，其透明度减低，呈云雾状。鼓膜增厚时，透明度消失，如磨砂玻璃，紧张部呈灰白色。

4. 钙质沉着　为鼓室硬化的表现。鼓膜上有斑片状白斑，其界线分明，年久可变黄色，又称"骨化"鼓膜。

5. 萎缩性瘢痕　鼓膜仅剩外侧之表皮层和内侧之黏膜层，中间之纤维层消失。这种萎缩性瘢痕大多发生于鼓膜紧张部的某一局部，可大可小。见于鼓室硬化或愈合的穿孔。

6. 鼓膜内陷　表现为光锥变形，分段，缩短，移位或消失，锤骨短突和前、后皱襞特别突出。鼓膜内陷严重者，鼓膜向内移位，几与鼓岬相贴。评估鼓膜轻度内陷的临床意义时，宜结合鼓室导抗图综合分析。

7. 外凸　前后皱襞变得不明显，锤骨短突无显著隆起，光锥可消失，紧张部有膨隆外貌。此时鼓膜的振动度受限或消失。在急性化脓性中耳炎和鼓室积液甚多的分泌性中耳炎，鼓膜可向外膨出。

8. 鼓膜穿孔　鼓膜穿孔可由外伤引起，或因各种化脓性中耳炎所致。

（1）外伤性穿孔：急性期之穿孔多呈裂隙状、三角形或不规则形，数日后则可逐渐变为圆形或椭圆形，个别严重的外伤性穿孔，鼓膜紧张部可完全撕裂。

（2）化脓性中耳炎的鼓膜穿孔：急性化脓性中耳炎时，鼓膜穿孔一般较小，最小者仅有针尖大，大多伴有液体搏动，如星星样闪烁反光。慢性化脓性中耳炎时，穿孔可在松弛部或紧张部。松弛部及紧张部后上边缘性穿孔常为中耳胆脂瘤。紧张部中央性穿孔可为肾形、圆形或椭圆形，多见于单纯型化脓性中耳炎，穿孔在前下象限，病灶常在咽鼓管；紧张部大穿孔，鼓室内有肉芽或息肉者，提示中耳炎可能伴有骨质破坏或伴胆脂瘤的中耳。结核性中耳炎早期，鼓膜可出现多发性穿孔。化脓性中耳炎愈合过程中，如有部分残余鼓膜边缘与鼓室内壁发生粘连，有时可形成多发性穿孔，宜注意鉴别。

9. 内陷袋形成　鼓膜的某一局部向鼓室内极度陷入，形成一囊袋状，称为内陷袋。内陷袋多位于鼓膜松弛部，或锤骨短突与前皱襞交界处之上方，或紧张部之后上方，为鼓室膨胀不全或胆脂瘤的早期征象。袋状内陷或鼓膜穿孔的鉴别方法是：以一钝头细探针轻轻探查，如为穿孔，探针可探入较深，有落空感；袋状内陷者，探针探入后即有受阻感。耳内镜检查可鉴别之。

10. 其他　鼓室内有小肿瘤而鼓膜完整时，鼓膜出现局限性隆起，透过该处鼓膜，可见肿物影，颈静脉球体瘤时，肿物可出现搏动。

六、注意事项

（1）检查外耳道和鼓膜时，首先应注意外耳道内有无耵聍、异物，外耳道皮肤是否红肿，有无疖肿、新生物、瘘口、狭窄，骨段后上壁有无塌陷等。如耵聍遮挡视线，须加以清除。外耳道有脓液时，应注意观察其性状和气味，并用3%过氧化氢溶液或生理盐水将脓液彻底洗净，用吸引器吸尽或拭干，以便细察鼓膜。

（2）无论采用上述何种方法，从一个方向均只能窥及外耳道或鼓膜的一个部分。欲窥察其全貌，必须按需要稍稍变换受检者的头位，或将耳镜的方向朝上、下、左、右轻轻移动，方能看清鼓膜的各个部分。

（3）在鼓膜各标志中，以光锥最易辨认，初学者欲观察鼓膜，可先找到光锥，然后相继察看锤骨柄、脐部、短突及前、后皱襞，区分鼓膜的松弛部和紧张部。

（李　广）

第二节　鼻腔及鼻窦内镜检查法

鼻腔和鼻窦内的许多疾病借助前、后鼻镜有时难以详查，某些鼻部手术按常规方法亦难获得满意效果或者易给患者带来较大创伤与痛苦。受到内镜在其他方面检查和治疗获得成功的启示，1901 年 Hischmann 成功地试用膀胱镜进行了中鼻道检查和手术，此举开创了鼻内镜应用的先河，但只因当时器械不完善而未能推广。20 世纪 70 年代奥地利学者 Messerklinger 根据 Hopkins 理论制成了体积小，光度强、视野开阔的柱状镜望远型鼻内镜，鼻内镜的临床应用才被广泛开展起来，并得到迅速发展。

一、适应证

1. 鼻腔内镜检查适应证　有鼻部症状或怀疑周围器官病变与鼻有关者，经常规前、后鼻镜检查无满意发现时，均可行鼻腔内镜检查。

（1）有鼻塞、流涕、头痛症状，疑为鼻炎，鼻窦炎或鼻中隔偏曲，但不能明确阻塞之部位或分泌物来源时。

（2）原因不明、部位不详的鼻出血，除了解出血部位和原因外，还可在镜下进行简单的止血操作。

（3）脑脊液鼻漏。

（4）不明原因的嗅觉障碍，可观察嗅区有无损伤、破坏或颅底有无骨折。

（5）鼻腔或鼻咽部的新生物，包括颈部有转移性包块和传导性耳聋怀疑有鼻咽部病灶者，可在镜检下探明原发部位、浸润范围并行活检。

（6）鼻腔异物，可在镜下探取。

（7）配合鼻腔、鼻窦手术及观察手术前后的改变，也可配合眼科的泪囊鼻腔吻合手术等。

（8）任何其他检查如 X 线、CT 等发现鼻腔有异常者。

（9）进行鼻腔生理功能的研究，如观察鼻黏液毯的活动等。

2. 上颌窦内镜检查适应证

（1）有鼻塞、头痛、流脓涕等症状，已行或未行 X 线检查，拟诊为上颌窦炎，可在镜下检查窦口有无阻塞并指导冲洗治疗。

（2）虽无临床症状，但 X 线发现上颌窦内有异常阴影或骨壁破坏。

（3）牙源性上颌窦炎了解窦内有无异生牙及瘘道。

（4）鼻出血在鼻腔内未找到出血部位。

（5）上颌窦异物。

（6）上颌窦肿瘤取活检。

（7）相邻部位的肿瘤，了解上颌窦有无受侵犯。

（8）上颌窦骨壁骨折及眶底骨折，探明骨折部位。

（9）鼻窦手术后了解窦口或造口是否通畅，有无粘连。

3. 蝶窦内镜检查适应证

（1）蝶窦阻塞性病变，如化脓性蝶窦炎、蝶窦囊肿，既可在内镜下明确诊断，又可进行引流和手术。

（2）X 线拍片或 CT 检查发现蝶窦有占位性病变者，可了解病灶的部位并行活检。

（3）脑脊液鼻漏在其他部位未找到瘘孔者。

（4）眶尖综合征怀疑为蝶窦病变者。

4. 额窦内镜检查适应证

（1）探查和治疗化脓性额窦炎、额窦囊肿。

（2）额窦肿瘤，了解原发部位、浸润范围并行活检。

（3）额窦骨壁骨折。

（4）脑脊液鼻漏怀疑与额窦病变有关者。

（5）配合额窦手术，术中便于检查死角。

二、检查方法

1. 鼻腔内镜检查　患者取平卧、坐位或半坐卧位皆可，检查前用1%丁卡因棉片麻醉鼻腔黏膜，棉片上可加少许血管收缩剂如1%麻黄碱或1‰肾上腺素，重点检查部位如中鼻道、嗅裂、蝶筛隐窝等处麻醉尤要充分，少数过于紧张的患者检查前可用镇静剂。

检查者站在患者头部右侧，检查时，检查者将左手放在患者鼻翼处固定内镜，右手食指与拇指如执笔状持镜送入鼻腔依序检查各部。

根据各自习惯，检查者可选择中鼻道或下鼻道径路进行检查，也可直接先检查可疑病变部位。由于单一视角的内镜难以完成全面检查，检查中可交替使用不同视角的内镜反复检查。

选择中鼻道进镜时，先找到中鼻甲前端，正常中鼻甲前端略呈球形，黏膜稍厚，色红润，表面光滑，有明显的颈，颈之后是中鼻道。中鼻甲向内凸有如边缘稍厚之薄片状。有时见到隆起的鼻甲泡及其开口。中鼻道入口处外侧壁有一隆起为钩突，发育较好的钩突有时易误认为中鼻甲，大的筛泡有时也会误认为钩突。钩突与筛泡间有一条深沟，即下半月裂，裂之后下部渐深并凹入侧壁中，是为筛漏斗，较浅的漏斗常可直接看到上颌窦开口。钩突在此处变厚即钩突尾。半月裂在筛泡前上方扩大为三角形，即鼻额裂，有时可见到顶部之额窦开口及周围小筛窦开口。筛泡之上沿鼻额裂向后，即筛泡与中鼻甲根部形成的穹隆称为上半月裂，裂内有1～4个筛窦开口，或窦口合并为深沟状，沟内再分别开口。上半月裂与鼻额裂间，有一凹窝称侧窦。筛泡与筛漏斗之后，为比较平坦的后囟，上颌窦内病变可在此表现为充血、肥厚和息肉等。后囟和钩突下的下囟均可能有上颌窦副口。

中鼻甲后端较厚，有时稍呈球形肥大。嗅裂外侧有上鼻甲，上鼻甲有时仅为小隆起状，而上鼻道比较宽敞，可见1～3个后组筛窦的开口。上鼻甲之上有时见到最上鼻甲及鼻道，均发育很差，最上鼻道和鼻中隔之间为蝶筛隐窝，窝的下方贴近鼻中隔处可见到蝶窦开口。越过中、下鼻甲后端后即进入鼻咽部，以咽鼓管圆枕为标志，其下方是咽鼓管咽口，嘱患者做吞咽动作时可看到咽鼓管咽口的开放并可判断其通畅程度。咽鼓管圆枕之后为咽隐窝，呈深沟状凹陷，鼻咽癌即好发于此区。两侧咽隐窝之间为鼻咽顶及后壁，在鼻咽顶后壁中央常有一凹窝，称为咽囊，腺样体位于其上。稍微退出内镜可见到鼻中隔后端及下鼻甲后端。退镜时可经下鼻道同时检查上颌窦副口和鼻泪管开口。检查毕，退出鼻腔，并按同法检查对侧。

经下鼻道进镜可依序检查下鼻甲前端、下鼻甲全表面、下鼻道、鼻泪管开口、上颌窦副口及鼻中隔。到达鼻咽部后，再经蝶筛隐窝、中鼻道退出。

常见鼻腔疾病的镜下表现有：

（1）炎症：鼻腔的急性炎症表现为黏膜充血、肿胀、鼻甲水肿，有时有黏液性或黏液脓性分泌物；慢性炎症时，鼻腔黏膜暗红、增厚；若下鼻甲黏膜苍白、肥厚呈桑葚状或结节状则是肥厚性鼻炎的表现。上颌窦急性炎症时从鼻腔可在其自然开口处见到稀薄脓液，呈搏动性外溢，窦口周围黏膜急性充血水肿；慢性炎症时，可见一条脓柱或脓血柱从窦口直通后鼻孔；慢性蝶窦炎有时也可见到这样的脓柱。

变应性鼻炎发作期表现为鼻腔黏膜苍白水肿，也有充血而暗红者，以下鼻甲为甚，有时伴有息肉或中、下鼻甲呈息肉样变。

萎缩性鼻炎表现为鼻腔宽大，黏膜干燥，鼻甲缩小，下鼻甲尤甚，有时鼻腔有灰绿色脓痂充塞，清除后可见黏膜干燥萎缩，甚至糜烂而易出血。

（2）息肉：鼻腔息肉多发生于中鼻道附近的区域，以钩突、筛泡和中鼻甲最为常见，早期可表现为黏膜炎症呈水肿、苍白改变，例如中鼻甲息肉样变；久之则形成单个或多个垂出之息肉，有蒂或为广基。息肉较多而引起鼻塞时，常不易确定其根部何在，若压迫或堵塞鼻窦开口影响鼻窦通气和引流，易造成鼻窦炎，可见到脓性分泌物。来自上颌窦的息肉循息肉蒂可找到上颌窦开口或副口，息肉有时向后垂脱可到达后鼻孔，有时息肉蒂粗大被嵌顿于窦口，出现瘀血、坏死，可反复引起鼻腔出血。临床有时见到的出血坏死性息肉即因于此。

（3）鼻出血：鼻出血的部位以鼻中隔前下区最为多见，用常规前鼻镜检查即能查明。其次，下鼻道外侧壁后方近鼻咽处的吴氏 - 鼻咽静脉丛（Woodmff naso - nasopharyngeal venous plexus）也是易出血的部位，尤其多见于老年人，前鼻镜不易看清，通过内镜即可看到此处血管扩张成团甚至出血。有些出血来自于鼻窦或其他隐蔽的地方，特别是反复不明原因的少量出血，更需借助鼻内镜寻找其出血来源，如上颌窦的出血有时可在其开口处见到坏死的息肉或见到血丝从窦口引出。若是小的肿瘤出血，亦可早期发现之。但如遇较多活动性出血时，须先采取止血措施，待出血停止后再予检查。鼻腔浅表出血还可在内镜下用激光、灼烧、冷冻或电凝止血。

（4）肿瘤：常见的有毛细血管瘤、海绵状血管瘤、纤维瘤或纤维血管瘤、内翻性乳头状瘤，恶性肿瘤较少，多来自于鼻窦。毛细血管瘤多见于鼻中隔，瘤体小，质软有弹性，易出血。海绵状血管瘤多见于下鼻甲，瘤体较大、基广，质软可压缩，多无包膜，易出血难止住。鼻咽部纤维血管瘤常见到红色或苍白坚韧之新生物堵塞鼻腔后部，表面有时见有假膜，有时极易出血，特别是发生于鼻咽部者，活检应小心。内翻性乳头状瘤多见于中鼻道和鼻中隔，易与鼻息肉相混，极易恶变，有人将其归于恶性肿瘤，宜常规活检确诊之。鼻腔原发恶性肿瘤多见于鼻腔外侧壁，少数发生在鼻中隔、鼻前庭及鼻腔底，肿瘤外观常呈菜花状，易出血，伴有溃烂或坏死。

（5）脑脊液鼻漏：脑脊液鼻漏多系鼻部、头部外伤或手术引起，可在鼻内流出血水样或棕黄色液体。内镜检查之目的主要在于寻找瘘孔，查明原因和为手术提供依据，常在嗅裂顶部之筛板处见到瘘孔，周围黏膜苍白、水肿，孔内有清亮液体外流，并有搏动感。若见到来自嗅裂处的水囊样物，应疑为脑膜膨出。

（6）鼻咽部病变：鼻咽癌好发于咽隐窝和鼻咽顶部，可表现为黏膜粗糙、溃烂，咽隐窝变浅，局部隆起或菜花样肿块。分泌性中耳炎有时可见到咽鼓管咽口受压或肿胀，吞咽开放不畅。咽囊炎者可见到咽囊窝内有脓性分泌物，周围黏膜充血、肥厚，若该处呈半球状隆起，应考虑咽囊囊肿。鼻咽部偶可见到脊索瘤和畸胎瘤。

2. 上颌窦内镜检查　有经下鼻道径路和上颌窦前壁径路两法。

（1）下鼻道径路：即上颌窦穿刺径路，此法的优点是临床医生比较熟悉上颌窦穿刺的部位和方法，应用起来比较习惯；穿刺后可在下鼻道和上颌窦之间形成一个较大直径的通道，利于窦内引流和术后冲洗；缺点是下鼻甲容易妨碍操作，各种上颌窦穿刺的并发症亦可在本法中出现。患者取卧位进行检查，但穿刺时取坐位较易，故可先坐位穿刺再卧位检查。检查前充分收缩和麻醉下鼻甲及下鼻道黏膜，用套管穿刺针在下鼻道前端向内约 1.0cm 处将针尖对准同侧外眦部用力穿透骨壁，进入窦腔后再进针约 5mm 即可拔出针芯，用导尿管将窦内分泌物抽吸干净或用双腔导管将窦腔冲洗干净后，导入内镜进行检查。有时因穿刺针较粗或下鼻道较窄，需将下鼻甲向内上方挤压或骨折、拓宽下鼻道后才能穿刺成功。

（2）尖牙窝径路：患者取卧位，鼻面部进行常规消毒，用 1% 的普鲁卡因（加少许 1‰ 肾上腺素）浸润麻醉同侧眶下神经、唇齿部黏膜及尖牙窝骨膜下。早期的检查方法同上颌窦根治的径路，需先切开尖牙窝黏骨膜，暴露骨壁后，用电钻钻孔再放入套管针。现已普遍改为直接穿刺法，即左手拇指推开上唇并压在眶下孔处，右手握穿刺针在尖牙根后上、眶下孔下方刺破黏骨膜到达骨壁后使针与骨壁垂直，旋转针尖，钻透骨壁进入窦腔，然后拔出针芯，清洗窦腔进行检查。此法的优点是进针部位的解剖结构简单，在直视下操作，视野开阔，且套管针有一定的活动范围，可以转动检查窦内不同部位，尤其是上颌窦的前后径大，进针不易损伤到其他部位从而避免了下鼻道穿刺可能产生的某些并发症，配合上颌窦手术时，可取此径路。

检查上颌窦时，可用 70°、0°、120° 视角或广角的内镜。利用进退及转动镜面的手法，用 70° 镜基本可看清窦内各壁和其自然开口，若需观察穿刺孔周围区域，可改用 120° 镜检查。

正常上颌窦黏膜为淡红色或稍苍白，薄而透明，有许多毛细血管走行，其内侧壁上方有自然开口，有时还可见一副口。

急性上颌窦炎时黏膜水肿，血管扩张并且走行不清，有黏液或脓性分泌物堆积。慢性上颌窦炎时黏膜肥厚，肿胀，表面凹凸不平，呈息肉样变或伴有小脓囊肿，窦内可有积脓，自然开口常被肿胀的黏膜或脓性分泌物堵塞。

上颌窦息肉多发生于窦口，一般息肉基底较宽，位于窦口之后缘，有些息肉的蒂脱出窦口，息肉到达鼻腔甚至后鼻孔形成后鼻孔息肉。如息肉蒂嵌顿、扭转于窦口，易发生缺血坏死而形成出血坏死性息肉。上颌窦外上角和窦底也是息肉好发之部位。

上颌窦囊肿常位于上颌窦的下壁，如无继发感染，囊壁大多较薄，表面光滑，边界也很清楚，内含黄色透明或棕褐色液体，镜检时囊壁易被穿破而使内容物外流。

上颌窦真菌病者，窦腔可见到肉芽坏死样组织和干酪样物，肉芽表面有时可见到成簇的毛细状物即真菌团块，有人形容其状为一个正在喷发的火山口，作真菌培养或病检可确诊之。

牙源性上颌窦炎有时可在窦内找到异生牙或瘘道，瘘口常有肉芽组织或息肉，经常可见到臭脓堆积。

有上颌窦骨壁骨折者，可看到骨折线，若窦顶壁下陷、表面平滑且黏膜完整，触之较硬有骨性感，常是陈旧性眶底爆裂。

作过上颌窦根治术的患者，窦内可见到再生的黏膜和瘢痕组织，有时有黏液挂在窦口；若窦口阻塞，可见到黏膜肥厚或复发之息肉甚至脓囊肿。有些患者尽管在下鼻道作过对孔，内镜下仍可看到脓液柱与窦口相连，这表明鼻窦自然开口仍是主要的引流部位。

利用上颌窦内镜对恶性肿瘤进行早期诊断是其一大优势。如在窦内发现有可疑肿瘤时，应仔细观察其部位，表面是否光滑，有无出血，边界是否清楚，骨壁有无破坏并及时抓取活检，明确诊断。对上颌窦周围的肿瘤，内镜也可察知上颌窦有无受累。

3. 蝶窦内镜检查 蝶窦是所有鼻窦中位置最深、最隐蔽者，临床常规检查难以涉及，CT 和 MRI 为发现蝶窦某些疾病提供了条件，而内镜的开展，使对此区直接进行检查成为可能。

检查方法：患者仰卧，面部消毒，充分收缩和麻醉中鼻甲、中鼻道、蝶筛隐窝及嗅沟等处黏膜。用 30°或 70°内镜从前鼻孔进到鼻腔后上方找到中鼻甲后端，以此为标志，在鼻中隔与上鼻甲下缘之间寻找蝶筛隐窝，蝶窦口即位于蝶筛隐窝顶部附近。如视野太窄，可先推开或折断中鼻甲后端。蝶窦口大小不一，多呈圆形或椭圆形，找到窦口后可先对窦口及其周围进行观察，如窦口有无水肿、狭窄或阻塞，有无异常分泌物及有无新生物突出。若要了解窦内情况，可用穿刺套管针在蝶窦开口内下方穿刺进入窦腔，吸净分泌物后仔细检查。

正常蝶窦呈多格状态，黏膜较薄，色泽浅淡，如果红润到可见程度，往往已有炎症。鞍底骨壁甚薄，蝶鞍肿瘤极易破坏窦顶骨壁而垂入窦中。窦内息肉并不多见，常见于窦口周围。窦内两侧壁，特别是侧壁的上半部有重要血管神经走行，切勿损伤。

4. 额窦内镜检查 额窦位置表浅，常规 X 线拍片或 CT 检查多能察知其中病变。如果行内镜检查，大部分患者需切开皮肤、钻穿骨壁才能进入，易在面部遗留瘢痕，故临床应用不多。检查前应先作 X 线拍片或 CT 扫描以了解额窦的大小、前后径距离及窦中隔的位置。检查途径有二：

（1）鼻外眉弓径路：检查前先剃眉备皮，患者仰卧，常规消毒铺巾，眉弓内 1/3 及眶上神经处作局部浸润麻醉，于眉弓内侧稍上处做一个 1.0～2.0cm 的横形切口，切透骨膜并稍加分离后，用 6mm 直径的环钻钻穿额窦前下壁，插入穿刺套管针，再导入内镜；或不用穿刺套管针直接使用 4mm×70°或 120°内镜进行检查。

（2）鼻内筛窦径路：患者仰卧，常规消毒铺巾，充分收缩，麻醉鼻腔特别是嗅裂和中鼻道黏膜，用 70°内镜在中鼻甲前上方寻找额窦开口。少数情况下需作前组筛房切除才能找到窦口，如遇额窦开口被肿胀黏膜或增生组织掩盖时，可借助探针寻找，找到窦口后，用刮匙开放额窦底部，扩大开口即可插入 70°内镜进行检查。

正常额窦黏膜光滑，只有一个窦口和几个不完整的小骨隔，结构简单，病变亦少，常见有骨瘤、骨折及脑脊液漏。检查时要注意查看额鼻管有无堵塞，并清除小骨隔以免遗留死角，但操作时应注意勿损伤前颅底。额窦手术常规使用内镜协助观察窦内情况，可使视野更开阔、清楚，从而大大提高手术效果。

三、鼻内镜检查的注意事项

（1）做好检查前准备，完成必要的辅助检查如 X 线拍片、CT 扫描（冠状位及水平位），这些都是内镜检查的重要参考资料，可以了解鼻窦的发育情况，有无异常改变，或者发现病变后增加检查的针对性和避免盲目操作，在患者一般情况欠佳时，可迅速完成镜检，缩短时间。

（2）小儿鼻窦发育不成熟，镜检有较大风险，检查要慎重，尤其不宜作蝶窦镜检。成人蝶窦发育不佳者，也不宜镜检。

（3）熟悉鼻腔、鼻窦的正常解剖结构是顺利镜检的基础。鼻内镜的开展使得原先不被重视的解剖现在受到了强调，尤其是中鼻道及其外侧壁的结构，若不熟悉，容易疏漏。以筛漏斗为中心的附近区域，包括筛漏斗、钩突、中鼻甲及其基板、中鼻道、半月裂、前组和中组筛房、额窦开口、上颌窦自然开口和鼻囟门等一系列结构被合称为"窦口鼻道复合体（ostiomeatal complex）"，凸显该区的重要性，亦是鼻腔、鼻窦多种疾病发病的关键所在，初学者最好先在实物标本上先认清这些结构，检查时才不致误认、误伤重要解剖结构和耽误检查时间。

蝶窦周围的解剖亦很复杂且重要，蝶窦外侧壁由下至上最重要的结构有颈内动脉、视神经和海绵窦；蝶窦外侧壁较薄，有时甚至缺失，使得上述重要结构裸露于窦腔之内，这常是发生失明、致死性大出血等严重并发症的最危险的解剖变异，镜下操作要格外小心。穿刺窦口的进针部位要选在蝶窦开口下方靠内侧约 0.5cm 处，针尖不能超过双侧瞳孔的连线水平以上，穿刺时要控制好力量勿使针刺过深，经验不足者最好在内镜下认清窦口，用刮匙刮开窦口前壁，再以咬骨钳咬除窦口内下部分骨壁，扩大窦口后再放入内镜检查；此法危险较小，扩大窦口后且利于引流。但咬除骨壁时要注意不可向外下用力，以免损伤蝶腭动脉的分支而引起大出血。

（4）保持镜面干净和视野清晰，镜检时由于外界温度较鼻腔、鼻窦低，易使镜面生雾，可先在镜面涂防雾硅油或不时在温热的蒸馏水中加温。遇到少量出血或有分泌物时应及时抽吸或冲洗干净；但在冲洗蝶窦时，切勿加血管收缩剂，以免引起暴露在窦内的视神经及血管痉挛而致失明。镜面沾有血污时应用蒸馏水或者 75% 酒精棉球擦净。

（5）操作要轻柔、细心，进镜时遇鼻腔阻塞如鼻中隔严重偏曲或鼻甲过于肥大时，要避免粗暴推进以免损伤、出血和影响镜像。对新生物的活检更要小心，鼻咽部纤维血管瘤活检可致不易控制的严重出血。蝶窦内的新生物应先仔细辨别其特征、性质、原发部位、范围和有无搏动再决定是否取材活检；蝶窦上壁和外壁取活检时易损伤大血管和重要神经结构，导致致命性出血或失明；蝶窦上壁的肿瘤有时可能系蝶鞍的肿瘤破坏了窦顶壁而垂入窦中，活检时可能会误入颅前窝而造成脑脊液鼻漏或损伤视交叉。遇到搏动性的肿块，切勿活检。

四、并发症及其处理

单纯鼻腔内镜检查并发症少见，作鼻窦内镜检查时常需借助手术获取进路，或是同时配合手术进行操作，可产生一些并发症。

1. 出血　出血不一定都是并发症，特别是在作上颌窦穿刺或蝶窦、额窦造孔时损伤黏膜引起出血在所难免；这种出血量不多，用浸有肾上腺素的棉片轻压即可，一般不妨碍操作。但有些出血可能是严重的，如作上颌窦造口时损伤了下鼻甲或鼻中隔后动脉；鼻内筛窦径路检查额窦时损伤了筛前动脉；检查蝶窦时损伤了蝶腭动脉，这些出血常较凶猛，影响视野，有时甚至忙于止血而无法使镜检继续下去。出血量多时，可采取凡士林纱条填塞、压迫的办法止血。对出血性新生物进行活检时也可引起较多出血，此时应迅速完成活检，用凡士林纱条填塞鼻腔或窦腔。严重而致命的出血见于检查蝶窦时损伤了外侧壁和外上壁的颈内动脉和海绵窦，遇此情况往往来不及抢救，已有因此而死亡的病例见诸报道，故预防是关键。

2. 鼻腔粘连和鼻窦进路粘连　鼻腔镜检、操作时可使黏膜发生反应性水肿而粘连；上颌窦和额窦镜检时常需造口，如果清除病灶时不彻底或术后不及时换药，也可造成粘连甚至闭塞，从而妨碍鼻窦引流。故术后要注意清理和分离粘连带。

3. 感染 在行鼻窦穿刺造口时若操作不当可引发周围组织感染，如面部软组织或翼腭窝在上颌窦穿刺时损伤可引起感染；若损伤眼眶结构或颅脑，也可引起眶内和颅内严重感染。故检查后应常规使用抗生素。

4. 脑脊液鼻漏 是鼻窦内镜检查和手术中较常见而重要的并发症。多发生在经前筛顶、额窦底造孔时损伤了颅前底或对蝶窦和额窦内与颅内相连的肿物活检过深或行蝶窦穿刺时误伤了鞍底。如系造孔所伤，可用磨碎的肌肉压住漏口，再用筋膜盖在肌肉外面，并可使用生物胶粘连，窦腔则用浸有抗生素的吸收性明胶海绵填塞，并用碘仿纱条压紧造口处。检查、处理后，患者宜半卧位卧床休息，并使用有效的抗生素和脱水降颅压药物。如系对肿瘤活检过深引起，局部可先用吸收性明胶海绵填压作简单处理，全身用抗生素，待日后摘除肿瘤时一并治疗。

5. 视觉障碍 在行鼻内镜检开放筛房时损伤眶内壁，或是上颌窦穿刺时刺破眶下壁，或是行额窦造孔时损伤眶上壁，都可直接损伤眶内容物和引起眶内出血、感染，进而使眶内压增高，引起视力减退或复视、视野缺损等。这些症状有时在检查结束几天后才表现出来。处理的办法是及时抽出鼻内填塞物，防止感染，必要时行眶减压术。如果在穿刺蝶窦前壁或检查蝶窦时损伤了视神经管隆突，将造成永久性失明。反射性视网膜中动脉痉挛也是镜检中引起视觉障碍的重要原因。特别是在冲洗蝶窦时直接刺激了裸露于窦内的视神经和血管，或是在窦内止血时使用了血管收缩剂。当血管痉挛时，可造成视网膜缺血、缺氧，完全缺氧如超过4min即可致永久性视力损害；不完全缺血缺氧超过60min也可严重损害视力。故在检查中，应将患者的眼睛暴露在消毒巾之外，嘱其及时反映任何视觉异常的变化，随时观察视力，这样将有助于避免和及时处理并发症。一旦发生，应紧急使用扩血管药、糖皮质激素和能量合剂等治疗。如果处理正确、及时，视力还可望恢复，否则将引起患者视力严重下降甚至失明。

（王月辉）

第三节　喉镜检查法

一、间接喉镜检查法

间接喉镜检查法是西班牙著名音乐教师 Carcia 于 1851 年发明的，仍是目前最常用的喉部检查方法。施行间接喉镜检查法（indirect laryngoscopy）时，受检者直坐，上身微向前倾，检查者坐其对面，彼此间距离以额镜反光焦点能集中于悬雍垂（uvula）为准。受检者口张大，舌尽量外伸。用无菌纱布块将舌前1/3包裹，用左手拇指及中指夹持舌部，食指将上唇推开，无名指和小指托于额部轻轻加压，轻轻将舌向外牵拉，注意避免下切牙擦伤舌系带。受检者头部徐徐前屈或后仰，直至额镜的反光焦点清楚照射至悬雍垂时为止。若有活动的义齿，应先取出。用右手持镜柄如握铅笔状，镜面与舌背平行放入口腔（图4-4）。受检者此时应保持安静，呼吸较平时稍加深但勿中断，并发"唉"或"依"音。

图 4 － 4　间接喉镜检查法

　　间接喉镜（indirect laryngoscope）是一个有柄的圆形平面镜，镜面与镜柄相交成 120 度。镜面的直径有各种不同大小，国产者直径有 10mm、12mm、14mm、18mm、22mm、26mm 共 6 种，检查儿童，常用 10 ~ 12mm 的镜面，成人则用 18 ~ 22mm 镜面。放入口腔前，先将镜面加热至镜面上水气消散为止。加热时温度不可过高，以免烧坏镜面。加热后应先自用手背试镜背，须微温不烫方可使用，以免烫伤黏膜。也可将镜子在温水中加温或浸入肥皂液内取出后用纱布擦净，或用酒精擦拭镜面，也可保持镜面清晰，不受水气附着。

　　在放入间接喉镜时，需将镜面向下，迅速而稳妥地与水平面成 45 度贴放在软腭部，而不接触舌、硬腭及腭扁桃体处，以免引起恶心反射而妨碍检查。如受检者不能配合，恶心较剧，可喷少许 1% 丁卡因液于咽部再进行检查。检查时可将喉镜左右转动，以便看到喉全部。用右手持镜者，镜柄偏置于受检者左口角，以免镜柄和右手遮挡镜野。镜背紧贴软腭，将悬雍垂向后轻压。镜面尽量选大号的，不仅观察面积大，且可防检查时喉镜滑到软腭之后，影响观察。

　　因镜面向前下倾斜 45 度，故镜内所见的喉部影像与真实的喉部位置乃前后倒置而左右不变。按镜像绘图，则左右侧与实体相反（图 4 － 5）。

会厌

室带
声带
小角
结节

杓会厌襞

梨状
隐窝

杓状软骨
间切迹

图 4 － 5　上图为间接喉镜检查时镜面所示喉象，下图示喉实体的位置

　　喉镜因受镜面大小的限制，不能同时看到喉的全部，故应将镜面贴在软腭上缓缓转动，逐区检查，以窥全貌。若欲检查喉腔前部，可将镜柄上抬，使镜面向垂直方向转动，即可看到会厌舌面及根部，但会厌喉面及声带前联合有时仍不易看到。此时可嘱受检者头微后仰，同时发"依"音（图4-6），或嘱受检者取坐位，检查者取立位，以便观察。有时因会厌遮盖喉入口，不能观察到声带前联合，须告受检者做深呼吸数次，待会厌竖起，声门裂开大，方能看清。对较敏感者，可于表面麻醉下将双叉形的会厌牵引钩伸于会厌谷内向前下方轻压，间接施力于会厌，使其竖起；或将牵引钩伸于会厌的喉面，轻轻向前牵开会厌，即可看到声带前联合。

图4-6　间接喉镜检查法——检查喉腔后部

　　检查喉的后部，需将镜柄下落，使镜面向水平方向转动，则杓会厌襞、杓状软骨间切迹、梨状隐窝均可窥及（图4-7）。或嘱受检者取立位，检查者取坐位检查。镜像中声带呈白色，位于其上的室带呈红色。因喉镜检查系单眼观察。故镜中所见室带位于声带的两侧，发声时声带紧张，两侧声带向中线靠拢。呼吸时彼此分开。间接喉镜检查常不能看清声门下腔全部，但有时可见上段气管环的前壁。

　　间接喉镜检查常因受检者精神紧张或咽部敏感而发生困难。故检查前须将检查的目的、操作方法，以及受检者合作方法（如体位、呼吸方法、发声方法等）讲清。对于幼儿此种检查方法常不能成功。局部解剖异常，如舌短而厚、舌系带过短、会厌过长、婴儿型较小的会厌等，也可造成检查上的困难，此时可用会厌牵引钩帮助检查。扁桃体过度肥大者须用较小的镜面。悬雍垂过长者可用较大的镜面。

　　间接喉镜检查时应注意养成良好的习惯，喉部各处，后、前、左、右、上、下应依次检查，列为常规，方不致有遗漏。须仔细观察喉咽及喉部有无异常，如充血、肿胀、增生、溃疡以及声带运动有无障碍等；某些病变虽不能在镜像中直接看见，但可通过一些不正常迹象，加以推知。例如：声带运动的障碍，可发生于隐蔽在喉室、声门下腔的肿瘤、环杓关节疾病或声带麻痹。梨状隐窝的唾液潴留，可能是环后肿瘤、食管上段异物或咽肌瘫痪所引起。对于疑有喉结核的患者，检查杓状软骨间切迹有无浅表溃疡或肉芽甚为重要。

图 4 - 7　间接喉镜检查法——检查喉腔前部

二、直接喉镜检查法

直接喉镜（direct laryngoscope）按其用途不同，有各种类型，如薄片形喉镜（片形有直、弯两种，一般用于麻醉科）、普通直接喉镜、侧裂直接喉镜、前联合喉镜、支撑喉镜（selfretaining laryngoscope）及悬吊喉镜（suspension laryngoscope）等。按其大小又有婴儿、儿童和成人喉镜之分。此外，新型者尚可附加特殊设备，如显微镜、激光系统、照相机及摄像系统等，更便于检查、手术治疗及教学。

（一）适应证

（1）间接喉检查法不成功，或未能详尽者可行直接喉镜检查法（direct laryngoscopy）。检查前，必须尽量争取作间接喉镜检查，以资对比。

（2）喉部活组织标本采取及直接涂拭喉部分泌物做检查。

（3）喉病的治疗，如良性肿瘤切除术（如声带息肉、小的良性肿瘤切除术）、喉瘢痕性狭窄扩张术、电灼术、局部用药及取出喉、气管、食管上端的异物等手术。

（4）气管内麻醉术或支气管镜检查时不易下管者，可借直接喉镜协助。

（5）气管内插管，用于麻醉插管和抢救喉阻塞患者。

（6）小儿支气管镜检查时，先用侧裂直接喉镜暴露声门，然后导入支气管镜。

（二）禁忌证

凡有颈椎病变，如脱位、结核、外伤等，均不易施行此术。重病、重度衰弱和妊娠晚期。虽非绝对禁忌证，但须十分谨慎。

（三）术前准备

（1）术前详细询问病史，并进行全面体格检查及耳鼻咽喉部检查。

（2）做好患者思想工作，解除恐惧心理，充分说明手术操作步骤及术中的感觉，介绍作平静、有规律的呼吸，对手术意义，解释肌肉放松的意义和避免肌肉紧张的方法。

（3）术前 30min 给安定 10mg，阿托品 0.5mg 肌肉注射，儿童患者可根据年龄、体重酌量肌肉注射安定及阿托品。

（4）按全麻术前准备。

（四）麻醉及体位

全麻或表面麻醉均可，拟作激光或射频等治疗或电凝固术者也可应用静脉复合麻醉。为使肌肉松弛，必要时可应用肌肉松弛剂，检查时采用平卧仰头位或坐位。

（五）检查方法

1. 直接喉镜检查法　一般直接喉镜检查法，手术者左手持镜。放一厚层纱布块保护上列牙齿。以右手示指推开上唇，以免被镜压在牙上受伤，然后将镜沿舌背右侧送入口腔，渐移向中线深入直达舌根［图4－8（1）］。将舌根轻轻向上压（坐位者则向前压舌根），从喉镜中看到会厌时［图4－8（2）］，右手拇指和示指分别从前后协助握持镜管。使喉镜近端向上倾斜（坐位时向前倾斜），远端指向咽后壁，但勿与之接触。继续深入1cm，越过会厌游离缘，勿使会厌喉面紧贴于喉镜远端上，此时喉镜不可推进太深，以免误入环后隙。看清会厌结节后，左手以平行向上的力量提起喉镜，加压于会厌，使其完全提起，即可暴露喉腔［图4－8（3）］。此时如发生喉痉挛而声门裂紧闭，两侧小角结节与会厌喉面紧密接触，不能窥见声门裂时，应将喉镜固定原位不动，稍待片刻，喉痉挛解除，即可看到喉内形象。如喉镜过深，触及喉腔黏膜引起反射性痉挛，应撤回喉镜少许，喉痉挛解除后，再进行观察。告受检者发"啊"或"依"声，观察声带运动情况，此时手术者可腾出右手从事各种必要的操作。

(1)　　　　　　　　(2)　　　　　　　　(3)

图4－8　直接喉镜检查法

（1）沿舌背右侧进入口腔；（2）将舌根向上压，看到会厌；（3）向前提起会厌，暴露声门裂。（虚线箭头示正确用力方向）

若受检者颈短而粗，声带前连合不易暴露时，须将其头部稍稍抬高，左手用力向上提起喉镜，右手拇指从喉镜下方向上用力，右手其余各指扣住患者右侧上列牙齿，协同用力托举会厌，绝不可用上列切牙作支点将喉镜向上撬动。如此法不成功，可请助手将甲状软骨向下压迫或改用前联合喉镜检查。前联合喉镜不但可清楚看到声带前连合，并可插入声门裂，检查声门下腔。检查幼儿时，为防止术后发生喉水肿，喉镜尖端也可不压迫会厌，只将舌根向前提起，会厌随之竖立，即可暴露喉腔。

手术并发症　通常很少发生。在幼儿，特别是有痉挛素质（spasmophilia）者，术中可发生严重的、甚至有生命危险的喉痉挛。操作中，动作必须轻柔，不可粗暴，以免损伤咽、喉黏膜，发生血肿、出血或继发感染，导致不良后果。

2. 支撑喉镜和悬吊喉镜检查法

（1）本法优点：可以使检查者腾出双手来使用器械，便于进行喉内检查和手术操作。对喉腔的某些较小的肿瘤从喉内径路进行切除，包括喉咽良性肿瘤的剥离和缝合止血等，均较一般直接喉镜易获成功。

（2）适应证：除颈椎固定或颏下有较大瘢痕以致头部不能后仰的患者外，其他适合于作直接喉镜检查的患者均可应用本检查法。

（3）禁忌证及术前准备：同直接喉镜检查法。

（4）麻醉及体位：全麻或表面麻醉均可，拟作激光或射频等治疗或电凝固术者也可应用静脉复合麻醉。为使肌肉松弛，必要时可应用肌肉松弛剂，检查时采用平卧仰头位。

（5）检查方法

1）支撑喉镜：分喉镜、连接部与支架3部分。喉镜与普通直接喉镜（或前联合镜）基本相同。但镜柄上有一小洞，可装配其他附件，如放大镜与照相机等，连接部一端固定于喉镜上，一端与支架相连接。中间有一调节螺丝，检查时可以调节支架与镜柄间的夹角。支架近端可插入连接部中，末端有两脚左右分开，以两个圆盘形的脚支撑于胸前。

检查时先如直接喉镜检查法将喉镜放入喉咽或喉腔（视需要暴露的部位而定），然后将支架近端插入原先已固定于镜柄的连接部中，将支架两脚在胸部固定好，旋动调节螺丝，使支架利用杠杆的力量撑住喉镜，暴露检查部位，即可一人进行操作（图4-9）。

图4-9　在支撑喉镜下施行手术

2）悬吊喉镜检查法：由两个主要部件构成，即喉镜与挂架。喉镜包括特殊的开口器及压舌板，两者相连并附长柄，柄上部有挂钩，钩再固定于手术台的挂架上。

本法除具支撑喉镜的优点外，因有尽量开大口腔的作用，对经口腔施行喉咽和喉部操作更为方便，检查时先将压舌板放入口内，沿舌背深入。暴露检查部位，还可深达会厌喉面，将其掀起，再开大开口器，将柄挂在挂架上，便可进行检查与操作。

三、纤维喉镜检查法及电子喉镜检查法

纤维喉镜（fiberoptic laryngoscope）是目前在耳鼻咽喉科应用最广的导光纤维内镜；纤维喉镜系利用透光玻璃纤维的可曲性、纤维光束亮度强和可向任何方向导光的特点，制成镜体细而软的喉镜，光源用卤素灯的冷光源。它由镜体、冷光源和附件三部分所组成，其构造与其他导光纤维内镜基本相同（见内镜检查法）。因它可以经前鼻孔插入而检查鼻咽、口咽、喉咽和喉部，故又称之为纤维鼻咽喉镜。纤维喉镜有不同的种类和规格，其常用的纤维喉镜的镜体长605~700mm，有效长度为410mm。Olympus ENFIT 10 的外径为5mm，视野角90°，弯曲度160°和90°；而 Olympus ENF－P2 的外径仅3.4mm。吸引活检管道的管径为2mm，因此可分别应用于成人和儿童的喉部检查。

（一）适应证

基本上同直接喉镜检查法。因纤维喉镜镜体柔软、可弯曲、光亮度强，能经鼻腔插入进行检查，故对咽部敏感、牙关紧闭、张口困难、颈椎强直、颈短、舌体过高等原因而行间接喉镜检查、直接喉镜检查困难者尤为适宜。由于纤维喉镜能接近检查部位进行观察，故可发现隐蔽的病变和早期微小的病变，并能开展活检以及对较小的声带息肉和声带小结进行手术。配备摄录像系统尚可动态地观察病变的发展过程。

（二）禁忌证

（1）上呼吸道有急性炎症伴有呼吸困难者，心肺有严重病变者为其禁忌证。

（2）对丁卡因过敏者。

（3）不明原因的Ⅲ~Ⅳ度喉阻塞者。

（三）麻醉及体位

1. 麻醉　常选用1%丁卡因喷雾作咽喉黏膜表面麻醉。通常先喷雾少许丁卡因于患者的舌下，观察3~5分钟，如无特殊不适再开始表麻。一般咽喉部喷雾麻醉3~4次，声门喷药、滴药或涂布1~2次即可，每次间隔2~3分钟。如采用经鼻检查则应同时行鼻腔喷雾表麻药2~3次。注意嘱咐患者将药液含在口中切勿吞入，下次喷雾前先将唾液及药液吐出，以免导致丁卡因中毒。成人黏膜面麻醉用丁卡因的总剂量不要超过60mg。

2. 体位　检查时患者大多采取坐位，或仰卧垫枕位。仰卧位更适宜于年老体弱者和儿童。

（四）检查方法

纤维喉镜可经鼻或经口进行检查。经鼻检查可同时观察鼻腔及鼻咽部的情况，镜体易固定，纤维喉镜远端沿咽后壁插入时咽反射轻，无舌体的干扰，操作方便。但如遇鼻中隔呈S形偏曲、下鼻甲肥大、鼻息肉或鼻腔新生物，近期反复鼻出血或多脓涕者则以经口检查为宜。根据患者的体位，检查者可立于其头后部或对面。通常用左手握持镜体的操纵部、右手握持镜体的远端，沿鼻腔底轻轻插入，在中鼻甲下缘行进，可观察到中鼻道的部分结构。对于行功能性鼻内镜手术后的患者，可观察到上颌窦自然窦口及筛窦开放的情况，可作为功能性鼻内镜手术后患者长期随访的复查。镜前端进入鼻咽部后调节操纵杆的方向按钮，向下弯曲，观察舌根部、会厌舌面及会厌谷，将镜前端略弯向上即可抬起会厌，观察会厌喉面、杓会厌襞、室带、喉室和声带，包括前联合和杓间区等，除注意喉黏膜的颜色、形态、有无溃

疡、充血及新生物外，还应注意声门裂的大小，声带的活动度和声门下区有无病变。如需观察喉咽部时，则嘱患者将右手食指放入口中，闭紧嘴唇，用力作吹喇叭样鼓气，待食管入口开放的瞬间，即可观察到梨状窝和环后的病变。

电子喉镜（electronic laryngoscope）是电子内镜家族中的一员，全称电子计算机辅助的光导纤维鼻咽喉镜，它属于软管纤维内镜，具有可弯曲、光亮度强、镜体柔软等特点。近几年广泛用于临床，其外形与纤维喉镜相似。它是采用电子导像系统替代导光纤维束，因此，可以获得高清晰度的图像。电子导像系统包括屏幕显示、录像装置等，与纤维内镜组装成一体。通过与电子喉镜连接的计算机，可以把电子喉镜图像显示在计算机屏幕上，通过计算机可以对图像进行裁剪、标记、保存，使其与病史资料、临床诊断、检查日期、检查者姓名等一起组成一份漂亮的彩色图文报告。这些信息可永久保存，随时调用，也可由打印机将报告打印出来交给患者。总之，电子喉镜检查有以下优点，①图像清晰度高，比现在广泛使用的纤维喉镜的图像要清楚得多。医师可以看清楚咽喉和鼻咽的各个部位；②检查时患者基本上无痛苦；③可在电子喉镜下进行喉部疾病的治疗，如切除声带息肉、小结等；④可以将每次检查的情况备份存档。

（一）适应证

基本上同纤维喉镜检查法。因电子喉镜镜体柔软、可弯曲、光亮度强，能经鼻腔插入进行检查，故对咽部敏感、牙关紧闭、张口困难、颈椎强直、颈短、舌体过高等原因而行间接喉镜检查、直接镜检查困难者尤为适宜。由于纤维喉镜能接近检查全部位进行观察，故可发现隐蔽的病变和早期微小的病变，并能开展活检以及对较小的声带息肉和声带小结进行手术。配备摄录像系统尚可动态地观察病变的发展过程。

（二）禁忌证

（1）上呼吸道有急性炎症伴有呼吸困难者，心肺有严重病变者为其禁忌证。

（2）对丁卡因过敏者。

（3）不明原因的Ⅲ～Ⅳ度喉阻塞。

（三）检查方法

同纤维喉镜检查法。

（高　中）

耳鼻喉内镜检查

第一节　耳影像学检查

耳部以颞骨为中心，包括内耳、中耳、外耳及邻近的相关结构。颞骨为骨气混杂的不规则骨，形态复杂，耳的重要结构细小精致，均包含于颞骨内。X线平片检查对颞骨细微结构的显示效果欠佳；高分辨CT具有高密度分辨率和高空间分辨率等优势，对骨和气体结构等均可敏感显示，是目前耳部最常应用和较为理想的影像学检查方法；磁共振成像（MRI）具有良好的软组织分辨率，可很好地显示非骨质改变及周围软组织结构，但对颞骨的骨质和气体结构显示效果欠佳；数字减影血管造影（DSA）借助经血管插入的导管快速将对比剂注射到拟检查部位的血管内，可很好地显示血管结构及其异常，是诊断血管性病变的金标准，但由于它是有创检查，故其临床应用受到一定限制。在实际临床工作中应结合具体情况，合理选择影像检查手段和检查流程。

一、X线平片检查

X线平片的主要投照方法包括以下几种。

1. 颞骨侧位片

（1）许氏位：X线的中心线向足侧倾斜25°进行投照。该位置内、外耳道基本重叠显示，后上方是上鼓室和乳突窦重叠投影，前方为颞下颌关节。

（2）伦氏Ⅱ位：X线的中心线向足侧倾斜35°进行投照，所显示结构与许氏位相近。

2. 颞骨轴位片　即梅氏位。X线的中心线向足侧倾斜45°，同时头部向患侧旋转45°进行投照。该位置岩部尖可显示内听道和颈动脉管、乳突部可见乳突窦含气结构，前方可见髁突。

3. 内听道经眶位　与常规头颅后前位的投照方法相似，选择将岩部尖投影于眼眶内。该位置双侧内耳道位于眼眶内，内耳道外侧可见前庭，前庭上和外侧分别见上、外半规管形成的骨性管道。

4. 其他投照体位　颞骨后前斜位（斯氏位，Stenver位）、颞骨额枕位（汤氏位，Towne位）、颈静脉孔正位等。

X线平片是一种基本的检查手段，优点是简单、方便、经济，但是由于颞骨形态不规则，结构重叠，且 X 线平片的分辨率有限，故细微结构显示欠佳，使其在临床诊断上的应用有一定限度。目前平片检查大多被 CT 检查所取代。

二、CT 检查

（一）CT 检查技术

CT 是耳部检查的常规影像技术，包括常规 CT（计算机体层成像）扫描和高分辨率 CT（high resolution computed tomography，HRCT）。

1. 常规 CT 检查　多采用层厚 2 ~ 5mm 进行轴位扫描，软组织算法成像，可以对耳部病变及其周围结构受侵情况进行评价，应用对比剂增强检查可依据病变强化状态进一步判定病灶的血液供应情况、病变的性质及病灶与血管结构的关系等情况。颞骨包括骨及气体结构，密度差别大，对比度高，结构微细，CT 横断面扫描后，应常规进行冠状位重建，必要时辅助矢状位重建，并与其他图像重建技术相结合观察，可对耳部病变做出全面、细致的观察与诊断。

2. 高分辨率 CT　是指用层厚 < 2mm 进行薄层扫描，运用骨算法成像技术进行图像重建，图像采用 3 000 ~ 4 000Hu 的较大窗宽、500 ~ 700Hu 的较高窗位进行显示。高分辨率 CT 检查采用螺旋或多排螺旋 CT 设备进行扫描，采用一次性容积扫描，采集容积数据，将数据重建成薄层图像组，对这些图像数据在计算机工作站上进行后处理，可进行任意方位的影像重建，并可结合应用密度阈值控制技术和仿真内镜技术等进行各种后处理，进行多平面重建（MPR）、最大密度投影（MIP）、表面遮蔽显像法（SSD）和容积再现（VR）、三维（3D）重建、CT 仿真内镜（CTVE）成像等，更为直观、立体地显示乳突窦、鼓室、迷路、听骨链等结构的病理改变。

高分辨率 CT 的具体检查方法为：患者取仰卧位，定位时扫描基线与听上眶线平行，采用横断面螺旋扫描，扫描范围应包括整个颞骨，即覆盖中耳和内耳的全部结构。扫描参数一般为：120kV，100mA，准直器宽度一般 < 1.0mm，螺距一般为 1.0，所扫描原始数据进行图像重建，重建层厚一般为 1.0mm，高分辨率骨算法重建，对重点观察侧的耳部常进行放大重建。

高分辨率 CT 具有高空间分辨率和高密度分辨率，一次性采集容积数据，检查过程简便快捷，通过各种后处理技术能很好地显示耳的细微结构，在临床上已经得到广泛应用。

（二）CT 后处理技术

中耳、内耳结构复杂、细微，常规 CT 单一体位扫描难以清晰显示出中耳的各种解剖结构，直接冠状位或矢状位扫描可获得较高质量的图像，但会受患者所能承受的特殊扫描体位和扫描机架角度的限制，且存在延长扫描时间和增大患者照射剂量等缺点。螺旋及多排 CT 扫描可在患者仰卧位短时间内完成，并利用所获得的容积数据进行图像的各种后处理，在不增加扫描时间和患者照射剂量的条件下获得高质量、多方面的图像信息，从而更加全面地观察中耳，尤其是听骨链的情况。常用的耳部的 CT 后处理技术包括多平面重组（MPR）、听骨链及岩骨最大密度投影（MIP）、表面遮蔽显像法（SSD）和容积再现（VR）三维（3D）重建、CT 仿真内镜（CTVE）成像等。

1. 扫描方法　患者仰卧，轴位薄层扫描，扫描基线平行于听眦线，扫描范围自外耳道下缘至岩骨上缘，准直 1.0mm 或亚毫米（0.5mm 或 0.625mm），进床速度 1.0mm/s，螺距 1.0，视野（FOV）20～25cm，电压 120kV，电流量 250～300mA，矩阵 512×512。重建图像时，采用骨算法、FOV 应尽量小、间隔 0.1～0.2mm 分别行双耳密集重建。

2. MPR　利用螺旋及多排 CT 所获得的容积数据，可获得高质量任意平面的 MPR 图像，尤其是多排 CT 采用各向同性（等体素）扫描所获得的 MPR 图像更为清晰，且纵向分辨率高。以中耳为中心做矢状位、冠状位和斜位 MPR，沿耳蜗长轴方向做 MPR；利用多排 CT 的容积数据，可做单侧或双侧面神经管重建。

3. 3D 重建　听骨链——选取重建后有听小骨的图像（60～80 张），对双耳分别做骨 MIP 及 SSD 三维重建（多应用后者），采用 VR 技术获得的 3D 图像更佳。正常和异常中耳的观察阈值分别是 -500～-200Hu 及 100～300Hu，一般从足侧观察，移去影响观察的鼓室壁（多移去鼓室的顶壁），多角度观察听骨链的形态；也可先进行切割，仅保留听骨链进行 MIP 和 SSD 三维成像。

内耳——应用软件切割等功能，仅保留内耳（包括耳蜗、前庭和骨性半规管）结构，之后进行 VR 成像，也可做表面透明显像法和最小密度投影。上限阈值为 300～500Hu。

岩骨——成像阈值为 160Hu，多角度、多方位观察。

4. CTVE　是指利用计算机软件功能，将螺旋或多排 CT 扫描所获得的容积数据进行后处理，重建出空腔脏器腔内表面的立体图像，类似纤维内镜所见。应用 Navigator Smooth 功能，经外耳道进入鼓室，视屏角 35°～60°，采用白底黑影方式，正常及异常中耳的观察阈值分别为 -600～-200Hu 和 50～300Hu，在轴位和 MPR 图像上调整视点（光标）的位置和观察方向，多方位观察听骨链的形态；或使用"飞越"方式动态观察听骨链的形态，一般采用前者并赋予伪彩色进行观察；病变组也可采用边缘显示方式同时观察中耳异常软组织及听骨链的情况，其阈值分别为 -990～880Hu 及 200～450Hu，此时听小骨和异常软组织显示为不同的颜色。

在听骨链 3D 和 CTVE 成像过程中，熟悉正常的解剖结构、选择恰当的阈值及观察方位对图像的质量和诊断的准确性至关重要，观察阈值与鼓室的气化程度及病理状态有关。经过反复尝试，正常听骨链 3D 和 CTVE 的观察阈值分别为 -500～-200Hu 及 -600～-200Hu，可依照显示结构的不同进行调整。应该注意的是阈值过高会造成砧镫关节不连续，形成断裂的假象，而观察锤砧关节和镫骨前后脚时阈值应略高。

在病变组中，由于鼓室腔内充满炎性肉芽组织或积液包绕听骨链，此时应采用较高的观察阈值才能够清楚显示听骨链的情况，笔者的经验是先在原始图像上将窗宽设置为 0，以最佳显示听小骨的窗位作为初步的观察阈值，之后再根据观察部位的不同进行调整，常采用较低阈值观察锤骨，而后调整至较高的阈值显示砧骨和镫骨结构。结果表明，病变组听骨链 3D 和 CTVE 的阈值为 50～300Hu 时能取得很好的观察效果，阈值过低则会使听小骨被软组织影包绕而不能显示，观察阈值过高则会造成听小骨假性断裂。

一般情况下，CTVE 的 4 个观察方位能显示听骨链的全貌：从外耳道向鼓室方向观察能显示锤骨、砧骨大部分结构，从鼓室底部向上观察镫骨，从鼓室内侧缘往外下方向观察最有利于显示砧镫关节、镫骨前后脚及底板，而从乳突窦向内下则能较好地观察锤骨头、砧骨体和锤砧关节。

三、MRI 检查

MRI（磁共振成像）检查可根据具体临床需要选择成像序列和方法，常规的方法包括 T_1 加权像（T_1WI）、T_2 加权像（T_2WI）、脂肪抑制序列、水成像等。根据不同的临床需要可进行横断位、冠状位、矢状位及斜位扫描，必要时可静脉注射对比剂进行增强扫描。

MRI 检查对骨皮质和气体等结构的显示差，但可明确显示听神经、膜迷路结构及软组织病变，应用 MRI 水成像技术可以很好地显示膜迷路，并对其进行图像三维重建。MRI 具有软组织分辨率高、可任意切面成像、无电离辐射等优点，在耳部疾病诊断中应用也较多。

四、血管造影检查

血管造影一般是指采用 Seldinger 技术，经皮和动脉插管将导管选择性插入颈内动脉、颈外动脉或椎动脉等拟检查或治疗的动脉内，高压快速注入对比剂，对血管结构和病变的血供情况等进行检查，可显示颅脑和耳面部的血管畸形、走行异常及肿瘤等的血供情况，同时能对血供丰富的肿瘤和血管畸形等进行栓塞治疗。

磁共振成像和 CT 扫描也可进行相应的血管造影检查，具有简单、方便和无创等优点，缺点是不能同时进行治疗。磁共振血管造影可利用血流动力学改变，而不用对比剂的常规血管成像，也可以采用经外周静脉注入对比剂的增强磁共振血管造影检查。CT 血管造影是从外周静脉快速团注对比剂，在对比剂高浓度通过检查部位时进行容积扫描，数据重建为薄层图像，在工作站进行血管重建。磁共振血管造影和 CT 血管造影在临床上已得到广泛应用。

（姜　岚）

第二节　鼻及鼻旁窦影像学检查

一、X 线检查

（一）鼻腔与鼻旁窦摄片

一般用顶颏位和鼻额位，必要时辅以侧位片和（或）体层摄片。

1. 顶颏位

（1）体位：取坐位或俯卧位。面对暗盒，颏靠片。头颅矢状面与胶片垂直，听眦线与胶片成 37°。鼻尖与暗盒相距 1～1.5cm。

（2）中心线：通过枕外粗隆上方 2.5cm，经鼻尖达胶片中心，与胶片垂直。

（3）基本要求：将双侧岩骨上缘投影于上颌窦下缘。

（4）用途：主要显示上颌窦，也可观察筛窦、额窦。张口位投照时可显示蝶窦。

2. 鼻额位

（1）体位：面对暗盒，前额及鼻尖靠片。头颅矢状面与胶片垂直，听眦线垂直于胶片取坐位或俯卧位。

（2）中心线：向足侧倾斜 23°，通过枕外粗隆上方 2cm，经鼻根部达胶片中心。

（3）基本要求：两侧岩骨上缘投影于眼眶下缘水平。

（4）用途：主要显示额窦，也可观察筛窦。

3. 侧位

（1）体位：同头颅侧位姿势，矢状面与胶片平行。也可取坐位或卧位，患侧靠片。

（2）中心线：通过颧骨体垂直达胶片中心。

（3）用途：显示额窦、筛窦、蝶窦，也可观察上颌窦前后壁。

4. 体层摄片

（1）方法：鼻旁窦后前位（冠状面）体层——俯卧，头颅矢状面垂直于台面，前额和鼻尖紧靠台面。一般自3cm始，每隔0.5～1cm摄片1张，至8～9cm大多已能包括全部鼻旁窦。

鼻旁窦侧位（矢状面）体层——头颅呈侧位，矢状面与台面平行。以正中矢状面为基准面向左或向右体层，每隔0.5～1cm摄片1张。

（2）用途：①确定鼻旁窦骨折的部位、范围和程度；②确定鼻旁窦异物的部位、大小和数目；③确定鼻旁窦良性肿瘤对窦壁压迫的方向、程度和范围；④确定鼻旁窦恶性肿瘤对窦壁的直接侵蚀、破坏及对邻近器官的侵犯。

（二）鼻骨X线片

用侧位照片，必要时辅以轴位。

1. 侧位

（1）体位：取头颅标准侧位，鼻根部置于胶片正中。

（2）中心线：垂直通过鼻根部达胶片中心。

（3）基本要求：清晰显示鼻骨侧位像，不与其他组织重叠。为增加清晰度，可使用纸包片。

2. 轴位

（1）体位：采用咬合投照法。取坐位或仰卧位。纸包片置口内，使片外缘超出鼻尖1cm。

（2）中心线：自前额通过鼻前棘垂直于胶片。

（3）基本要求：显示两侧鼻骨及鼻部软组织。

二、CT 检查

（一）CT 扫描

鼻旁窦解剖结构精细、复杂。CT扫描有横轴位和冠状位扫描。一般轴位扫描对观察鼻旁窦的前壁、后壁、侧壁、翼腭窝，尤其对观察神经与后面的筛窦、蝶窦的关系很有帮助。冠状位扫描对观察鼻旁窦的顶壁、下壁以及鼻旁窦病变是否累及颅内等更有优势。轴位、冠状位图像均有很好显示，螺旋CT应用后，可选择单一位置的扫描，再行多平面重建即可。对于小器官或小病变，可采用薄层扫描、重叠扫描。

1. 横轴位扫描　患者仰卧，扫描基线与下听眶线（inferior orbito meatal line，IOML）平行。扫描区域从牙槽嵴开始，至额窦顶结束。层厚、层距一般均为2～5mm。

2. 冠状位扫描　患者仰卧或俯卧，头后仰，调节CT扫描机架，使扫描基线尽量垂直于IOML。扫描范围从额窦前壁开始，至蝶窦后壁结束。扫描一般为2～5mm层厚，层距连续扫描。

3. 薄层扫描　对于小病变或细微结构，可采用薄层扫描。如需重点观察钩突、筛泡、筛漏斗、鼻额管等部位时，可在上颌窦前 1/2 区域进行 1.5mm 层厚、3mm 层距间断冠状位扫描，在后面的区域继续 5mm 层厚层距扫描。

4. 重叠扫描　采用层距（检查床移动的距离）＜层厚，如层厚为 5mm，层距为 3mm。主要用于小病变的显示，可避免小病灶的遗漏。

5. 算法　对于外伤和怀疑有骨质病变者采用骨和软组织 2 种算法重组，对于鼻旁窦炎患者采用软组织算法重组，排除或确诊真菌性鼻窦炎。

6. 显示窗宽、窗位　对软组织一般使用的窗宽是 200～400Hu，窗位多为 10～30Hu。对骨结构和窦口鼻道复合体等窦腔内的细微结构则采用 2 000～3 000Hu 的窗宽，250Hu 的窗位。

7. 造影剂的应用　对于鼻旁窦炎症、外伤等疾病，可只进行平扫，但增强扫描有助于鉴别活动期与慢性期的炎症，活动期的炎症可见黏膜增强；如从病史或其他检查怀疑肿瘤、富血管病变或提示病灶累及窦外结构时，则应辅以增强扫描。对比剂注射流速 2.0～3.0ml/s，总量 80～100ml，延迟扫描依病变及设备情况而定，软组织算法重组。

（二）CT 后处理技术

CT 技术迅猛发展，螺旋 CT 普及后，CT 扫描所获得的数据为容积数据，是真正的三维信息。在此基础上，可采用多种 CT 后处理技术，为临床提供更多、更准确的服务。尤其是多层螺旋 CT 的临床使用，进一步拓展了 CT 在鼻及鼻旁窦检查中的应用范围，尤显其强大的功能及优越性。在鼻及鼻旁窦的检查中常用高分辨率 CT 检查及众多三维图像重建技术。

1. 高分辨率 CT 检查（high resolution CT，HRCT）　它是薄层扫描（1～1.5mm）加用高空间频率算法重建图像。HRCT 具有良好的空间分辨率，如加用小的显示野（field of view，FOV）重建，即靶重建技术，在高位窗宽，横轴面及冠状面相互补充、验证，可以全面、准确地显示骨质结构的细微变化及黏膜、软组织情况。

2. 多平面重建技术（multiplanar reconstruetion，MPR）及曲面重建技术（curved multi - planar reconstruction，CMPR）　MPR 是利用容积扫描所得的数据除了本身横断面外再重建出矢状面、冠状面或任意斜面的二维图像。CMPR 是沿拟检查器官画一曲线，体素沿此曲线重建，而形成曲面的图像。用于行径纤曲的器官结构，使之伸展在同一平面上。MPR 可进行多方位多角度观察，从最佳层而显示细小结构及病变，特别是对复杂的、深在的解剖部位骨折显示良好，如上颌骨额突、泪骨、额骨鼻突、眶内壁、鼻中隔部位骨折及鼻区骨缝分离等，对鼻骨骨折显示也有独到之处。

3. 表面遮蔽显像法（shadowed surface display，SSD）　它是预先确定拟检查区域内组织结构的最高和最低阈值，标定拟检查区内的组织结构，经计算机重建程序处理，形成图像。SSD 是以图像灰阶编码描绘而成，它的图像是组织结构的反映，没有结构重叠的影响，是表面的反映，可很好地显示解剖结构的三维空间关系。其优点是空间立体感强，如显示骨折，可整体显示骨折的程度和范围，并可以任意调整角度，使骨折线很好地暴露出来。

4. 最大密度投影（maximum intensity projection，MIP）　它是将每条射线所通过的容积组织中像素的最大强度值（最高密度，即 CT 值）进行投照，以任意选择的投照方向观察。临床上常用于具有相对高密度的组织结构。

5. 最小密度投影（minimum intensity projection，MinIP）　它是将每条射线所通过的容

积组织中像素的最小强度（最小 CT 值）进行投照，以任意选择的投照方向进行观察。临床上常用于显示气道。

6. 容积再建技术（volume rendering，VR）　它是利用全部的数据通过功能转换软件和各种透明技术，来观察管腔的内部结构，并进行彩色编码，因而显示解剖结构关系较清楚。

7. CT 仿真内镜技术（CT virtual endoscopy，CTVE）　它是将螺旋 CT 容积扫描所获得的图像数据利用特殊的计算机软件进行处理后，重建出空腔器官内表面具有相同像素值部分的立体图像，加上伪彩色，得到类似显微内镜所见的三维或动态三维解剖学图像。

三、MRI 检查

1. 线圈　头颅正交线圈（或头颈多通道线圈）。

2. 扫描体位　以横断面为基本方向，同时辅以矢状面或冠状面。横断面基线为听眶下线，冠状面基线为听眶下线的垂线，矢状面基线平行于正中矢状面。

3. 扫描序列　横断面 T_1WI 和 T_2WI，冠状面（必要时矢状面）T_1WI（病变在横断面显示不佳时，需在显示较好的矢状面或冠状面行 T_2WI）；在显示病变最佳断面行 T_2WI，如 T_1WI 显示病变为高信号时，做脂肪抑制序列检查。

4. 扫描参数　常选用自旋回波序列。T_1WI：TR，400～700ms；TE，15～30 ms。T_2WI：TR，2000～4000 ms；TE，60～120ms。层厚 3～5mm，矩阵≥256×256，FOV 为 18～44cm。

5. 增强扫描　造影增强了组织对比，增强扫描应在静脉注射后 30min 内进行，用 T_1 加权序列；动态增强及横断面、冠状面和（或）矢状面 T_1WI，在 1 个断面同时使用脂肪抑制序列。对于鼻旁窦内的感染并不常规使用对比剂，在怀疑肿瘤或怀疑病变累及窦外结构时可进行增强扫描。

6. 适应证　MRI 主要用于鼻腔及鼻旁窦炎症及肿瘤患者的诊断、鉴别诊断和术前评价，可作为 CT 扫描的补充。

（姜　岚）

第三节　咽影像学检查法

一、X 线检查

（一）平片

1. 侧位检查　颈部正位片由于咽部与颈椎和部分颅面骨的重叠，无诊断价值，故常采用侧位片检查。摄影时 X 线中心线依检查部位而定，鼻咽部受检者俯卧，头侧置，患侧紧贴台面，矢状面与台面平行，中心射线对准颧弓中点（自外耳门向前 4cm）上方 2cm 处垂直投射至胶片中心。口咽、喉咽部受检者俯卧，头侧置，患侧靠近台面，矢状面与台面平行，中心射线对准下颌角后缘垂直投射至胶片中心，并在吸气时曝光。咽后壁软组织阴影的厚度因年龄不同而异，其前有气道影，在喉咽部因气道影向前而略厚。通过此检查法可了解咽后壁软组织的正常厚度。

2. 颅底位检查　受检者仰卧，垫高背部及臀部，头后仰，颅顶紧贴台面，使头部的水平面尽量与台面平行，矢状面垂直于台面并与其长轴正中线重合。中心射线向头侧倾斜 15°～

20°，从甲状软骨上切迹射入，侧面观，通过距外耳门前方约1cm处投射至胶片中心。此位用以观察颅底骨质如破裂孔、卵圆孔、棘孔、翼突板等，也可观察鼻咽的软组织。

（二）体层摄影

适用于鼻咽部，以弥补平片检查所致的结构重叠。目前此法已为CT、MRI取代。

（三）造影检查

1. 鼻咽部造影检查　受检者仰卧头低位，从两侧鼻孔向鼻腔内滴入40%碘化油或钡胶浆，每侧滴1.5ml，滴完后患者头部左右转动和做Valsava试验，使造影剂均匀涂抹于鼻咽各壁并进入咽鼓管咽口，摄影位置常采用侧位和顶颏位。可观察鼻咽各壁、软腭、咽鼓管开口。目前此检查已为CT、MRI所取代。

2. 喉咽部（梨状窝）造影检查　此是梨状窝病变的首选检查方法。受检者吞服150%～200%（W/V）双重造影钡悬浮液，分别摄充盈期，静止期正、侧位和左右斜位片，观察会厌谷、梨状窝和食管入口部形态。为更好地显示上述结构，还可做改良Valsava试验，即服钡后让受检者捏鼻闭口用力向外屏气，把口颊及咽部吹胀起来，摄取正、侧位片。

二、CT检查

（一）CT扫描

包括平扫和增强扫描。鼻咽部和口咽部可做横断面和冠状面扫描，喉咽部因体位关系只能做横断面扫描，但可以通过后处理重建技术得到冠状面图像。鼻咽部与颅底关系密切，故检查鼻咽部要包括颅底，并选用软组织窗位和骨窗位同时观察，以了解颅底骨和其他骨结构的情况。因咽部结构都为软组织，病变与咽旁间隙和颈部大血管关系密切，因此咽部检查均需增强扫描，对病变的定位、定性及与周围结构的关系有很大帮助，并能鉴别血管和淋巴结。

咽部CT扫描时必须嘱患者缓慢平静呼吸，不能做吞咽动作和讲话，以免产生伪影。

鼻咽、口咽、喉咽具体扫描方法如下。

1. 鼻咽部CT扫描

（1）横断面扫描：患者仰卧位，听眦线垂直于扫描台面。先摄取头颈部侧位定位片，扫描范围自蝶骨体部至硬腭平面，层厚及层间距均为5mm，扫描条件为130kV，160mA。欲了解颈部淋巴结情况，以10mm层厚及间距向下扫描至舌骨平面。

增强扫描采用静脉团注80～100ml碘造影剂，注射速度为2～3ml/s，注入50ml后开始连续扫描。

（2）冠状面扫描：患者仰卧，头下垂，后仰，使听眦线尽量与台面平行（可适当调整机架角度），扫描范围自翼板前缘至第1颈椎前缘，层厚及层间距均为5mm。自多排螺旋CT广泛应用以来，冠状面扫描有逐渐被横断面扫描冠状面重建取代之势。

2. 口咽部CT扫描

（1）横断面扫描：体位同鼻咽部扫描，扫描范围自硬腭至会厌软骨上缘，层厚及层间距均为5mm。欲了解淋巴结情况，以10mm层厚及层间距向下扫描至第3颈椎下缘。

（2）冠状面扫描：与鼻咽部相同。

3. 喉咽部CT扫描

（1）横断面扫描：患者仰卧位，下颌上抬，先摄取头颈部侧位定位片，扫描平面与声带平行，如无法确定声带走行方向，扫描平面可与中部颈椎间隙保持一致；扫描范围自舌骨上会厌上缘至声门下区以下（即环状软骨下缘以下），相当于第 3 颈椎上缘至第 6 颈椎下缘；层厚、间隔均为 5mm。

（2）冠状面扫描：可通过横断面扫描冠状面重建来获得冠状面图像。

（二）CT 后处理技术

单层螺旋 CT 及多层螺旋 CT 的问世，是 CT 扫描技术的重大革新，不仅大大提高了扫描速度，缩短了扫描时间，减少了呼吸、运动伪影，提高了图像清晰度；并且还可以利用横断面图像进行多方位二维及三维重建。常用的重建方法包括：①多平面重建法（multiplanar reconstruction，MPR）；②多平面容积重建法（multiplanar volume reconstruction，MPVR），包括最大密度投影法（maximum intensity projection，MIP）、最小密度投影法（minimum intensity projection，MinP）；③表面遮蔽显像法（surface shaded display，SSD）；④仿真内镜重建法（virtual endoscopy，VE）；⑤容积漫游重建法（volume rendering，VR）。应用于咽部的重建方法主要有多平面重建法和仿真内镜法。

1. 多平面重建法（multiplanar reconstruction，MPR）　　在横断面图像上按要求任意画线，然后沿该画线将横断面上二维体积原厚层面重组，即获得该平面的二维重建图像。可以重建冠状位、矢状位及其他位置二维图像。冠状面图像观察鼻咽腔、口咽腔、喉咽腔、咽旁间隙、梨状窝；矢状面图像观察会厌前间隙、咽后壁、下咽部及食管入口。

2. 仿真内镜重建法（virtual endoscopy，VE）　　VE 技术是以 CT 或 MRI 资料为资源，采用特殊的计算机软件对空腔器官内表面具有相同像素值的部分进行立体重建，以模拟光学纤维内镜效果的方式来显示其腔内结构，并附加伪彩着色，以获取人体腔道内三维或动态三维解剖学图像的一种新方法。Vining 等首次报道应用 VE 技术显示结肠及支气管，随后 VE 被用来显示血管、喉腔及鼻腔。在喉咽和喉部结构可显示会厌的舌面和喉面、会厌前间隙、双侧梨状窝、杓会厌皱襞、假声带、喉室、声带、前后联合和声门下气道等结构。VE 技术的缺陷包括：①不能显示病变颜色，故不能发现充血水肿类炎性病变；②不易发现腔内扁平病变及程度在 30% 以下的渐进性或长段狭窄；③单凭 VE 很难对病变作定性诊断；④图像质量受诸多因素影响；⑤不能进行活检。

三、MRI 检查

磁共振成像（magnetic resonance imaging，MRI）是 20 世纪 80 年代继 CT 后影像学又一次重大进展。它具有优良的组织分辨率及多方位的成像能力和各种成像序列，对咽部正常解剖及病变的显示比 CT 更清晰、更全面。MRI 图像可清晰显示鼻咽部的黏膜部分、深部结构，所以 MRI 既有利于浅表病变的检出，又有助于估计病变的浸润深度。脂肪在 T_1、T_2 加权图像上均呈高信号，鼻咽部咽旁间隙围以脂肪组织，它的消失或移位均提示病变的存在且可判断病变部位，这要比 CT 敏感得多。

咽部成像常选自旋回波序列进行扫描。线圈选择头部、颈部线圈。以横断面为基本方向，同时辅以矢状面或冠状面。咽部成像常选用自旋回波序列，T_1 加权像采用 TR：400 ~ 700ms，TE：15 ~ 30ms；T_2 加权像 TR：2 000 ~ 4 000ms，TE：60ms、90ms 或 120ms。层厚 3 ~ 5mm，矩阵 256 × 256 或根据需要更高，FOV：18 ~ 44cm。为减少呼吸运动伪影，扫描时要叮嘱患者避免吞咽动作，并根据扫描方位的不同在扫描范围上、下方或前方施加饱和带。

增强扫描参数与平扫相同。

（姜　岚）

第四节　喉影像学检查法

一、X 线检查

见咽影像学检查法。

二、CT 检查

（一）CT 扫描

见咽影像学检查法。

（二）CT 后处理技术

螺旋及多排 CT 扫描速度快，容积采集的数据能提供高质量的各种后处理图像，已广泛应用于喉部，并取得了很好的效果。常用的喉部的 CT 后处理技术包括多平面重组（MPR）、气道表面遮蔽显像法（SSD）及表面透视显像法（Ray Sum）三维（3D）重建、叠加成像和 CT 仿真喉镜（CTVL）成像等，但最大密度投影（MIP）、最小密度投影（MinIP）及容积再现（VR）技术等应用较少。

1. 扫描方法　患者仰卧位，颈后伸，平静呼吸，嘱患者勿做咳嗽和吞咽动作，避免形成明显的梯级状伪影；如屏气扫描，会掩盖小的病灶，并且无法做 CTVL 成像。扫描角度平行于喉室做轴位扫描，范围自舌根部至食管上端水平，层厚 3.0mm，260～300mA，矩阵 512×512，螺距 1.0～1.5（多排 CT 可适当放宽）；理论上讲，扫描层厚越薄，生成的后处理图像越清晰平滑，但对于上气道而言，如采用单排螺旋 CT，层厚太薄（1.0mm）限制了扫描的范围，轴位图像的噪声相应增加，易受呼吸运动的影响，反而易出现明显的梯级状伪影；采用多排 CT 时，由于扫描速度快，则可做亚毫米（0.5mm 或 0.625mm）扫描，能提高后处理图像的质量。增强扫描时，可应用高压注射器经肘静脉注射造影剂 80～100ml、速率 2.0～2.5ml/s，对病变区做动脉期、静脉期、平衡期（延迟时间分别为注射开始后 20s、60s 和 120s）。重建图像时，要求重叠范围 >50%，标准算法重建。

2. MPR　利用螺旋及多排 CT 所获得的容积数据，在不增加扫描时间和患者照射剂量的条件下可获得高质量任意平面的 MPR 图像，尤其是多排 CT 采用各向同性（等体素）扫描，所获得的 MPR 图像更为清晰，纵向分辨率高。

喉部 MPR 一般作矢状、冠状及曲面成像，矢状位 MPR 平行于喉室，冠状位 MPR 垂直于喉室；曲面 MPR 一般采用动脉期或静脉期图像，以喉室为中心，经过双侧颈动脉鞘，用于观察病变与颈部大血管及气道的关系。重组的层厚和层距根据病灶的大小来确定，多采用 3.0～5.0mm。

3. 3D 重建　由于空气与软组织的天然对比，可获得高质量的喉部 3D 图像。喉部（上气道）3D 重建包括气道 SSD、Ray Sum 和叠加成像。气道 SSD 图像使气道形成好像空气铸形的影像，其成像质量与重建间隔和重建过程中阈值的选择密切相关。不同的重建间隔所获得的 SSD 图像质量差异明显，重建间隔越窄，重叠图像越多，获得的 3D 图像越平滑，可减少梯级状伪影的发生，但同时会增加后处理时间。3D 重建一般要求图像的重叠范围 >50%，获得的图像边缘光滑清晰。

重建过程中上限阈值选择不恰当，会造成气道和病变形态的失真，笔者对正常的上气道采用不同的阈值进行重建，并与轴位图像比较，结果发现随着上限阈值的增大，气道的管径也逐渐增宽，在 −600 ~ −300Hu 轴位和 SSD 图像上气道的宽度最为接近，其中 −500Hu 时两者相差的均数和标准差都较小，所获得的图像最接近于气道真实的状况，下限阈值都为 −1000Hu。

Ray Sum 成像是在 SSD 的基础上利用软件功能对气道进行"透视"，获得类似于气道气钡双重造影的影像。

重叠成像是采用增强后（动脉期或静脉期）的图像，应用不同阈值及切割法分别对各种结构进行 SSD 成像，应用透明技术将数种结构（如骨骼、血管、气道、肿瘤等）加以不同的颜色、叠加合成立体的图像，使图像更具真实感和立体感，可做任意角度和方位观察；气道的阈值选择与常规 SSD 相似，骨骼的下限阈值为 140 ~ 160Hu，颈部大血管的重建阈值与其增强程度有关，一般为 90 ~ 140Hu，肿瘤和转移性淋巴结则需在轴位或 MPR 图像上采用画板功能分层法切割成像。

4. CTVL　CTVL 是指利用计算机软件功能，将螺旋或多排 CT 扫描所获得的容积数据进行后处理，重建出喉腔内表面的立体图像，类似纤维喉镜所见。应用 Navigator Smooth 功能，视屏角 35° ~ 90°，采用白底黑影方式，观察阈值为 −600 ~ −200Hu，在轴位和 MPR 图像上调整视点（光标）的位置和观察方向，分别从头端（口咽部）和足端（声门下区）对喉及下咽部进行 CTVE 成像，并赋以伪彩色进行观察；也可用 Flythrough 功能在喉及下咽部腔内自动漫游，并用电影形式以 15 ~ 30 帧/s 的速度连续依次回放，得到类似于纤维喉镜效果的图像。

CTVL 成像过程中，应注意根据病变部位、大小及侵犯范围调整观察的部位、方向及阈值；观察较小的声带病灶时，要将视点置于气道的中心，方向垂直于声带，方向偏离会掩盖细小的病变，并产生一侧声带增厚的假象。评价会厌前间隙的情况时，观察阈值应略高，在 −200Hu 左右。另外，扫描前应训练患者平静呼吸，勿做吞咽及咳嗽等动作，若患者屏气扫描，由于声带闭合，反而不利于病变的观察。

三、MRI 检查

1. 线圈　颈部正交线圈（或头颈多通道线圈、头颈联合线圈）。

2. 扫描体位　以横断面为基本方向，同时辅以矢状面或冠状面。横断面扫描范围从舌骨至环状软骨下缘，扫描基线平行于喉室，冠状面和矢状面根据病变的范围确定。

3. 扫描序列　横断面 T_1WI 和 T_2WI，冠状面（必要时矢状面）T_1WI（病变在横断面）显示不佳时，需在显示较好的矢状面或冠状面行 T_2WI，脂肪抑制技术。为减少呼吸运动伪影，扫描时要嘱患者平静呼吸，避免吞咽动作，并根据扫描方位的不同在扫描范围上、下方或前方施加饱和带。

4. 扫描参数　常选用自旋回波序列，T_1WI 的 TR：400 ~ 700ms，TE：15 ~ 30ms；T_2WI 的 TR：2 000 ~ 4 000ms，TE：60 ~ 120ms，层厚 3 ~ 5mm，矩阵 ≥256 ×256，FOV：18 ~ 44cm。

5. 增强扫描　动态增强及横断面、冠状面和（或）矢状面 T_1WI，在一个断面同时使用脂肪抑制技术。

（张建伟）

第五节　颈部影像学检查

颈部影像学检查包括 B 超、X 线、CT、MRI、PET – CT、DSA 检查等。

一、颈部 B 超检查

B 超能了解肿块的大小、形状、数目，内部有无回声表现，肿块周围有无被膜以及与邻近组织的关系。

颈部常见疾病的 B 超声像图特征如下。

1. 甲状舌管囊肿　肿块位于舌骨下方，声像图呈圆形或类圆形，包膜完整，其内为回声暗区，表示介质均匀，透光好，与周围组织多无粘连。

2. 甲状腺腺瘤或癌　甲状腺腺瘤呈圆形或椭圆形，边界清楚，表面光滑，有包膜，内为低回声区或等回声区，当瘤内出血或囊变时可见无回声暗区。如肿瘤内部回声不均，边界不清，无包膜或包膜不完整，且瘤体迅速增大，应警惕甲状腺癌的可能。

3. 颈动脉体瘤　肿块位于颈内、外动脉分叉处，呈低弱回声区，颈内、外动脉间距加宽，肿块包绕颈动脉，可见颈动脉壁局限性增厚，管腔受压变窄。

4. 神经鞘膜瘤　肿块呈圆形或椭圆形，内部为均匀的强回声区，有时可见液性暗区，包膜完整，与周围组织有明显界限，无侵犯性，但有挤压现象。

5. 颈部淋巴结转移癌及恶性肿瘤　声像图上表现为内部回声不均匀，强弱不等，多数呈实质性低弱回声，后方回声减弱，瘤内常有出血、坏死、液化，边界不清，无包膜或包膜不完整，边缘不整齐，形态不规则。

6. 腮腺多形性腺瘤及恶性肿瘤　腮腺多形性腺瘤为圆形或类圆形肿块，内部为中低回声，光点尚均匀，若瘤内发生囊性变或出血，内部可见无回声区，边界清楚，有包膜。若肿块形态不规则，边界不清，无包膜，内部回声不均匀并有衰减，则应考虑为恶性肿瘤。

二、颈部 X 线检查

颈部 X 线正、侧位片可以显示喉、气管腔有无狭窄、阻塞、偏斜及移位；喉、气管、食管内有无不透光异物；颈部软组织是否肿胀、积脓、气肿及不透光异物；咽后、食管后软组织是否肿胀、积脓；颈椎寰枢关节有无脱位，椎间隙有无增宽或变窄，颈椎曲度有无改变。斜位片还可以观察椎间孔的大小及骨赘等。

三、计算机 X 线断层摄影 （computed tornography，CT）

对骨组织的显示较 MRI 清晰。颈部 CT 扫描可显示肿块的位置、大小、形状及与周围组织的关系；通过测定 CT 值可确定肿块的性质（实性、囊性、混合性或脂肪组织）；CT 增强能鉴别血管源性肿瘤与肿大淋巴结，并可判断肿瘤的血供，还可了解肿瘤与邻近血管的关系；CT 扫描能明确显示颈椎有无骨质破坏。

四、磁共振成像（magnetic resonance imaging，MRI）

对软组织的分辨率比 CT 高。MRI 成像灰阶、T_1 和 T_2 值的特点：①信号强度越高，图像亮度越大，越成白色，反之亦然。颈部正常组织 MRI 图像显示的灰阶从白到黑的排列顺序是：脂肪、脏器、肌肉、快速流动的血液、骨骼、空气；②T_1 和 T_2 值与信号强度的关系：T_1 值越长，信号强度越低，图像越黑，T_2 值越长，信号强度越高，图像越白。颈部先天性囊肿常表现为显著的长 T_1 和长 T_2。颈部肿块常表现为长 T_1、短 T_2；③流空效应，体内流动的液体不产生信号。根据流空效应，不用血管造影剂即可诊断颈动脉瘤、颈动脉体瘤、血管畸形，还可区别血管与肿块或肿大淋巴结。

颈部常见疾病的 CT 和 MRI 表现如下。

1. 淋巴结转移癌　CT 扫描为孤立或多发性结节影，呈圆形或球形，大小不等，结节坏死时，结节中央呈低密度区，增强扫描时显示结节环形强化。环壁厚不规则，与周围组织边界不清。MRI 在 T_1 加权图像上表现与周围肌肉信号强度相近，而在 T_2 加权图像上较肌肉组织信号强度增高，结节中央坏死在 T_1 加权图像上呈较低信号，在 T_2 加权图像上呈较高信号强度，增强扫描后，在 T_1 加权图像上与 CT 表现相类似。

2. 神经源性肿瘤　包括神经鞘膜瘤及神经纤维瘤。CT 扫描多呈圆形或椭圆形肿块，边界清楚，包膜光滑，神经鞘膜瘤的包膜较厚，肿块密度均匀，部分肿块显示瘤内囊性变，部分肿块可见钙化，注入造影剂后肿瘤较少强化。神经纤维瘤包膜不明显，常多发，呈丛状结节，密度较周围血管稍低，增强后强化不明显。MRI 轴位上显示神经源性肿瘤多呈圆形或椭圆形，边界光滑，在 T_1 加权图像上，与肌肉组织信号相同，在 T_2 加权图像上呈稍高信号强度，中央坏死区呈长 T_2 信号强度，伴有厚壁。矢状位及冠状位可显示肿瘤与邻近大血管关系。

3. 甲状腺腺瘤　CT 扫描肿瘤多呈类圆形，单发或多发，大小不等，边界清楚，瘤内呈低密度改变，少数可见钙化，注入造影剂后，病灶可有强化，但密度仍低于周围正常甲状腺组织。MRI 表现肿瘤边界清楚，与甲状腺组织比较，在 T_1 加权图像上呈低信号或等信号强度，在 T_2 加权图像呈高信号强度，如瘤内出血则在 T_1 和 T_2 加权图像均表现为高信号强度。

4. 甲状腺癌　CT 扫描早期呈多结节状，迅速发展为团块状或分叶状软组织影，肿块内密度不均匀。边界不清，可有钙化，增强扫描强度不均匀，坏死区无强化。MRI 表现在 T_1 加权图像上为稍高、稍低或等信号，若有瘤内出血，可为高信号，在 T_2 加权图像上，信号呈不均匀增高。

5. 恶性淋巴瘤　CT 扫描早期呈单个或多个结节，后期常融合成较大肿块，与周围组织分界不清，常有压迫推移表现，肿块密度不均匀，增强后多为不均匀强化。MRI 表现 T_1 加权图像上呈低信号或等信号强度，在 T_2 加权图像上呈不均匀的高信号强度。

6. 颈动脉体瘤　CT 扫描表现颈动脉三角区内可见圆形或椭圆形肿块，边界清楚，瘤内为软组织密度，增强后呈显著均匀性强化，CT 值可达 90～130Hu，肿瘤边界更加清楚。MRI 表现在 T_1 加权图像上显示与邻近肌肉组织相等或稍高的信号强度，T_2 加权图像显示比肌肉组织更高的信号强度。

7. 脂肪瘤　CT 值为 -80～100Hu 是脂肪瘤在 CT 上的独特表现，与周围正常脂肪组织分界不清，其内可有分隔，邻近组织可有受压移位，小的脂肪瘤无明显包膜。CT 上可能与正常脂肪组织难以区分，需与对侧同一部位进行比较。MRI 表现在 T_1、T_2 加权图像上显示与正常脂肪组织信号相等或稍高信号。

8. 脂肪肉瘤　CT 值为 －50～20Hu，瘤内常有坏死、出血等密度不均匀表现，边界不清，增强后周边显著强化，相邻组织受侵犯。MRI 表现 T_1 加权图像上信号较正常脂肪组织低，在 T_1、T_2 加权图像信号强度较正常脂肪组织稍高。边界不规则，相邻组织受浸润。

五、正电子发射计算机断层显像（positron enussion tornography，PET）

PET 是目前医学影像最有特色的显像仪器，与 SPECT 比较，PET 具有下列特征：①仪器本身空间分辨率高；②采用电子准直的符合计数，灵敏度高；③易进行衰减校正和定量分析；④常用的发射正电子核素为人体生命元素，为葡萄糖、脂肪酸和氨基酸等组成成分，参与机体代谢的重要物质。临床上常用葡萄糖代谢显影，可以从分子水平反映人体正常或疾病时代谢状态。因代谢变化发生在肿瘤的非常早期阶段，故肿瘤的代谢变化早于形态变化。因此应用脱氧葡萄糖（FDG）PET 检查要比 CT 扫描敏感，但因前者缺乏精细的解剖定位，其诊断准确性仍较低。FDG PET/CT 是将功能影像 PET 图像与形态学的 CT 图像相结合，形成两种技术的优势互补，对肿瘤的早期诊断具有重要意义。

六、数字减影血管造影（digital subtraction angiography，DSA）

DSA 采用数字减影血管造影法。其原理是注入造影剂后，通过计算机减影，使动脉显影，减影后图像的对比敏感度明显高于未减影图像。DSA 检查对与血管有关的颈部肿块有重要的诊断意义。

1. DSA 检查的适应证

（1）血管源性疾病：临床上考虑为血管源性的疾病，如动、静脉畸形，动、静脉瘘等行 DSA 检查可进一步明确诊断。

（2）与血管有关的肿瘤：如颈静脉球体瘤、颈动脉球体瘤、蔓状血管瘤等，DSA 检查可明确诊断，了解肿瘤血供情况，并可进行血管内介入治疗。

（3）介入治疗：DSA 除了应用于颈部肿块的诊断外，还可进行血管内介入治疗，即在 DSA 导向下，经血管内导管将栓塞物注入肿瘤血管内以阻断肿瘤的血供，达到减少术中出血或治疗肿瘤的目的。因此，对于一些血供丰富的肿瘤（如鼻咽血管纤维瘤、蔓状血管瘤等）。术前可行血管内介入栓塞，以减少术中出血。常用栓塞材料有吸收性明胶海绵、不锈钢球、聚乙烯醇等。

（4）了解颅内动脉供血的代偿能力：术前作双侧颈动脉及椎－基底动脉造影，了解颅内动脉有无交通支，术中能否作颈内动脉结扎。

2. 禁忌证　全身情况差，有严重心、肾、肝功能不全，凝血功能障碍，动脉斑块硬化等。

3. 常见颈部肿块 DSA 检查的改变

（1）颈动脉体瘤的特征性改变：在颈总动脉分叉处可见血管显影丰富的肿块，肿块将颈内、外动脉分开，分叉增宽；肿块压迫颈内、外动脉，并将颈内、外动脉分离呈弧形或抱球状；肿块将分叉部推向前方。

（2）颈部良性肿瘤（神经鞘膜瘤及多形性腺瘤）：较大肿瘤可压迫颈动脉移位，瘤体本身无或极少血管显影。

（3）颈部恶性肿瘤：与血管相邻或较大的恶性肿瘤可包绕及压迫血管，以致血管腔变窄或闭塞，尤其是静脉更易受压。

（张建伟）

耳鼻喉科手术的麻醉

耳鼻喉科的手术操作对于麻醉医生的创造性和技术能力是很有挑战性的。日常工作一般需要麻醉医生提供面罩麻醉、自主通气或喷射通气、控制性降压和深麻醉下拔管。大多数病例只需要少量或者不需要肌松药。而且现在越来越多的外科手术都是在门诊完成的。这意味着对术后镇痛和防止术后恶心、呕吐（PONV）的要求更高。患者年龄涵盖了新生儿和老人，但是以儿童为主。

麻醉医生要和精通气道的医生一起工作是耳鼻喉科麻醉的专业特殊性，这与其他专科麻醉明显不同。耳鼻喉科手术程序的复杂性要求医生之间的密切合作。在手术过程中，外科医生和麻醉医生经常需要共用气道，并互相帮助处理难题。当遇到困难气道时，最好避免自负的个人英雄主义。

为了便于简明实用，本章按照解剖部位进行阐述。当应用某一麻醉方式处理特殊问题时，不太可能中途增加或改用其他麻醉方式。从麻醉的角度看，必须注意不同解剖部位的特殊性并且进行分别讨论研究。最后，不要忘记，麻醉药物最早是用于一位名叫 James Venable 患者的颈部肿物切除术。因此，可以说麻醉技术是从耳鼻喉科手术开始发展起来的。

第一节　耳部手术麻醉

正如其他专科一样，有多种耳部手术可以用于减轻患者的痛苦。对于这些手术，患者体位、保留面神经、血流动力学稳定、麻醉平稳、防止恶心、呕吐、笑气的使用是麻醉医师首先要关注的问题。

（一）耳道和鼓膜病变

耳道和鼓膜病变使声音的接收和声音从外部向中耳的传递受到损害。这些手术大多需要常规全身麻醉，但是少数患者也可以耐受辅以镇静的局部麻醉。麻醉诱导及气道保护后，患者手术侧头部转向上方并固定。手术时间不长。有些医生使用喉罩气道（LMA），但是大多数医生更倾向于使用气管内插管。耳道成型手术可以使用笑气，但是不推荐使用。然而鼓膜成型手术最好避免使用笑气，以防止出现外科移植物的扩张和分离。

（二）传导性听力丧失

这是由于中耳病变引起的声音传导能力下降造成的听力损害。主要病因是感染或炎性反应。

迷路手术是儿科常见的手术之一。有经验的外科医生只需要 3 分钟就可以完成双侧迷路手术。因此，麻醉的诱导和维持都可以使用七氟烷或氟烷进行面罩麻醉。术后不适可以使用对乙酰氨基酚（acetaminophen）40mg/kg 治疗。最近有人建议可以经鼻给予芬太尼。Finkel 等和 Galinkin 等的研究都证实使用芬太尼 2μg/kg 可以减少术后躁动。某些中耳炎患者可能会并发颞下颌关节强直，会有喉镜显露困难。尽管操作与气道无关，但还是要警惕可能发生的困难和提前进行评估。

镫骨切除术是指切除镫骨的上部结构并用假体替代。引起病变的主要原因是骨质硬化。该手术一般需要全身麻醉，少数患者也可以耐受辅以镇静的局部麻醉。分离镫骨时常使用激光，需要给予适当注意（详见下文有关激光手术的内容）。手术过程大约 1～2 小时，可能监测面神经。因此，如果需要使用肌松药，应当选择短效者。Ho 等发现当尺神经 4 个成串刺激开始恢复时，面神经可有明显的抽搐，这提示即使在使用肌松药时，外科医生也可监测电刺激引起的面神经抽搐。即便如此，大多数麻醉医生会避免使用长效肌松药以确保外科并发症与神经肌肉阻滞无关。

该手术的另一个要求是减少术中出血。可以通过在局部注射添加肾上腺素的局部麻醉药、头高位改善静脉回流和控制性降压等方法达到目的。Marchal 等的研究显示术前使用可乐定可以减少术中出血、减轻插管反应、减少异氟烷和芬太尼的使用量。Degoute 等和 Dal 等的研究发现吸入性麻醉药复合瑞芬太尼可以用于轻度降压，并会减少术中出血。

当外科医生安放假体时，最重要的是要保证患者不动。这需要使用吸入性麻醉药加深麻醉，也可复合瑞芬太尼输注。尽管在手术早期可以使用笑气，但是最好避免在手术结束时使用，以免造成鼓膜移植物破裂和恶心、呕吐。拔管必须平稳，避免呛咳和躁动，防止假体脱离位置。手术成功可能取决于这些细节。最好是让患者有自主呼吸，在深度麻醉时拔管。

听骨链成形手术的麻醉要求与镫骨切除术基本一致。但是这种患者的患病时间比较长，需要更多的分离时间，手术的时间会比较长。

TIVA（total intravenous anesthesia）也许在未来可以为这类手术提供更为平稳、更高可控性的麻醉。Mukherjee 的一项对比研究为这一观点展示了良好的前景。该研究发现，TIVA（如丙泊酚复合瑞芬太尼麻醉）可以为手术提供更好的条件而且可以显著减少术后恶心、呕吐的发生率。然而，TIVA 的患者术后疼痛评分明显增高。接受芬太尼的复合麻醉患者术后不适感明显减少。

（三）关注笑气

笑气作为麻醉药的历史已经长达 150 余年，使用者达数百万人。和其他任何药物一样，笑气亦有利有弊。中耳手术使用笑气受到非常关注。

正常的中耳有含气空腔，间断通气，并经咽鼓管进行压缩。疾病和创伤造成的通气障碍会使中耳内室的压力急剧升高。由于笑气的血气分配系数是氮气的 34 倍，因此任何浓度的笑气进入中耳的速度远大于氮气逸出的速度，相反，当停止使用笑气时，笑气被迅速吸收，造成中耳明显低压。

中耳内室压力的突然变化会损伤中耳的功能，造成听力下降、鼓膜破裂、移植物破裂、恶心、呕吐。近期上呼吸道感染、腺体肥大、中耳炎、既往耳部手术史的患者更容易发生以上并发症。因此，在中耳手术时应该慎用笑气。如果使用，浓度也不要超过 50%，并且在中耳关闭前 20 分钟停止使用。如果外科医生在关闭中耳前使用空气冲洗耳道会更有帮助。鉴于以上原因，除非没有其他合适的方法满足需要，才可非常谨慎地使用笑气。

（四）感觉性听力障碍

人造耳蜗：严重听力障碍的患者可能还有足够数量的螺旋神经节细胞接受刺激，并有可能恢复听力随着电极和程序软件的进步，人造耳蜗植入已经越来越普遍。手术时间可长达 4~6 小时。术者需要行乳突切除术来安置信号接收器。如果患者能够耐受，术者一般会比较喜欢控制性降压以减少失血。从外科的角度，笑气的使用不是禁忌证，但是为了减少术后 PONV 的发生率最好避免使用。电极的置入必须精确，拔管要平稳避免躁动。任何不自主的运动都可能降低手术的效果。

（五）淋巴瘘与 PONV

淋巴管漏表现为听力突然丧失、耳鸣、耳胀满感、周期性和体位性眩晕。通常需要气管插管全身麻醉下行外科鼓膜切除术治疗。

这些患者术后可能会有严重的恶心、呕吐。麻醉方案和麻醉实施过程中必须注意中耳手术与术后恶心、呕吐的关系。除了避免使用笑气、减少阿片类药物、积极补液外，需要多种药物治疗，如术前使用甲氧氯普安，诱导后胃管引流。鉴于这些和其他原因，我们倾向于使用麻醉性气体、氧气、空气复合丙泊酚麻醉。

（六）乳突及其他耳科病变

乳突炎的发生率随着抗生素的普遍使用已经大大降低。但是乳突炎仍有明显的发病率甚至死亡率。未经治疗的慢性中耳炎是最常见的原因。抗生素治疗无效时需进行外科手术。

手术在行气管内插管的全身麻醉下进行。外科手术的目的是为了重建中耳通气、清除感染的组织、引流脓肿。清除炎性骨质会有大量失血。控制性降压对手术操作有帮助。术者术中会使用神经刺激器鉴别并暴露面神经。所以需要使用短效肌松药。当神经肌肉反应恢复时应当明确记录，并在辨认面神经和随后的分离操作之前告知外科医生。

根据患者术前病变的情况，乳突切除术可能需要 3~6 小时。可以使用笑气，但是要在鼓膜成形术前 20 分钟停止使用。手术结束时，手术部位的包扎需要 5~10 分钟。如果患者此时的麻醉很浅，搬动头部可能会造成呛咳和出血，引起术后并发症。因此，即使冒着可能会延长苏醒时间的代价，在包扎结束之前都应该维持较深的麻醉。

有人曾尝试过这些手术能否在门诊完成。Rowlands 等的研究发现手术范围决定了患者是否需要住院接受手术。然而，考虑到门诊手术的并发症和其他因素，住院手术与门诊手术之间并无明显区别。这提示某些乳突炎的患者可以进行门诊手术治疗。Suresh 等的研究建议耳大神经阻滞可以用于缓解术后疼痛，但随后的一项研究却没有得到肯定的结论，以致该观点悬而未决。

（七）异常开放性咽鼓管

典型的异常开放性咽鼓管会造成自声强听（冲气声），仰卧位时消失。有时患者会难以忍受这种痛苦而寻求外科手术。对于任何一位耳科医生来说，这个手术都是少见而且富有挑战性。手术是在患者仰卧位经口入路完成的。所有关于口腔手术的要求适用于该手术麻醉。

（八）小耳

先天或者获得性耳郭畸形可能很严重。每一个人，无论年轻人还是老人，正常的耳郭外观都很重要。疾病控制和预防中心估计小耳畸形的发生率大约为1：100 000 小耳畸形既可单发，也可是其他综合征的表现之一，如 Goldenhar 和 Treacher Cllinso Uezono 等的研究发现约有42%的双侧小耳畸形患者会存在明显插管挑战（可能的"困难插管"）。在进行重建之前，必须评估患者现存的每一个畸形特征。

根据病变程度，小耳畸形需要进行分期重建手术进行矫正。首先取肋软骨进行塑形，并植入皮下，使之愈合。然后二次手术进行皮肤移植和耳舟成形术。需要行全身麻醉，取肋软骨后应该给予患者自控镇痛以缓解不适。通常，术者会在取肋软骨处给予局部麻醉药，但是该部位仍是术后不适的主要原因。

成人重建手术的主要原因是由于创伤或肿物切除造成的，这类患者一般不存在先天性小耳患者的气道异常。根据患者情况和临床表现，即可以选择全身麻醉也可选择镇静下的局部麻醉。

（九）颞骨病变

颞骨内有面神经。面神经是在骨内行程最长的颅内运动神经。任何颞骨损伤都可能伤及面神经。肿瘤性疾病虽然少见，但是肿瘤切除术有明显的死亡率。最为常见的病因是钝性损伤造成的骨折。80%骨折是由于经额部和侧面撞击造成的长线型骨折。枕部撞击造成的横型骨折占另外15%。其余类型包括复杂或混合型骨折。术前必须检查患者是否有其他损害，如颈部不稳定、其他骨折、脑脊液漏。除了注意血流动力学稳定，术后最主要的问题是持续性脑脊液漏引发的感染。因此，神经外科医生会经常参加此类患者的修复手术。

（王 荣）

第二节 鼻部手术麻醉

本节包括鼻部和鼻窦手术。这些结构是气道的重要组成部分，任何病变都会严重影响患者的生活质量。鼻部和鼻窦手术通常在气管内插管保护气道和全身麻醉下完成。最近，LMA在此类麻醉中的使用越来越广泛，但是潜在的误吸令人担心。如果患者可能因全身麻醉引起某些并发症，此类手术也可以在局部麻醉辅助镇静下完成。

（一）外鼻及内鼻畸形

鼻成形术是指外鼻的重建手术。适应证包括创伤、肿物切除术后、先天畸形和（或）可见的畸形。这些患者大多数为年轻健康患者。在麻醉诱导和插管后，外科医师会要求将气管内插管固定在下颌骨中间的位置。该位置可以避免鼻部软组织的变形，让外科医师可以更精确地进行修复。眼睛需要敷以润滑剂并在侧缘用胶布固定予以保护，以免角膜擦伤，也为鼻梁手术提供了入路。头部可以稍微垫高以便于操作和促进静脉回流。

即使在局部麻醉药内加入血管收缩药物，出血仍可能会很严重。在患者苏醒和拔管前吸引干净胃管和口腔分泌物可减少术后恶心、呕吐的发生率。空腹吞咽血液是呕吐的主要原因之一。从镇痛的角度看，这些操作都是相对较轻，但是在手术后期，外科医生会行骨切除术，这取决于患者的特殊解剖结构和外科医生的计划。麻醉深度不够造成的呛咳和体动是我们不希望看到的。

手术结束时会置入鼻塞或支架和塑料/钢化玻璃制成的模型。最好选用支架，这样可以保证患者术后鼻道的通畅。一定要小心别用面罩压迫鼻梁，将面罩轻轻的放在下颌骨上，上部悬空。尽管这样的密封性不是很好，但是辅以托下颌手法一般都可以保证通气效果。Er-bay 等的研究建议在这种情况下可以使用儿童面罩作为口部面罩行通气。

在某些情况下，肿物切除术后患者可能先需要扩大切除全鼻甚至深部组织，然后进行全部重建。必须认真检查患者的气道。大多数患者有潜在的后鼻道。这些患者在鼻部分重建或上颌骨成形后可能会发生鼻道被完全堵塞。最好术前与外科医生讨论手术方案以及患者的病理改变。麻醉计划和关键如前所述。重建通常包括前额皮瓣，将分期实施。

鼻中隔成形术是指功能性重建扭曲的鼻中隔。病因可能是创伤、先天异常或形成异常。鼻中隔偏曲可能会导致病变受累侧气道的完全阻塞。还会使鼻窦引流差，引起慢性鼻窦炎。鼻中隔成形术、开放性鼻骨骨折手术和鼻成形术的麻醉注意事项是基本相同的。这些手术一般比较简单，大约 30 分钟至 1 小时。

最后，我们讨论一下闭合性鼻骨骨折。这个手术非常简单，外科医生只需要在骨折部位使用特殊设备强力加压使骨折复位即可，整个过程仅需几秒钟。对于清醒的患者，这几秒钟是非常痛苦和难以忍受的。因此，短时、强效的全身麻醉是比较好的选择。有人选择的麻醉方法是患者取半坐位，术前给予咪达唑仑和芬太尼。一旦外科医生和器械都准备就位，经静脉给予丙泊酚和利多卡因的混合物。手术操作在患者意识消失时完成。患者一般是在模具固定好以后才会苏醒。这个方法的效果非常好，而且出血也很少。如果手术时间会比较长或者出血较多，最好使用 LMA 或气管内插管保护气道。

（二）后鼻孔闭锁

这是一种并不常见的解剖异常，发生率大约为 1：8 000 ~ 1：50 000 右侧单发病变常见，是双侧病变发生率的 2 倍，且好发于女性婴儿。其他获得性病变占人群的 20% ~ 50%。

双侧后鼻孔闭塞多表现为新生儿完全气道阻塞，哭闹可以缓解症状。Gujrathi 等写过一系列关于此类手术方法的综述。虽然最近内镜技术被用于治疗此类疾病，但是"穿刺、扩张、支架"仍是最标准的式式。麻醉医师必须注意术后保护支架。支架脱落会造成气道完全阻塞和气道异物。支架会在术后放置几周。

Lim 等报道了一例单侧后鼻孔闭锁合并持续性口咽膜的复杂手术。麻醉医师应该注意其他可能会造成气道阻塞的原因。这类患者会需要多次手术行支架清理和肉芽组织清除术。

（三）鼻窦病变

现代鼻窦手术基本都是依靠纤维内镜（fiberoptlc endoscopic slnus surgery，FESS）技术完成的。但是上颌窦开放性手术（Caldwell - Luc procedure）是一个例外。适应证包括持续性鼻窦炎、复发性鼻息肉、鼻道阻塞和脑脊液漏。

麻醉方法与外鼻手术基本相同，不同的是鼻窦手术麻醉需要气管内插管并靠近口腔的左侧缘固定。术者一般站在患者右侧，患者头部也稍微偏向术者。术者可能会要求保护患者的眼睛。术者需要在手术过程中观察患者的眼睛，因为许多操作是非常接近眶底的。一旦眼部出现任何变化必须查明原因，然后再进行下一步操作。不幸的是，眶内眼睛损伤时有发生，如眶内出血造成的失明、眼肌损伤和斜视。其他并发症有静脉空气栓塞、脑脊液漏、意外失血和永久性神经损伤。虽然 FESS 是一项有益的技术，但是其潜在的并发症却可能是灾难性的。视频引导下内镜手术减少了部分并发症的发生率。

控制性降压也可以用于此类手术。鼻窦的血运非常丰富，一般术中会丢失 300～500ml 血液。如果患者患有出血障碍或严重贫血，术中可以考虑输血治疗。

术者一般会使用局部血管收缩的方法减少术野出血，但这种方法很不确切。Yang 等研究发现小剂量麻黄碱和利多卡因混合液可以一过性显著降低血压。通常血管收缩药物是预混在 4% 可卡因中溶液的。可卡因可以经黏膜迅速吸收，引起一过性心率增快、血压升高。若患者有假性胆碱酯酶缺陷或使用胆碱酯酶抑制剂（如 echothiophate），可卡因等酯类局部麻醉药的作用时间会延长。局部麻醉药毒性反应一般表现为惊厥、冠状动脉痉挛、心肌缺血和心律失常。可以积极使用 α/β 受体阻滞剂、氧气、加深麻醉进行治疗。

手术结束时，术者会要求拔管平稳，避免呛咳和体动。口腔内有大量分泌物和血液是平稳拔管的最大挑战之一。可以在深麻醉下拔管，但是这种方法可能会使患者在浅麻醉时发生喉痉挛。如果患者血流动力学稳定、口腔内异物已经清除干净，深麻醉下拔管是安全的。术中可能会放置支架或填塞物，因此，口腔仍是最可靠的通气通路。

除了术后恶心、呕吐，必须给予镇痛。FESS 手术并不是特别疼。术中可能已经使用过了局部麻醉药，此时可以辅助少量阿片类药物。其他镇痛药物，Turan 使用了一种环氧化酶 -2 抑制剂［cycloxygenase（COX）-2 inhibitor］取得了不错的效果，但是该药临床上已经停止使用。也许新药塞来昔布（celecoxib）会有同样的效果。Turan 等最新研究发现 gabapentin 可以有效用于术后镇痛，但是嗜睡是限制其临床使用的不良反应。

（四）额窦填塞术

额窦填塞术适用于对其他治疗没有反应的额窦炎患者。可以经内部入路，或者使颅骨降低、在额窦上方架起一块骨片。在完成额窦清创术后，使用腹部的脂肪填充空隙。失血不如 FESS 手术多。其他注意事项和麻醉方法与其他鼻窦病变手术要求类似。

（五）脑脊液漏

创伤、肿瘤性疾病和既往手术史等诸多原因均会导致鼻窦脑脊液漏。精确定位裂隙部位是手术成功的关键。术前患者是通过蛛网膜下腔入路进行引流的。成功置入腰麻针以后，缓慢注入用 9.5ml 脑脊液稀释的 10% 荧光素 0.5ml。然后患者入手术室，麻醉诱导。大约 20 分钟后，荧光物质应该出现在鼻窦中并提示裂隙部位。其他注意事项和麻醉方法与其他鼻窦病变手术要求类似。

（王　荣）

第三节　咽喉部手术麻醉

即使对于经验丰富的麻醉医生来说，"共享气道"也一件是令人头疼的事。麻醉专业的特点就是保护、维持和控制气道。任何会威胁气道安全的因素即使不是令人烦恼，也是让人必须考虑的事。麻醉医生与外科医师不得不在所有的咽喉部手术中"共享气道"。这需要医生之间的交流、理解和信任。

（一）气道异常

异常气道修复手术将考验所有麻醉医生的技能。许多病变会影响气道，会有各种年龄段的患者，患者的情况千差万别。气道异常病变、不同身体条件的患者及其不同类型的病变原因的综合，使每一例手术都与众不同，需要细细思量。大多数常见的病变可以按部位分为会厌上、会厌、会厌下病变。

我们可以将异常气道定义为由于获得性疾病如感染、创伤、异物、医源性（放射治疗），或解剖异常如先天畸形、骨软化症、狭窄等造成的气道受压迫。这个定义不是很精确，因为有些病因显然既可以被归入前者，也可归入后者。这种分类方法只是便于理解。Yellon 总结了一项非常有用的处理儿童异常气道的方法，主要原则包括充分的术前评估以及麻醉医生和外科医生共同制定完善的计划。术前体检应包括内镜、喉镜、支气管镜，在任何手术操作就要确定动态或者固定的病变部位。安全成功的手术和麻醉取决于以上细节。以上原则也适用于成人。

（二）获得性气道异常

感染：会厌炎是一种急性细菌性感染，若不及时治疗会对生命造成威胁。2～7 岁儿童为高发人群。流感嗜血杆菌（B 型）是常见致病菌。随着流感嗜血杆菌疫苗在儿童群体中的使用，会厌炎逐渐成为危及成人的疾病。无论患者年龄如何，急性会厌炎必须接受积极治疗。

经典的临床表现是患者突发高热、咽喉痛、喘鸣、吞咽困难和流口水。体检通常会发现患者焦虑、面色苍白，体位为嗅花坐位。急性会厌炎与哮吼症的区别是前者没有自发性咳嗽。颈部侧位片可以看到肥大、扁平像"拇指纹"一样的会厌。当病变累及所有会厌上结构时，则改称会厌上炎（supraglottitis），这是一个新的命名。

成人患者入院后一般只需接受保守治疗，很少需要行气管内插管。儿童患者随时会发生完全的气道阻塞。在确保气道安全以前，绝对不能忽略患者的情况。当耳鼻喉科医师和麻醉医师都在场时，可以让患者坐位使用吸入麻醉进行诱导。最好不用肌松药。喉镜确定诊断后行气管内插管。建议导管的直径比正常所需管号小 0.5～1 号。如果气道阻塞，不能行插管，立即改用硬质支气管镜插管或行气管切开。急性会厌炎对头孢菌素的反应可能需要几天时间才能出现。

哮吼症是一种常见于 3 个月～3 岁儿童呼吸道感染后的良性疾病。常出现在上呼吸道感染或副流感病毒感染后 2～3 天。会厌下结构常被累及，患者表现为喘鸣、呼吸困难和经典的"犬吠样咳嗽"。通过临床表现就可以分辨哮吼症和会厌炎，不需要行侧位颈部影像学检查。保守治疗包括吸氧、中性消旋的麻黄碱和静脉地塞米松。当出现呼吸衰竭、进行性肋间隙凹陷和发绀时才考虑气管内插管。气管内插管的要求同会厌炎一样，必须有外科医生在场，有严密的监测。

（三）扁桃体肥大

1. 儿童以及术前评估　扁桃体切除术可能是最常见的气道外科手术。仅在北美洲，每年就有超过 300 000 例的手术量。手术适应证包括阻塞性扁桃体肥大、复发性或慢性扁桃体炎、扁桃体周围脓肿。在扁桃体切除术时，一般会同时行腺样体切除术。腺样体切除术的目的是为了缓解腺样体肥大造成的鼻咽部阻塞。通常这些患者还忍受着反流的痛苦。

接受扁桃体切除术的还有许多年轻成人患者。但是绝大多数患者都是儿童。儿童不是缩小的成人。与高龄人相比，儿童具有不同的生理反应和心理需要。当给儿童实施麻醉时，要把主要注意力放在儿童身上，同时也要关注家长。

家长一般在手术前才能见到麻醉医师，然后向这个陌生人说出自己的担心。即使最外行的人也知道麻醉是一种"接近死亡体验"的状态，而自己的亲人将成为"实验品"。这会让家长面临巨大的困惑。许多家长都表示最大的担心就是麻醉。家长需要麻醉医生给予最大限度的信任，以缓解对麻醉的担忧。在术前谈话时，麻醉医生一定要注意这点，因为缓解家长的焦虑是医师的责任之一。不要忘记旁边还有另外一个人在观察这个交流。

儿童对周围环境的敏感程度远超过我们的想像。他们会在手术日早晨发现事情有些不一样。他们会发现自己比平时起得要早，父母也有一丝焦虑与不安。最后进入术前准备区。周围都是服装相似、知道他名字的人。这样的经历不引起巨大的恐惧那才是怪事。

麻醉医生一般会在手术日早晨向家长询问儿童最近是否有上呼吸道感染。上呼吸道感染在儿童群体中极为常见，而且如果儿童正在患病期间，会影响麻醉方案。以前如果儿童术前患有上呼吸道感染，择期手术会被立即取消。这个问题引发了许多相关研究。现在一般是在术日对儿童进行评估，并做出个体化治疗方案。发病期间的上呼吸道感染会增加术后呼吸并发症是比较公认的事实。大部分研究认为与呼吸并发症相关的因素包括气管内插管、年龄小于 6 岁、择期手术前 2 周内患有上呼吸道感染。根据 Tait 和 Malviya 对此做过的一项回顾分析，上呼吸道感染会增加术后呼吸并发症，但是与严重并发症的发病无关。若患儿的上呼吸道感染不是很严重，而且医生能准确了解并预见潜在的并发症如喉痉挛或支气管痉挛，麻醉也是可以安全进行的。Mamie 等的回顾性分析也证实了上述观点。

另一个问题是患儿术前焦虑或躁动的程度。手术对于家长和儿童来说可能都是第一次经历。尽管详细的术前咨询可以缓解这种焦虑，但是某些患儿仍会感到不安。是否应该给儿童术前药物？任何药物都会使患儿镇静，但增加术前和术后的呼吸道并发症。术前药物会延迟苏醒时间和气道保护性反射恢复的时间，也会延长恢复室内的滞留时间。然而，有手术恐惧经历的儿童以后将很难再次进入手术室，这种恐惧与患儿对医疗的终生恐惧有关。镇静药物不应该常规术前应用。只有极度躁动不合作的患儿才需要给予术前药物，如患儿处于极度沮丧、可能会对自己或者医生构成危险。通常给予咪达唑仑（0.5mg/kg，最大剂量 10mg，术前至少 20 分钟，口服）。其他镇静方法有经直肠给予氯胺酮、口服芬太尼、经鼻芬太尼、可乐定、安定合用咪达唑仑、右美托咪啶。口服右美托咪啶对先前镇静剂无效的神经行为异常有良好效果。

2. 阻塞性睡眠呼吸暂停综合征（obstructive sleep apnea syndrome，OSAS） OSAS 患儿的麻醉更具挑战性。这些患者常合并右室舒张功能障碍、肺动脉高压、心律失常或隐匿性心脏炎。术后呼吸系统的并发症发生率由 1% 增加至 20%。建议术前进行夜间氧饱和监测。其他明显的危险因素包括睡眠监测异常、清醒静息状态下二氧化碳分压大于 50mmHg、证实的气道阻塞和夜间氧饱和度降低（<90%）。这些患者不适宜行门诊手术，需要收住入院做全面的夜间监测。

成人 OSAS 患者可能只需要接受扁桃体切除术，但是大部分患者还是要接受腭垂 - 腭 - 咽成形术（uvulopalatophryngoplasty，UPPP）。这个手术就是部分软腭切除术，手术时间也不长。术前详细评估患者气道是很重要的。如果患者主诉夜间需要持续正压通气（continuous positive alrway pressure，CPAP），这提示该患者可以耐受面罩通气。当有疑问时可以用纤维喉镜进行气管内插管。术中尽量少用阿片类药物，如果使用了阿片类药物，必须等患者完全清醒后才能拔管。这些患者对镇静剂很敏感。给予这些药物时要密切观察患者。UPPP 是耳鼻喉科手术中最为疼痛的一种。由于限制使用阿片类药物，控制患者的术后疼痛是一项有挑战性的工作。处理此类患者的不适时，要有严密的监测。

3. 腺样体＋扁桃体切除术麻醉诱导　儿童麻醉诱导必须有两人在场，两人必须同时精通气道管理和开放静脉通路技术。独自一人实施面罩麻醉诱导会导致灾难性后果。除了儿童麻醉常见的问题（喉痉挛、心动过缓－低血压、静脉通路开放困难），这些患者可能并存OSAS。针对这种情况，有几位研究者研究探讨了不同呼吸道操作手法改善面罩通气的效果。Reber 等比较了抬下颌（chin lift）＋CPAP 法和推下颌（jaw thrust）＋CPAP 法，发现后者的效果更好。Meier 等的研究证实了 CPAP 在改善患者的呼吸道状态方面起主要作用。Bruppacher 等的研究却得出了相反的结果，发现推下颌＋CPAP 的方法效果更好。假设不考虑不同医生之间对不同方法的偏爱，可以看出 CPAP 可以有效地用于部分气道阻塞患儿的通气。

在开放静脉通路和麻醉诱导后，需要进行气管内插管保护气道。扁桃体可能很肥大，不要低估插管的困难。看起来很简单的插管，可能很快就会变成困难气道。另一个困难的来源是舌扁桃体肥大。此外，显露时损伤脆弱的扁桃体可能会引起出血。

在这些手术操作中，关于肌松药的使用还未达成一致意见。有经验的外科医生可以在15～30分钟内完成简单的扁桃体切除术。如果需要使用肌松药，最好是使用短效制剂。阿片类药物可以用于这些患者的术后镇痛。但是无论是单独还是合用其他药物，阿片类都会影响患者的呼吸。Khan 和 Memon 的一项相关研究对比了自主呼吸和机械通气在扁桃体切除术中的应用。结果是机械通气患者的血流动力学更为稳定，术后恢复也快。通常在静脉开通后马上给予吗啡，在吗啡和七氟烷复合麻醉下进行气管内插管，这样可以避免使用肌松药。

为了避免使用肌松药，已经对为插管提供便利条件的各种方法和药物进行了评估。Woods 和 Allam 对此做了出色的综述。当复合芬太尼时，吸入性麻醉剂中七氟烷的苏醒时间最短，特别是在与雷米芬太尼联合时。Simon 等的研究显示七氟烷优于丙泊酚复合阿片类。对于静脉药物，瑞芬太尼复合丙泊酚可以提供最好的插管条件。无论什么方法，只要避免使用肌松药，患者都可以快速恢复自主呼吸和保护性气道反射。

4. 术中管理　固定好气道以后，外科医生会在口腔内放置张口器以便更好地暴露扁桃体。在进行这项操作的时候必须极为小心。这是一个可能会引起并发症的刺激性操作。有些外科医生在放置张口器之前会先断开呼吸回路。还有的医生是在管道周围进行操作。在此过程中可能会发生压迫气管、气管打结或异位。偶尔还会发生气管意外脱出。在固定好张口器后，要重新检查两侧呼吸音。气管内导管固定在下颌骨中间位置，任何伸展动作都可能使导管外移几个厘米。在张口器固定好以后，外科医生会将张口器的下部手柄放在手术室的器械托盘上。如果麻醉过轻，患儿发生体动，可能会损伤到颈部。可以在胸骨柄的上方放置一叠小碗，将支架放置其上。一旦患儿发生体动，张口器也可以随之移动。但是会压迫胸腔，影响自主呼吸。在切皮前，外科医生会要求给予抗生素和抗炎激素。

外科技术包括 Guillotlne 切除术（少见）、冷冻切除法、双极切除法、冷冻消融法（coblation）。每一种方法都有自己的优点。前两种手术失血多但是术后疼痛轻。双极切除术可以立即止血，减少术中出血。然而，对周围正常组织的热损伤是术后不适的主要原因。冷冻分离法是一项新技术。这种方法是让射频双极电流通过盐水介质产生一层钠离子膜。这些离子可以使软组织在60℃时就开始气化，远低于普通双极电刀所需的温度。而且它不需要背景电流，钠离子也可以保护周围正常的软组织不受损伤。冷冻分离法兼具冷冻分离法和双极电刀的优点，出血少，疼痛轻。

5. 术后管理　手术结束时，患者应该恢复自主呼吸。除了吗啡，有人还会给予昂丹司琼预防呕吐。一旦血流动力学稳定，就可以吸引胃管和口腔。可以行清醒拔管以确定保护性气道反射已经恢复。这些患儿对口腔内分泌物和胃内容物很敏感，会诱发喉痉挛。有医师建议静脉注射利多卡因来减少这种并发症。Gulhas 等发现静脉注射镁制剂的效果很好。lsui 等发明了一种"不接触"拔管方法。在麻醉状态就把患者放置在头低侧位的抗休克体位。如果将上面髋关节屈曲，患者很容易就可以被摆成这个体位。但是不应该过度强调头低位。这个体位可以让血液和分泌物集中到口腔一侧而不是口腔中部。而且侧卧位可以使儿童气道变宽，减少发生阻塞的可能性。除了氧合监测，该技术不需要任何额外刺激。如果患者苏醒并睁眼，就可以实施拔管了。没有观测到喉痉挛、氧合下降或咳嗽。

扁桃体切除术后并发症有出血（见下文扁桃体术后出血）、喉水肿导致的呼吸道阻塞和口腔创伤。

6. 镇痛和抗呕吐　这种手术后一般需要不同方式的镇痛。切皮前进行局部麻醉已经证明是有效的方法。然而，布比卡因会造成声带短时麻痹，大剂量局部麻醉药会抑制气道保护性反射长达几个小时。Naja 等在如何精确定位浸润部位，减少药物使用量以达到有效镇痛方面做了研究。随后的一项研究证实了这项技术具有可行性。

静脉药物如氯胺酮、吗啡和哌替啶都可以提供强大的镇痛。然而，这些药物都有副作用。如果没有提前给予苯二氮䓬类药物，氯胺酮可能会引起极度的恐惧症状。氯胺酮还增加口腔分泌物，这是此类患者最不想要的。吗啡和哌替啶都很有效，但是容易诱发 PONV，同时它们还具有镇静、瘙痒和呼吸抑制作用。Mukherjee 等比较了芬太尼和吗啡后发现芬太尼术后 4 小时内 PONV 的发生率低于吗啡。但 24 小时内发生率没有明显的区别。White 等发现单独使用芬太尼可以显著降低 PONV 的发生率，而且能提供完善的镇痛。

曲马朵是合成的可待因提取物，是作用于中枢系统的非典型阿片类药物。它兼具阿片类和单胺类药物的作用特点，但无阿片类药物的诸多副作用。曲马朵比吗啡、氯胺酮和派替啶在扁桃体手术中更好用。曲马朵与吗啡具有相同的镇痛效果，但是不抑制呼吸。恶心、呕吐比较轻，容易忍受。曲马朵与对乙酰氨基酚复合使用效果更好。Arcioni 等发现同时使用昂丹司琼会降低曲马朵的效果。即便如此，曲马朵仍是一个具有前途的药物。

COX－2 抑制剂也可以用于这种这种手术的术后镇痛。COX－2 的优势在于其不抑制血小板聚集或延长出血时间。遗憾的是，现在只有塞来昔布仍被允许在美国使用，其他药物因为大剂量服用可能会导致心脏疾病而被召回。在召回之前，有学者对罗非昔布进行了研究。尽管没有延长出血时间，但是镇痛效果不是很确切。

其他非甾体抗炎药（nonsteroid antiflammatorydrugs，NSAIDs）也可以用于术后镇痛。这些药物可以产生良好的镇痛效果，而没有阿片类药物的副作用。NSAIDs 会影响血小板功能和延长出血时间，这些药物的使用仍然有争议。Moiniche 等对 25 项研究做了综述，分析 NSAID 与术后出血的关系。他们的结论是 NSAID 与阿片类药物的镇痛效果相似，PONV 的发生率明显低于后者，但是与更多的二次手术止血有关。Marret 等更进一步建议不要在扁桃体手术后使用 NSAID。Cardwell 等的综述与以上综述的结论相反，认为 NSAID 并不增加需要再次到手术室止血的出血。总之，循证医学证据倾向于避免在扁桃体切除术后使用 NSAID 类药物。

除疼痛外，必须注意 PONV 并进行治疗。即使没有使用阿片类药物，吞咽血液也会诱发 PONV。有多种药物可以并且应该积极地用于治疗 PONV。

最近几年，许多研究倾向于将地塞米松作为一种强大的镇吐药物。它还可以满足外科医生对于减轻术后水肿和疼痛的要求。Aouad 等的研究发现地塞米松在降低呕吐和改善术后进食方面都强于安慰剂。Elhakim 等的研究证实了上述结果，同时还发现了在镇痛方面的优势。地塞米松与 5 - HT3 拮抗剂合用效果更好。

7. 扁桃体切除术后出血　扁桃体切除术后出血仍然是这种手术的最严重的并发症。据估计常规出血量为 4ml/kg。扁桃体切除术后出血发生于大约 5% 的病例，常发生于术后 24 小时内（原发性出血）。继发性出血可以在以后的任何时间发生。Brown 等研究指出大约一半的扁桃体切除术后出血发生于有术前未诊断的凝血功能障碍的患者。扁桃体切除术后出血一般表现为慢性渗出。在合并症被发现以前，患者可表现为低血容量和心动过速。出血可能会极为活跃。曾经有过一例患者，最初只是在气管导管上有一个小血块，但几秒钟之后，血液就涌满了整个口腔。术后出血的患者还可以表现为直立性低血压，因为他们将大部分血液吞咽了下去，可能看不到显性出血。

扁桃体切除术后出血属于外科急症，需紧急行手术治疗。Windfuhr 在回顾总结了几例扁桃体手术术后致命性出血的病例。他得出结论立即行手术治疗可以避免多数病例的死亡。在麻醉诱导前必须使用晶体或血制品进行扩容，否则会造成致命性后果。要认为这些患者都是处于饱胃状态，要在快速诱导后保护气道。要准备粗的、大容量的吸引管。在确认气道安全后，要吸空胃内容物。

Windfuhr 还介绍了如何采用颈外动脉结扎治疗扁桃体手术后大出血的方法。Berlucchi 等报道了使用一种血管加压药物（1 - deamino - 8 - D - arginine - vasopressin）对患有 von Willebrand 的患者有较好的疗效。在出院前必须认真观察和评估所有接受扁桃体切除术的患者。

（四）包块

1. 咽部脓肿（扁桃体周围、咽后）　咽部脓肿可有严重并发症。比如我就曾经见过一个老年患者，表现为进行性的四肢麻痹和嗜睡，病因为咽后脓肿压迫脑干。脓肿是感染性疾病，但也是"肿块"。

大多数患者都是儿童或年轻成人。一般患者需要在气管内插管全身麻醉下接受脓肿切开引流术。如果脓肿相对较小，没有压迫气道，一些外科医生喜欢在急诊室以局部麻醉行手术。这要求患者对疼痛有很高的耐受力并且配合手术。为了患者安全和舒适，最好是在手术室进行此类手术。

一旦决定要行全身麻醉，就必须对气道情况做全面的检查。检查包括与外科医生一起复习 CT。可能会发生气道阻塞造成插管困难。根据其所在的部位，咽后脓肿可能会引起寰枢椎半脱位。此外，脓肿下的组织很脆弱，因此在建立气道保护前防止脓肿内容物进入气道是重中之重。插管操作必须轻柔，避免碰破脓肿。在引流脓肿后，外科医师会反复吸引口腔内污物。这些操作时间都很短，最好是清醒拔管。

相对来说，尽管颈深部感染性脓肿临床表现可能不明显，但是容易压迫气道。最经典的例子就是 Ludwig 咽峡炎，一种侵及舌下和口腔下部空间的蜂窝织炎。症状为舌上举、呼吸快速、吞咽困难、会厌水肿、白细胞升高和发热。气道评估与上述相同。Ovassapian 等对此做出的综述分析认为清醒纤维镜插管是安全可靠的方法。如果无法实施纤维镜插管，应该在局部麻醉下进行气管切开术。

2. 良性和恶性肿瘤　除感染性包块外，各种良性和恶性肿瘤也可以影响咽喉部及其相关结构。血管瘤可见于口腔任何部位，除非压迫了气道或影响了功能，一般不做治疗。激光是外科治疗血管瘤的常用方法。其他良性包块包括淋巴管瘤、囊瘤和乳头状瘤。恶性肿瘤也是多种多样的，可以并发溃疡、外突性生长、浸润性损害。患者可以是在诊断之前，也可以是在反复手术和放/化疗之后。

在接患者进入手术室之前，最好与外科医生一起仔细讨论。内容包括讨论手术方案、涉及和预期的气道问题。复习所有相关的 CT 和 MRI 是有必要的。应当仔细研读先前的麻醉记录，特别是那些诊断前和治疗前的麻醉记录，因为别人的经验会有助于我们制定麻醉方案。

最后，必须评估患者。评估是术前计划最重要的部分。检查口腔张口度，尽力去观察肿块。如果患者有气道阻塞、颈部伸展障碍或任何可以影响直接喉镜操作的因素，建议使用纤维镜清醒插管。相反，小包块要再次确认其对气道确实没有影响。处理包块时，无论其性质如何，麻醉医生必须准备多种方案以确保气道安全，包括紧急手术干预。

（五）异物吸入

异物吸入是危及生命的急症，是 1~3 岁儿童死亡的主要原因。关于异物吸入诊断和处理的文章有很多。异物的种类可以是任何物体，只要能放入口中，就能被当异物吸入。异物吸入也因此成为耳鼻喉科医生和麻醉医生的一项负担。异物吸入常见于 6 个月至 5 岁儿童。偶尔也见于成人，多是由于在聚会上受人怂恿为了表演某个"戏法"所致。此外，颈部创伤会造成骨、甲状软骨、软组织像异物一样占据空间。气道评估和处理相似。

第三级治疗小组（the tertiary care team）很少能见到完全气道阻塞的患者。Heimlich 手法是首选的方法（译者注，见心肺复苏），然后用手指抠出。注意手指抠出手法有可能会将异物推向气道远端。如果患者出现了低氧、发绀、濒死，救命的选择只有气管切开。

部分气道阻塞是临床医师经常遇到的。处理原则是"不要把部分阻塞变成完全阻塞"。患者和家长就诊时可能会很激动。患儿可能呼吸困难、流涎、前倾坐位和惊恐。喘息样呼吸提示会厌上结构和会厌已经受累。喘鸣更常见于会厌下结构受累。必须要了解异物的性质和内容物。平片很难发现非金属类异物。继发性改变如过度膨胀的肺或肺叶可以帮助确定异物的位置。如果患者情况稳定、异物位置固定，可以等患者胃排空后再进入手术室。但是此类情况不常见。

1. 支气管镜和异物吸入处理　一旦确诊是异物吸入，而且确定了异物的位置，就可以制定明确的治疗方案。如果异物位于大气道附近，可以使用喉镜或者支气管镜。如果患者合作，可以在表面麻醉下行支气管镜，但是大多数患者需要全身麻醉。许多医生都建议给气道部分梗阻的患者使用吸入麻醉诱导法，以防止正压通气使异物完全阻塞气道或将异物推向气道远端。诱导后，可以使用硬质支气管镜维持通气。但是硬质支气管镜的尾部经常漏气，吸入的空气也会稀释麻醉气体的浓度。可以使用静脉药物作为吸入麻醉的补充，比如静脉持续或单次给予。丙泊酚、瑞芬太尼和芬太尼都可以使用。研究显示，瑞芬太尼可以提供稳定的血流动力学和快速苏醒。Farrell 的研究发现了一项有趣的结果，自主呼吸和机械通气的效果都很好。Soodan 等报道肌肉松弛剂加机械通气可以提供更平稳的麻醉。

全身麻醉下支气管镜是一项精细的操作。并发症的原因主要是通气差（高碳酸血症、低氧血症）、麻醉过浅（支气管痉挛、呛咳）。尽管这些操作都很紧急，在处理这些问题时一定要镇静，这有利于提供适当的手术和麻醉条件。

2. 食管镜和异物处理 会厌喉部的异物可以使用食管镜处理。如果气道受压，可以使用快速诱导，压迫环状软骨的方法。一旦保护好了气道，就不用担心误吸的危险了。硬质食管镜可以用于诊断、取异物和确定肿物位置。最严重的并发症就是食管穿孔，常发生在咽部以下。结果是很明显的；死亡率为34%～84%。使用肌松药可以防止意外体动和呛咳，降低发病率。其他并发症还有气管内导管受压迫、心律失常和误吸。

软质食管镜可以用于疾病的诊断，在镇静条件（MAC）下就可以完成，但是不能用于异物取出。

（六）医源性损伤

手术和放射治疗：获得性气道异常也可以是由于某些治疗而造成的永久性损伤。许多耳鼻喉科疾病都是可以治疗的，患者预后也很好。他们可能会因肿物复发或内镜复查而再次接受手术，但是他们的气道可能已经严重受损了。

常见的外科手术包括口内切除术、喉切除术、根治性颈部清扫术和游离皮瓣移植术。为了治疗需要，大部分这种患者都接受过气管切开术。有些患者的气道甚至已经被全部改变了。正如以前强调过的，术前必须与外科医师进行有效的沟通。要复习既往麻醉史，对患者进行认真查体。

这些患者都理解自己在手术后将面临的问题。只要充分向他们解释有关麻醉的问题，他们一般都会很配合。最好首选纤支镜清醒插管，除非患者气道接近正常（基本是不可能的）。在喉镜下，一般沿中线看不到会厌。它多偏于一侧，而且由于并存其他并发症，会厌周围的结构也可能辨识不清。

放射治疗是气道损伤的另一个原因。放射，可以简单的认为是一种热能，会引起纤维化和受影响组织萎缩。Schmitt等的研究描述了放射治疗后纤支镜插管困难的危险因素。他们选出的危险因素包括喉水肿、声音嘶哑、喘鸣。患者颈部和口腔结构基本正常，但是不要低估可能存在喉镜暴露困难。放射治疗后，肌肉组织会变得非常坚硬和固定。患者会有颈部伸展受限和张口困难。这时使用肌松药没有什么作用。就像是烧伤瘢痕挛缩造成的气道狭小和固定。直接喉镜插管是很困难的。因此，要首选支气管镜清醒插管。

（七）声门病变

声门病变会严重影响患者的生活质量，甚至危及患者生命。病因如感染（乳头状瘤）；良性病变，如血管瘤和囊肿；或肿瘤性肿物。除了机械性作用，纤维化、炎症和神经损伤都会增加死亡率。尽管软质内镜可以完成诊断，但是手术多在喉镜和显微喉镜下完成。内侧移位术和声音重建手术通常可以在监护麻醉下完成。麻醉要低于MAC，因为术中需要患者发声如"咿、咿、咿—"，以指导手术修复。如果病变确定，可以进行全身麻醉。可能需要无通气给氧和喷射通气等一些特殊技术。通常，外科医生会要求完善的肌松来创造相对好的手术条件。声门手术一般首选激光作为治疗手段。

局部麻醉加表面麻醉可以为使用喉镜做好气道准备，也可以满足一些小手术的要求。需要阻滞喉上神经和舌咽神经、行气管内表面麻醉。相反，如果麻醉过浅，喉镜操作会引起窦性心动过缓或心律失常。这个主要是因为喉上神经和心脏迷走抑制神经之间有反馈回路。无论任何全身麻醉，在喉镜操作之前必须达到充分的麻醉状态。给予β受体阻滞剂可以减轻血流动力学波动。

1. **显微喉镜** 显微喉镜就是外科喉镜和手术室显微镜的整合体。外科喉镜固定在器械托盘或手术室桌子上，患者的身体上半部分被垫起。选用小内径、可耐受激光、大套囊的气管内导管。头颈部被包裹和固定；如果患者发生移动，则会造成损伤。这些操作需要使用肌松药。一旦显微喉镜固定好，就可以非常好地暴露声门。在显微喉镜和激光的帮助下，外科医生可以精确地切除病变部位。悬挂时间过长，会导致会厌水肿，术后阻塞气道。静脉使用激素可以减少这种危险。

2. **通气** 耳鼻喉科手术的术中通气是一项具有挑战性的工作。除非使用带套囊的气管内插管，否则带入空气会稀释吸入性麻醉气体的浓度。也会污染手术室的环境。麻醉诱导和维持最好选用静脉麻醉。对于一些短小手术，有麻醉医生选用暂停呼吸氧合法。还有人建议间断通气法，这种方法反复插管、拔管直到手术结束。这会增加气道危险，延长手术时间。还能导致额外的声带刺激和创伤。

3. **喷射通气** 有些医师选用喷射通气，取得了不错的效果。喷射通气始于1967年，经历了不断的改进。其本质是压缩气体在高压力驱动下通过管道传递。在没有管道时，可以经喉镜的侧孔进行通气。根据不同患者的要求，喷射通气可以在会厌上、会厌、会厌下不同部位实施。喷射通气设备有很多种，但是一般包括3部分。一个提供高压氧气和笑气（或者氮气、氦气等）的压缩机。然后混合气体通过压力调节器传递到患者。对于成人，初始压力不应超过20psi（磅/平方英尺），儿童小于10psi。实际气体释放通过手控阀控制。

喷射通气的优势在于它不会妨碍外科医师的视野，增加激光手术的安全性。然而，喷射通气也不是完美无缺。需要额外的时间、精力和技巧建立和控制喷射通气。根据文丘里原理，高压气体会带动空气进入肺部，混合气体会被稀释。这将会导致手术室污染和单纯吸入麻醉不足。喷射通气时，全身麻醉必须复合静脉麻醉。呼吸气体监测不准确，只能依靠胸廓起伏和氧合监测来判断患者的通气情况。如果有异物阻塞了气体呼出，形成"球阀"现象，空气淤滞，会引起压力性损伤。二氧化碳蓄积，会引起心率快、心律失常等不良反应。不管高压气体出口是针状的、粗管道状或细管道状，开口处都不应靠近黏膜。Hunsaker管道可以伸展而保持远离黏膜表面。喷射通气造成的压力性损伤会引起皮下脓肿、气胸和纵隔气肿。Biro等研究了支气管镜检查过程中，在喷射通气时气道阻塞装置对气道压力的影响。结论是只要呼气末压力不超过吸气峰压就不会有气道压力损伤。

最近关于喷射通气频率的研究比较热门。手控阀门控制可以提供低频率喷射通气，而自动控制装置可以提供高至600Hz的高频通气。早在1976年，Ihra等就对喷射通气的发展与应用进行了全面的综述。这种通气方法对于某些特殊气道病变和严重呼吸衰竭的患者有益。高频通气可以便于确定气道狭窄的位置，降低激光手术风险（无管化），持续气流供应降低反流误吸的风险，提供持续通气，允许环甲膜急救通气（见Unzueta等）。

高频喷射通气有缺点。Hautman等的研究认为高频通气的并发症有高血压、低血压、支气管痉挛、高碳酸血症、低氧血症。气道湿化不足也是缺点之一。高频喷射造成的组织损伤包括黏膜水肿、充血、内皮细胞扁平，进而造成坏死性气管支气管炎。除了压力性损伤，其他的并发症有心律失常、气胸、气流方向异常导致胃破裂。有报道说早产儿接受高频通气更容易发生坏死性损伤。鉴于以上问题，有学者建议使用按照不同比例组合的高频和低频通气，并得到了比较好的结果。不管使用方法如何，喷射通气都是一项非常有用、麻醉科特有的通气方法。喷射通气必须由有丰富经验的医师来实施。

4. 激光　1958 年，Schawlaw 和 Townes 首先提出激光是可见波段的微波。随后激光研究得到了迅速的发展，1960 年，Maimon 发现使用闪光灯激发红宝石可以产生激光。自此，激光得到了广泛普及，如通信、扫描条形码、工业用于精确切割、CD/DVD、手术室。为了更好地应用激光，我们需要对激光的功能有一个基本的了解，知道它有什么益处和害处。

可见光由不同波长和不同传播方向的光束组成的。可见光是弥散没有聚集性的。激光则完全不同。激光光谱具有同一性（波长一样）、聚集性（同相性）、平行性（平行光）。Einstein 在 1917 年预言激光可由激发产生。使用能量激发某一特定介质的分子，会使它们的电子处于高能状态，产生以少量电子为背景的"粒子数反转"。当这些电子恢复到原状态时，会释放出特殊波长的光子。这会诱发介质中的其他分子也释放同一波长的分子。当这些发生在管腔内时，通过镜面反射，光线得到放大。激光可以将大量能量集中在一个精确的小区域内并发挥作用。

每一个激光装置包括光学共振器（含有不透光镜面和部分传导镜面）、能量源和一个介质。激光模式包括连续性、脉动性和 Q 波性。大多数激光可以分为 4 类。染料激光是以悬浮在液体中的活性材料（通常是有机燃料）为介质。改变颜料的成分，可以得到不同波长的激光。二极激光是以光学容器扩大自半导体能量带散发出来的光线得到的。气体激光由充满气体的管道组成，通过加压使分子达到粒子数反转。自由电子激光是光学容器中的电子束通过 wiggler 电磁场产生的。自由电子激光的波长范围很广（图 6 - 1 和图 6 - 2）。

C

D

图 6 - 1　常见医用激光组成和型号的图示
A. 染料激光；B. 单极激光；C. 气体激光；D. 自由电子激光

图 6 - 2　不同激光模式的能量—时间曲线

5. 激光的作用与安全　激光通过将大量能量集中在一个区域而发挥作用。在生物体内，激光通过能量吸收产生热效应、放射能量与特殊分子之间的光化学作用、继发于光子声学震荡波传导造成的分离性机械损伤。激光产生的烟雾含有致癌物质、有毒气体和具有生存能力的微小有机物（表 6 - 1）。

表 6 - 1　激光的作用

热损伤：继发于能量吸收
光化学反应：继发于特殊分子和放射能量之间的交互作用
机械作用：光子电击波造成组织分离
释放有毒物质：激光束内的有毒气体，肿瘤，微生物

　　使用激光的组织必须有激光安全官员或委员会。其职能包括健康教育、方案制定和制定安全政策。使用激光时，必须在所有人口有标识，提供防护眼镜。所有手术室人员都要带防护眼镜。需要覆盖患者眼睛，使用湿润胶垫保护。

　　激光的使用有国家统一的安全标准，可参阅美国国立标准实验室 A136.3 - 2005，医疗机构安全使用激光条例。其中包含两项重要的概念。普通损伤区间（nominal hazard zone，NHZ）是激光的最小有效距离。大多数医疗激光的作用距离在 0.46 ~ 178m。另一个概念是最大允许暴露剂量（maximum permissible exposure，MPE），是指不造成伤害的最大可吸收激光剂量。大多数激光损害是由反射光造成的，眼睛是最容易受损的组织。眼睛损伤包括光源性角膜炎、光化学白内障、视网膜和角膜热损伤。视网膜对 400 ~ 1 400nm 波长的激光最敏感〔argon，neodymium：yttrium - aluminum - garnet（Nd：YAG）laser〕。波长大于 1400nm 的激光会损伤角膜。影响眼睛受损范围的除了波长还有瞳孔大小、脉冲时间和脉冲重复时间（表 6 - 2）。

表 6 - 2　影响眼睛损伤的因素

瞳孔大小
色素程度
视网膜成像大小
脉冲时间
脉冲重复频率
波长

　　防护眼镜是根据所使用的激光类型和特殊波长来选择的。脉冲氩激光（514nm）含有绿色光束，可以产生热作用。磷酸钛钾（potassium titanyl phosphate，KTP，532nm）也具有热作用，需要橙色的防护眼镜。染料脉冲激光即有机械作用又有热作用，需要蓝色的防护眼镜。Nd：YAG（1 064nm）和 CO_2（10 600nm）脉冲激光具有热作用，需要透明的防护眼镜（表 6 - 3）。

表 6 - 3　常用的医用激光（脉冲模式）

激光型号	波长	主要作用	保护性眼罩
CO_2	10600	热	透明
Nd - YAG	1064	热	透明
Dye	583 ~ 587	热/机械	蓝色
KTP - Diode	532	热	橙色
Argon	514	热	橙色

　　6. 激光火灾和激光专用气管内导管　激光最大的并发症就是气管内导管着火。尽管罕

见，但是气管内导管着火会引起灾难性后果和死亡。如果激光穿透了导管，管内富氧环境会产生强火。每一位临床医师都要时刻把这个危险当做"喷火器"一样记在脑子里。这种情况具备了火灾发生的必备要素：氧气［和（或）笑气支持燃烧］、可燃材料（气管内导管）和火源（激光）。虽然为了改进气管内导管做了很多研究，但是到目前为止还没有完美的激光专用气管内导管。

金属气管内导管可以防止激光，但是有其他缺点。它们不如普通聚氯乙烯（polyvinyl chloride，PVC）导管顺应性好、容易控制。这个特点会造成不必要的操作而且可能会对声门区造成损伤。激光束会沿着金属导管发生反射，损伤周围组织。金属导管还可以将热量传导到周围组织。Mallinckrodt Laser-Flex 包含了一个 PVC 导管芯，有两个前后安置的套囊。一旦一个套囊发生了损害，另一个仍可以起到密封作用。虽然有其他优点，但是内含的 PVC 管芯仍可能被激光点燃。

Xomed Laser Shield Ⅱ 是硅制气管内导管外周涂有金属颗粒。套囊外也有金属涂层以加强其耐用性。这是我所在医院最常用的气管内导管，安全而可靠。但是，在特定环境下，导管仍有燃烧的可能。

通常使用蓝色盐水给套囊充气。如果套囊被损害了，很容易就会发现任何异常，还可以起到消灭潜在火点的作用。

Sheridan 2 是外周包有铜质外壳的醋酸聚氯乙烯导管。外周包有金属的橡胶导管多年来一直被安全的使用。使用金属导管时必须倍加小心。任何暴露的部分都可能会被点燃。粗糙、松散的边缘可能会损伤患者气道。金属样管道和金属管道一样会反射激光而损伤周围正常组织。

7. 气道火灾的预防和处理　为了减少气道火灾，需注意以下几项：①使用无管化技术：自主呼吸、呼吸暂停技术或喷射通气。②使用合适的激光专用气管内导管，如金属、Mallinckrodt、Xomed、Sheridan 或 Red Rusch。③在满足患者氧合的条件下，将氧气浓度降到30% 以下，最好是21%。④使用空气或氦气稀释氧气。笑气也是助燃的。⑤使用有颜色的盐水或利多卡因胶浆给套囊充气。⑥在气道周围放置浸润的防护垫减少燃烧的危险。⑦使用水基软膏。汽油基软膏是可燃的。⑧减少激光暴露的时间和强度。连续使用会导致热量蓄积。⑨准备好灭火用的盐水（多个 60ml 盐水注射器）。

这些措施不能完全消除气道火灾，但可以减少火灾。

除了以上注意事项，一旦发生火灾麻醉医师该如何做？ANSI 已经建立了以下预案：①立即停止通气；②切断氧源，立即灭火；③移除燃火的导管，检查气道；④面罩通气，再次插管；⑤使用纤支镜检查受伤范围；⑥监测 24 小时；⑦给予激素减轻炎症和水肿；⑧给予抗生素治疗或行机械通气。

在一医院，常规要求不要把气管导管用胶布或其他方法固定在患者面部。因为在发生火灾时，这会使我们可以快速地将导管移走。但是这是有争议的。根据相关的研究（未发表的观察性研究），首先应该采取的措施就是立即移除导管，即使正在进行通气。一旦着火，即使没有气流，导管也会继续燃烧造成损伤。当发现火灾时，一般都是在 3~4 秒以后了。停止通气、停止气流、在移除导管前冲洗气道也需要 3~4 秒的时间。相反，移除没有固定的导管只需要 1 秒钟，这样就可以最大限度地减轻损伤。

激光还可以点燃外科铺巾和手术室其他可燃物。电源是外科火源之一。Barker 和 Poison

回顾了一例外科火灾并且用实验室的方法描述了当时火灾发生的情形。在条件合适时，铺巾、毛巾、软膏和手套都可能燃烧。只有万分小心、有责任心才能杜绝外科火灾。手术室的每一位成员都要做好帮助灭火的准备。

（八）解剖学气道异常

先天畸形：一般这种畸形多是指后鼻孔闭锁。现代产科技术已经使我们可以在胎儿期发现和诊断许多气道病变。羊水过多与闭锁、webs、胃肠道梗阻、神经疾病有关。包块状病变有畸胎瘤、水样囊肿和血管瘤。如果产前没有发现气道异常，而且是意外分娩，保护新生儿的气道将很困难或者说是不可能的。提前制定好计划则可以避免致命性后果。

Farrell 在一项报告中对此进行了研究。一旦诊断确立，最好选用择期剖宫产手术分娩胎儿。剖宫产的时间要合理计划，既要在自然分娩之前又要保证胎儿肺发育成熟。这种复杂分娩手术需要两组外科医师：产科组和新生儿组。新生儿组应该包括儿科医师、儿科麻醉医生和儿科耳鼻喉医生。每组都要有自己的设备。手术室的空向应该足够大，方便两组外科医生之间协作。一旦胎头暴露，儿科医生就要在剪断脐带之前按计划保护气道。

颅面部畸形包括不完全性唇裂到完全性颅面部畸形。先天畸形包括 Beckwith - Wiedemann 综合征、唇腭裂、颅面综合征、颅面部发育不足、进行性骨化性纤维发育不良、一侧颜面短小综合征、Klippel - Feil 综合征、下颌面骨发育不全或 Treacher - Collins 综合征、黏多糖病、Pierre - Robin 综合征、21 - 三体综合征和血管畸形。Nargozian 在一篇文章中对于此类患者的气道处理进行了详细的论述。Carenzi 等描述了两例有颅面部发育不足患儿接受 LMAs 治疗的病例。简单讨论一下唇腭裂修复术。

（九）唇腭裂

唇腭裂的发病率约为 1：500～1：20 000 可以单发也可以伴随其他畸形。新生儿会有喂养困难导致体重不增。误吸可引起肺部疾病。唇腭裂还会引起慢性耳炎，导致听力损害和语言延迟。

为了恢复功能和美容，患儿家长通常要求立即进行手术。唇裂手术的第一步是"唇缝合术"，一般在患儿 6 周时进行。手术操作就是将分离的口唇进行简单缝合。手术将满足患儿喂养和体重增加的需要。患儿 12 周时，根据初步手术后的效果再进行修补。

腭裂与唇裂一样即可为单侧也可是双侧。腭裂分为完全性和不完全性（仅软腭受累）。不完全性腭裂与小下颌畸形及其他综合征之间有极大的关联性。黏膜下腭裂只累及黏膜下肌肉，肉眼检查不可见。有些医生选择在患儿 12 周时同时实施唇裂和软腭裂修补术。硬腭修补在患儿 9～18 个月时进行。大部分医师选择 1 岁左右为手术时机。晚点修补会给上颌骨发育的时间，但是早点修补会更有利于患儿语言功能的发展。手术要求插管全身麻醉。如果没有并发其他畸形，气道保护并不困难。

（十）软骨症

除了反应性气道疾病外，软骨症是另一种进行性损害气道动力性的疾病。软骨症明显增加病死率，但很少累及气道结构。Austin 和 Ali 的一篇综述性文章对儿童气管和支气管软骨症的评估、治疗和处理做了全面描述。喉软骨症的临床表现与上述类似。软骨症是由于软骨软化导致气道闭塞和阻塞。

呼气期胸内过度正压会导致气道狭窄和闭塞。患者会有喘鸣音，对支气管扩张药物治疗无效。也有少数病例因为胸腔外部压力而引起吸气期喘鸣音。患者多数为新生儿，常合并主动脉肺动脉畸形或气管食管畸形。先天气道软骨症既可单发也可以是某综合征的表现之一。获得性软骨症是由于慢性压迫导致软骨发育异常。因此，即使接受了"固定术"，患者仍可能发生气道阻塞。

因为软骨症是一种气道动力性疾病，最好的诊断方法是在保持患者清醒状态下行纤维支气管镜检查。新生儿通常需要面罩吸入麻醉。在患儿入睡后立即行支气管镜检并移除异物。复合使用丙泊酚和瑞芬太尼效果会更好。麻醉目的是使用呼气末正压通气/CPAP 保护气道不萎陷和避免咳嗽。可视纤支镜会有帮助。CT 和 MRI 无法观察动态性过程，但是可以确定受累部位。呼吸指标可以帮助医生评估功能性异常的程度。Austin 和 Ali 建议以下治疗措施：①长期通气；②切除病变部分；③外部夹板固定术；④固定术；⑤支架；目前，后两种技术的效果比较可靠。

（十一）会厌下狭窄

声门下狭窄是由于气道内固定性狭窄造成气流受限。儿童声门下狭窄可能是先天性病变（如软骨异常）或获得性病变（如长时间插管、创伤、热或化学烧伤、胃食管反流性疾病和周围组织压迫）。成人声门下狭窄基本都是获得性病变。麻醉医师偶尔会遇到喉镜下喉部结构正常，但是气管内导管通过声门后就无法再向前送管的尴尬情形。

足月儿童正常气道直径约为 5~6mm。先天性声门下狭窄是指声门下气道直径小于 4mm 或无法通过 3.0mm 的气管导管。声门下狭窄有一个简单分级法。Ⅰ级：狭窄 0~50%，Ⅱ级：狭窄 51%~70%，Ⅲ级：狭窄 71%~99%，Ⅳ级完全堵塞或者因为存在可以进行气体交换的窦道或裂隙患者才得以存活。一般认为Ⅰ级和Ⅱ级病变属于轻微病变，Ⅲ级和Ⅳ级病变需要外科手术修复。

短期治疗方案是给患者实施气管内插管。远期治疗包括观察（Ⅰ级和Ⅱ级病变）、内镜扩张术、CO_2 激光分离术、气管切开术、环状软骨劈开、喉气管重建术和环气管切除术。内镜扩张术对早期狭窄有意义，但是对固定狭窄没有作用。CO_2 激光分离术仅可用于周围软组织狭窄，但对其他类型病变无效。Zawadzke - Glos 等使用氩气血浆凝固技术治疗喉狭窄收到效果。气管切开术通常是治疗的第一步，可以为患儿提供安全的气道，促进其生长发育，优化患儿的肺部状态，为治疗胃食管反流性疾病创造条件。患儿的气管切开术并不是一个良性操作。除生命质量问题外，并发症可以造成明显的发病率和死亡率。由于这些原因，希望能尽早进行气道重建。

环状软骨劈开术是一种可用于有软骨桥和无软骨桥的操作。扩张时间取决于新生儿的体重。如果新生儿体重 <2 000g，扩张器至少放置 2 周，如果新生儿体重 >2 500g，扩张器将在 1 周后取出。环状软骨劈开术的指征包括由于声门下狭窄造成 2 次或 2 次以上拔管失败，脱离呼吸机至少 10 天，氧气供应 <30%，血压正常至少 10 天，一个月内无上呼吸道感染或充血性心力衰竭。去除套管的成功率大约为 75%~80%。作为此种操作的另一个选择，Forte 等采用甲状软骨翼重建术取得了非常好的效果。

（十二）气管重建或切除

当患儿体重大于 10kg 时就可以接受喉气管重建手术。喉气管重建手术可以是气管前、后和侧壁的修补。肋软骨、甲状软骨或者耳骨都可以作为移植物。会厌病变轻，没有肺部病变的大龄儿童可以行一期喉气管重建手术。通常需要单一移植物就可以了。二期重建手术适应证包括大面积移植术、合并会厌病变和严重的气道软化症。

环状软骨气管切除术是择期Ⅲ或Ⅳ期损害患者的另一种可选方法。狭窄至少要远离声门4mm以上。这种定位有助于后期声音的恢复。有学者认为这种方法对患者语言的损害要比喉气道重建患者的损害小。Triglia 等对这项技术做了详细的综述。对于术后支架的持续时间仍有争议，发生喉返神经损伤的概率很高。许多研究都认为Ⅲ或Ⅳ期患者去除套管成功率在85% ~ 100%。

一医院经常有环状软骨劈开，Ⅰ期或Ⅱ期喉气管重建手术。患者一般来的时候就已经有气管切开了。吸入诱导/建立静脉以后，移除原有的导管，置入合适型号的加强气管内导管。然后取移植物，这是造成术后不适的主要原因。一旦移植物取出并塑型，就开始切开和重建手术。根据损害的部位，可能需要前后移动导管以提供良好的术野。完成重建后，改用经鼻插管。术后患者回 ICU，并带管 7 ~ 10 天。整个手术需要 4 ~ 6 小时。

（十三）气管切开与气管造口术

气管切开是指切开气管。气管造口术是指气管永久造口，黏膜上皮与外部表皮相连续。气管切开术极为常见，麻醉医生也都很熟悉，在此不做赘述。外科气道手术的适应证有很多，一旦建立了气道，所有的医生都会感到轻松。接受气管造口术的患者大部分都不是理想体重（如 70kg）的健康患者。肥胖、既往颈部手术史、创伤后患者的气管造口术对于外科医生是极大的挑战。如果患者情况不稳定、需要行急诊气管切开术，可以行局部麻醉辅以镇静。

接受气管造口术的患者在进入手术室后，背部被稍微垫起。这种体位能改善呼吸做功，为手术提供良好的视野。在患者肩部放置充气垫肩或巾团可以使头部伸展，进一步暴露颈部。如果患者有气管内插管，外科医生可以直接行气管造口术。造口术本身没有并发症。极少数情况下，外科医生可能会意外损伤导管套囊，造成漏气。如果通气受到抑制，可以填塞喉部或置换气管内导管来解决问题。外科医生也可以闭合裂隙，减少漏气。有可能会发生气道火灾，尤其是当使用纯氧和高浓度笑气时，电刀可能会引起火灾。气道完全暴露后，外科医生会要求将气管内导管向头侧退出，但是不要完全拔出导管，导管尖端应该在会厌以下，以便需要时随时可以将导管再次送入。电刀使用结束后，用纯氧通气 60 秒钟，然后再移除气管内导管，置入造口管道。气管内导管向头侧拔管时，外科医生置入造口管道，并将新管道递给麻醉医师。如果呼吸道阻力高应提醒外科医生立即检查造口管道位置。呼气末二氧化碳波形、双侧呼吸音、可以进行有效通气都可以作为气管造口术成功的标志。只有在确定患者有效通气后，才能完全撤除气管导管。

小儿气管造口术步骤与成人相似，不同处在于小儿不能耐受局部麻醉下手术。小儿气管造口术适应证包括长期通气、喉气管软骨症、声门下狭窄、呼吸乳头状瘤、误食碱性物、颅面部综合征。Ciaglia 在 1985 年发明的经皮扩张气管造口术仍是现在常用的手术方式。一种名为 Ciaglia Blue Rhino 改进后的经皮扩张造口术套装在临床上使用的效果很好。其他类似套装还有 Percu – Twist Erol 和 Fanconi 经咽气管造口术。小儿气管造口术通常需要在纤维支气管镜引导下完成。

（十四）颌面部重建

颌面部手术是为了修复面部创伤或矫正面部畸形。面中部骨折可以用 Le Fort 分类法进行描述。按照 Le Fort 分类法，Ⅰ度骨折包括鼻中隔下 1/3、经过鼻底的上颌骨，上颌窦窦道、腭部、腭骨，翼板的稳定性均会受累。经口或经鼻插管都可以，气道通常也是完整的。Ⅱ度骨折包括鼻骨上部、颧上颌线以下、经过翼板，此类骨折禁止使用经鼻插管。Ⅲ度骨折是指颅底与面部分离，也禁止使用经鼻插管。术前必须仔细评估患者气道是否受损、有无其他创伤性损伤和其他并存内科疾病。根据创伤的性质，颌面部修复可能需要等患者其他情况稳定后再实施。

通常需要经鼻插管为手术创造更好的术野。如上所述，不允许给Ⅱ度和Ⅲ度骨折、脑脊液漏患者经鼻插管。经鼻插管并不总是有益的。经鼻插管可能导致出血、损伤鼻甲、增加鼻窦炎和中耳炎发生率，有气道损伤时也会存在插管困难。鼻咽部损伤时，行经鼻盲插是不明智的。导管可能进入鼻窦、眼眶、咽下甚至颅内。如果面部损伤非常严重或存在颅底骨折，可以行气管造口术。气管造口术有潜在并发症，而且这会使损伤颈前部。

有多种保护气道的方法可以使用。Kannan 等认为 LMA 可以用于严重面部损伤患者的清醒纤维可视插管。1986 年，Altemir 首先描述了口腔下插管法。口腔下插管法可以为口腔手术提供完全开放的术野，也避免了经鼻插管和气管造口术的潜在并发症。口腔下插管法是指气管导管近端通过口腔底部切口与外部麻醉机回路相连。对于口腔、鼻部和颈部严重损伤的患者，这是一种非常有用的气道保护方法。Arya 等描述了一项有趣的研究，即可以使用咽部导管帮助置入向后口腔下插管法。这个方法也适用于择其手术后意外需要长期机械通气的患者。口腔下插管虽然在欧洲得到了普遍实践，但是还需要时间在美国推广（图 6-3）。

图 6-3 颏下插管

注意气管内管子近端恰好位于下腭正中位置

面部两分术不是常见的外科手术。主要用于修复严重畸形和先天异常。Mallory 等回顾总结了 22 例病例后认为最严重的并发症是出血。每一例患者都需要术中输血。其中 4 例患者术后需要长期通气，原因是年龄小或术中大量失血。

（十五）口腔和牙齿外科

口腔重建手术是择期手术，目的是修复咬合异常或面部畸形。这些病例多是由口腔医生或颌面部医生完成。一般会先行下颌骨矢状切开截骨术，以便于前后移动下颌。插管时必须小心。患者在入手术室时，可能还带有半永久性的正畸装置。另外，他们还可能有解剖畸形，如门齿突出、小颌畸形、张口度小。

（十六）经鼻插管

口腔手术需要经口操作，患者需要经鼻插管。如在上一节颌面部重建术中所述，经鼻插管比口腔插管创伤大，而且有其特殊并发症。Hall 和 Shutt 对此做了一份出色完善的综述。鼻出血、菌血症、咽后壁擦伤都可能发生。导管被下鼻甲内污物堵塞的事情虽有发生，但是罕见。其他并发症有颌窦炎、耳炎、套囊经过下鼻甲或被 Mac Gill 插管钳损坏。

经鼻插管禁忌证包括脑脊液漏、Ⅱ度和Ⅲ度颅底骨折、鼻部异物、鼻咽部创伤。相对禁忌证包括出凝血异常、心脏瓣膜病、免疫抑制状态。

经鼻插管前，患者应该配合医师确定哪侧鼻孔更加通畅。如果患者不合作，可以在后鼻孔放置喉镜片，哪侧鼻孔光线强，哪侧则比较通畅。最好双侧鼻孔都要使用血管收缩药物和局部麻醉润滑剂。也可以使用其他方法。使用红色橡胶鼻咽通气道扩张后鼻孔和扩大润滑面积是不错的选择。

诱导后使用喉镜前，麻醉医生应该轻柔地将气管内导管沿垂直腭部方向置入选定的鼻孔，直到咽部。放置导管时，导管尖端不能向着鼻梁上方。一旦到达咽部，就要停止向前送入导管。导管在鼻道内行进时会有一定阻力，穿过下鼻甲时，会有一种突然"送入"感。使用喉镜时，可能会发现口腔内有血性分泌物。吸清分泌物，暴露导管前端和咽前壁。检查会厌位置，因为这决定是否能在不使用插管钳帮助下将导管置入气道。不使用插管钳可以降低套囊破损概率、减少对气道损伤。完成插管后，给套囊充气，观察二氧化碳波形和浓度，听双侧呼吸音。固定好导管后，不要将导管压在鼻子上，否则会发生压力性坏死。有学者喜欢在沿患者耳上部位使用胶布包绕头部，这可以为固定导管提供基础。回路沿前额和手术台下引出。气管内导管必须得以适当固定，避免头部屈伸引起导管位置改变。

手术开始后仍存在一些问题。上颌骨切开术时，可能会切破气管内导管。需要立即重新建立安全的气道。Davies 和 Dyer 在一则简讯中报道了成功使用 Obwegieser 鼻隔离切除术。该装置有两个钝的角状支点，避免直接接触气管内导管。有学者做过一例腭部扩张术后导管拔出困难的病例。CT 显示外科缝线穿过了气管导管，使之不能被拔出。麻醉医生要警惕发生这种意外的可能性。

（十七）正颌手术

出血是这类手术的特点，尤其是包含上颌部手术时。失血量一般在 300～2 000ml。根据手术大小，决定是否需要自体输血。使用异氟烷或其他药物达到控制性低血压的方法越来越常用。一般此类患者都比较年轻、健康、能耐受此技术。

手术结束时，移除咽部填塞物，吸引胃管。鼻部或鼻窦手术后，吞咽血液会引起恶心。拔管前应该预先给予镇吐药物。只有在患者完全清醒，咽部保护性反射都已恢复后，才能拔出气管内导管。内部硬质固定已逐渐取代上颌内固定，使患者术后感觉更为舒适。上颌内固定法仍在使用，这种方法会使下颌被弹性绷带或手术线给"捆住"了。这阻止了医生接触气道、限制吸引口腔内分泌物并造成再次插管的困难。如使用上颌内固定法，必须等患者完全清醒后才能拔管。只要患者是上颌内固定法，患者床旁必须常规配备紧急气道切开装置。

术后镇痛要早期开始。外科医生可以使用混有阿片类药物的局部麻醉药浸润患者伤口。Enlund 等报道了此类方法导致意外低血压的病例。除了阿片类药物，还可以使用其他镇痛药物。Moller 等使用静脉丙帕他莫取得了不错的临床效果。van Aken 等的研究证实了 Moller 的结论，并发现丙帕他莫的镇痛效果与吗啡类似，且耐受性更好。COX - 2 抑制剂是公认有效的药物。但是，临床上现在仅有塞来昔布可用，还需要实验证实该药物的有效性。

（十八）牙科手术

近年来，牙科医生越来越少使用笑气了。这主要是因为一系列意外伤害以及由此导致的法律纠纷。许多牙科医生改为选用表面麻醉复合局部麻醉的方法。也可以在术前给予镇静类药物（如苯二氮䓬类）。

某些特定手术需要在手术室全身麻醉进行已经成为趋势。大部分患者是不能合作的小儿和有行为障碍、需要大面积修复的复杂手术。

所有适用于儿科麻醉和口腔手术麻醉的要求也都适用于此类患者。牙科医生可能要求经鼻插管，为手术提供更大的视野。患儿一般在术前才会接受儿科医师检查，体检可能会有一些意外发现。家长术前的焦虑情绪也是要考虑到的。对牙科医生有恐惧感的行为障碍患者，可能表现为剧烈的颤抖。遇此情况最好暂停手术，充分准备后择期再行手术。适当剂量的咪达唑仑可用于缓解患者的焦虑。Ong 等发现复合镇痛药物会加强咪达唑仑的效果。

年龄较大的患者可以在被称为 MAC 的清醒镇静麻醉下接受手术。有时，接受 MAC 的患者是那些在心脏换瓣手术前需要拔除全部牙齿的小儿。有医生报道联合使用丙泊酚和咪达唑仑甚至少量七氟烷麻醉成功的病例。

另一个需要注意的问题就是牙科医师的助手。这些助手可能并没有经过严格的手术室训练。他们平时并不常规清点器械和敷料数目。经常会发现喉部填塞物没有被取出。必须要注意在拔管前保证口腔内干净、没有血液或异物。

（十九）整形手术

整形手术是一大类包括任何修复、重建组织恢复到正常结构的手术总称。本章中讨论的大部分头颈部手术都可归入此类。本节主要讨论皱纹去除术，俗称"去皱术"。

皱纹去除术是一项精细的手术，患者需要接受术前常规准备。患者多为老年人，且多有酗酒吸烟史。慢性支气管炎、慢性阻塞性肺病、冠状动脉疾病是常见的基础疾病。相反，接受此类手术的年轻人则体魄健康。尽管皱纹去除术的某些步骤可以在局部麻醉下完成，但是一般需要在插管全身麻醉下完成全部手术。

外科医生一般要求将气管内导管固定在中线位置，避免使某侧脸部变形。必须牢靠固定导管，因为术者在手术中会反复移动患者头部。而外科医生又希望能尽可能暴露面部，这就给导管固定带来了难题。因此，许多麻醉医生不会选用 LMA。经典的操作是外科医生将皮肤向耳前部区域"上提和伸展"。口腔下和下颌骨下的区域可能还需要吸脂手术。前额去皱方法与此类似。首先沿中线切开头皮，将前额和前面的头皮向面部下移。皮肤游离后，皮瓣会再次升高。睑成形术既可以由耳鼻喉科医生也可由眼科医生完成。最后需要注射肉毒毒素。可能会发生过敏反应。

手术结束后，外科医生最担心的就是出血和皮下组织水肿。麻醉拔管时要平稳，防止咳嗽和呛咳，避免术后恶心、呕吐和干呕。Rama－Maceiras 等报道丙泊酚复合瑞芬太尼的术后恶心、呕吐发生率较丙泊酚复合芬太尼低。提前使用甲氧氯普胺和昂丹司琼可以降低术后恶心、呕吐的发生率。患者恢复自主呼吸后，将患者身体稍向上倾，在中度麻醉下拔管。术后患者面部可能被软敷料包裹，眼睛被冰袋覆盖。麻醉助手需要注意这些敷料包得太紧会压迫患者的气道。

（张建伟）

第四节　头颈部手术麻醉

头颈部手术的患者可能会接受前述各种手术中的一种和几种。腮腺、甲状腺、甲状旁腺和各种头颈部肿物都属于此类。手术类型包括各种大体外科手术或显微外科手术，手术范围涵盖了软组织到骨。重建手术甚至还包括附着物或游离组织的转移。此类手术复杂、时间长（几个小时到 30 多个小时）。麻醉医生首先要关注气道处理、组织保护和神经监测。

（一）腮腺手术

腮腺是 3 个腺体中最大的。患者可能是炎性病变，更多的是腮腺肿物。腮腺肿物分为上皮来源和间质来源。大多数患者在到达手术室的时候只是一个初步诊断。某些步骤可以在 LMA 麻醉下完成。考虑到手术时间（2~4 小时）和头部不能位于中间位置，大多数麻醉医师愿意选择气管内插管，尤其是当无菌手术区可能会压迫气道时。固定好导管后，患者患侧面部向上，背部稍微垫起。

面神经保护：面神经保护对于麻醉医生和外科医生都极为重要。切除早期，外科医生会使用电刺激器寻找面神经。因此，最好使用短效肌松药或不使用肌松药。在 4 个成串刺激恢复之前，不要行切除术。如果必须使用肌松药，需要告知外科医生患者的肌松程度。

（二）甲状腺手术

在此仅做简述。T3 和 T4 主要通过增加糖类和脂肪代谢对生长和代谢率起明显作用。Farling 对甲状腺疾病和并发症做了详细的论述。甲状腺疾病是常见病，大多是通过药物控制。手术适应证包括恶性病变、阻塞症状、胸骨后甲状腺、治疗无效或复发性甲状腺功能亢进或是为了整容。

术前评估应该包括并发症。心血管疾病可能会因为未治疗或治疗不佳的甲状腺功能亢进而恶化。术前应该使患者的甲状腺功能恢复到正常。髓样甲状腺癌偶尔可合并嗜铬细胞瘤。除常规评估外，术前最需要注意的还有患者气道情况。麻醉医生必须检查患者气道，复习影像学资料寻找患者气道有无受压迫或位置改变。外科医生需要提前告知麻醉医生患者可能存在的气道异常。若存在异常可能，则建议行 CT 或 MRI。如果患者平卧时有呼吸困难，可以在半坐位下行纤支镜引导插管。快速诱导后插管失败或通气失败可能会有灾难性后果，建议外科医生立即行气管切开术。Bouaggard 等发现一个很有趣的现象，恶性肿瘤是插管困难的危险因素，而肿瘤大小与插管困难无关。

1. 喉返神经和神经完整性监测气管内导管　喉返神经损伤是可以避免的。Yumoto 等研究表明，40% 的外科喉返神经损伤与甲状腺手术有关。恶性肿瘤完全侵犯神经的患者不在此列。在小心分离和现代监测技术保护下，患者拔管后不应该出现喉返神经麻痹，除非是由肿瘤本身造成的神经麻痹。为了监测神经，最好使用短效肌松药。Marusch 等研究了拇内收肌和声门肌肉的关系。结论认为即使在使用肌松药时，也可以有效监测喉返神经。大多数麻醉医生提倡在不使用任何肌松药时进行喉返神经监测，以保证如果发生了神经麻痹，可以排除肌松药的作用。许多研究者认为单纯丙泊酚麻醉可以为插管提供良好条件而不引起肌松。

在国内的某医院在甲状腺手术时常规使用神经完整性监测（nervelntegrity monitor，NIM）气管内导管（NIM EMG Endotrachial Tube，Medtronic XomedSurgical Products，Jacksonville，FL）。这种特殊的导管在套囊上方附着有电极。在直视下插管时，电极被放置在声门区。NIM 导管质软，不容易控制，而且比普通导管要粗一些，因此可选择比普通导管细一点的型号（如内径 6.0mm 导管，外径约 8.8mm，对于女性来说，型号仍偏大）。在诱导和插管后，减浅麻醉，可以允许患者有自主呼吸。摆放好体位以后切皮前，需要通过监测仪器获得刺激信号的强度。尽管可靠性很高，但是 NIM 导管很昂贵。Hummerling 等提供了另外一种选择将一次性体表电极放置在普通气管内导管上。在 151 例患者中获得了很好的效果。Hillerman 等使用显微喉部气管内导管、LMA 和纤支镜连续观察杓状软骨运动也得到了很好的结果。

2. 甲状腺手术并发症　甲状腺手术并发症可能会危及生命。术后出血会导致血肿急剧扩张而压迫气道。血肿压迫静脉和淋巴管回流不畅会导致咽喉水肿。喉返神经损伤会导致一侧声带麻痹，表现为声音嘶哑、咳嗽无力和误吸。双侧喉返神经麻痹导致双侧声带麻痹会马上引起喘鸣，需要再次插管。肿大甲状腺的慢性压迫会导致气管软化。术后气管会萎陷，造成部分或完全阻塞。单侧甲状旁腺切除会导致低钙血症。一般在术后几小时后才会有临床表现。低钙血症表现为 Chvostek 征（刺激面神经引起面肌疼痛性痉挛）或 Trousseau 征（袖带加压大于收缩压 3 分钟后出现手足痉挛）、实验室检查可确诊。治疗包括静脉给予氯化钙。

大部分患者对甲状腺切除术耐受良好。术后会主诉颈部肌肉僵硬，多是由于手术时被迫体位引起。非阿片类药物如 Ketoprofen 和 COX - 2 抑制剂有效，尽管目前只有一种 COX - 2 抑制剂在美国市场上销售。Dieudonne 等的研究提供了一种有趣的解决方法，双侧颈浅丛神经阻滞治疗术后疼痛。尽管有一些作用，但是并不能提供良好的镇痛。这类患者术后恶心、呕吐的发生率也很高。5 - HT 阻滞剂和地塞米松均有效。

（三）甲状旁腺手术

甲状旁腺主要调节钙代谢。甲状旁腺激素（parathyroid hormone，PTH）升高血浆钙离子水平，主要途径是增加肠道内吸收、骨分解、抑制经肾排泄、激活肾羟化酶。原发性甲状旁腺亢进是指一个或多个甲状旁腺增生肥大、病因有腺瘤、癌、肥大。表现为高钙血症、高氯性酸中毒、少尿、烦渴。继发性甲状旁腺亢进主要是由于长期低钙。PTH 过度分泌导致的肾功能衰竭。其他病因如佝偻病、吸收异常、软骨症、维生素 D 代谢异常。

麻醉需要注意的地方和甲状腺手术麻醉的要求类似。使用 NIM 气管内导管或类似装置监测喉返神经功能。麻醉诱导前，评估患者容量负荷是否充足。最大的危险是高钙血症引起的心律失常。可以使用生理盐水和呋塞米降低血钙。若无效，可以使用双磷酸盐、普卡霉素、糖皮质激素、降钙素甚至透析。酸血症可以使血钙升高，所以要避免通气不足。高钙血症的患者应该使用肌松药。慢性高甲状旁腺功能亢进导致骨质疏松，在移动患者和使用喉镜时要注意保护患者。

即使最有经验的外科医生有时也无法分辨腺体。切除前需要采集血样测定 PTH 水平，切除后再次采集血液测定 PTH。PTH 水平的迅速下降可以认为病灶已经被切除。

（四）头颈部癌症

头颈部恶性肿瘤约占人类肿瘤总体发生率的 5%。手术治疗包括喉切除术、咽切除术、会厌切除术、下颌骨部分切除术、颈清扫。颈清扫分为"根治性"和"改良根治性"两种术式。改良根治术可能会切除一个或几个非淋巴组织，如胸锁乳突肌、脊髓附属神经和颈静脉。颈清扫术后重建手术可能时间长达 12 至 30 余小时。

患者多为 50~80 岁老年人，男女发病率约为 2：1。这些患者大多有其他并发症，如心血管疾病、慢性阻塞性肺病和肾脏疾病。这些人可能常年吸烟和酗酒。患者营养状态很差，表现为无力和恶病质。如果患者所叙述的病史不可靠，术后要注意患者有发生谵妄的可能。大部分患者需要包括营养异常诊断和治疗在内的全面内科评估。

肿物可能会使治疗更加复杂。Mason 和 Fielder 在一篇综述中对如何评估和处理此类患者进行了描述。关键点是如果患者有严重喘鸣和严重解剖异常使内镜暴露困难，就需要在局部麻醉下行气管内插管保护气道。为了说明可能会遇到的情况，Bonner 和 Taylor 列举了两例喉部完全堵塞（2mm 和 3mm）的病例。纤支镜引导插管是无效的。一例是在紧急清醒下行气管切开术，另一例是在加强型 LMA 和控制通气下完成的。清醒状态下纤支镜引导插管和气管切开术仍是困难气道处理的选择。充分的准备和镇静是清醒插管成功的必要条件。除了常规药物，瑞芬太尼、右美托嘧啶和小剂量氯胺酮都可以使用。最后，Bhatnager 等认为 Fas-trach LMA 可以帮助纤支镜引导插管。在手术前，麻醉医生应该有几套方案可以选择来保证患者安全。

1. 皮瓣重建术　如果计划行重建术，要事先了解取材部位，合理安排静脉或动脉置管的位置。皮瓣经常被用来修复口腔、下颌骨、咽喉部、颅面部和面部皮肤的缺损。带蒂皮瓣大多取材于颈胸部皮肤、胸部肌皮瓣、胸锁乳突肌肌皮瓣、颞顶部筋膜和颅骨筋膜。游离皮瓣是将供体组织及其内含血管完整地从一个部位移植到缺损部位。显微外科手术用于缝合移植物的血管，以保证皮瓣可以存活。常见的游离皮瓣取材于前臂、腹直肌、背阔肌。复合皮瓣包括软组织和骨，用于口腔下颌骨重建术。这些复杂皮瓣取材于头部骨皮瓣、髂骨骨皮瓣和最有用的腓骨骨皮瓣。腓骨可以提供长达 25cm 的骨头，足以完成整个下颌骨的重建。

由于此类手术时间很长，保温和液体输入是主要注意的地方。除了常规监测，根据患者情况可以选择颈内静脉置管或肺动脉导管监测。根据取材的部位，肘前静脉、股静脉和锁骨下静脉都可以作为入路。手术早期时，外科医师会行气管切开术保护气道，并且为口咽和颈部操作提供开阔的视野。动脉置管可以提供持续血压监测，并且方便进行血气分析、电解质和血细胞压积检查。放置 Foley 导尿管可以便于估计尿量和指导补液。头部垫高虽然减少了术野出血但是增加了发生气栓的概率。麻醉维持可以复合使用阿片类药物和吸入麻醉。可能会使用神经监测器，因此尽量使用短效肌松药，直到外科医生不再需要进神经行定位为止。有医生研究使用持续神经阻滞作为静脉镇痛药物补充治疗的方法。

麻醉医生应努力关注影响皮瓣存活率的因素。手术的成功在某种程度上取决于血管内容量和血压能否保证移植物的供血。这在不能耐受麻醉的患者控制会比较困难。液体治疗和灌注压是心血管系统的主要功能，但是过度负荷困难会诱发肺水肿或皮瓣充血。尽量避免使用血管收缩药物，以免皮瓣的微血管发生收缩。液体治疗、较浅的麻醉状态、轻度头低位都可以改善移植物的循环。为了减少微栓的形成，最好不要输血治疗。

2. 颈部手术的并发症　颈部手术后内科和外科并发症很常见。出血可以是急性的也可以是慢性的。出血提示需要外科开放血肿，否则血肿会压迫气道和移植物的供应血管。如果未行气管切开术，喉部水肿可能会导致快速气道阻塞。肺尖或纵隔胸膜破裂会导致气胸。一般术中头部和颈部会高于心脏水平，有可能发生静脉气栓。我曾经观察到一例患者在使用冷盐水冲洗颈动脉窦时发生了心脏停搏。立即使用热盐水冲洗后，患者在几秒钟内恢复了窦性节律。也可能发生其他心脏并发症。颈部手术可能会造成的下神经损伤包括喉上神经、面神经、迷走神经、膈神经、会厌下神经、颈交感神经、脊髓附属神经、舌神经和臂丛神经。少见的并发症包括乳糜瘘、皮下脓肿、颅内高压、腮腺瘘、伤口感染和皮瓣坏死。颈部手术加皮瓣移植术的成功率在90%以上。

（张建伟）

第七章

中耳炎

第一节　分泌性中耳炎

分泌性中耳炎（secretory otitis media）是以中耳积液（包括浆液，黏液，浆－黏液，而非血液或脑脊液）及听力下降为主要特征的中耳非化脓性炎性疾病。本病的其他名称很多，均是根据其病理过程中的某一特点，其中主要是根据积液产生的机制和液体的性质而命名的，如渗液性中耳炎（otitis media with effusion，OME），渗出性中耳炎（exudative otitis media），浆液性中耳炎（serous otitis media，otitis mediaserose），黏液性中耳炎（mucoid otitis media），卡他性中耳炎（catarrhal otitismedia），咽鼓管鼓室卡他（tubotympanal catarrhal），浆液－黏液性中耳炎（sero－mucous otitis media），咽鼓管鼓室炎（tubotympanitis），鼓室积水（hydrotympanum），非化脓性中耳炎（non－suppurative otitis media）以及黏液耳（mucous ear），分泌物极为黏稠者称胶耳（glue ear）等。按我国自然科学名词审定委员会意见（1991）本病称为分泌性中耳炎。

分泌性中耳炎可分为急性和慢性两种。慢性分泌性中耳炎是由急性分泌性中耳炎未得到及时而恰当的治疗，或由急性分泌性中耳炎反复发作、迁延、转化而来。急性分泌性中耳炎迁延多久方转化为慢性，尚无明确的时间限定，或谓 8 周以上，或称 3～6 个月。目前将本病分为急性（3 周以内）、亚急性（3 周～3 个月）和慢性（3 个月以上）三种。由于急、慢性分泌性中耳炎两者的临床表现相似，治疗有连续性，故在此一并叙述。

本病在小儿的发病率较高，是引起小儿听力下降的常见原因之一。据统计，黑种人儿童患分泌性中耳炎者较少见，土生的美国儿童较白种儿童的发病率高。我国儿童的发病率及高发病年龄尚缺乏大样本的、有代表性的、精确的统计资料。不过，随着近 20 年来诊断方法的进步和对本病认识水平的提高，过去认为我国儿童发病率很低的观点已得到修正。

（一）病因

本病病因复杂，与多种因素有关：

1. 咽鼓管功能不良　咽鼓管是中耳与外界环境沟通的唯一管道。前已述及，咽鼓管具有调节鼓室内气压、保持其与外界气压平衡，清洁（引流）和防御、防声等功能。传统观念认为，咽鼓管口的机械性阻塞是分泌性中耳炎的基本病因。随着该病病因学研究的不断深入，目前发现，除防声功能外，咽鼓管的其他几种功能不良都可能是酿成本病的重要原因之一。

（1）咽鼓管阻塞：正常情况下，中耳内、外的气压基本相等，约相当于大气的压力。在生理状态下，中耳内的空气虽不断地被中耳黏膜交换和吸收，但通过咽鼓管的间断开放，新鲜的空气又不断地向中耳内输入而加以补充，从而使中耳内、外的气体压力保持平衡。如果由于各种原因使咽鼓管的通气功能发生障碍，中耳内的空气被吸收以后得不到相应的补充，即逐渐形成负压。由于负压的影响，中耳黏膜中的静脉出现扩张，管壁通透性增加，血清漏出并聚积于中耳，便开始形成积液。

引起咽鼓管阻塞的原因很多，大致可分为机械性阻塞和非机械性阻塞两种。

1）机械性阻塞：在猕猴、猫和豚鼠的动物实验中，用各种方法堵塞咽鼓管，均可成功地造成中耳积液的动物模型。而以 Salle 为代表的学者们则认为，咽鼓管的机械性阻塞作为分泌性中耳炎主要病因的可能性很小。临床上，鼻咽部的各种良性或恶性占位病变（如腺样体肥大、鼻咽癌、鼻咽纤维瘤等），鼻腔和鼻窦疾病（如慢性鼻窦炎、巨大鼻息肉、肥厚性鼻炎、鼻中隔偏曲等），长期的鼻咽腔填塞，咽鼓管咽口粘连，代谢障碍性疾病（如甲状腺功能减退等），以及很少见的鼻咽白喉、结核、梅毒和艾滋病等特殊性感染，均可因直接压迫、堵塞咽口，或影响局部及淋巴回流，咽鼓管管腔黏膜肿胀等而导致本病。其中，与本病关系密切的腺样体肥大、慢性鼻窦炎和鼻咽癌等除了机械性阻塞外，还涉及其他的致病因素：

a. 腺样体肥大：腺样体肥大与本病的关系密切。一方面，极度增生肥大的腺样体可压迫、堵塞咽鼓管咽口；另一方面，已遭感染的腺样体可以作为致病微生物的潜藏池，它们可经咽鼓管感染中耳，而导致本病的反复发作。还有认为，腺样体可释放某些炎性介质，如前列腺素、组胺、白细胞三烯、血小板激活因子等而增加血管的通透性，引起黏膜水肿。

b. 慢性鼻窦炎：研究发现，分泌性中耳炎患者中，慢性鼻窦炎的患病率较非分泌性中耳炎患者高。鼻窦的化脓性炎症，既可因脓性鼻涕经后鼻孔流至鼻咽部，阻塞咽鼓管咽口；也可因脓液的长期刺激使咽鼓管周围的鼻咽黏膜及淋巴组织增生肥厚，导致管口狭窄。此外，还有研究发现，鼻窦炎患者鼻咽部的 SIgA 活性较低，细菌容易在此繁殖。

c. 鼻咽癌：鼻咽癌患者在放疗前、后常常伴发本病。鼻咽癌伴发分泌性中耳炎的原因，除肿瘤的机械性压迫外，还与腭帆张肌、腭帆提肌、咽鼓管软骨及管腔上皮遭肿瘤破坏或放射性损伤，以及咽口的瘢痕性狭窄等因素有关。放疗后鼻咽部痂皮堵塞咽口也是原因之一。

除上述咽鼓管咽口或管腔内的机械性阻塞外，咽鼓管周围病变的压迫也可能造成管腔狭窄或堵塞，如咽旁间隙的肿瘤向上发展至咽鼓管周围、岩尖的实质性或囊性病变等。

2）非机械性阻塞：小儿的腭帆张肌、腭帆提肌和咽鼓管咽肌等肌肉薄弱，收缩无力，加之咽鼓管软骨发育不够成熟，弹性较差，当咽鼓管处于负压状态时，软骨段的管壁甚易发生塌陷，导致中耳负压，而中耳处于负压状态时，管壁软骨塌陷更为加剧，甚至可致管腔闭塞。裂腭患者因两侧腭帆张肌和腭帆提肌的连续性中断，附着处前移，肌肉由正常的横向行走变为纵向行走，加之肌纤维数量减少等，以致收缩乏力，而引起中耳负压。牙的错位咬合亦为因素之一。

最近研究发现，咽鼓管上皮内具有表面活性物质样的板层体结构，能产生表面活性物质（sufactant），这种表面活性物质与肺的表面活性物质结构相似（Tsuru-hara 等，1989），主要由磷脂多糖和蛋白质组成，具有降低气-液界面表面张力的性能。因为咽鼓管管腔内气-

液界面的表面张力是咽鼓管开放时必须克服的阻力之一（管壁的弹性阻力则为需要克服的另一阻力），因此，表面张力的降低有利于咽鼓管的开放：目前认为，细菌感染引起的蛋白水解酶的活性增高等因素可致表面活性物质减少，表面张力因而提升，不利于咽鼓管的开放。

（2）清洁功能不良：咽鼓管的黏膜具有呼吸道黏膜的特征，上皮层由纤毛细胞、无纤毛细胞、分泌细胞（杯状细胞）和基底细胞组成。正常情况下，通过纤毛向咽口的连续单向运动，向鼻咽部排除中耳内的异物及分泌物，故又称为"黏液纤毛输送系统"。在咽鼓管管腔顶部，无纤毛细胞较多，主要为通气道（sando，1993）。而在咽鼓管底部，腺体和杯状细胞比较多，而且由于该处存在着许多黏膜皱襞，故黏膜的表面面积比管腔顶部者较大，此区域主要司理清洁功能，保护中耳的无菌状态。细菌外毒素引起的纤毛运动暂时性瘫痪，管腔内分泌物的潴留，放射性损伤，以及婴幼儿咽鼓管发育不成熟，或先天性呼吸道黏膜纤毛运动不良（immotile cilia 综合征），原发性纤毛运动障碍（primary ciliary disknesia）等等，均可不同程度地损害黏液纤毛输送系统的功能，使中耳及管腔内的分泌物、致病微生物、以及毒素等不能有效排出。

（3）防御功能障碍：咽鼓管一方面凭借黏液纤毛输送系统方向指向咽口的单向运动，清除并阻抑鼻咽部有害物的侵入；而咽鼓管底部的黏膜皱襞还具有单向活瓣作用，当咽鼓管开放时，能防止鼻咽部的细菌等微生物逆行流入鼓室，从而发挥咽鼓管的防御功能。由各种原因引起的咽鼓管关闭不全，如老年人结缔组织退行性变，咽鼓管黏膜下方弹力纤维的弹性降低，咽鼓管咽口的瘢痕牵引，肿瘤的侵袭破坏，或放射性损伤等等，皆可导致咽鼓管的防御功能丧失，给致病微生物侵入中耳以可乘之机。

2. 感染　过去，由于在中耳液体中未检出多形核白细胞或细菌，曾一度认为本病是一种无菌性炎症。自 Senturia 等（1958）在 40% 的中耳分泌物标本中检出了致病菌以来，各家对中耳积液所做的细菌培养阳性结果为 22% ~52%，其中，常见的致病菌为流感嗜血杆菌和肺炎链球菌，其次有 β 溶血性链球菌，金黄色葡萄球菌和卡他布兰汉球菌（Branhamella Catarrhals）等。

3. 免疫反应

（1） I 型变态反应。Jordan（1949）对 123 例分泌性中耳炎患者通过鼻分泌物涂片查嗜酸性粒细胞，皮肤试验，并观察患者对抗过敏治疗的反应等调查发现，其中 74% 合并 I 型变态反应。Draper（1967）报告，在有变应性疾病的患者中，分泌性中耳炎的发病率较对照组高。Borge（1983）发现，分泌性中耳炎患者中，特异反应性疾病（atopic disease）的发病率较高。临床上亦发现，本病患者中合并呼吸道变应性疾病的较多，如变应性鼻炎，鼻息肉，支气管哮喘等。故 I 型变态反应是中耳炎发病的危险的因素之一。但是，I 型变态反应作为本病的确切病因至今尚未得到证实，虽然 Jang（2003）、Hurst（1999，2000）等发现，本病中耳黏膜中肥大细胞、嗜酸性粒细胞增多，过度活化，IgE 和炎性介质增加等，也提示本病与 I 型变态反应关系密切。而中耳黏膜虽然可以对抗原刺激产生免疫应答，但在通常情况下，吸入性抗原并不能通过咽鼓管进入鼓室。目前多数学者认为，呼吸道变应性疾病患者合并本病的原因，可能是由于患者对感染性疾病的敏感性增强，或由肥大细胞释放的炎性介质不仅使鼻黏膜，而且也使咽鼓管咽口、甚至咽鼓管黏膜水肿，分泌物增多，导致咽鼓管阻塞和中耳负压，影响咽鼓管功能之故。

（2）细菌感染引起的Ⅲ型变态反应。最近认为，中耳是一个独立的免疫防御系统。Palva等（1974）在对中耳积液中的蛋白质和酶进行分析后认为，本病的中耳积液是一种分泌物，而非渗出物。而患者中耳黏膜的组织学检查结果也支持这一观点，因为黏膜中杯状细胞和黏液腺体增加。在此基础上 Palva 等（1983）设想，某些分泌性中耳炎可能属免疫复合物型变应性疾病，其抗原——细菌，可能存在于腺样体或口咽部的淋巴组织内。这些病例往往在儿童时期有过中耳炎病史，而本次起病隐袭，临床上缺乏明确的急性感染史（Ryan 等，1985）。

除以上三大学说外，还有神经性炎性机制学说，胃食管反流学说（gastroesophageal reflux）等。被动吸烟，居住环境不良，哺乳方式不当，家族中有中耳炎患者等属本病的危险因素。

（二）病理

中耳分泌物来自咽鼓管、鼓室以及乳突气房黏膜。无论分泌物为浆液性或黏液性，其中，病理性渗出、分泌和吸收等亦均参与了病理过程。中耳黏膜的病理组织学研究发现，中耳黏膜水肿，毛细血管增多、通透性增加。病变进一步发展，黏膜上皮增厚，上皮化生，鼓室前部低矮的假复层柱状纤毛上皮可变为增厚的分泌性上皮，鼓室后部的单层扁平上皮变为假复层柱状上皮，杯状细胞增多，纤毛细胞甚至具有分泌性特征，如胞浆内出现分泌性的暗颗粒，并可见顶浆分泌现象；上皮下层有病理性腺体样组织形成，固有层出现圆形细胞浸润。液体以浆液性为主者，以淋巴细胞浸润为主，还可见单核细胞，浆细胞等；液体以黏液性为主者，则主要为浆细胞和淋巴细胞浸润。至疾病的恢复期，腺体逐渐退化，分泌物减少，黏膜可逐渐恢复正常。如病变未得到控制，可出现积液机化，或形成包裹性积液，伴有肉芽组织生成，内陷袋形成等等，可发展为粘连性中耳炎、胆固醇肉芽肿、鼓室硬化、胆脂瘤、隐性中耳乳突炎等后遗症。Paparelle 等（1990）认为，各种型别的分泌性中耳炎，其病变均可由早期向晚期或后遗阶段发展，炎症的性质处于动态变化中。

中耳积液为漏出液、渗出液和黏液的混合液体，早期主要为浆液，然后逐渐转变为浆 – 黏液，黏液。浆液性液体稀薄，如水样，呈深浅不同的黄色。黏液性液体黏稠，大多呈灰白色。胶耳液体如胶冻状。上述各种液体中细胞成分不多，除脱落上皮细胞外，尚有淋巴细胞，吞噬细胞，多形核白细胞，个别可见嗜酸性粒细胞。此外，尚可检出免疫球蛋白、（SIgA，IgG，IgA 等）、前列腺素等炎性介质、氧化酶、水解酶以及 IL – 4、IL – 1、IL – 6、TNF – α、INF – γ 等。

（三）症状

本病冬季多发。

1. 听力下降　急性分泌性中耳炎病前大多有感冒史。以后出现耳痛，听力下降，可伴有自听增强感。少数患者主诉听力在数小时内急剧下降，往往被误诊为"突聋"。慢性分泌性中耳炎起病隐袭，患者往往不能明确指出具体的发病时间。患者的耳聋严重程度常有波动，例如，当头部前倾或偏向患侧时，由于鼓室内的液体离开蜗窗，听力可暂时得到改善，中耳液体很黏稠时，听力则不因头位的变动而改变。有些慢性患者自觉阴天耳聋加重，晴天耳聋减轻。小儿大多无听力下降的主诉，幼儿可表现为言语发育延迟，学龄前儿童常表现为对父母的呼唤不理睬，家长误认为其注意力不集中；学龄儿童则以学习成绩下降，看电视时要求过大的音量等为主要表现。如果小儿仅有一耳患病，另侧耳听力正常，可长期不被察觉而于常规的体检时方被发现。

2. 耳痛　急性分泌性中耳炎起病时可有耳痛，疼痛可轻可重，有患儿因耳痛而夜间来急诊的。慢性者无耳痛。

3. 耳内闭塞感　耳内闭塞感或闷胀感是成年人常见的主诉，按捺耳屏后这种闭塞感可暂时得以减轻。

4. 耳鸣　耳鸣一般不重，可为间歇性，如"噼啪"声或低音调"轰轰"声，个别患者有高调耳鸣。成年人当头部运动或打呵欠、擤鼻时，耳内可出现气过水声。但若液体很黏稠，或液体已完全充满鼓室，此症状缺如。

（四）检查

1. 鼓膜象　急性期，鼓膜松弛部充血，紧张部周边有放射状扩张的血管纹，或全鼓膜轻度充血。紧张部或全鼓膜内陷，表现为光锥缩短、变形或消失；锤骨柄向后、上方移位；锤骨短突明显外凸。鼓室积液时，鼓膜失去正常光泽，呈淡黄、橙红或琥珀色，慢性者可呈乳白色或灰蓝色，不透明，如毛玻璃状；鼓膜紧张部有扩张的微血管。若液体为浆液性，且未充满鼓室时，透过鼓膜可见到液平面，此液面状如弧形发丝，凹面向上，该患者头前俯、后仰时，此平面与地面平行的关系不变。有时尚可在鼓膜上见到气泡影，做咽鼓管吹张后，气泡可增多，移位。但这两种典型的体征出现的机会并不多，在这些统计的 230 耳中仅占3.5%（汪吉宝等，1994）。积液多时，鼓膜向外隆凸。用 Siegle 耳镜观察，可见鼓膜的活动度受限。

2. 音叉试验　Rinne 试验阴性。Weber 试验偏向患侧。

3. 纯音听阈测试　纯音听力图一般表现为轻度的传导性聋。儿童的气导平均听阈约为27.5dB（Fria，1985），Fiellau Nikolajsen（1983）统计的平均听阈为23dB，听敏度与年龄、病史长短无关。部分患者的听阈可无明显下降，重者听力损失可达40dB 左右。在病程中，听阈可以有一定的波动，这可能与中耳内积液量的变化有关。听力损失以低频为主，但因中耳传音结构及两窗阻抗的改变，高频气导及骨导听力亦可下降。有人认为，积液愈黏稠，摩擦力愈大，高频听力损失愈明显。由于细菌及其毒素等可能经圆窗引起耳蜗毛细胞受损，故亦可发生感音神经性聋，若这种感音神经性聋和前述传导性聋同时存在，则表现为混合性聋。

4. 声导抗测试　声导抗图对本病的诊断具有重要价值。平坦型（B 型）为分泌性中耳炎的典型曲线，其诊断符合率为88%，高负压型（C 型）示咽鼓管功能不良，鼓室负压 >200daPa，大多示鼓室内有积液。声反射均消失。由于 6 个月以内婴儿的外、中耳结构尚处于发育阶段，其机械－声学传导机制与大龄儿童有所不同，故对 6 ~ 7 个月以下婴儿做声导抗测试时，以 226Hz 为探测音所测得的鼓室导抗图形常不能准确反映中耳的实际情况，"正常"的鼓室导抗图往往无诊断价值，应注意判别。目前有人采用高频探测音 660Hz，678Hz或 1kHz。

5. 颞骨　CT 扫描可见鼓室内有密度均匀一致的阴影，乳突气房中可见液气面。此项检查不属常规检查项目。

（五）诊断

根据病史及对鼓膜的仔细观察，结合 Siegle 镜下鼓膜活动受限，以及声导抗测试结果，诊断一般并不困难。必要时可于无菌条件下做诊断性鼓膜穿刺术而确诊。但若鼓室内液体甚黏稠，亦可抽吸不到液体，但此时请患者捏鼻鼓气时，常可见鼓膜穿刺所留针孔中出现黏液，或针孔外有少许黏液丝牵挂。

关于婴幼儿中耳炎（主要为分泌性中耳炎）的诊断，由于婴幼儿不会陈述相应症状，鼓气耳镜对鼓膜的观察常因耳道狭小，鼓膜厚且倾斜度大而比较困难，鼓气耳镜观察鼓膜活动度的结果在实践中常遭质疑，其准确性较大龄儿童或成人要低。加之上述鼓室导抗测试尚有探测音等问题有待探索，鼓膜穿刺术因其创伤性而不能作为常规诊断方法等原因，因此婴幼儿分泌性中耳炎的诊断目前尚存在一定困难，值得注意。

（六）鉴别诊断

1. 鼻咽癌　对一侧分泌性中耳炎的成年患者（个别为双侧分泌性中耳炎），应毫无例外地做仔细的鼻腔及鼻咽部检查，包括纤维或电子鼻咽镜检，颈部触诊，血清中 EBV – VCA – IgA 测定。鼻咽部 CT 扫描，MR 成像对位于黏膜下的鼻咽癌灶有较高的诊断价值，必要时可行之。

2. 脑脊液耳漏　颞骨骨折并脑脊液耳漏而鼓膜完整者，脑脊液聚集于鼓室内，可产生类似分泌性中耳炎的临床表现。先天性颅骨或内耳畸形（如 Mondini 型）患者，可伴发脑脊液耳漏。根据头部外伤史或先天性感音神经性聋病史，鼓室液体的实验室检查结果，以及颞骨 X 线片，颞骨 CT 扫描等可资鉴别。

3. 外淋巴瘘　不多见。多继发于镫骨手术后，或有气压损伤史。瘘管好发于蜗窗及前庭窗，耳聋为感音神经性，可表现为突发性聋。常合并眩晕，强声刺激可引起眩晕（Tullio 现象）。

4. 胆固醇肉芽肿　可为分泌性中耳炎的后遗症。鼓室内有棕褐色液体聚集，液体内有时可见细微的、闪烁反光的鳞片状胆固醇结晶，鼓室及乳突气房内有暗红色或棕褐色肉芽，内含铁血黄素与胆固醇结晶溶解后形成的裂隙，伴有异物巨细胞反应。本病病史较长，鼓膜呈深蓝色，颞骨 CT 扫描可见鼓室及乳突内有软组织影，少数有骨质破坏。

5. 粘连性中耳炎　有时粘连性中耳炎可与慢性分泌性中耳炎并存。粘连性中耳炎的病程一般较长，听力损失较重，鼓膜可高低不平。

（七）预后

（1）不少分泌性中耳炎有自限性，积液可经咽鼓管排出或自行吸收。

（2）病程较长而未做治疗的小儿患者，有可能影响言语发育、学习以及与他人交流的能力。

（3）顽固的慢性分泌性中耳炎，鼓膜紧张部可出现萎缩性瘢痕，钙化斑，鼓膜松弛，鼓室内出现硬化病灶。

（4）黏稠的分泌物容易发生机化，形成粘连。

（5）咽鼓管功能不良，或上鼓室长期处于负压状态者，可逐渐出现鼓膜松弛部内陷袋，部分发生胆脂瘤。

（6）并发胆固醇肉芽肿。

（八）治疗

清除中耳积液，改善咽鼓管通气引流功能，以及病因治疗等综合治疗为本病的治疗原则。

1. 非手术治疗

（1）抗生素或其他抗菌药物治疗：急性分泌性中耳炎可用抗菌药物进行适当的治疗，但疗程不宜过长。可供选用的药物有各类广谱青霉素，头孢菌素，大环内酯类抗生素等。择药时应注意该药对本病常见致病菌——流感嗜血杆菌，肺炎链球菌等的敏感性。

（2）糖皮质激素：可用地塞米松（dexamethason）或泼尼松（Prednison）等口服，做短期治疗。

（3）伴有鼻塞症状时：可用盐酸羟甲唑啉等减充血剂喷（滴）鼻。

（4）咽鼓管吹张：可采用捏鼻鼓气法、波氏球法或导管法做咽鼓管吹张。成人尚可经导管向咽鼓管咽口吹入泼尼松龙，隔日1次，每次每侧1ml，共3~6次。

2. 手术治疗　由于不少分泌性中耳炎有自限性，所以对无症状、听力正常、病史不长的轻型患儿，可在专科医师的指导下密切观察，而不急于手术治疗。

（1）鼓膜穿刺术：仅用于成年人。

（2）鼓膜切开术：鼓膜切开术（myringotomy）适用于中耳积液比较黏稠，经鼓膜穿刺术不能抽吸出积液；或反复做鼓膜穿刺，积液抽吸后迅速集聚时。

（3）置管术。

3. 病因治疗　对反复发作的分泌性中耳炎，除积极进行疾病本身的治疗外，更重要的是仔细寻找病因，并积极进行病因治疗。

（1）腺样体切除术：分泌性中耳炎具有以下情况者，应做腺样体切除术：

1）腺样体肥大，引起鼻塞、打鼾者；

2）过去曾做过置管术的复发性中耳炎，伴腺样体炎，腺样体肥大者。

（2）扁桃体切除术：儿童急性扁桃体炎反复发作；经常发生上呼吸道感染，并由此而诱发分泌性中耳炎的反复发作；或扁桃体明显肥大者，可作扁桃体切除术。

（3）鼓室探查术和单纯乳突开放术：慢性分泌性中耳炎，特别在成年人，经上述各种治疗无效，又未查出明显相关疾病时，宜做颞骨CT扫描，如发现鼓室或乳突内有肉芽，或骨质病变时，应做鼓室探查术（explor – ative tympanotomy）或单纯乳突开放术（simple mastoidectomy），彻底清除病变组织，根据不同情况做相应类型的鼓室成形术。

（4）其他：积极治疗鼻腔、鼻窦或鼻咽部疾病，包括手术治疗，如鼻息肉摘除术，下鼻甲部分切除术，功能性鼻内镜手术，鼻中隔黏膜下矫正术等。

（姜　岚）

第二节　急性化脓性中耳炎

急性化脓性中耳炎（acutesuppurative otitis media）是中耳黏膜的急性化脓性炎症。主要致病菌为肺炎链球菌、流感嗜血杆菌、乙型溶血性链球菌及葡萄球菌、绿脓杆菌等，前两者在小儿多见。

（一）病因及感染途径

由各种原因引起的身体抵抗力下降，全身慢性疾病以及邻近部位的病灶疾病（如慢性扁桃体炎、慢性化脓性鼻窦炎等），小儿腺样体肥大等是本病的诱因。致病菌进入中耳的途径如下：

1. 咽鼓管途径最常见

（1）急性上呼吸道感染时：如急性鼻炎、急性鼻咽炎、急性扁桃体炎等，炎症向咽鼓管蔓延，咽鼓管黏膜发生充血、肿胀、纤毛运动障碍，局部免疫力下降，此时致病菌乘虚侵入中耳。

（2）急性传染病期间：如猩红热、麻疹、百日咳、流行性感冒、肺炎、伤寒等，致病微生物可经咽鼓管侵入中耳；亦可经咽鼓管发生其他致病菌的继发感染。

（3）在不洁的水中游泳或跳水，不适当的擤鼻、咽鼓管吹张、鼻腔冲洗以及鼻咽部填塞等，致病菌可循咽鼓管侵犯中耳。

（4）婴儿哺乳位置不当，如平卧吮奶，乳汁可经短而宽的咽鼓管流入中耳。

2. 外耳道鼓膜途径　因鼓膜外伤，不正规的鼓膜穿刺或鼓室置管时的污染，致病菌可从外耳道侵入中耳。

3. 血行感染　极少见。

（二）病理

病变常累及包括鼓室、鼓窦及乳突气房的整个中耳黏骨膜，但以鼓室为主。早期的病理变化为黏膜充血，从咽鼓管、鼓室开始，逐渐波及鼓窦及乳突气房。由于毛细血管扩张，通透性增加，纤维素、红细胞、多形核白细胞及血清渗出，黏膜及黏膜下出现水肿；上皮纤毛脱落，正常的扁平立方形上皮细胞变为分泌性柱状细胞，黏液腺分泌增加。以后出现新生的血管，淋巴细胞、浆细胞和吞噬细胞浸润，黏膜增厚。鼓室内开始有少量的浆液性渗出物聚集，以后变为黏液脓性或脓性；由于黏骨膜中血管受损，红细胞大量渗出，分泌物亦可呈血性。鼓膜的早期病变亦为充血，上皮下结缔组织层水肿、增宽，有炎性细胞浸润。以后表皮层之鳞状上皮增生、脱屑，鼓膜中之小静脉出现血栓性静脉炎，纤维层发生坏死、断裂，加之鼓室内积脓，压力增高，鼓膜出现穿孔，脓液外泄。如鼓室内的水肿黏膜从穿孔处脱出，可堵塞穿孔。若治疗得当，炎症可逐渐吸收，黏膜恢复正常。重症者病变深达骨质，可迁延为慢性化脓性中耳炎或合并急性乳突炎。

（三）症状

本病之症状在鼓膜穿孔前后迥然不同。常见症状有以下几种。

1. 全身症状　鼓膜穿孔前，全身症状较明显，可有畏寒、发热、怠倦及食欲减退，小儿全身症状通常较成人严重，可有高热、惊厥，常伴呕吐、腹泻等消化道症状。鼓膜穿孔后，体温逐渐下降，全身症状亦明显减轻。

2. 耳痛　为本病的早期症状。患者感耳深部钝痛或搏动性跳痛，疼痛可经三叉神经放射至同侧额、颞、顶部、牙或整个半侧头部，吞咽、咳嗽、喷嚏时耳痛加重，耳痛剧烈者夜不成眠，烦躁不安。婴幼儿则哭闹不休。一旦鼓膜出现自发性穿孔或行鼓膜切开术后，脓液向外宣泄，疼痛顿减。

3. 耳鸣及听力减退　患耳可有搏动性耳鸣，听力逐渐下降。耳痛剧烈者，轻度的耳聋可不被患者察觉。鼓膜穿孔后听力反而提高。如病变侵入内耳，可出现眩晕和感音性聋。

4. 耳漏　鼓膜穿孔后耳内有液体流出，初为浆液血性，以后变为黏液脓性乃至脓性。如分泌物量甚多，提示分泌物不仅来自鼓室，亦源于鼓窦、乳突。

（四）检查

1. 耳镜检查　早期鼓膜松弛部充血，锤骨柄及紧张部周边可见呈放射状的扩张血管。以后鼓膜迅速出现弥漫性充血，标志不易辨认，鼓膜可全部向外膨出，或部分外突而如乳头状。穿孔前，在隆起最明显的部位出现黄点，然后从此处发生穿孔。穿孔一般位于紧张部，开始时甚小，如针尖大，不易看清，彻底清除外耳道内分泌物后，方可见穿孔处有闪烁搏动的亮点，分泌物从该处涌出。有时须以 Siegle 耳镜加压后，才能窥见鼓膜上的小穿孔。

2. 触诊　因乳突部骨膜的炎性反应，乳突尖及鼓窦区可能有压痛。鼓膜穿孔后渐消失。

3. 听力检查　呈传导性听力损失，听阈可达 40～50dB。如内耳受细菌毒素损害，则可出现混合性听力损失。

4. 血液分析　白细胞总数增多，多形核白细胞增加，穿孔后血常规逐渐恢复正常。

（五）诊断

根据病史和检查，不难对本病做出诊断。但应注意和外耳道疖鉴别。因外耳道无黏液腺，故当分泌物为黏液脓性时，提示病变在中耳而不在外耳道，或不仅位于外耳道。本病全身症状较重，鼓膜穿孔前可高烧不退，耳痛持续，鼓膜弥漫性充血，一旦穿孔便溢液不止，此点可与分泌性中耳炎鉴别。

（六）预后

若治疗及时、适当，分泌物引流通畅，炎症消退后鼓膜穿孔多可自行愈合，听力大多能恢复正常。治疗不当或病情严重者，可遗留鼓膜穿孔、中耳粘连症、鼓室硬化或转变为慢性化脓性中耳炎，甚至引起各种并发症。

（七）治疗

本病的治疗原则为抗感染，畅引流，去病因。

1. 全身治疗

（1）尽早应用足量的抗菌药物控制感染，务求彻底治愈，以防发生并发症或转为慢性。一般可将青霉素 G 与氨苄西林合用，在头孢菌素中可用第一代头孢菌素头孢拉啶，头孢唑啉，或第二代中的头孢呋辛钠。鼓膜穿孔后应取脓液做细菌培养及药敏试验，参照其结果选用适宜的抗菌药，直至症状完全消失，并在症状消失后仍继续治疗数日，方可停药。

（2）鼻腔减充血剂滴鼻或喷雾于鼻咽部，可减轻鼻咽黏膜肿胀，有利于恢复咽鼓管功能。

（3）注意休息，调节饮食，疏通大便。重症者应注意支持疗法，如静脉输液、输血或血浆，应用少量糖皮质激素等。必要时请儿科医师协同观察处理。

2. 局部治疗

（1）鼓膜穿孔前

1）2% 苯酚甘油滴耳，可消炎、止痛。因该药遇脓液即释放苯酚，可腐蚀鼓膜及鼓室黏膜，当鼓膜穿孔后应立即停药。慢性化脓性中耳炎忌用此药。

2）鼓膜切开术：适时的鼓膜切开术可通畅引流，有利于炎症的迅速消散，使全身和局部症状迅速减轻。炎症消退后，穿孔可迅速封闭，平整愈合，减少瘢痕形成和粘连。鼓膜切开术的适应证为：①全身及局部症状较重，鼓膜明显膨出，虽经治疗亦无明显好转者；②鼓膜虽已穿孔，但穿孔太小，引流不畅者；③有并发症可疑，但无需立即行乳突手术者。

操作步骤：①成人取坐位，小儿卧位，患耳朝上；②外耳道口及外耳道内以 75% 酒精消毒；③成人用 1% 利多卡因或普鲁卡因做外耳道阻滞麻醉，加 2% 丁卡因表面麻醉，亦可用 4% 可卡因做表面麻醉；小儿可用氯胺酮全麻；④在手术显微镜或窥耳器下看清鼓膜，用鼓膜切开刀从鼓膜后下象限向前下象限做弧形切口，或在前下象限做放射状切口。注意刀尖不可刺入太深，切透鼓膜即可，以免伤及鼓室内壁结构及听小骨；⑤吸尽脓液后，用小块消毒棉球置于外耳道口。

（2）鼓膜穿孔后：在 0.3% 氧氟沙星（泰利必妥）滴耳液、0.25%～1% 氯霉素液、复方利福平液、0.5% 金霉素液等滴耳液中择一滴耳。炎症完全消退后，穿孔多可自行愈合。穿孔长期不愈者，可做鼓膜成形术。

3. 病因治疗　积极治疗鼻部及咽部慢性疾病。

（八）预防

（1）锻炼身体，提高身体素质，积极预防和治疗上呼吸道感染。

（2）广泛开展各种传染病的预防接种工作。

（3）宣传正确的哺乳姿势哺乳时应将婴儿抱起，使头部竖直；乳汁过多时应适当控制其流出速度。

（4）鼓膜穿孔及鼓室置管者禁止游泳，洗浴时防止污水流入耳内。

（姜　岚）

第三节　急性坏死型中耳炎

急性坏死型中耳炎（acute necrotizing otitis media）是急性化脓性中耳炎的特殊类型。多发生于猩红热、麻疹、白喉、伤寒、百日咳和流感等急性传染病中，而以猩红热最多见。本病以中耳及其周围组织的广泛坏死、损毁为特点，可演变为慢性化脓性中耳炎。随着急性传染病发病率的下降，本病已不多见。

急性坏死型中耳炎好发于 5 岁以下的婴幼儿。由于致病微生物毒力甚强（如乙型溶血性链球菌），严重的全身感染而导致机体的抵抗力下降，且婴幼儿中耳免疫防御功能不成熟，以致致病菌及其毒素可迅速破坏局部组织，鼓膜发生溃烂、穿孔，鼓室、鼓窦及乳突气房的黏骨膜坏死，听小骨溶溃，甚至累及中耳局部及周围骨的骨髓，发生骨髓炎，个别可有死骨形成。病变尚可侵犯内耳，合并迷路炎，而于病后数月出现明显的感音性聋。如感染得到控制，炎性坏死过程终止，残存的黏膜上皮向病变区生长，鼓膜穿孔可自行修复，听力恢复正常。有些穿孔虽已愈合，但遗留硬化灶和（或）听骨链中断而引起明显的传导性聋。鼓膜肾形穿孔可长期不愈；外耳道鳞状上皮经穿孔边缘向中耳生长致鼓室黏膜上皮化生者可继发胆脂瘤；亦可遗留局限性骨炎、骨髓炎、肉芽组织增生等。

急性坏死型中耳炎可发生于急性传染病的早期（出疹期）或晚期（恢复期）。其临床表现与一般急性化脓性中耳炎相同。但因鼓膜早期发生穿孔，并在数日内融合而迅速扩大，形成较大的肾形穿孔（此乃因松弛部、锤骨柄及紧张部周边血供较好，抵抗力较强，而紧张部其他部位血供相对较差之故），重症者穿孔可达鼓环。因此，耳部的首发症状多为耳内流脓，脓液腥臭。外耳道有肉芽组织增生时，可遮蔽穿孔的鼓膜和裸露的骨壁，以探针探之，可触及粗糙的骨壁或坏死的听小骨。

治疗同一般急性化脓性中耳炎，特别注意加强支持疗法及原发传染病的治疗，提高机体的抵抗力。

（姜　岚）

第四节　隐性中耳炎

隐性中耳炎（silent otitis media，masked otitismedia）又称潜伏性中耳炎（latent otitis media），亚临床中耳炎（subclinical otitis media）或非典型中耳炎（atypical otitis media），是指鼓膜完整而中耳隐藏着明显的感染性炎性病变的中耳乳突炎。由于病变隐匿，临床常发生漏诊，甚至，待引起颅内外并发症时或死后方始发现。近年来，本病有增多的趋势，尤以小儿多见，值得关注。

（一）病因

（1）急性化脓性中耳炎或乳突炎治疗不当，如剂量不足，疗程过短或菌种耐药。

（2）婴幼儿急性中耳炎因主诉少、鼓膜厚，易误诊而未获合理治疗，致病变迁延。

（3）中耳炎症后期，鼓室峡或鼓窦入口因黏膜肿胀、增厚或肉芽、息肉生成而阻塞，此时虽咽鼓管功能恢复，鼓室逐渐再充气，然乳突病变尚残存，且继续发展。

（二）症状及体征

（1）本病无典型症状患者可诉耳部不适，轻微的耳痛或耳后疼痛，听力下降，或有低热，头痛等。

（2）部分患者近期（可在数月前）有过急性中耳炎、乳突炎病史。

（3）鼓膜完整，外观似正常。仔细观察时可发现松弛部充血，或鼓膜周边血管纹增多，或外耳道后上壁红肿，塌陷。

（4）乳突区皮肤无红肿，但可有轻压痛。

（三）听力学检查

1. 纯音听力测试　传导性或混合性听力损失。

2. 鼓室导抗图　C 或 B 型鼓室导抗图。

（四）影像学检查

颞骨 CT 扫描对诊断有重要价值。可见乳突内有软组织影，可有房隔破坏，有时可见液、气面，鼓室内亦可有软组织影。

（五）诊断

（1）婴幼儿不明原因发热时，宜仔细检查耳部，必要时做颞骨高分辨率 CT 扫描。

（2）成年人耳部不适，或轻微耳痛，或不明原因的传导性听力损失，鼓膜外观虽无特殊改变，也应警惕本病而做相关检查。

（六）治疗

由于本病可引起感音神经性聋、迷路炎、脑膜炎等严重的颅内外并发症，即使在药物的控制下，病变仍可向周围发展，故一旦确诊，即应行乳突开放术，彻底根除病灶。

（姜　岚）

第五节　儿童急性化脓性中耳炎及乳突炎

儿童的急性中耳炎，无论是化脓性或非化脓性，绝大多数（80%以上）均与细菌的急性感染有关，而其致病菌种也大致相同；在疾病的早期，两者的临床表现相似；由于抗生素的早期和广泛应用，不少以化脓性开始的中耳炎，以后可转变为分泌性中耳炎。所以目前不少学者将两者不加区分地统称为急性中耳炎。

（一）病因

急性化脓性中耳炎及乳突炎多见于儿童，其原因在于：

（1）小儿咽鼓管较短、峡部较宽，管腔相对较大，咽口位置较低，管之走向似一直线，与水平面交角仅为10°，近似水平位，故鼻部和咽部的分泌物及细菌等微生物容易经此侵入中耳。

（2）机体抵抗力低，容易感染各种上呼吸道传染病，如麻疹、猩红热、百日咳等。

（3）咽部淋巴组织丰富，常增生肥大，腺样体沟裂或扁桃体隐窝可隐藏细菌和病毒，中耳与其毗邻，易遭感染。

（4）中耳局部的免疫功能发育不完全，防御能力较差。

（5）哺乳位置不当，或乳汁流出过急而婴儿来不及吞咽，乳汁可经咽鼓管进入中耳。

（二）临床表现

与成人基本相同，但有如下特点。

（1）全身症状较重，如急性病容，发热、体温可达40℃以上，脉速，可出现惊厥。常伴恶心、呕吐、腹泻等消化道症状。由于2岁以内小儿的岩鳞缝尚未闭合，且中耳黏膜与硬脑膜之间有丰富的血管及淋巴管连接，故中耳的急性化脓性炎症可使邻近的硬脑膜受到炎症刺激，出现脑膜刺激征，但此时脑脊液并无典型的化脓性改变，故称假性脑膜炎。

（2）儿童，尤其是婴幼儿不会诉说耳痛、耳鸣等局部症状，常表现为瘙耳，摇头，哭闹不安。

（3）婴幼儿鼓膜较厚，富于弹性，中耳炎时不易穿孔，甚至中耳已蓄脓，但鼓膜仍无显著红肿，应警惕之。

（4）因小儿2岁时乳突气房方始发育，6岁左右气房才有较广泛的延伸，故2~3岁以内的小儿一般不会发生急性化脓性乳突炎，而出现急性鼓窦炎。新生儿鼓窦外侧骨壁甚薄，急性化脓性中耳炎时，该处骨膜容易出现水肿。

（三）诊断

综上所述，由于小儿急性化脓性中耳炎的全身症状重，局部症状常被掩盖，加之小儿（特别是婴幼儿）缺少主诉，且有鼓膜厚，不易发生穿孔等特点，因此，本病常易漏诊。许多颞骨尸检发现，病死于化脓性脑膜炎的小儿颞骨中，不少中耳有明显的感染性炎性病变，故其脑膜炎实为耳源性。更值得注意的是，这些病儿在生前大多未能明确中耳炎的诊断，而且鼓膜是完整的。故医者定须警惕，对不明原因发热伴消化道症状者，应注意仔细检查耳部，必要时做颞骨高分辨率CT扫描，务求避免漏诊。

（四）治疗

1. 早期应用足量抗生素　静脉滴注，直至感染完全控制，炎症彻底消退后仍继续给药数日。同时给予支持疗法，如输血浆或少量新鲜血等。因小儿多有呕吐，腹泻，应注意适当补液及维持电解质平衡。

2. 鼓膜切开术　小儿鼓膜不易穿孔，故适时进行鼓膜切开术对缩短病程和防止并发症甚为重要。

3. 乳突开放术　自抗生素问世以来，急性乳突炎需行乳突开放者已大为减少。但经一般治疗后症状无好转，乳突气房已融合、蓄脓时，应及时手术。

（姜　岚）

第六节　慢性化脓性中耳炎

慢性化脓性中耳炎（chronicsuppurative otitis media）是中耳黏膜、骨膜或深达骨质的化脓性炎症，重者炎症深达乳突骨质。本病很常见。临床上以耳内长期间歇或持续流脓、鼓膜穿孔及听力下降为特点。

（一）病因

慢性化脓性中耳炎的主要病因可概括为：

（1）急性化脓性中耳炎未获恰当而彻底的治疗，或治疗受到延误，以致迁延为慢性。此为较常见的原因。

（2）急性坏死型中耳炎病变深达骨膜及骨质，组织破坏严重者，可延续为慢性。

（3）全身或局部抵抗力下降，如猩红热、麻疹、肺结核等传染病，营养不良，全身慢性疾病等患者。特别是婴幼儿，中耳免疫力差，急性中耳炎易演变为慢性。

（4）鼻部和咽部的慢性病变如腺样体肥大、慢性扁桃体炎、慢性鼻窦炎等，亦为引起中耳炎长期不愈的原因之一。

（5）鼓室置管是否可并发本病尚无定论。据统计，经鼓室置管的小儿中有15%～74%并发慢性化脓性中耳炎（Gates等，1988），并认为造成继发感染的原因可能是中耳内原有的病原体繁殖，或由通气管污染所致。鼓膜置管后遗留鼓膜穿孔长期不愈，亦可经外耳道反复感染而引起本病。

（6）乳突气化不良与本病可能有一定关系，因为在慢性化脓性中耳炎患儿中，乳突气化不良者居多。不过其确切关系尚不清楚。

（二）病理

本病的病理变化轻重不一。轻者，病变主要位于中鼓室的黏膜层，称单纯型，曾有咽鼓管鼓室型之称。此型于炎症急性发作时，鼓室黏膜充血、水肿，有炎性细胞浸润，并有以中性粒细胞为主的渗出物。如果感染得到控制，炎症吸收，病变可进入静止期，此时鼓室黏膜干燥，鼓膜穿孔仍存，少数小的穿孔也可自行愈合。病变重者，除了中、上鼓室、甚至下鼓室黏膜充血、水肿，有炎性细胞浸润外，黏膜尚可出现增生、肥厚，若黏骨膜破坏，病变深达骨质，听小骨、鼓窦周围、乳突甚至岩尖骨质都可以发生骨疡（bone erosion），形成慢性骨炎（osteitis），则局部可生长肉芽或息肉，病变迁延不愈，曾称骨疡型。中耳黏膜破坏后，病变长期不愈合者，有些局部可发生鳞状上皮化生或同时有纤维组织增生，形成粘连或产生硬化病变等。

（三）症状

1. 耳溢液　耳内流脓可为间歇性或持续性，脓量多少不等。上呼吸道感染或经外耳道再感染时，流脓发作或脓液增多，可伴有耳痛，病变由静止期或相对稳定期进入急性发作期。脓液或为黏液性、黏液脓性或为纯脓。如脓液长期不予清洗，可有臭气。炎症急性发作期或肉芽、息肉受到外伤时分泌物内可带血，甚至貌似全血。

2. 听力下降　患耳可有不同程度的传导性或混合性听力损失。听力下降的程度与鼓膜穿孔的大小、位置、听骨链是否受损，以及迷路正常与否等有关。就鼓膜穿孔而言，紧张部前下方的小穿孔一般不致引起明显的听力下降；后上方的大穿孔则可导致较重的听力损失。有些患者在耳内滴药后或耳内有少许分泌物时，听力反可暂时提高，此乃因少量的液体遮盖了蜗窗膜，使相位相同的声波不致同时到达两窗，前庭阶内外淋巴液的振动不会受到干扰之故。

3. 耳鸣　部分患者有耳鸣，多与内耳受损有关。由鼓膜穿孔引起的耳鸣，在将穿孔贴补后耳鸣可消失。

（四）检查

1. 鼓膜穿孔　鼓膜穿孔可分为中央性和边缘性两种。若穿孔的四周均有残余鼓膜环绕，不论穿孔位于鼓膜的中央或周边，皆称为中央性穿孔。所谓边缘性穿孔，是穿孔的边缘有部分或全部已达鼓沟，该处无残余鼓膜。慢性化脓性中耳炎的鼓膜穿孔一般均位于紧张部，个别大的穿孔也可延及松弛部。穿孔可大可小，呈圆形或肾形，大多为中央性。穿孔较大时，部分锤骨柄，甚至部分砧骨长突或砧镫关节可暴露于外。通过穿孔可见鼓室内壁或充血、水肿，而黏膜光滑；或黏膜增厚、高低不平；有时可见硬化病灶；病变严重时，紧张部鼓膜可以完全毁损，鼓室内壁出现鳞状上皮化生。鼓室内或穿孔附近可见肉芽或息肉，具有长蒂的息肉可越过穿孔坠落于外耳道内，掩盖穿孔，妨碍引流；肉芽周围可有脓液。有些肉芽或息肉的根部可能位于前庭窗附近，盲目的撕拉可致镫骨足板脱位而并发迷路炎。

2. 听力学检查　呈轻到中度的传导性听力损失，或听力损失为混合性，或感音神经性。

3. 颞骨 CT　病变主要限于中鼓室者听小骨完整，乳突表现正常；乳突多为气化型，充气良好。中耳出现骨疡者，中、上鼓室及乳突内有软组织影，房室隔不清晰，小听骨可有破坏或正常。但鼓窦入口若因炎性瘢痕而闭锁以致鼓窦及乳突气房充气不良，或乳突内黏膜增厚等，乳突腔内亦可呈现均匀一致的密度增高影，应善加鉴别。

（五）诊断

诊断应根据病史、鼓膜穿孔及鼓室情况、结合颞骨 CT 图像综合分析，判断病变性质及范围，而不可仅凭鼓膜穿孔的位置是中央性或边缘性、穿孔的大小以及流脓是间断性或持续性等匆忙做出结论。更何况中耳的病变也是发展的，可转化的。

（六）鉴别诊断

1. 伴胆脂瘤的慢性化脓性中耳炎。

2. 慢性鼓膜炎　耳内流脓、鼓膜上有颗粒状肉芽，但无穿孔，颞骨 CT 示鼓室及乳突正常。

3. 中耳癌　好发于中年以上的成年人。大多有患耳长期流脓史，近期有耳内出血、伴耳痛，可有张口困难。鼓室内新生物可向外耳道浸润，接触后易出血。病变早期即出现面瘫，晚期有 VI、IX、X、XI 对脑神经受损。颞骨 CT 示骨质破坏。新生物活检可确诊。

4. 结核性中耳炎　起病隐匿，耳内脓液稀薄，听力损失明显，早期发生面瘫。鼓膜大穿孔，肉芽苍白。颞骨 CT 示鼓室及乳突有骨质破坏区及死骨。肺部或其他部位可有结核病灶。肉芽病检可确诊。

（七）治疗

治疗原则为控制感染，通畅引流，清除病灶，恢复听力，消除病因。

1. 病因治疗　积极治疗上呼吸道的病灶性疾病，如慢性鼻窦炎，慢性扁桃体炎等。

2. 局部治疗　包括药物治疗和手术治疗。

（1）药物治疗：①引流通畅者，应首先使用局部用药；炎症急性发作时，要全身应用抗生素；②有条件者，用药前先取脓液做细菌培养及药敏试验，以指导用药。

1）局部用药种类：①抗生素溶液或抗生素与糖皮质激素混合液，如 0.3% 氧氟沙星（泰利必妥）滴耳液（Ofloxacin oticsolution），利福平滴耳液（rifampicin oticsolution）（注意：利福平滴耳液瓶口开启 3 天后药液即失效），2% 氯霉素甘油滴耳液（2% chloramphenicol otic glycerin）等。用于鼓室黏膜充血、水肿，分泌物较多时；②酒精或甘油制剂，如 3% ~4% 硼酸甘油（Boric glycerin），3% ~4% 硼酸酒精（Boric alcohol）等。适用于脓液少，鼓室潮湿时；③粉剂，如硼酸粉，磺胺噻唑与氯霉素粉（等量混合）等，仅用于穿孔大，分泌物很少，或乳突术后换药。

2）局部用药注意事项：①用药前，应彻底清洗外耳道及鼓室内的脓液。可用 3% 过氧化氢溶液或硼酸水清洗，然后用棉签拭净或以吸引器吸尽脓液，方可滴药；②含氨基苷类抗生素的滴耳剂或各种溶液（如复方新霉素滴耳剂，庆大霉素等）用于中耳局部可引起内耳中毒，忌用；③水溶液易经小穿孔进入中耳为其优点，但亦易流出；甘油制剂比较黏稠，接触时间较长，却不易通过小穿孔；④粉剂宜少用，用粉剂时应择颗粒细、易溶解者，一次用量不宜过多，鼓室内撒入薄薄一层即可。穿孔小、脓液多者忌用粉剂，因可堵塞穿孔，妨碍引流，甚至引起危及生命的并发症；⑤避免用有色药液，以免妨碍对局部的观察；⑥需用抗生素滴耳剂时，宜参照中耳脓液的细菌培养及药物敏感试验结果，选择适当的、无耳毒性的药物；⑦忌用腐蚀剂（如酚甘油）。

滴耳法：患者取坐位或卧位，患耳朝上。将耳郭向后上方轻轻牵拉，向外耳道内滴入药液 3 ~5 滴。然后用手指轻轻按捺耳屏数次，促使药液通过鼓膜穿孔处流入中耳。5 ~ 10 分钟后方可变换体位。注意：滴耳药应尽可能与体温接近，以免引起眩晕。

（2）手术治疗

1）中耳有肉芽或息肉，或电耳镜下虽未见明显肉芽或息肉，而经正规药物治疗无效，CT 示乳突、上鼓室等有病变者，应做乳突径路鼓室成形术或改良乳突根治术，乳突根治术。

2）中耳炎症已完全吸收，遗留鼓膜紧张部中央性穿孔者，可行单纯鼓室成形术。

（姜　岚）

第七节　粘连性中耳炎

粘连性中耳炎（adhesive otitis media）是各种急、慢性中耳炎愈合不良引起的后遗症。其主要特征为中耳乳突内纤维组织增生或瘢痕形成，中耳传声结构的功能遭到破坏，导致传导性听力损失。本病多从儿童期开始起病，两耳同时受累者居多。可与分泌性中耳炎、慢性化脓性中耳炎、鼓室硬化等并存。

本病名称繁多，如慢性粘连性中耳炎（chronic adhesive otitis media）、中耳粘连（middle ear adhesion）、纤维性中耳炎（fibrotic otitis media）、增生性中耳炎（hypertrophicotitis media）、愈合性中耳炎（healed otitis media）、萎缩性中耳炎（atrophic otitis media）等。由于对本病缺乏统一的认识和诊断标准，有关发病率的报告也相差悬殊。国外报告，由本病引起的耳聋占耳聋的 1.42% ~30% 。随着耳硬化症诊断率的提高，本病在耳聋中所占比率亦有下降，估计不超过 0.5% 。此外，由于急性坏死型中耳炎发病率的降低，其后遗的粘连性中耳炎亦相应减少。

（一）病因

1. 分泌性中耳炎　粘连性中耳炎病例过去大多患过分泌性中耳炎。在分泌性中耳炎，当中耳液体长期得不到引流，局部溶纤活性不足，鼓室及乳突气房内积存过久的液体可发生机化，或中耳内肉芽生成；中耳黏膜破坏后、纤维组织增生，形成粘连，其中胶耳更有形成粘连的倾向。有作者在为分泌性中耳炎患者做鼓膜切开术时发现，锤骨与鼓岬间已形成了粘连带，而其病史仅 6 周。

2. 化脓性中耳炎　无论急性或慢性化脓性中耳炎，若愈合不良，均可引起本病。据统计，约半数粘连性中耳炎病例曾有过耳痛和（或）耳流脓的化脓性中耳炎病史。一般情况下，急性化脓性中耳炎如获及时而恰当的治疗，局部引流通畅，随着炎症的消退，中耳黏膜可以恢复正常。但若炎性未得到治疗或因抗生素疗程过短，或机体抵抗力过低，或咽鼓管功能不良等因素，炎症未能彻底控制，特别是反复发作的急性化脓性中耳炎，黏膜破坏后不能完全修复，在破损的黏膜面则形成新的纤维组织。炎性渗出物中的纤维素沉积，可以加速粘连的形成过程。中耳的慢性化脓性感染过程中增生的肉芽组织更容易发生纤维化。

3. 咽鼓管功能不良，中耳膨胀不全　因中耳炎后遗病损和咽鼓管功能障碍引起的中耳膨胀不全（atelectasisof middle ear）可为弥漫性或局限性。若为弥漫性，则整个中耳腔缩窄；若为局限性，这种缩窄可发生于一个或数个解剖部位，如鼓膜的松弛部或（和）紧张部的某一个或数个象限。中耳膨胀不全可轻可重，重者发展为中耳粘连，也是中耳胆脂瘤产生的因素之一。Sade 等将中耳膨胀不全分为如下 4 期：①鼓膜内陷，但未与砧骨接触；②鼓膜内陷，已与砧骨接触；③内陷的鼓膜贴附于鼓岬上，但未粘连；④鼓膜与鼓岬粘连。

（二）病理

本病的病理学特征为：中耳乳突内黏膜破坏，有纤维组织及瘢痕增生；部分黏膜肥厚；有些含气空腔内充满致密的纤维组织条索；在鼓膜和听骨链之间、鼓膜和鼓室各壁之间、或听骨链和鼓室壁之间有粘连带形成，鼓膜和听骨链的活动受到限制；重者，听骨链被纤维瘢痕组织包裹而固定，中耳腔被纤维组织充填，两窗可被封闭，中耳膨胀不全，鼓膜极度内陷。此外，在增生的纤维组织和肥厚的黏膜之间可以出现小的囊肿。这种囊肿的囊壁由无分泌性的扁平上皮细胞或立方上皮细胞所覆盖，囊液可为黏稠的嗜酸性液体，内含脱落上皮细胞和胆固醇结晶，称纤维囊性硬化（fibrocystic sclerosis）。虽然本病有时亦可发生透明变性及钙质沉着，但是和鼓室硬化相反，此种病理变化不属主要病变。

（三）症状

1. 听力下降　为本病的主要症状，一般为传导性聋。若因原发的中耳炎侵犯耳蜗，耳聋则为混合性。病变早期，听力可呈进行性下降，待形成永久性粘连后，耳聋稳定不变。韦氏误听少见。

2. 耳闭塞感或闷胀感　常常是困扰患者的主要症状。

3. 耳鸣　一般不重。

此外尚可有头晕，头痛，记忆力减退，精神抑郁等。

（四）检查

1. 鼓膜象　鼓膜明显内陷，严重者可见鼓膜紧张部几乎全部与鼓室内壁粘连或部分与内壁粘连，如为后者，则鼓膜紧张部变得凸凹不平。此外，鼓膜可混浊、增厚，出现萎缩性瘢痕或钙化斑，松弛部常有内陷袋。以 Siegle 耳镜检查，示鼓膜活动度减弱或完全消失。有些鼓膜遗留陈旧性穿孔，穿孔边缘可与鼓室内壁粘连。

2. 听力检测

（1）音叉试验：大多示传导性聋。

（2）纯音听力图：气导听力曲线多为轻度上升型或平坦型，气导听力损失程度不一，一般不超过 50dB。骨导听阈基本正常，也可出现 Carhart 切迹，示听骨链固定。两窗因粘连而封闭或内耳受侵时，呈混合性聋。

（3）声导抗图为 B 型（平坦型）曲线，少数可出现 C 型或 As 型；声反射消失。

3. 咽鼓管功能测试　结果大多提示管腔有不同程度的狭窄，甚至完全阻塞；少数患者的通气功能尚佳。但解放军 301 医院 102 例中咽鼓管通畅者占 81.3%（黄德亮等，1996）。

4. 颞骨 CT 扫描　鼓室内可见网织状或细条索状阴影；听骨链可被软组织影包绕；乳突气化大多不良。

（五）诊断

根据症状与检查，结合中耳炎病史，诊断多无困难。少数病例须行鼓室探查术方能明确诊断。本病应注意和耳硬化症相鉴别。

（六）治疗

1. 保守治疗　在粘连早期（即活动期），病变属可逆性时，可试行保守治疗，以减少粘连，尽可能恢复中耳传音结构的功能。

（1）鼓室注药法：经鼓膜穿刺，向鼓室内注入如 1% 糜蛋白酶（0.5~1ml），或胰蛋白酶（5mg），或地塞米松（5mg）等药物，以抑制炎症，消除水肿，分解纤维蛋白，溶解黏稠的分泌物。药液可每 1~2 天注射 1 次，7 次为 1 疗程。

（2）置管法：对于由分泌性中耳炎引起的早期粘连，可做鼓膜切开术充分吸出中耳分泌物之后，通过鼓膜切口留置通气管，以利引流和中耳通气。

（3）鼓膜按摩术。

（4）改善咽鼓管功能：可行导管法咽鼓管吹张术。用泼尼松龙 1ml 经导管吹入咽鼓管咽口及其附近，早期常可取得较好的效果。对影响咽鼓管功能的疾病进行矫治，如腺样体切除术、鼻中隔矫正术及下鼻甲部分切除术等。

2. 手术疗法　国内外对粘连性中耳炎的手术治疗方法虽做了许多探索，但远期疗效尚不理想。手术目的是分离并切除粘连组织，清除分泌物，恢复中耳传音结构的功能，防止再度粘连，重建一个含气的中耳腔。如果鼓室黏膜已全遭破坏，整个鼓室内皆为坚实的纤维组织或瘢痕组织，或虽经处理，咽鼓管功能仍不能恢复者，手术效果不佳。

（1）手术方法

1）手术：准备、体位、消毒等同鼓室成形术。

2）麻醉：一般用局部麻醉。

3）切口：外耳道内切口或 Shambaugh 耳内切口。

4）手术步骤：上述切口完成后，分离外耳道皮瓣，直至鼓环处。将后半部鼓膜的纤维鼓环轻轻从鼓沟中挑出，连同皮瓣和后半部鼓膜一起，将其向外耳道前下方翻转，暴露鼓室，开放上鼓室。探查鼓室及听骨链。用微型剥离子对粘连组织逐步进行分离，切除。剪断锤骨头，扩大鼓室峡，开放中、上鼓室之间的通道。注意切除鼓膜与鼓室各壁之间、听骨链与鼓膜、听骨之间的粘连带，并尽可能避免撕裂鼓膜。对已萎缩变薄或明显松弛的鼓膜应加以切除，待以后修补。Dornhoffer 等（2004）认为，用软骨、软骨膜作为鼓膜修补的移植材料有利于防止再粘连。彻底吸除鼓室内的黏稠液体。两窗处的粘连组织尽可能用尖针轻轻剔除之。

术中应特别注意探查咽鼓管，清除鼓口的病变组织，咽鼓管明显狭窄时，可向咽鼓管内插入扩张管以扩张之，待次期手术时抽出。

最后，在鼓室内壁和鼓膜间放置隔离物（如硅橡胶片、明胶片、软骨片和 Teflon 等）以防再度粘连。6～12 个月后或数年后取出。根据目前的观察，术后仍可形成再粘连。即使目前使用最多的硅橡胶薄膜片在术后亦可形成再粘连。因此，术后近期虽然患者听力可获提高，但不少患者远期疗效并不理想。注意，术后 1 周须开始定期做咽鼓管吹张术。

当咽鼓管闭塞和（或）鼓室内壁上皮化时，手术可分期进行：第一期做咽鼓管成形术，分离并清除鼓室内壁之鳞状上皮，分离粘连，植入隔离物，6～12 个月以后做次期手术。次期手术中取出隔离物，并重建听骨链，修补鼓膜。

（2）并发症

1）再度粘连，听力无提高或下降。由于目前作为防止粘连和纤维组织增生的隔离物的某些材料还不理想，如硅橡胶，Teflon，明胶海绵等，它们不能达到能在原位长期固定，从而使黏膜有充分的时间修复，中耳不再出现纤维化并获得正常通气功能的目的。例如硅橡胶和 Teflon 置入中耳后，不仅不能被吸收，有些还可能被纤维组织包裹，导致中耳通气不良或从中耳脱出；明胶海绵可激发炎性反应而导致再粘连等。

2）鼓膜穿孔。

3）中耳感染，再度流脓。

4）感音神经性聋。

5）眩晕。

6）面瘫。

7）胆脂瘤形成。

3. 佩戴助听器　老年患者、双耳同时受累者、手术失败者、不宜手术者等可佩戴助听器。

（七）预防

由于本病目前尚缺乏有效的治疗方法，故预防更为重要。

（1）对急性化脓性中耳炎宜早期应用足量、适当的抗生素治疗，务求彻底治愈。

（2）对儿童进行定期的听力学监测，以便及早发现分泌性中耳炎并进行适当治疗。

（3）积极治疗各种影响咽鼓管功能的疾病。

（4）加强卫生宣教，积极治疗各种化脓性及非化脓性中耳炎。

（姜　岚）

耳聋

第一节　遗传性聋

遗传性聋（hereditary deafness）的病理基础是：由来自亲代的致聋基因，或新发生的突变致聋基因所导致的耳部发育异常，或代谢障碍，以致出现听功能不良。遗传性聋既有因外耳、中耳发育畸形引起的传导性聋，亦有因内耳发育不全等所致之感音神经性聋，其中，感音神经性聋在遗传性耳聋中占有重要的位置。Resender 等（2001）估计，在先天性聋中大约 50% 是由遗传因素引起的。在欧美国家，儿童的遗传性感音神经性聋的发病率为 1 :（2 000 ~ 6 000）。在成人，遗传性感音神经性聋至少占这种耳聋总数的 20%。近数十年来，随着分子生物学，遗传学和医学遗传学的迅速发展，遗传性聋的基因研究已经有了长足的进步，取得了不少成果。目前发现，人类基因组中有 200 个基因与耳聋的关系密切。在综合征性耳聋中，已经定位的与耳聋相关的基因约为 100 个，其中 60 多个已被克隆；在非综合征性耳聋中，已定位的基因也约有 100 个。

一、分类

1. 按遗传方式的分类　遗传性聋大多通过核基因遗传，少数与线粒体基因有关。遗传基因位于常染色体上者称常染色体遗传；位于性染色体上则称性连锁遗传。无论是常染色体遗传或性连锁遗传，均可分为显性遗传和隐性遗传 2 种。

（1）常染色体显性遗传（autosomal dominant inheritance）（DFNA）：凡遗传基因位于常染色体上，并由显性基因控制的遗传，其传递方式称常染色体显性遗传。如双亲之一是杂合子（heterozygot），子女中约有 1/2 是发病个体，另 1/2 则完全正常，且不遗传。在有些杂合子，可能由于受到修饰基因等因素的影响，其有关疾病的症状可以不表现出来或表现程度有差异，从而出现不完全的外显率，尽管如此，但其后代的发病机会仍为 1/2。目前认为在遗传性聋中，由这种遗传方式传递的非综合征性占 10% ~ 20%，耳聋大多表现为出生后才发生的进行性听力下降，且以高频下降型为主，少数伴有眩晕。其中已有不少已经定位和（或）克隆。

（2）常染色体隐性遗传（autosomal recessive inheritance）（DFNB）：遗传基因位于常染色体上、由隐性基因控制的遗传，其传递方式称常染色体隐性遗传。在杂合子，这种遗传不会表现相应的症状，只有在纯合子时，方出现症状。隐性遗传性聋患者，往往双亲的听力正常，患病个体在其全部子女中占1/4，男女发病的机会相等。近亲婚配者，后代发病的风险增加。由这种遗传方式传递的非综合征性遗传性耳聋占75%～80%，大多为重度或极重度性聋，且出生时即聋，故为语前聋。

（3）性连锁遗传（sex chromosome linked inheritance）（DFN）：由于Y染色体不携带完全的等位基因，故耳聋的遗传基因主要位于X染色体上，随X染色体传递。目前发现，非综合征性感音神经性聋中，X－联锁遗传约占1%，Y－连锁遗传甚少。性连锁遗传既可为显性遗传，亦可为隐性遗传。隐性遗传者，子女中男性发病率为1/2，女性若为纯合子则受累，否则女性仅为疾病遗传基因的携带者。所以在几代人中男性患者的疾病基因常由女性携带并交叉遗传而来。显性遗传者，若母亲患病，子女中约有1/2人发病；如父亲为患者，则全部女儿均患病。Y－连锁遗传（DFNY基因座位为DNFM）。

2. 按病变位置分类

（1）病变位于外耳和（或）中耳，引起传导性聋，如外耳道狭窄或闭锁、听小骨畸形、耳硬化症等。

（2）病变位于内耳，引起感音性聋。

病变累及外耳和（或）中耳和内耳者，则引起混合性聋。此型比较少见。

3. 按发病时间分类

（1）先天性遗传性聋（congenital genetic deafness）：耳聋于出生时即已发生的遗传性聋，属先天性遗传性聋。

（2）遗传性进行性聋（genetic progressive deafness）：出生时听力正常，而于出生后某一年龄阶段方始出现进行性听力下降，最后发展为严重的耳聋。

4. 按伴发疾病的有无分类

（1）非综合征性聋（nonsyndromic hearing impairment，NSHI）：耳聋为发病个体唯一的遗传性疾病，其他器官无遗传性损害，约占遗传性聋的70%。

（2）综合征性聋（syndromic hearing impairment，SHI）：患者除遗传性聋外，尚伴有身体其他器官的遗传性疾病，如眼、骨骼系统、神经系统、肾脏、皮肤、内分泌系统、代谢性疾病等。临床上，根据受累器官和病变部位的不同而称为各种综合征。据统计，这种综合征有400余种，约占遗传性感音神经性聋的30%。

二、遗传性非综合征性感音神经性聋

遗传性非综合征性感音神经性聋大多为先天性，出生时即有耳聋，且多为重度或极重度聋。少数出生时听力正常，于生后某一年龄阶段方始出现进行性听力下降，称为迟发性感音神经性聋。这种迟发性的进行性感音神经性聋可分为高频下降型、低频下降型、中频下降型和早发型4型，以高频下降型较多见。但无论为哪一型，随着耳聋的进行性加重，各型其他频率的听力也将逐渐受损，最终发展为重度聋。

非综合征性感音神经性聋大多通过常染色体隐性遗传的方式传递，也有少数显性遗传或性连锁遗传。常染色体隐性遗传在非综合征性感音神经性聋中占75%～80%。目前的研究证明，在常染色体隐性遗传性聋中，有40%～50%与编码缝隙连接蛋白Connexin－26（Cx－26）基因，即GJB_2（gap junction beta 2）基因突变有关。该基因定位于13q11－12，已于 1993 年被克隆。在 GJB_2 突变中，235delC 是最多见的突变。由于它是第 1 个被发现的与常染色体隐性遗传（DFNB）性聋有关的基因，故又名为 $DFNB_1$ 基因。目前研究认为，它是东亚人种中（包括中国人）最常见的致聋突变基因。戴朴等（2006）对我国 18 个省市聋校学生中非综合征性聋流行病学的研究报告中称，在 1680 例 GJB_2 基因 235delC 突变筛查中发现突变率为 18.10%。并认为各地区间检出率差异较大。该基因还与少数常染色体显性遗传性聋有关。

编码缝隙连接蛋白 30（Connexin-30，Cx-30）基因，即 GJB_6 基因突变也与非综合征性感音神经性聋有关，但是它在不同人种和地区的出现频数不尽相同。在我国这种突变较少见，而 GJB_6 D13S18 突变在欧美人群却比较多见。

我国夏家辉教授等（1998）报告了中国两个常染色显性遗传性非综合征聋家系存在 GJB_3（connex-31，Cx-31）基因突变。

缝隙连接是相邻两个细胞间的通道，由 6 个连接蛋白（Cx）组成，电离子、信使分子和代谢物质通过该通道可直接在相邻的两个细胞间转运。Cx 在胚胎发育，形态构建及功能调节中具有重要意义。缝隙连接可能在耳蜗 K^+ 循环中起重要作用。Cx 基因突变可能使内耳 K^+ 循环遭破坏，而影响声-电转导过程。但是 Cx 基因突变导致耳聋的确切机制尚待深入研究。

此外，与非综合征性耳聋相关的基因及其位点还有不少，如 myo7，myo15a，myo6，WFS，COCH，sLC26A4，tecta 以及线粒体 DNA（mtDNA）突变等。其中 SLC26A4 和 mtDNA 12SrRNA A1555G 也是目前我国发现的较常见的突变基因之一。

目前的研究表明，一种致聋基因可以和不同的遗传性聋有联系，一种遗传基因不仅对应一种遗传方式，还可对应一种以上的遗传方式；不同致聋基因的功能也各不相同。因此，对遗传性聋奥秘的揭示，目前还处于初级阶段。随着医学遗传学研究的不断深入，未来还可能有更多新的致聋基因被发现。

三、遗传性综合征性聋

1. 颅面骨发育不全（craniofacial dysostosis）综合征　又称 Crouzon 病。常染色体显性遗传。可能由于颅骨骨缝过早融合之故，患者之脑颅及面颅骨发育不全。表现为颅面骨形态异常，颅小、头短、上、下颌骨发育不良、眼距过宽、突眼、鹦鹉鼻等。并常伴有智力障碍。本病约 1/3 伴发传导性聋，多由中耳畸形引起，如锤骨头与上鼓室外侧壁融合，镫骨与鼓岬融合、固定，前庭窗全部或部分骨封，蜗窗龛狭小。此外尚可合并外耳道狭窄或闭锁，鼓膜缺如。由于颅底骨质发育不全，岩骨的发育受其影响，以致中耳和内耳的位置可能倾斜，面神经管亦可异位。

2. 颌面骨发育不全（mandibulofacial dysostosis）综合征　又称 Treacher-Collins 综合征或 Frances Chetti-Klein 综合征。1900 年 Treacher-Collins 首先描述了 2 例有关综合征，1940 年 Tronces Chetti-Zwahten-Klein 详细描述了本病。为常染色体显性遗传。最常见的表现为颧骨、上颌骨和下颌骨发育不全，眼睑畸形，睑裂斜位等（不伴眼畸形者），称为耳-下颌发育不全（oto-mandibular dysostosis）。可伴有耳郭畸形（如小耳）、外耳道狭窄或闭锁，或外耳道深部有骨板闭锁、鼓室狭小或未育，或上鼓室骨封、听小骨畸形、鼓膜张肌、镫骨肌缺如、鼓窦甚小或消失和乳突多呈坚质型。如合并内耳畸形，常为前庭受犯，但内耳及面神经极少受累，有时咽鼓管口可有畸形。偶伴后鼻孔闭锁、隐睾、先天性心脏病及智力低下。本畸形与 TCOF 基因突变有关。

3. 颈 - 眼 - 耳发育不全（cervical oculoacoustic dysplasia）综合征　又称 Duane 综合征。属常染色体显性遗传。表现为颈椎畸形（椎体融合）、颈短、外展麻痹及眼球内陷。耳部畸形主要在外耳和中耳，如小耳、外耳道闭锁、听小骨融合、镫骨与前庭窗脱离，前庭窗膜性闭锁。也可出现内耳畸形。

4. 成骨不全（osteogenesis imperfecta）综合征　以蓝巩膜，脆骨症和耳聋（传导性，混合性，感音神经性）为特征，可分为 2 型：

（1）先天性成骨不全：为常染色体显性遗传，但外显率不高。有些胎儿可于宫内发生骨折，颅骨骨折是造成宫内死亡的常见原因。

（2）延迟性成骨不全：为常染色体隐性遗传。进行性听力下降一般开始于青春发育期以后。高发病年龄为 30 ~ 40 岁。耳聋开始为传导性，以后可发展为混合性及感音神经性。Schuknecht 发现患者耳部病变位于前庭窗区，该区有新生的含有丰富血管的海绵状骨质，如耳硬化症。

小儿时期即开始出现进行性听力下降的成骨不全称为 Van der Hoeve 综合征。

5. 眼 - 耳郭发育不全综合征　眼 - 耳郭发育不全（Coldenharsyndrome, Dysostosis oculoaculo auricularis）以眼部畸形或皮样囊肿、副耳郭及先天性耳前瘘管为主要表现。耳前瘘管开口于口角与耳屏之间，即上颌突与下颌突融合线上。眼部畸形可表现为睑裂、虹膜裂、白内障等。尚可伴有颈椎畸形、耳部畸形、巨口畸形及下颌骨发育不全等。也可发生中耳畸形。先天性聋为半规管变形及前庭扩大。亦可有外耳道闭锁，鼓室骨封、鼓骨未发育及小听骨畸形。

6. Marfan 综合征　为常染色体显性遗传。患者身材高，脊柱侧凸，长指（趾），肌张力下降，有晶体脱位倾向，可合并心脏病，特别是主动脉瘤。耳聋呈传导性、混合性或感音神经性。

7. 腭裂、颌小及舌下垂综合征（syndrome of cleft palate, micrognathia and glossoptosis）　又称 Pierre Robin 综合征。可为常染色体显性遗传，亦可因妊娠早期（第 3、4 个月）母亲感染疾病所致。表现为腭裂、颌小畸形、舌下垂，马蹄内翻足、髋部脱位，并有头小畸形、脑积水、智力低下等。耳部畸形则表现为耳郭低位、杯状耳、鼓室未育、镫骨足板及足弓增厚；尚可合并内耳发育不全，如耳蜗中、顶周交通，蜗轴发育不全，内耳道狭窄等，故耳聋可为传导性或混合性。

8. 软骨发育不全（achondroplasia）综合征　又称侏儒症（dwarfism）。本病虽属常染色体显性遗传，但约有 3/4 病例系由基因发生新的突变所致。发病率随父母妊娠时的年龄增高而增加。主要表现为头大，躯干小；听小骨可与鼓室骨缘融合，尚可伴有耳蜗畸形。耳聋多为传导性。有易患分泌性中耳炎的倾向。

9. 尖头并指（趾）畸形（aerocephalosyndactyly）综合征　又称 Apert 综合征。可为常染色体显性遗传，亦可为基因发生新的突变的结果。患儿头颅高耸、前额扁平、上颌骨发育不全、硬腭高拱、鞍鼻、并指（趾）。伴有程度不等的传导性聋，术中可见镫骨足板固定。

10. 耳 - 腭 - 指综合征（otopalatodigitalsyndrome）　为性连锁遗传。额骨及枕骨隆

凸、下颌及腭骨发育不全、短指、棒状指伴智力发育不全。耳屏过低、小耳、听骨链畸形。

11. 21 - 三体（trisomy 21）综合征　染色体的先天性异常表现为染色体的增多或染色体的减少、缺损。染色体增多者，即在某一对染色体中增加了一个额外的染色体，由原来的两个染色体一组变为三个一组，故称为"三体综合征"。三体综合征可分为 3 类：即 13 - 三体综合征（Patan 综合征），18 - 三染色体综合征（Edwards 综合征）和 21 - 三体综合征（Down 综合征，先天性愚型）。Down 综合征有一额外的第 21 号染色体。该病在新生儿的发病率为 1：600，母亲妊娠时的年龄愈大，发病率愈高。临床上本专科的主要表现为：反复发作的上呼吸道感染，如鼻窦炎、中耳炎等；外耳道比较狭窄，听骨链有异常；亦可伴有耳蜗发育异常。

12. 先天性短颈畸形（brevicollis）综合征　又称 Klippel - Feil 综合征，先天性颈胸椎骨性连接（congenitalsynostosis of cervicothoracic vertebrae）及先天性斜颈等。由 Klippel 和 Feil 于 1912 年首先描述。为常染色体显性遗传，但外显率不高；有些为常染色体隐性遗传。女性较为多见。患者有 2 个或 2 个以上的颈椎互相融合，甚者全部颈椎融合成一整块，胸椎亦可受累，环椎可与枕骨融合。颈短，可给人以头部似乎直接位于胸部之上的错觉，头部运动受限，但为无痛性，可伴有脊柱裂，低发际。耳蜗发育不全，如 Mondini 畸形等，内耳道可能畸形。耳聋呈感音神经性聋，如合并外、中耳畸形，耳聋为混合性。

13. 耳聋、视网膜色素变性综合征　又称 Usher 综合征。为常染色体显性或隐性遗传，亦可为性连锁遗传。本病的主要特点为感音神经性聋，合并进行性视网膜色素变性，亦可伴有眩晕和癫痫。耳蜗底周螺旋器萎缩，血管纹有不规则变性；由于网膜色素沉着，视野逐渐变小。根据耳聋的严重程度和前庭受累情况，本病可分为 2 个临床亚型：①Ⅰ型：耳聋严重，前庭功能低下；②Ⅱ型：中度耳聋，前庭功能正常。有报告称，与本综合征相关的基因分别定位于 1q32 区，11q（Kimberling，1990）以及 11p，14q（Somith，1992；Kaplan，1992）。眼科检查是诊断本病的重要方法之一。

14. 额部白化、鼻根增宽、耳聋综合征　本病又称 Waardenburg 综合征。是最常见的综合征之一。属常染色体显性遗传，亦可为隐性遗传或性连锁遗传。基本症状为：患者前额有一束白发或头发全白、眼眦异位、鼻根部扁平、鼻梁增宽、鼻翼发育不良、球状鼻、虹膜异色、睑裂细小、浓眉、连字眉，耳聋出现于单耳或双耳，为中度或重度感音神经性聋；前庭功能减退。本综合征可分为 4 个亚型：Ⅰ型：除上述基本症状外合并内眦外移，耳聋发生率为 25% ~ 58%。Ⅱ型：基本特征中内眦无外移，可出现单侧上睑下垂，耳聋发生率较高，50% ~ 87%。Ⅲ型：合并上肢畸形，余同Ⅰ型。Ⅳ型：伴巨结肠、胃肠闭锁、先天性心脏病。临床亚型不同，其分子遗传学的特点亦不相同。目前发现了 5 个与本病相关的致病基因：PAX3、MITF、EDNRB、EDN3 及 SOX10。

15. 甲状腺肿耳聋综合征　又称 Pendred 综合征。患者有严重的先天性感音神经性聋，合并碘代谢障碍，5 ~ 10 岁以后逐渐出现甲状腺肿大，20 ~ 30 岁时最重，56% 甲状腺功能低下。患者多在出生后数周或数月听力急剧下降，1 ~ 2 岁时听力损失明显，患者可伴 Mondini 畸形。为常染色体隐性遗传。致病基因为 PDS（SLC26A4）基因。前庭水管扩大综合征患者亦可检出与此相同的致病基因。

16. Franconi 综合征　常染色体隐性遗传。表现为先天性贫血、皮肤色素沉着、骨骼畸形和智力低下。感音神经性聋为缓慢进行性，高频首先受损。

17. 生殖腺畸形（gonadal dysgenesis）综合征　又称 Turner 综合征。为性染色体畸变。表现为生殖腺畸形，合并两侧对称性感音神经性聋，亦可出现外耳及中耳畸形。

18. 耳聋、心电图异常综合征　又称 Jervell and Lange Nielsen 综合征。两侧重度感音神经性聋，合并先天性心电图异常，特别是 Q - T 延长，患者多在 20 岁以前死亡。约半数为常染色体隐性遗传。

19. Alport 综合征　患儿在 10 岁以前出现血尿、蛋白尿、高血压，约 50% 患者在 10 岁左右开始出现两耳高频下降型感音神经性聋，缓慢进行性加重，但在中年以后听力基本稳定。两耳常听力不完全对称，也可出现平坦型听力曲线。并有眼部前锥形晶体、黄斑周围视网膜斑、黄斑周围融合斑、白内障等。眼部症状多在肾功能不全以后出现，故在儿童期极少见。男性多在 40 岁以前死亡，女性预后稍好。有关病因尚有争论。肾脏病变为遗传性，Ⅱ、Ⅲ、Ⅳ 型 Alport 综合征为性连锁显性遗传，Ⅴ型和Ⅵ型属常染色体显性遗传。颞骨病理检查发现，主要病变为耳蜗毛细胞及血管纹退行性变。个别作者报告螺旋神经节细胞有缺失。

20. Refsum 病　为常染色体隐性遗传。视网膜色素变性，合并周围神经病变及小脑性共济失调。进行性感音神经性聋通常开始于 10 ~ 20 岁。

21. Norrie 综合征　为性连锁隐性遗传。表现为进行性视力下降、智力低下，约 1/3 患者有进行性感音神经性聋。

四、 遗传性耳聋的诊断

1. 排除引起耳聋的其他原因　遗传性聋的诊断步骤之一，是排除可能引起耳聋的其他原因，如先天性非遗传性聋、药物中毒性聋、病毒性或细菌性迷路炎，以及自身免疫性聋等。

2. 全面的体格检查　进行仔细的全身体格检查，了解有无有关各种综合征的其他器官畸形，并进行颞骨 CT 扫描，膜迷路 MR 三维重建及水成像，观察内耳有无畸形。

3. 家族病史的询问和调查　仔细询问家族中至少 3 代人的耳聋病史，包括耳聋的发病时间、严重程度、伴发症状，以及是否近亲结婚等，根据病史画出系谱图，通过对系谱图的分析，有助于判断遗传方式；必要时须对家族中的现存成员进行检查，包括听力学检查等，以助诊断。

4. 染色体组型分析（analysis of karyotyping）　分析染色体的大小、数目、形态，注意染色体有无重组、缺失、倒位、转位等异常。

5. 基因诊断　基因诊断又称 DNA 诊断或 DNA 探针技术。其基本原理是应用现代分子生物学和分子遗传学的方法，检查基因的结构及其表达功能。

五、 遗传性耳聋的治疗和预防

（1）对遗传性传导性耳聋，大多可通过手术进行治疗，提高听力。

（2）目前对遗传性感音神经性聋尚无有效的治疗方法。有残余听力者，可根据具体情况，佩戴适当的助听器，有适应证者做人工耳蜗植入术。

（3）广泛开展遗传学咨询活动，大力宣传优生优育，使人们认识到提高人口素质的重要性。

（4）在完善基因诊断的基础上，开展遗传性聋的产前诊断，有可能降低其发病率。

（熊　欣）

第二节　先天性非遗传性聋

非遗传性先天性聋（non – genetic congenital deafness）是指患儿在胚胎发育期、围产期或分娩时受到母体的感染、中毒或外伤等病理因素的影响，而引起的耳聋。这种耳聋或耳部病变在出生时或出生后短期内（如核黄疸）即已存在。按发病时间可将其分为产前期和产后期两大类：

一、产前期

1. 感染　妊娠期母亲患某些感染性疾病，病原体可通过胎盘传给胎儿，或在产程中经产道传给新生儿，如风疹、巨细胞病毒感染和梅毒等。对产前曾感染了风疹、麻疹、巨细胞病毒的颞骨尸检发现，其病变往往局限于蜗管、球囊、椭圆囊等膜迷路内，估计这种感染是通过血行播散，经血管纹侵入内耳而发生的迷路炎。

（1）风疹（rubella）：风疹是引起小儿先天性感音神经性聋最常见的原因。过去认为，母亲在妊娠头 3 个月内受到风疹病毒的感染，方影响胎儿听系的发育。最近发现，母亲妊娠期间的任何时期发生的风疹病毒感染均可致聋，但头 3 个月内发生感染者，耳聋的发病率较高。患儿除耳聋外，尚可合并头小畸形、智力低下、眼部畸形（如先天性白内障，视网膜炎）以及心血管畸形等。耳部畸形包括镫骨固定、耳蜗畸形等。耳聋通常很重，两耳受累，但不对称；听力曲线多为平坦型，各频率听力均受损，而以中频损失最重。某些耳聋可能为中枢性。对胎儿的先天性病毒感染很难做出早期诊断，但随着诊断技术的进步，包括胚胎超声，脐带血的检测，聚合酶链反应（polymerase chain reaction，PCR）技术等，这种胎儿的早期诊断也有了新的希望。目前，仅能根据临床表现而疑及本病；出生后 6 个月以内病毒特异性抗体阳性具有诊断价值。母亲及妇女的疫苗接种可预防本病。国内尚未见本病的公开报道。

（2）巨细胞病毒（cytomegalovirus）：近期认为，过去对先天性巨细胞病毒感染所致之耳聋的重要性认识不足，并指出，它是引起非遗传性先天性感音神经性聋最常见的原因之一。胎儿在宫内遭受巨细胞病毒感染的来源有二：其一，母亲对病毒未获得免疫者，可通过母体妊娠时期发生的原发性感染而染病。其二，母亲已获得免疫者，则可由潜伏于母亲体内的病毒活化而感染胎儿。巨细胞病毒的宫内感染约占新生儿的 1%（死婴不计在内）。此外，在少数情况下，新生儿尚可在分娩时经产道感染，或在产后通过母乳而感染。在先天性巨细胞病毒感染的婴儿中，有 10% ~ 15% 出现症状，如中枢神经系统、网状内皮系统受损，肝脾肿大、瘀斑、黄疸等，此外尚可有小头、智力和感觉障碍，包括重度的感音神经性聋，脉络膜视网膜炎、眼球萎缩等。在无症状的婴儿中，有少数可出现两侧中度至重度的感音神经性聋，而于 1 岁时加重。本病的确诊主要依据病毒分离。围产期感染病毒的婴儿于出生后 3 ~ 12 周内开始排泄病毒，可在此时期内进行病毒分离。

（3）梅毒（syphilis）：先天性梅毒一般均于 25 ~ 35 岁开始发病，但亦可开始于儿童期。

·181·

患者锤骨增厚，锤骨头与砧骨融合，并出现颞骨骨炎，闭塞性动脉内膜炎以及膜迷路水肿，耳蜗及前庭终器退行性变等。临床表现为耳聋、耳鸣和眩晕。

其他如弓形体病（toxoplasmosis）、单纯疱疹（her – pessimplex）病毒感染等，亦可能引起先天性感音神经性聋。

2. 中毒　母亲在妊娠期应用耳毒性药物，如氨基糖苷类抗生素、奎宁、水杨酸盐等，均可引起胎儿耳中毒。反应停（thalidomid）是一种有毒的安定药，如母亲在妊娠期服用该药，可致胎儿中毒，产生各种畸形，如内脏和肢体畸形、脑神经麻痹、面部血管瘤等，其中半数以上合并耳部畸形，包括外耳、中耳和内耳畸形。

3. 其他　母亲妊娠期患糖尿病，或遭受放射线损伤时，是否会引起胎儿听系损伤？目前尚有争论。实验研究发现，12.5kHz 的超声波可损伤豚鼠耳蜗毛细胞，而目前产科临床所用 3.5GHz 或 5.0GHz 的超声波对胎儿耳蜗无明显影响。

二、产后期

1. 新生儿核黄疸　新生儿核黄疸（kernicterus）又称新生儿胆红素脑病（bilirubinencephalopathy）。多发生于未成熟儿、Rh 因子或 ABO 血型不合、感染、出血、窒息、缺氧、酸中毒和某些遗传性或先天性疾病等新生儿。由于血清中胆红素（主要是未结合胆红素）过高（血清胆红素≥307.8～342μmol/L 以上），导致胆红素浸润至中枢神经系统，引起其中神经细胞中毒。临床上出现患儿黄疸突然明显加深，以及发热、嗜睡、痉挛、呼吸衰竭等急性中枢神经系统症状。若疾病得以恢复，可出现锥体外系神经系统后遗症，约 50% 病例遗留耳聋。这种耳聋以双侧高频听力受损为主。该病的内耳形态学、听功能和实验室研究发现，耳蜗大多正常，病变位于脑干听系；也有报告称耳蜗也存在病损。

2. 分娩　分娩期间或分娩前后短时期内，胎儿或新生儿如发生窒息、头颅外伤，或早产、体重过轻者，容易导致感音神经性聋。早产儿体重过轻者，由于缺 O_2、酸中毒、代谢功能发育不成熟等，发生耳聋者多。

（王　荣）

第三节　中毒性聋

无论临床观察或实验研究均证明，许多药物或化学试剂具有耳毒性（ototoxicity），可引起耳蜗和（或）前庭中毒性病损（disorders of intoxication），造成耳聋和（或）前庭功能障碍。具有耳毒性的物质至少有 90 余种，其中比较常见的有：

（1）氨基糖苷类抗生素。

（2）某些抗肿瘤药：如顺铂、卡铂、氮芥、博来霉素等。

（3）祥利尿剂。

（4）水杨酸制剂。

（5）奎宁。

（6）局部麻醉药：如丁卡因、利多卡因、可卡因、普鲁卡因等。

（7）重金属：如铅、镉、汞、砷等。

（8）吸入性有害气体：如一氧化碳、硫化氢、苯胺（靛青）、氨基苯、硝基苯、三氯乙烷、四氯化碳、甲醇等。

（9）其他：如某些心血管药、降糖药、镇定药等。非氨基糖苷类抗生素如万古霉素、多黏菌素 B 亦有耳毒性。

（10）中成药：用以治疗小儿发热、惊风效果良好的某些中成药，如牛黄清心丸、琥珀抱龙丸、七珍丹等，其中含有雄黄（砷剂），是否会影响听力，值得注意。

一、氨基糖苷类抗生素

氨基糖苷类抗生素（aminoglycoside antibiotics，AmAn）是一类化学结构中均含有氨基糖分子的抗生素，主要用于治疗由革兰阴性细菌引起的感染性疾病，它们具有以下共同特点：

（1）化学结构中均具有多个氨基或胍基性基团，在体内有类似的代谢过程，如：这些药物都不被或很少被胃肠道吸收；在体内主要分布于细胞外液内；不易通过血脑屏障；主要由肾脏排出体外等。

（2）具有相同的抗菌原理——影响细菌的蛋白质合成。

（3）具有类似的抗菌谱主要抑制需氧性革兰阴性细菌的生长，对部分革兰阳性球菌亦有较好的抑菌效果。

（4）具有相同的毒副作用如耳毒性、肾毒性等。

（一）分类

氨基糖苷类抗生素可分 3 类：

（1）链霉素（streptomycin）、卡那霉素（kanamycin）、妥布霉素（tobramycin）、新霉素（neomycin）。

（2）庆大霉素（gentamycin）、西索米星（sisomicin）、小诺米星（micronomicin）。

（3）阿卡米星（amikacin）、奈替米星（netimicin）、巴龙霉素（paramomycin）。

氨基糖苷类抗生素的耳毒作用最早是从由链霉素引起的耳聋患者中发现的。数年以后，无论是临床观察或动物实验均证实，链霉素可引起耳聋和眩晕，并对内耳中毒的病理组织学改变有了认识。目前，氨基糖苷类抗生素的耳毒作用已广为人知，由其引起的严重耳聋的临床报告屡见不鲜，并已构成我国聋症的重要病因之一。据中华耳鼻咽喉科学会常委会 1981 年公布的资料，在聋哑学校中，50 年代因药物中毒致聋者不足 3%，70 年代这一比数增至 28%～35%。据门诊分析，50 年代中毒性聋占全部感音神经性聋的 5% 左右，60 年代约占 15%。福建庄金梅等（1989）调查 240 例聋哑学生，其中 102 例（42.5%）的致聋原因与应用氨基糖苷类抗生素有关。延边医学院（1979）与内蒙古医学院（1981）统计分析，由链霉素中毒引起的耳聋分别占后天性聋的 29%、53.9%。随着各种新型抗生素的开发和应用，临床医师对抗生素的选择范围已明显的拓宽，加之对氨基糖苷类抗生素耳毒作用的认识有了提高，滥用诸如庆大霉素、卡那霉素、链霉素的情况虽然已日渐减少，但是，在广大农村，特别是偏远山区，对这种药物中毒性聋的危害性仍不能低估，防治工作不可有丝毫的松懈。

氨基糖苷类抗生素的耳毒作用机制至今不明，有关学说甚多，主要的有变态反应说；受体学说；抑制毛细胞蛋白质合成说；前列腺素介导说；自由基损伤说（氨基糖苷类抗生素和铁离子螯合后，形成一种具有氧化活性的复合物，能催化自由基的产生，导致毛细胞损伤），干扰毛细胞的糖代谢说；药物与毛细胞胞膜上的二磷酸磷脂酰肌醇结合，形成药物脂复合物，破坏了细胞膜结构的完整性及其功能；以及氨基糖苷类抗生素中间代谢产物 NH_2 基团引致中毒等等。

药物代谢动力学的研究表明，这类药物进入血液后，可通过血迷路屏障进入内、外淋巴液，并在其中停留，损伤内耳结构。肌肉注射后，药物在血清中的浓度一般于 $30 \sim 90min$ 到达峰值。其半衰期比较短，为 $1.5 \sim 3h$。在小儿，半衰期延长，可达 $6h$；而早产婴可长达 $18h$。因此，早产婴和婴幼儿容易发生中毒而致聋。药物在皮下注射后 $2 \sim 5h$，外淋巴液中药物的浓度达到峰值；给药后 $5h$，内、外淋巴液中的药物浓度几乎相等。但药物从外淋巴液中排出的速度却非常缓慢，其在外淋巴液中的半衰期为 $3.5 \sim 30h$，其中卡那霉素和新霉素的半衰期比庆大霉素者长，而且在肾功能不良时，半衰期还会延长。因此，药物在内耳中的浓度高，蓄积时间长。与血清中相比，内耳内的药物浓度可高达数倍，时间也延长数小时（图 $8-1$）。

图 8 – 1 卡那霉素（250mg/kg）一次性注射后，在外淋巴、血清和心肌中的浓度（仿 stupp）

特别值得注意的是，由母系遗传的线粒体 DNA（mtDNA）12SrRNA 基因中 A1555C 突变与氨基糖苷类抗生素易感性有关，这类患者即使应用少量或微量药物也可引起耳中毒。mtD-NA12SrRNA 的 A 点是该类药物的主要作用位点之一，我国中西部、西北地区 217 例药物中毒性聋中，该基因突变率为 21.66%（徐自成，王秋菊等，2007），Fishel – Ghodsian 等（1997）报告为 17%。说明该基因突变并非药物中毒性聋唯一的分子基础，有关研究尚有待于深入。

（二）病理

氨基糖苷类抗生素对内耳的主要损害部位可以在耳蜗（如卡那霉素、新霉素、双氢链霉素、阿米卡星），或在前庭（如庆大霉素、硫酸链霉素）。耳蜗病损最早出现于外毛细胞，从底周开始，逐渐向顶周发展。在 3 排外毛细胞中，第 1 排受损最重，第 2 排，第 3 排依次较轻。随着药物剂量的增加，内毛细胞亦出现病变，但多从顶周开始，逐渐向底周扩展。病变严重者，耳蜗的其他结构，如支持细胞，血管纹，传出神经纤维，螺旋神经节细胞等亦受损。多数研究资料表明，听觉的中枢传导径路一般不受累。毛细胞的病理变化包括静纤毛倒伏、散乱、纤毛融合、表皮板软化、变形、塌陷、核上区腺粒体肿胀、空泡变性、粗面内质网扩张、囊性变，次级溶酶体增多，胞浆水肿，核固缩、下沉，细胞膜破裂，乃至细胞崩溃等。

与形态学相呼应，动物做静脉注射或向内、外淋巴隙灌流氨基糖苷类抗生素后，CM、CAP 急剧下降，首先是高频区，以后波及低频区；EP 亦受抑制，但较 CM 及 CAP 轻。前庭的主要病损位于壶腹嵴和椭圆囊斑；球囊病损一般较轻。前庭感觉毛细胞出现纤毛融合、脱落，细胞水肿。其中 I 型毛细胞的损害比 II 型毛细胞重。

（三）发生中毒的有关因素

1. 用药剂量　氨基糖苷类抗生素的耳毒作用一般与用药剂量有密切关系，其中包括用药总量和日剂量。日剂量愈大，用药时间愈长，中毒的机会愈多。值得注意的是，全日剂量一次性投入较分次投入更容易发生中毒。

2. 给药途径　给药途径、局部用药部位是否健康，对药物的毒性作用亦有影响。肌肉注射时，血液中药物浓度较低，中毒的危险性相对较小；静脉注射可使血液中的药物浓度迅速升高，引起中毒的机会增多，特别是耳毒作用很强的卡那霉素等。正常情况下，氨基糖苷类抗生素不易被胃肠道吸收，而当肠道黏膜发生炎性病变时，药物的吸收量却会增加。向大面积烧伤创面、腹腔、胸腔、支气管等局部投药并不安全，药物可从局部组织吸收而发生中毒。椎管内注射更能增加药物的耳毒作用，可能与脑脊液和外淋巴液之间的密切关系有关。

3. 鼓室给药　无论是用含这类抗生素的滴耳液滴耳，或以溶液或粉剂行乳突换药，药物均可透过蜗窗膜及经中耳血管进入内耳，发生中毒性耳聋或（和）前庭功能障碍。而且，中耳存在炎症时更能增加药物的耳毒性。置入或滴入鼓室内药物的浓度与中毒的严重程度相关，浓度越高，中毒越重。其他抗生素如氯霉素、红霉素、多黏菌素 B 等鼓室内给药时，亦可引起内耳的毒性损害，但一般不重。此外，动物实验中发现，某些抗真菌药，如克霉唑（clotrimazole）、癣退、甲基 – 3 – 甲苯基硫代甲氨酸 – 2 – 萘脂等滴入鼓室后，亦有某些耳毒性。

4. 肾功能状况　氨基糖苷类抗生素均经肾小球滤过后排出体外，而且药物对肾脏亦有明显的毒副作用。如患者原患肾功能不良，或在用药过程中肾功能受到损害，药物排泄发生障碍，血清及内耳淋巴液中药物浓度增高，蓄积时间延长，可增加药物的耳毒作用。

5. 氨基糖苷类抗生素　可经胎盘进入胎儿血液循环，虽然胎儿血清中的药物浓度仅为母体血清中浓度的 15% ~ 50%，但因为胎儿体内的药物排泄速度甚慢，故可损伤胎儿听器，特别在妊娠的前 2 个月更为明显。

6. 噪声、振动、饥饿状态、糖尿病等　可促进或加重耳中毒。

7. 某些个体或家族　对氨基糖苷类抗生素具有高敏感性，少量的药物即可引起耳中毒。这种高敏感性具有随母系遗传的特点，而且在不同的氨基糖苷类抗生素之间存在交叉易感性，如家系成员中有链霉素耳中毒史，其他成员改用庆大霉素或卡那霉素，亦易发生耳中毒。

8. 年龄因素　婴幼儿和老年人对氨基糖苷类抗生素具有易感性。

（四）临床表现

1. 耳聋　耳聋可发生于连续用药期间，亦可于停药后方始发现，而且在停药后 1 年或 1 年以后仍可继续恶化。由于听力损失开始于高频区，故患者往往不易早期察觉耳聋的存在。待病情已逐渐加重，并波及语频区而就医时，常常已发展为中度或中重度耳聋了。耳聋大多为双侧性，两耳对称，少数病例亦可不对称。临床听力学检查一般均示耳蜗性聋。因有重振和听觉疲劳现象，患者常有"低声听不到，大声受不了"的现象。言语接受阈和识别率较差。个别病例亦可能以听力骤降的形式出现，以致要与特发性突聋相鉴别，而这种病例多为肾功能不良的患者。

2. 耳鸣　耳聋出现前，患者常常先有双侧耳鸣，耳内压迫感。耳鸣多属高音调，早期为间歇性，仅于安静环境中出现，以后逐渐发展为持续性，耳鸣声嘈杂，经久不息。约半数患者伴有头鸣。

3. 眩晕、平衡失调　常见于硫酸链霉素和庆大霉素耳中毒。

4. 其他　中毒早期可出现食欲减退、口渴、面部及手足麻木感等。

5. 听力学检查　纯音听力图中早期为高频下降型听力曲线，气、骨导听阈一致提高，两侧大多对称；以后可逐渐发展为中、重度感音神经性听力损失，曲线呈平坦型或缓降型。声导抗图 A 型，重振（+），病理性衰减（-）；DPOAE 常引不出；ABR 波 I 潜伏期延长。

氨基糖苷类抗生素种类不同，临床表现也有差异，如：

链霉素：链霉素中毒颇为常见，由其引起的耳聋及眩晕早有报告。硫酸链霉素中毒主要表现为眩晕、平衡失调。双氢链霉素中毒症状以耳鸣、耳聋为主。在严重中毒者，两种链霉素均可引起前庭及耳蜗中毒症状。中毒症状出现后立即停药，听力或可有某些改善，但一般均难以恢复正常；约有 60% 的耳鸣为不可逆性；眩晕可因代偿而逐渐消失。

卡那霉素：卡那霉素主要损害耳蜗系。其毒性作用比链霉素强。在较长的疗程中，约有55% 出现耳聋。动物实验显示，除耳蜗受损外，卡那霉素同时还影响传入神经末梢，长期使用者，可阻滞对侧耳蜗橄榄束的兴奋性，故临床听力学测试不仅表现为耳蜗性聋，亦可为蜗后性聋。

庆大霉素：据统计，庆大霉素耳中毒的发生率为 2%～2.5%，其中，前庭中毒症状约为耳蜗中毒症状的 2 倍；但庆大霉素引起的全聋并不罕见。耳聋一般均不可逆。庆大霉素耳中毒的出现与其在血清中的浓度有密切关系，用药时，血清中的浓度不应超过 10～16μg/ml。成人剂量为每 12 小时 1.2mg/kg，小儿为 0.4～0.8mg/kg。

新霉素：新霉素具有剧烈的耳毒性，无论肌肉注射、口服或局部应用均可引起中毒。新霉素对内耳的毒性损害部位主要在耳蜗，对前庭的损害较轻，或无明显损伤。据报道，新霉素引起耳中毒的总剂量最少为 8g，最多为 45g，个别病例总量不足 2g，即可引起两耳全聋。一旦出现中毒，则耳聋发展迅速，可致全聋。目前该药仅做局部用药。然而新霉素滴耳液用于治疗中耳炎时亦可引起严重的耳中毒，应当忌用。

（五）预防

（1）严格掌握氨基糖苷类抗生素的用药适应证，非绝对必要时，不应轻率使用这类抗生素，更不宜作为预防性用药。

（2）由于抗感染需要而必须应用氨基糖苷类抗生素时，宜采用最小的有效治疗剂量，并将日剂量分为数次投入，而不一次大药量用药。一旦达到用药目的，应及时停药。

（3）不与其他耳毒性药物合并应用。

（4）已有肾功能不良、糖尿病、感音神经性聋、噪声性声损伤者，宜慎用本药。

（5）家系中有氨基糖苷类抗生素耳中毒者，或 mtDNA12SrRNAA1555G 突变者，应用本药时，宜慎之又慎，或禁止使用。

（6）用药前须对患者说明本药的耳毒作用及中毒症状，以便当出现早期中毒症状时能及时报告医师。疑有肾功能不良者，用药前须检查肾功能。用药期间医师应密切观察，注意询问有无早期中毒症状发生，如耳鸣、耳内压迫感、食欲减退、恶心、口渴和手足麻木感等；并尽可能做听力学及前庭功能监测。一旦出现中毒症状或可疑的中毒症状时，应立即停药。

（7）有条件者，用药时可反复测量血清中的药物水平，以控制用药剂量，延长用药的间隔时间，减少中毒的危险。

（8）一种氨基糖苷类抗生素出现耳中毒时，不可用另一种耳毒性抗生素予以替换，亦不应轮流交替使用两种以上耳毒性抗生素。

（9）耳局部用药时，特别是当鼓膜穿孔时，忌用氨基糖苷类抗生素制剂，如新霉素滴耳药，庆大霉素等制药。

（10）动物实验中发现，吲哚美辛、催产素、甲状腺素等可拮抗氨基糖苷类抗生素的耳毒作用（汪吉宝等，1991；董维嘉等，1988，1990；王家瑜等，1984；石秋英等，1992）。自由基清除剂理论上可预防中毒，但在临床实践中尚无可靠的报告。此外，有报告认为，水杨酸盐是一种铁螯合剂，可阻止或减少铁－庆大霉素复合物的产生，可预防庆大霉素的耳毒作用，但尚待临床实践证明。

（六）诊断

根据用药史，双侧感音神经性听力损失、重振试验（＋）、DPOAE引不出，可资诊断。但应注意排除其他原因引起的耳蜗性听力损失，如遗传性聋、自身免疫性内耳病等以及耳后性聋的听神经病。如条件可能，建议做 mtDNA12SRNA 检查，有利于预防本病。

（七）治疗

对氨基糖苷类抗生素引起的中毒性耳聋目前尚无有效的治疗方法。在应用这类抗生素期间，如能及早发现中毒病例，除立即停药外，给予以下治疗，或可使病情停止发展，防止继续恶化。

1. 维生素 B$_1$　100mg，1 次/d，30d 为 1 疗程。

2. 内耳血管扩张剂　如尼莫地平（nimodipine），30～60mg，3 次/d；或西比林（sibelium）5mg，1 次/d；倍他啶（β－hisitine）8mg，3 次/d；复方丹参 3 片，3 次/d；亦可用针剂 12～15ml 加入 5% 葡萄糖中，静脉滴注，1 次/d；或川芎嗪 40～80mg/d，加入 5% 葡萄糖或生理盐水中静脉滴注。

3. 能量制剂　如 ATP 20mg，3 次/d 或 10mg，肌肉注射，1 次/d；辅酶 A 50～100U 加入 5% 葡萄糖中，静脉滴注，1 次/d。

4. 其他　如增加对神经细胞供氧，保护神经细胞的药物，如都可喜、银杏叶提取物等。

二、抗肿瘤药物

（一）顺铂

顺铂（顺氯氨铂，cisplatin，platinex，platinol，DDP，PDD）是一种抗癌的化学药物。用于治疗头颈部鳞状细胞癌和卵巢癌、睾丸癌等恶性肿瘤。该药除了具有与剂量有关的肾毒性外，亦可发生耳中毒，引起两侧不可逆的对称性、进行性感音神经性聋。和氨基糖苷类抗生素相似,顺铂亦可在内耳淋巴中维持高浓度,首先损伤外毛细胞,在3排外毛细胞中,第1排受损最重,而且病变从底周开始,向蜗尖逐渐发展;剂量增大时,内毛细胞、血管纹、耳蜗神经节细胞及蜗神经均可出现损害。在临床上,听力损害从高频开始,逐渐波及中、低频区;一般均伴有耳鸣,亦可出现眩晕和平衡失调。顺铂耳中毒的严重程度与药物进入体内的速度有关,与药物在体内的浓度和累积量亦有关,一次大剂量给药1~2次后,100%受试患者的高频听力(9kHz或9kHz以上)全部消失。顺铂与庆大霉素联合用药时可增加其耳毒性。有研究报告称,用药时合并应用磷霉素(fos-fomycin)可减轻中毒。

卡铂(carboplatin,paraplatin)是第2代抗肿瘤的铂类化合物。它可选择性破坏灰鼠的内毛细胞和相关的传入神经元,并对其前庭Ⅰ型毛细胞亦有毒性作用。但对大鼠、小鼠和沙土鼠却无毒性作用。在常规剂量下,对豚鼠的内耳也无明显的毒性作用,仅在超大剂量时,豚鼠的外毛细胞方出现类似顺铂的破坏模式。其作用机制尚在研究中。目前,卡铂被用来研究听神经病的病理变化,因为卡铂中毒所致之听力学变化的特点与听神经病相似。

(二) 氮芥

氮芥(nitrogen mustard,mechlorethamine,HN_2)是一种烷化剂,用于治疗恶性淋巴瘤,头颈部等肿瘤。大剂量氮芥(0.6~1.5mg/kg)可引起耳蜗中毒。在猫的动物实验中发现,氮芥可致耳蜗螺旋器中内、外毛细胞缺失。氮芥耳中毒的临床表现为:双耳出现中度至重度感音神经性聋,这种耳聋为永久性。

三、袢利尿剂

袢利尿剂(loop diuretics)是作用于肾脏髓袢升支中髓质和皮质的利尿药物,如呋噻米(furosemide)、依他尼酸(利尿酸 ethacrinic acid)、布美他尼(bumetanide)等。袢利尿剂的耳毒性可能与耳蜗血管纹中 Na^+、K^+、ATP 酶、腺苷酸环化酶等的活性受到抑制有关。动物实验中发现,局部或腹腔注射依他尼酸钠时,耳蜗血管纹出现水肿、增厚、囊性变,外毛细胞的超微结构亦可发生改变,如线粒体肿胀、内质网扩张等。静脉注射依他尼酸钠时,内、外淋巴间的钠、钾、氯离子浓度的正常梯度消失,CM、EP 受到抑制。这些变化一般可于6~8h 后消失。重者,螺旋器底周外毛细胞胞膜发生破裂,细胞缺失;而蜗尖的外毛细胞和内毛细胞在早期均未受到波及。一旦毛细胞的形态发生改变时,病变即成为不可逆性。依他尼酸静脉给药时,其毒性作用仅限于耳蜗,前庭一般不受累。而局部用药对两者均有损害。其他袢利尿剂所引起的内耳中毒性改变与依他尼酸者类似。

临床上,袢利尿剂可引起两耳对称性暂时性或永久性感音神经性聋,常伴有耳鸣,在给药30min 至24h 内,耳聋一般可以恢复。如患者肾功能不良、或给药速度过快、或长期用药、体内蓄积量过多或同时合并应用耳毒性抗生素时,耳聋则可变为永久性。因此,通过减缓静脉给药速度(<15mg/min)可预防中毒的发生(Matz,1990);对肾功能不良者,须减少药物用量;并避免合并应用氨基糖苷类抗生素等耳毒性药物。一旦发现早期中毒症状时,应该立即停药。

四、水杨酸盐

水杨酸盐(salicylate)的耳毒作用已早为人知。水杨酸类药物中最常用的是以乙酰水杨酸（acetylsalicylic acid）的形式出现的药物，即阿司匹林（aspirin）。它广泛应用于治疗风湿性、类风湿性关节炎，并预防冠状动脉及脑血栓形成。动物实验中，水杨酸盐急性耳中毒可引起一过性听力下降，但内耳的组织学和超微结构（包括毛细胞、耳蜗神经元、血管纹等）并未发生明显变化，内、外淋巴液中的电离子浓度及总蛋白含量亦无改变。但内耳液体中的葡萄糖含量下降，生物电位受到抑制。慢性耳中毒者，耳蜗血管纹、外毛细胞及耳蜗神经元中酶的活性降低。

临床上，大剂量的水杨酸盐（2~6g/d）可引起耳鸣、听力下降、纯音听力曲线呈平坦型，为感音神经性聋，可出现眩晕、眼球震颤、平衡失调，以致需要和梅尼埃病鉴别。水杨酸盐引起的耳中毒症状于停药后一般可迅速消失，耳鸣往往较重，持续时间较长，不易消失。在个别病例，耳聋可变为永久性，这种患者常合并无尿，而且儿童比较敏感，应予注意。

五、奎宁

奎宁（quinin）曾广泛用于治疗疟疾，并对子宫有轻度的兴奋作用。

奎宁可引起新生儿耳聋由 Taylor 于 1934 年首先报告。动物实验表明，大剂量的奎宁可致螺旋器、耳蜗神经元、血管纹出现退变。在大多数动物，耳蜗的损伤以底周最重，轻者仅为外毛细胞损伤，重者全部螺旋器损毁。相应节段的耳蜗神经元缺失，血管纹萎缩。临床上，奎宁所引起的耳聋、耳鸣多为一过性，及时停药后听力一般可恢复，耳鸣消失。但在易感者则可造成永久性耳聋。此外，奎宁尚可通过胎盘引起胎儿耳中毒。

氯奎（chloroquine）的分子结构与奎宁者有些类似，用于治疗疟疾和类风湿性关节炎、红斑性狼疮、肾病综合征等自身免疫性疾病。氯奎也可引起耳中毒，并出现视力障碍。长期服用氯奎的孕妇在自身尚未发生中毒症状时，其胎儿却可能发生中毒。

六、局部麻醉药

中耳内应用局部麻醉药，如丁卡因、利多卡因等，有时可引起轻度的耳蜗性聋。动物实验中发现，除蜗窗膜上皮受损外，耳蜗血管纹可发生水肿，听毛细胞纤毛紊乱、脱落。静脉注射利多卡因时，内耳不出现明显病损。与氨基糖苷类抗生素耳中毒不同，局部麻醉剂引起的听力下降波及各个频率，且可恢复。

七、重金属

长期接触某些重金属，可使听系及前庭系发生损害，如铅、镉、汞、砷等。

铅除可使机体其他器官产生中毒外，尚可引起听力下降和平衡障碍。铅中毒主要发生于铅矿开采和冶炼工人，以及印刷、铸字、焊接、电池、电缆、油漆等行业的工人，此外，长期吸入汽车废气，食用含铅容器贮存的食物和饮料等，亦可引起意外的中毒。动物实验发现，在铅的长期作用下，耳蜗螺旋神经节，第Ⅷ对脑神经以及平衡中枢均可发生退行性变，而螺旋器却无明显损害。临床观察发现，长期接触铅的工人中，感音神经性聋和有平衡障碍者较多，耳聋多为不可逆的蜗后性聋，其病损程度与其他器官铅中毒的程度无关。

砷中毒多发生于应用含砷的药物中，如今已不多见。动物实验中发现，砷中毒时，在前庭阶和鼓阶内出现血性浆液纤维素性沉积物，毛细胞和血管纹发生退行性变，内淋巴液中钾离子浓度下降，外淋巴液中钾离子浓度升高；临床上出现高频听力损害。

镉和汞亦可引起听力下降，其病损部位可能在中枢。

八、吸入性有害化学气体

除了铅、镉、汞等气体外，某些有害的化学气体亦有可能损害内耳或中枢听觉系统，如氨基苯、硝基苯、甲醇、二硫化碳、二氧化硫、三氧化硫、四氯化碳、一氧化碳等。其中，硫化物可损害周围听器，而一氧化碳的毒性作用主要在中枢听觉传导径路。这些有毒的化学气体所引起的耳部临床症状相似，如听力减退早期可恢复，慢性中毒者耳聋为永久性；此外，通常还伴有耳鸣和平衡功能障碍。

（杨明明）

第四节　感染性聋

许多致病微生物的感染，如病毒、细菌、真菌、螺旋体，衣原体、支原体等，可直接或间接地引起内耳病损，导致双耳或单耳的、程度不同的感音神经性聋和（或）前庭功能障碍，称为感染性聋。其中以病毒和细菌感染较常见。据统计，在先天性聋中，至少有10%是由先天性病毒感染引起的。近年来，在特发性突聋的病因学研究中，关于病毒性迷路炎的学说也受到了重视。而继发于细菌性脑膜炎的感染性聋，至今仍为感音神经性聋的重要原因之一。在我国，由各种急性感染性疾病，尤其是流行性脑脊膜炎、流行性乙型脑炎等，曾经是引起儿童后天性耳聋的重要原因之一，也是听－语障碍的主要病因之一。根据1966年调查432例聋哑学生的资料分析，由急性感染性疾病而致聋者约占62%。随着社会的进步，经济、卫生条件的改善，特别是有组织的卫生防疫工作的普遍开展，许多急性感染性疾病已被消灭，或基本得到了控制，由此而引起的感染性聋已大为减少，而药物中毒性聋，遗传性聋等非感染性聋在耳聋中所占的比率相对地有所增加。但是，目前感染性聋在我国仍占有相当重要的地位，我们仍需将其作为防聋治聋中的一项重要课题加以对待。

许多病毒都是先天性或后天性感染性聋的病原体。除巨细胞病毒已经从患者的内淋巴液中分离出来以外，通过血清转化（seroconversion）技术的研究，以及对尿液和鼻咽部分泌物中病毒的分离，目前已能证实，风疹、腮腺炎、麻疹、流感、副流感、水痘、带状疱疹、脊髓灰质炎、传染性肝炎，以及Epstein－Barr病毒、柯萨奇病毒、腺病毒、疱疹病毒、腮腺炎病毒等均可引起病毒性迷路炎。病毒侵入内耳的途径除循血流播散以外，尚可在引起病毒性脑炎、脑膜炎或脑膜脑炎的基础上，通过内耳道，沿听神经、蜗轴到达外淋巴间隙，或经蜗水管入鼓阶，如麻疹、腮腺炎等。此外，当中耳遭到病毒感染而出现中耳炎时，病原体亦可经两窗侵入迷路。动物实验还发现，内耳组织对不同的病毒具有选择性的亲和力。如在新生仓鼠，腮腺炎病毒主要损害内淋巴系统的组织结构，流感病毒主要破坏外淋巴系统的间质细胞，而单纯疱疹病毒则以感觉细胞受损为主。此外，由病毒感染引起的感音神经性聋，虽然主要是由上述病毒性迷路炎所致，但病毒性位听神经炎，乃至听觉中枢的病损，有时也是其原因之一。

由细菌、真菌感染引起的感染性聋主要是通过细菌性脑膜炎或化脓性中耳炎、颞骨骨髓炎等引起的化脓性迷路炎所致；而感染所致之听神经炎，细菌或真菌毒素引起的浆液性迷路炎，以及在疾病的治疗中可能发生的抗生素耳中毒等也是周围听或前庭系统遭到损伤的重要原因之一。

一、腮腺炎

腮腺炎（mumps）是引起儿童单侧感音神经性聋的重要原因之一，极少数发生于双耳。

腮腺炎是由腮腺炎病毒通过飞沫传染而引起的传染性疾病。典型的症状为高热等全身症状和腮腺肿大，并可发生神经系统、生殖系统、胰腺等处的炎症。但腮腺炎的临床症状比较复杂，特别是存在着无明显临床症状的"亚临床型"，这型患者亦可发生耳聋，值得注意。

致聋患者的颞骨组织学检查发现，耳蜗螺旋器和血管纹严重萎缩、前庭膜塌陷、盖膜萎缩、底周和中周的盖膜与螺旋缘脱离，变为一个团块，底周的螺旋神经节细胞缺失；如并发毒性脑炎或脑膜炎，病毒可沿脑膜侵入内耳道，损伤听神经。

腮腺炎病毒侵入内耳可经血液循环、脑脊液或鼓室等 3 条途经。引起的耳聋常突然发生，既可与腮腺炎的其他症状同时出现，亦可发生于腮腺炎全身症状出现之前或症状减轻、腮腺肿胀消退以后 1 周左右的时期内。在无明显症状的"亚临床型"，仅表现为貌似健康的人突然出现的感音神经性聋。本病耳聋以单侧居多，少数累及双耳，听力损失的程度多为重度、极重度，高频区听力下降明显，亦可为全聋。耳聋大多为不可逆性。前庭亦可受损而伴有眩晕，亦可无明显症状。本病可发生于任何年龄，但以儿童多见，是儿童后天性单耳感音神经性聋的常见原因。

如症状典型，本病的临床诊断并不困难。由"亚临床型"腮腺炎引起的耳聋仅能在急性期通过血清学检查和病毒分离进行确诊。如为小儿患者，由于耳聋多在一侧，起病时，常不被察觉，而在以后的偶然机会中发现。在这种病例，仅能依靠对过去病史的仔细追询而疑及本病。

本病重在疫苗接种，预防流行性腮腺炎的发生和传播。

二、麻疹

麻疹（measles，morbilli）可引起严重的感音神经性聋。虽然麻疹合并急性化脓性中耳炎者较多，但中耳炎并不是引起感音神经性聋的主要原因。据国外统计，在广泛开展麻疹疫苗接种前，继发于麻疹的耳聋占小儿后天性耳聋的 3% ～10%，目前，其发病率已低于 1‰（Booth，1987）。国内 1978 年以前统计，因患麻疹致聋而成为听语障碍者，约占听语障患者的 10%，占后天性聋哑的 20% 左右。

麻疹引起的迷路炎局限在膜迷路、螺旋器，耳蜗螺旋神经节和前庭也可出现炎性退行性变。螺旋器可发生如听毛细胞缺损，盖膜分离，血管纹萎缩，螺旋器仅被一层扁平细胞覆盖。耳蜗螺旋神经节细胞严重缺失。壶腹嵴和囊斑的感觉上皮亦可出现萎缩。

麻疹引起的耳聋常为双侧性，但亦可单耳受累。耳聋可在出疹期突然发生，程度轻重不等，可合并耳鸣。本病的典型听力曲线为双侧不对称性感音神经性聋，以高频听力下降为主，属永久性。少数患者伴有眩晕等前庭症状，冷热试验示单耳或双耳前庭功能减退或完全丧失。

据报告，处于妊娠期的母亲患麻疹时，其胎儿出生后可发生先天性聋，其机制可能与免疫反应有关。

三、带状疱疹

耳带状疱疹由水痘带状疱疹病毒（varicella zostervirus）引起。本病可合并同侧不同程度的耳聋，伴耳鸣，亦可出现眩晕、恶心、呕吐等前庭症状。耳聋可为神经性或为感音性，但大多为感音性和神经性并存。听力一般可恢复正常，病情严重者仅有部分恢复。零星的颞骨病理检查发现，在听神经、蜗轴和乳突尖内，神经和血管周围有明显的圆形细胞浸润。

四、水痘

水痘（varicella，chickenpox）和带状疱疹由同一 DNA 病毒引起。水痘可合并神经系统的并发症，如小脑性共济失调、无菌性脑膜炎、面神经麻痹、偏瘫、失语等。个别可合并不可逆的感音神经性聋。

五、传染性单核细胞增多症

传染性单核细胞增多症（infectious mononucleosis）可侵犯神经系统，如多发性神经炎、脑脊膜炎等。个别病例出现耳聋、耳鸣及眩晕、不稳感等前庭症状。有报告，耳聋可为突发性，听力可逐渐得到恢复，但也有永久性重度耳聋者。

六、细菌性脑膜炎

细菌性脑膜炎（bacterial meningitis）的致病菌多为脑膜炎双球菌，流感嗜血杆菌和肺炎链球菌。据国外统计，它们占小儿细菌性脑膜炎病原菌的85%左右，其中以流感嗜血杆菌最常见。我国过去以脑膜炎双球菌引起者为多。自抗生素问世以来，细菌性脑膜炎的死亡率已明显下降，但其后遗症并未减少。脑膜炎后遗症包括感音神经性聋、前庭功能障碍、智力下降、脑积水、癫痫发作、言语障碍、视力下降及学习能力低下等等。对小儿中枢神经系统的 CT 研究发现，脑膜炎伴严重后遗症者，多存在脑梗死，动脉闭塞，脑、脊髓坏死等病变。

细菌性脑膜炎可通过以下机制引起感音神经性聋：①感染和毒素沿蜗水管或内耳道向迷路蔓延，导致化脓性迷路炎，听神经束膜炎（perineuritis）或听神经炎；②浆液性或中毒性迷路炎等迷路的无菌性反应；③脓毒性血栓性静脉炎或迷路内的小血管栓塞；④听神经或中枢听觉通路的缺氧损害。后遗感音神经性聋病例死后的颞骨病理检查发现，螺旋器及螺旋神经节变性、萎缩；重者，迷路骨壁增厚、蜗管、半规管完全闭塞，失去其原有的组织学结构。听神经亦遭破坏或被瘢痕组织所包绕、压迫而失去功能。

关于本病继发感音神经性聋的发生率各家报告不一，大多为10%～20%（Cummings等，1993）。国内报告，流行性脑膜炎后遗感音神经性聋的发病率为0.7%～2%（武汉医学院第一附属医院，1978）。病原菌不同，并发耳聋的百分率也不同，据统计，肺炎链球菌为31%，脑膜炎双球菌10.5%，流感嗜血杆菌则较低，为6%。

脑膜炎引起的耳聋多在疾病的早期开始，晚发者不多。多为双耳受累，单侧者少见。耳聋程度一般较重，甚至全聋，轻度、中度的不多，可波及所有的频率。常伴耳鸣。不少病例可出现眩晕，平衡失调等前庭症状。耳聋发生后，某些患者的听力尚可出现波动，好转或恶化，在脑膜炎后 1 年左右，听力方能稳定。听力出现恢复者，大多原为轻、中度的耳聋，可能与同时存在的中耳积液被吸收，或与浆液性迷路炎的过程有关。结核性脑膜炎引起的感音神经性聋较多，多与第Ⅷ对脑神经受到严重的炎性浸润，以及脑血管闭塞性病变有关。前庭症状可逐渐减轻、消失，而耳聋则难以恢复，且可在一段时期内继续发展。

七、伤寒

伤寒（typhoid fever）可引起感音神经性聋。女性较多见。耳聋常发生于疾病的第 2 周或第 3 周，缓起或突发，有些为可逆性。如合并前庭功能减退，则多侵及一侧。伤寒可能侵犯耳蜗，或并发神经炎、局限性脑膜炎等，而成为耳聋的可能原因。须注意本病尚有并发中耳积液者。

八、疟疾

疟疾（malaria）可引起感音神经性聋，但为数不多。颞骨的病理检查发现，内耳中的毛细血管可因疟原虫堵塞而发生耳蜗和前庭的退行性变，迷路动脉及其分支亦可能有血栓形成。对本病的诊断应注意排除因使用奎宁或氯奎所引起的药物中毒性耳聋。

九、梅毒

先天性早期和晚期梅毒（syphilis）以及后天性第 2 期和第 3 期梅毒均可引起感音神经性聋。据国外文献报告，近来，后天性和先天性梅毒的病例有迅速增加的趋势（Brookhouser，1993）。特别是感染了艾滋病毒的患者，合并后天性梅毒时有可能促进神经梅毒的发展，并使青霉素的疗效受到影响。

先天性早期梅毒是 4 个月以上的胎儿在子宫内通过胎盘而感染致病微生物—梅毒螺旋体（treponema pallidum）的，此类患者中有 3%～38% 出现耳聋。在某些病例，耳聋可以是先天性梅毒的唯一症状。先天性梅毒可于出生时或于出生后至 50 岁左右显现症状，故可将其分为先天性早期梅毒或先天性晚期梅毒两种类型。先天性早期梅毒可侵犯内耳及听神经，听力损害严重，出生后常有听力言语障碍。先天性晚期梅毒所致之耳聋可发生于任何年龄，以青少年多见。耳部症状的严重程度和发病年龄的迟早有关。发病早者，常表现为两侧突发性听力下降，通常伴有眩晕等前庭症状，听力损失程度一般均很严重。较晚发病者，耳聋可突发，或呈波动性，或进行性加重，不少病例尚有发作性耳鸣和眩晕、恶心、呕吐等症状，早期听力损失主要在低频区，晚期呈平坦型听力曲线，言语识别力下降，冷热试验示前庭功能下降或丧失。此类患者应和梅尼埃病鉴别。于 50 岁左右方始发病者，耳聋一般较轻。先天性梅毒的颞骨病理变化包括闭塞性动脉内膜炎，单核细胞浸润，迷路骨髓炎，以及不同程度的组织坏死。早期病变主要为脑膜 – 迷路炎，晚期膜迷路受累，可出现膜迷路积水，螺旋器、血管纹、螺旋神经节和听神经萎缩。

后天性梅毒第 2 期和第 3 期多见于中年人。第 2 期梅毒可发生急性迷路炎，脑膜炎和神经梅毒，引起耳聋，一般仅侵犯一侧耳。第 3 期梅毒病变可侵犯耳郭、中耳、乳突和岩骨，引起传导性和感音神经性聋（混合性耳聋），程度轻重不等。

梅毒的诊断主要依靠明确的梅毒病史和家族史。典型的先天性梅毒包括耳聋、间质性角

膜炎、槽口切牙（Hutchinson 牙）、鼻中隔穿孔等。先天性晚期梅毒的瘘管试验（Hennebert
征）常为阳性，Tullio 征阳性。在梅毒的血清学检测方面，过去常用的有华氏补体结合试验
和康氏沉淀反应。目前所用的血清学检查包括非特异性抗体反应和特异性抗体反应，后者有
荧光螺旋体抗体吸附试验（fluorescent treponema antibody absorption，FTA－ABS），梅毒螺旋
体抗体微量血凝试验（microhemagglutination assay for treponema pauidum，MHA－TP）以及梅
毒螺旋体 IgM 测定等。

十、支原体和衣原体

呼吸道疾病的病原体之一肺炎支原体（mycoplasma pneumoniae）亦可侵犯神经系统。有
人通过流行病学调查认为，它可引起听力下降、耳鸣和眩晕，耳聋属感音神经性或混合性。
有认为大疱性鼓膜炎合并之感音神经性聋与支原体感染有关。衣原体（chlamydia）包括沙
眼衣原体和鹦鹉热衣原体。有认为，后者亦可引起眼部感染，合并心血管疾病和感音神经性
聋，平衡失调等。

（杨明明）

第五节　特发性突聋

突然发生的听力损失称为突聋（sudden hearingloss，sudden deafness），这种耳聋大多为
感音神经性。许多疾病都可以引起突聋。特发性突聋（idiopathicsudden hearing loss，idio-
pathic sudden deafness）则是指突然发生的、原因不明的感音神经性听力损失，患者的听力
一般在数分钟或数小时内下降至最低点，少数患者可在 3 天以内；可同时或先后伴有耳鸣及
眩晕；除第Ⅷ对脑神经外，无其他脑神经症状。目前，临床上多将这种特发性突聋称为
"突发性聋"。由迷路（内耳）窗膜破裂引起的突聋已作为一个单独的疾病，不再包括在
"突发性聋"之内。

一、病因

病因未明。主要的学说有如下 2 种。

1. 病毒感染学说　据临床观察，不少患者在发病前曾有感冒史；不少有关病毒的血清
学检查报告和病毒分离结果也支持这一学说。据认为，许多病毒都可能与本病有关，如腮腺
炎病毒、巨细胞病毒、疱疹病毒、水痘带状疱疹病毒、流感病毒、副流感病毒、鼻病毒、腺
病毒Ⅲ型、EB 病毒、柯萨奇病毒等。Cummis 等（1990）报告了对西非突聋患者血清学的
调查结果，仍认为病毒感染是这种突聋的病因。从患者外淋巴液中分离出腮腺炎病毒，从脑
脊液中发现疱疹病毒，以及不少患者血清中巨细胞病毒抗体滴度升高，疱疹病毒合并其他病
毒的抗体滴度升高（Wilson，1986）等，都提示了病毒感染与本病的病因学关系。支持这一
学说的另一资料是颞骨的病理组织学研究结果：Schuknecht 等（1986）研究了 12 例特发性
突聋患者的死后颞骨组织病理，发现其病理变化与过去所见的病毒性迷路炎相似。Yoon 等
（1990）观察了 8 例 11 耳死后的颞骨病理变化，发现内耳最普遍的病变为螺旋器萎缩和耳
蜗神经元缺失。提示特发性突聋的病因可能为病毒所引起的急性耳蜗炎（acute cochleitis）
或急性耳蜗前庭迷路炎（acute cochleovestibularlabyrinthitis），schknecht（1985）认为，除

Ramsay – Hunt 综合征外，病毒性耳蜗神经炎是很少见的。

2. 内耳供血障碍学说　内耳的血液供应来自迷路动脉。迷路动脉从椎 – 基底动脉的分支——小脑下后动脉或小脑下前动脉或直接从基底动脉分出。迷路动脉虽然可以通过鼓岬和骨半规管上的裂隙与颈内、颈外动脉的分支相交通，但是这些吻合支均甚纤细，所以迷路动脉基本上是供应内耳血液的唯一动脉。加之椎 – 基底动脉 – 迷路动脉系统常常出现解剖变异，这就更增加了内耳供血系统的脆弱性。内耳微循环的调控机制目前尚未完全阐明，现已知，它除受自主神经系统及局部调控机制的影响外，也受血压，血流动力学的影响。不少学者证实，来自颈神经节和胸神经节的交感神经节后纤维沿血管（颈内动脉，颈外动脉和椎 – 基底动脉）周围神经丛，并沿鼓丛神经、第Ⅶ、Ⅷ、Ⅹ对脑神经耳支的周围行走，进入耳蜗后，循螺旋蜗轴动脉及其分支伸抵放射状动脉的起始段。而螺旋韧带、血管纹、螺旋缘及基底膜处的小血管则无肾上腺素能神经支配。内耳供血障碍学说认为，特发性突聋可因血栓或栓塞形成、出血、血管痉挛等引起。

不少学者认为，中、老年人，特别是合并动脉硬化、高血压者，可因迷路动脉的某一终末支出现血栓或栓塞形成而导致突聋。年轻人于头颅外伤后，亦可因脂肪栓塞而引起突聋。文献中曾报告 1 例 29 岁男性病例，于头颅外伤后尿中出现脂肪滴及眼底病变，3 天后发生突聋。此外尚有关于潜水工人因内耳空气栓塞而引起突聋的报告。动物实验也证明，心内注射微球后，在蜗轴、血管纹和螺旋韧带等处可见栓塞形成（汪吉宝等，1989；1993）。Sheehy 于 1960 年曾提出血管痉挛学说，认为由于各种原因（如受寒、受热、焦虑等）可引起自主神经功能紊乱，以致血管痉挛、组织缺 O_2、水肿、血管内膜肿胀、进一步导致局部血流减慢、淤滞，内耳终器终因缺血、缺 O_2 而遭到损害。尚有报告特发性突聋患者血液中血小板的黏滞性及凝集性增高者（Maass 等，1975）。由于内耳小动脉有迂曲盘绕行走的特点，在正常情况下，此处的血流速度比较缓慢，若血液的黏滞度增高，则在此发生血小板沉积、黏附、聚集，甚至血栓形成的可能性就会增大（汪吉宝等，1996）。动物实验发现，内耳缺血持续 6s，耳蜗电位即消失，而缺血达 30 分钟后，即使血供恢复，电位已发生不可逆的变化。

临床上不少患者用血管扩张剂或抗凝剂或溶栓剂治疗后，病情得到缓解，也可作为这一学说的旁证。再者，病毒感染也可通过影响局部的微循环而损害内耳：如病毒与红细胞接触引起血球黏集；内耳的血管内膜因感染而发生水肿，造成管腔狭窄或闭塞；病毒感染使血液处于高凝血状态，容易形成血栓等。此外，血压过低也是导致内耳供血不足的原因之一，Plath（1977）发现，不少突聋患者的血压较低。动物实验也证明，主动脉的血压和耳蜗的 O_2 分压之间有密切关系。

二、症状

本病多见于中年人，男女两性的发病率无明显差异。病前大多无明显的全身不适感，但多数患者有过度劳累、精神抑郁、焦虑状态、情绪激动、受凉或感冒史。患者一般均能回忆发病的准确时间（某月某日某时），地点，及当时从事的活动，约 1/3 患者在清晨起床后发病。

1. 听力下降　可为首发症状。听力一般在数分钟或数小时内下降至最低点，少数患者听力下降较为缓慢，在 3 天以内方达到最低点。听力损失为感音神经性。轻者在相邻的 3 个频率内听力下降达 30dB 以上；而多数则为中度或重度耳聋。如眩晕为首发症状，患者由于严重的眩晕和耳鸣，耳聋可被忽视，待眩晕减轻后，方始发现患耳已聋。

2. 耳鸣　可为始发症状。患者突然发生一侧耳鸣，音调很高，同时或相继出现听力迅速下降。经治疗后，多数患者听力虽可提高，但耳鸣可长期不消失。

3. 眩晕　约半数患者在听力下降前或听力下降发生后出现眩晕。这种眩晕多为旋转性眩晕，少数为颠簸、不稳感，大多伴有恶心、呕吐、出冷汗、卧床不起。以眩晕为首发症状者，常于夜间睡眠之中突然发生。与梅尼埃病不同，本病无眩晕反复发作史。

4. 其他　部分患者有患耳耳内堵塞、压迫感，以及耳周麻木或沉重感。

多数患者单耳发病，极少数可同时或先后相继侵犯两耳。

三、检查

1. 一般检查　外耳道，鼓膜无明显病变。

2. 听力测试　纯音听阈测试：纯音听力曲线示感音神经性聋，大多为中度或重度聋。可为以高频下降为主的下降性（陡降型或缓降型），或以低频下降为主的上升型，也可呈平坦型曲线。听力损失严重者可出现岛状曲线。

重振试验阳性，自描听力曲线多为Ⅱ型或Ⅲ型。

声导抗测试：鼓室导抗图正常。镫骨肌反射阈降低，无病理性衰减。

耳蜗电图及听性脑干诱发电位示耳蜗损害。

3. 前庭功能试验　本检查一般在眩晕缓解后进行。前庭功能正常或明显降低。

4. 瘘管试验（Hennebert 征，Tullio 试验）　阴性。

5. 实验室检查　包括血、尿常规，血液流变学等。

6. 影像学检查　内耳道脑池造影、CT、MRI（必要时增强）示内耳道及颅脑无病变。

四、诊断及鉴别诊断

只有在排除了由其他疾病引起的突聋后，本病的诊断方可成立，如听神经瘤、梅尼埃病、窗膜破裂、耳毒性药物中毒、脑血管意外、化脓性迷路炎、大前庭水管综合征、梅毒、多发性硬化、血液或血管疾病、自身免疫性内耳病等等。

听神经瘤可能由于肿瘤出血、周围组织水肿等而压迫耳蜗神经，引起神经传导阻滞；或因肿瘤压迫动脉，导致耳蜗急性缺血，故可引起突发性感音神经性聋。据文献报告，其发生率为 10% ～26% 不等。应注意鉴别。

艾滋病患者发生突聋者已有报告，突聋也可为艾滋病的首发症状，两者之间的关系尚不明了。由于艾滋病可以合并中枢神经系统的感染、肿瘤以及血管病变等，如这些病变发生于听系、脑干等处，则可发生突聋。此外，艾滋病患者在治疗中如使用耳毒性药物，也可引起突聋。

少数分泌性中耳炎患者也可主诉突聋，鼓膜像和听力检查结果可资鉴别。反之，临床上也有将特发性突聋误诊为分泌性中耳炎者，这种错误并不罕见。

由于本病容易发生误诊，为慎重起见，建议对特发性突聋患者进行 6 ～12 个月的随诊观察，以了解听力的变化情况，病情的转归，进一步排除其他疾病。

五、预后

本病有自愈的倾向。国外报告，有 50% ~60% 的病例在发病的 15 天以内，其听力可自行得到程度不等的恢复。据我们观察，虽然确有一些病例可以自愈，但其百分率远无如此之高，许多患者将成为永久性聋。伴有眩晕者，特别是初诊时出现自发性眼震者，其听力恢复的百分率较不伴眩晕者低。耳鸣的有无与听力是否恢复无明显关系。听力损失严重者，预后较差；听力曲线呈陡降型者较上升型者预后差。治疗开始的时间对预后也有一定的影响。一般在 7 ~10 天以内开始治疗者，效果较好。老年人的治疗效果较青、中年人差。

据报告，有个别病例于突聋后数年出现发作性眩晕，其中有些病例在突聋发生时甚至无任何前庭症状（迟发性膜迷路积水）。目前尚不了解两者间的关系。这些病例最终大多需要做前庭神经切除术。

六、治疗

本病虽有自愈倾向，但切不可因此等待观望或放弃治疗。前已述及，治疗开始的早晚和预后有一定的关系，因此，应当尽一切可能争取早期治疗。治疗一般可在初步筛查后（一般在 24 小时内完成）立即开始。然后在治疗过程中再同时进行其他的（如影像学）检查。

1. 10% 低分子右旋糖酐（dextran） 500ml，静脉滴注，3 ~5d。可增加血容量，降低血液黏稠度，改善内耳的微循环。合并心功能衰竭及出血性疾病者禁用。

2. 血管扩张药 血管扩张剂种类较多，可选择以下一种，至多不超过 2 种。

（1）钙通道拮抗剂：如尼莫地平（nimodipin）或尼莫通（nimotop）30 ~60mg，2 ~3 次/d；或西比灵（sibelium，盐酸氟桂利嗪）5mg，1 次/d。钙通道拮抗剂具有扩张血管、降低血黏度、抗血小板聚集、改善内耳微循环的作用。注意仅能选其中 1 种应用之。

（2）组胺衍生物：如倍他啶（β – histin）4 ~8mg，3 次/d；或敏使朗 6 ~12mg，3 次/d。

（3）活血化瘀中药：如复方丹参 8 ~16ml，加入 10% 葡萄糖液中静脉滴注，1 次/d，或3 片，3 次/d；或川芎嗪 200ml，以 5% 葡萄糖液或生理盐水稀释后静脉滴注，1 次/d。

亦可用银杏叶制剂（舒血宁）20ml 溶于 5% 葡萄糖 250ml 中静脉滴注，1 次/d。

许多实验证明，烟酸（nicotinic acid）对内耳血管无扩张作用。

3. 糖皮质激素 可用地塞米松 10mg，静脉滴注，1 次/d，3d，以后逐渐减量。Hughes 推荐的治疗方案为：1mg/（kg·d），5 天后逐渐减量，疗程至少 10d。对包括糖皮质激素在内的全身药物治疗无效者，或全身应用糖皮质激素禁忌者，有报告采用经鼓室蜗窗给地塞米松治疗而在部分病例取得较好疗效者。因为蜗窗投药可避开位于血管纹和螺旋韧带处的血迷路屏障（Blood – labyrinth barrier），使内、外淋巴液中的药物有较高的浓度，药物的靶定位性好，而且不存在全身用药的副作用。糖皮质激素应用于本病是由于它的免疫抑制作用，大剂量可扩张血管，改善微循环，并可抗炎、抗病毒感染。但在疾病早期用药效果较好。

4. 溶栓、抗凝药 当血液流变学检查表明血液黏滞度增高时，可选用以下一种：

（1）东菱迪芙（巴曲酶）5U 溶于 200ml 生理盐水中，静脉滴注，隔日 1 次，共 5 ~9 次，首剂巴曲酶用量加倍。

（2）蝮蛇抗栓酶 0.5 ~1U，静脉滴注，1 次/d。

（3）尿激酶（urokinase）0.5～2万U，静脉滴注，1次/d。

其他尚有链激酶。用药期间应密切观察有无出血情况，如有出血倾向，应立即停药。如有任何出血性疾病或容易引起出血的疾病，严重高血压和肝、肾功能不全，妇女经期，手术后患者等忌用。

5. 维生素　可用维生素 B_1 100mg，肌注，1次/d，或口服20mg，3次/d。维生素 E 50mg，3次/d。维生素 B_6 10mg，3次/d。或施尔康（threragran）1片，1次/d。

6. 改善内耳代谢的药物　如都可喜（duxil）1片，2次/d。吡拉西坦0.8～1.6g，3次/d。ATP20mg，3次/d。辅酶A50～100U，加入液体中静脉滴注。或腺苷辅酶 B_{12} 口服。

7. 气罩吸入5% CO_2 及95% O_2　每次30min，8次/d。或高压 O_2。

8. 星状神经节封闭　方法：患者仰卧，肩下垫枕，头后伸。首先对第7颈椎横突进行定位：第7颈椎横突的位置相当于颈前体表面中线外2横指和胸骨上切迹上方2横指之交界处。在此交界处之上方，即为进针点，从此可触及第6颈椎横突。注射时用左手中指和食指从同侧胸锁乳突肌前缘将胸锁乳突肌和颈动脉向外牵移，即将注射针头刺入进针点之皮肤（图8-2），向皮内注射少许2%利多卡因后，再进针约0.3cm，回抽之，若无空气，则可继续进针，直达颈椎横突，然后略向后退少许，注入2%利多卡因2ml，观察15～30s，若无特殊不适，则可将剩余之4～6ml利多卡因注入。如注射部位准确，则患侧迅速出现霍纳征（瞳孔缩小，上睑下垂，结膜充血）。除治疗突聋外，本方法亦有用于治疗梅尼埃病者。由于本术可引起气胸、迷走神经或喉返神经麻痹、食管损伤、脑部空气栓塞等并发症，故应谨慎行之。以上治疗无效者，可选佩戴助听器。

(1)　　　　　　　　　　　　(2)

图8-2　星状神经节封闭

（1）定位；（2）进针

（王　荣）

第六节　老年性聋

老年性聋（presbycusis）是指因听觉系统老化而引起的耳聋；或者是指在老年人中出现的、而非由其他原因引起的耳聋。

人体随着年龄的老化而会出现神经细胞减少，神经递质和神经活性物质异常，神经纤维传导速度减慢，自由基代谢障碍，酶的活性下降，结缔组织变性等，临床上表现为记忆力衰退、毛发变白、牙齿脱落以及肌肉萎缩，血管硬化等衰老（aging）现象。因听觉系统衰老而引起的功能障碍即为老年性聋。但是，临床上所见老年性聋的发病机制不仅包括听觉系统衰老的生理和病理过程，还与每一个体在其过去的生命历程中所经受的各种环境和社会因素的综合影响有关。在实践中不可能将其与听系的纯衰老过程决然分开，故又将在老年人中出现的、并可排除其他致聋原因的耳聋称为老年性聋。

随着人类寿命的延长，老龄人口的增多，老年性聋的发病率也有了增加。近 100 余年以来，西欧 65 岁以上的人口增加了近 6 倍。我国人口亦出现了老龄化趋势，仅以北京为例，据我国第 4 次全国人口普查资料显示，北京市老年人口占总人口的 10.40%（刘长松，1992）。2000 年统计资料显示，全国 60 岁以上人口系数为 10.46%，标志着我国的人口年龄结构已进入"老年型"。根据美国于 1935—1936 年、1954 年和 1959—1962 年 3 次分别对不同年龄段的居民共约 19 000 人所进行的听力学调查发现，随着居民年龄的增加，其听力亦逐渐下降，其中，高频听力的下降较低频听力的下降显著，男性较女性严重（Nixon 等，1962）。Hincheliffe（1959）对英国不同年龄组的农民进行的调查亦发现，随着年岁的增高，波及 2~8kHz 的感音性聋亦增多。据统计，在老年人群中，听力障碍的发病率为 30%~60%（周光婉，1985；Moscicki，1985；Gastes，1991），北京市 1996 年抽样调查发现，北京市区老年人的耳聋患病率为 41.84% 左右，性别间无显著差异（王树峰等，1997）。

一、病因

1. 听觉系统的衰老　和机体的衰老一样，它是组织、细胞衰老的结果。细胞的衰老可能与细胞中沉积的代谢废物（如脂褐素等）影响了细胞的正常活动有关；亦可能与蛋白质合成过程中的差错积累有关。

2. 遗传因素　在听觉器官的衰老过程中具有重要作用，据估计，有 40%~50% 的老年性聋与遗传有关。老年性聋的发病年龄及其发展速度，在很大的程度上与遗传因素有关。有人认为，身体的衰老是由于存在着衰老基因的缘故，它在生命的早期并未表达，直至生命后期方开始活化。近年来的研究发现，人类 mtDNA4977 缺失，鼠 mtDNA4834 缺失与部分老年性聋有关；在鼠的研究中还发现了 ahl、ahl2、ahl3 等数个核基因与老年性聋相关。

3. 外在环境因素的影响　除上述组织、细胞的自然衰老过程外，老年性聋还与个体在过去所遭受的各种外在环境因素的综合影响有关，但它们并未构成某种或某些种耳聋疾病。如：

（1）微弱噪声的损伤。所谓微弱噪声的损伤（micronoistrauma）是人体在其生命过程中，间断受到的交通噪声、打击音乐、摇滚音乐、火器发射等各种噪声损伤长期积累的结果，这种损伤对老年性聋的发生具有不同程度的影响。

（2）血管病变。动脉硬化等血管病变也是人体衰老的基本表现之一。由于全身、也包括听觉系统在内的血管病变，以及其伴随的 O_2 交换减少及代谢障碍等，亦属老年性聋的致病因素之一。

（3）感染。如儿童或成年时期的急性中耳炎等感染疾病，亦可能对老年性聋具有一定的影响。虽然有些老年人已遗忘了过去的有关病史，鼓膜上亦未遗留任何病变的痕迹。

（4）由耳毒性药物或化学试剂、酒精等引起的轻微损害。

Rosen等（1962）检测了苏丹东南部一个孤立的生活区—Mabaans居民的听力，发现该地区老龄人的高频平均听力较西方工业化国家同年龄组居民的听力好。多数人认为，这是由于Mabaans居民所接触的噪声少，动脉硬化的发病率较低的缘故。Drettner（1975）对1 000名瑞典居民的调查结果却显示，无论是患有高血压、高血脂的老年患者或正常老年人，其高频听力并无任何区别。

此外，某些神经递质和神经活性物质的改变，如谷氨酸盐、GABA等，也与听觉器官的老化有关。

二、病理

老年性聋的病理变化发生于包括外耳、中耳、内耳、蜗神经及其中枢传导径路和皮层的整个听觉系统中。

外耳：耳郭和外耳道皮肤、软骨等均可出现老年性改变，如皮肤粗糙、脱屑、软骨弹性降低等，但这对听力并无明显影响。

中耳：由于结缔组织的退行性变，如弹性纤维减少，透明变性，钙质沉着，以及肌肉萎缩等，可使鼓膜、鼓室内的韧带和听骨链中的关节等物理特性发生改变，镫骨周围环状韧带的弹性减退，可影响足板的活动，甚至发生固定，而出现传导性听力障碍。

内耳：基底膜可出现增厚，钙化，透明变性；螺旋韧带萎缩；内、外毛细胞萎缩，伴支持细胞减少；血管纹萎缩；螺旋神经节细胞退变，耳蜗神经纤维变性，数量减少。内耳血管亦随年龄的逐渐增高而出现退化、萎缩，如耳蜗内的放射状动脉，毛细血管等。迷路动脉的硬化，管腔狭窄亦与内耳的退变有关。

听觉中枢神经系统：在老年性聋中，其听觉传导通路和皮层中的神经核团亦可发现神经节细胞萎缩凋亡，数量减少，核固缩等改变，如蜗腹侧核、上橄榄核、外侧丘系、下丘及内侧膝状体等。

综上所述，可见老年性聋的病理变化比较复杂，范围广泛，但每一位个体的主要病变部位，一般仅限于1～2处，且个体差异较大。在此基础上，Schuknecht（1974）将老年性聋的病理变化分为4种不同的类型：

1. 感音性老年性聋（sensory presbycusis）　此型以内、外毛细胞和与其相联系的神经纤维萎缩、消失为主要特点。病变从底周末端开始，逐渐向顶周缓慢发展。外毛细胞一般首先受损，然后累及内毛细胞。纯音听力图以高频陡降型为特点，早期低频听力正常。Covel（1957）等曾认为毛细胞的这种病变属于耳蜗螺旋神经节细胞萎缩的继发性改变，但随后Johnsson等（1972）通过大量的病理解剖发现，从儿童时期开始，毛细胞已出现萎缩，随着年龄的增长，它以非常缓慢的速度逐渐发展，加重。亦有人认为，支持细胞可能是最早发生退变的细胞。

2. 神经性老年性聋（neural presbycusis）　耳蜗螺旋神经节和神经纤维的退行性变是本型的主要特征。表现为神经节细胞大小不一、核固缩、偏移，细胞数量减少，伴神经纤维变性，数量减少。但施万细胞正常。病变以底周和顶周较重。Schuknecht（1955）观察到，虽然猫的耳蜗底周螺旋神经节细胞消失多达80%，但仍可维持正常的听阈；而在人体，如耳蜗某一部位的螺旋神经节细胞有75%以上发生退变，则其相应频率的听阈可出现变化。临床上表现为，在纯音听阈的所有频率均出现提高的基础上，高频听力通常受损较重，言语识别能力明显下降，与纯音听阈变化程度不一致。

3. 血管性老年性聋（stria presbycusis） 又称代谢性老年性聋。因为在生理状态下血管纹产生能量，以调控内淋巴的电离子浓度，维持正常的蜗内电位，从而保证耳蜗的正常生理功能，故本型又有"代谢性老年性聋"之称。本型以耳蜗血管纹萎缩为病变特点。病损常波及到包括从顶周到底周的全部血管纹，所以患者的听力曲线多呈平坦型，言语识别率可正常。

4. 耳蜗传导性老年性聋（cochlear conductive presbycusis） 或称机械性老年性聋。在本型，耳蜗及听神经均无明显病变，但基底膜因增厚、透明变性、弹性纤维减少等而变得僵硬，特别是在底周末端基底膜最狭窄处，尤为明显。Schuknecht 认为，这是一种以基底膜弹性减退为特征的机械性或耳蜗传导性聋。纯音听力图表现为以高频听力下降为主的缓降型听力图。

三、症状

1. 听力下降 不明原因的双侧感音神经性聋，起病隐匿，进行性加重，但进展速度通常甚为缓慢。一般双耳同时受累，亦可两耳先后起病，或一侧较重。听力损失大多以高频听力下降为主，言语识别能力明显降低。在部分患者，言语识别率可较纯音听力下降更为严重，并且往往是引起患者或家属注意的第 1 个症状。开始时该症状仅出现于特殊的环境中，如当许多人同时谈话，或参加大型的会议时，老年人常感听话困难。以高频听力下降为主者，患者常常对如鸟鸣、电话铃声、门铃声等高频声响极不敏感。病情逐渐发展后，患者对一般的交谈亦感困难。言语识别能力的降低与纯音听力下降的程度不相称的原因可能为：

（1）听觉通路中神经元的退变。

（2）高频听力下降明显，而中、低频听力尚可。

2. 耳鸣 多数病例均有一定程度的耳鸣，开始为间歇性，仅于夜深人静时出现，以后逐渐加重，可持续多日。耳鸣多为高调性如蝉鸣、哨声、汽笛声等，有些为数种声音的混合；有些患者诉搏动性耳鸣，可能与合并的高血压、动脉硬化有关。

3. 眩晕 不是老年性聋的症状，但老年性聋病例可有眩晕，可能与前庭系老化或椎 - 基底动脉的老年性病变有关。

4. 其他 疾病晚期，由于听力下降，社交能力差，精神状态受到不同程度的影响，甚至出现孤独、压抑、反应迟钝等精神变化。

四、检查

1. 鼓膜 无特征性改变。一般老年人鼓膜混浊者较多，有时在靠近鼓环处可见白色半环形条带，其他如钙斑、萎缩性瘢痕、鼓膜内陷等亦可见。

2. 纯音听力曲线有不同类型 如陡降型、缓降型、平坦型、盆型、马鞍型及轻度上升型等，其中以前 3 种类型最为常见。一般男性缓降型较多，女性平坦型较多。

除感音神经性聋以外，由于鼓膜、听骨链随年龄老化而发生僵硬，故老年性聋中亦可合并传导性听力下降而呈现混合性聋，但仍以感音神经性聋为主。

3. 阈上功能试验

（1）重振试验：耳蜗病变时重振试验阳性，如耳蜗病变和蜗后病变并存，阳性的机会也较多；或仅有轻度的重振或部分重振现象。

（2）短增量敏感指数试验（SISI）：正常或轻度增高。

4. 言语试验 言语识别率降低者多，与纯音听力下降的程度常不一致，有些病例的纯音听力图仅示轻、中度损害，而其言语识别率却明显下降；相反，有些言语识别率轻度降低，纯音听力却明显下降。

噪声干扰下的言语、滤波言语、竞争语句、交错扬扬格词、凑合语句等敏化言语（或称畸变言语）试验可出现识别力降低。

五、诊断

60 岁以上老年人出现的双耳渐进性感音神经性聋，在排除其他病因以后，即可诊断为老年性聋。然而，老年性聋的发病年龄并不固定，有 70 岁以上的老年人两耳听力仍相当敏锐，亦有少数人年仅 40 余岁，即出现听系统老化现象。诊断中可结合全身其他器官衰老情况综合分析，并仔细排除药物中毒性聋、噪声性声损伤、梅尼埃病、耳硬化症、鼓室硬化、中耳粘连、听神经瘤、高脂血症、糖尿病以及自身免疫性感音神经性聋、遗传性进行性感音性聋等，方可做出诊断。

六、预防

预防衰老始终是人类的理想，但至今并无良方。以下方法或可延缓听系统的衰老过程，如：

（1）注意饮食卫生，减少脂类食物，戒除烟酒嗜好，降血脂，防治心血管疾病。
（2）避免接触噪声。
（3）避免应用耳毒性药物。
（4）注意劳逸适度，保持心情舒畅。
（5）进行适当的体育活动。
（6）改善脑部及内耳血循环。

七、治疗

由于衰老是一种自然规律。目前，尚无方法加以逆转，故性激素，维生素（A、B、E等）和微量元素以及血管扩张剂等对本病均无确切的治疗效果。

建议早期佩戴适当的助听器。目前认为，老年人的言语识别能力差可能与中枢听系功能障碍以及患者的认知能力下降有关，故早期佩戴助听器可尽早保护患者中枢神经系统的言语识别功能。此外，应告知患者家属，与患者交谈时避免向患者大声喊叫，言语应尽量缓慢而清晰，必要时可借助于面部表情或手势，以帮助患者了解语意。

（王 荣）

第七节 伪聋

伪聋（simulated deafness）又称诈聋。顾名思义，诈聋不是一种疾病，而是伪聋者为了达到某种目的（包括诉讼、经济、政治等目的），在听功能完全正常的情况下伪装耳聋；或虽有轻微的听力障碍，而有意夸大其听力受损的程度，故这种伪聋又称为夸大性聋（exaggerated hearing loss）。

一、表现形式

1. 单侧伪聋　比较多见。因为单侧伪聋伪装起来比较容易，伪聋者认为，在这种装聋的情况下，可以照常生活、工作而不容易被察觉，可能达到目的。

2. 双侧伪聋　伪聋者佯装双侧耳聋。这种伪聋较单侧伪聋困难。

3. 部分性伪聋　少见。此类伪装者大多对听力测试内容和技术有所了解。

4. 伪装聋哑　伪聋者不仅伪装两耳全聋，而且装哑。短暂的"装聋作哑"不难，但若时间较长，终会被识破。

二、检查方法

检查时，医师宜戴口罩，亲自询问受试者的病史，如耳部或头部受伤史，受伤部位，打击方式；耳聋的程度；有无耳鸣、眩晕、平衡失调等伴发症状；以及过去的听力状况等。并同时观察受试者的举止行为、神态等，注意耳聋的程度是否与其行为反应的情况一致。然后检查受伤部位，外耳及鼓膜。遇有以下情况时，应疑及伪聋的可能，并进一步做以下相关检查：①耳语试验或言语测听时，受试者的反应迟疑不决，且可排除因智力障碍，方言不懂或严重的耳鸣而带来的影响；②受试者所述受伤情况与耳部初步检查结果不一致，如诉耳部受拳击后发生全聋，但却无耳鸣，眩晕等内耳受损症状，外耳道及鼓膜完全正常；③正常情况下，手指塞非"聋"耳时，在 1.5～4.5m 处受试者应可听到语声，如受试者听不到，则有伪聋之可能；④音叉试验时骨导完全消失；⑤各种测试方法的结果不一致，同一测试方法，其前后各次检查结果亦有很大差异。

1. 单耳伪聋测试法

（1）音叉中线骨导试验：堵塞非"聋"耳，将振动的音叉置于头部中线上任何一点时，若受试者否认非"聋"耳能听到音叉声，示有伪聋可能。

（2）听诊器试验：测试前先用石蜡封闭听诊器一侧之耳塞孔，但表面不露任何痕迹，定不让受试者了解情况。测试时先将该耳塞置于非"聋"耳，另一侧耳塞置于"聋"耳，检查者口对漏斗形听诊器头讲若干语句，并请受试者复诵之。此时受试者均能复诵。继之，不用听诊器，而请受试者用手指堵塞非"聋"耳，再如法试之。若此时受试者不能复诵，则可能为伪聋。

（3）双语声管试验：通过听管或耳机，对受试者双耳分别播送内容和速度不同的语句。伪聋者，由于双耳所听到的语句互相干扰，仅能复诵少量单侧或双侧所播送的语句。而真为单侧耳聋者，仅健耳可听到语声，故能准确复诵健耳所听到的语句。

（4）朗诵试验：此试验的原理为：当环境有嘈杂声时，正常人必将不自觉地提高自己说话的声强，企图超过环境声的响度。测试时，先嘱受试者按平常一般声调朗读若干语句，不得中断，然后以噪声器向"聋"耳播放噪声，并逐渐提高其强度。如受试者随噪声强度的增加而提高其朗读声，提示可能为伪聋。而真聋者不会受到噪声的干扰。

（5）纯音听力计测试法：正常情况下，当测试条件（如仪器，操作人员，测听室等）不变时，数次复测的纯音听阈阈值的变动一般不超过 10dB；如相邻两个以上频率的听阈变化大于10dB，示听力有变化。伪聋者，不仅数次测试结果明显不同，而且听力曲线多为平坦形或碟形，甚至可能出现数个起伏很大的波形，而且骨导听阈较气导听阈反可高出20dB或20dB以上（此时应排除上半规管裂）等。此外，若用强度级很高的纯音反复测试"聋"耳而健耳不加掩蔽时，不出现音影曲线，或数次出现的"音影曲线"差别很大，示有伪聋之可能。真正的耳聋患者，在相同的条件下，尽管反复测试，其"音影曲线"亦无明显区别。

（6）声导抗听力测试法：声反射阈正常或低于纯音"听阈"，表明受试者有伪聋或精神性聋的可能。

（7）电反应测听法：电反应测听法是一种不受受试者主观意识和行为配合影响的客观测听法，其结果客观，可靠，在伪聋的诊断中具有重要价值。凡ABR波V反应阈正常或低于主观"听阈"，可提示为伪聋或精神性聋。疑为夸大性聋者可从ABR反应阈和（或）中潜伏期测试中进行鉴别。

2. 双耳伪聋测试法

（1）耳蜗眼睑反射试验：当受试者不注意时，乘其不备，以强声刺激之，受试者此时若出现眨眼运动，示有听力存在。

（2）睡眠惊醒试验：当受试者熟睡时，突然予以强声刺激，此时受试者若能被强声惊醒，证明其听力存在。而精神性聋患者在熟睡中"耳聋"仍然存在。故此法可用于鉴别伪聋和精神性聋。

（3）瞳孔反射试验：给一个强声刺激时，瞳孔的大小通常会出现变化，如系真聋，瞳孔的大小不变。

（4）纯音听力测试法、声导抗测试法和电反应测听法同单耳伪聋检查法：对伪聋的诊断必须本着实事求是的态度，认真、细致地进行检查，客观、科学、慎重地做出结论，在未获得确实可靠的检查结果以前，定不能轻率地做出结论。在诊断中，耳科医师仅应该从专业的角度对受试者做出听力是否正常，以及听力损失程度的可靠判断。

（熊　欣）

第九章

耳鸣

公元前 4~5 世纪，Hippocrates 已对耳鸣有所记录。而最早的文字记载，见于公元前 16 世纪埃及的沙草纸的古写本中。由于患者对耳鸣所致的烦恼常是主观的，而客观评定的方法不多，致使临床医师对其不甚了解，且定位诊断困难，治疗方法不足，而成为临床难题。

一、定义

耳鸣为无相应的外界声源或电刺激，而主观上在耳内或颅内有声音感觉。耳鸣是一类症状而非一种疾病。耳鸣的发生率平均为 3% 至 30%。随着年龄的增长，耳鸣发病率升高，高发年龄在 50~60 岁。两性患病率各家统计不一。

耳鸣不应包括声音幻觉及错觉，有认为也不包括来自身体其他部位的声音，如血管搏动声、腭咽喉肌阵挛的咔哒声、咽鼓管异常开放的呼吸声，这些可称为体声（somato - sounds），过去称为"客观性耳鸣"。颅内的鸣声，称为颅鸣，实为来自双耳立体声的听觉作用的表现形式。

耳鸣常为许多疾病的伴发症状，也是一些严重疾病（如听神经瘤）的首发症状，且常与听觉疾病同时存在，如耳聋及眩晕，且表现为首发症状，故临床上应加以重视。

二、耳鸣的分类

耳鸣是累及听觉系统的许多疾病的不同病理变化的结果，病因复杂，机制不清，故分类困难。传统的耳鸣分类法很多，如根据耳鸣的发源部位分为耳源性耳鸣和非耳源性耳鸣；根据耳鸣的病变部位分为传导性耳鸣、感音神经性耳鸣、中枢性耳鸣；根据耳鸣的病理生理特点分为生理性耳鸣、病理生理性耳鸣、病理性耳鸣、心理性耳鸣、假性耳鸣等；根据患者的感受情况分为主观性耳鸣和客观性耳鸣；根据耳鸣的发生情况分为自发性耳鸣和诱发性耳鸣；根据耳鸣的病因分为噪声性耳鸣、药物性耳鸣、中毒性耳鸣、外伤性耳鸣等；根据耳鸣声的来源分为神经源性耳鸣、血管源性耳鸣、肌源性耳鸣、呼吸性耳鸣等；根据耳鸣的音调分为低调性耳鸣、高调性耳鸣、复合音耳鸣；根据耳鸣的持续时间分为持续性耳鸣、间歇性耳鸣、发作性耳鸣；根据听力情况分为伴有听力损失的耳鸣、不伴有听力损失的耳鸣等。这些分类法都有它的局限性，临床上应用时要加以选择。为了便于诊断与治疗，最为实用的分类法是根据病因及功能障碍部位的分类。

1. 听功能障碍部位的分类　耳鸣部位的诊断及病因诊断常常交杂在一起，通常根据功能障碍的部位而做出耳鸣的定位诊断。但是，相同部位的病变可能有着多种病因，如耳蜗的病变，可由噪声、药物、衰老等损害所致。且耳鸣的发生，往往是某一部位的病变达到某种程度所致。故从临床上，对耳鸣的了解与处理常常取决于听功能障碍的部位。但是由于对耳鸣的发病机制尚无深入的了解，因而引起耳鸣的确切解剖部位尚难确定。

（1）传导性耳鸣：多为低频、宽频带、持续性或搏动性耳鸣。能用相当于听阈的音量掩蔽。

（2）感音神经性耳鸣：常见于感音神经性听力损失耳，耳鸣为窄频带声，其频率常位于高频下降型听力损失区之外侧。

（3）中枢性耳鸣：见于脑干或中枢听觉通路的病变。可能为一种反射性表现，对掩蔽反应差。

2. 按病因的分类

（1）生理性耳鸣：主要为出现于颅内的体声。听力正常者在极安静的环境中可听到下列声音：①血液循环的嗡嗡声或肌肉的颤音；②空气在鼓膜上或耳蜗内液体的布朗尼运动产生的声音；③剧烈运动或情绪激动时的搏动性耳鸣；④头侧放于枕头上，颞区或耳区的动脉被压而致部分阻塞时，可出现搏动性耳鸣。上述情况乃由于"塞耳效应"，即堵耳效应及环境噪声降低所致；⑤吞咽时的咔哒声是因咽鼓管开放时，其黏膜的表面张力被打破之故。

（2）病理生理性耳鸣：可能为耳蜗或脑干功能的微小障碍所致；也可能是未被发现的疾患，而该疾患本身的病变程度尚不足以引起耳鸣，但加上发生耳鸣的"触发因素"。常表现为短暂耳鸣。

1）自发性耳鸣：许多人曾偶然出现过数秒钟的哨声样耳鸣。约15%的人曾有过5min以上的耳鸣。

2）噪声性耳鸣：耳鸣的发生与内耳神经元自发活动紊乱有关。

3）药物性耳鸣：可分两类。

a. 不伴听力损失的药物：此类药物多达55种，如抗癌药（氨甲蝶呤）、抗惊厥药（卡马西平）、抗菌药及抗虫药〔磺胺类药、氨苯砜、四环素、多西环素（强力霉素）、甲硝唑等）、利尿剂（环戊丙甲胺）〕、精神病用药（莫灵顿、多虑平、阿米替林、优降宁等）、抗组胺药（苯海拉明、异丙嗪等）、影响β－肾上腺素能受体药（普茶洛尔）、麻醉镇痛药（丁哌卡因、利多卡因、吗啡等）、中枢神经系兴奋药（氨茶碱、咖啡因）、血管扩张药（硝酸异山梨酯）、糖皮质激素类药（氢化泼尼松等）、非甾体类镇痛药（布洛芬）、有机溶剂（甲醇、乙醇、苯）、免疫抑制剂（青霉胺）、降糖药（降糖灵）等。此类药物引起耳鸣的发生率尚不清楚。

b. 伴听力损失之药物：此类药物有，抗癌药（顺铂、氮芥等）、氨基苷类、环肽类、复烯类、大环内脂类抗生素、4－基喹啉（氯喹等）、8－基喹啉（伯氨喹）、奎宁类药、利尿剂（利尿酸、速尿等）、解热镇痛药、水杨酸盐类（水杨酸盐制剂）、布洛芬及氯灭酸、甲灭酸等非甾体类抗炎镇痛药、口服避孕药、抗甲状腺素药等。发生的机制与耳蜗神经纤维自发放电率出现异常有关。

4）毒血症性耳鸣：毒血症可致短暂的或持久的耳蜗损害，或作为已存在缺陷的耳蜗的耳鸣触发因素。

（3）与某些疾病相关的耳鸣

1）体声：听系统外的耳鸣。

a. 肌性：最常见的为腭肌阵挛，耳鸣为与肌阵挛同步的咔哒声。常自发消失。此种耳鸣可被身旁之人听见。中耳肌阵挛所致之耳鸣可出现于眨眼时，或为自发，或自主性，也见于声刺激及耳郭皮肤刺激致镫骨肌收缩而出现。可用小量卡马西平治疗。咽鼓管开放或关闭也可出现咔哒声耳鸣，颞颌关节异常时，张、闭口也可出现咔哒声，另外，咬紧牙关时也可出现一种颤动型声音，适当的口腔科治疗可全部或部分缓解。

b. 呼吸性：咽鼓管异常开放，耳内常出现与呼吸同步的吹风样声，且可有自声过强。本病常发生于过度消瘦者；也可见于潜水、吹奏乐器等职业者。

c. 血管性：为搏动性耳鸣，难以确定是生理性还是病理性。常间歇性出现，它可以是唯一的耳鸣声或为一种附加的耳鸣声；或为一种高调感音神经性耳鸣叠加的搏动性变化。此种耳鸣有时是属于一些疾患的症状，故应注意：①确定耳鸣是否与心脏搏动同步；②测量血压；③对双耳、颈的双侧及头部进行听诊，可听见低调、搏动性声音；④压迫每侧颈静脉及乳突区，观察耳鸣是否消失或减轻。最常见的病因是同时存在高血压的动脉粥样硬化或血管扭曲引起动脉性涡流现象所致。不常见的病因为动脉性动脉瘤、动静脉瘘、颈静脉球体瘤，其中以乳突导静脉的畸形与高位颈静脉球常见。当头转向耳鸣的对侧、压迫患侧颈静脉时耳鸣减轻，可诊断为动静脉瘘。血管性耳鸣可由宽带噪声所掩蔽，但纯音不能掩蔽。

2）传导性耳鸣：引起外耳道阻塞的疾病可致耳鸣，耵聍触及鼓膜时可引起耳鸣，鼓膜穿孔、急性或慢性中耳炎，听骨链病变，鼓室积液，鼓室肿瘤也可伴有耳鸣。当出现传导性听力损失时，由于堵耳效应以及环境噪声减低使正常掩蔽效应减小，致耳鸣被发现或加剧。

3）感音神经性耳鸣：大部分来自蜗内疾患。感音神经性耳鸣可分为感音性、周围神经性及中枢神经性耳鸣。但较难明确分开，且常互相混合。

a. 感音性耳鸣：为耳鸣中最常发生的部位，常见的为老年性聋、耳毒性药物性听力损失、噪声性听力损失、梅尼埃病、迟发性膜迷路积水、外淋巴瘘、内耳感染、耳硬化症、Paget 病及耳蜗血管性缺陷等。耳蜗性耳鸣的特征千变万化，通常耳鸣的音调易匹配，且位于听力障碍的频率范围内或其附近。临床听力学检查有助于诊断。耳鸣的严重程度及发生率与听力损失有明显关系。感音性听力损失越重，越易产生耳鸣。耳鸣的响度也随听力损失加重而增加。但是，耳鸣亦可发生于听力正常者。约有 1/3 之中度及重度听力损失者不伴有耳鸣；这一点至今尚无法解释。

耳蜗性耳鸣发病的机制仍不甚清楚，从神经电生理和耳蜗微机制方面学说有：神经元自发放电节律异常，耳蜗的机械功能障碍，耳蜗的微力学活动异常，耳蜗内的机械反馈作用和外毛细胞摆动失调等。

b. 周围神经性耳鸣：听神经瘤的耳鸣为首发症状者约占 10%，单侧性耳鸣而听力正常者，一定要排除听神经瘤。听神经疾患致耳鸣者比耳蜗疾病者少见，且多为较大的嗡嗡声。其机制未明，可能与神经纤维的变性引起纤维间交互传递或神经纤维传递变慢有关。听神经纤维排放时静止状态的失真，神经纤维的传递变慢，可引起到达大脑的神经纤维异常点火模式，即可出现耳鸣。

c. 中枢神经性耳鸣：常发生于原有的或潜在的周围性听功能障碍之耳，如迷路或听神经手术后出现耳鸣。也可由紧张状态作为促发或加剧因素而致。肿瘤、血管性异常、局部炎症、多发性硬化等侵及听传导径路者皆可发生耳鸣。耳鸣常呈现为白噪声样。如耳鸣与脑血管疾病发作同时出现而无听力障碍时，多为中枢神经性耳鸣。另外，患者诉述耳鸣是在头内部时，有可能为中枢性，但也可能是无法描述耳鸣部位的双侧耳蜗性耳鸣。

4）反射性（非听觉疾病性）耳鸣：①颞颌关节疾患或咬合不良；②颈椎关节病、颈损伤（甩辫子损伤或插管麻醉时），椎动脉功能障碍可能为部分原因。这些疾患常有嚼肌及颞肌、枕、额肌以及颈肌等肌肉痉挛。可致张力性头痛而使耳鸣加剧，耳鸣又可致肌张力增加转而加重耳鸣。

5）全身疾病性耳鸣：某些疾患可导致耳鸣，如甲状腺功能异常、糖尿病、多发性硬化、碘、锌缺乏、贫血、偏头痛、高血压、高血脂、肾病、自身免疫性疾病等。

（4）假性耳鸣：为耳鸣样声，但不遵循耳鸣的定义。

1）自然环境声：偶然，外来声音类似于耳鸣声，或附加于耳鸣之上，如钟声，风吹电线声、变压器、家用电器的嗡嗡声，环境声仅在家中某一房间才听见，或在特定的地理位置，且可为其他人所听见。但患者的听力在正常范围内。

2）伪病：有些人为了某种目的，夸大了耳鸣的程度及影响，部分是属于法医学范畴。

（5）耳鸣发生机制的新假说——中枢高敏学说：过去一直认为，大部分耳鸣是耳蜗病变的结果。但越来越多的证据表明，中枢神经系统也参与了耳鸣的产生和维持。听系和非听系中枢、自主神经系统、边缘系统等均与耳鸣有关。

在迷路切除和第Ⅷ对脑神经切断后耳鸣患者仍感到耳鸣持续存在。耳鸣可以在人工耳蜗植入后通过电刺激第Ⅷ对脑神经而受到抑制。一侧耳的耳鸣可以被同侧和对侧噪声所掩蔽。电刺激耳鸣患者的中间神经时，可引起耳鸣响度的变化等等。而正电子发射断层成像、功能性 MRI（PET、fMRI）等研究发现耳鸣患者的左侧听皮层代谢活动显著升高，给动物注射水杨酸后单纤维记录显示部分听神经纤维、下丘神经元、初级听皮层内单个神经元的自发放电活动增加等。此外，心理学研究也提示，耳鸣与中枢神经系统功能（意识、注意力、情绪、学习和记忆）有关，连续耳鸣会对人造成长期心理负荷而影响身心健康，而不良情绪又可以加重耳鸣。

中枢高敏学说认为，耳鸣是一种由外周或中枢病变引起的、中枢神经系统参与的心身疾病的症状。外周或中枢病变后，听觉神经系统及其相关脑区的自发电活动是耳鸣发生的神经生理学基础。不管外周或中枢病变，中枢神经系统都参与长期耳鸣的维持，中枢敏感性的异常增高是耳鸣产生与维持的主要原因。心理因素与耳鸣密切相关，耳鸣是典型的心身疾病。

三、影响或触发耳鸣的因素

1. 噪声 噪声的接触可致原有的耳鸣加重，但也可使耳鸣减轻或缓解（故可采用掩蔽声以治疗耳鸣），或促发出另一种耳鸣声而与原有的耳鸣声混合。急、慢性声创伤（慢性声创伤如响度很高的音乐）也可引起耳鸣。

2. 心理学等其他因素 因家庭、婚姻、职业、意外事件等方面的精神压力可触发耳鸣发生。而耳鸣又可使患者出现压抑、忧郁、烦躁、情绪波动、过分忧虑等心理障碍，心理障碍又加重耳鸣，从而互相影响，出现恶性循环。疲劳时可使耳鸣加重，心情愉快可使耳鸣减轻，大部分患者卧位时耳鸣加重，但有少部分患者感到减轻，女性月经期可致耳鸣加重，减肥食品既可使耳鸣患者症状加重，但也可使耳鸣缓解，某些食品可使体内产生变态反应而致耳鸣，奶酪类食品、巧克力、含咖啡因的饮料、酒精、烟草可加重耳鸣。

四、儿童的耳鸣

何以感音神经性听力损失的儿童耳鸣的主诉不若成人那样多。实际上，儿童与成人一样，耳鸣常发生于听力障碍者，其发病率约为 56% ～66%。先天性耳聋很少出现耳鸣的主诉。儿童耳鸣的高发生率与缺乏主诉之间的明显不一致，可能是由于患者认为耳鸣是正常情况，缺少心理上的负担。

1. 听力正常儿童的耳鸣　Nodar（1972）报告，在 2000 名学生中通过听力测试的儿童中有 13.3% 有过"噪音"，未通过听力测试的儿童 58.6% 耳内曾经有过"噪音"。耳鸣最常见于 13～15 岁的孩子，93 例 5～16 岁的英国儿童中有 29% 的人曾经感受到耳鸣（Mills，1986），7～10 岁的加拿大儿童耳鸣发生率为 36%，美国为 32%，英国 17%（Stouffer，1992）。

2. 听力异常儿童的耳鸣　Mills（1984）报告，66 例 5～15 岁的分泌性中耳炎儿童中 3% 有耳鸣，与没有听力损失儿童的耳鸣发生率相似，复发性中耳炎也不增加耳鸣的发生。

与听力正常或全聋者比较，耳鸣更容易发生在听力下降的儿童。多数情况下，耳鸣常发生于听力损失耳。但有学者报告，89% 单侧感音神经聋患者的耳鸣出现在听力较好耳；因重度感音神经聋而佩戴助听器的患者，70% 报告耳鸣常发生于戴助听器的一侧。深度聋的患儿很少有耳鸣，但研究发现，平均听阈在 70～110dB 的患儿 35% 有耳鸣。

3. 儿童与成年人耳鸣的差异　与成年人不同的是，儿童很少单独主诉耳鸣，一般是先主诉耳聋。儿童可能认为耳鸣是与生俱来的，每个人都有耳鸣。

有听力损失的儿童常为间断耳鸣，有听力损失的成年人常为持续耳鸣，听力正常的儿童则常有持续耳鸣。先天性聋哑儿童一般无持续的耳鸣，这是因为异常的传入神经活动尚不能达到听觉阈值，在成年人这种异常传入神经活动已超过其听觉阈值因而成为耳鸣。儿童间断性耳鸣的另一个解释是，间断性耳鸣比持续耳鸣更容易分散注意力。

五、耳鸣的临床意义

1. 耳鸣的后果　耳鸣对患者影响程度的大小，按其顺序为失眠、听功能障碍、头昏、注意力不集中、情绪激动、焦虑、忧郁、孤独。

2. 耳鸣的严重程度　必须对耳鸣严重性的程度做出评定，以确定是否需进行治疗，以及对治疗的结果进行评价。耳鸣严重程度的分级为：

（1）轻度耳鸣：耳鸣为间歇性发作，或仅在夜间或很安静的环境下才感到有轻微耳鸣。

（2）中度耳鸣：耳鸣为持续性，即使在嘈杂的环境中也感到耳鸣的存在。

（3）重度耳鸣：耳鸣为持续性，严重地影响患者的听力、情绪、睡眠、生活、工作和社交活动等。

（4）极重度耳鸣：耳鸣为长期持续性，且响声极大，患者难以忍受，极度痛苦，甚至无法正常生活。

3. 耳鸣的心理学问题　大量事实表明，耳鸣与心理因素密切相关。心理因素可以是耳鸣的原因，也可以是耳鸣的结果。心理因素引起的耳鸣，是典型的心身疾病。耳鸣成为第一主诉，可能是由于这部分人对耳鸣的耐受阈较低，或中枢神经系统的敏感性较高之故。在遇到这类耳鸣患者时，应仔细追问病史，并首先取得患者及其家属的信任，争取弄清心理和社会方面的原因。耳鸣也可以引起严重的心理反应，甚至心理障碍，其耳鸣严重到不能忍受、不能进行正常的工作和生活、并有自杀行为或倾向。治疗这类患者，在积极治疗原发疾病的同时，耳鸣习服疗法有较好的效果。即帮助患者树立正确的"耳鸣观"，纠正对耳鸣的错误认识，增加对耳鸣及其原发病的心理认同和心理适应，消除"耳鸣情绪"，配合全身松弛训练、转移注意力和自我心理调适等方法，争取忽略和习惯耳鸣，提高生存质量，成为新的"耳鸣感受"。因为观点不同，情绪不同，耳鸣感受也不同。

六、 耳鸣的诊断

1. 病史的采集　病史采集极为重要，是耳鸣诊断的关键，病史应包括：

（1）耳鸣是否合并听力损失及眩晕：三者之间出现时间先后的关系。

（2）耳鸣出现的时间：持续时间，变化的过程，诊断及治疗过程，目前现状。

（3）耳鸣的特征：包括部位及耳别，持续性或间断性，间断的时间以及有无规律性变化。

（4）耳鸣音调的性质：是高调，还是中调、低调，耳鸣声的具体描述，如蝉鸣、哨音、汽笛声、隆隆声、风吹电线声、风声、拍击声及咔哒声等。是搏动性还是非搏动性，搏动性是否与心跳或脉搏同步，是否与呼吸有关，音调性质有否变化。

（5）耳鸣响度：可与环境声或生活声比较。

（6）耳鸣的严重性：对情绪及生活、工作的影响，使患者感到烦恼的程度，焦虑及抑郁是原因还是后果，是否可逐渐适应。

（7）耳鸣的可能原因：耳鼻咽喉科尤其是耳科的过去病史、头外伤、声创伤、耳毒性药物史、心脑血管疾病史、变态反应疾病史等。女性患者应了解与月经期的关系。

（8）耳鸣的触发或加剧等影响因素。

（9）耳病及与耳病有关的全身性疾病情况：特别是神经系统疾病的病史询问，以便确定耳鸣是否与神经系统疾病有关。

（10）患者自身控制耳鸣的方法：如听音乐、散步、旅游等。

（11）家族史：特别是与耳鸣有关的疾病史。

2. 临床一般检查

（1）系统检查：应与内科及神经科医师合作，根据需要，进行有关病变及功能状态的检查。

（2）耳鼻咽喉科检查：尤其是耳科的详细检查。并应做颈部、颞颌关节功能检查。如为搏动性耳鸣，应做头及颈侧及耳的听诊，以了解有无血管搏动声，转动颈部，了解压迫颈静脉后对耳鸣的影响。

（3）心理学评价：由于耳鸣与焦虑互为因果，故应与心理学家合作，对耳鸣患者做出心理学的评价。

（4）影像学检查，实验室检查（含免疫学检查）：应根据患者的病史，怀疑局部或全身疾患与耳鸣有关时才进行相关检查，结果如有异常也应小心分析。

3. 听力学测试　听力学测试对于耳鸣的诊断极为重要，尤其是病因及病变部位的确定及治疗效果评定。但应注意少数患者听力可能完全正常（参见本篇第四章）。对于未发现听阈损失的被检者，扩展高频纯音听阈测试，有时可有异常发现而有助于诊断。

4. 前庭功能检查　前庭功能检查应包括自发性及诱发性前庭功能检查，进行眼震图记录，姿势图检查等。

5. 耳鸣测试　由于耳鸣本身是一种主观症状，故目前尚缺乏客观测试指标以判断有无耳鸣存在及耳鸣的严重程度。下列的行为反应测试，其可靠性及精确性还存在一定问题：

（1）耳鸣音调的频率匹配：通过音调的匹配来确定其音调的频率或是最令患者心烦的主调，临床上仅需以纯音听力计来进行匹配。

（2）耳鸣的响度匹配：为了解对耳鸣完全掩蔽所需的强度，应做响度匹配。但是，在实际进行时，由于重振现象及掩蔽效应的存在而有一定的困难。

（3）最小掩蔽级：也称耳鸣掩蔽曲线测试，为测定刚可掩蔽耳鸣的测试音的最小强度级。掩蔽曲线可分五型（图9－1）：①Ⅰ型，聚合（convergent）型，听阈曲线与掩蔽曲线从低频至高频逐渐接近，多见于噪声性听力损失；②Ⅱ型，分离（divergent）型，两曲线从低频至高频逐渐分开，约占3%，病变不明；③Ⅲ型，重叠（congruent）型，两曲线近乎重合，耳鸣为宽带噪声样，约占32%，见于梅尼埃病，特发性突聋及耳硬化症；④Ⅳ型，远离（distant）型，耳鸣为宽带噪声样，见于中耳及内耳病变；⑤Ⅴ型，抗拒（persistent）型，任何强度的掩蔽声皆不能将耳鸣掩蔽。

聚合型　　　　　　　　　　分离型

重叠型　　　　　　　　　　远离型

图9－1　耳鸣掩蔽图型

（4）为准备掩蔽治疗尚应测试掩蔽的时间衰减，后效抑制，响度不适阈等。

七、耳鸣的治疗

目前耳鸣的治疗还存在着较大的困难，因为引起耳鸣的疾病与因素极多，有时难以做出正确的病因、病变部位的诊断，而即使能做出病因及病变部位的诊断，病因治疗有时也存在困难，或者，即使引起耳鸣的疾病得到治疗，而耳鸣仍然存在，故有学者认为应用治疗一词，不如代以处理一词更为恰当。因此，尽管耳鸣的治疗方法很多，但迄今尚无特殊有效的方法。但是，在临床实际中，耳科医师不能断然告诉患者耳鸣无治疗方法，以免引起患者新的心理障碍。耳鸣治疗效果的评价是：耳鸣的减轻及焦虑的解除，并非如其他疾病一样称为治愈。此外，对耳鸣的治疗并不是一位临床医师能够解决的，必须有耳鼻咽喉科医师、听力学家、神经学家、精神科医师、心理学医师等共同研究制定治疗方案。

1. 病因治疗　病因治疗是医学上首要而且是最理想的治疗方法。但如病因无法确定，或是病因虽能确定但却无法治疗，故病因治疗并不如想象中那样容易收效。病因治疗可分内科药物治疗及外科手术治疗两种。外科治疗是对引起耳鸣的部分疾病进行手术治疗，如动静脉瘘、动脉瘤等。而耳蜗神经切断术、前庭神经切断术、听神经瘤的手术治疗、鼓丛神经切断术等对于耳鸣的疗效很难确定，这些手术除非是针对疾病本身的需要，否则，不应以外科手术作为治疗耳鸣的方法。

2. 药物治疗　用于治疗耳鸣的药物基本上分为两大类，一是伴发有耳鸣的基本疾病的治疗，二是对症治疗。

（1）基本疾病的治疗：如对中耳炎、梅尼埃病、甲状腺功能异常等的药物治疗。此外，维生素 B（尤其是维生素 B_{12}）、锌制剂、银杏叶制剂，可能有助于对无选择性耳鸣的治疗，但疗效尚待临床证实。低血糖可为耳鸣的病因，如耳鸣在睡眠后或清晨加剧，而饮用葡萄糖水，$10\sim20min$ 后耳鸣减轻即可证实。

（2）对症治疗：可分两类，一为减轻耳鸣对患者的影响，一为耳鸣的抑制药。

1）减轻耳鸣影响的药物：此类药物主要包括抗焦虑、抗抑郁药，但这些药物均有不同程度的副作用，甚至有些药物可加重耳鸣，故用药时应该慎重，且不能过量。

a. 抗抑郁药：副作用较小的有：①多虑平（doxepinum，sinequan），口服 25mg，3 次/d，多在 1 周内见效；②马普替林（maprotiline，ludiomil），口服 25mg，3 次/d。

b. 抗焦虑药：通常应用：①艾司唑仑（舒乐安定，surazepam），口服 1mg，3 次/d；②阿普唑仑、佳静安定、佳乐定（alprazolamum），口服 0.4mg，2 次/d，最大限量 4mg/d。

2）耳鸣的抑制药：

a. 利多卡因：利多卡因对耳鸣的抑制，有认为作用于中枢，也有认为作用于末梢。已知利多卡因是一种膜稳定剂，阻滞钠通道，故可阻滞由于病变所致之中枢听径路的异常兴奋活动，从而减轻耳鸣。最近认为：利多卡因的四价氨衍生物 QX572 不能通过血脑屏障，故其抑制耳鸣作用在螺旋器，但仍无一致的结论。该药对绝大部分病例，耳鸣的减轻或抑制是肯定的。虽然有时作用时间较短（仅几小时），但是对于一些严重耳鸣者已感到极大的满足。利多卡因治疗的常规剂量为 $1\sim2mg/kg$，以 1% 溶液缓慢注入静脉，5min 注完（不能太快！），每日 1 次，7d 为 1 疗程，休息 1 周后可做第 2 疗程。

b. 氯硝西泮（氯硝安定，clonazepam）：为首选药，为抗惊厥药。剂量为 0.5mg，每晚 1 次，共 1 周，如无效可用 0.5mg，2 次/d，共 1 周，然后 0.5mg，3 次/d，共 2 周，如无效即停药，有效则减至 0.5mg，1 次/d 或 2 次/d。

c. 哌氟酰胺（flecailnide）：100mg，2 次/d，1 周，然后 150mg，2 次/d，2 周，维持量 100mg，2 次/d。

d. 卡马西平或称酰胺咪嗪（carbamazepine，tegretlo）：①剂量增加法，100mg，睡前 1 次，以后每天增加 100mg，共 1 周，直至达到 200mg，3 次/d；②全量法，200mg，3 次/d。

e. 扑痫酮，或称麦苏林（primidone，mysoline）：为抗癫痫药，当卡马西平无效时可用此药，首次 0.15mg，以后每周增加 0.25mg/d 直至 700mg/d。

f. 麦奥那（eperijone hydrochloride，亦称 myonol）：一种肌肉松弛剂，150mg/d，口服 2 周对耳鸣有明显疗效。

g. 舒必利亦称硫苯酰胺，舒宁（sulpiridum，dogmatil，equilid）：为抗精神病用药，对抑郁症有效，口服 600～1200mg/d。

从以上情况说明，耳鸣抑制药治疗存在着疗效不甚肯定，而副作用较多的问题，故临床医师应全面斟酌，慎重使用。

3. 掩蔽疗法掩蔽疗法（masking therapy）　为目前耳鸣治疗中较为有效的方法。实际上，许多耳鸣患者早已发现在嘈杂环境中耳鸣有减轻或消失的现象。掩蔽疗法的机制是基于耳鸣的外毛细胞补偿学说，即耳蜗某部位的外毛细胞受损时，其邻近的正常毛细胞将加强其电机械作用以试图补偿之，如补偿活动的能量超过了正常阈值就会产生耳鸣。故产生了临床上用掩蔽声置于患耳而使外毛细胞的"补偿"活动受到抑制，来减轻耳鸣的方法。从心理学角度看，耳鸣患者对掩蔽声听起来比自身的耳鸣声愉快，掩蔽器发出的掩蔽声可由患者自己调节音量并选择是否使用，可取得较好的效果。

掩蔽疗法的作用基本上可出现 4 种作用：

（1）连续性完全掩蔽：掩蔽器的掩蔽噪声连续出现，从而掩盖了耳鸣。应用持续性完全掩蔽取决于几个因素，最重要的是，掩蔽噪声的最小掩蔽级不能过分大于耳鸣响度，即最小掩蔽级的值减去耳鸣的响度匹配值，不能 >10dB，最大不超过 15dB。其次，所应用的噪声应比耳鸣有更易于接受的性质。再者是掩蔽效应不随时间而衰减。

（2）连续性部分掩蔽：如果对耳鸣起到完全掩蔽的声音过大而不能接受时，此种患者在安静环境中多出现耳鸣加剧。对于此类患者可采取部分掩蔽，即掩蔽器仅提供与耳鸣响度相等的低强度掩蔽声。另外，掩蔽试验如出现 10dB 以上的掩蔽衰减，则也应采用部分掩蔽。

（3）抑制性掩蔽：耳鸣的全部或部分抑制，可作为连续掩蔽的一种替代方法或附加作用，如后效抑制试验结果为全抑制，则治疗性掩蔽的后效抑制的效果更好，如无后效抑制，或后效抑制试验时响度加强，则应做较长时间的掩蔽，可出现一定程度的后效抑制。故掩蔽器的使用应给予高强度级的声音，且掩蔽时间应在 1h 以上，以便确定是否出现后效抑制。

采用特异性频率的掩蔽声其抑制掩蔽的作用有可能更大，为了选择更理想的后效抑制效应，应做各种宽频谱的一定范围的掩蔽声进行掩蔽。使用程序化掩蔽是否能产生更有效的抑制掩蔽，仍有待于进一步研究。有些研究指出：产生最大后效抑制的频率，常比耳鸣频率低，少数可低 1～2 倍频（Terry 等，1983）。

另外，也可采用间歇掩蔽声，可更有效的出现更大的后效抑制效应，但起止时间应为 10min。也需进一步研究。

（4）掩蔽的脱敏化作用：许多耳鸣患者的不适响度级降低，常需佩戴耳塞或避开噪声环境，但耳塞常导致耳鸣加剧。耳鸣掩蔽器可减少此一难题，即规则地短时间佩戴掩蔽器，掩蔽时间每天累积达 6h，掩蔽强度应调节为清楚听见但无不适感（不需要全掩蔽）。此法可进行数天至 6 个月，许多患者可重新获得对强声的耐受。

作为掩蔽疗法的掩蔽器种类很多，如：①环境声：有些患者晚上入睡困难时，可用钟声、流水声等掩蔽耳鸣或分散对耳鸣的注意力，而促使患者入睡；②一种具有调频装置的小收音机或单放机，可先将适合于患者的窄带掩蔽噪声录成磁带，放入单放机中播放，作耳鸣掩蔽用，且可播放音乐声、雨声或流水声等；③用助听器减轻耳鸣，主要应用于低调耳鸣的患者。助听器多引入频率为 4kHz 以下的环境噪声，同时，此类噪声得到了放大，从而使耳鸣受到部分或完全掩蔽，偶尔还可出现后效抑制效应；④专用的耳鸣掩蔽器，其外形极似助听器，有耳后型、耳内型和程序式 3 种；⑤合并型掩蔽器。耳鸣掩蔽器连接或藏于助听器内，其助听器与掩蔽器音量控制各自独立，使用时，先调节助听器音量，然后再调节掩蔽器音量，则掩蔽效果更佳。

4. 心理学治疗　耳鸣的心理学治疗是指通过语言的和非语言的交流方式等方法，来影响及改变被治疗者的心理状态及心理障碍，从而达到打断恶性循环、治疗耳鸣的目的。

（1）认知疗法：向患者介绍耳鸣的可能病因或病因，耳鸣的特点。使患者认识到耳鸣并非是一种严重的、致命的进行性疾病，以消除顾虑。说明耳鸣是可以治疗的，但需要较长的时间，必须有信心。介绍有关耳鸣的治疗方法，并且说明耳鸣的治疗效果与情绪有关。通过这些认识，使患者了解耳鸣对生活及工作的影响并不是那样大，从而认识到过分强调耳鸣对身心的影响是不必要的。

（2）生物反馈疗法：采用电子仪器，将人体内的生理功能信息加以采集，然后在监视器上显示，而反馈给人体，使患者根据这种反馈信号来训练自己，以对体内不随意的功能活动（如肌肉放松，改变心率，镇静情绪等）进行调节，以期控制某种病理过程，促进功能恢复，从而达到治病的目的。

目前认为：本疗法对耳鸣所起的作用在于患者紧张状态的减轻或消失，而使耳鸣易于耐受。而客观的耳鸣响度匹配与音调匹配并无改变。

5. 电刺激疗法　电刺激疗法（electrical stimulation therapy）是指利用电流直接刺激听觉系统达到抑制耳鸣的目的。根据电刺激电极部位分为外刺激（颅或外耳）及内刺激（中耳及内耳）两类。治疗对象主要为耳蜗性耳鸣患者，这种方法目前极少应用于临床。

6. 耳鸣习服疗法　耳鸣习服疗法又称再训练法。目的是使患者尽快达到对耳鸣的适应和习惯，主要方法则是由专科医师定期给予习服训练的详细指导，包括耳鸣不全掩蔽、松弛训练、转移注意力和心理咨询等。患者应长期坚持训练，并且必须使用如耳鸣掩蔽器、音乐光盘、磁带等以协助达到对耳鸣适应和习惯的目的。

7. 耳鸣的联合治疗　耳鸣的治疗方法虽然很多，但很难确定何种治疗方法更为有效，基于此，除进行病因治疗外，联合治疗——包括药物、生物反馈、声掩蔽、电刺激，以达到缩短治疗时间，减少具有副作用药物用量，增加协同疗效，可取得更为有效的结果。

八、搏动性耳鸣

搏动性耳鸣（pulsetile tinnitus）是一种有节律的耳鸣。是由患者头颈部的血管或肌肉产生，并通过骨骼、血管和血流传导至耳蜗而感知的。搏动性耳鸣可分为血管性和非血管性两大类：血管性搏动性耳鸣较多见，其耳鸣节律与患者自身的心跳节律一致，主要由血管的解剖变异或血管的其他病变引起的管径狭窄、血流加速和血流紊乱所致。非血管性搏动性耳鸣与头颈部的肌阵挛有关，如腭肌阵挛，镫骨肌或鼓膜张肌肌阵挛，这种耳鸣的节律与心跳节律不一致，而与肌阵挛发作时的阵挛节律相关。搏动性耳鸣大多为主观性，有些为他觉性。

大多单侧发病，双侧较少见。女性较男性多发。

（一）病因

1. 颈静脉球或颅底血管病变

（1）颈静脉球体瘤或鼓室球瘤：一侧搏动性耳鸣，节律与心律一致；指压同侧颈内静脉时耳鸣消失，压迫停止，耳鸣复现。Sigele 耳镜检查时鼓膜呈蓝色，可见搏动点。如未见搏动点，通过耳镜加压后可见搏动点，进一步加压，鼓膜蓝色消退，搏动停止。可合并第 Ⅶ～Ⅺ 对脑神经症状。

（2）高位颈静脉球：当颈静脉球位置高达外耳道平面，且外耳道底骨板缺裂时，可合并蓝鼓膜，但在因其他疾病所进行的颞骨 CT 检查中发现有颈静脉球高位者，大多并无搏动性耳鸣。

（3）颅底和颞骨血管瘤。

2. 颅内外血管畸形

（1）先天性血管畸形：如胚胎期颈内动脉发育不良，其邻近颅底的垂直段和水平段交叉处移位，血管狭窄，可因该处血流紊乱，或咽升动脉血流量增加，引起搏动性耳鸣。

（2）后天性血管畸形：后天性血管畸形大多由外伤、手术、感染、肿瘤、妊娠等引起的脑膜或静脉窦血栓性静脉炎所致，常见于横窦、乙状窦、海绵窦、颅前底和小脑幕等部位。

3. 硬脑膜动静脉瘘　硬脑膜的动静脉瘘可能继发于硬脑膜静脉窦的血栓形成或窦腔闭合，瘘道由窦壁上丰富的小动脉网与静脉窦或小静脉之间的许多微小交通支形成。由于病变的静脉窦直接接受动脉的血流，容易形成逆行血流，而引起搏动性耳鸣。不仅位于硬脑膜的动静脉瘘可引起搏动性耳鸣，颞骨内的动-静脉瘘也是搏动性耳鸣的原因之一，例如侵犯颅骨的 Paget 病，可能因颞骨内有新生血管和动静脉瘘，而出现搏动性耳鸣，并伴有听力下降和眩晕。

动静脉瘘和颅内、外血管畸形除搏动性耳鸣外，还可因病变位置和范围不同而出现头痛、面部疼痛、视力下降、复视，重者伴有恶心、呕吐等，并可发生严重的颅内并发症（如颅内出血，血肿，静脉梗死，颅内高压等）。头部外伤或经鼻径路垂体肿瘤切除术后继发的颈内动脉-海绵窦-动静脉瘘，可于术后数日或数周出现眼球突出，球结膜水肿，第 Ⅲ、Ⅳ、Ⅵ 对脑神经麻痹等。

4. 动脉粥样硬化　动脉粥样硬化引起的搏动性耳鸣，是因动脉狭窄引起血流紊乱所产生的响声经岩骨传导至耳蜗所致。这种患者患有高血压、高血脂、糖尿病，可有脑血管意外或短暂的脑局部缺血史。

5. 良性颅内高压综合征　良性颅内高压综合征（benign intracranial hypertation syndrome）以颅内压升高，而无局灶性神经症状为特征；有时可出现眼外展麻痹。而搏动性耳鸣和其他的耳部症状（如听力下降、耳内胀感、眩晕等）可能是本病的主要或唯一症状，其中 1/3 患者的 ABR 出现异常，包括波 Ⅰ-Ⅲ 间期或（和）Ⅲ-Ⅴ 间期延长，或波 Ⅴ 潜伏期延长。

6. 自发性颈动脉内膜剥脱　不常见。是引起中、青年人脑缺血的原因之一。有认为，颈动脉纤维肌性发育不良（fibromuscular displasia of the carotid artery）、高血压、动脉硬化、外伤是本病的诱因。除突发性搏动性耳鸣外，本病还伴有患侧偏头痛、颈面部疼痛、晕厥、Horner 征及脑神经症状。

7. 肌阵挛　如鼓膜张肌肌阵挛，镫骨肌阵挛，腭肌阵挛等。这种搏动性耳鸣常为阵发性，可因声刺激或眨眼、耳郭皮肤受刺激时发作，亦可为自发性。耳鸣发作与肌阵挛发作同步，节律一致。该耳鸣常为他觉性。

（二）检查

1. 耳镜检查　Siegle 耳镜检查时如发现鼓膜后方有搏动性包块，或鼓膜呈蓝色，应疑及颈静脉球病变或异位颈动脉。鼓膜有与脉搏不一致的节律的运动为鼓膜张肌阵挛的表现。

2. 耳周及颈部触诊　指压同侧颈内静脉时，嘱患者注意其耳鸣，如耳鸣减轻或消失，提示为静脉源性耳鸣。动脉源性耳鸣不会因指压而改变。将患者头部转向患侧，耳鸣变弱或消失，也提示为静脉源性。触诊耳周部位，发现震颤时，应疑及颈部动、静脉畸形。

3. 听诊　在患者耳边倾听，了解耳鸣是否为他觉性，并注意其节律是否与患者的脉搏一致，如不一致，可能为非血管性搏动性耳鸣，并寻找肌阵挛的部位。腭肌阵挛者，可见软腭有阵挛性收缩，但若患者张口过大，可致阵挛消失而不可见。

4. 听力学检查　纯音听阈测试应作为常规检查。听力损失超过 20dB 时，指压同侧颈静脉重新测试听力，若此时听力改善或恢复正常，提示耳鸣为静脉源性或良性颅内高压综合征，若为后者，宜再做 ABR。

5. 颈动脉超声检查　有助于诊断颈动脉粥样硬化。

6. 放射学检查　鼓膜正常者，做颅脑 MRI，结合高清晰度磁共振血管造影，如出现扩张的皮质静脉，提示为硬脑膜动静脉畸形。良性颅内高压综合征者常可发现小室或空鞍。蓝鼓膜或耳后有包块者，应做颞骨 CT 以排除颈静脉球体瘤。

（三）治疗

（1）颈静脉球体瘤、颅底和颞骨血管瘤引起的搏动性耳鸣，在查明病因后，采用相应的治疗。

（2）头颈部血管畸形，动静脉瘘等可根据情况做血管改道、结扎、成形等，或选择性动脉栓塞，血管内支架等。

（3）不明原因的特发性静脉源性耳鸣，在排除了其他原因后，可考虑做颈内静脉结扎术。

（4）与肌阵挛相关的搏动性耳鸣，可给卡马西平 0.1g，3 次/d，在药物治疗无效时，可切断相关肌肉予以治疗。

（熊　欣）

第十章

梅尼埃综合征

梅尼埃综合征是以膜迷路积水为基本病理学改变，以发作性眩晕、耳聋、耳鸣及耳胀满感为临床特征的特发性内耳疾病。因法国人 Meniere 首次报道而得名。中青年发病率较高，通常为单耳患病。累及双侧者常在 3 年内先后患病。男女发病率无显著差别。

一、概述

迄今未明。可能与内淋巴代谢失调、变态反应、内分泌功能障碍、自主神经功能紊乱、病毒感染、疲劳及情绪波动等因素有关。

梅尼埃综合征的主要病理变化有以下几种。

1. 膜迷路积水膨胀 球囊及蜗管因积水而膨胀，以致外淋巴间隙被压缩，前庭膜受压变位，重者可经蜗孔疝入鼓阶，或与迷路骨壁相贴。椭圆囊及膜半规管很少膨大，但常被膨大的球囊挤向一边从而刺激前庭终器引起眩晕。

2. 前庭膜破裂 因积水过多引起前庭膜破裂，内外淋巴液相互混合；裂口小者，可自行愈合；裂口大者可见前庭膜塌陷，裂口不能愈合而成永久通道。

3. 前庭阶纤维化 病期长者可见前庭阶内发生纤维化，内淋巴囊亦出现纤维化，更妨碍了内淋巴的吸收。球囊膨大可充满前庭甚至与镫骨底板相接或粘连，故于外耳道加压时可出现类似瘘管征症状。

4. 耳蜗蜕变 早期耳蜗顶周的感觉上皮可能有蜕变，神经纤维和神经节细胞数也减少，与早期出现的低频区听力损失相符。基底膜由于长期受压血供减少，晚期可出现螺旋器蜕变而出现感音性聋。

二、临床表现

1. 眩晕 为此病的主要症状。眩晕呈突发性、旋转性。患者感觉自身或周围物体在旋转，或感到摇晃，似浮在空中，失去自控能力。眩晕发作高潮时伴有恶心、呕吐、出冷汗、面色苍白及血压下降等自主神经反射症状，但神志清楚，无意识障碍。因转头或睁眼可使眩晕加重，患者多闭目静卧。发作持续数十分钟至数小时不等，长者可达数周。症状缓解后进入间歇期，间歇期可为数周、数月或数年，亦有频繁发作或长期不能彻底缓解者。一般发作间歇期内所有症状完全消失。

2. 耳鸣　患者大多有持续性耳鸣，少数为间歇性，初为低音调，反复发作后变为高音调。绝大多数病例在眩晕前已有耳鸣但往往未被注意，在眩晕发作时耳鸣加剧。间歇期耳鸣减轻或消失。

3. 耳聋　常为感音神经性聋。初为低频，以后可影响高频听力。听力的损失程度与反复发作有关，发作期听力减退，间歇期内听力常可恢复，但当再次发作听力又有下降，即出现一种特殊的听力波动现象。随着病程的发展，听力呈下降趋势，乃至全聋。耳聋的同时，患者对高强度声音耐受性差，称为重振；对同一频率的纯音，患耳和健耳感受成不同音调的声音，称为复听。

4. 耳闷胀感　在仔细询问病史时，可知患者在发作时多有一侧耳内或头部有闷胀感，头内发闷或头重脚轻。病变解除后这种感觉消失。

三、实验室及辅助检查

（一）耳部检查

鼓膜无明显改变。发作期可见自发性水平性或水平旋转性眼球震颤，发作过后，眼震逐渐消失。

（二）听力学检查

早期纯音听力曲线多为上升型，有时也表现为下降型或平坦型；多次反复检查可证明其波动性质。阈上功能检查证明有重振，如短增量敏感指数试验阳性等。语言测听的语言接受阈大致与纯音听阈相吻合，而语言识别率可以下降。耳蜗电图是诊断本病的较可靠的方法，表现为总和电位增大，总和电位与动作电位的比值增加。

（三）前庭功能检查

眼震电图检查初次发作、间歇期各种自发或诱发试验结果可能正常，多次发作者前庭功能可减退或丧失，或有向健侧的优势偏向。增减外耳道气压可能诱发眩晕与眼球震颤，称安纳贝尔征，提示膨胀的球囊已达镫骨足板或与足板发生纤维粘连。

（四）甘油试验

空腹顿服 50% 甘油溶液 2.4 ~ 3.0ml/kg，服药前及服药后每小时查纯音测听 1 次，共 3 次。服药后若病耳听阈较服药前提高 15dB 以上者为阳性。

（五）影像学检查

颞骨 X 线片一般无明显异常发现，内听道及桥小脑角 CT 或 MRI 检查有助于本病的诊断。

四、诊断

本病初发就诊者很难得出确切的诊断，且也不应轻易做出肯定的诊断，因为眩晕和发热一样是许多疾病的一个共有症状，膜迷路积水一定有眩晕，但不能认为，有眩晕的患者一定就是膜迷路积水。所以临床上对眩晕的患者，一时不能肯定诊断者，以"眩晕待查"为宜。但是眩晕患者如具备下列几个条件可做出梅尼埃综合征的诊断。

（1）具有典型的反复发作的眩晕，持续 20min 至数小时，有明显的缓解期，至少发作 2

次以上，伴恶心、呕吐、平衡障碍。可见水平性或水平旋转性眼震。

（2）发作时神智始终清晰，对外界感受能力正常，无意识丧失现象。

（3）至少1次纯音测听呈感音神经聋，早期低频下降，听力波动，随病情进展听力损伤逐渐加重，可出现重振现象。常为一侧。

（4）有间歇性或持续性耳鸣，高音调，常与耳聋同时发生，于眩晕发作之前加剧，眩晕发作之后减轻。

（5）甘油试验阳性。

（6）耳闷胀感，无头痛。

（7）要排除其他疾病引起的眩晕、耳聋和耳鸣。

五、鉴别诊断

因发生眩晕的疾病较多，应注意与以下疾病相鉴别，切忌笼统称之为梅尼埃综合征。

1. 迷路炎 为化脓性中耳炎的并发症。

2. 前庭神经元炎 系病毒感染所致，发病前多有上呼吸道感染史；眩晕渐起，数日达高峰，数周或数月后渐缓解，有自愈倾向，但可转为位置性眩晕；临床表现有眩晕、眼震、恶心、呕吐，但无耳鸣、耳聋；前庭功能检查显示双侧半规管功能低下，但不一定对称；愈后极少复发。

3. 椎－基底动脉供血不足 由颈椎及有关软组织的病变使椎动脉受压迫造成。发作时间短暂，一般数分钟，转头、弯腰向下或从卧位坐起时诱发或加重；耳鸣、耳聋较少；有颈肩部疼痛，肢体麻木等症状；X线颈椎拍片或颈椎CT、MRI有助于诊断。

4. 药物中毒 有耳毒性药物使用史，如氨基糖苷类抗生素；一般起病缓慢，多在1~2周内达高潮，持续数月或更长，中间无缓解期。眩晕多为不稳感，少呈旋转性，步态蹒跚，平衡失调，卧床减轻，活动加重，有耳鸣及耳聋。

5. 突发性聋 伴有眩晕者约占一半，但无眩晕反复发作史，耳聋发生快而严重，常以高频下降为主。

6. 听神经瘤 为小脑脑桥角处最常见的良性肿瘤。临床特点：一般增长缓慢，多单侧发病；因瘤体多起自前庭神经，眩晕是主要症状，阵发性发作，进行性加重，有缓解期，久之代偿而不典型。自发性眼震颤出现最早最多，可达95%，呈旋转或垂直，晚期逆转；继听神经损害后有第 Ⅴ、Ⅶ 对脑神经损害；前庭功能检查结果不一致，有优势偏向。X线斯氏位照片示内耳道扩大，CT扫描能早期发现。

7. 位置性眩晕 在特定的头位或变换头位时发生眩晕，伴位置性眼震，无耳鸣、耳聋。

六、治疗

主要是通过应用药物降低前庭感觉阈，镇静中枢神经，调整自主神经功能，改善耳蜗微循环，解除膜迷路积水，以缓解发作期的症状或减少眩晕发作。

（一）一般治疗

向患者耐心解释，消除对本病的恐惧；保持环境安静，卧床休息；饮食宜低盐少水，高蛋白、低脂肪，中等量糖类，高维生素；禁烟酒、茶及咖啡。

（二）药物治疗

1. 利尿脱水药　乙酰唑胺 250mg，口服，每天 3 次，首次剂量加倍。

2. 镇静药物　为发作期的对症用药。如安定片 2.5~5mg，每日 2~3 次，对前庭神经冲动有抑制作用；茶苯海明 50mg，每日 3 次。抗过敏药物如异丙嗪，具有镇静作用。口服谷维素可调节自主神经功能。

3. 血管扩张剂　增进耳蜗血流，改善内耳微循环。常用有 5%~7% 碳酸氢钠溶液 40~60ml 静脉注射或 100~2 000ml 静脉滴注，每日一次，可解除小动脉痉挛；低分子右旋糖酐静脉滴注，可使血黏稠度变稀，增加血容量，防止血小板凝集，改善耳蜗微循环的血滞现象。口服药物常用的有倍他司汀、氟桂利嗪、尼莫地平等。抗胆碱能药物如东莨菪碱、山莨菪碱，有增加耳蜗血流量之效，可适量应用。

4. 中医治疗　中医眩晕病因以肝风、痰湿、虚损三者为主，可按中医辨证论治用药。针刺内关、合谷、百会、风池、听宫等穴或耳穴神门、肾区等可缓解眩晕及恶心、呕吐，是中医治疗本病的常用方法。

（三）手术治疗

对频繁剧烈发作，严重影响工作和生活，而且患耳呈现重度感音性耳聋，各种保守治疗无效时，可考虑手术治疗。常用术式有以下几种。

1. 内淋巴囊引流减压术　内淋巴囊切开使内淋巴液流出，以降低内淋巴压力。

2. 内淋巴囊蛛网膜下分流术　通过镫骨足板将球囊刺破，使球囊内的内淋巴液与外淋巴液相混，以维持内外淋巴液压力的平衡；或通过圆窗穿透骨螺旋板再穿通球囊，使内淋巴外流入外淋巴间隙。但穿通骨板不易愈合可形成永久性的内外淋巴瘘。

3. 高渗诱导减压术　手术将氯化钠晶体置于圆窗膜上而引起局部高渗，减轻了迷路的积水，同时破坏前庭感受器，消除病理性冲动，达到控制眩晕目的，方法简单效果良好，但只适用于实用听力丧失的患者。

4. 前庭神经切断术　选择性地切断前庭神经，并切断前庭神经节，使前庭性眩晕基本消除。

5. 迷路切除术　眩晕控制，但耳蜗也被破坏。故该类手术，仅限于对侧耳听力正常，患侧耳听力基本丧失，眩晕、耳鸣严重的患者。

（熊　欣）

第十一章

耳部肿瘤

第一节 外耳肿瘤

一、血管瘤

血管瘤（hemangioma）是耳部较常见的良性肿瘤，多为先天性血管发育畸形、血管异常增生引起。多见于耳郭，常延及耳周皮肤或外耳道。按其组织病理类型，有毛细血管瘤（capillary hemangioma）、海绵状血管瘤（cavernous hemangioma）、致密血管瘤（compacted hemangioma）和蔓状血管瘤（arterial racemosum angioma）等，其中以前两者较多见。毛细血管瘤由毛细血管网组成，可小似针尖或蜘蛛痣，范围广泛者可累及整个耳郭，皮肤呈紫红色，无明显隆起或微突起，局部温度较高。海绵状血管瘤由密集的血管小叶组成，毛细血管排列紊乱，管腔扩张，腔内充满血液。可累及较深层组织，表面常隆起，呈结节状，甚至明显隆起，微红或紫红色，呈分叶状，压之可消失，间有搏动。临床症状依据肿瘤的位置、大小而定，肿瘤位于耳郭者，除肿瘤增大造成耳郭畸形影响美观外，患者多无自觉症状和不适，少数患者有自发性局部出血；肿瘤位于外耳道者，可引起阻塞感、耳鸣、听力减退、耳痛等症状。治疗方法很多，有手术切除、注射硬化剂、冷冻和放射治疗等。较大的血管瘤可于肿瘤切除术后加植皮及整形手术；对于较小血管瘤可采用手术切除，或用5%鱼肝油酸钠溶液等硬化剂注射至血管瘤底部，每周或隔周1次，每次0.1~0.5ml。近年来，超声高能电生化场效应技术在治疗耳部各型血管瘤方面已取得较好的效果，已引起人们的关注。

二、囊肿

耳部囊肿可发生于耳郭及耳周，以位于耳郭者多见，发展较缓慢，可分为两类：①真性囊肿，如表皮样囊肿、皮脂腺囊肿等，其囊壁有内衬上皮；②假性囊肿，如外伤性囊性血肿、囊肿性软骨炎等，为组织间隙内积液，无内衬上皮。临床上以真性囊肿较为多见。真性囊肿的治疗以手术切除为主；假性囊肿则应在无菌条件下行穿刺抽吸和局部加压，对经久不愈者可考虑手术切除。

三、纤维瘤及瘢痕疙瘩

纤维瘤（fibroma）多见于耳郭，根据瘤组织内胶原纤维及细胞成分的多少可分为软、硬两种，前者瘤细胞丰富，胶原纤维较少，与脂肪瘤相似。后者则大部分由胶原纤维组成，细胞成分少，呈硬性无痛结节。治疗为手术切除。

瘢痕疙瘩（keliod）是皮肤损伤愈合过程中，胶原合成代谢功能失去正常的约束控制，持续处于亢进状态，以致胶原纤维过度增生的结果，又称为结缔组织增生症，中医则称为蟹足肿或巨痕症。造成这种结缔组织异常增生的原因有内因和外因。内因主要是瘢痕体质，这种体质多属家族遗传；外因主要是各类原因引起的皮肤损伤，如蚊虫叮咬、预防接种、打耳孔、纹眉、针刺伤等。瘢痕疙瘩多见于耳后皮肤和耳垂。临床上可见病损处表面隆起不平、质坚硬、色淡红、边缘不规则，可呈蟹足状；局部可有刺痒感，尤以夏季为甚。目前治疗此病多采用激光、冷冻、手术切除（植皮）、放疗或用激素局部封闭等方法。瘢痕疙瘩治疗后易复发，是个较难治愈的疾病，预防及早期发现是关键。本病癌变的发生率很低。

四、外耳道乳头状瘤

外耳道乳头状瘤（papilloma of external canal）是发生于外耳道软骨部皮肤的良性肿瘤，是外耳道最常见的良性肿瘤之一。我国南方比北方多见，多好发于 20～25 岁的男性。

（一）病因

不明，一般认为本病的发生与乳头状瘤病毒感染有关。当外耳道皮肤受到炎症、经常挖耳等外伤刺激后，局部皮肤抵抗力降低，病毒感染而致病。

（二）临床表现

肿瘤较小者可无症状，当瘤体充满外耳道时可有耳内发痒、阻塞感或听力下降。常有挖耳出血或挖出"肉块"样物，如继发感染则有耳痛和流脓。

（三）检查

外耳道内有乳头状新生物堵塞，基底一般较广，表面高低不平，棕褐色，质较硬，多有蒂。有感染者局部充血、肿胀，个别可变黑而自行脱落。向内生长可侵及中耳。偶向外生长，波及耳郭及周围皮肤。

（四）诊断

诊断不难。对有耳痛、易出血者应警惕有恶变可能，需尽早活检。

（五）治疗

应彻底切除肿瘤。切除后，可用硝酸银、干扰素涂布创面，或电灼、激光烧灼肿瘤根部。切除不彻底者易复发。据报道外耳道乳头状瘤恶变的发生率为 2% 左右。

五、外耳道外生骨瘤

外耳道外生骨瘤（exostosis）是外耳道常见的良性肿瘤之一，为外耳道骨壁的骨质局限性过度增生而形成的结节状隆起，属良性肿瘤；多发生于男性青壮年。双侧多见，且常为多个；包括多发性致密骨瘤（外生性骨瘤）和单发松质型骨瘤，后者极少见。

（一）病因

不明，有多种学说如创伤、物理、化学及慢性炎症刺激等。

（二）临床表现

骨瘤体积不大者可无任何症状，常在耳科检查时偶然发现。体积增大到一定程度，可使外耳道变窄，合并耵聍和脱落上皮堆积时可堵塞外耳道，引起耳闷、听力下降、耳鸣等症状。压迫外耳道皮肤可引起疼痛，继发感染时流脓。

（三）检查

耳镜检查时可见外耳道骨部有结节状或半圆形硬结节，基底较广，上覆正常上皮。X线颅底位拍片或颞骨 CT 片上可见骨性外耳道狭窄，有与骨质密度完全一致或相近似的半圆形影。

（四）诊断

根据病史和局部所见，诊断并不困难。如发现外耳道深部的结节状或半圆形隆起物，触之坚硬者，应首先考虑外生骨瘤。CT 检查可了解骨瘤的位置、大小及鼓室、乳突是否受累等。

（五）治疗

骨瘤小而无症状者可不必处理。如因瘤体增大引起听力下降、疼痛或外耳、中耳感染者，可行手术切除，重建外耳道。手术可经耳内切口，分离并掀起骨瘤表面的皮肤和骨膜，用高频电钻小心将骨瘤磨去或用骨凿凿除骨瘤，必要时可磨去部分外耳道骨壁，以减少骨瘤复发，避免外耳道狭窄。

六、色素痣

色素痣（pigmented mole）简称痣（naevus），是含有黑色素细胞的良性新生物，并非真性肿瘤，可为先天性或后天性。在耳部皮肤多发生于外耳道口（80%），少数位于耳甲腔等处。痣多为圆形或卵圆形，外观如丘疹或结节状，可稍突出皮肤表面，少数可形成乳头状或疣状突起，表面有毛或无毛，呈灰色、棕色或黑色。色素痣较小时一般无主观不适，可不必治疗；当色素痣增大堵塞外耳道口，影响听力时，方引起患者注意而就诊；当痣迅速增大，局部发痒、灼热或疼痛，色素加深，局部溃烂、渗血、变硬及局部淋巴结肿大者，应考虑有恶变可能，及早彻底切除并送病理检查。

七、恶性黑瘤

恶性黑瘤（malignant melanema）是在长期慢性刺激、冻疮、强烈日光或放射线照射等可能的致病因素的作用下，在色素痣的基础上恶变所致，发生于外耳者不多见。男性预后较差。外耳色素性病变，以色素痣和色素性基底细胞乳头状瘤最常见，但任何色素性病变，都应排除恶性黑瘤可能。因恶性黑瘤对放射线不敏感，如诊断明确或疑为恶性者，必须及早做局部广泛彻底切除，恶性黑瘤不宜做活检，以免加速肿瘤的生长与转移。本病预后较差，如耳部病变广泛或有颈淋巴结转移者，可根据病变情况行外耳切除术合并腮腺切除术、颞骨次全切除术及颈淋巴结廓清术。

八、耵聍腺肿瘤

耵聍腺位于外耳道软骨部。耵聍腺瘤（ceruminoma）在组织结构上与汗腺瘤（hidradenoma）相似，是由耵聍腺增生所致。其发生可能与腺体发育异常有关。良性肿瘤有耵聍腺瘤和混合瘤，恶性肿瘤有耵聍腺癌和腺样囊性癌。

肿瘤多位于外耳道后、下壁，患者一般无耳流脓史或其他不适。若肿瘤增大阻塞外耳道时，可引起耳阻感、听力下降或耳鸣，腺样囊性癌常有耳痛。检查见外耳道软骨部有局限性肿块，表面皮肤正常，无压痛，质较硬。

耵聍腺良性肿瘤易复发，有恶变倾向，如有可疑或诊断明确后，须及早进行彻底切除并长期随访。耵聍腺恶性肿瘤单纯的局部切除极易复发，一般应早期做局部扩大切除或根治手术，对手术切除不彻底的患者，术后应配合放射治疗。

九、外耳鳞状细胞癌

外耳鳞状细胞癌是耳部最常见的恶性肿瘤之一，主要发生于耳郭，其次发生于外耳道。强烈的日光曝晒、冻伤、慢性疾病如结核性狼疮和慢性化脓性中耳炎均可能成为本病的诱因。

本病初起多无自觉不适，可有瘙痒和疼痛，侵及软骨膜时疼痛较明显。耳郭病变多发生于耳轮处，初起呈屑状斑丘疹，易出血、糜烂，进一步发展为浸润性结节或菜花状肿块，常有溃烂，晚期可向耳前或颈淋巴结转移，外耳道病变应注意可能由于症状轻微而延误诊断，疼痛、听力丧失、流血或流脓是其主要特征，外耳道可见肿块，有时呈疣状，堵塞耳道并浸润周围组织，有时可有破坏鼓膜伴中耳浸润。

根据病史、检查，诊断不难。对于肉芽状新生物去除后短期内复发者，应切除组织进行病理检查，注意和外耳道乳头状瘤鉴别，肿瘤活检做病理检查可明确诊断。

外耳鳞状细胞癌安全边缘不易确定，治疗一般以手术切除为主，结合放疗。术前放疗可缩小肿瘤体积，有利于手术切除。术后放疗可消除手术切缘周围残留的肿瘤病灶，减少术后复发。晚期不能手术切除的肿瘤，可采用放疗与化疗增敏的联合治疗。

（熊　欣）

第二节　中耳肿瘤

一、中耳良性肿瘤

中耳良性肿瘤较少见。中耳息肉及炎性肉芽肿临床多见，但并非真性肿瘤。

二、乳突部骨瘤

乳突部骨瘤的病因及组织病理学类型与外耳道骨瘤相似，属良性肿瘤。乳突部的骨瘤可向外、向前和向内发展，引起不同的临床症状。向外发展者早期可以无症状，缓慢生长后，可在耳后出现坚硬的肿块，如体积增大压迫神经，可出现疼痛；向内或向前发展可侵及外耳道，此时须与外耳道外生性骨瘤相区别；如侵犯颅后窝或压迫内耳时，可引起头痛、眩晕、耳鸣等症状。临床诊断并不困难。中耳乳突 X 线片或颞骨 CT 可进一步明确诊断和病变范围。病理切片可见骨瘤由骨样细胞或非典型的骨小梁组成，骨小梁间或有成骨细胞、成纤维细胞和巨细胞，无骨髓组织。此病应与骨纤维异常增殖症和骨化纤维瘤鉴别。如肿块小且无症状者无需特殊处理。如肿块增大引起明显症状者，须手术彻底切除。

三、中耳癌

中耳癌（cancer of middle ear）在临床上不常见，约占耳部癌肿的1.5%，占全身癌肿的0.06%。可原发于中耳，或由原发于外耳道、鼻咽、颅底或腮腺等处的癌肿侵犯中耳而来。亦可因乳腺、胃肠道等处肿瘤远处转移所致。到肿瘤晚期，很难确定肿瘤的原发部位。

（一）病因

约80%的中耳癌患者有慢性化脓性中耳炎病史，故认为其发生可能与炎症有关。中耳炎症反复刺激引起鼓室黏膜上皮血液循环及营养发生障碍，使鼓室黏膜上皮转变成复层鳞状上皮，此外，Kenyon等（1985）报道，部分中耳鳞癌组织切片中有胆脂瘤结构，提示该癌肿可能有60%~90%起源于胆脂瘤上皮。中耳乳头状瘤亦可发生癌变。

中耳癌以鳞状上皮细胞癌最多见，40~60岁为好发年龄。性别与发病率无显著关系。

（二）临床表现

中耳癌很容易向周围蔓延，破坏侵蚀邻近组织，因病程早晚、病变部位及发展方向的不同，其临床表现也有变异。

1. 出血　耳内出血或有血性分泌物为最早和最常见的症状，对早期诊断有帮助。到晚期肿瘤侵蚀骨质，破坏血管，可发生致命性大出血。

2. 局部疼痛　耳痛早期为耳内发胀感，到晚期则有明显的疼痛。其特点是持续性耳深部胀痛，刺痛或跳痛，并向颞骨和枕部放射。

3. 耳聋　多数患者因原有中耳炎所致耳聋，故往往不引起重视。早期为传导性耳聋，晚期为混合性耳聋，常伴有耳鸣。

4. 张口困难　早期因炎症，疼痛而反射性地引起下颌关节僵直，晚期多因癌肿侵犯颞肌、三叉神经或直接侵犯颞颌关节所致。

5. 面瘫　出现的早晚与肿瘤侵犯的部位有关。如肿瘤起源于面隐窝或鼓岬则早期可出现面瘫。

6. 眩晕　中耳癌的早期一般不侵犯迷路，晚期可因迷路受侵犯而出现眩晕。

7. 其他　脑神经受累症状晚期第Ⅴ、Ⅵ、Ⅸ、Ⅹ、Ⅺ、Ⅻ对脑神经可受到侵犯，出现复视、咽下困难、声嘶、软腭麻痹、抬肩无力、伸舌偏斜等症状。

8. 颈淋巴结肿大　局部淋巴结转移时出现颈部包块。对侧颈部淋巴结亦可发生转移。

9. 远处转移　晚期出现血行转移时，则有相应内脏或骨骼器官受赘之症状。

（三）诊断

中耳癌早期症状与慢性中耳炎相似，当仅诊断为中耳炎时，活检并不是作为常规进行，因此，中耳癌可能长期被漏诊，不易早期发现，待至症状明显时，癌肿常已累及岩骨、颅内及颞颌关节等处，增加治疗难度。故应提高警惕，争取早期诊断，才能根治。

凡遇下列情况者应详细检查，严密观察随访。

（1）中耳炎患者出现血性分泌物者，突然出现面瘫者。

（2）中耳或外耳道内有肉芽、息肉样组织及乳头状新生物，切除后迅速复发或触之极易出血者。

（3）耳深部持续性疼痛者。

颅底及颞骨 X 线片、CT 及 MRI 等影像学检查有助于病变的诊断及了解肿瘤向四周侵蚀的范围。病理检查为确诊中耳癌的可靠方法，且可明确病理组织类型，为选择治疗方法提供参考。

（四）中耳癌临床分期

目前国际癌症防治联合会（UICC）尚未做出中耳癌 TNM 分期标准。Stell 等（1985）根据 UICC 采用的基本原则，提出了中耳癌临床分期的初步方案，并得到不少耳科学家们的采用，介绍如下：

T_1：肿瘤局限于原发部位，即无面神经麻痹，放射学检查无骨质破坏。

T_2：肿瘤扩散到原发部位以外，其指征是面神经麻痹，或放射学检查发现有骨质破坏的证据，但未超出原发病灶所在器官的范围。

T_3：临床或放射学检查均发现有向周围结构扩散的证据，如硬脑膜、颅底、腮腺、颞颌关节等。

T_x：没有足够的资料进行分期，包括患者已在他处就诊并接受过治疗。

（五）治疗

早期宜采用手术切除加术后放疗，对晚期患者则应进行综合治疗。

1. 手术治疗　对局限于中耳乳突腔内的较小的肿瘤（T_1 期），可行乳突根治术或扩大的乳突根治术；肿瘤已侵犯内耳、岩尖者，行颞骨次全切除术或颞骨全切除术。有颈淋巴结转移者，应采用颈部淋巴结廓清术。

2. 放射治疗　随着放射设备的改进，在 ^{60} 钴和直线加速器代替了镭锭和常规 X 线治疗后，中耳癌的放疗效果有了显著的提高。5 年生存率可达 65%。采用耳前、耳后两野交叉照射，每日照射剂量为 1.75～2Gy，每周照射 5 次。开始照射时，每日剂量宜小，逐日增加，以免引起恶心、呕吐、眩晕等内耳刺激症状。单纯放疗的剂量为 60～70Gy/6～7 周。术前放疗的剂量为 50～60Gy/5～6 周。放疗中应保持耳道清洁，预防和控制感染，促使肿瘤消退，减轻放射损伤。

3. 化学治疗　化疗仅作为手术或放射治疗的辅助方法，对于无手术指征的晚期病例具有缓解症状的作用。

（六）预后

影响预后的关键因素是能否早期诊断和早期治疗，因中耳癌患者多数不能获得早期治疗，故预后较差。影响疗效的主要因素有：患者年龄、肿瘤范围、类型及分化程度、治疗方式、放疗的剂量等。

（熊　欣）

第三节　颈静脉球体瘤

颈静脉球体瘤（glomus jugulare tumor）是一种起源于化学感受器的血管瘤样肿瘤，也称为非嗜铬性副神经节瘤（nonchromaffin paraganglioma）或化学感受体瘤（receptoma）鼓室体瘤（tympanic body tumor）等。

Gnild（1941）首先发现人的颈静脉球顶部外膜有一种类似颈动脉体组织的化学感受器，称为颈静脉球体（glomus jugularis）。它是与颈动脉体或主动脉体相同的微小组织结构，约为 0.5mm×0.5mm×0.25mm 大小，呈扁平卵圆形，常为一个，也可多达 10 余个。其也可沿迷走神经和舌咽神经耳支到达鼓室底或鼓岬部。球体的生理功能尚不明了，似能接受血中氧和二氧化碳浓度改变的刺激，与颈动脉体相似，是一种化学感受器，也可能与某种内分泌有关。

一、病理

颈静脉球体瘤外观与血管性肉芽组织相似，一般有包膜，色深红，略呈结节状或分叶状，血管丰富，血管壁无收缩能力，质脆，易出血。肿瘤由上皮样细胞组成，瘤细胞呈束状或蜂窝状排列，间质血管网丰富，血管壁为棱型内皮细胞所衬。瘤细胞呈多角形、柱形、立方形或不规则型，胞浆丰富，无核分裂象，常误诊为血管瘤或血管内皮瘤。

大部分颈静脉球体瘤起源于颈静脉球顶部，少数发生于鼓室。临床上又按肿瘤的原发部位将其分为颈静脉球体瘤和鼓室球体瘤两类。虽然随着肿瘤的发生发展，两者的原发部位已不易区分，但是，两类肿瘤早期的临床表现不同，对手术方法的选择和预后的评估亦有一定影响。

肿瘤生长一般较缓慢，但亦有迅速发展者。瘤体主要经解剖通道向邻近组织扩展，如颈静脉孔、外耳道、咽鼓管等，亦可侵入哈弗（Harers）管，侵蚀破坏骨质向颅中窝，颅后窝蔓延，压迫邻近组织和神经，引起相应的临床症状。在病理学上此病虽属良性，但在临床上，因其易侵犯颅内结构且有少数病例可发生远处转移，故有人将其视为恶性。

目前，对所谓"远处转移"的认识尚不一致，有人认为可能是由不同部位的颈静脉体样组织演变而成，即多源性（multicentric origins）发生，而非真正的肿瘤转移。

二、临床表现

本病多见于中年女性患者，男女之比为 1：5。根据肿瘤原发部位及发展情况不同，出现的症状和体征也有异。鼓室球体瘤症状出现一般较早，而起源于颈静脉球顶部的颈静脉球体瘤可于疾病晚期方出现明显症状。

1. 早期症状　为单侧搏动性耳鸣、轻度传导性耳聋和耳部闷胀感，耳鸣与脉搏一致，如压迫患侧颈动脉，耳鸣立即消失，停止压迫，耳鸣迅即重现。上述症状可持续多年，如肿瘤长到外耳道，可有出血，继发感染后则有血脓性耳漏，肿瘤压迫或继发感染也可引起耳痛。

2. 疾病晚期　迷路及邻近组织、脑神经等受累，可出现眩晕，面瘫，Ⅷ、Ⅸ、Ⅹ、Ⅺ、Ⅻ对脑神经瘫痪和 Horner 综合征。

3. 耳镜检查　疾病的早期，鼓膜完整，透过鼓膜可见鼓室后下部有深红色或蓝色肿物阴影，当肿瘤体积较小时，用鼓气耳镜加压使鼓膜和瘤体接触，可看到搏动性跳动，若肿物膨出较显著已经触及鼓膜或穿破鼓膜突入外耳道时，则在耳镜下不需加压也可见到搏动，搏动节律与脉搏一致。突入外耳道内的肿物常呈息肉状或肉芽状，触之较硬，易出血。

三、诊断

凡具有与脉搏一致的搏动性耳鸣、传导性耳聋和耳部闷胀感的长期病史，鼓膜呈深红色或蓝色，或伴有耳内出血，尤其是外耳道内有触之极易出血的息肉样或肉芽样组织者，均应考虑本病。诊断除临床表现外，需行颈内静脉孔断层摄片、CT、MRI 及数字减影血管造影（DSA），确定肿瘤部位、大小、供血等情况。

四、临床分期

为了便于决定治疗方案，Fisch（1979）把发生在颞骨内的颈静脉球体瘤分为 4 期：

A 期：肿瘤局限于中耳腔。

B 期：局限于鼓室乳突区，迷路下区，无骨质破坏。

C 期：肿瘤向迷路下区和岩锥伸展，并破坏该处骨质。

C1 肿瘤破坏颈静脉孔骨质和颈静脉球，颈内动脉管垂直段轻度受侵；

C2 迷路下区遭破坏并侵及颈动脉管垂直段；

C3 迷路下区、岩锥和颈动脉管水平段均有破坏。

D 期：肿瘤侵犯颅内。

D1 肿瘤侵入颅内，直径 <2cm，经颞下窝径路，可一期切除肿瘤；

D2 肿瘤侵入颅内，直径 >2cm，需耳科和神经外科医师分二期切除；

D3 肿瘤入颅内，已不能手术。

五、治疗

根据病变范围，采用手术切除或放射治疗，或手术加放疗。

1. 手术治疗　手术应以切除肿瘤全部为原则，根据肿瘤部位，侵犯范围，参照上述临床分期（Fisch），采取不同手术方法。

（1）鼓室切开术（tympanotomy）：适用于局限于鼓室的小肿瘤（A 期）。

（2）下鼓室切开术（hypotympanotomy）：手术径路同上，磨（凿）除下方鼓沟骨质，暴露下鼓室，切除肿瘤。适用于局限于下鼓室或中鼓室的肿瘤（A 期）。

（3）乳突根治术：手术方法与乳突根治术基本相同，充分暴露鼓室和乳突内的肿瘤后，将肿瘤从其根部全部剥离、切除之（B 期）。

（4）颞下窝径路肿瘤切除术：取头颈联合 S 形切口或颞颈联合切口；显露颈部大血管及神经后，完成扩大的乳突切除术；开放面神经垂直段和水平段骨管，暴露该段面神经并将其向前移位；磨去乙状窦骨板，暴露并结扎乙状窦，结扎颈内静脉；磨去颈内动脉管，小心保护颈内动脉，充分分离肿瘤后，将肿瘤连同颈静脉球一并切除。适用于已超出鼓室乳突范围的 C 期和 D 期肿瘤。因肿瘤血管甚为丰富，术中出血多。术前应做好充分准备。如术前 2d 在数字减影血管造影中行血管栓塞术，将可减少术中出血，为肿瘤快速而完整的切除创造了良好的条件。

2. 放射疗法　凡病变范围广泛，难以手术切除或手术切除不满意者，或全身情况不良不能手术者，均可采用放射治疗。该肿瘤血管丰富，放射治疗可引起动脉内膜炎和纤维化，阻止或延缓肿瘤生长，缓解症状，甚至可使肿瘤缩小。部分病例待肿瘤缩小后再行手术切除。

六、预后

据文献报道，一般术后 5 年治愈率为 60% ，复发率为 25% ，虽然局限于鼓室内小肿瘤的近期手术疗效满意，但有数年后复发的可能。较大肿瘤虽经广泛切除，复发的可能性依然存在，复发多在术后 2 年内。

（熊　欣）

第四节　听神经瘤

听神经瘤（acoustic tumor）系原发于第Ⅷ对脑神经鞘膜上的肿瘤，为神经膜瘤（neuroma），或称施万细胞瘤（Schwann cell tumor）。听神经瘤这一习用名词并未反映该肿瘤的特性，准确的名称应为"听神经膜瘤"（acoustic neuroma）。听神经膜瘤大多来自前庭神经。70% ~75% 原发在内耳道内。该肿瘤占颅内肿瘤的 8% ~ 10% ，占桥小脑角肿瘤的 80% ~ 90% ，多见于 30 ~60 多的成人，女性较多，男女之比为 2 ：3。多为单侧发病，双侧发病者多见于神经纤维瘤病。

一、病理

听神经膜瘤为良性肿瘤，可起源于位听神经分支的任何神经干上，但主要来自 Scarpa 神经节附近的前庭神经分支，包括前庭上神经或前庭下神经。故又有"前庭神经肿瘤"（Vestibularschwannoma）之称。肿瘤通常发生于听神经在内耳门附近的神经胶质细胞与施万细胞交接处的神经膜上。早期，肿瘤位于内耳道底部，逐渐长大后，一方面，可充满内耳道，并侵蚀内耳道各壁，致使内耳道口扩大，呈喇叭状；另一方面，则向桥小脑角方向扩展，随着瘤体的增大，脑桥、延脑可受到压迫，而向对侧或上、下移位，第 4 脑室、大脑导水管因受压移位、阻塞，出现脑积水，加之肿瘤在颅内的占位，以及基底池程度不等的粘连等，导致颅内高压，最终患者可不治而死亡。

肿瘤外观呈灰红色，大小不一，包膜完整。小的肿瘤呈圆形或卵圆形，肿瘤增大后呈分叶状。邻近的神经根、神经干可在肿瘤的表面行走，亦可包裹于肿瘤内。Autoni 于 1920 年在组织学上将肿瘤分为 2 型，至今仍被沿用：①Autoni A 型（致密纤维状），显微镜下，可见密集的，成束的梭型或卵圆形细胞交织在一起，在某些区域排列成旋涡状，在另一些区域又平行排列、呈栅栏状。该型又称束状型；②Antoni B 型（稀疏网眼型）；为退变型，从组织结构稀疏和瘤细胞呈多形性为特点。本型又可分为 2 个亚型：其一，为脂肪变性型。由于瘤细胞内有脂肪小滴堆积，致使细胞肿胀增大，呈蜂窝状，胞核位于细胞中央，或偏于一侧。其二，为透明变性型。瘤细胞发生透明变性，以致出现大片无定形的透明变性基质，仅有少量的星形肿瘤细胞位于其中。B 型又称网状型。位于内耳道内的位听神经由于受到肿瘤的压迫，或继发于供血障碍（动脉受肿瘤压迫，或受肿瘤侵犯），神经纤维数目减少，耳蜗螺旋神经节细胞可出现缺失，螺旋器萎缩，以基底周最为明显。椭圆囊斑，球囊斑和壶腹嵴受损程度一般较耳蜗轻。

肿瘤生长一般比较缓慢，平均每年增大 0.25 ~0.4cm，个别肿瘤可在 1 年内增大 2cm。若瘤体内出血、水肿或发生囊性变，瘤体的表面积可较快或迅速增大。也有作者观察到部分肿瘤的生长可具有一定的自限性，肿瘤的退行性变程度或纤维化或许与此有关。

二、临床表现

本病的临床表现与肿瘤的大小、所在位置及侵犯范围等有关。

1. 早期症状　体积较小的肿瘤可无明显症状。耳鸣、感音神经性聋、眩晕可为本病最常见的早期症状。

（1）耳鸣：一侧渐进性加剧之耳鸣，音调高、低不等，多以喧杂声为主，常伴随听力减退。耳鸣也可能是早期的唯一症状。

（2）听力减退：多数患者诉一侧渐进性耳聋，初始时尚表现为与别人交谈时只闻其声而不解其意，以后逐渐发展为全聋。个别病例可因肿瘤压迫迷路动脉，内耳血供突然阻断而致突发性聋。据统计，约有20%的患者有过突发性聋，并可完全恢复（Satalaff 等，1985），但也有约5%患者的听力正常。

（3）眩晕：大多数患者表现为轻度的不稳感或瞬间的头晕，往往不引起患者的重视，由于肿瘤发展缓慢，患者可逐渐发生前庭代偿而眩晕消失。但也有少数患者出现短暂的旋转性眩晕，伴耳内压迫感、恶心、呕吐，类似梅尼埃病。

（4）其他：耳深部刺痛或痒感，或外耳道后壁麻木感。

2. 中、晚期症状　随着肿瘤增长扩大，早期症状加重，且可因颅内压增高和肿瘤侵入颅后窝，出现以下症状。

（1）三叉神经损害：随着肿瘤增大可出现三叉神经损害症状，以同侧面部感觉迟钝和角膜反射减退最常见。

（2）面瘫：晚期可出现同侧周围性面瘫。

（3）小脑功能障碍：肿瘤压迫小脑，可出现小脑功能障碍症状。早期表现为患侧手足运动不灵，精细动作不能，步履蹒跚，向患侧倾倒等。至晚期则卧床不起，发声不清。

（4）颅内高压症状：颅内压升高时，出现持续性头痛，多位于前额部或后枕部，晚期发展为全头痛，可伴恶心、呕吐，视盘水肿，尚可出现视力障碍。

（5）其他脑神经损害症状：肿瘤增大向后、下方发展，侵及颈静脉孔区时，压迫Ⅸ、Ⅹ、Ⅺ对脑神经，可引起相应的脑神经症状；肿瘤发展至颅中窝、压迫外展神经以及动眼神经，则引起眼球运动障碍，复视等；而舌下神经很少受累。

三、检查及诊断

听神经瘤诊断的早晚直接关系到手术的疗效，故早期诊断非常重要。对可疑患者应做如下检查。

1. 听力学检查

（1）纯音听阈测试：纯音听力图呈单耳感音神经性聋，曲线多为高频陡降型，少数为平坦型或上升型。

（2）自描听力曲线：多为Ⅲ、Ⅳ型，偶见Ⅱ型。

（3）音衰试验：大多为阳性。双耳交替响度平衡试验和短增量敏感指数试验示无响度重振现象。

（4）言语测试：言语识别率明显下降，多在30%左右。

（5）声导抗测试：镫骨肌反射阈升高或消失，潜伏期延长，常有病理性衰减。

（6）听性脑干诱发电位：患侧 V 波潜伏期及 I～V 波间期较健侧明显延长，两耳 V 波潜伏期差（ILD5）超过 0.4ms 以上，如 I 波存在而 V 波消失，提示存在包括听神经膜瘤在内的桥小脑角占位病变。

（7）耳声发射：耳声发射正常。

2. 前庭功能检查　自发性眼震是听神经瘤较常见的体征，早期水平型自发性眼震，快相向健侧，继而向患侧，最后发展成向两侧。且可出现垂直或斜型眼震。80% 有位置性眼震和自发性倾倒现象。各种诱发试验反应普遍偏低，常有向患侧的优势偏向。

3. 神经系统检查　除第Ⅷ对脑神经外，还需检查 V、Ⅶ 及 Ⅵ、Ⅸ、Ⅹ、Ⅺ 对脑神经。眼底检查可出现视乳头水肿。

4. 影像学检查　X 线拍片采用 Stenver 位、Granger 位及 Towne 位岩锥片，可显示患侧内耳道扩大、变形及骨质破坏等情况，排除岩骨的其他疾病。内耳道 X 线多轨迹断层片，或内耳道脑池碘油（Duroliopaque）造影 X 线拍片能满意地显示内耳道的小肿瘤及其在桥小脑角的病变。由于 MRI 及 CT 检查设备已普及，因此，MRI 及 CT 检查是临床听神经瘤诊断的主要依据。CT 内耳道扫描可见内耳道扩大，如椎管内注入空气进行内耳道脑池扫描，可诊断局限在内耳道内 5mm 以下的肿瘤。钆增强的 MRI 扫描可早期发现内耳道内直径 1mm 左右的小肿瘤，又可了解肿瘤在桥小脑角区的范围，有助于鉴别颅后窝的肿瘤，因此，MRI 是目前诊断听神经瘤最敏感、最有效的方法，为目前诊断听神经瘤的金标准。

5. 脑脊液蛋白分析　70% 的病例出现脑脊液蛋白增加，但假阴性和假阳性比较多。

四、临床分型

根据肿瘤直径大小将听神经瘤分为小、中、大三种临床类型：直径 <2.5cm 者为小听神经瘤，直径为 2.5～4.0cm 者属中等大听神经瘤，直径 >4.0cm 或肿瘤超过中线者为大听神经瘤。

五、鉴别诊断

小脑脑桥三角区的肿瘤虽以听神经瘤多见，但上皮样囊肿（先天性胆脂瘤）、脑膜瘤、胶质瘤等也可见于此部位，应注意鉴别。上皮样囊肿首发症状多为三叉神经根刺激症状，听力下降多不明显，内耳道不扩大，肿瘤周边常有骨质破坏，有时可见骨质增生或肿瘤钙化；脑干或小脑半球胶质瘤患者，较早出现脑干或小脑受压表现和锥体束征。影像学检查对上述疾病的鉴别诊断有重要参考价值。

发生于内耳道的面神经鞘瘤在影像学上酷似听神经瘤，两者很难区分，唯前者可能较早出现周围性面瘫。因此，在对拟诊为内耳道的听神经瘤患者施行手术前，应告知患者存在面神经鞘瘤的可能性。

六、治疗

治疗原则：确诊后尽早施行手术治疗，在保证彻底切除肿瘤的前提下，尽可能减少肿瘤周围组织的损伤。对于小的听神经瘤，不愿或不能耐受手术者，可选用 γ - 刀或 X - 刀治疗，但不适用于脑干受压或颅内压高的患者。

1. 手术治疗　听神经瘤的治疗主要为手术治疗。自 1894 年神经外科学家 Sim Charles

Ballance 首次分二期成功地切除了听神经瘤以来，到 1961 年耳神经外科学家 Willam House 经迷路径路切除听神经瘤，使手术死亡率由 85% 下降到 10% 以下。1966 年至 1991 年，J. Msterkers 共施行听神经瘤切除术 1260 例，由于早期诊断技术的提高及术中应用面神经监测及听功能监测，以及耳科医师应用耳显微外科方法进行手术，使得死亡率降低到 1% 以下，并且还很好地保护了面神经功能（70% 以上）。Sterkers 认为手术成功的原因，是应用耳科学手术方法，可使患者处于仰卧位，头部放平，避免了气栓形成等危险因素，且避免了牵拉器对小脑的致死性损伤。

　　手术径路的选择对听神经瘤切除术很是重要，手术径路有经迷路径路、经颅中窝径路、枕下或乙状窦后径路，以及经迷路枕下联合径路。目前，神经外科医师大多常规采用枕下径路，而耳神经外科医师则根据肿瘤的大小、位置、患耳和对侧耳的听力情况，并参照面神经功能状况选择径路。①局限在内耳道内的小肿瘤（直径 <1.5cm），有实用听力者，可取颅中窝径路，既可彻底切除肿瘤，又能保存听功能以及面神经功能，而且对脑干和小脑无严重损伤，术后反应轻。缺点是不能清楚窥视内耳道口以外的颅后窝区域，且不易止血；②肿瘤侵犯至桥小脑角，直径为 2.5～4cm 的肿瘤，但无脑神经症状，可取经迷路径路，此为到达桥小脑角最短的径路，易于保护和修复面神经，对小脑的牵拉、损伤小，术后恢复快，但术后患耳听力完全丧失；③肿瘤位于桥小脑角，直径大于 4cm，伴有其他脑神经和小脑症状，或有颅内压增高，则可取枕下和迷路联合径路。Sterkers 认为，经迷路径路是切除大听神经瘤最好的手术径路，其次为经乙状窦后乳突径路或岩骨上（即颅中窝）径路。

　　（1）经颅中窝径路听神经瘤切除术：于耳屏前 1cm，颧弓上做纵形切口，暴露颞骨鳞部，用骨钻或骨凿将颞骨鳞部凿开一个 4cm×4cm 的骨窗，骨窗 1/3 位于两外耳道连线之后，2/3 位于两外耳道连线之前。由颅底分离硬脑膜，置入带脑压板的牵开器，暴露脑膜中动脉、弓状隆起、岩浅大神经、面神经裂孔，岩浅大神经之外侧用电钻磨去骨层，暴露膝神经节，再向后沿面神经磨开内耳道顶部，纵行切开内耳道硬脑膜，吸出脑脊液，即可看到肿瘤，在显微镜下仔细分离肿瘤，切断前庭上、下神经，保留面神经和耳蜗神经，以杯状钳分块将肿瘤彻底切除（图 11 - 1）。术毕取颞肌筋膜覆盖内耳道顶部硬脑膜切开处，颞叶复位放回颅骨板，分层缝合软组织，关闭术腔。

图 11 - 1　经颅中窝径路听神经瘤切除术

（1）切开内耳道硬脑膜，暴露肿瘤；（2）切断前庭上、下神经，切除肿瘤

（2）经迷路听神经瘤切除术：耳后切口，磨开乳突，显露上鼓室、砧骨体、三个半规管、颅中窝脑板、岩上窦骨壁和乙状窦骨壁，磨低外耳道后壁及上鼓室外侧壁，直至能清楚显示面神经水平段和膝部骨管，并磨薄颈静脉球顶部骨壁、切除 3 个半规管，充分开放前庭。于前庭底部的后上磨除骨质达内耳道底硬脑膜，使内耳道后部和桥小脑角完全暴露。从开放的内耳道底部首先识别前庭上神经，前庭上神经上方偏前为垂直嵴，由此，可确定面神经位置。充分切除乙状窦前的颅后窝骨板，显露出该处小脑硬脑膜。在前庭上神经到乙状窦之间的脑膜上做十字形切开，硬脑膜下即为肿瘤（图 11 − 2），先将前庭上、下神经于内耳道底处切断，随同肿瘤一起翻向后方，此时，前上的面神经已清楚暴露，顺其走行方向进行分离，直到脑干。仔细分离肿瘤与脑干和小脑的粘连。若有血管联系，应用双极电凝器处理后切断。较大的肿瘤应做囊内分次切除，最后取出包膜。或用超声切割器使其容积缩小，然后再分离周界，将肿瘤完全切除。注意勿损伤迷路动脉。切除肿瘤后，冲洗止血，缝合脑膜，取颞肌筋膜覆盖其上。乳突腔用腹壁脂肪填塞，乳突皮质骨片可复位其上，然后将皮片复位，对位缝合，不置引流。

图 11 − 2　经迷路听神经瘤切除术

（3）经乙状窦后径路听神经瘤切除术：距耳后沟 4cm 处做一个长约 8cm 的弧形切口，深至骨面，将皮肤与软组织同时分离，翻向前方。暴露乙状窦后区，于上、下颞线间在顶、枕、颞交接处做一骨窗，约 3cm×4cm 大小，暴露颅后窝侧方的硬脑膜，至可见上方的横窦及前方的乙状窦后缘。切开硬脑膜，注意勿损伤横窦和乙状窦。在脑棉的保护下，用脑压板将小脑半球向后内方轻轻推移，显露桥小脑角池。此时可见其前方为颞骨岩部的后面。上方有小脑幕，下方则为颅后窝底部，肿瘤位于其中，且在岩部后面的骨面处。仔细分离面神经和耳蜗神经，如肿瘤很大尚需游离出三叉神经和（或）舌咽神经，切勿损伤小脑前下动脉。切开肿瘤被膜，将肿瘤囊做囊内切除。待桥小脑角区肿瘤切除干净后，用金刚石钻头磨开内耳道后壁，注意保护后、上半规管，待内耳道显露良好即切开内耳道硬脑膜，分离面神经和耳蜗神经后，将残留其中的肿瘤摘除。缝合皮肤，关闭术腔。

（4）经枕下径路听神经瘤切除术：1925 年由 Dandy 创用，为传统的神经外科径路，与乙状窦后径路相似，但稍靠后。主要适用于瘤体较大，伴有颅内压增高的听神经瘤，或肿瘤已延伸至颈静脉球以下的部位。为更好地查找面神经，可采用经迷路枕下联合径路手术，将乙状窦由中 2/3 处切断结扎，使脑膜切口由内耳道直到枕骨大孔，手术野很大，便于寻找面神经帮助切除更大的肿瘤（图 11 − 3）。

2. 主要并发症及其处理　术中并发症主要为出血、脑神经损伤和空气栓塞，熟悉解剖和仔细操作是避免发生严重并发症的关键。一旦出现并发症，应给予恰当处理，可不致引起严重的后果。术后并发症主要是脑神经（面神经、三叉神经、后组脑神经）损伤、听力损失和脑脊液漏，其他少见并发症有脑膜炎、颅内出血、头痛和癫痫发作等。①周围性面瘫：多为术中直接损伤面神经所致。术中如能及时发现，最好及时行端端吻合、神经移植或改道吻合术，如有困难可Ⅱ期行舌下－面神经吻合术；②听力损失：即使仔细操作，术中应用监护设备，术后仍有可能完全丧失听力，常难以补救；如有双侧听神经瘤术后出现此并发症，可考虑听性脑干植入术；③脑脊液漏：术后自手术切口、外耳道或前鼻孔流出清亮液体提示可能发生脑脊液漏。处理可按以下步骤进行：首先抬高患者头部，切口周围加压包扎或重新缝合切口后加压包扎（如果液体自切口外渗）；如果效果不明显，可行腰穿排放脑脊液，腰穿导管保留 5～7d。仍无效者，应重新打开切口，进行漏口修补。此过程中，应该加强抗生素的使用；④三叉神经损伤：单纯三叉神经损伤无需特殊处理。如果合并面神经损伤，应特别注意眼睛的防护，轻者使用防护眼罩和眼部用药，重者需行眼睑缝合术；⑤后组脑神经损伤：大的听神经瘤切除后易损伤第Ⅸ、Ⅹ、Ⅺ对脑神经，出现吞咽困难、声音嘶哑和误吸，严重者可给予鼻饲和气管切开。随着时间的推移，症状可逐渐减轻。长期误吸或对嗓音不满意者，日后可行声带注射或甲状软骨成形术。

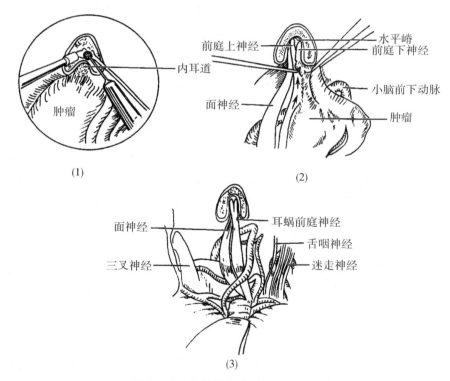

（1）　　　　　　　　　　　　　　　（2）

（3）

图 11-3　经枕部进路听神经瘤摘除术

（1）磨开内耳道；（2）沿第Ⅷ对脑神经由内向外分离肿瘤；（3）肿瘤摘除之后

3. 伽玛刀治疗　听神经瘤生长缓慢，普通放射治疗效果不明显，多以手术切除为主。由于所处的特定解剖位置，即使在显微外科技术及术中、术后有关监护条件日臻完善的今天，手术并发症仍较高。伽玛刀（gammaknife）是立体定向放射外科最常用的治疗方法，具有危险性小、安全可靠、省时、简便、患者痛苦小等优点，已早在 1968 年应用于听神经瘤的治疗。经过 20 多年的观察，及长时间的随访，表明伽玛刀对于小的听神经瘤确有良好的治疗作用。近年来不少学者认为，对中、小型的听神经瘤，若无明显的脑干及小脑受压症状，无颅内压增高表现，伽玛刀可作为首选的治疗方法，且有逐渐替代开颅手术的趋势。对双侧听神经瘤、仅存听力侧的听神经瘤以及外科手术后复发、拒绝开颅手术或不能耐受手术者尤为适应，但费用昂贵。

七、疗效

听神经瘤为良性肿瘤，如能彻底切除，预后良好，手术死亡率＜1%。部分患者遗留有不同程度的永久性神经功能障碍。

（熊　欣）

第十二章

鼻腔炎性疾病

第一节　急性鼻炎

急性鼻炎是鼻腔黏膜急性病毒感染性炎症，多称为"伤风"或"感冒"，但与流行性感冒有别。故又称为普通感冒。常延及鼻窦或咽部，传染性强，多发于秋冬行季气候变换之际。

一、概述

1. 致病原因　此病先系病毒所致，后继发细菌感染，亦有认为少数病例由支原体引起。在流行季节中，鼻病毒在秋季和春季最为流行，而冠状病毒常见于冬季。至于继发感染的细菌，常见者为溶血性或非溶血性链球菌、肺炎双球菌、葡萄球菌、流行性感冒杆菌及卡他球菌。这些细菌常无害寄生于人体的鼻腔或鼻咽部，当受到病毒感染后，局部防御力减弱，同时全身抵抗力亦减退，使这些病菌易侵入黏膜而引起病变。

2. 常见诱因

（1）身体过劳，烟酒过度以及营养不良或患有全身疾病，常致身体抵抗力减弱而患此病。

（2）受凉受湿后，皮肤及呼吸道黏膜局部缺血，如时间过久，局部抵抗力减弱，于是病毒、细菌乘机侵入而发病。

（3）鼻部疾病如鼻中隔偏曲、慢性鼻咽炎、慢性鼻窦炎、鼻息肉等，均为急性鼻炎诱因。

（4）患腺样体或扁桃体炎者。

另外，鼻部因职业关系常受刺激，如磨粉、制皮、烟厂工人易患此病；受化学药品如碘、溴、氯、氨等刺激。或在战争时遭受过毒气袭击，亦可发生类似急性鼻炎的症状，一次伤风之后，有短暂免疫期，一般仅1个月左右，故易得病者，常在1年之中有数次感冒。

二、临床表现

为一种单纯炎症变化，当病变开始时，因黏膜血管痉挛，局部缺血，腺体分泌减少继而发生反射性神经兴奋作用，很快使黏膜中血管和淋巴管扩张，腺体及杯状细胞扩大，黏膜水肿，分泌物增多而稀薄似水，黏膜中有单核细胞及多形核白细胞浸润。此后，白细胞浸润加重，大量渗出黏膜表面，上皮细胞和纤毛坏死脱落，鼻分泌物渐成黏液脓性或脓性，若无并发症，炎症逐渐恢复，水肿消除，血管已不扩张，表皮细胞增殖，在2周内即恢复至正常状态。

三、症状

1. 潜伏期　一般于感染后1~3d有鼻腔内不适感、全身不适及食欲减退等。

2. 初期　开始有鼻内和鼻咽部瘙痒及干燥感，频发喷嚏，并有畏寒、头胀、食欲减退和全身乏力等。鼻腔检查可见黏膜潮红，但较干燥。

3. 中期　初期持续2周后，出现鼻塞，流出多量水样鼻涕，常伴有咽部疼痛、发热；热因人而异，一般在37~38℃，小儿多有高热达39℃以上者。同时头重头痛，头皮部有痛觉过敏及四肢酸软等。此期持续1~2d。鼻腔检查可见黏膜高度红肿，鼻道分泌物较多，为黏脓性。

4. 晚期　鼻塞更重，甚至完全用口呼吸，鼻涕变为黏液脓性或纯脓性。如鼻窦受累，则头痛剧烈，鼻涕量亦多。若侵及咽鼓管，则有耳鸣及听力减退等症。炎症常易向下蔓延，致有咽喉疼痛及咳嗽。此时检查可见下鼻甲红肿如前，但鼻道内有多量脓涕。此期持续3~5d，若无并发症，鼻塞减退，鼻涕减少，逐渐恢复正常。但一般易并发鼻窦炎及咽、喉及气管等部位化脓性炎症，使流脓涕、咳嗽及咳痰等拖延日久。

5. 免疫期　一般在炎症消退后可有1个月左右的免疫期，之后免疫力迅速消失。

四、诊断

根据患者病史及鼻部检查，不难确定诊断，但应注意是否为其他传染病的前驱症状。此病应与急性鼻窦炎、鼻部白喉及变态反应性鼻炎相鉴别。

1. 急性鼻窦炎　多位于一侧，白细胞增多，局部疼痛和压痛，前鼻孔镜检有典型发现。

2. 变态反应性鼻炎　有变态反应发作史，无发热，鼻黏膜肿胀苍白，分泌物清水样，其中嗜酸性粒细胞增多。

3. 鼻白喉　具有类似症状，但鼻腔内常流血液，且有假膜形成，不难鉴别。

五、治疗

以支持和对症治疗为主，同时注意预防并发症。

（一）全身治疗

（1）休息、保暖，发热患者需卧床休息，进高热量的饮食，多饮水，使大小便通畅，以排出毒素。

（2）发汗疗法：①生姜、红糖、葱白煎汤热服。②解热镇痛药复方阿司匹林1~2片，每日3次，阿司匹林0.3~0.5g，每日3次或克感敏1~2片，每日3次等。

（3）中西合成药：板蓝根冲剂、吗啉胍等。

（4）合并细菌感染或有并发症可疑时，应用磺胺类及抗生素药物。

（二）局部治疗

（1）对鼻塞者可用1%麻黄碱液滴鼻或喷雾，使黏膜消肿，以利引流。对儿童用药须使用低浓度（0.5%）。

（2）针刺迎香、上星、神庭、合谷穴。

（3）急性鼻炎中期，应提倡正确的擤鼻法，切忌用力擤鼻，否则可引起中耳炎或鼻窦炎。

六、预防

患急性鼻炎后，可以产生短期免疫力，1个月左右后可以再发病，应特别注意预防。预防原则为增强抵抗力、避免传染和加强治疗等几方面。

1. 增强机体抵抗力　经常锻炼身体，提倡冷水洗脸、冷水浴、日光浴，注意劳逸结合与调节饮食，节制烟酒。由于致病病毒种类繁多，而且相互间无交叉免疫，故目前尚无理想的疫苗用于接种。在小儿要供以足够的维生素 A、维生素 C 等，在流行期间，可采用丙种球蛋白或胎盘球蛋白或流感疫苗，有增强抵抗力以及一定的预防感冒之效。

2. 避免传染　患者要卧床休息，可以减少互相传染。应养成打喷嚏及咳嗽时用手帕盖住口鼻的习惯。患者外出时要戴口罩，尽量不去公共场所。流行期间公共场所要适当消毒等。

3. 加强治疗　积极治疗上呼吸道病灶性疾病，如鼻中隔偏曲、慢性鼻窦炎等。

（董金辉）

第二节　慢性鼻炎

慢性鼻炎是鼻黏膜和黏膜下层的慢性炎症。临床表现以黏膜肿胀、分泌物增多、无明确致病微生物感染、病程持续 4 周以上或反复发作为特征，是耳鼻咽喉科的常见病、多发病，也可为全身疾病的局部表现。按照现代观点，慢性炎症反应是体液和细胞介导的免疫机制的表达，依其病理和功能紊乱程度，可分为慢性单纯性鼻炎和慢性肥厚性鼻炎，二者病因相同，且后者多由前者发展而来，病理组织学上没有绝对的界限，常有过渡型存在。

一、概述

（一）病因

慢性鼻炎病因不明，常与下列因素有关。

1. 全身因素

（1）慢性鼻炎常为些全身疾病的局部表现。如贫血、结核、糖尿病、风湿病以及慢性心、肝、肾疾病等，均可引起鼻黏膜长期瘀血或反射性充血。

（2）营养不良：维生素 A、维生素 C 缺乏，烟酒过度等，可使鼻黏膜血管舒缩功能发生障碍或黏膜肥厚，腺体萎缩。

（3）内分泌失调：如甲状腺功能低下可引起鼻黏膜黏液性水肿；月经前期和妊娠期鼻黏膜可发生充血、肿胀，少数可引起鼻黏膜肥厚。同等的条件下，青年女性慢性鼻炎的发病率高于男性，考虑可能与机体内性激素水平尤其是雌激素水平增高有关。

2. 局部因素

（1）急性鼻炎的反复发作或治疗不彻底，演变为慢性鼻炎。

（2）鼻腔或鼻窦慢性炎症可使鼻黏膜长期受到脓性分泌物的刺激，促使慢性鼻炎发生。

（3）慢性扁桃体炎及增殖体肥大，邻近感染病灶的影响。

（4）鼻中隔偏曲或棘突时，鼻腔狭窄妨碍鼻腔通气引流，以致易反复发生炎症。

（5）局部应用药物：长期滴用血管收缩剂，引起黏膜舒缩功能障碍，血管扩张，黏膜肿胀。丁卡因、利多卡因等局部麻药，可损害鼻黏膜纤毛的传输功能。

3. 职业及环境因素　由于职业或生活环境中长期接触各种粉尘如煤、岩石、水泥、面粉、石灰等，各种化学物质及刺激性气体如二氧化硫、甲醛及酒精等，均可引起慢性鼻炎。环境温度和湿度的急剧变化也可导致本病。

4. 其他

（1）免疫功能异常：慢性鼻炎患者存在着局部免疫功能异常，鼻塞可妨碍局部抗体的产生，从而减弱上呼吸道抗感染的能力。此外，全身免疫功能低下，鼻炎容易反复发作。

（2）不良习惯：烟酒嗜好容易损伤黏膜的纤毛功能。

（3）过敏因素：与儿童慢性鼻炎关系密切，随年龄增长，过敏因素对慢性鼻炎的影响逐渐降低。

（二）病理

慢性单纯性鼻炎鼻黏膜深层动脉和静脉，特别是下鼻甲的海绵状血窦呈慢性扩张，通透性增加，血管和腺体周围有以淋巴细胞和浆细胞为主的炎细胞浸润，黏液腺功能活跃，分泌增加。而慢性肥厚性鼻炎，早期表现为黏膜固有层动、静脉扩张，静脉和淋巴管周围淋巴细胞和浆细胞浸润。静脉和淋巴管回流障碍，静脉通透性增加，黏膜固有层水肿；晚期发展为黏膜、黏膜下层，甚至骨膜和骨的局限性或弥漫性纤维组织增生、肥厚，下鼻甲最明显，其前、后端和下缘可呈结节状、桑椹状或分叶状肥厚，或发生息肉样变，中鼻甲前端和鼻中隔黏膜也可发生。二者病因基本相似，病理学上并无明确的界限，且常有过渡型存在，后者常由前者发展、转化而来，但二者临床表现不同，治疗上也有区别。

鼻黏膜的肿胀程度和黏液分泌受自主神经的影响，交感神经系统通过调节容量血管的阻力而调节鼻黏膜的血流，副交感神经系统通过调节毛细血管而调节鼻黏膜的血容量。交感神经兴奋时，鼻黏膜血管阻力增加，进入鼻黏膜的血流减少，导致鼻黏膜收缩，鼻腔脉管系统的交感神经兴奋性部分受颈动脉、主动脉化学感受器感受 CO_2 的压力影响。副交感神经兴奋导致毛细血管扩张，鼻黏膜充血、肿胀，翼管神经由源自岩浅大神经的副交感神经和源自岩深神经的交感神经构成，分布于鼻腔鼻窦的黏膜，支配鼻腔鼻窦黏膜的血液供应，影响鼻黏膜的收缩和舒张。

鼻腔感受鼻腔气流的敏感受体主要位于双侧下鼻甲，这些受体对温度敏感，故临床上有时用薄荷醇治疗鼻塞，这也是下鼻甲切除术后鼻阻力与患者的自觉症状不相符合的原因所在。此外，下鼻甲前部也是组成鼻瓣区的重要结构，鼻瓣区是鼻腔最狭窄的区域，占鼻阻力的 50%，下鼻甲前端的处理对鼻塞的改善具有重要作用。

二、临床表现

1. 鼻塞　鼻塞是慢性鼻炎的主要症状。单纯性鼻炎引起的鼻塞呈间歇性和交替性，平卧时较重，侧卧时下侧较重。平卧时鼻黏膜肿胀似与颈内静脉压力有关，斜坡位与水平位呈20°时，静脉压几乎等于0，<20°时静脉压相应增加，静脉压增加对健康的鼻黏膜无太大影

响，但患有鼻炎者则可引起明显的鼻塞症状。侧卧时下侧的鼻腔与同侧邻近的肩臂的自主神经系统有反射性联系。安静时鼻塞加重，劳动时减轻，是因为劳动时交感神经兴奋，鼻黏膜收缩所致。此外，慢性鼻炎患者鼻黏膜较正常鼻黏膜敏感，轻微的刺激使可引起明显的反应而出现鼻塞症状。肥厚性鼻炎的主要症状也为鼻塞，但程度较重，呈持续性，轻重不一，单侧阻塞或两侧阻塞均可发生。鼻黏膜肥厚、增生，呈暗红色，表面不平。呈结节状或桑椹样，有时鼻甲骨也肥大、增生，舒缩度较小，故两侧交替性鼻塞并不常见，严重时，患者张口呼吸，严重影响患者的睡眠。

2. 嗅觉障碍　慢性鼻炎对嗅觉的影响较小，鼻黏膜肿胀严重阻塞嗅裂时或中下鼻甲肿大使鼻腔呼吸气流减少可以引起呼吸性嗅觉减退或缺失；若长期阻塞嗅区，嗅区黏膜挤压致嗅区黏膜上皮退化或合并嗅神经炎时，则成为感觉性嗅觉减退或缺失。

3. 鼻涕　单纯性鼻炎鼻涕相对较多，多为黏液性，继发感染时可为黏脓性或脓性。肥厚性鼻炎鼻涕相对较少，为黏液性或黏脓性。

4. 头痛　鼻黏膜肿胀堵塞窦口可以引起负压性头痛；鼻黏膜发炎时鼻黏膜的痛阈降低，如挤压鼻黏膜常可引起反射性头痛。此外，若中鼻甲肥大挤压鼻中隔，由于接触处的后方吸气时负压较高，使其黏膜水肿及形成瘀斑，这些局部改变对于敏感的人则可引起血管扩张性头痛。

5. 闭塞性鼻音　慢性鼻炎由于鼻黏膜弥漫性肿胀，鼻腔的有效横截面积明显减少，患者发音时呈现闭塞性鼻音。

6. 其他

（1）影响鼻窦的引流功能，继发鼻窦炎：慢性鼻炎时鼻黏膜弥漫性肿胀，特别是中下鼻甲肥大对鼻窦的通气引流功能具有重要影响。中鼻甲是窦口鼻道复合体中重要的组成部分，首先中鼻甲位于鼻腔的正中位、窦口鼻道复合体的前部，像一个天然屏障保护着中鼻道及各个窦口，鼻腔呼吸的气流首先冲击中鼻甲；此外，中鼻甲存在丰富的腺体，是鼻腔分泌型抗体的主要来源，因此中鼻甲病变影响窦口的通气引流，继发鼻窦炎。此外，下鼻甲肥大不仅影响鼻腔的通气，而且可以造成中鼻道的狭窄，影响鼻窦的通气引流，继发鼻窦炎。

（2）继发周围炎症：鼻涕流向鼻咽部可继发咽喉炎；若鼻涕从前鼻孔流出，可造成鼻前庭炎。若下鼻甲前端肥大明显可阻塞鼻额管，造成溢泪及泪囊炎；若后端肥大明显；突向鼻咽部影响咽鼓管咽口，可造成中耳炎。

7. 检查　慢性单纯性鼻炎双侧下鼻甲肿胀，呈暗红色，表面光滑、湿润，探针触诊下鼻甲黏膜柔软而富有弹性，轻压时有凹陷，探针移去后立即恢复；鼻黏膜对血管收缩剂敏感，滴用后下鼻甲肿胀即消退；鼻底、下鼻道或总鼻道内有黏稠的黏液性鼻涕聚集，总鼻道内常有黏液丝牵挂。而慢性肥厚性鼻炎鼻黏膜增生、肥厚，呈暗红色和淡紫红色，下鼻甲肿大，阻塞鼻腔，黏膜肥厚，表面不平，呈结节状或桑椹状，触诊有硬实感，不易出现凹陷，或虽有凹陷，但不立即恢复，黏膜对 1% 麻黄碱棉片收缩反应差。

三、 诊断与鉴别诊断

依据症状、鼻镜检查及鼻黏膜对麻黄碱等药物的反应，诊断并不困难，但应注意与结构性鼻炎伴慢性鼻炎者相鉴别。鼻内镜检查及鼻窦 CT 能全面了解鼻腔鼻窦的结构及有无解剖变异和鼻窦炎。全面衡量结构、功能与症状的关系，正确判断病因及病变的部位，治疗才能取得较好的效果。

慢性单纯性鼻炎和慢性肥厚性鼻炎鉴别要点见表 12-1。

表 12-1　慢性单纯性鼻炎和慢性肥厚性鼻炎鉴别要点

	慢性单纯性鼻炎	慢性肥厚性鼻炎
鼻塞	间歇性（冬季、夜间、静坐时明显，夏季、白天、运动时减轻或消失），两侧交替性	持续性
鼻涕	略多，黏液性	多，黏液性或黏脓性，不易擤出
嗅觉减退	不明显	可有
闭塞性鼻音	无	有
头痛、头昏	可有	常有
咽干、耳塞闭感	无	可有
前鼻孔镜所见	下鼻甲黏膜肿胀，表面光滑，暗红色	下鼻甲黏膜肥厚，暗红色，表面光滑或不平，或呈结节状、桑椹状或分叶状，鼻甲骨可肥大
下鼻甲探针触诊	柔软，有弹性，轻压时有凹陷，探针移去后立即恢复	有硬实感，轻压时无凹陷，或虽有凹陷，但不立即恢复
对 1%~2% 麻黄碱的反应	黏膜收缩明显，下鼻甲缩小	黏膜不收缩或轻微收缩，下鼻甲大小无明显改变
治疗	非手术治疗	一般宜手术治疗

四、治疗

慢性鼻炎的治疗应以根除病因、改善鼻腔通气功能为原则。首先应该积极消除全身与局部可能致病的因素，改善工作生活环境条件，矫正鼻腔畸形，避免长期应用血管收缩剂。其次是加强局部治疗，抗感染，消除鼻黏膜肿胀，使鼻腔和鼻窦恢复通气及引流，尽量恢复纤毛和浆液黏液腺的功能。慢性鼻炎并发感染的，可用适合的抗生素溶液滴鼻。为了消除鼻黏膜肿胀，使鼻腔及鼻窦恢复通气和引流，可用血管收缩剂如麻黄碱滴鼻液滴鼻，但儿童尽量不用，即使应用不宜 >1 周，防止多用、滥用血管收缩剂。采取正确的擤鼻涕方法清除鼻腔过多的分泌物，有助于鼻黏膜生理功能的恢复，避免继发中耳炎。慢性单纯性鼻炎的组织病理改变属可逆性，局部治疗应避免损害鼻黏膜的生理功能。肥厚性鼻炎同单纯性鼻炎的治疗一样首先消除或控制其致病因素，然后才考虑局部治疗，但局部治疗的目的随各阶段的病理改变而异，在鼻黏膜肥厚、但无明显增生的阶段，宜力求恢复鼻黏膜的正常生理功能，如已有明显增生，则应以减轻鼻部症状和恢复肺功能为主。局部治疗的方法如下。

（一）局部保守治疗

适合于慢性单纯性鼻炎及慢性肥厚性鼻炎局部应用血管收缩剂尚能缩小者。

1. 单纯性鼻炎　以促进局部黏膜恢复为主，可利用 0.25%~0.5% 普鲁卡因在迎香穴和鼻通穴做封闭，或做鼻匠或双侧下鼻甲前端黏膜下注射，给以温和的刺激，改善局部血液循环，每次 1~1.5ml，隔日 1 次，5 次为 1 疗程。此外，可以配合三磷腺苷、复方丹参、654-2、转移因子、干扰素、皮质类固醇激素等进一步加强局部的防御能力，以利于黏膜的恢复，但应防止视网膜中央动脉栓塞。预防措施：不提倡以乳剂或油剂做下鼻甲注射。下鼻甲注射前应常规做鼻甲黏膜收缩，乳剂或油剂中可加入 1 ：1 的 50% 葡萄糖液稀释，注射过程中应边注边退。避开下鼻甲近内侧面与上面交界处进针。高新生在表面麻醉下用冻干脾转移因子粉剂 1ml 加生理盐水 2ml 溶解后于每侧下鼻甲内注射 1ml，每周 1 次，4 次为 1 疗程，总有效率 97.8%，其机制为转移因子是一种新的免疫调节与促进剂，可增强人体的细胞免疫功能，提高人体的防御能力，从而使鼻黏膜逐渐恢复其正常的生理功能。王立平利用三磷腺苷下鼻甲注射治疗慢性单纯性鼻炎 280 例也取得了 93.2% 的良好效果。陈仁物等对下鼻甲注射针头进行了研制和临床应用，具有患者痛苦小、药液分布均匀、见效快、明显缩短疗程、提高疗效等优点。其具体方法：将 5 号球后针头的尖端四面制成筛孔状的一种专用针头，分为Ⅰ、Ⅱ、Ⅲ3 种型号。①Ⅰ号：2 个孔，孔距 4mm，适合下鼻甲肥大局限和青年患者。②Ⅱ号：3 个孔，孔距 5mm，适合下鼻甲前端肥大者。③Ⅲ号：4 个孔，孔距 5mm，适合弥漫性下鼻甲肥大及下鼻甲手术的麻醉。

2. 慢性肥厚性鼻炎　以促进黏膜瘢痕化，从而改善鼻塞症状为主，可行下鼻甲硬化剂注射。常用的硬化剂有 80% 甘油、5% 苯酚甘油、5% 鱼肝油酸钠、50% 葡萄糖、消痔灵、磺胺嘧啶钠等。周全明等报告消痔灵治疗慢性鼻炎 300 例，治愈 291 例，有效 9 例。其方法：消痔灵注射液 1ml 加 1% 利多卡因 1ml 混合后行下鼻甲注射，每侧 0.5~1ml，7~10d 一次，3 次为 1 疗程，间隔 2 周后可行下一疗程。刘来生等利用磺胺嘧啶钠下鼻甲注射治疗慢性肥厚性鼻炎也取得了良好的效果，其机制为局部产生化学性反应，引起下鼻甲肥厚的黏膜组织萎缩从而改善鼻塞症状。

近年来，随着激光、微波、电离子治疗仪的普及，这方面治疗慢性肥厚性鼻炎的报道愈来愈多。已形成相当成熟的经验。Nd－YAG 激光是利用瞬间高热效应使肥厚的黏膜凝固或气化，造成下鼻甲回缩而改善鼻腔通气，不仅可以直接凝固、气化肥厚的黏膜，而且可以插入黏膜下进行照射，效果可靠但是由于 Nd－YAG 激光水吸收性较低，破坏深度不易控制，而且该激光辐射能 30%~40% 被反向散射，术中可造成周围正常黏膜较大面积的损伤，此外导光纤维前端易被污染，容易折断在黏膜下，术后反应重。微波不仅可以表面凝固黏膜，而且可以将探头直接插入黏膜下，利用微波的生物热效应而凝固黏膜下组织，具有可保持黏膜的完整性、不影响鼻黏膜的生理功能、恢复快、无痂皮形成等优点，另外无探头折断在黏膜下之忧，是治疗慢性肥厚性鼻炎较为理想的方法。电离子治疗仪利用其良好的切割性可以对重度慢性肥厚性鼻炎的肥厚黏膜进行切割而达到改善鼻腔通气的效果，而且术中不易出血，术后反应也轻；术中利用短火火焰凝固、汽化、切割组织，长火火焰凝固止血，但术中应充分收敛鼻黏膜，以防止伤及正常的鼻中隔黏膜。射频利用发射频率 100~300kHz、波长 0.3km 的低频电磁波作用于病变的组织细胞，致组织细胞内外离子和细胞中的极性分子强烈运动而产生特殊的内生热效应，温度可达 65℃~80℃，使组织蛋白变形、凝固，病变区出现无菌性炎症反应，血管内皮细胞肿胀，血栓形成而阻塞血管，组织血供减少，黏膜逐渐纤维化而萎缩从而达到治疗增生性病变的目的，并且具有无散射热效应、无火花、不损伤正常组织、深浅容易控制的优点。辛朝风利用射频治疗慢性肥厚性鼻炎 56 例取得了良好的治疗效果，认为慢性鼻炎的病理基础是鼻甲黏膜下组织增生伴血管扩张，是射频治疗的最好适应证。国外学者认为射频是在黏膜下形成热损伤而不破坏表面黏膜，可以避免术后出血、结痂、出现恶臭味、疼痛、嗅觉减退和鼻腔粘连的缺点，是治疗鼻甲肥大的一种安全而有效的方法。

（二）手术治疗

鼻腔结构复杂。鼻腔每一结构对鼻腔正常生理功能的维持都具有一定作用。正常人中鼻腔的每一结构都完全正常也是很少的。鼻部症状的产生原因是多方面的，或某一结构的形态或结构异常，或几种结构均明显异常，或几种结构轻度异常的协同作用。其中对于多结构的轻度异常和某一结构的形态异常（如下鼻甲过度内展，其本身并不肥大）等情况难以诊断，这种情况常笼统地被称为"结构性鼻炎"。临床上，我们也时常遇到有些人鼻腔某些结构明显异常，但却没有自觉症状；相反，无明显结构异常者，有时也会有明显的自觉症状。因此，在慢性鼻炎的手术治疗中，应仔细检查，全面衡量，解除引起症状的病因，方可获得满意的治疗效果。

1. 中鼻甲手术　中鼻甲手术包括传统的常规手术（中鼻甲部分切除术及中鼻甲全切除术）和中鼻甲成形术。传统的中鼻甲切除术虽然能解除鼻塞症状，但中鼻甲功能受损，并失去了再次手术的解剖标志，同时常规中鼻甲手术后中鼻甲周围的正常黏膜可以出现代偿性增生，导致症状的复发，同时也说明中鼻甲在保持鼻腔的生理功能方面具有重要的作用。目前常用的中鼻甲成形术则在解除症状的同时又避免了传统常规中鼻甲手术所造成的缺陷。

2. 下鼻甲手术　下鼻甲手术包括传统的下鼻甲部分切除术、下鼻甲黏骨膜下切除术，下鼻甲骨折外移术和下鼻甲成形术。最近许多学者对传统的下鼻甲手术进行了改进，并且利用先进的手术器械，对慢性鼻炎的治疗取得了良好的临床效果。下鼻甲黏膜血供丰富。术中极易出血。采用翼腭管注射法可以减少出血，又提高麻醉效果。下鼻甲的大小与鼻腔的阻力关系密切，尤其是下鼻甲的前端，故行下鼻甲手术时应正确估计切除的范围，以便获得满意的临床效果。

近年来，国外有学者报道仅做下鼻甲黏骨膜下分离，破坏黏膜下的血管网，肥厚的下鼻甲黏膜呈瘢痕化收缩，而达到改善鼻塞的效果。此方法仅适用于病变程度较轻者。由于引起鼻塞的因素很多，单一手段治疗效果较差，采用阶梯疗法综合治疗方可取得满意的效果，但也不能作为固定模式，可根据具体情况灵活掌握，可考虑优先采用操作简便、患者痛苦小、费用低、疗效好的方法。只有这样才能正确地选择合适的术式，从而达到满意的效果，避免多次手术。总之，慢性鼻炎的手术趋向应以解除患者的症状、创伤小、能保持鼻甲的生理功能为目的。此外，由于慢性鼻炎的病因解除后，肥大的下鼻甲可以转归，故尽量减少下鼻甲手术，特别是防止下鼻甲切除过多造成空鼻综合征。

（董金辉）

第三节　鼻息肉

一、概述

鼻息肉是鼻-鼻窦黏膜慢性炎症性疾病，以极度水肿的鼻黏膜在中鼻道形成息肉为临床特征。发病率占总人数的 1%~4%，但在支气管哮喘、阿司匹林耐受不良、变应性真菌性鼻窦炎及囊性纤维化患者中，发病率在 15% 以上。发病多在中年以上，男性多于女性。息肉多源自窦口鼻道复合体和嗅裂。

二、临床表现及诊断

1. 症状　持续性鼻塞，嗅觉减退；鼻腔分泌物增多；影响鼻窦引流，可引起鼻窦炎；阻塞咽鼓管咽口可出现耳鸣、耳闷和听力下降；后鼻孔息肉常表现为单侧进行性鼻塞，呼气时经鼻呼气困难。

2. 鼻腔检查　鼻腔内可见一个或多个表面光滑，灰白色、淡黄色或淡红色的半透明如荔枝肉状肿物，触及柔软，一般不易出血，但出血坏死性息肉则触及易出血；多次手术复发者基地宽，不易移动；息肉小者需收缩鼻腔后可见，息肉大者可突至前鼻孔，向后突至后鼻孔及鼻咽部；后鼻孔息肉可见蒂茎自中鼻道向后伸展，位于后鼻孔或鼻咽部。巨大鼻息肉可致外鼻变形，鼻背变宽，形成"蛙鼻"。

3. 影像学检查　鼻窦 CT 扫描，了解病变程度和范围，包括鼻腔的结构。

4. 本病应与下列疾病相鉴别　鼻腔内翻性乳头状瘤、鼻咽纤维血管瘤、鼻腔恶性肿瘤、鼻内脑膜－脑膨出。

三、治疗

鼻息肉的治疗主张综合治疗，包括药物治疗和手术治疗。值得注意的是，鼻息肉的复发多数是因缺乏有效的、规范的和系统的药物治疗。

1. 药物治疗

（1）糖皮质激素：目前除手术之外，糖皮质激素是治疗鼻息肉最有效的药物之一，术前应用可使鼻息肉体积缩小，鼻塞改善，术后应用可防止或延缓鼻息肉复发。

1）鼻用糖皮质激素：鼻用糖皮质激素具有较强的局部抗炎作用，可减少鼻息肉组织中淋巴细胞数目，抑制细胞因子的合成，亦可减少鼻息肉组织中嗜酸粒细胞的数目和活化状态。鼻息肉术后鼻内局部使用激素时间通常为 3～6 个月。

2）全身用糖皮质激素：短期全身使用糖皮质激素可减小和控制鼻息肉的生长。术前在鼻用激素的基础上，配合口服激素 3～5d，可以明显减小鼻息肉。对伴有哮喘患者或有明显变应性因素者，给予激素口服可减少支气管高反应性，缓解症状。

（2）黏液稀化剂。慢性鼻窦炎鼻息肉患者，尤其是由前期手术史者，鼻腔鼻窦黏液纤毛清除功能遭破坏，导致炎症的恶性循环。黏液稀化剂的作用包括：①碱化黏液，降低黏液的黏滞度；②β 拟较感效应，增强纤毛活性，调节分泌；③恢复黏液毯的构成比例。对维护和促进恢复黏液纤毛清除系统功能有重要意义。如桃金娘科树叶提取物（如标准桃金娘油 0.3g 口服，每日 2 次，疗程 3～6 个月），鼻息肉术后使用一般应持续 3～6 个月，最好根据鼻腔分泌物的多少和黏膜状况，确定使用时间。

（3）鼻用减充血剂：建议使用盐酸羟甲唑啉喷鼻，如果连续使用应限制在 7d 以内。

（4）其他药物：如白细胞三烯受体拮抗剂、抗组胺药（如氯雷他定片 10mg 空腹，每日 1 次，口服 5～7d）等，可以起到抗变态反应和抗炎的作用。

2. 手术治疗

（1）手术时机：规范化药物治疗 6～8 周以上仍无效时。治疗无效的判断标准包括：①症状无明显缓解，或者患者自觉症状缓解不满意要求手术；②鼻内镜检查鼻黏膜炎症未得到有效控制，或与此有关的分泌物无明显减少；③鼻窦影像学检查提示病灶仍较广泛或窦口引流不畅等。

（2）术前处理：①术前检查鼻窦 CT，变应性因素评估及与手术有关的检查，如心电图、胸片、血常规、凝血功能、术前标志物、肝功肾功等；②术前用药，如同前述规范药物治疗方案，最好于术前 2 周开始；③术前对患者症状评估，知情同意及沟通；④手术前修剪鼻毛，术前 30min 使用止血药、镇静药物；⑤麻醉方式选择应依据病情的严重程度及结合患者要求，选择局麻或全麻；⑥手术器械应选择合适正确的手术器械对手术效果起一定作用。

（3）手术方法：主要有圈套法和电动切吸法。

1）圈套法：鼻腔在丁卡因＋肾上腺素表面麻醉下，用鼻镜或鼻内窥镜，明视下，了解息肉大小，范围以及根蒂位置，和周围组织有无粘连，用鼻圈套器伸入鼻腔，沿鼻中隔平面插至息肉下部，转动钢丝圈套住息肉，并将圈套器顶端向息肉的蒂部推进，逐渐收紧钢丝圈，但又不能紧到切除息肉程度，然后用力向下急速拉出，使息肉连同根蒂一并摘除。可用丁卡因＋肾上腺素棉片压迫止血，稍待片刻后取出，再将深部息肉同法切除。若有残留根蒂可用鼻息肉钳挟住后，旋转拉下，拉出息肉时，有时筛房被开放，鼻窦内有息肉应将息肉、息肉样变的黏膜切除，鼻窦内无息肉，有脓，应扩大窦口，吸净脓液，清除病变黏膜。术后鼻腔填塞。

2）电动切吸法：鼻内窥镜直视下，手术中借助电动切割器将息肉或息肉样变的黏膜组织切吸干净。术后鼻腔填塞。

（4）术后处理：①术后注意避免用力擤鼻，避免剧烈活动，清淡温凉饮食；②应用抗生素 1 周，预防感染（如青霉素钠粉针 800 万 U，静脉滴注，每日 1 次）；③术后全身使用糖皮质激素，抽出鼻腔填塞物后局部使用糖皮质激素 3 个月以上；④酌情使用抗组胺药物（如氯雷他定片 10mg 空腹口服，每日 1 次）；⑤术后黏液稀化剂口服（如标准桃金娘油 0.3g 口服，每日 2 次，疗程 3～6 个月）；⑥鼻腔局部使用油剂，软化结痂，有利于结痂排出；⑦局部鼻用减充血剂；⑧鼻腔冲洗对术腔清洁和保持湿润起重要作用，通常持续 3 个月左右；⑨鼻窦内窥镜复查半年。

（5）手术并发症及其处理

1）出血：术中损伤筛前动脉、筛后动脉、蝶腭动脉或其分支如鼻腔后外侧动脉等，处理：①因鼻部血管损伤引起的出血可经鼻腔填塞或双极电凝止血；②保守治疗出血不止者，可考虑行经上颌窦做蝶腭动脉结扎术。

2）鼻腔粘连：鼻腔粘连常因术后换药不及时或清理不当，特别是中鼻甲与鼻腔外侧壁粘连，可以阻塞上颌窦和额窦开口，导致炎症经久不愈或复发。多数的鼻腔粘连不会引起临床症状，如随访中发现粘连可在局麻下分离。

鼻息肉的基本病理改变是鼻腔鼻窦黏膜的慢性炎症反应，外科手术并不能改变黏膜的这种状态，只能除去息肉解除鼻塞，易再复发。临床观察大约 1/5 鼻窦炎鼻息肉术后复发病例与变应性鼻炎有关。单纯鼻息肉的术后复发率通常为 15%～20%，而有变态反应素质的鼻息肉患者术后复发率可上升至 40%～70%。

（董金辉）

第四节　变应性鼻炎

变应性鼻炎是发生在鼻黏膜的变态反应性疾病，以鼻痒、喷嚏、鼻分泌亢进、鼻黏膜肿胀等为其主要特点。分为常年性和季节性，后者又称"花粉症"。变应性鼻炎的发病与遗传及环境密切相关。

一、概述

（一）病因

常年性变应性鼻炎的变应原和季节性变应性鼻炎的变应原不同，引起常年性变应性鼻炎的变应原主要为吸入物，临床上常见的主要的变应原有屋尘、螨、昆虫、羽毛、上皮、花粉、真菌等，其次是食物和药物。临床上引起花粉症者大多属于风媒花粉（靠风力传播的花粉）。

（二）发病机制

本病发病机制属 IgE 介导的 I 型变态反应。

当特应性个体吸入变应原后，变应原刺激机体产生特异性 IgE 抗体结合在鼻黏膜浅层和表面的肥大细胞、嗜碱性粒细胞的细胞膜上，此时鼻黏膜便处于致敏状态。当相同变应原再次吸入鼻腔时，即与介质细胞表面的 IgE "桥连"，导致以组胺为主的多种介质释放，这些介质引起毛细血管扩张，血管通透性增加，平滑肌收缩和腺体分泌增多等病理变化，机体处于发敏状态，临床上则表现为喷嚏、清涕、鼻塞、鼻痒等症状。上述病理改变在缓解期可恢复正常，如多次反复发作，导致黏膜肥厚及息肉样变。

二、临床表现

1. 喷嚏　每日数次阵发性发作，每次 >3 个，甚至连续十几个或数十个。多在晨起或夜晚或接触过敏源后立即发作。
2. 鼻涕　大量清水样鼻涕，有时可不自觉地从鼻孔滴下。
3. 鼻塞　轻重程度不一，季节性变应性鼻炎由于鼻黏膜水肿明显，鼻塞常很重。
4. 鼻痒　季节性鼻炎尚有眼痒和结膜充血。
5. 嗅觉减退　由于鼻黏膜水肿引起，但多为暂时性。

三、检查

鼻镜所见，常年性者，鼻黏膜可为苍白、充血或浅蓝色。季节性者，鼻黏膜常呈明显水肿。如合并感染，则黏膜暗红，分泌物呈黏脓性或脓性。

四、诊断

1. 常年性变应性鼻炎　根据其常年发病的特点以及临床检查所见。但需与其他类型的非变应原性的常年性鼻炎相鉴别。
2. 季节性变应性鼻炎　发病具有典型的地区性和季节性，就某一地区的某一患者而言，其每年发病的时间相对固定。

五、鉴别诊断

常年性变应性鼻炎需与其他类型的非变应原性的常年性鼻炎相鉴别，见表12-2。

表12-2 不同类型常年性鼻炎的鉴别要点

鉴别要点	常年性变应性鼻炎	嗜酸性粒细胞增多性非变应性鼻炎	血管运动性鼻炎
病因	Ⅰ型变态反应	不清楚	血管反应性增多
鼻痒和喷嚏	+++	++++	+
鼻分泌物量	+++	++++	+
鼻涕倒流	+-	+-	++
鼻黏膜充血	-		++
鼻黏膜苍白	++	++	-
鼻黏膜水肿	+++	+++	-
鼻分泌物嗜酸性粒细胞	+	+	-
特异性皮肤试验	阳性	阴性	阴性
特异性IgE	升高	正常	正常
个人及家庭病史	+	-	
治疗	糖皮质激素、抗组胺药	糖皮质激素	减充血剂

六、并发症

主要有变应性鼻窦炎、支气管哮喘和分泌性中耳炎。

七、治疗

(一)非特异性治疗

1. 糖皮质激素　具有抗炎抗过敏作用。临床上分全身和局部用药2种，局部为鼻喷雾剂，是糖皮质激素的主要给药途径。局部不良反应主要是鼻出血和鼻黏膜萎缩。因此不论全身或局部用药都要掌握好剂量和适应证。

2. 抗组胺药　实为 H_1 受体拮抗剂，可以迅速缓解鼻痒、喷嚏和鼻分泌亢进。传统的抗组胺药如氯苯那敏等，其中不良反应主要是嗜睡与困倦。新型的抗组胺药如阿司咪唑、氯雷他定等，抗 H_1 受体的作用明显增强，但临床使用要掌握适应证，权衡利弊，防止心脏并发症的发生。

(二)特异性治疗

(1) 避免与变应原接触。

(2) 免疫疗法：主要用于治疗吸入变应原所致的Ⅰ型变态反应。

(三)手术治疗

(1) 合并鼻中隔偏曲，变应性鼻窦炎鼻息肉者可考虑手术治疗。

（2）选择性神经切断术包括翼管神经切断、筛前神经切断等，是用于部分患者，不应作为首选治疗。

（3）可行下鼻甲冷冻、激光、射频、微波等可降低鼻黏膜敏感性。

（董金辉）

第五节　萎缩性鼻炎

萎缩性鼻炎是一种发展缓慢的鼻腔慢性炎性疾病，又称臭鼻症、慢性臭性鼻炎、硬化性鼻炎。其主要表现是鼻腔黏膜、骨膜、鼻甲骨（以下鼻甲骨为主）萎缩。鼻腔异常宽大，鼻腔内有大量的黄绿色脓性分泌物积存，形成脓性痂皮，常有臭味，发生恶臭者，称为臭鼻症，患者有明显的嗅觉障碍。鼻腔的萎缩性病变可以发展到鼻咽、口咽、喉腔等处。提示本病可能是全身性疾病的局部表现。

一、概述

（一）病因

萎缩性鼻炎分为原发性萎缩性鼻炎和继发性萎缩性鼻炎2大类。

1. 原发性萎缩性鼻炎　可以发生于幼年，多因全身因素如营养不良、维生素缺乏、内分泌功能紊乱、遗传因素、免疫功能紊乱、细菌感染、神经功能障碍等因素所致。

2. 继发性萎缩性鼻炎　多由于外界高浓度工业粉尘、有害气体的长期刺激，鼻腔鼻窦慢性脓性分泌物的刺激，或慢性过度增生性炎症的继发病变，鼻部特殊性的感染，鼻中隔的过度偏曲，鼻腔手术时过多损坏鼻腔组织等所致。

本病最早由 Frankel 所描述，是一种常见的耳鼻咽喉科疾病，占专科门诊的 0.7% ~ 3.99%。我国贵州、云南地区多见，其原因不详，有报道可能与一氧化硫的刺激有关；还有报道可能与从事某些工种的职业有关。杨树芬曾报道灰尘较多的机械厂的调查发现，鼻炎 118 人中萎缩性鼻炎 35 人，占病人数的 30%。国外报道本病女性多于男性，多发病于青年期，健康状况和生活条件差者易患此病。据报道我国两性的发病率无明显差别，以 20 ~ 30 岁为多。在西方，本病发病率已明显降低，但是在许多经济不够发达的国家和地区，发病率仍较高。

（二）病理

疾病发生的早期，鼻腔黏膜仅呈慢性炎症改变，逐渐发展为萎缩性改变，假复层柱状纤毛上皮转化为无纤毛的复层鳞状上皮，腺体萎缩，分泌减少。由于上皮细胞的纤毛丧失。分泌物停滞于鼻腔，结成脓痂。病变继续发展，黏膜以及骨部的血管因为发生闭塞性动脉内膜炎与海绵状静脉丛炎，血管的平滑肌萎缩，血管壁纤维组织增生肥厚，管腔缩窄或闭塞。血液循环不良，导致腺体和神经发生纤维性改变，黏膜下组织变为结缔组织，最后发生萎缩以及退化现象。骨和骨膜也发生纤维组织增生和骨质吸收，鼻甲缩小，鼻腔极度扩大，但是鼻窦常常因为骨壁增殖硬化性改变，反而使窦腔缩小。

二、临床表现

1. 鼻及鼻咽干燥感　在吸入冷空气时，症状更加明显，而且还有寒冷感。

2. 鼻塞　与鼻内脓痂堆滞堵塞有关；没有脓痂，则与神经感觉迟钝有关，有空气通过而不能感觉到。

3. 头痛　部位常常在前额、颞侧或枕部，或头昏，多因为大量冷空气的刺激反射造成，或者伴发鼻窦炎之故。

4. 鼻内痛或鼻出血　多因鼻黏膜干燥破裂所致。

5. 嗅觉减退或者丧失　因为含气味的气味分子不能到达嗅区或者嗅区黏膜萎缩所致。

6. 呼气恶臭　因为臭鼻杆菌在鼻腔脓痂下繁殖生长，脓痂内的蛋白质腐败分解，而产生恶臭气味。也有人认为是因为炎性细胞以及腺细胞脂肪发生变性，脂肪转变为脂酸，易于干燥，乃产生臭味。妇女月经期臭味加重，绝经期则开始好转，但鼻腔黏膜没有好转。

7. 其他　鼻腔黏膜萎缩涉及鼻咽部，可能影响咽鼓管咽口，发生耳鸣和耳聋。涉及咽喉部则发生咽喉部干燥、刺激性咳嗽、声音嘶哑等症状。

三、诊断与鉴别诊断

根据患者的症状、体征，结合临床检查所见。主要根据鼻黏膜萎缩、脓痂形成情况以及可能具有的特殊气味等特点，诊断不难。但是应该与鼻部特殊的传染病，例如结核、狼疮、硬结病，或者鼻石、晚期梅毒、麻风等病症相鉴别。

少部分萎缩性鼻炎患者具有特殊的鼻部外形，如鼻梁宽而平，鼻尖上方轻度凹陷，鼻前孔扁圆，鼻翼掀起，如果儿童时期发病，可以影响鼻部的发育而成鞍鼻畸形。鼻腔内的检查，可以见到鼻腔宽敞，从鼻前孔可以直接看到鼻咽部。鼻甲缩小，有时下鼻甲几乎看不到或者不能辨认，如果因为慢性化脓性鼻窦炎而引起，则虽然下鼻甲看不到或不能辨认，但是中鼻甲却常常肿胀或肥大，甚至息肉样变。鼻腔黏膜常常覆盖一层灰绿色脓痂，可以闻及特殊恶臭。除去脓痂后下边常常有少许脓液，黏膜色红或苍白，干燥，或者糜烂，可有渗血。鼻咽部、咽部黏膜或有以上黏膜的改变，或有脓痂附着，严重者喉部也可以有此改变。轻症的萎缩性鼻炎，多只是在下鼻甲和中鼻甲的前端或嗅裂处可以见到少许痂皮，黏膜少许萎缩。

鼻腔的分泌物或者脓痂取出做细菌培养，可以检测到臭鼻杆菌、臭鼻球杆菌、类白喉杆菌或者白喉杆菌，但是后两者均无内毒素。

四、治疗

（一）药物治疗

药物治疗萎缩性鼻炎至今仍无明显进展，有学者对微量元素代谢紊乱是否为萎缩性鼻炎的病因进行了研究。文献报道测定83例上颌窦炎的血清铁含量，其中47例有萎缩性鼻炎，通过对照治疗，证实缺铁程度与鼻黏膜的萎缩程度成正比，故提出治疗时宜加用含铁制剂。但李忠如测定患者发样中的铜、锰含量明显低于对照组，而锌、铁含量正常。因此，微量元素是否与萎缩性鼻炎的发病有关尚待探讨。有报道应用羧甲基纤维钠盐软膏治疗萎缩性鼻炎17例，获得了一定的效果。因羧甲基纤维钠盐具有生理惰性，对组织无刺激性，亲水，可与多种药物结合并能溶于鼻分泌物中或炎症渗液中，易为鼻黏膜吸收而迅速产生药效。黄维国等报道应用滋鼻丸（生地黄、玄参、麦冬、百合各等份为丸）每次15g，每日2次口服，同时加用鼻部蒸汽熏蒸，治疗数十例，效果满意。纪宏开等应用鱼腥草制剂滴鼻取得了一定的效果。肖涤余等用活血化瘀片（丹参、川芎、赤芍、红花、鸡血藤、郁金、山楂、黄芪、党参）治疗萎缩性鼻炎也取得了一定的效果。

Sinha 采用胎盘组织液行中、下鼻甲注射 60 例，经 2 年的观察，临床治愈 76.6%，改善 11.6%，无效 11.4%；经组织病理学证实，萎缩的黏膜上皮恢复正常，黏液腺及血管增加，细胞浸润及纤维化减少 43.3%，形态改善 45%，无变化 11.7%。郝雨等报道采用复方丹参注射液 4ml 行下鼻甲注射，隔日 1 次，10 次为 1 疗程，或用复方丹参注射液迎香穴封闭，疗法同上，同时合并应用小檗碱软膏涂鼻腔，73 例中治愈 40 例，好转 17 例，无效 6 例，总有效率 97%。钟衍深等报道，应用 AIP 下鼻甲封闭治疗萎缩性鼻炎 122 例，常用量 10 ~ 20mg，3d 1 次，10 ~ 20 次为 1 疗程，88.5% 的患者症状改善，经 6 ~ 18 个月随访无复发。

（二）氦—氖激光照射治疗

有学者在给予维持量甲状腺素的同时，采用氦—氖激光鼻腔内照射治疗 87 例萎缩性鼻炎，激光照度 $10mW/cm^2$，每次照射 3min，8 ~ 10 次为 1 疗程，7 ~ 8 次后，60% 的患者嗅觉改善，5 ~ 6 次后鼻血流图波幅增大，波峰陡峭，流变指数增大，脑血流图检查血流量也明显改善。经治疗后全身情况改善，痂皮消失，鼻黏膜变湿润，59 例嗅觉恢复。其作用机制是小剂量、低能量激光照射具有刺激整个机体及组织再生、抗炎和扩张血管的作用，改善了组织代谢的过程。

（三）手术治疗

1. 鼻腔黏软骨膜下填塞术　Fanous 和 Shehata 应用硅橡胶行鼻腔黏骨膜下填塞术，在上唇龈沟做切口，分别分离鼻底和鼻中隔的黏软骨膜，然后填入硅橡胶模条至鼻底或鼻中隔隆起，使鼻腔缩小，分别治疗 10 例和 30 例萎缩性鼻炎患者，前者 70% 症状明显改善，后者 90% 有效。硅橡胶作为缩窄鼻腔的植入物，优点是性能稳定，具有排水性，光滑软硬适度，容易造型，耐高压无抗原性，不被组织吸收，不致癌，手术操作简单，疗效较好，根据病情可分别植入鼻中隔、鼻底、下鼻甲等处。部分病例有排斥现象，与填塞太多、张力过大、黏膜破裂有关。

Sinha 应用丙烯酸酯在鼻中隔和鼻底黏骨膜下植入 60 例，切口同 Fanous 和 Shehata 的操作，36 例近期愈合，14 例好转，经 2 年的观察，由于植入物的脱出和鼻中隔穿孔，约 80% 的患者症状复原，20% 脱出者症状长期缓解，可能与植入物的稳定性有关，经临床比较效果逊于硅橡胶。

徐鹤荣、韩乃刚、虞竟等分别报道应用同种异体骨或同种异体鼻中隔软骨行鼻腔黏骨膜下填塞治疗萎缩性鼻炎，效果良好，未发现有软骨或骨组织吸收、术腔重新扩大的情况，认为同种异体骨或软骨是比较好的植入材料，但术后必须防止感染，虞竟报道有 4 例因感染、切口裂开而失败。

Sinha 报道应用自体股前皮下脂肪植入鼻腔黏骨膜下 4 例，2 例有效，2 例无效，可能与脂肪较易吸收有关。还有报道应用自体髂骨、自体肋软骨、自体鼻中隔软骨等行鼻腔黏骨膜下填塞，效果优于自体脂肪组织填塞，但均需另做切口，增加了损伤及患者的痛苦。

刘永义等采用碳纤维行下鼻甲、鼻中隔面黏骨膜下充填成形术，部分病例同时补以鼻旁软组织瓣或鼻中隔含血管的黏软骨膜瓣，总有效率达 90%，鼻黏膜由灰白色变为暗红色，干痂减少或消失，黏膜由干燥变为湿润。此手术方案可使下鼻甲、鼻中隔隆起，缩小鼻腔，并能改善局部血液循环，增加组织营养，促进腺体分泌，可从根本上达到治疗目的。

喻继康报道应用羟基磷灰石微粒人工骨种植治疗萎缩性鼻炎 10 例，效果满意。羟基磷灰石是骨组织的重要成分，为致密不吸收的圆柱形微粒，其生物相容性良好，无排斥反应，可诱导新骨生成，与骨组织直接形成骨性结合，细胞毒性为 0 级，溶血指数为 1.38%，是一种发展前景较好的填充物。

2. 鼻腔外侧壁内移术　亦称 Lautenslager 氏手术。这种手术有一定的疗效，能起到缩窄鼻腔的作用，但组织损伤多，患者反应大，有时内移之外侧壁又有复位。黄选兆为了解决这个问题，采用白合金有机玻璃片为固定物，克服了固定上的缺点，治疗 32 例 51 例患者，疗效满意，术后经 5～15 年随访，有效率达 88.24%。此手术可使鼻腔外侧壁内移 5～8mm，严重者虽可在鼻腔黏膜下加填塞物，但术前鼻腔宽度 >9mm 者，效果较差。上颌窦窦腔小、内壁面积小或缺损者不宜行此手术。术前的上颌窦影像学检查可预知手术效果，而且十分必要。

3. 前鼻孔封闭术（Young 氏手术）　Young 采用整形手术封闭一侧或两侧鼻孔，获得了优于鼻腔缩窄术的效果。手术方法为在鼻内孔处做环行切口，在鼻前庭做成皮瓣，然后缝合皮瓣封闭鼻孔，阻断鼻腔的气流。封闭 1 年以上再打开前鼻孔，可发现鼻腔干净，黏膜正常。封闭两侧前鼻孔时，患者需经口呼吸，有些患者不愿接受。林尚泽、罗耀俊等经过临床手术观察，<3mm 的鼻前孔部分封闭，不仅可以保留患者经鼻呼吸的功能，而且长期效果不亚于全部封闭者，但如前鼻孔保留缝隙 >3mm，则成功率下降。

4. 鼻前庭手术　Ghosh 采用鼻前庭手术，系将呼吸气流导向鼻中隔，减少气流对鼻甲的直接冲击，有效率达到 92%。这种手术一期完成，不需再次手术，患者容易接受。

5. 腮腺导管移植手术　腮腺导管移植手术系将腮腺导管移植于鼻腔或上颌窦内，唾液可使窦腔、鼻腔的萎缩黏膜上皮得以湿润，经过一段时间的随访观察，效果良好。手术方法几经改进，最后将腮腺导管开口处做成方形黏膜瓣，以延长导管长度，在上颌窦的前外壁造口后引入上颌窦腔。此手术方法的缺点是进食时鼻腔流液。且易发生腮腺炎。

6. 中鼻甲游离移植手术　聂瑞增报道治疗鼻炎、鼻窦炎、继发萎缩性鼻炎的病例，对有中鼻甲肥大而下鼻甲萎缩者，将中鼻甲予以切除，将切除的中鼻甲游离移植于纵行切开的下鼻甲内，使下鼻甲体积增大重新隆起，治疗 10 例患者，经 0.5～4 年的随访观察，患者症状消失或明显减轻，效果满意。

7. 上颌窦黏膜游离移植术　日本学者石井英男报道对萎缩性鼻炎患者先行唇龈沟切口，将上颌窦前壁凿开，剥离上颌窦黏膜并形成游离块，然后将下鼻甲黏膜上皮刮除。将上颌窦游离黏膜块移植于下鼻甲表面。经过对患者的随访观察，大部分患者症状改善。

8. 带蒂上颌窦骨膜 - 骨瓣移植术　Rasmy 介绍应用上唇龈沟切口，在上颌窦前壁凿开一适宜的上颌窦前壁骨膜 - 骨瓣，将带骨膜蒂移植于预制好的鼻腔外侧壁黏膜下术腔。使鼻腔外侧壁隆起，以缩小鼻腔，但在分离鼻腔外侧壁黏膜时，应注意防止黏膜破裂。15 例手术后随访，13 例鼻腔外侧壁隆起无缩小，2 例缩小 1/4，干燥黏膜也趋于湿润，并渐恢复为假复层柱状纤毛上皮。

9. 带蒂唇龈沟黏膜瓣下鼻甲成形术　张庆泉报道应用上唇龈沟黏膜瓣下鼻甲成形术治疗萎缩性鼻炎。先在上唇龈沟做带眶下动脉血管蒂的唇龈沟黏膜及黏膜下组织瓣，长 2～5cm，宽 1cm，黏膜瓣的大小要根据鼻腔萎缩的程度来定。因为蒂在上方，所以黏膜瓣为 2

个断端。内侧端稍短，外侧端稍长，蒂长约2cm，宽约1cm，蒂的内侧要紧靠梨状孔，在鼻阈处做成隧道，隧道内侧端在下鼻甲前端，然后在下鼻甲表面做约2cm的纵行切口，稍做分离，使之成"V"形，将预制好的带蒂黏膜瓣穿经鼻阈处隧道，移植于做好的下鼻甲的"V"形创面上，使下鼻甲前端隆起，鼻腔缩小。这种手术方法，不仅缩小了鼻腔，还增加了鼻腔的血液循环，使鼻腔血流明显增加，萎缩黏膜营养增加，明显改善了临床症状，报道20例33侧，经过4年的随访观察，痊愈18例，好转2例。从症状消失的时间来看，鼻干、头昏和头痛、咽干等症状术后最先减轻或消失。术后鼻塞暂时加重，约15d后渐有缓解。术后鼻臭即有减轻，但完全消失需1~3个月痂皮消失时。黏膜渐变红润，潮湿，分泌物渐有增多。咽喉部萎缩情况恢复早于鼻腔。嗅觉减退者多数恢复较好，嗅觉丧失者多不能恢复。术前术后鼻血流图显示在术后短期无变化，6~12个月复查鼻血流好转。术前术后鼻腔黏膜上皮变化显示，术后1~2年鼻腔黏膜均不同程度恢复为假复层柱状纤毛上皮。

10. 交感神经切断术　切断交感神经纤维或切除神经节以改善鼻腔黏膜血液循环。有人主张切断颈动脉外膜之交感神经纤维、切除蝶腭神经节，亦有提倡切除星状交感神经节者。这些手术操作复杂，效果亦不满意，故临床很少采用。

（董金辉）

第六节　血管运动性鼻炎

一、概述

血管运动性鼻炎是神经内分泌对鼻黏膜血管、腺体功能调节失衡而引起的一种高反应性鼻病。该病以青壮年居多，无性别差异。其发病机制一般认为与自主神经功能失调有关。

二、临床表现及诊断

1. 临床类型

（1）鼻溢型：大量清水样鼻涕为主要特征，多伴有发作性喷嚏。鼻内发痒，常无结膜受累、眼痒等症状。

（2）鼻塞型：鼻塞为主要症状，多为间歇性。

2. 鼻镜检查　鼻黏膜暗红色或浅蓝色或苍白色；有时一侧暗红一侧苍白水肿。鼻甲肿大者对1%麻黄碱反应良好，病程长或反复使用血管收缩剂者，则对1%麻黄碱反应差。

3. 诊断与鉴别　几乎每个人都会有偶然的鼻部症状，区分正常鼻和患病鼻有时比较困难。这需要接诊医师仔细询问病史，细心检查，认真分析诱发因素，鼻部症状每天累计超过1h，病程长达一个月以上者，在排除下列疾病后，可考虑为血管运动性鼻炎。

（1）变应性鼻炎：症状同于鼻溢型血管运动性鼻炎，但变应原皮肤试验阳性，鼻分泌物中有大量嗜酸性粒细胞和嗜碱性细胞。

（2）高反应性鼻炎：病因不明，可能与鼻黏膜感觉神经C类纤维功能亢进有关。鼻黏膜高度敏感，温度、触觉、味觉的变化均可作为诱因，临床症状以发作性喷嚏为主，发作突然，消失亦快，各项检查一般无典型发现。

（3）非变应性鼻炎伴嗜酸性粒细胞增多综合征：鼻分泌物中有大量嗜酸性粒细胞，但无其他变态反应依据，也无明显诱因使症状发作，发病机制不清。

（4）急性鼻炎和慢性鼻炎：鼻分泌物常为黏液性或黏脓性，鼻分泌物中多为嗜中性粒细胞。

（5）阿司匹林不耐受三联症：鼻分泌物中可有大量嗜酸性粒细胞，患者有对水杨酸制剂或其他解热镇痛药过敏史和哮喘史，鼻内常有鼻息肉。

三、治疗

本病诱发因素多，发病机制复杂，治疗多采用综合治疗。

1. 避免或祛除诱发因素　改善工作环境和条件，稳定情绪，避免过度疲劳与紧张。对患者实施心理治疗或暗示性语言，有时也会收到明显效果。有内分泌因素引起者，可视情况请内分泌科医师协助治疗。

2. 药物治疗

（1）鼻减充血剂：鼻塞为主要症状者可选用。需注意药物性鼻炎的发生，可采取间断性或交替性给药。

（2）抗组胺药：不少非免疫性因素可引起肥大细胞释放组胺，故抗组胺药（如氯雷他定片 10mg 空腹口服，每日 1 次）对不少病例有较好疗效，对鼻痒和喷嚏症状明显者，可首选。

（3）抗胆碱药：适用于以鼻溢为主要症状者。

（4）糖皮质激素：通过减少细胞因子和趋化因子的释放而产生强烈的抗炎作用，故对血管运动性鼻炎的一些喷嚏症状明显、水样鼻涕较多且黏膜水肿明显的病例，有显著疗效。

3. 手术治疗

（1）手术时机：①经保守治疗 1 年以上症状不能控制且有加重趋势；②鼻内结构解剖异常影响通气或引流；③鼻黏膜增生性改变或有较大息肉。

（2）手术方式

1）解剖结构异常的矫正：能加重血管运动性鼻炎症状的鼻内结构解剖异常有：鼻中隔偏曲和鼻内孔狭小。上述结构早期矫正可明显减轻症状，甚至可以治愈。

2）鼻黏膜增生或有较大息肉组织的切除：引起鼻塞的增生肥厚鼻甲或息肉组织，均应及时切除。

3）降低鼻内神经兴奋性：切断副交感神经纤维对鼻腔的支配，降低其兴奋性。具体手术有：①岩浅大神经切断术，手术需要开颅，一般患者不易接受。②翼管神经切断术，该手术可使喷嚏、水样鼻涕得到控制，但对鼻塞的改善较差，术后常并发眼干不适等，且远期疗效不肯定。翼管神经切断术，有经上颌窦进路、经腭进路、经鼻进路等传统的手术方法，应用于治疗血管运动性鼻炎和变应性鼻炎已取得了一定的效果。近年来由于鼻内窥镜技术的发展，提供了良好的视野和视角，增加了经鼻进路找到翼管外口和翼管神经的准确性。③筛前神经切断术，鼻黏膜表面麻醉，中鼻甲前端水平切口，暴露前筛区。打开筛漏斗进入前、中筛泡，向上清除筛房并于前颅底处寻找筛前神经进入鼻腔的骨管，切断筛前神经，关闭术腔。鼻腔填塞，术后给足量抗生素，2d 后抽除鼻内纱条。但术后复发率高。

（董金辉）

第十三章

鼻及鼻窦囊肿

第一节 鼻前庭囊肿

鼻前庭囊肿（nasal vestibular cyst）为发生在鼻前庭底部皮肤下、梨状孔的前外方及上颌骨牙槽突浅面软组织内的囊性肿块，也有称之为鼻牙槽突囊肿、鼻底囊肿等。女性多见，好发年龄为30~50岁之间。无左右侧差异，偶有双侧发生。

一、病因

1. 腺体潴留学说　鼻腔底黏膜黏液腺的腺管阻塞，致腺体分泌物潴留形成囊肿。

2. 面裂学说　胚胎发育期面部各突起连接处有残留或迷走的上皮组织发展成囊肿，又称面裂囊肿，最具代表性的就是鼻前庭囊肿，其他还有球颌突囊肿，鼻腭囊肿，正中囊肿。

二、病理

囊肿多呈圆形，大小不一，邻近骨质被压迫吸收形成凹陷。囊肿外壁由含有弹性纤维和网状血管的结缔组织构成，坚韧而有弹性。囊壁内衬为纤毛柱状上皮、立方上皮或扁平上皮，含有丰富的杯状细胞。囊液棕黄色，可为黏液性或浆液性。如发生感染，囊液为脓性，囊壁有炎性细胞浸润。

三、临床表现

囊肿生长缓慢，早期常无症状，随囊肿增大出现鼻翼处及鼻孔内隆起，同侧鼻塞，鼻内及上唇发胀，偶见上颌部及额部反射性疼痛。若并发感染，囊肿迅速增大，局部疼痛加重，严重者伴鼻唇部红肿隆起。

四、诊断

1. 局部检查　一侧鼻前庭、鼻翼下方、梨状孔外侧部圆形隆起，如囊肿较大，可在上唇和口腔前庭引起隆起，质软、有波动感，一般无触痛。穿刺抽出液体可明确诊断。穿刺抽吸后囊肿缩小，但不久又复隆起。

2. 影像学检查　X线平片或CT平扫显示梨状孔底部低密度圆形、椭圆形阴影，边缘清楚光滑，无上列牙病变。

五、鉴别诊断

如表 13-1 所示。

表 13-1　鼻前庭囊肿与牙源性囊肿的鉴别

	鼻前庭囊肿	牙源性囊肿
上列牙病变	无	缺牙、龋齿或牙根感染
囊液	透明、半透明，黏液或浆液性液体	姜黄色，黄褐色，酱黑色
胆固醇结晶	不含	含有
放射学检查	梨状孔底部低密度圆形或椭圆形影，边缘光滑，无上列牙病	上颌骨牙槽突骨质破坏或囊内含牙，牙根尖部小圆形囊影，周围骨质有吸收

六、治疗

囊肿较大致鼻面畸形，引起鼻塞，或发生感染者应手术切除。

1. 唇龈沟进路　囊肿隆起部唇龈沟或沟上方横切口，剥离囊肿，以彻底切除囊肿壁为原则。术后鼻腔填塞及鼻唇沟周纱球压迫术腔。

2. 鼻前庭囊肿揭盖术　适用于主要向鼻内生长的囊肿。在前鼻镜或鼻内镜下，切除囊肿顶壁使囊肿开口于鼻腔底。要注意防止开窗口闭合导致复发。

（牛金明）

第二节　鼻窦囊肿

鼻窦囊肿（cyst of nasal sinus）是指原发于鼻窦内的囊性肿物。有两种类型：①鼻窦黏液囊肿（mucocele cyst of nasal sinus）：是鼻窦囊肿中最为常见者。多发于筛窦，其次为额窦和蝶窦，上颌窦较少见。本病多见于青年和中年人，多为单侧，囊肿增大时可累及周围结构，包括眼眶和颅底。囊肿继发感染发展成脓囊肿破坏性变大。最常见额窦黏液囊肿扩展到筛窦，或由筛窦扩展到额窦，以致很难判定原发部位。该病发展缓慢，当患者出现眼部症状时方来就医。②鼻窦黏膜囊肿（mucosa cyst of nasal sinus）：可发生于任何鼻窦，但多发生在上颌窦，以上颌窦底和内壁多见。本病可发生于单侧或双侧，生长极缓慢，长大到一定程度可自然破裂，囊液经窦口自行流出。常无症状，多在鼻窦 X 线或 CT 检查时发现。

一、病因

鼻窦黏液囊肿发生为多因素综合所致。各种原因导致的鼻窦自然口阻塞，使鼻腔内分泌物不能排出。同时鼻窦黏膜的炎性病变，也可因变应性因素所致的黏膜水肿，产生大量的渗出液逐渐充满窦腔进而压迫鼻窦骨壁变薄吸收，囊肿向周围扩展产生畸形。目前认为骨壁内破骨细胞被前列腺素等物质激活，同时淋巴细胞产生破骨细胞激活因子（OAF），前列腺素 PGF 和 PGE 对骨质吸收起很大作用，这也是囊肿破坏周围骨壁的原因。

鼻窦黏膜囊肿的病因有两种：①黏膜内黏液腺阻塞，腺体内分泌物潴留在黏膜下形成囊肿，又称黏液潴留囊肿，囊壁为黏液腺管上皮，囊液为黏液。②黏膜炎症或变态反应，毛细血管渗出的浆液潴留于黏膜下层结缔组织内逐渐膨大形成囊肿，又称鼻窦浆液性囊肿（serous cyst of nasal sinus），囊壁为有炎症改变的鼻窦黏膜，囊液为半透明的草黄色或姜黄色易凝结液体。

二、病理

鼻窦黏膜多呈水肿和囊肿性变化，黏膜上皮化生，黏膜下炎性细胞浸润，囊内液体为黏液，呈淡黄、黄绿或棕褐色，多含有胆固醇结晶，如有感染为脓性分泌物。

三、临床表现

鼻窦囊肿生长缓慢，局限在窦内时可无任何不适或仅有头痛。若囊肿增大压迫和破坏鼻窦骨壁侵入眶内或颅内则出现相应症状。鼻窦骨壁一经破坏后囊肿即发展迅速，若继发感染演变成脓囊肿则症状加重。

1. 眼部症状　囊肿侵犯眶内可致眼球移位，筛窦囊肿眼球向外移位，额窦囊肿眼球向外下方移位，蝶窦囊肿眼球突出，还可出现流泪、复视、头痛、眼痛等。囊肿压迫视神经及眶上裂，可造成第Ⅱ、Ⅲ、Ⅳ、Ⅴ、Ⅵ脑神经功能障碍，出现视力减退甚至全盲，眼肌麻痹、眼部感觉障碍和疼痛等症状即眶尖综合征（orbital apex syndrome）。

2. 面部症状　囊肿增大可出现前额眶顶（额窦囊肿）、内眦（筛窦囊肿）或面颊（上颌窦囊肿）等处隆起。表面皮肤正常，可触及乒乓球感或蛋壳感，若骨质吸收消失可触及波动感。

3. 鼻部症状　自发性间歇性鼻溢液，为囊肿自行破溃囊液经鼻窦口流出所致。较大的囊肿可出现鼻塞，嗅觉减退。鼻内镜检查：筛窦囊肿使筛泡或中鼻道向下膨隆，额窦囊肿鼻顶下塌，蝶窦囊肿嗅沟饱满，上颌窦囊肿鼻腔外侧壁向内移位，面部膨隆，硬腭下塌，表面黏膜正常。

四、诊断

根据病史临床表现，影像学检查等较容易诊断，在局部膨隆处穿刺有棕色或灰色黏液即可确诊。CT检查对囊肿的诊断和定位起重要作用，为鼻内镜手术治疗提供参考。影像显示肿物呈圆形，密度均匀，边缘光滑，邻近骨质有压迫吸收现象，有菲薄的骨壳，可显示侵入眶内及颅内情况。应与肿瘤、脑膜脑膨出、垂体瘤、脑膜瘤等鉴别（图13－1、图13－2）。

图13－1　上颌窦囊肿

图 13 - 2　左侧额窦筛窦上颌窦囊肿

五、治疗

诊断明确后，手术是唯一的治疗方法。无症状的小囊肿可以观察暂不处理。治疗原则是建立囊肿与鼻腔永久性通路，以利引流防止复发。手术方法：对较大的额筛囊肿侵入颅内或眶内有分隔者以往采用鼻外进路手术。目前首选鼻内镜鼻内进路手术，保留部分黏液囊肿的囊壁，以免损伤邻近的重要结构，出现严重的并发症。尽可能扩大造瘘口，建立永久通道即可。

大多数合并症如鼻、眼、面和脑部症状，在囊肿手术后便可以逐渐治愈或改善，部分需要配合药物治疗。对脑脊液鼻漏，眶尖综合征需进一步手术治疗。

（牛金明）

第三节　上颌窦牙源性囊肿

由于上列牙发育障碍或病变所形成并突入到上颌窦内的囊肿，称为上颌窦牙源性囊肿。包括含牙囊肿（dentigerous cyst）和牙源性角化囊肿（始基囊肿）后者包括根尖周囊肿（periapical cyst）和残余囊肿两种。

一、病因

牙源性囊肿包括发育性和炎症性。

1. 含牙囊肿　又称滤泡囊肿（follicular cyst），与牙齿发育缺陷有关。常发现有未长出的恒齿或额外齿。发生于牙冠或牙根形成之后，环绕未萌出的牙冠且附着于牙颈部的囊肿，可来自一个牙胚（含一个牙），也有来自多个牙胚（含多个牙）。

2. 根尖周囊肿　起因于牙根感染、牙髓坏死而形成的根尖肉芽肿或囊肿，慢性炎症的刺激引起牙周腔上皮增生长入其内形成囊肿。

二、病理

1. 含牙囊肿 停留在牙槽骨中的未萌出的牙可刺激造釉细胞增殖和分泌，在缩余釉上皮与牙冠面之间出现液体渗出而形成含牙囊肿。囊壁为纤维组织，上皮为扁平或矮立方上皮，囊液为棕黄色液体，含胆固醇结晶及脱落上皮，囊肿缓慢生长，增大的囊肿可压迫骨质吸收变薄。

2. 根尖周囊肿 病牙根尖突入囊肿腔内，囊壁为鳞状上皮，有时为柱状上皮。囊液为黄色浆液性、黏液性液体，含有胆固醇结晶。

三、临床表现

牙源性囊肿多发生于青壮年，生长缓慢。初期无自觉症状，当囊肿长大时，骨质逐渐向周围膨胀，则形成面颊部隆起畸形、鼻腔堵塞，上颌窦内巨大的囊肿可使眼球向上移位及视力障碍等。含牙囊肿多发生在下颌骨第 3 磨牙，若发生在上颌骨者多见于单尖牙、前磨牙或切牙。根尖周囊肿较含牙囊肿小，多发生于上颌切牙、尖牙和前磨牙根的唇面，较大的囊肿出现面颊膨隆、麻木、酸胀，囊肿如有感染则出现胀痛发热，全身不适等。

四、诊断

可根据病史及临床表现，包括面颊隆起及鼻腔外壁向内推移，囊肿前骨壁较薄，扣诊可有乒乓球或蛋壳感，口腔检查常发现有缺牙（上列牙数不足）或龋齿、残根或死髓牙。穿刺是一种比较可靠的诊断方法，穿刺液呈黄色，显微镜下可见胆固醇结晶体。含牙囊肿 CT 表现多为单房卵圆形，囊壁薄，周围骨硬化缘光整。囊腔呈均一低密度。囊内有时可包含发育不同阶段的牙，囊腔通常连于牙冠与牙根交界处。根尖周囊肿示病牙根尖部圆形囊影，周围骨质有吸收现象。残余囊肿为致病牙去除后，该部位发生的囊肿，在拔牙后牙槽窝下方颌骨内出现囊状影，边缘有硬化带。

应与鼻及鼻窦肿瘤、成釉细胞瘤相鉴别。鼻及鼻窦 CT 或 MRI 可明确肿瘤的病变部位。囊肿穿刺有助于诊断。成釉细胞瘤 CT 表现为囊实混合性或纯囊性病变，囊性部分可为多房或单房膨胀性改变。多房型占 60% 表现为皂泡状或蜂窝状，分房大小不一，其间可见不完整骨性间隔，反映出成釉细胞瘤出芽式生长的特性。MRI 表现为囊实性，实性部分呈等 T_1、等 T_2 信号，增强扫描可强化。囊内容物呈长 T_1、长 T_2 信号。高分辨螺旋 CT 配合二曲面牙科软件技术可显示病变的形态、周围骨质破坏、牙根吸收及邻近重要结构改变；MRI 对于软组织成分的显示优于 CT。二者联合应用对于提高成釉细胞瘤的术前诊断的正确率有重要价值。

五、治疗

采用外科手术摘除，如伴有感染先用抗菌药物控制炎症后再行手术治疗。小的囊肿采用唇龈沟进路切除。突入上颌窦较大的囊肿，传统的手术方法采取柯 - 陆式进路，将囊肿全部切除。近年来多采用鼻内镜手术，经下鼻道或中鼻道开窗，将囊肿及病牙切除，同时尽可能保留上颌窦正常黏膜。对于根尖周囊肿，清除囊壁后若病牙尚稳固，有保留的可能，在术后行根尖切除或根管治疗可避免囊肿复发。

（牛金明）

第十四章

鼻腔及鼻窦肿瘤

第一节 鼻腔鼻窦良性肿瘤

发生于鼻腔及鼻窦的良性肿瘤大约有40种，鼻腔鼻窦良性肿瘤在其发展过程中常超出一个解剖部位而侵入邻近器官，致使在临床上有时难以判断原发部位。部分肿瘤虽属良性，但在其生长扩展过程中对邻近重要器官功能产生显著影响，甚至造成类似恶性肿瘤的局部破坏。如手术切除不彻底，有的反复复发，有的则可恶性变。这类肿瘤的临床表现大多相似，通常病理检查才能确诊。鼻腔鼻窦的良性肿瘤虽然种类繁多，但临床上常见的主要有血管瘤、乳突状瘤和骨瘤。

一、血管瘤

（一）概述

血管瘤是脉管组织常见肿瘤之一。在鼻腔良性肿瘤中，血管瘤最为常见，占鼻、鼻窦良性肿瘤的42%以上。按传统分类方法，鼻腔鼻窦血管瘤可分为毛细血管瘤和海绵状血管瘤。本病可发生于任何年龄，但多见于青壮年。毛细血管瘤约占全部鼻腔鼻窦血管瘤的80%，多发生于鼻中隔。海绵状血管瘤约占20%，好发于下鼻甲和上颌窦内。

（二）临床表现及诊断

1. 临床表现 鼻腔鼻窦血管瘤的主要症状是单侧进行性鼻塞、反复出血。如肿瘤压迫致鼻中隔偏曲可导致双侧鼻塞；反复鼻出血是其突出表现，严重者可导致休克、死亡，患者常继发贫血。此外，肿瘤还可因延伸至鼻咽部造成传导性聋；肿瘤在鼻窦内生长，可使窦腔扩大，骨质吸收，严重者可出现面部膨隆、突眼、复视、视力下降、头痛等临床表现。鼻腔毛细血管瘤大多瘤体较小，有细蒂或广基，色鲜红或暗红，质软有弹性，触之易出血。海绵状血管瘤的瘤体较大，多广基，质软可压缩；原发于上颌窦者可呈出血性息肉状突出于鼻腔。

2. 诊断要点 根据临床表现和检查发现，诊断血管瘤并不困难。对局限于鼻腔的血管瘤，鼻内镜检查有助于了解其侵犯范围，并明确其根蒂所在。X射线片、CT、MRI等影像学检查可帮助确诊及了解肿瘤扩展范围。CT表现为受累的鼻窦均有不同程度的扩大，窦壁骨质受压、变形、骨质不连续并形成缺损，残端骨质可伴有硬化，病变区内可见软组织肿块影，边界清楚，密度不均匀，部分病例可见静脉石影；增强后呈明显不均匀强化，内有形态不一的明显强化区域。MRI 成像 T$_2$ 加权像大多呈高信号影，但病变区信号不均匀；增强后病变呈显著不均匀强化，可呈蜂窝状、斑驳状。CT 和 MRI 检查如发现典型骨质改变和静脉石，则提示该病可能性极大。上颌窦穿刺和鼻腔内肿瘤的活检应极为谨慎，两者皆可导致大出血。

（三）治疗

1. 手术治疗　鼻腔鼻窦血管瘤的治疗以手术切除为主。鼻内镜外科技术问世以前，鼻腔鼻窦良性肿瘤除局限于鼻腔内的小肿瘤采用鼻内进路手术切除外，大多采用鼻侧切开、Denker 切口或面中掀翻径路手术，虽然可获得良好的手术视野，彻底切除肿瘤；但手术同时多会损伤正常鼻腔结构，并且遗留面部瘢痕。鼻内镜技术在良性鼻腔、鼻腔肿瘤手术中的应用，使鼻腔鼻窦血管瘤的手术切除有了更微创的新选择。

（1）传统手术方式：鼻腔鼻窦血管瘤一般以手术切除为主。手术方式应根据肿瘤部位和侵犯范围，选择不同的手术途径。对中、下鼻甲和鼻中隔中前段血管瘤，经前鼻孔切除后，可对瘤体根部使用电凝、冷冻或激光进行处理。对瘤体较大或位于鼻窦者可施行鼻侧切开、柯－陆术式或面中掀翻径路手术切除肿瘤。柯－陆术式和面中掀翻径路可以避免遗留面部瘢痕，且与鼻侧切开相比，面中掀翻径路同样可以充分暴露肿瘤，将肿瘤基底部和软骨膜一并切除，从而避免术后复发。

（2）鼻内镜手术：鼻腔鼻窦血管瘤的鼻内镜手术，其最大优势在于通过鼻内镜监视系统可将病变部位尤其是肿瘤根蒂部清晰显示出来。并且鼻内镜手术克服了传统术式创伤大，恢复慢，肿瘤整体窥视不清的缺点，不同类型的角度镜及动力系统结合微波、电凝、等离子、激光等手术，使鼻窦内的肿瘤同样可以顺利切除；例如位于上颌窦内的血管瘤，可在鼻内镜下，切开鼻腔外侧壁，充分显露上颌窦腔，经扩大的上颌窦内侧壁腔道伸入鼻内镜，带角度内镜可清楚显示上颌窦内各壁，通过监视系统在明视下将肿瘤摘除，并用电凝、微波等方法处理肿瘤基底部创面止血，同时避免复发。

（3）手术中出血的处理：不论是传统术式，还是鼻内镜手术，在切除鼻腔鼻窦血管瘤时，都面临着手术中可能大量出血的问题。如果瘤体较大，侵犯部位广泛，那么术中出血量很可能会比较多；所以术前和术中采用相应的止血措施，从而减少出血量是很有必要的。

1）供血血管的预置：鼻腔鼻窦血管瘤供血血管大多来自颈外动脉系统，以颌内动脉、上唇动脉多见。对于瘤体较大广泛侵犯的肿瘤，术前可行 DSA，明确供血血管后行选择性血管栓塞；也可在术中切除肿瘤前先行结扎或阻断上唇动脉，必要时可先结扎颈外动脉。

2）控制性降压：在鼻腔鼻窦肿瘤手术过程中，实施控制性降压，将患者血压控制在较低的水平，在减少出血量、降低出血速度的同时，可帮助术者实现清晰的手术野，便于手术顺利进行，从而缩短手术时间。尤其在鼻内镜手术中，控制性降压意义重大，是鼻内镜手术中减少术中出血主要的麻醉技术。控制性降压一般多采用气管内全身麻醉下或硬膜外阻滞麻醉下应用血管扩张药或神经节阻滞药控制血压。硝普钠为强力的血管扩张剂，能直接松弛小动脉与小静脉血管平滑肌，降低血压，减轻心脏的前、后负荷，降低心肌氧耗量；且对肾血流量与肾小球滤过率无明显影响，降压作用强，半衰期短，可控性强；为控制性降压的首选用药。应用微量泵输注硝普钠，结合异氟烷降压更为有效，副反应更小。除全麻可应用控制性降压外，目前国内还有作者尝试，在局麻下实施控制性降压，将降压幅度控制在 30% 左右，降压起效时间控制在 15min 左右；在降低血压的同时有效地减少了术中出血，提高了术野清晰度，缩短了手术时间；更重要的是这种方式安全而且经济。

3）超声刀：传统单极电凝易对肿瘤周围的组织及血管造成损伤，容易引起术后鼻腔内组织粘连及大量结痂；并且电凝时产生的烟雾影响术者的视野。超声刀的应用克服了上述问题，在鼻腔鼻窦血管瘤的手术过程中，结合鼻内镜可以实现很好的微创治疗效果。超声刀的工作原理是将电能转化为机械能，利用超声频率发生器使金属刀头以 5 515kHz 的超声频率进行机械振荡，使组织内迅速水气化，蛋白质的氢键断裂，细胞崩解，使组织被切开或凝固；同时实现闭合小血管（3 ~ 5mm 以下），而其能量向周围传播不超过 $500\mu m$。超声刀的显著优点包括：①使用过程中术野清晰，术中无烟雾及焦痂；②减少了出血，缩短了手术时间，加快了手术进度；③减少了术后鼻腔粘连和结痂的形成；④一机多用，手术过程中，超声刀既可以进行组织的切割、止血，又可以对瘤体直接进行凝固，并封闭供血小血管；⑤安全可靠、适应面广，由于使用过程中没有电流通过人体，所以即使安装了心脏起搏器和其他相关置入体的患者也能在血管瘤手术中应用。

（4）微波、激光、低温等离子等特殊手术方式

1）微波：是一种波长为 1 ~ 100mm 的电磁波，这种电磁波在组织内产生热效应，瞬间使局部组织温度升高、血管闭塞、组织变性、凝固坏死至脱落；在治疗中，被处理的组织边界清楚，周围组织反应轻。且可配不同型号、角度的微波头，可根据需要改变其形态，使微波刀头可深入到鼻腔各个部位，方便手术的操作。手术中可首先对血管瘤的基底部进行充分热凝，可减少出血，甚至不出血，然后完整摘除血管瘤。

2）激光：鼻腔鼻窦血管瘤手术中，常用的是 Nd：YAG 激光。Nd：YAG 激光在血液中吸收系数低，可以透过血液去封闭直径为 0.5mm 左右的血管。Nd：YAG 激光同样具有热凝固作用，对鼻腔黏膜上的血管瘤照射后，能选择性地被血管瘤组织吸收，尤其是血管内有大量的血红蛋白，经激光照射瘤体后，被血红蛋白吸收，形成黏性血块封闭血管，继而瘤体纤维化，达到痊愈的目的。鼻中隔、中下鼻甲范围不大的毛细血管瘤是激光的最佳适应证。

3）低温等离子：低温等离子消融术是一项较新的外科技术。其原理是在 2 个电极之间的组织形成等离子薄层，薄层中的等离子体被电场加速，将能量传递给组织；在低温下（40 ~ 70℃），该薄层中带电粒子具有足够的动能打断组织分子键，将组织分解成相对低分子质量的分子、原子（如氧气、氮气等），从而产生定时、高效和精确的切割和消融效果。在手术中，既可以达到止血和紧缩肿瘤的效果，由于其低温特性又确保了不至于破坏周围正常组织；并且在液体中可以稳定发射，对于血管瘤这种术野中血液较多的手术，其止血效果比较好。常规的使用方法，同样是对基底广、瘤体较大的肿瘤，先行瘤体的热凝处理，然后再从基底部切除肿瘤。

2. 非手术治疗　鼻腔鼻窦血管瘤的非手术治疗主要包括：放射治疗、冷冻治疗、硬化剂注射治疗等。这些非手术治疗在目前的鼻腔鼻窦血管瘤治疗中一部分仅仅作为辅助治疗手段，一部分也因为前述手术技术的运用，已逐渐被临床医生淘汰。

（1）术前放疗：放疗在鼻腔鼻窦血管瘤的治疗中具有显著的辅助作用。通过术前的鼻内镜检查或活检发现出血较多的鼻腔鼻窦血管瘤，可先行术前放疗，促使肿瘤坏死、机化、缩小其体积，部分肿瘤可转化为息肉样变，从而减少了手术中的出血量，且肿瘤体积的缩小也有利于彻底切除。常规处理方法是：使用高能射线治疗，每日 1 次，每次 1Gy，总量 10 ~

20Gy。对鼻腔内较大或累及鼻咽部、鼻后孔、筛窦等深部的毛细血管瘤，术前放疗剂量可增加到 12～30Gy；对鼻窦海绵状血管瘤或多部位广泛累及的血管瘤，术前放疗剂量可增加到 20～40Gy。这样的剂量既可较快地使血管瘤缩小、变硬，便于手术彻底切除，又不致引起严重的放疗副反应。对年幼患儿不主张实施放疗。而对于合并其他疾患不能耐受手术者，可考虑行单纯放疗，总剂量一般不超过 30～40Gy。

（2）冷冻治疗、硬化剂注射治疗：冷冻治疗用于血管瘤开始于 20 世纪 60 年代。大多是液氮或 CO_2 直接作用于病变区域。但该方法容易造成局部大量瘢痕且难以控制治疗的强度和深度，常造成肿瘤残留、局部瘢痕、畸形等不良后果。自 2000 年后国内已无相关文献报道。在早期的鼻腔鼻窦血管瘤治疗中，有使用鱼肝油酸钠等硬化剂注射入血管瘤体内的做法。但该方法局部刺激和创伤大，治疗后可易出现感染、组织坏死、大量瘢痕形成，目前该方法也很少应用。

二、内翻性乳头状瘤

（一）概述

乳头状瘤是鼻腔鼻窦常见的良性肿瘤之一。1991 年 WHO 将乳头状瘤分为 3 类：外生性乳头状瘤、内翻性乳头状瘤、柱状细胞乳头状瘤。其中内翻性乳头状瘤占乳头状瘤总数的 70%，所以临床上讨论、研究最多的是内翻性乳头状瘤。鼻腔鼻窦内翻性乳头状瘤多见于 40 岁以上男性，男女比例为 3∶1～5∶1。其发病率占鼻部肿瘤的 0.5%～4%，在鼻腔鼻窦良性肿瘤中占 31% 以上。鼻腔鼻窦内翻性乳头状瘤在组织学上是一种良性肿瘤，但临床表现为破坏性生长，并具有发展快、手术后易复发及有恶变倾向等特点；因此也有研究者认为该肿瘤属于交界性肿瘤。

（二）临床表现及诊断

1. 临床表现　鼻腔鼻窦内翻性乳头状瘤以中年男性多见，绝大多数为单侧发病。最常见的症状为单侧进行性鼻塞；伴有流鼻涕，可有血性鼻涕，有时像洗肉水；可反复鼻出血，恶变时出血量增多；次要症状包括：嗅觉减退、嗅觉消失、头痛、面痛。就诊较迟的患者可发生鼻翼隆起、面部畸形、溢泪、视力减退、吞咽困难等累及范围过大造成的症状。部分患者病史中有反复多次"鼻息肉"切除史，且术中可有大出血。本病明确诊断仍需术前活检，目前大多在鼻内镜下行活检。鼻内镜检查还可探查肿瘤的侵犯范围和根蒂所在。由于内翻性乳头状瘤可伴有鼻息肉，需注意区分肿瘤组织和鼻息肉；乳头状瘤表面不平，呈乳头状或颗粒状，较不透明；鼻息肉表面光滑，血管纹清楚，呈半透明状。活检位置准确时多可确诊，关键是应警惕单侧"鼻息肉"有可能为乳头状瘤。

2. 诊断要点　影像学检查是诊断本病及指导治疗的必要手段。鼻腔鼻窦内翻性乳头状瘤在 CT 图像中，多表现为一侧鼻腔不规则软组织密度肿块影，沿自然腔隙生长；肿瘤较大时可挤压鼻中隔偏向对侧。大多数病例 CT 图像中，整体上仍表现为良性生长特征，肿块在鼻腔鼻窦内膨胀性扩大，鼻腔外侧壁外移、上颌窦口扩大、上颌窦外侧壁可出现骨质增生密度增高。而在肿瘤已累及区域如上颌窦内侧壁、钩突、中鼻甲、下鼻甲等，其骨质呈侵蚀性改变。而肿瘤阻塞周围鼻窦，可继发单个或全副鼻窦炎。MRI 在病变诊断中可帮助评估肿瘤侵犯范围、邻近重要结构的累及破坏情况，并能很好的区分肿瘤组织与炎性病变、窦腔内分泌物等，从而不至于在术前评估中扩大肿瘤范围。肿瘤在 MRI T_2 加权像或增强 T_1 加权像上表现为回旋状脑回样改变，可能与肿瘤上皮回旋内翻入基质层有关，可用以区分肿瘤组织和炎性组织。

3. 临床分期　鼻腔鼻窦内翻性乳头状瘤的分期不仅是诊断完整性的必要组成，也是指导手术和评估疗效的基础。

（1）以鼻内镜和 CT 检查所见为基础的 4 级分期（或分级）系统。目前国内仍应用较多的是 2000 年 Krouse JH 提出的分期法。Krouse JH 认为手术的，疗效与鼻腔鼻窦内翻性乳头状瘤侵犯部位和范围有密切关系，通过对大量文献的总结和分析，以鼻内镜和 CT 检查所见为基础，提出 4 级分期（或分级）系统。

T_1：肿瘤局限于鼻腔内。

T_2：肿瘤位于窦口鼻道复合体和筛窦，同时可能累及上颌窦内侧部分和鼻腔。

T_3：肿瘤位于上颌窦外、下、上、前或后壁，蝶窦和（或）额窦，可能累及上颌窦内侧壁、筛窦或鼻腔。

T_4：肿瘤累及区域突破鼻腔、鼻窦范围，进入眼眶、颅内、翼颌窝，肿瘤恶变。

（2）基于肿瘤起源位置的分期系统。随着鼻内镜技术的发展及在鼻腔鼻窦内翻性乳头状瘤临床治疗中的广泛应用，国外有研究者认为肿瘤的起源部位对鼻腔鼻窦内翻性乳头状瘤的手术效果影响最大，完整切除肿瘤的重点是对肿瘤起源部位的彻底切除。其代表有 Karnel 的分期系统。2005 年，Kamel R 提出了基于肿瘤起源位置的分期系统。

Ⅰ 型：肿瘤起源于鼻中隔或鼻腔外侧壁，包括筛窦、蝶窦、额窦。

Ⅱ 型：肿瘤起源于上颌窦。

（三）治疗

1. 手术治疗　鼻腔鼻窦内翻性乳头状瘤的治疗以手术切除为主。由于此类肿瘤具有侵袭性生长、易复发、可恶变的生物学特点，所以，不论采取何种术式，其目的都是应用精细手术解剖技术，将肿瘤及其侵犯的黏膜在骨膜下层彻底切除。根据手术进路不同，大体上此类肿瘤的手术方式可分为鼻内进路、鼻外进路两大类。鼻内进路手术包括非内镜鼻内进路手术和经鼻内镜手术两大类；鼻外进路包括保守的 Caldwell - Luc 术式以及根治性的鼻侧切开术加内侧上颌骨切除术（包括 Weber - Ferguson 术式）、面中部掀翻术。

（1）非内镜鼻内进路手术：非内镜鼻内进路手术又称经前鼻孔鼻内手术。在早期曾用于鼻腔前部、鼻中隔带蒂的肿瘤切除，对于 Krouse 分期中 Ⅱ 期以上的病例大多难以切除干净。由于其复发率可达 20% ~10%，目前已经基本上被国内外医生所淘汰。

（2）Caldwell - Luc 手术：Caldwell - Luc 手术最早由美国的 George Caldwell 于 1893 年法国的 Henri Luc 于 1897 年报道，即柯 - 陆氏手术。Caldwell - Luc 手术可以很好地处理局限于上颌窦内的病变，但经上颌窦切除筛窦、蝶窦、额窦病变时，由于术野较小，肿瘤显露不好，不容易将肿瘤整块切除，所以术后复发率也比较高。国内外统计其复发率可到达 35% ~52%。故单纯的 Caldwell - Luc 手术在鼻腔鼻窦内翻性乳头状瘤治疗中也基本被淘汰。但在鼻内镜手术技术发展后，经鼻内镜手术联合尖牙窝进路（类似 Caldwell - Luc 手术进路）可弥补单纯鼻内镜手术不易切除上颌窦前壁、后外侧壁肿瘤的缺陷。

（3）鼻侧切开术加内侧上颌骨切除术：经鼻侧切开术（必要时做 Weber - Fergusson 切口）进路，行内侧上颌骨切除术加筛窦开放术可以有效处理大部分高分期的鼻腔鼻窦内翻性乳头状瘤病例。该术式适用于病变范围较大的肿瘤，从手术通路设计的角度来看，在没有鼻内镜的情况下，是切除鼻腔、上颌窦内侧、筛窦内翻性乳头状瘤的较好术式；经此进路还可扩大切除后筛、额窦及蝶窦的病变，在某些病例甚至可以开展双侧手术。该术式对肿瘤暴露良好、切除彻底、复发率较低。1990 年 Phillips 等回顾性分析了 112 例内翻性乳头状瘤手术病例，对比了不同手术方式的复发率；患者在随访 6 年后，鼻侧切开术加内侧上颌骨切除术的复发率仅为 14%，而对照组非内镜鼻内进路手术加鼻窦开放术和非内镜单侧鼻内进路手术的复发率分别为 35% 和 58%；有学者甚至据此否定了鼻内进路手术在鼻腔鼻窦内翻性乳头状瘤治疗中的应用价值。所以，直到 20 世纪 90 年代初，大部分学者都赞同鼻侧切开术加内侧上颌骨切除术是治疗鼻腔鼻窦内翻性乳头状瘤的金标准术式。但该术式的缺陷仍有不少，例如术后可发生溢泪、复视；遗留面部瘢痕更是其显著缺点。

（4）面中部掀翻术及改良面中部掀翻术：与前述鼻侧切开术加内侧上颌骨切除术相比，面中部掀翻术可看做是避免面部瘢痕的替代术式。经典的面中部掀翻术需做双侧鼻前庭切口，鼻前庭切口再与双侧唇龈切口连通；改良术式不做鼻前庭内的环形切口，而是经双侧唇龈切口，将大翼软骨内侧脚自前鼻棘处分离，再用弯剪刀斜向上剪断鼻中隔方形软骨至鼻骨下缘，在一定程度上避免了术后鼻腔前段瘢痕闭锁的可能。该术式可以较好的显露双侧鼻腔、中隔、上颌窦、筛窦、蝶窦，甚至鼻咽、斜坡等解剖结构，尤其在处理双侧鼻腔鼻窦内翻性乳头状瘤的病例时更具优势；既充分显露了鼻腔鼻窦术野，又能尽可能保留鼻腔鼻窦功能，更重要的是术后面部不留瘢痕。国外于 1992 年较早报道了面中部掀翻术在鼻腔鼻窦内翻性乳头状瘤的应用，术后复发率为 22%，国内的复发率为 9.4%。目前该术式仍不失为此类肿瘤较好的可选术式之一，尤其对于双侧受累的病例；不过跟鼻内镜手术相比，其创伤仍较大，手术通道的建立较复杂。

（5）经鼻内镜手术：经鼻内镜手术治疗鼻腔鼻窦内翻性乳头状瘤的优势有以下几点：①经鼻内镜手术操作完全经鼻内实施，克服了鼻外进路遗留面部瘢痕的问题；②与鼻外进路及面中部掀翻术相比，手术创伤相对较小，术中能最大限度地保留鼻中隔、鼻腔、鼻窦的正常结构和被覆黏膜，从而使鼻腔功能得到了很好的保护，患者术后恢复较快；③不同角度的内镜以及内镜图像在监视屏幕上的放大效应，使术者能很容易的辨别出病变组织和正常黏膜，准确判定肿瘤的来源及范围，从而实现彻底切除；④由于可能出现远期复发，内翻性乳头状瘤术后必须进行长期随访，术后鼻内镜检查可以与手术中的情况实现最好的对比，早期恢复的病例也可以及时在鼻内镜检查随访时直接处理。从肿瘤外科学的角度来讲，鼻内镜手术确实难以实现肿瘤的整块切除；然而，对于鼻腔鼻窦内翻性乳头状瘤而言，整块切除不是决定预后的关键因素，此类肿瘤手术切除的最重要原则是将肿瘤沿骨面彻底切除，处理的关键在肿瘤基底部，对该处的骨质可用金刚钻进行磨削，至少应进行电凝处理。

国内外文献表明：鼻内镜手术已越来越成为治疗鼻腔鼻窦内翻性乳头状瘤的主要术式。与经典的 FESS 术式不同，应用于鼻腔鼻窦内翻性乳头状瘤治疗的鼻内镜术式实际上包括的是一个大的类别。手术中一般程序是先在内镜下用吸引切割器切除鼻腔内可见的肿瘤，酌情开放相关鼻窦，再根据术中探查发现的肿瘤起源不同而选择不同的术式。

Tomenzoli 等在 2004 年提出的方案：①局限于中鼻道的采用鼻内镜下筛窦切除术 + 广泛的鼻窦开放术及蝶窦开放术；②侵犯了部分上颌窦的病例采用鼻内镜下内侧上颌骨切除术 + 筛窦切除术 + 蝶窦开放术；③侵犯了上颌窦前外角或牙槽突隐窝黏膜的采用经鼻内镜的

Sturmann – Canfield 术式，即鼻内 Denker 术式。

国内张罗等采用的术式选择方案是：①肿瘤根基部位于鼻中隔、中鼻道、筛窦、额窦引流口、蝶筛隐窝时，采用鼻内镜下鼻窦开放术，在开放鼻窦的同时切除肿瘤，鼻窦开放范围根据肿瘤基底部位置而定；②肿瘤侵犯上颌窦则行鼻内镜下上颌窦内侧壁切除术，除可以切除根蒂部在上颌窦内侧壁的肿瘤外，还可在此基础上充分显露上颌窦后外侧壁、底壁、前壁的术野。此进路同样也包括了前述经鼻内镜的 Denker 术式。

需要注意的是：不论采用何种选择方案，术者都必须根据肿瘤的范围及肿瘤起源的基底部所在进行灵活地选择鼻内镜术式；当然式的选择还受到术者经验技巧和所用内镜相关设备水平的影响。并且应用鼻内镜手术治疗鼻腔鼻窦内翻性乳头状瘤尽管优点较多，疗效颇佳；但并不能完全取代传统的鼻外径路手术方式。在很多情况下需要采用鼻内镜手术与鼻外进路联合手术。处于对美容及微创的考虑，与鼻内镜联合应用的可以是局限 Caldwell – Luc 手术，处理根蒂位于上颌窦外侧和前壁的肿瘤。累及额窦内侧甚至双侧额窦的，对于有经验的医生还可考虑经鼻内镜改良 Lothrop 手术（Draf Ⅲ 型手术）进路；而对于额窦外侧的病变通常需要经眉弓切口鼻外额窦钻孔才可彻底切除病变。

（6）颅面联合进路肿瘤切除术：对于超出鼻腔鼻窦范围、侵犯颅内的鼻腔鼻窦内翻性乳头状瘤，可采用颅面联合进路一次性切除颅内外的肿瘤。根据肿瘤的范围不同，可以实施发际内冠状切口颅前窝骨瓣开颅术，切除侵入前颅窝的肿瘤及累及的硬脑膜或脑组织，结合鼻侧切开术加内侧上颌骨切除术，或者结合鼻内镜手术，切除鼻腔、鼻窦内肿瘤，后者更有利于美容；同时可行颅底重建和脑脊液鼻漏修补。

（7）手术的辅助治疗：基于鼻腔鼻窦内翻性乳头状瘤易复发、术后可出现恶变的特点，且复发可能为切除不彻底所致；国内有学者报道：不论采用哪种手术方法，术后在术腔给予抗肿瘤药物平阳霉素、5 – 氟尿嘧啶等湿敷或填塞的方法，以期减少复发和恶变，并针对可能存在的残存肿瘤进行治疗。但目前尚无大宗病例和长期随访的结果报道。

2. 非手术治疗　手术切除是治疗鼻腔鼻窦内翻性乳头状瘤众所周知的首选方法。放射治疗应用与此病的报道国内外都比较少。对放疗最大的顾虑是担心可能诱发恶变。然而根据临床观察，恶变为鳞癌的常发生在没有接受过放疗的内翻性乳头状瘤患者中。Gomez 等结合10 例鼻腔鼻窦内翻性乳头状瘤的放疗经验，在 2000 年提出对于以下情况应当考虑放射治疗：①肿瘤不能彻底切除的；②肿瘤多次复发；③内翻性乳头状瘤伴恶变；④不适合手术的患者。

三、骨瘤

（一）概述

骨瘤是鼻部常见良性肿瘤之一。大多数文献报道，鼻腔鼻窦骨瘤在鼻部良性肿瘤中排第3 位，仅次于血管瘤和乳头状瘤。鼻部骨瘤生长缓慢，早期多无症状，常常在影像学检查中被发现。骨瘤好发于鼻窦，而鼻腔、鼻骨等处极少见；鼻窦中以额窦最为常见，占 39% ~ 78%，其次为筛窦、上颌窦，蝶窦最少。鼻窦骨瘤多发生于 30 岁以下，以男性多见，部分患者在成年后可停止生长；患者年龄越小、生长速度越快，症状出现越早。

（二）临床表现及诊断

1. 临床表现　鼻部骨瘤以 30 岁以下青年男性多见。相当一部分骨瘤为 X 射线片或 CT

检查过程中偶然发现，在早期大多无症状，骨瘤增大后可因为阻塞鼻腔鼻窦、压迫周围邻近结构而出现临床症状。骨瘤可能出现的主要症状包括：鼻塞、鼻出血、流涕、头痛。侵入邻近结构可导致突眼、眼球移位、视力下降、面痛、额面部隆起畸形等。鼻内镜检查如骨瘤未扩展到中鼻道、总鼻道，多不能直接发现肿瘤，常可发现因骨瘤而继发的鼻息肉、鼻窦炎改变。

2. 诊断要点　术前诊断骨瘤最有价值的是影像学检查，早期多行 X 射线鼻窦片检查；目前以 CT 检查为最佳手段。CT 检查大多有较为特征的表现：根据骨瘤不同的分型，常见于额窦内的骨瘤多表现为圆形或近圆形高密度骨样组织，似牙釉质样改变；筛窦内骨瘤可出现骨质密度不均匀，但边缘仍光滑锐利，边界清洗；如骨瘤较大可表现为眶壁受压或缺损、眼球移位、前颅底被挤压上抬等邻近器官受累改变。

虽然鼻窦骨瘤多可通过 CT 确诊，但其中松质型、混合型仍需与骨化纤维瘤、骨纤维异常增殖症、钙化脑膜瘤、骨肉瘤等相鉴别。

（三）治疗

鼻窦骨瘤的治疗，除手术外，目前国内外极少有其他治疗方式的报道。然而对于鼻窦骨瘤的手术适应证，或者说治疗时机的问题，国内外却没有完全统一。当额筛窦的骨瘤已经出现明显的临床症状，或者继发阻塞性鼻窦炎、黏液囊肿等，或者累及颅内、眶内等引起并发症时，其手术适应证是比较明确的；关于适应证争论的焦点在于：当肿瘤比较小，既无临床症状，又没有造成继发疾患时，如前所述骨瘤生长缓慢，部分成年患者的骨瘤甚至会长时间停止生长，这种情况下骨瘤应当立即切除还是继续观察。部分作者认为由于鼻窦骨瘤晚期常侵犯颅底及眼眶，导致手术困难及术后面部畸形、功能障碍等，所以凡是有症状或虽无症状但已经确认有增长倾向的小骨瘤也应尽早手术。Savic 和 Djeric 总结额筛窦骨瘤手术适应证时认为：额窦骨瘤扩展到额窦以外的、邻近额隐窝的、继发鼻窦炎的、引起头痛的应进行手术，筛窦骨瘤一经发现应立即手术。Smith 等提出：当额窦骨瘤占据窦腔容积的 50% 以上或阻塞额窦引流通道时应当切除。著者观点是：早期鼻窦骨瘤，发生在筛窦的都应该尽早切除；CT 发现的无症状早期额窦骨瘤，只有在确信停止生长的时候才可以继续观察，否则以尽早手术为宜。

关于鼻窦骨瘤的手术，第 2 个问题就是术式的选择。概括而言，术式的选择要依据骨瘤的位置、大小及鼻窦局部解剖特点（如额隐窝的宽度）；还要考虑病变肿瘤是否侵犯颅底、眼眶、视神经、颈内动脉、海绵窦等重要区域；当然还有术者对各种术式的熟悉程度及设备水平等。额筛窦骨瘤手术方式的选择主要根据肿瘤生长的部位、大小及与周围结构的关系综合考虑。一般情况下筛窦骨瘤大多可以通过鼻内镜术式切除，额窦、多窦累及、侵犯眶内和颅内的处理起来较为复杂一点。常用的术式可分为三大类：鼻内镜手术、鼻外进路手术（包括鼻侧切术式、Caldwell - Luc 手术等）、鼻内外联合术式（包括鼻内镜与鼻外进路联合术式、鼻内镜辅助的颅面联合进路等）。

1. 鼻内镜手术及鼻内镜辅助手术　鼻内镜术式的优点是恢复快，面部无瘢痕。随着鼻内镜技术的发展，尤其是 Draf I ～ Ⅲ型引流术式在国内的介绍和推广，目前国内大型医院已有越来越多的复杂额窦病变能够在完全鼻内镜手术中得到解决。不过单纯鼻内镜术式对于术者的内镜技术及内镜设备要求较高，使额窦骨瘤的内镜手术切除形成了一定的技术门槛。尤其是鼻内镜下改良 Lothrop 术式（即 Draf Ⅲ型引流术）对于普通的鼻科医生有相当的难度，该术式对安全边界控制很严，风险主要在术区外侧的眶纸板和后方的颅底，要求术者具有熟练应用45°或70°内镜及熟练开放额窦的经验，并且必须具备鼻科专用55°、60°或70°切割或磨削钻头和相应角度咬切和组织钳等相应设备。如果勉强实施该手术，易出现筛前动脉损伤、眶内损伤、脑脊液漏等严重并发症。

而对于基底较广、位于额窦后壁或向外超过眶纸板矢状面的骨瘤，即使采用鼻内镜下改良 Lothrop 术式，要全切肿瘤非常困难。这种情况可考虑鼻内镜联合经眉弓切口环钻术或采用鼻内镜辅助的匙孔入路技术。由于额部切口在眉弓内，术后瘢痕不明显。

2. 鼻外进路手术　鼻外进路包括鼻侧切联合眉弓切口、额部发际内大冠状切口、Caldwell‑Luc 手术等。具体术式应根据骨瘤的位置、范围、对眶内和颅内累及情况而定。此类手术总体而言创伤较大，大多遗留面部瘢痕；不遗留瘢痕的 Caldwell‑Luc 手术仅在占极少部分的上颌窦骨瘤中应用。但在某些鼻内镜手术或鼻内镜结合环钻术或匙孔入路都无法解决的病例，鼻外进路仍不失为一种选择。

3. 鼻内外联合术式　鼻内外联合术式一般只应用于巨大的额、筛窦骨瘤，尤其是累及眶内、颅内，甚至累及中间颅底区域的病例。从肿瘤外科手术的角度来看，骨瘤手术同样是要力争彻底切除，但作为大多生长缓慢的良性肿瘤，术者必须权衡巨大肿瘤的彻底切除可能出现的严重并发症与手术收益之间的关系；并且对严重侵犯视神经、颈内动脉、海绵窦的病变，不管哪种手术方法均不易彻底切除，盲目切除可能导致严重的并发症。所以，对于累及关键部位的骨瘤，手术可能不得不选择保守的部分切除术，而把保留功能、改善面部外观、尽可能解除对脑组织和神经的压迫作为治疗的主要目的。

（董金辉）

第二节　鼻腔鼻窦恶性肿瘤

鼻腔、鼻窦恶性肿瘤较为少见，但近年来发病率呈上升趋势，其局部破坏迅速但远处转移相对较少，常需广泛切除，易导致颜面畸形及颌面功能障碍，而且5年存活率不高。除早期外，鼻腔及鼻窦恶性肿瘤常合并出现，多数就诊时肿瘤已从原发部位向邻近组织广泛扩散，难以准确判断起源，且两者在病因、病理类型以及临床治疗方面均似，故常将两者一并分析。随着放疗、化疗、介入、生物学治疗等的迅猛发展及鼻内镜外科技术的延展，以微创手术和功能保全的肿瘤综合治疗理念已得到良好应用并将逐渐成为未来发展方向。

一、鼻窦癌

（一）概述

鼻腔及鼻窦恶性肿瘤较为少见，据统计占全身恶性肿瘤的0.5%~3.66%，占耳鼻喉科恶性肿瘤的25%~50%，国外报道为0.2%~2.5%。男女比例为1.5：1~2.4：1，好发于40~60岁人群。多属原发，自他处转移而来者极少。因鼻窦解剖位置深在隐蔽，肿瘤早期症状常较轻，且常因伴有慢性炎症，故易忽视，而使早期诊断相对不易。鼻腔鼻窦与眼眶、颅脑解剖关系密切，恶性肿瘤在晚期可累及破坏邻近组织，此时难以判断其原发部位，且使诊断、治疗更加棘手。

有研究提示鼻腔鼻窦恶性肿瘤的发生部位为鼻腔55.3%，上颌窦34.6%，筛窦4.4%，外鼻 4.1%，额窦 1.2% 和蝶窦 0.4%。以上皮源性的鳞状细胞癌最为多见，占 70%~80%，好发于上颌窦。非上皮源性亦不少见，好发者如腺癌，多见于筛窦。此外尚有非上皮来源的涎腺样癌，神经外胚层来源的嗅神经母细胞瘤/鼻腔神经胶质瘤（国外亦称成感觉神经细胞瘤）；其他如乳头状瘤恶变、恶性黑色素瘤亦常见。还可见腺样囊性癌、淋巴上皮癌、未分化癌、移行上皮癌、基底细胞癌以及骨软骨来源的软骨肉瘤、骨肉瘤等。肉瘤占鼻及鼻窦恶性肿瘤的 10%~20%，好发于鼻腔及上颌窦，其他窦少见。肉瘤又以恶性淋巴瘤为最多，可超过 60%。

（二）临床表现及诊断

由于鼻腔鼻窦癌患者症状出现较晚，就诊亦较晚，且常被误诊为炎症、息肉等而漏诊误治，早期诊断较困难，故需引起重视、提高警惕。临床表现根据肿瘤部位范围、病理类型、生物学特性、病程、扩展方向等因素而变化颇大。诊断要点如下。

1. 结合病史综合分析　对单侧进行性鼻塞、血性脓涕、反复鼻出血或涕中带血，尤其是 40 岁以上者，应提高警惕，高度怀疑、仔细检查。首先应详细了解病史，若出现顽固的头面颈部疼痛，不明原因的上颌牙齿麻木、疼痛，顽固的鼻窦炎及多次迅速复发的鼻息肉等情况，更应高度怀疑恶性肿瘤。

2. 症状体征

（1）症状：单侧鼻腔反复涕中带血或鼻出血、血性恶臭脓涕，进行性鼻阻，突眼、复视及视力减退等，头痛，第Ⅰ~Ⅵ脑神经麻痹状态，阵发性耳痛，面颊部胀痛、麻木等，牙齿麻痒、疼痛、松动、脱落、出血、张口困难或牙龈肿痛等。

（2）体征：鼻腔可见新生物；面颊部不对称，皮下不规则质地较硬肿块；晚期皮肤潮红或破坏甚至形成癌性瘘管、溃烂；眼球受压移位或活动受限；硬腭下塌、硬腭牙龈溃烂；顽固性神经痛和张口困难。颈部有时可扪及肿大淋巴结；远处转移表现或进行性体重下降、贫血、恶病质等。

3. 辅助检查

（1）前、后鼻镜检查：可窥及鼻腔、鼻咽部隆起、溃烂等改变及新生物。

（2）鼻内镜及电子鼻咽镜检查：可观察到新生物表面多不光滑，常伴溃疡及坏死，易出血。能直观看到肿瘤的部位、范围，如未见确切肿瘤迹象，则应注意鼻腔外侧壁有无内移、膨隆，中鼻道、嗅沟有无血迹，尤其需注意后鼻孔、鼻咽顶后壁、咽鼓管咽口、咽隐窝等处有无受累征象。

（3）影像学检查。

1）鼻窦 X 射线摄片：为传统常用方法，对诊断有一定意义。

2）CT 或 MRI：CT 能全面精确显示肿瘤的范围，了解骨质破坏的情况；MRI 可较好显示软组织侵犯，尤其是了解肿瘤与颅底、血管等重要结构的关系。

3）其他：如 B 超、放射性核素扫描、PET/CT 等，对诊断有一定意义。

（4）活检：确诊需依据病理学结果，必要时须多次活检。肿瘤已侵入鼻腔者，鼻部新生物直接活检。上颌窦肿物可经上颌窦穿刺活检、经口活检或鼻内镜取肿瘤组织活检。对病理学检查结果阴性而临床上确属可疑者，除在内镜下经鼻腔、上颌窦口、中鼻道取肿瘤组织外，尚可行鼻腔、鼻窦探查术，根据术中冰冻切片确诊。

（5）颈部淋巴结细胞学检查：当鼻腔鼻窦癌患者颈部出现淋巴结，其他检查无法明确是否为肿瘤转移时，可行颈淋巴结穿刺细胞学检查，切开活检可能导致肿瘤扩散风险增大，应尽量避免使用。

4. 鉴别诊断

（1）鼻息肉：通常无涕血史。灰白色，表面光滑，半略透明，质软似荔枝，触之不易出血。

（2）乳头状瘤：表面呈桑葚状，粗糙易渗血，常不易与恶性肿瘤区分，可行增强 MRI 扫描，其影像学改变有助于诊断。因约有 10% 癌变，因而需活检鉴别，尤其对于有过手术摘除史的病例尤应警惕。

（3）上颌窦良性病变：如出血坏死性息肉、真菌性上颌窦炎等。其特点是病程较长，有时可有涕中带血、脓涕、臭鼻等，CT 扫描显示团块状占位，真菌者可有钙化点，骨破坏多限于内侧壁。有时需依病理方可鉴别。

5. 鼻及鼻窦癌的临床分期　因鼻腔鼻窦癌的临床分期与其治疗密切相关，有必 7 要单独阐述。

根据肿瘤的生长范围和扩散的程度，常按国际抗癌协会（UICC）TNM 分类标准第五版（1997 年）进行分类分期，并可参考美国癌症分期联合委员会（AJCC）（2002 年）TNM 方案。

（1）T 分期原发肿瘤（T）：T_x，原发肿瘤无法评估；T_0，无原发肿瘤的证据；Tis，原位癌。

1）鼻腔筛窦肿瘤的 T 分期

T_1：肿瘤局限于鼻腔或筛窦 1 个亚区，有或无骨质侵蚀。

T_2：肿瘤侵及鼻腔筛窦复合体内的另一个相邻区域，伴或不伴骨质侵蚀。

T_3：肿瘤侵及以下组织：眶底或眶内侧壁、上颌窦、腭、筛板。

T_{4a}：肿瘤侵犯眶内容前部、鼻部皮肤或颊部，或颅前窝局限受侵，或侵及翼板、蝶窦或额窦。

T_{4b}：肿瘤侵及以下结构：眶尖、硬脑膜、脑组织、中颅窝、脑神经（上颌神经以外）、鼻咽、斜坡。

2）上颌窦肿瘤的 TNM 分期第 6 版（AJCC，2002 年）

T：原发肿瘤。

T_1：肿瘤局限于窦内黏膜，不伴有骨侵犯或骨破坏。

T_2：肿瘤伴有上颌窦下部结构骨侵犯或骨破坏，包含硬腭和（或）中鼻道。

T_3：肿瘤侵犯以下任何部位，面颊皮肤、上颌窦后壁，眶底或眶中壁，前筛窦。

T_4：肿瘤侵犯眶内容物和（或）以下结构任何一个部位，筛板、后筛窦或蝶窦、鼻咽部、软腭、上颌翼突或颞窝、颅底。

T_{4a}：肿瘤侵犯眶内容前部、颊部皮肤、翼板、颞下窝、筛板、蝶窦或额窦；T_{4b}：肿瘤侵及任何以下结构：眶尖、硬脑膜、脑组织、颅中窝、上颌神经以外的其他脑神经、鼻咽、斜坡。

（2）区域淋巴结：N

Nx：区域淋巴结无法评估。

N_0：无区域淋巴结转移。

N_1：同侧单个淋巴结转移，最大直径≤3cm。

N_2：同侧单个淋巴结转移，最大直径＞3cm且≤6cm；或多个同侧淋巴结转移，最大直径≤6cm，或双侧或对侧淋巴结转移，直径≤6cm。

N_{2a}：同侧单个淋巴结转移，最大直径＞3cm且≤6cm。

N_{2b}：同侧一个以上淋巴结转移，最大直径≤6cm。

N_{2c}：双侧或对侧淋巴结转移，最大直径≤6cm。

N_3：转移淋巴结，最大直径＞6cm。

（3）远处转移：M

M_x：远处转移无法评估。

M_0：无远处转移。

M_1：有远处转移。

（4）分期

0期：Tis $N_0 M_0$。

Ⅰ期：$T_1 N_0 M_0$。

Ⅱ期：$T_2 N_0 M_0$。

Ⅲ期：$T_3 N_0 M_0$。

$T_1 N_1 M_0$。

$T_2 N_1 M_0$。

$T_3 N_1 M_0$。

ⅣA期：$T_{4a} N_0 M_0$。

$T_{4a} N_1 M_0$。

$T_1 N_2 M_0$。

$T_2 N_2 M_0$。

$T_3 N_2 M_0$。

$T_{4a} N_2 M_0$。

ⅣB期：T_{4b}任何$N M_0$。

任何T $N_3 M_0$。

ⅣC期：任何T任何N M_1。

（5）组织学分级：G

G_x：分级无法评价。

G_1：高分化。

G_2：中分化。

G_3：低分化。

（三）治疗

1. 治疗原则

（1）治疗方案及其选择：主要依据肿瘤的病理类型、部位和范围、病期、患者的全身情况等综合考虑，最常用为手术、放疗、化疗结合的综合治疗方案。

治疗方法大致可分为手术、放射治疗、化学疗法、生物疗法、中草药及其他对症治疗等6类，视患者具体情况，采取单独或配合应用。目前多主张尽可能早期发现，确诊后及早开始采用综合疗法进行治疗，以外科手术、放疗和化疗为主的方案最常用，通常以手术切除为主，包括术前小量放射治疗，使肿瘤缩小、周围淋巴通道和血管闭塞；手术彻底切除肿瘤的原发灶，必要时行单侧或双侧颈淋巴清扫术；术后再配合以足量放射治疗，以彻底消灭创腔内可能残存的肿瘤组织。在整个治疗过程中，可同时辅助以化学疗法、生物疗法、中草药、对症及支持疗法。对于较早的肿瘤，手术常为首选。放疗适用于对射线敏感或病期较晚、范围广泛或已有转移、身体情况无法耐受或不愿手术的病例，此外在鼻腔鼻窦恶性淋巴瘤（见下一节）中，放疗为其重要方法；放疗同时也是综合方案中的重要组成部分对晚期，不能手术的患者，也可单用放射疗法和（或）化学疗法作为姑息性治疗手段。化疗主要用于晚期患者或作为手术、放疗的辅助手段。

首次治疗是成效的关键，如果治疗恰当，容易取得较好效果。如肿瘤有残留或复发，再次治疗的效果将远逊于首次治疗。再次治疗可分为手术、放射治疗和化学疗法。应根据肿瘤病理类型、部位、大小、侵犯范围以及患者承受能力决定。

（2）治疗原则

1）筛窦癌：原发灶的处理：①T_1，T_2 病变：完整手术切除原发灶后放疗，当手术切缘阳性或周围神经受侵时可考虑采用放化疗，根治性放疗；②T_3，T_{4a} 病变：完整手术切除放疗，当手术切缘阳性或周围神经受侵时可考虑采用放化疗；③T_{4b}，T_{4c} 病变：放/化疗或单用放疗。

2）上颌窦癌：原发灶及颈部淋巴结处理：①$T_{1\sim2}$，N_0（除外腺癌）完整手术切除，周围神经受侵者可考虑放疗或放/化疗；手术切缘阳性者尽可能再手术扩大切除，再手术切缘阳性者放/化疗，阴性者放疗。②$T_{1\sim2}$，N_0（腺癌）完整手术切除后放疗。③T_3，T_{4a}，N_0 完整手术切除，周围神经受侵或手术切缘阳性者，对原发灶和颈部放疗；无周围神经受侵及手术切缘阴性者，对原发灶和颈部放疗。④T_{4b}，任何 N 行放/化疗或放疗。

（3）NCCN 推荐的治疗方案：2005 年美国国立癌症综合信息网（NationalComprehensive Cancer Network，NCCN）公布的《头颈部恶性肿瘤诊断治疗指南》中涉及的上颌窦肿瘤推荐治疗方案有分类 1，2A，2B，3 之分，其内涵如下：分类 1，推荐方案是恰当的，因基于较高的证据，NCCN 对推荐方案意见一致。分类 2A，推荐方案是恰当的，基于较低的证据（包括临床经验），NCCN 对推荐方案意见一致。分类 2B，推荐方案是恰当的，基于较低的证据（包括临床经验），NCCN 意见不统一但是多数的意见。分类 3：NCCN 意见不统一，对推荐方案有较多争议。除非特别注明，所有的推荐方案都属 2A（除淋巴瘤以外）。

1）T_1、N_0 期：彻底手术切除：如切缘阴性，随访观察；如有神经侵犯，则放疗；如切缘阳性，若可能，应再次手术＋术后辅助原发灶放疗。

2）T_2、N_0 期的鳞癌、未分化癌：彻底手术切除：如切缘阴性，应放疗（包括颈部在内）；如有神经侵犯，考虑放疗；如切缘阳性，如果可能，应再次手术＋原发灶及颈部辅助放疗。

3）T_2、N_0 期腺样囊性癌及其他组织学类型肿瘤：彻底手术切除，术后原发灶放疗。

4）各种 T_3、N_0 期及可以手术的 T_4：手术彻底切除。术后对原发灶放疗，如是鳞癌或未分化癌，放疗应包括颈部。

5）不可手术切除的各种 T_4：首选参加临床试验；或根治性放疗，或化疗＋放疗。

6）任何 T、N＋可以手术者：外科切除＋颈淋巴清扫，术后对原发灶＋颈部放疗。

2. 手术治疗　　手术切除是目前治疗鼻腔鼻窦癌的重要方法，凡能经手术彻底切除的，通常均作首选。对放疗不敏感的如恶性黑色素瘤等，亦为首选。根据肿瘤病变性质、解剖部位和侵及范围的不同，手术方法有鼻侧切开、上颌骨部分或全切除和（或）眶内容物剜出、面中部掀翻、颅面联合径路、鼻内镜手术等术式，有颈部淋巴结转移者，可行择区性颈清扫术。手术前后加用放疗。

（1）手术方式选择原则：①非鼻内径路者，切口足够，术野暴露充分、清晰，确保直视下自上而下、从外至内、由浅及深地逐步或一次性完整切除肿瘤。②术中尽量避免损伤硬脑膜、脑组织，Ⅰ～Ⅲ、Ⅳ～Ⅵ脑神经等重要结构。③有利于对组织损伤的修复和重建，尽可能在同一术野中完成。④可有效地控制术中出血。

（2）手术适应证：①局限于鼻腔、鼻窦的恶性肿瘤，无远处脏器转移。②鼻腔鼻窦癌侵犯周围骨质或颅底骨质，侵犯硬脑膜，但范围较局限，无远处器官转移。③身体一般状况可耐受手术、无手术禁忌证的。

（3）手术切除原则：①尽可能直视下整块切除。体积较小的，可利用内镜和激光、射频、微波等技术切除。鼻及鼻窦恶性肿瘤的实际扩展范围，在手术前常是低估率达31.6%，仅3.2%被高估。尤其是筛窦癌及癌肿在翼腭窝、颞下窝、眼眶等部位的扩展范围更易被低估，因此，术前必须考虑到上述情况，切勿过于保守。在．肉眼可见的肿瘤边界之外0.5～2cm处正常健康组织上开始切除，手术应尽量彻底和整块切除。②力求瘤外切除，在有可能的前提下，尽量做到在肿瘤包膜外操作，避免直接对肿瘤本身行切、割、钳、夹等，手术结束时要彻底检查创腔，凡有可疑肿瘤残余处均应给予电凝烧灼，必要时予液氮冷冻破坏。③如侵犯颅内的鼻、鼻窦肿瘤宜先颅内，后颅外进行手术。④邻近器官、组织受累者，连同受累部位一并切除、然后行修复性手术。如鼻、鼻窦癌破坏颅底骨质、侵犯颅内硬脑膜或脑实质受损亦可一并切除。

（4）术前准备

1）全面系统查体及专科检查：了解病变范围及全身状况、耐受手术能力。

2）必要的化验室检查：了解各重要脏器的功能状态。如心电图、胸片检查，肝、肾功能检查，凝血功能检查等。

3）影像学检查：①X射线、CT或MRI检查，以了解病变范围、明确周围骨质破坏程度及其与周围结构的关系，对评估手术切除范围、选择术式有重要作用。②数字减影血管造影（DSA）：血管造影可了解肿瘤的血供情况及其与颅内血管的关系。③恶性肿瘤需明确有无局部或远处转移。如胸部X射线摄片了解有无双肺及纵隔转移，骨核素扫描了解有无骨转移，腹部脏器B超以排除肝、肾等转移。

4）病理学检查：术前原则上均应行病理活检，明确诊断后方采取手术。但对于某些特殊部位的病变、术前无法活检或术前多次病检未确诊但临床高度怀疑为恶性肿瘤者，也可采取术中探查，快速冰冻切片检查再行手术，唯术前需充分告知病情并做相应数套手术方案准备。

5）备血：根据病变性质、手术范围、患者体质状况、预计手术时间、预计失血量等情况，必要时应充分备血。

6）术前抗生素的应用：部分手术术前应预防性使用抗生素。如颅－面联合进路手术，应在术前1d静脉注射抗生素，术中可再强化一次。鼻腔分泌物较多者可先行鼻腔冲洗。

7）其他伴随情况：应于术前纠正改善，如控制血糖、改善血压、纠正贫血状态，伴有颅内压增高者，应先用20%甘露醇，脱水降颅压。

（5）各种手术方式及入路

1）鼻内径路：仅适用于极少数病变早期、体积小、位置表浅且非常局限的恶性肿瘤。

2）鼻侧切开术：适用于切除鼻腔、上颌窦内侧及筛窦肿瘤，也可扩大处理后组筛窦、额窦及蝶窦的病变，对鼻腔及上颌窦广泛受累的软组织也可做选择性切除。优点是视野充分，有利于肿瘤的根治性切除，缺点是面部遗留瘢痕。

3）上颌骨部分切除术：①适应证：上颌窦恶性肿瘤局限于窦腔，未侵犯牙龈、牙齿及硬腭、眶底；上颌骨牙源性恶性肿瘤局限于牙槽突；恶性肿瘤局限于牙槽、硬腭或上颌窦底壁；鼻腔筛窦癌侵犯上颌窦上部。②术前准备：常规各项全麻术前检查及CT或MRI扫描；口腔及鼻腔清洁，必要时制作牙托。

4）上颌骨全切术：若鼻窦恶性肿瘤已侵及眼眶者除行上颌骨全切术外，同时行眶内容物剜除术。①适应证：上颌窦恶性肿瘤侵犯筛窦、眶底及鼻腔外侧壁；上颌窦癌突破后外侧壁，侵犯翼腭窝、颞下窝等；鼻腔筛窦癌累及上颌窦，范围广泛，上颌骨部分切除无法彻底清除肿瘤。②术前准备：基本同上颌骨部分切除术，需备血。③注意事项：术中取上颌骨时应迅速，并备好热盐水纱布压迫术腔，防止取骨后迅猛出血；术中应尽量避免损伤眶骨膜，防止眶内并发症；创面可取大腿内侧全层皮片移植促进伤口愈合。④术后处理：足量抗生素预防感染；保持伤口及口腔清洁；术后7~10d拆除伤口缝线，并逐步抽取填塞物。

5）面正中掀翻术：切口自唇下正中沿唇龈沟进行切开并切开梨状孔缘黏膜。向上翻转软组织，能充分暴露双侧上颌前壁及鼻腔，能很好地接近鼻腔、鼻中隔、上颌窦、筛窦、蝶窦、鼻咽及斜坡等解剖部位，适用于肿瘤的完整切除。切除该区肿瘤后，面部不遗留瘢痕。

6）颅面联合切口：该术式适用于切除破坏前颅底骨质，侵犯硬脑膜或侵犯脑组织的肿瘤，可一次切除颅内和颅外的肿瘤，同时可修补切除或破损的硬脑膜和颅底缺损处。适用于额窦、筛窦恶性肿瘤侵及颅底或前颅窝的病例，包括3种常见进路：额上进路、额窦内板进路、经眶上缘进路。

术前准备：术前CT及MRI扫描；术前1d剃头、剪鼻毛及预防性应用抗生素，神经外科术前常规准备及备血。

术后处理及主要并发症：①术后处理：重点关注意识、生命体征及水电解质平衡，应用足量可透过血-脑脊液屏障的抗生素，必要时给予脱水剂，留置硬脑膜外腔及皮下引流管时应注意保持其通畅，术后7~10d抽出鼻腔填塞物，颅底如有移植物注意勿扰动；②主要并发症：主要有术后出血、术腔或颅内眶内感染、脑脊液鼻漏、颅骨缺损区继发脑膨出及嗅觉障碍等。

7）其他鼻外手术入路：①鼻根"T"形切口（Presinger切口）：适用于鼻腔、鼻中隔上部和额窦底部的肿瘤切除；②额窦鼻外切口（Lynch切口）：适用于额窦、筛窦肿瘤切除；③唇下侧切口（Denker切口）：适用于局限于上颌窦底部的肿瘤。

8）鼻内镜手术：目前认为对于局限于鼻腔或鼻腔蝶窦、筛窦和局限的上颌窦病变，以及部分前颅底肿瘤均可采用鼻内镜手术，更广泛的病变应采用鼻内镜与其他术式联合径路。这种手术方式优点是可以准确确定肿瘤部位，保留正常的黏膜和骨结构，避免面部瘢痕，不足之处在于不利于止血，且为单手操作。随着鼻内镜技术的不断发展，动力系统、鼻用电钻、影像导航系统等广泛应用，鼻内镜用于鼻腔及鼻窦恶性肿瘤手术治疗范围也不断拓展，越来越多的病变均可在鼻内镜下完成彻底切除。

9）颈淋巴结的处理：颈淋巴结转移及 T 分期对预后的影响。颈淋巴结转移与预后密切相关，Snow 指出头颈部鳞癌患者颈淋巴结状态是评价疗效及估价预后的重要指标，凡出现转移者，治愈率降低 50%。鳞癌无论是否发现颈部淋巴结肿大，均应常规行择区性清扫术；其余鼻腔鼻窦癌根据其病理类型及颈部淋巴结情况处理。

3. 放射治疗　可以单独使用也可以和手术联合进行，单独根治性放射治疗，只适用于对放射线敏感的恶性肿瘤，如肉瘤、未分化癌，但疗效并不完全满意。对晚期无法根治的患者，仅能作为单独的姑息性放射疗法。单独放疗局部控制率差，5 年局部控制率为 40%，放疗失败后补救手术 5 年生存率仅为 22%。回顾性研究表明手术加术后放疗的疗效优于单独放疗。近年来随着科学技术的发展，新的放疗技术不断出现，如立体放射治疗和调强放疗等，先进的放疗技术可以使用很小的放射剂量达到治疗效果，同时有研究表明先进的放疗手段联合化疗可以提高患者 5 年生存率。但放疗不能过量，以免引起术后愈合不良、放射性骨坏死和咬肌纤维化等不可逆并发症，使面部变形、口腔功能严重受损。

（1）放疗指征

1）与手术配合使用的放射治疗：目前公认以手术为主，配合放疗的综合疗法是最合理而有效的方法，较单用手术切除治疗鼻及鼻窦癌的疗效提高 1 倍左右。近年来通过动物实验和临床观察，鉴于术后患者一般情况不如术前，局部组织有瘢痕形成，血循环差，组织细胞含氧量低，放射线对肿瘤的作用远不及术前。故目前倾向于术前采用足量照射。除了用于缩小肿瘤外，还能减少术中出血，使肿瘤周围血管与淋巴管闭塞、癌肿缩小，减少播散机会，给手术切除和治疗效果最大化提供有利条件。对某些眼眶受累的患者，由于放疗后肿瘤的退缩，增加了保留眼球的机会。一般术后不再行放射治疗，除非怀疑手术不彻底时，如手术切缘阳性或有肿瘤残留的病例，才加用术后照射。

2）单独根治性放射治疗：适用于外鼻、鼻腔和对放射线敏感的鼻窦恶性肿瘤（如恶性淋巴瘤、某些肉瘤、未分化癌等）。优点为不需手术，损伤较小，美容效果较好，经济负担轻，患者顾虑较少，容易接受。缺点是：①临床多为鳞状细胞癌，对放射线不很敏感；②癌肿位于骨腔之内，在尚未获得足够组织量之前，皮肤反应已很严重，难以完成疗程计划；③照射后窦腔内所形成的坏死组织，须做通道引流；④单纯根治性放疗效果不如综合疗法；⑤并发症较多，如牙松脱、骨坏死、窦腔缩窄、鼻中隔穿孔等。

3）单独姑息性放射治疗：对无法彻底手术切除、对于肿瘤浸润范围较大，如果侵及颅底，手术有困难但尚无远处转移的病例，也可做单纯放疗。术后复发者、已有固定的颈淋巴结转移的晚期病例、年老体弱不能耐受手术和足量放疗者，可行姑息性照射，以缩小肿瘤，减轻疼痛、消除或改善吞咽、呼吸等功能障碍。

4）配合化疗的放射治疗：有谓氟尿嘧啶可提高放疗的疗效，也有称为甲氨蝶呤合并放疗治疗头颈部恶性肿瘤，可获较好疗效，而被称为放疗的增敏剂。但对此仍有争论。

（2）放疗原则

1）鼻腔筛窦癌的放疗原则：①早期病例放疗后效果良好，美容满意，可作为治疗的首选方法；②保留手术作为放疗后肿瘤残余或复发时的挽救治疗手段；③对于局部病灶较大的病例，一般建议使用手术结合术前放疗或术后放疗的综合疗法；④当肿瘤范围广泛累及骨、软骨等邻近组织时，放射治疗仍然能取得较好的疗效。

2）上颌窦癌的放射放疗原则：①早期病例首选手术治疗，当切缘阳性或肿瘤有残余时，应考虑术后放疗；②中晚期病例单纯手术疗效差，应考虑综合治疗，即先放疗后手术或先手术后放疗；③对 T₄ 的病例，尤其当颅底、鼻咽、翼板、蝶窦等受累时，无法手术时，使用单纯放疗或联合化疗，包括动脉插管区域性灌注或静脉注射化疗药物；④对确诊时已经有颈部淋巴结转移的患者，可用放疗，对颈部无淋巴结转移者，除非病理提示分化程度很差，其他不主张采用颈部预防性放疗。

（3）放疗方法：一般采用 ^{60}Co 或直线加速器进行放疗，放疗后 6 周进行手术切除、此时肿瘤的退变已达最大程度，放射反应在正常组织内消退，也不易引起正常组织继发性病变。

随着放疗技术的逐步发展，调强放射治疗（IMRT）已普遍应用，通过降低涎腺、颞叶、听觉结构（包括耳蜗）和视觉结构的照射剂量，可降低放疗的远期毒性。IMRT、靶区剂量和分割方式的整合方式很多。同步加量（SIB）技术在整个放疗过程中的每一次治疗中，使用不同的"剂量调饰"（肿瘤病灶 66～74Gy，亚临床病灶 50～60Gy）。SIB 技术通常用于常规治疗（5 次/周）和"6 次/周加速治疗"计划中。序贯（SEQ）IMRT 技术一般使用 2～3 个单独的剂量计划，开始（低剂量）阶段（1～5 周）照射，然后行高剂量加量阶段（6～7 周）照射，通常采用常规分割和超分割治疗方式。同步加量加速计划可采用"改良序贯"剂量计划，在 6 周内每日 1 次照射亚临床靶区，在治疗的最后 12d 中采用另一个单独的加量计划作为每日的第 2 次加量照射。

1）放疗源：^{60}Co、4～6MV 直线加速器。

2）射野：鼻 + 病侧两野成角楔形滤片照射。

3）危险器官：健侧的眼睛以及脑、脑干。

4）剂量：总量为 4～6 周内共接受 50～60Gy（5 000～6 000rad）为宜。①术前放疗：50Gy/25 次，5 周，放疗与手术间隔以放疗后 3～4 周为宜；②术后放疗：55～60Gy/30 次，6 周；③残余病灶：缩野后再追加 5～10Gy；④单纯放疗：60Gy/30 次，6 周，缩野后使总量达 70Gy/35 次，7 周。

（4）NCCN（2010 年）推荐的上颌窦肿瘤放疗原则。

1）根治性放疗

a. 原发灶以及受侵淋巴结：①常规分割放疗：66～74Gy（每次 2.0Gy；周一至周五每日 1 次）。②非常规分割放疗：a.6 次/周加速放疗，肉眼可见病变照射剂量为 66～74Gy，亚临床病变照射剂量 44～64Gy；b. 同步推量加速放疗，72Gy/6 周（大野每次 1.8Gy；在治疗的最后 12d，每天再加小野补充照射 1.5Gy，作为 1d 中的第 2 次照射）；c. 超分割放疗，81.6Gy/7 周（每次 1.2Gy，每天 2 次）。

b. 颈部：未受侵淋巴结区域：44～64Gy（每次 1.6～2.0Gy）。

2）术后放疗：①原发灶：60～66Gy（每次 2.0Gy）。②颈部：a. 受侵淋巴结区域：60～66Gy（每次 2.0Gy）。b. 未受侵淋巴结区域：44～64Gy（每次 1.6～2.0Gy）。

对于上颌窦或鼻窦肿瘤患者，推荐进行 IMRT 治疗，以便将一些重要组织结构的照射剂量减少至最低。

（5）效果：①鼻腔癌，治疗后 5 年生存率 40%～60%，放疗后失败的主要原因是局部肿瘤复发；②上颌窦癌，单纯放疗或术前、术后放疗5年生存率为30%～50%，放疗后失败的主要原因是局部肿瘤未控制。

4. 化学疗法 化学治疗对肿瘤组织缺乏高度选择性，且毒性反应大，因此在临床上很少单独使用，在肿瘤治疗中常作为一种辅助手段、姑息疗法或与手术、放疗联合使用。近年来，出现了序贯放化疗和同步放化疗，以期提高患者的局部控制率和疾病特异生存率。近年有使用变压化学疗法可提高疗效。其原理为应用血管紧张素Ⅱ使癌组织的血流量增加而正常组织不变，此时给予化疗药物，增加癌灶内药物浓度，之后再用血管扩张药降压，从而癌组织血流突然减少，进入癌内的药物不易进入血液循环而延长药物作用时间。

（1）常用化疗药物

1）分类：目前化学抗癌药物可分为六大类：即烷化剂类（细胞毒类药物）、抗新陈代谢类、抗癌抗生素类、内分泌制剂类、植物碱类及杂类。可单独使用一种或几种药物联合应用，也可与手术、放疗综合应用，联合用药和综合疗法的疗效较单一用药或单用化疗为好。化疗方法分为诱导化疗、辅助化疗、诱导化疗加辅助化疗和姑息性化疗4种。

由于鼻腔鼻窦癌中常见者为鳞状细胞癌，故临床上常使用的化学抗癌药物是：烷化剂类中的环磷酰胺（CTX）、噻替哌（TSPA），抗代谢类中的氟尿嘧啶（5-Fu）、甲氨蝶呤（MTX），抗生素类中的博来霉素（平阳霉素，BLM）、多柔比星（阿霉素，ADM），植物碱类中的长春新碱（VCR）、长春碱（VLB），杂类中的化学合成金属铂的螯合物－顺铂（DDP）、卡铂，以上药物中以DDP、MTX、5-Fu、BLM对鳞状细胞癌效果较好，TSPA、ADM对腺癌较好。

2）常见给药途径：分口服、皮下、肌内、静脉、动脉、肿瘤内或腔内注射，静脉滴注、动脉内间断或连续滴注以及手术创腔冲洗等。为提高肿瘤局部药物浓度，减少全身毒性反应，对头颈部恶性肿瘤可采用腹部加压至股动脉搏动摸不清楚后，再由静脉注射药物的半身化疗；经由颈外动脉或颞浅动脉逆行插管内，利用轮压式（Barron泵）、指压式（Bowman泵）或重力式（Espiner装置）加压方式做区域性动脉内间断或连续滴注。此外，尚有用小型人工心肺机做局部封闭式体外循环的化学药物灌注者。

（2）常用化疗药物的参考剂量

1）顺铂（DDP）：临床常用的抗癌化疗药，属细胞周期非特异性药物，具有高效、广谱与其他抗癌药很少有交叉耐药性的优点。能与DNA交联而抑制蛋白质合成，减少鳞癌细胞的上皮生长因子受体（EGFR），使附有EGFR的细胞膜发生改变而减慢癌细胞增生速度。静脉注射每次50mg/m²（体表面积），1次/3周；如用24h持续滴注时，用量可较大，每次80mg/m²缺点是胃肠反应，肾和神经毒性明显，故用药前应充分水化，加强肾脏排泄，降低在肾小管中的积聚，密切观察肾功能，血清肌酐不得超过132.6μmmol/L（1.5mg%）。

2）卡铂：疗效与DDP一样好，且其胃肠反应和其他毒性反应较轻，又不需水化，卡铂与DDP同用可提高抗癌疗效，而无毒性叠加表现。

3）博来霉素（BLM）：皮下、肌内、静脉或动脉注射，每次3～10mg，每星期1～3次，疗程总量300～450mg。

4）甲氨蝶呤（MTX）：口服、肌内注射或动脉内区域灌注，每日剂量10～30mg，或40～60mg/（m²·d），每星期1次静脉注射，总量为100～120mg。

5）氟尿嘧啶（5-Fu）：静脉注射、静脉或动脉内滴注，用量10～15mg/（kg·d），连续 3 ~ 5d 后改用半量，隔日 1 次，疗程总量 90 ~ 130mg/kg。2 个疗程应间隔 1 ~ 2 个月以上。

6）噻替哌（TSPA）：肌内注射、静脉注射或滴注，每次 10mg，每日 1 次，连续 5d 后改为每星期 1 ~ 3 次。疗程总量为 150 ~ 250mg。

7）环磷酰胺（CTX）：口服，每次 50 ~ 100mg，每日 2 次；或静脉注射，每次 200 ~ 400mg，每日或隔日 1 次。疗程总量 8 000 ~ 12 000mg。

8）长春花碱（VLB）：每次 10mg 静脉注射，每星期 1 ~ 2 次，疗程总量 40 ~ 60mg。

9）长春新碱（VCR）：成人每次 1mg 静脉注射，每周 1 ~ 2 次，疗程总量 6 ~ 8mg，疗效显著者在疗程结束后，可给予维持量，每 7 ~ 14d 注射 1 次。

（3）常用方案：目前多采用 DDP 加上述各种常用药物联合应用的方案，其中 DDP + 5 – Fu 联合应用是较为广泛应用的方案。

1）方案 1（DDP + 5 – Fu）：DDP $100mg/m^2$，静脉滴注，第 1 天；5 – Fu $1\,000mg/(m^2 \cdot d)$，静脉滴注，第 1 ~ 5 天。用药后间歇 2 周，可连用 2 ~ 3 周，有效率为 94%。

2）方案 2：①DDP $20mg/m^2$，静脉滴注，第 1 ~ 5 天；BLM $10mg/m^2$，静脉滴注，第 3 ~ 7 天；MTX $200mg/m^2$，静脉滴注，第 5，22 天。②亚叶酸钙（Leucovorin）$20mg/m^2$，口服，每 6h 一次，第 6 ~ 8 天，第 23 ~ 25 天。4 周为 1 个疗程，有效率 88%。

3）方案 3：DDP $50mg/(m^2 \cdot d)$，静脉滴注 2h，第 1 天；PEP $5mg/(m^2 \cdot d)$，静脉滴注 5h，第 2 ~ 6 天。每 3 周重复 1 次，有效率 70%。

4）方案 4（COP 方案）：DDP 40 ~ 140mg 静脉滴注，第 1 天；VCR 1mg 静脉滴注，第 1 天；培洛霉素 Peplomycin 5mg，肌内注射，第 2 ~ 6 天。每 3 周重复。

5）其他：此外尚有 PDM（PM、DDP、MTX）方案等。

5. 其他治疗方法

（1）生物疗法：亦可称为免疫治疗，是提高机体在免疫反应过程中免疫应答力的一切生物活性物质的总称。通过免疫系统，改变患者对肿瘤的生物学应答而产生治疗效应的物质和措施均属于生物疗法范畴，它基于生物反应调节理论提出，认为恶性肿瘤患者的机体免疫（尤其细胞免疫）功能多处于抑制状态，试图增强患者机体的免疫反应性，人为地将肿瘤与机体防御之间的失衡调节至正常水平，有可能控制癌肿的生长，甚至使之消退。包括细胞因子疗法、特异性主动免疫疗法、单克隆抗体及其交联物的抗癌疗法和过继免疫疗法四方面。生物疗法目前认为是除手术、放疗、化疗以外的恶性肿瘤治疗的第四治疗程式，目前多处于实验和探索阶段，作为综合疗法中的一种辅助治疗方法。如干扰素、白介素等。

（2）中医治疗：祖国医学在治疗耳鼻咽喉恶性肿瘤方面有悠久历史，强调整体观念，讲求辨证施治，通过对人体的调理作用，可减轻患者的痛苦，缓解症状，改善患者生活质量，配合手术、放化疗等手段，减轻治疗中的不良反应；对于不适宜上述治疗的患者，则尽可能控制肿瘤，使之改善症状并在一定程度提高生活质量。

（3）其他：如激光、冷冻、射频、微波等有时也可作为部分早期、浅表、局限性肿瘤的治疗手段之选。

6. 肿瘤复发的挽救性治疗　局部复发是鼻腔鼻窦癌治疗失败的主要原因，由于肿瘤侵犯颅底或颅内、放疗后局部修复组织不易成活等原因，复发后的再治疗难度大。

首发症状对鼻腔及鼻窦恶性肿瘤临床复发的早期诊断具有重要意义。再手术前以头痛最常见，其次是术腔局部隆起及眼部症状，提示肿瘤复发常范围广泛，并较早侵犯颅内及眶内。

（1）影响再复发的因素

1）病理类型：鼻腔及鼻窦癌的类型和分化程度与复发和预后密切相关，如低分化鳞状细胞癌术后容易复发，且效果不佳。在儿童中，胚胎性横纹肌肉瘤术后极易复发，且复发后进展迅速，预后常甚差。

2）首次治疗措施是否及时合理：必须尽早明确诊断，根据肿瘤性质、侵犯范围决定综合治疗方案。

（2）复发性肿瘤的挽救性手术适应证：应选择情况较好、可以耐受全身麻醉及手术创伤、无远处脏器转移的鼻腔及鼻窦肿瘤复发患者；对于颈内动脉海绵窦段明显受侵、术前估计有可能在术中出现破裂大出血的患者以及脑组织受侵范围过大者则不宜再手术。

（3）手术方式：鼻腔鼻窦癌复发再手术不同于首次手术，并无固定的术式，且常缺损区域较大，需根据具体情况采用不同的方法。

此外，特别强调对组织缺损的修复。对颅底、脑膜的缺损及影响患者基本生理功能的组织缺损必须修复。硬脑膜缺损可用游离大腿阔筋膜内衬、连续锁边缝合修复，表面用带血运的软组织覆盖以防坏死。对于前颅底骨质缺损，一般用带蒂的帽状腱膜或额肌皮瓣修补，较大缺损则采用额骨内板加带蒂帽状腱膜额骨骨膜瓣修复。游离组织瓣是肿瘤切除术后范围较大头颈部组织缺损修复的最佳选择。

7. 预后　通常取决于以下因素：①就诊时间早晚及治疗是否及时恰当；②肿瘤的病理类型、部位、范围、病期是影响预后的主要因素，有研究提示 T 分期越早，生存率愈高；③患者年龄；④治疗方法选择；⑤其他，如患者全身情况及有无系统疾病。

二、鼻腔鼻窦 NKT 细胞淋巴瘤

（一）概述

鼻腔鼻窦 NKT 细胞淋巴瘤是一类原发于淋巴结外的具有特殊形态学、免疫表型及生物学行为的肿瘤。因肿瘤细胞表达 T 细胞分化抗原和 NK 细胞相关抗原，故称之为 NKT 细胞淋巴瘤。按 WHO2008 分类标准，属鼻型结外 NKT 细胞淋巴瘤。目前，NKT 细胞淋巴瘤已经被认为是一种独立的临床病理分型，鼻型 NKT 淋巴瘤具有特殊的地理分布和种族特异性，并且和 EB 病毒高度相关，多发于亚洲，尤其是中国南方地区和东南亚。

其临床病理表现独特，常表现为鼻、鼻腔及面中线部进行性损毁性病变，肿瘤细胞形态多样，肿瘤以血管为中心浸润，伴血管破坏和灶性坏死。曾名多形性网状细胞增多症、中线恶性网状细胞增多（中线恶网）、致死性中线肉芽肿等。

（二）临床表现及诊断

1. 临床表现　临床以好发于面部中线并伴有毁损性为其特点。病程较短，临床进展快速。通常分前驱期、活动期、终末期 3 期，多数患者就诊为终末期，鼻 NKT 细胞淋巴瘤主要表现为鼻塞，鼻出血，鼻腔肿物及颜面、鼻窦和上呼吸道等鼻腔周围浸润。

2. 诊断要点　主要依据病理。在凝固性坏死和多种炎细胞混合浸润的背景上，肿瘤性淋巴样细胞散布或呈弥漫性分布、免疫组化染色（肿瘤细胞表达 NK 细胞标记 CD56、T 细胞标记 CD45R0 或胞浆型 CD3 及细胞毒颗粒相关蛋白 TIA－1，不表达 B 细胞标记 CD20）、

EB 病毒检测（EBER1/2 原位杂交检测为阳性）。

3. 常见误诊原因

（1）本病发病率低，早期临床表现不典型，尤其在前驱期更易忽略。

（2）病理取材不当或病理诊断困难：肿瘤细胞变异较大，可见大、中、小多样细胞，甚至有的病变并发感染，这都导致病理诊断相当困难，很容易与坏死组织伴炎性浸润混淆。

（3）正确取材送检：值得注意的是，因淋巴瘤都位于上皮下，肿瘤常可隐蔽在多种非肿瘤性成分中，如浸润炎性细胞、大片坏死组织之下，且血管中心性和血管破坏性的形态特点对诊断甚为重要，因此取活检时应清理坏死假膜，活检部位应在坏死灶与病变组织交界处取材，多点取材，深部活检，组织块要足够大，并采用"咬切"，避免挤压导致细胞变形，以提高活检的正确率。并且常需多次反复活检，方可确诊。

4. 分期　采用 Ann/Arbor 分期系统：其中 I 期为累及单一淋巴结区，II 期累及横膈同侧多个淋巴结区，III 期累及横膈两侧多个淋巴结区，IV 期为多个结外病变或淋巴结病变合并结外病变，X 为肿块 >10cm；E 期为淋巴结外病变的直接侵犯，仅单一结外部位受累。B 症状为体重减低 >10%、发热、夜间盗汗。

5. 鉴别诊断　需与非特异性慢性溃疡、Wegener 肉芽肿、特发性非愈合性肉芽肿、原发于鼻腔的非霍奇金淋巴瘤（NHL）B 细胞型、浆细胞瘤、鼻硬结病、高分化鳞状细胞癌等病变相鉴别。

（三）治疗

鼻 NKT 细胞淋巴瘤预后较差，目前认为以综合治疗为主，即采用联合化疗与放疗相结合的治疗方法。大量研究表明，放疗的近期疗效显著优于化疗，化疗加入放疗并未改善生存率。IE 和 IIIE 期患者应以放射治疗为主要治疗手段。

1. 放射治疗　由于鼻腔 NKT 细胞淋巴瘤对放射治疗敏感，所以放射治疗仍然是早期鼻腔 NKT 细胞淋巴瘤的主要治疗手段。大部分研究报道，I 期鼻 NKT 细胞淋巴瘤对放射线敏感，可采用大剂量连续性放射治疗，总剂量通常为 50~60Gy，可取得较好疗效。一般认为这种疗法对鼻部恶性肉芽肿效果比较好，多主张早期给以小剂量放射治疗。因为这种剂量破坏性不大，不致引起坏死和死骨形成。临床上多采用分次照射法，每日分割剂量 1.8~2.0/2.5Gy，每周 5 次。照射总剂量范围 10~70Gy，中位剂量为 45Gy。照射时间为 2~10 周不等，若有复发还可以再次补照。照射野包括原发部位和足够的边缘区域，如鼻、鼻窦、鼻咽、咽淋巴环，若颈部淋巴结受累则照射范周可扩展到颈部，病变原发于鼻咽、咽淋巴环者不论颈淋巴结是否受累都要常规照射。放疗后患者很快达到完全缓解（CR），据报道 CR 率可达 70%，有效率可达 80%，尤其是大剂量照射 46~70GY 能有更好效果。部分病例用 X 射线放射治疗后，获得 1~8 年的生存时间。[60]Co 远距离照射也有较佳的近期疗效。

2. 化学药物治疗　方案非常多样，曾用于临床的有 CHOP、deCHOP、常规 EPOCH，COPBLAM 和 ProMACE - CytaBOM 等，而后以往曾用于复发和难治性病例解救。此后又逐渐发展应用如 COPP、DICE、CVP、DHAP 和 ESHAP 等。

尽管含蒽环类的 CHOP 方案（环磷酰胺、阿霉素、长春新碱、泼尼松）是治疗中高度侵袭性恶性淋巴瘤的标准方案，也是鼻型淋巴瘤临床主要方案，近期疗效较好，总缓解率可达 60% 左右，联合放疗可达 80% 左右，但有不少作者认为无进展生存期及总生存期仍不理想。一般使用 2~6 个周期（每 3 周为 1 周期）。

3. 综合治疗　目前国内、外还没有标准的与放射治疗的联合方案，一般多在放射治疗前或后进行化疗。

4. 外周血干细胞移植方法

5. 其他疗法　如支持疗法，增强营养、输血、补液、适当应用抗生素以控制继发感染。局部用双氧水清洗鼻腔，复方薄荷油或鱼肝油等滴鼻保持鼻腔的清洁。

预后常较差，年龄、临床分期和治疗措施、瘤细胞大小、国际预后指数（IPI）评分、LDH、B 症状、结外侵犯数等因素均可影响预后。

（董金辉）

鼻部其他疾病

第一节　外鼻软组织损伤

一、概述

鼻软组织损伤包括外鼻挫伤和裂伤 2 种。外鼻挫伤是指由打击或撞击所引起的皮下软组织损伤，多见于重物的碰撞、外力钝器的打击；裂伤又分为切割伤、撕裂伤、刺伤等。由锐利的刀刃、玻璃片等所引起损伤往往伤缘整齐，多呈直线，常称切割伤。由重物或钝器撞击或打击所致的软组织裂开一般伤缘不整齐，伤口很不规则，邻近组织损伤也较重，常称撕裂伤。刺伤多由尖细的木竹器、刀尖等刺入软组织所致，伤口细小，但可能较深。鼻部刺伤较少，伤口多与鼻腔、鼻窦等相通形成贯通伤。还有一种由高速度异物如弹片、金属碎屑进入组织所致的伤口，有进口而无出口，异物常存留于组织中，称为非贯通伤，但由于外鼻软组织体积较小，因而极少见。

二、临床表现及诊断

外鼻挫伤表现为鼻部软组织肿胀、皮下瘀血等，可伴有鼻骨及面骨骨折，诊断容易，通过病史询问及常规查体即可明确。

对于鼻部裂伤的诊断，则需对受伤过程和伤口情况做较为详尽的收集，包括视诊、触诊、窥镜检查、X 射线拍片及 CT 检查等，查明鼻外伤属于哪一种，伤口污染情况如何，有无组织内异物存留，有无周围骨质骨折等，尤其需要了解邻近器官及全身损伤情况，以便分清轻重缓急，适当处理。

三、治疗

1. 单纯挫伤　早期可用冷敷或湿敷，以控制血肿与水肿的形成与发展；受伤 24h 以后者可改用热敷，或局部理疗以促使肿胀和瘀血消退。这种损伤如不伴有其他部位的开放性伤口，可进行止痛等对症处理，一般不需要使用抗生素。

2. 切割伤　应早期予以缝合处理，预后往往良好。

3. 撕裂伤、贯通伤等开放性伤口　因鼻部血管丰富，常以局部出血为主要症状，严重者可致休克，故应早期通过局部压迫、钳夹，缝扎、鼻腔填塞等方法进行止血，如条件允许，伤口止血可与清创、缝合过程一并进行。同时，破伤风抗毒素应列为常规使用。

（谭华章）

第二节　鼻骨骨折

一、概述

外鼻突出于面部中央，容易遭受撞击而发生鼻骨骨折。鼻骨上部厚而窄，较坚固。下端宽而薄，又缺乏支撑，故骨折多累及鼻骨下部。严重者常伴有鼻中隔骨折、软骨脱位、面部明显畸形、眶壁骨折等，如鼻根内眦部受伤使鼻骨、筛骨、眶壁骨折，则出现所谓"鼻额筛眶复合体骨折"。

二、临床表现及诊断

1. 病史及症状体征　①鼻骨骨折多为闭合性骨折，伤者有明显的面部遭受打击或撞击病史。②局部疼痛及触痛，伴有鼻阻、鼻腔出血，出血可多可少，但量往往不多。③可见鼻根部软组织肿胀和皮下瘀血，以及鼻梁偏斜，骨折侧鼻背塌陷，有时可感知骨擦音。如肿胀明显可掩盖外鼻畸形。擤鼻后可出现伤侧下眼睑、颜面部皮下气肿。鼻腔可见黏膜肿胀，如有鼻中隔受累见中隔偏离中线，前缘突向一侧鼻腔。若有中隔血肿，中隔黏膜向一侧或两侧膨隆。若鼻中隔血肿继发感染，则引起鼻中隔脓肿，导致软骨坏死，鞍鼻畸形。

2. 检查　鼻骨侧位 X 射线检查，大部分可发现鼻骨下端骨折线。如高度怀疑骨折而 X 射线未能发现鼻骨骨折线者，应行鼻骨 CT 扫描并三维重建，加以甄别。

三、治疗

1. 一般治疗　鼻外有伤口者与一般外科处理相同。视情况考虑注射破伤风抗毒素和抗生素，伴有鼻出血者，宜先行止血处理。

2. 专科治疗

（1）外观无畸形的无错位性鼻骨骨折无需复位，需复位者应尽量在伤后 3h 内行骨折复位，赶在组织肿胀发生之前不仅可使复位准确，且有利于早期愈合。若肿胀明显，可暂缓进行复位，待 5 ~ 7d 肿胀消退后再复位，但不宜超过 10d，以免发生错位愈合，增加处理困难。方法：先以鼻腔收敛剂如 1% 麻黄碱收缩鼻腔黏膜，1% 丁卡因鼻黏膜表面麻醉 2 ~ 3 次。用复位器伸入鼻骨下塌处，置于鼻骨之下将其抬起，此时常可听到鼻骨复位时的"咔嚓"声。复位器伸入鼻腔勿超过两侧内眦连线，以免损伤筛板。有鼻中隔软骨脱位也应同步复位：将复位器的两叶伸入两侧鼻腔，置于中隔偏曲处的下方，挟住鼻中隔垂直向上移动，即可使脱位的中隔复位。复位后鼻腔须行填塞，以便起到支撑和止血的作用。填塞物如为一般凡士林纱条，在鼻腔滞留时间一般不超过 48h。

（2）疑有鼻中隔血肿可穿刺抽吸确诊，鼻中隔血肿内的血块很难自行吸收，须早期手术切开清除，以免发生脓肿及软骨坏死。沿鼻中隔前缘做"L"形切口，切口要足够大，并放置橡皮引流片，以利彻底引流，必要时反复术腔冲洗或负压吸引。术后鼻腔填塞，以防复发。并用足量抗生素。

（3）对开放性鼻骨骨折，应争取一期完成清创缝合与鼻骨骨折的复位等。鼻中隔损伤出现偏曲、脱位等情况时，如鼻腔内复位不成功亦应做开放复位。对鼻骨粉碎性骨折，应视具体情况做切开固定（如局部缝合固定、金属板固定等），同时行鼻腔内填塞，时间应适当延长。鼻额筛眶复合体骨折多合并严重的颅脑损伤，以开放复位为宜。使用多个金属板分别对鼻骨及其周围断离的骨进行固定并同上鼻腔填压固定。

（4）鼻骨骨折复位后，尤其是开放复位或行鼻中隔切口后，应足量使用抗生素。

（谭华章）

第三节　鼻窦骨折

鼻窦围绕在鼻腔周围，上临颅脑，旁及眼眶，当颜面软组织发生挫伤或裂伤时，须考虑鼻窦发生骨折的可能，严重的鼻窦骨折可伴有脑部、眼部症状及严重的鼻出血。

鼻窦骨折以发生在上颌窦或额窦者多见，筛窦次之，蝶窦最少。前组鼻窦外伤多与颌面部创伤同时发生，后组鼻窦骨折多与颅底外伤同时存在，严重外伤所致的鼻窦骨折，常伴有颅面骨骨折。对这类骨折如能早期进行复位，效果较好。因鼻窦骨折所引起的移位皆由外力所致，并无肌拉力的作用，只需在复位后加以保护，即可在正常位置上愈合。

一、上颌窦骨折

（一）概述

上颌窦骨折多由外界暴力直接撞击引起，可发生在额突、眶下孔、内壁及上牙槽突等处，以前壁塌陷性骨折最常见。

（二）临床表现及诊断

此型骨折外伤早期由于软组织瘀血肿胀，面部畸形可不甚明显，肿胀消退可见明显面部塌陷。如上颌窦骨折和鼻骨、颧骨、上颌骨以及眶骨骨折联合出现可出现复视、呼吸道阻塞、咬合错位、颜面畸形等症状。

（三）治疗

（1）线性骨折或骨折间骨质：无明显错位，仅上颌窦有积血，预计不会出现面部畸形者，无需外科治疗，予以抗感染、止血、鼻收敛剂滴鼻等。

（2）上颌窦骨折：①导致面部畸形者：应尽可能早期整复，一般要求在伤后24h内进行，因超过此时限常有软组织肿胀，增加了操作难度。如错过早期整复时机，可待软组织肿胀基本消退后再予复位。②上颌窦前壁骨折内陷：可在下鼻道开窗或采用上颌窦根治术进路，用剥离子等金属器伸入窦内将骨折部分抬起复位，窦内填塞碘仿纱条以做固定。③上壁（眶底）骨折采用上颌窦根治术进路，用器械抬起骨折部分，窦内亦填塞碘仿纱条以做固定

·283·

与支撑，约一周后经下鼻道窗口取出纱条。④下壁骨折即上牙槽突骨折：建议请口腔颌面科医生，进行复位固定处理，尽可能达到解剖复位。

二、额窦骨折

（一）概述

额窦骨折按骨折部位分为前壁骨折、后壁骨折、底部骨折和复合骨折，骨折以额窦前壁常见，骨折又可分为线型骨折、凹陷型骨折、粉碎型骨折 3 种。

（二）临床表现及诊断

其临床表现较为复杂，单纯额窦骨折主要引起鼻出血、额部肿胀或凹陷、眶上缘后移、眼球下移等，因额窦前壁有骨髓，前壁骨折时有继发骨髓炎的可能；鼻额筛眶复合体骨折，常合并鼻额管骨折、泪器损伤和视力障碍；额骨前后壁复合骨折时，常有脑膜损伤，可出现颅前窝积气、血肿或脑脊液鼻漏，有引起颅内严重感染的可能。

（三）治疗

根据伤情、临床表现并借助 X 射线、CT 等影像资料，尽早明确骨折类型，个性化处理，防止并发症的发生。

（1）单纯性线型骨折：无须外科治疗，仅以鼻收敛剂滴鼻保持鼻额管通畅，给予抗生素即可。前壁骨折额部塌陷，可沿眉弓切开，以剥离子进入额窦，挑起塌陷的骨片，使其复位。此法不成，可将窦底凿开，用鼻中隔分离器伸入窦内复位。缝合伤口，应用抗生素以预防骨髓炎。术后消毒鼻前孔，禁止擤鼻。

（2）复杂性骨折：应行常规外科清创，清除窦腔内异物、血块或游离的碎骨片，尽可能保留窦腔黏膜，为预防因鼻额管阻塞引起额窦黏液囊肿，应重建鼻额管通道，恢复额窦引流。临床上可根据实际情况，从额窦底放置一个硅胶扩张管至鼻腔，至完全愈合后取出。后壁凹陷性或粉碎型骨折者，应检查有无脑膜撕裂、脑脊液鼻漏，以便及时用筋膜或肌肉修补。须注意给以足量抗生素控制感染。

如同时伴有眶内或颅内损伤，应请相关科室会诊，根据病情轻重缓急，及时协同处理。

三、筛窦骨折

（一）概述

单独筛窦骨折少见，因筛骨水平板及筛顶均为颅前窝底的一部分，且骨质菲薄，与硬脑膜连接紧密，故筛窦骨折易伴发脑脊液漏；后组筛窦与视神经管毗邻，故外伤有可能损伤视神经；如果筛窦损伤累及筛前动脉，则会导致剧烈鼻出血。筛窦、额窦和眼眶在解剖上关系密切，外伤时常常同时受累，因此 Stran（1970 年）称此处骨折为额筛眶复合体骨折。

（二）临床表现及诊断

其伤情复杂，常包括：①颅脑损伤，如颅底骨折、脑震荡、脑脊液鼻漏等；②鼻部损伤。可发生鼻额管损伤、鼻根部塌陷且扁平宽大（内眦间距在 40mm 以上，国人正常值为34～37mm），额窦和筛窦骨折；③眼部损伤、泪器损伤、视神经管骨折，出现视力障碍，

Marcus Gunn 瞳孔（即伤侧无直接对光反射，但间接对光反射存在）。

（三）治疗

单独发生筛窦骨折不影响功能者，一般不需手术处理。额筛眶复合体骨折无视力障碍者可早期行骨折复位。如有眼球外伤视力减退者应先行眼科急诊手术，然后择期骨折复位。因视神经管骨折所致的视力下降，应做视神经管减压术。出现严重鼻出血，鼻腔填塞无效者，应考虑筛前动脉破裂出血，需结扎筛前动脉。眶内血肿形成张力较高时，应及时开放筛窦或眶内减压，手术可经由鼻内窥镜下鼻腔进路或鼻外进路。如有脑脊液鼻漏发生，经保守治疗无效时，应行脑脊液鼻漏修补术。

四、蝶窦骨折

蝶窦骨折因其位于颅底中央的蝶骨体内，单独发生者罕见，多合并颅底骨折、后组筛窦骨折。蝶窦外侧壁因有颈内动脉管和视神经管，蝶窦骨折时可并发视神经管骨折导致的视神经损伤和颈内动脉破裂，导致视力下降和极其剧烈大出血。若蝶窦顶壁骨折可累及蝶鞍内的脑垂体，发生创伤性尿崩症，并可出现脑脊液鼻漏或耳漏。因此，蝶窦骨折严重时常病情危重，应根据伤情轻重，依"先救命，后功能"的原则和神经外科、眼科等共同处理。

（谭华章）

第四节　鼻疖

鼻疖是指鼻前庭或鼻尖部毛囊、皮脂腺或汗腺的局限性急性化脓性炎症。一般性疖肿预后良好。发生于鼻部的疖肿，因解剖及组织结构的特殊性（如外鼻静脉汇入颅内海绵窦，其静脉无静脉瓣等），可能引起较严重的并发症，临床上必须引起高度的重视。

一、病因

（1）致病菌主要为金黄色或白色葡萄球菌。

（2）鼻疖的主要诱因为挖鼻、拔鼻毛等不良习惯，使局部抵抗力下降，细菌乘机侵入。鼻腔或鼻塞发生化脓性炎症，脓液的反复刺激，使局部皮肤受伤，诱发感染。此外一些全身性疾病如糖尿病，使身体抵抗力降低，受细菌的感染易患鼻疖。

（3）疖肿在发生感染后，毛囊、皮脂腺或汗腺周围常形成炎性的保护圈，如炎性保护圈被破坏，病菌向周围侵犯，可发生蜂窝织炎或静脉炎等较严重的并发症。

二、临床表现

病变早期局部胀痛或因张力大而疼痛剧烈，多为波动性。严重时合并有头痛、畏寒、发热及全身不适等全身症状。局部主要为红、肿、热、痛等炎症的表现。早期可见鼻尖部或一侧鼻前庭红肿，有丘状隆起，周围组织发硬及红肿，丘状隆起的中心随病变进展出现脓点。1周内，脓点自行溃破，脓液排出，疼痛减轻，可自行愈合。伴有全身疾病者，可多个发病，部分伴有颌下或颏下淋巴结肿大及压痛。发病后挤压，引起炎症向周围扩散，局部疼痛及红肿加重，可出现全身症状与严重的并发症。

三、诊断与鉴别诊断

根据症状和体征，较易诊断。但应与以下疾病进行鉴别诊断。

1. 鼻前庭炎　由鼻的分泌物持续刺激引起，感觉鼻干痒及疼痛。鼻前庭局部皮肤弥漫性红肿、糜烂、结痂，常两侧同时发生。

2. 鼻部丹毒　症状为鼻的剧痛，局部弥漫性红肿，病变的界线明显。常累及上唇与面部，全身症状较重，伴高热。

3. 鼻前庭皲裂　多并发于感冒，触及鼻尖部时，皲裂部位有剧痛，见局部皮肤有裂痕，周围红，易出血或盖有结痂。

4. 鼻前庭脓疱疮　常两侧同时发生的小脓疱。

四、并发症

1. 鼻翼或鼻尖部软骨膜炎　炎症扩散，侵及鼻的软骨膜，使鼻尖部或鼻梁红肿，剧烈疼痛，伴较重的全身症状。

2. 上唇及面部蜂窝织炎　不适当地挤压疖肿。使炎症扩散，引起蜂窝织炎，表现为上唇或面颊部红肿、压痛明显。此时炎症易向上引起海绵窦炎症，应引起重视。

3. 眼蜂窝织炎　表现为眼球突出及疼痛等。

4. 海绵窦血栓性静脉炎　为鼻疖最严重的颅内并发症。因挤压使疖肿感染扩散，经内眦及眼上下静脉而入海绵窦，临床上表现为寒战、高热、剧烈头痛、同侧眼睑及结膜水肿、眼球突出或固定，甚至视盘水肿及失明等。眼底检查发现眼底静脉扩张和视盘水肿等。如延误治疗，1~2d 内有发展至对侧的可能，严重者危及生命。

五、治疗

疖肿未成熟时，可用各种抗生素软膏、1%氧化氨基汞软膏或 10%鱼石脂软膏局部涂抹，同时配合全身使用抗生素。局部还可应用热敷、超短波、红外线或激光照射等物理治疗以促使炎症消散。当脓点出现或疖肿已成熟时，切忌挤压或切开，可在无菌操作下用小探针蘸少许苯酚或 15%硝酸银腐蚀脓头，促使其破溃排脓。亦可在碘酊消毒后，用刀尖挑破脓点表面，将脓栓吸出，切不可扩大切开周围部分。疖肿破溃后，应保持局部清洁，促进伤口的引流及愈合。合并海绵窦血栓性静脉炎者，应给予足量、敏感的抗生素。及时请眼科和神经科等相关科室医生协助治疗。

本病通过有效的预防，完全可以避免发生。应戒除挖鼻及拔鼻毛等不良习惯，及时治疗鼻腔和鼻窦相关疾病，避免有害物质的持续刺激，努力控制糖尿病等全身疾病；禁止挤压"危险三角区"的疖肿，以预防鼻疖及其严重并发症的发生。

（谭华章）

第五节　鼻前庭炎

鼻前庭炎（nasal vestibulitis）系鼻前庭皮肤的弥漫性炎症，多因鼻腔其他部位的炎性分泌物或外界环境污染物的刺激，或者患者常用手指挖鼻孔，导致鼻前庭皮肤的细菌感染。临床上分为急性与慢性两种。

一、诊断

（一）病史采集要点
（1）鼻腔前端轻度灼热、疼痛，多为双侧，可经久不愈，反复发作。
（2）常有手指挖鼻习惯。
（3）老年患者多有糖尿病病史。

（二）体格检查要点
1. 局部检查
（1）鼻前庭检查：局部皮肤红肿、触痛、糜烂、结痂、皲裂，鼻毛可出现脱落。
（2）鼻腔检查：可发现变应性鼻炎，急、慢性鼻—鼻窦炎等体征。
2. 全身检查 排除患者是否有糖尿病等慢性消耗性疾病或免疫缺陷病。

（三）诊断要点
1. 病史 鼻腔前端双侧轻度灼热、疼痛，有挖鼻习惯，老年患者常有糖尿病病史。
2. 临床表现 鼻前庭皮肤红肿、触痛、糜烂、结痂、皲裂，甚至鼻毛脱落而稀少。

（四）临床类型
根据病史的长短，可分为下列类型：
（1）急性：鼻前庭疼痛，局部皮肤红肿、触痛，严重者可见皮肤糜烂，覆有痂皮，甚者累及上唇皮肤。
（2）慢性：鼻前庭皮肤干燥、发痒、灼热、触痛，甚者局部皮肤增厚、结痂、皲裂，鼻毛因此脱落而稀少。

（五）鉴别诊断要点
1. 鼻疖 鼻前庭或鼻尖部的皮脂腺或毛囊急性化脓性炎症，单侧鼻腔或鼻尖局限性红肿，中心常有鼻毛，随着炎症进展而出现脓点。颌下或颏下淋巴结肿大、压痛。
2. 鼻部丹毒 系乙型溶血性链球菌感染所致的皮下组织急性炎症，鼻部弥漫性红肿，但界限明显。常累及面部及上唇，全身症状严重，剧痛，高热。

二、治疗

（一）治疗原则
力戒挖鼻不良习惯，切忌挤压鼻前端。

（二）治疗方案
（1）急性时，使用生理盐水或硼酸液清洗患处，然后涂以硼酸软膏或抗生素软膏。亦可激光理疗。
（2）慢性时，积极诊治局部或全身原发性疾病。局部处理同上。顽固者，可外涂类固醇激素软膏。

三、预后

一般预后良好，无明显并发症。

（谭华章）

第六节　鼻腔异物

鼻腔异物是鼻腔内外来的物质。多发生于儿童。主要有 3 种类型：①非生物类，如包糖纸、塑料玩具、纽扣、项链珠、玻璃珠、小石头等。②植物类，如豆类、花生、瓜子、果核等。③动物类，如昆虫、蛔虫、蛆虫、水蛭等。

一、病因

异物可由前鼻孔、后鼻孔或外伤穿破鼻腔各壁进入鼻腔。

（1）儿童好奇，误将玩具零件或食物塞入鼻孔而进入鼻腔，不敢告诉家长，日久忘记，至发生感染和出血，始被注意。

（2）呕吐、喷嚏时，可使食物、蛔虫经后鼻孔进入鼻腔。

（3）外伤战伤或工伤时异物进入鼻腔，常合并鼻窦和眼眶异物。

（4）鼻腔内手术时，手术者不慎将纱条或油纱条填入鼻腔而忘记取出，称医源性异物。

二、临床表现

视异物大小、形状、类型、性质而异，主要症状为患侧鼻塞，脓性鼻涕，带有臭气和血性，有时因慢性鼻出血，可引起贫血症状，如面色苍白，周身乏力，易疲劳，多汗等。少数病例以异物为核心形成鼻石。

三、诊断

详细询问病史。吸出鼻前庭和鼻腔内分泌物，用血管收缩剂收敛红肿的鼻腔黏膜，仔细用前鼻镜或纤维鼻咽镜观察，必要时可用钝头探针触摸异物的大小、性质和所在部位。X 线检查仅对金属性和矿物性异物有诊断价值。

四、治疗

根据异物的性质、大小而治疗方法各异。

（1）对鼻腔前部的圆形光滑异物不可用鼻镊夹取，以免将物推至鼻腔深部，甚至坠入喉内或气管中，而发生窒息危险。需用弯钩或曲别针，自前鼻孔伸入，经异物上方达异物后面，然后向前钩出。对小儿患者需将全身固定，以防挣扎乱动，必要时可用全身麻醉。

（2）对不能钩出的较大异物，可用粗型鼻钳夹碎，然后分次取出。

（3）对过大的金属性或矿物性异物，可行唇龈沟切开经梨状孔取出，对一些在上颌窦或额窦的异物，需行上颌窦或额筛窦凿开术取出。

（4）对有生命的动物性鼻腔异物，需先用乙醛或氯仿棉球塞入鼻腔内，使之失去活动能力，然后用鼻钳取出。

（谭华章）

第七节　鼻出血

鼻出血又称鼻衄，是临床常见症状之一，多因鼻腔病变引起，也可由全身疾病所引起，偶有因鼻腔邻近病变出血经鼻腔流出者。鼻出血多为单侧，亦可为双侧；可间歇反复出血，亦可持续出血；出血量多少不一，轻者仅鼻涕中带血，重者可引起失血性休克；反复出血则可导致贫血。多数出血可自止。

青少年鼻出血部位大多数在鼻中隔前下部的易出血区（Little 区），40 岁以上中老年人的鼻出血，出血部位见于鼻腔后部下鼻甲后端附近的鼻咽静脉丛。

一、病因和发病机制

（一）局部因素

（1）外伤：鼻及鼻窦外伤或手术、颅前窝及颅中窝底骨折。

（2）气压性损伤：鼻腔和鼻窦内气压突然变化，可致窦内黏膜血管扩张或破裂出血。

（3）鼻中隔偏曲：多发生在嵴或矩状突附近或偏曲的凸面，因该处黏膜较薄，易受气流影响，故黏膜干燥、糜烂、破裂出血。鼻中隔穿孔也常有鼻出血症状。

（4）炎症：干燥性鼻炎、萎缩性鼻炎、急性鼻炎、急性上颌窦炎等，常为鼻出血的原因。

（5）肿瘤：鼻咽纤维血管瘤，鼻腔、鼻窦血管瘤及恶性肿瘤等，可致长期间断性鼻出血。

（6）其他：鼻腔异物、鼻腔水蛭，可引起反复出血。在高原地区，因相对湿度过低、而多患干燥性鼻炎，为地区性鼻出血的重要原因。

（二）全身因素

（1）血液疾病：血小板减少性紫癜、白血病、再生障碍性贫血等均可有鼻出血表现。

（2）急性传染病：如流感、鼻白喉、麻疹、疟疾、猩红热、伤寒及传染性肝炎等。

（3）心血管疾病：如高血压、动脉硬化症、肾炎、伴有高血压的子痫等。

（4）维生素缺乏：维生素 C、维生素 K、维生素 P 及微量元素钙等缺乏时，均易发生鼻出血。

（5）化学药品及药物中毒：磷、汞、砷、苯等中毒，可破坏造血系统的功能引起鼻出血。

（6）内分泌失调：代偿性月经、先兆性鼻出血常发生于青春发育期，多因血中雌激素含量减少，鼻黏膜血管扩张所致。

（7）其他：遗传性出血性毛细血管扩张症，肝、肾慢性疾病以及风湿热等，也可伴发鼻出血。

二、临床表现

出血可发生在鼻腔的任何部位，但以鼻中隔前下区最为多见，有时可见喷射性或搏动性小动脉出血。鼻腔后部出血常迅速流入咽部，从口吐出。

鼻出血多发生于单侧，如发现两鼻孔皆有血液，常为一侧鼻腔的血液向后流，由后鼻孔反流到对侧。若出血较剧，应立即采取止血措施，并迅速判断是否有出血性休克，同时要注意：①休克时，鼻出血可因血压下降而自行停止，不可误认为已经止血。②高血压鼻出血患者，可能因出血过多，血压下降，不可误认为血压正常。应注意患者有无休克前期症状如脉搏快而细弱、烦躁不安、面色苍白、口渴、出冷汗及胸闷等。③要重视患者所诉出血量，不能片面依赖实验室检查。因在急性大出血后，其血红蛋白测定在短时间内仍可保持正常。有时大量血液被咽下，不可误认为出血量不多，以后可呕出多量咖啡色胃内容物。

三、治疗

（一）一般原则

（1）医师遇出血患者时应沉着冷静，对患者应多方安慰。

（2）严重鼻出血可使大脑皮质供血不足，患者常出现烦躁不安，可注射镇静药。

（3）已出现休克症状者，应注意呼吸道情况，对合并有呼吸道阻塞者，应首先予以解除，同时进行有效的抗休克治疗。

（二）局部止血方法

1. 指压法 此法作为临时急救措施，用手指压紧出血侧鼻翼 10～15min，然后再进一步处理。

2. 收敛法 用浸以 1%～2% 麻黄碱液或 0.1% 肾上腺素液的棉片填入鼻腔内止血，然后寻找出血点。

3. 烧灼法 适用于反复少量出血并有明确出血点者。在出血处进行表面麻醉后，用 30%～50% 硝酸银或三氯醋酸烧灼出血点至出现腐蚀性白膜为止。

4. 冷冻止血法 对鼻腔前部出血较为适宜。

5. 翼腭管注射法（腭大孔注射法） 对鼻腔后部出血有效。方法为将注射器针头在第三磨牙内侧刺入腭大孔内，注入含少量肾上腺素的 1% 利多卡因 3ml。

6. 激光治疗 主要用 Nd－YAG 激光，可使治疗部位血管收缩、卷曲、微血栓形成和血液凝固达到止血目的。

7. 填塞法 此法是利用填塞物填塞鼻腔，压迫出血部位，使破裂的血管形成血栓而达到止血目的。

（1）鼻腔填塞法：常用凡士林纱条经前鼻孔填塞鼻腔。填塞时，纱条远端固定，逐渐由后向前，由上向下，折叠填塞可避免纱条坠入鼻咽部或堵在鼻前庭。也可用膨胀海绵、明胶海绵、止血纱布等填塞或医用生物胶黏合。

（2）后鼻孔填塞法：先将凡士林纱条或消毒纱布卷做成块形或圆锥形，长约 3.5cm，直径约 2.5cm，用粗线缝紧，两端各有约 25cm 长的双线，消毒备用。填塞时先收缩和表麻鼻腔黏膜，咽部亦喷有表面麻醉药。用圆头硅胶（橡胶）管由前鼻孔沿鼻腔底部插入直达咽部，用镊子将导管从口腔拉出，圆头硅胶（橡胶管）尾端则留于前鼻孔外，再将填塞物上的双线系于圆头硅胶（橡胶管），此时将填塞物由口腔送入鼻咽部，填塞于后鼻孔。在前鼻孔处用一纱布球，将双线系其上，用来固定，口腔端的线头可剪短留在口咽部，便于以后取出填塞物时做牵拉之用。后鼻孔填塞后，一般都需加行鼻腔填塞。鼻腔填塞物应于48h左右取出或更换，以防引起鼻窦及中耳感染等并发症。

（三）全身治疗

（1）半坐位休息：注意营养，给予高热量易消化饮食。对老年或出血较多者，注意有无失血性贫血、休克、心脏损害等情况，并及时处理。失血严重者，须予输血、输液。

（2）寻找出血病因，进行病因治疗。

（3）给予适量的镇静药。

（4）适当应用止血药，如巴曲酶、氨甲环酸、氨基己酸、酚磺乙胺或云南白药等。

（5）反复鼻腔填塞时间较长者，应加用抗生素预防感染。

（四）手术疗法

手术治疗可酌情采用。可施行颈外动脉结扎术、筛前动脉结扎术、筛后动脉结扎术或选择性动脉栓塞等。对反复发生鼻出血、鼻腔填塞及保守疗法效果欠佳者，进行鼻内镜下鼻腔探查术，找寻出血点并进行相应处理，已成为有条件医院鼻科医师的常用方法。

（谭华章）

第八节　鼻中隔偏曲

一、概述

鼻中隔偏曲是指各种原因导致鼻中隔的上下或前后径偏离矢状面，向一侧或者两侧偏曲，或者局部形成突起并引起鼻功能障碍的一种鼻中隔疾病。偏曲的鼻中隔可以呈现各种形状如"C"、"S"形偏曲，若呈尖锥样突起，则称棘突，若呈由前向后的条形山嵴样突起，则称嵴突。

二、临床表现及诊断

1. **临床表现**　鼻中隔偏曲可以对鼻生理和鼻病理产生严重的影响，并产生一系列临床症状，如鼻塞、鼻分泌物增多、头痛、头晕、嗅觉障碍、鼻出血、耳鸣和重听、咽痒等。

2. **诊断要点**　①前鼻镜或者鼻内窥镜检查发现鼻中隔的上下或前后径偏离矢状面，向一侧或者两侧偏曲，或者局部形成突起，两侧鼻腔大小不等；②伴有一个或者多个相应的临床症状，如鼻塞、头痛、头晕、嗅觉障碍、鼻出血、耳鸣等。但要注意鉴别鼻中隔黏膜增厚（鼻中隔剥离子触及质软）和是否同时存在鼻内其他疾病，如肿瘤、异物或继发病变如鼻窦炎、鼻息肉等。

三、治疗

鼻中隔偏曲的治疗原则：鼻中隔偏曲诊断明确，且患者有明显的鼻塞、头痛或鼻出血的症状，应予手术治疗。

1. **手术治疗**　比较传统的手术方法为鼻中隔黏膜下切除术，但鼻中隔黏膜下切除术具有很多缺点，易发生鼻中隔穿孔、鼻梁塌陷、鼻中隔扇动、鼻呼吸功能不良等并发症，故已逐渐被"鼻中隔重建术"所取代。随着鼻内镜手术操作技术的成熟，鼻内镜下鼻中隔重建术具有手术并发症少，适用范围广，手术疗效高等优点、已成为鼻中隔矫正手术的经典手术。鼻中隔重建术的原则是以成形的方法消除软骨张力及矫正骨板形态，以不切除或少切除组织使鼻中隔恢复正常形态和功能并保持支架完整。由于鼻中隔偏曲的种类和形态各异，因此鼻内镜下鼻中隔重建术的手术方法也不尽相同，术前要仔细进行鼻内镜检查，明确偏曲的类型和部位，制定手术方案并根据术中所见灵活加以运用。

（1）鼻内镜下鼻中隔重建术

1）手术方法：①切口：根据术者习惯采用左或右侧的 Kllian 切口，单纯骨性棘突可采用棘突前黏膜切口。②剥离同侧黏骨膜，充分暴露上颌鼻嵴，筛骨垂直板和犁骨后部，分离方形软骨与筛骨垂直板、犁骨及上颌鼻嵴的连接，骨质偏曲者可再于筛骨垂直板前缘向后剥离对侧筛骨垂直板及犁骨之黏骨膜，将偏曲的骨质咬除或骨折复位，软骨部偏曲可根据偏曲的情况采用纵行、横行切开方形软骨或切除若干细软骨条，使之减压变直，切除方形软骨下缘多余的软骨，并复位方形软骨于上颌鼻嵴中固定，可不予缝合切口，鼻腔填塞凡士林纱条或者鼻腔膨胀止血海绵，术后 2 ~ 3d 取出。

2）手术要点：①分离方形软骨与筛骨垂直板和犁骨连接要彻底，分离方形软骨与筛骨垂直板的连接要高达与鼻骨连接处，否则高位偏曲无法完全矫正。②筛骨垂直板前缘骨质切除要适当，以使其与成形后的方形软骨良好对接。③方形软骨下缘多余软骨的切除要适量，切除过少，软骨不能充分减压，切除过多，则方形软骨不能充分与上颌鼻嵴良好连接，减弱其支架作用，同样，上颌鼻嵴的凿除也要适中。④方形软骨的成形减压要依据软骨的偏曲情况，采取不同的方法，先在偏曲四周的起始部切断软骨，再根据软骨偏曲的形态加以成形，其一是在软骨凹侧切割软骨，力求切透软骨而不损伤对侧黏骨膜，其二是在凸侧切除若干细软骨条，也可采用并行切割或切除。

（2）鼻内镜下鼻中隔黏膜下切除术。鼻内镜下鼻中隔重建术并不适用于所有的鼻中隔偏曲的患者，尤其是鼻中隔偏曲呈多种复杂的混合形态的患者，往往需要在鼻内镜下行鼻中隔黏膜下切除术。

1）手术方法

a. 患者仰卧位于手术台上，70% 乙醇消毒鼻及面部，铺消毒单。

b. 鼻腔黏膜用 2% 丁卡因 15ml 加 1 : 1 000 肾上腺素 3ml。2 种药液混合后的棉片放于中鼻道后端、嗅沟及中隔表面，以麻醉筛前筛后神经和蝶腭神经节，鼻中隔切口处黏膜注射 1% 利多卡因 5ml + 1 : 1 000 肾上腺素 5 滴，以利于分离黏膜及止血。

c. 在鼻中隔左侧皮肤与黏膜交界处，靠近皮肤行"L"形切口，切口上起自鼻中隔前端顶部，下至鼻中隔底部，切口宜长，便于以后操作。黏膜与软骨膜的切口应在同一切面上，切透黏膜与软骨膜，切勿划出多处创面，若软骨膜已分开，则呈闪光白色的表面。

d. 用鼻中隔剥离子分离切口侧鼻中隔软骨膜及骨膜、弯曲面向软骨及筛骨垂直板，分离时自上而下并与鼻梁平行分离黏骨膜直至犁骨，此部位软骨膜常有粘连，需用小刀切开。分离黏骨膜时应超出需祛除的弯曲骨约 1cm；否则，在切除鼻中隔偏曲部时易损伤黏膜。分离时应用宽钝器械，不要用小而锐的器械，以避免穿孔。

e. 于黏膜切口上端放一浸有肾上腺素的小棉球，使软骨暴露并止血，视野清楚利于切开软骨。软骨切口在黏膜切口后约 1mm，用小圆球刀边切边向上撬起软骨，勿切伤对侧软骨膜，软骨只需切开一小口，能进入鼻中隔剥离子即可。用剥离子向上下拉动分开软骨，再与对侧软骨膜及骨膜分离，保持该侧黏骨膜的完整。分离时也可用鼻内镜观察对侧鼻腔，以免黏膜发生破裂或穿孔，两侧黏骨膜及骨膜均充分分离后用中隔回旋刀将鼻中隔大部软骨切除，并将切下的软骨片保留，以备修补双侧鼻中隔黏骨膜穿孔。

f. 中隔软骨切除后，可开始切除鼻中隔偏曲的骨质部分，对筛骨正中板及犁骨的畸形骨质可用鼻中隔咬骨切钳咬除。对靠近鼻腔底的骨质嵴突，可用锤及鼻中隔凿凿除。用鼻中隔咬骨切钳切除偏曲的筛骨垂直板时严禁向下扭拉及左右摆动，以防损伤筛板。若骨嵴过低而厚，可用燕尾凿凿除骨嵴，但需注意勿伤及腭大动脉分支。若损伤并引起出血时可用咬骨钳将骨壁夹紧止血，或者用双极电凝处理出血动脉，避免出血影响手术操作。

g. 全部偏曲骨切除后，检查鼻中隔是否平直，有无出血点，吸净血液、血块，并取出碎骨片，然后将两侧鼻中隔黏膜对合，如尚有弯曲可再咬除。鼻中隔完全平直后可缝合 1～2 针，也可不缝合。

h. 若中隔矫正后对侧中、下鼻甲肥大，可切除部分中、下鼻甲，以便鼻通气。

2）手术要点：①第一黏膜切口要在一直线上，不要做多个切口，以免使黏膜撕裂。切口不能过深，避免一刀切至软骨甚至损伤对侧软骨膜。②软骨切口应在黏膜切口后 1mm，做软骨切口时要边切边往上撬，勿损伤对侧软骨膜或导致在对侧软骨膜与黏膜之间分离。③分离至软骨与骨交界处，有时纤维粘连较紧或对侧软骨膜与骨嵴相连，此时分离应仔细，必要时用球刀切开黏膜处再分离，以免损伤黏骨膜。④放入中隔扩张器，尤其在骨嵴处过于扩大可损伤骨膜，有时可不用扩张器，用剥离子分开黏膜再用咬钳看清骨嵴后咬除。⑤分离骨嵴时可先分别在骨嵴上下方分离，在尖锐嵴突处会合。这样可减少黏骨膜的撕裂。⑥分离时剥离弯凹面需紧贴软骨及骨，避免黏膜损伤。

（3）鼻–鼻中隔整形术：歪鼻畸形伴有鼻中隔偏曲，术中将鼻中隔矫正术和鼻整形术一次同时完成，以达到恢复鼻功能和美容的双重效果。

1）手术方法：①手术切口可用鼻外径路，鼻小柱基部"V"形切口，在前鼻孔前缘沿软骨缘做弧形切口，并与鼻小柱切口连接，沿切口在大翼软骨内侧角软骨膜上剥离，用血管钳或剥离子插入向上进入鼻侧软骨和鼻肌之间，做全鼻梁的广泛分离，其范围上达鼻根，两侧至上颌骨额突。②先矫正偏曲的鼻中隔。对软骨部偏曲的鼻中隔可行"摇门"术，使鼻中隔软骨复位，有些病例则需暴露出软骨锥后，由鼻中隔背缘切开隔背软骨，分离两侧黏骨膜和骨膜，然后切断与筛骨垂直板和犁骨连接处，但需保留筛犁角的连接，使鼻中隔软骨呈半游离状。再根据鼻中隔软骨的情况，在鼻中隔软骨板的两面做减张性切除，使鼻中隔软骨部得到矫正。③合并有鼻骨歪斜的患者，应再行骨部矫正。经切口放入鼻锯，在双侧鼻骨侧方锯开与上颌骨额突的连接，由正中线伸入骨凿，分开鼻骨，用骨钳扭动鼻骨，使其上端发生骨折，然后使其移位后并将鼻侧软骨向正中挤压，恢复鼻梁的正中位。④合并有驼峰鼻、低鼻、塌鼻、鼻尖下垂、鼻尖上翘等鼻尖畸形均可同时手术。

2）手术要点：①注意鼻的各部与面部其他器官、脸形、体形相匀称，鼻的形态须从正侧面 2 个方位观察和判断，既要对称又必须与面部其他特征成比例。②若鼻骨不偏斜，可只做软骨矫正术。尽量不切除软骨，以防止发生鼻梁鼻尖变位和下塌。手术时若骨锥和软骨锥交接处被破坏，则需修复重建。应避免各连接处断塌，导致鼻梁阶梯状畸形。③严格无菌操作，术中注意止血。④在手术设计方面，伴有驼峰鼻或其他鼻畸形时，应同时进行矫正。⑤术后注意新位置的固定，缝合，防止移位变形。鼻腔内最好用碘仿纱条填塞固定，防止发生鼻中隔血肿或感染等并发症。

2. 手术治疗过程中应注意的几个事项

（1）少年儿童鼻中隔偏曲手术要注意的事项。近年来的教科书中，已经不把 18 岁以下列为鼻中隔手术的禁忌证了，所以不会把年龄作为适应证掌握不当的因素，但要注意手术方法选择，而 10 岁以下患者，要从严掌握手术指征，一般不做鼻中隔矫正手术。少年患者（11～17 岁）以鼻塞或头痛为主要症状，伴或不伴有流涕，经门诊系统的药物治疗（酌情选用局部激素、黏液促排剂、抗生素及抗变态反应药物等）3 个月以上无效，前鼻镜、鼻内镜检查或者鼻窦 CT 提示有明显鼻中隔偏曲，或有明显的嵴突或棘突，考虑鼻中隔矫正手术，但应注意以下几点。

1）对年龄较小（11～14 岁）的少年患者，应全部保留软骨部分，在鼻内镜下做常规切口，自骨与软骨交界处剥开后分离对侧黏骨膜，切除鼻中隔嵴突和骨性偏曲部分，然后再对软骨部分进行修正。

2）年龄较大（15～17 岁）的少年患者，因其鼻中隔基本发育完成，可将软骨前段大部分保留，经鼻内镜分离对侧黏软骨膜及黏骨膜，切除鼻中隔软骨后部一小部分、嵴突和骨性偏曲部分，对软骨部做划痕减张后放回使之平复。

3）对儿童患者鼻中隔骨质的取舍，应掌握局部切除、成形为主的原则，重点祛除嵴突或棘突，对鼻中隔软骨于鼻底嵴脱位处可条状切除后复位。避免大块切除后影响其鼻中隔的发育或支撑力，从而导致鼻外形的改变。

（2）老年鼻中隔偏曲手术要注意的事项。很多鼻中隔偏曲的老年患者愿意接受手术治疗，但由于个体的老化，手术风险比年轻人高得多，这就需要医生做好围手术期的准备，尤其注意以下几点。

1）对伴有内科疾病的老年患者，均请相关科室会诊，共同制订治疗方案。一般要求将血压控制在 18.6/12kPa（140/90mmHg）以下，空腹血糖控制在 6.7～10.0mmol/L。

2）慢性支气管炎、肺气肿感染期患者，先抗感染治疗，待感染控制后，肺功能基本正常的前提下再考虑手术治疗。

3）所有老年患者均建议采用全身麻醉。即使局麻术中也建议进行心电监护，密切观察生命体征。

4）局麻患者降压药、降糖药者按常规使用，对全麻患者，术晨用少量的水送服降压药，对糖尿病患者则根据血糖情况决定用药。

（3）鼻内镜下行鼻中隔手术时手术切口、手术方法选择的注意事项

1）鼻中隔棘突或嵴突：鼻内镜下在骨嵴或棘的前方做切口，分离偏曲侧的黏骨膜和骨膜，保持对侧的黏骨膜与软骨的连接，凿除棘突或嵴突，尽可能切除偏曲的软骨和骨，再将黏骨膜复位。

2）鼻中隔软骨引起的偏曲：在内镜下选择 Hajek 切口，分离黏骨膜，取出偏曲的鼻中隔软骨划痕减张后放回，使鼻中隔平直。

3）骨性鼻中隔偏曲：选择 Kllian 切口，分离左侧黏骨膜和黏膜，沿软骨与筛骨垂直板交界处轻压鼻中隔软骨，离断鼻中隔软骨与筛骨垂直板的连接，再分离对侧黏骨膜，切除偏曲的筛骨垂直板和犁骨。

4）软骨和骨部联合型鼻中隔偏曲：选择 Hajek 切口，剥离切口侧并分离黏骨膜及黏膜，分离超过要切除的软骨和骨的后方，在切口后 1～2mm 处切开鼻中隔软骨，分离对侧。切除鼻中隔软骨，再用咬切钳咬除偏曲的筛骨垂直板和犁骨，凿除偏曲的上颌骨和腭骨鼻嵴。

5）软骨与鼻小柱联合型鼻中隔偏曲：手术切口要前移，至少要超过鼻内孔（鼻阈），分离皮下至鼻小柱软骨，保留部分鼻小柱软骨，切除偏曲鼻中隔软骨和部分鼻小柱。

6）鼻中隔术后再次鼻中隔矫正：一般在鼻内镜下找到残留鼻中隔的边缘，沿边缘的后方做切口，常规分离后矫正残留的偏曲鼻中隔。

3. 主要并发症的预防

（1）鼻中隔血肿：术中尽量在黏骨膜和黏膜下分离，减少术中出血，如果损伤腭大动脉分支出血，用咬骨钳将骨壁夹紧止血或者用双极电凝彻底止血。

（2）鼻中隔穿孔：术中一侧鼻中隔黏膜穿孔，一般不需特殊处理；发生两侧都穿孔，如果穿孔小，可将黏膜对位缝合，如果穿孔大，可在穿孔的前方或后方做一黏膜松解切口，使黏膜前移或后移，覆盖穿孔，再缝合穿孔缘，必要时将鼻中隔软骨放回，夹在穿孔的双侧鼻中隔黏骨膜中间，使穿孔的鼻中隔黏骨膜快速愈合。

（3）脑脊液鼻漏：术中在切除筛骨垂直板和高位鼻中隔软骨时一定要用鼻中隔咬切钳，否则，使用暴力向下扭拉及左右摆动可能导致脑脊液鼻漏。

（4）鼻梁塌陷与鼻中隔煽动：鼻内镜下行鼻中隔手术，如果术中只切除鼻中隔偏曲部分，不完全切除鼻中隔软骨、筛骨垂直板或犁骨的绝大部分即可预防这类并发症的发生。

4. 术后处理

（1）鼻内镜下鼻中隔偏曲手术后的处理：①术后患者取半坐位，鼻部冷敷 6h；②鼻腔填塞者应在术后 24～48h 内（行鼻甲部分切除术的患者可适当延长至 48～72h）取出纱条或者鼻腔止血海绵，术后每天换药，以免鼻中隔与下鼻甲粘连；③密切观察鼻部渗血情况，如有出血，检查切口，若怀疑鼻中隔内部出血，必要时重新填塞；④术后应用抗生素预防感染，必要时给予镇痛、镇静对症治疗。

（2）鼻－鼻中隔整形术后的处理：①术后患者取半坐位，鼻部冷敷 6h；②术后加强应用抗生素预防感染（如哌拉西林钠他唑巴坦钠粉针 4.5g，静脉滴注，每日 2 次，疗程 5～7d），4d 内面部、鼻部可发生肿胀；③术后鼻部固定 1～2 周，术后 2～3d 取出鼻内填塞物，一周拆线；④术后鼻部避免暴力和暴晒；⑤若出现继发畸形，必须在术后 2 周内再行必要的矫正；⑥必要时给予镇痛、镇静对症治疗。

（谭华章）

第九节　鼻中隔血肿及脓肿

一、概述

鼻中隔血肿为鼻中隔软骨膜或骨膜下之积血，当鼻中隔血肿发生感染时并形成鼻中隔脓肿。

鼻中隔血肿的病因：鼻中隔外伤和鼻中隔手术都可产生黏膜下出血，因鼻中隔软骨膜或骨膜为一坚韧而致密的结缔组织，不易穿破，若鼻中隔黏膜无破裂，血液会聚集在黏膜之下而形成血肿。自发性血肿在临床上较为少见，大多见于各种出血性疾病（如血友病、血管性紫癜等）。鼻中隔脓肿的病因：鼻中隔外伤或者鼻中隔手术后血肿继发感染而形成脓肿，或者周围组织感染炎症蔓延而来，也可为急性传染病的并发症。

二、临床表现及诊断

1. 临床表现　鼻中隔血肿患者常伴有单侧或双侧持续性鼻塞，逐渐加重，伴前额部胀痛，鼻梁有压迫感及压痛。一般来讲，一侧黏骨膜下血肿，呈单侧鼻塞，若鼻外伤或鼻中隔手术后的血肿多为双侧鼻塞。鼻中隔血肿如有鼻黏膜破裂，常有血性分泌物流出。鼻镜检查可发现：鼻中隔单侧或双侧呈半圆形隆起，黏膜色泽正常或暗红色，触之柔软，穿刺回抽有血。鼻中隔脓肿可致鼻中隔软骨坏死而后期遗留鞍鼻畸形，也可上行扩散引起颅内并发症，经静脉逆行感染引起海绵窦静脉炎或者海绵窦栓塞，鼻中隔脓肿自行溃破常形成鼻中隔穿孔，鼻中隔脓肿症状与鼻中隔血肿相似，但有全身及局部急性炎症症状，如全身出现寒战、发热及周身不适，鼻梁鼻尖红肿疼痛并伴有触痛。严重者可以引起鼻背红肿，鼻尖部有明显压痛，伴颌下淋巴结肿大和压痛。

2. 诊断要点　①有明确的外伤手术史或者其他特殊病史；②伴有典型的临床表现；③鼻中隔血肿与脓肿的主要区别是靠鼻中隔穿刺证实，如穿刺抽吸有血，考虑为血肿，穿刺有脓性分泌物则为脓肿。

三、治疗

1. 鼻中隔血肿的治疗

（1）较小的血肿。及时穿刺抽出积血，局部压迫止血，可适量应用抗生素预防感染。

（2）较大的血肿。鼻中隔较大血肿或者血肿已形成凝血块时，必须尽早在表面麻醉下，沿血肿的下缘与鼻底的交界处做一与鼻底平行的切口，并用吸引管清除血液或血凝块；如为鼻中隔黏膜下切除术后发生血肿，可重新分开原切口，清除腔内积血或血块，如发现有活动性出血，最好在鼻内镜下用双极电凝彻底止血。清除血肿后，需用凡士林油纱条在两侧鼻腔填塞，48h后取出，防止腔内再次出血，同时应用抗生素预防感染。

2. 鼻中隔脓肿的治疗　鼻中隔脓肿一旦确诊，立即切开排脓，以防止鼻中隔软骨破坏，引起塌鼻畸形。通常在鼻腔表面麻醉下，沿脓肿的一侧最下部做一横行切口，充分清除脓液及坏死软骨片，用含有抗生素的生理盐水液反复冲洗术腔，置入橡皮条引流。每日换药1次，同时全身使用足量抗生素以控制感染，预防感染的扩散。切勿在双侧鼻中隔同时做切口引流，否则可能导致鼻中隔穿孔。

如塌鼻畸形一旦形成，一般认为在炎症消退2～3个月后行鼻部矫形术。

（谭华章）

第十节　鼻中隔穿孔

一、概述

鼻中隔穿孔是指由于各种原因导致鼻中隔的任何部位形成大小不等、形态各异的永久性穿孔，使两侧鼻腔相通。

二、临床表现及诊断

1. 临床表现　鼻中隔穿孔的症状与穿孔的病因、大小，以及部位有着密切的关系。穿孔小而位于前部者，患者在呼吸时可产生吹哨音，如穿孔小而位于后部，患者可无明显症状；穿孔过大者，可伴有鼻塞、鼻内异物感、干燥感、鼻腔结痂及鼻出血等鼻腔黏膜萎缩表现。若因梅毒、结核等特异性感染所致的穿孔常伴有臭味的脓。

2. 诊断要点　①前鼻镜及鼻内镜检查即可确切发现穿孔的部位和大小；②鼻中隔穿孔有时可无明显症状；③鼻中隔小穿孔易被痂皮覆盖，有时容易忽略。

三、治疗

1. 保守治疗　当鼻中隔初起溃疡尚未形成穿孔时，局部涂用1%黄降汞软膏或抗生素软膏。如为铬酸所致的溃疡，可涂5%硫代硫酸钠软膏，同时应及时注意病因治疗（如避免接触、吸入有害化学物质；如引起穿孔的原因为全身性疾病，则要采取抗结核、抗梅毒等针对性治疗）；同时保持鼻腔湿润清洁，每日用温盐水冲洗鼻腔；当穿孔较小且边缘可见肉芽组织时，可用10%硝酸银烧灼，然后每日涂以保护性软膏，直到穿孔愈合为止。

2. 手术治疗　对于鼻中隔穿孔较大且临床症状明显者，可试行手术治疗。鼻中隔穿孔修补术的方法较多，常采用以下方法。

（1）黏膜移位缝合修补术：黏膜移位缝合修补术又名减张缝合法。适用于发生在鼻中隔前下方的小穿孔，其手术方法如下：①麻醉满意后，用尖刀切除穿孔边缘少许黏膜，以形成新鲜创缘，用剥离子剥离两侧穿孔周围的软骨膜；②在穿孔的上前方（距穿孔前缘1～2cm）做一弧形切口，切开一侧黏骨膜并仔细分离；③将分离满意的黏膜瓣向下拉，与穿孔的下缘黏膜缝合；④再于鼻中隔之另一侧穿孔下方1～2cm处，做同样的长弧形切口，将分离好的黏膜瓣向上拉，与穿孔的上缘黏膜缝合。

（2）鼻底黏膜瓣翻转移位缝合术：这种方法可以修补较大的鼻中隔穿孔，其手术方法如下：①将鼻中隔穿孔边缘分开，形成黏膜瓣；②根据穿孔的大小和位置，选择鼻底黏膜瓣的大小，从而翻转适宜的鼻底黏膜瓣缝合于分开的鼻中隔黏膜之间；③用凡士林纱条轻轻填塞，切勿填塞过紧，保证鼻底黏膜瓣良好血供。

（3）下鼻甲游离黏膜瓣修补术：这种方法也可修补较大的鼻中隔穿孔，其手术方法如下：①切除穿孔四周边缘形成新鲜创面，然后将同侧下鼻甲向上翻转骨折；②将下鼻甲原外

· 297 ·

侧面做成带蒂黏骨膜瓣，并向下翻转遮盖全部穿孔，然后妥善填塞两侧鼻腔，固定黏骨膜瓣；③7～10d 后，黏骨膜瓣与鼻中隔穿孔完全愈合后，再将黏骨膜瓣蒂部从平齐鼻中隔处切断，最后将下鼻甲回位。

（4）游离筋膜修补术：自大腿采取阔筋膜，或自颞部采取颞筋膜，大小比穿孔大 0.7～1cm，将鼻中隔穿孔周围黏骨膜分离成袋囊，将筋膜置于黏骨膜夹层中，两侧凡士林纱条填塞。

（谭华章）

第十一节　鼻眼相关疾病

一、慢性泪囊炎

（一）概述

慢性泪囊炎是眼科常见病，为泪囊与鼻泪管的炎症，以鼻泪管阻塞、泪囊感染、溢泪、溢脓为特点。

（二）临床表现及诊断

1. 主要临床表现　①溢泪或溢脓；②泪囊部有时可稍显肿胀，用手指压泪囊区有黏液或脓性分泌物从泪点流出；③由于分泌物经常刺激，日久可引起眦性睑缘炎及慢性结膜炎。分泌物内含有细菌，对眼组织有严重威胁，如角膜擦伤则可造成角膜炎，导致严重的后果，如眼内手术可造成眼内感染。

2. 诊断要点　①泪道冲洗不通畅，由下泪点注入的液体可由上泪点流出，同时伴有大量黏液或脓液由泪点流出；②部分患者可出现局部肿痛，经反复泪道冲洗及泪道探通无效；③注意术前泪囊碘油 X 射线及 CT 检查，了解泪囊形态，排除泪小管及泪总管阻塞病变。

（三）治疗

1. 保守治疗　不能行手术或拒绝手术者，亦可保守治疗，用抗生素眼药水点眼，每日4～6次，每次滴药前应先将泪囊内脓液排尽再点入药水，以保持结膜囊及泪囊的清洁。

2. 手术治疗　治疗原则是重新建立鼻内引流通道，解除阻塞，消除感染。传统泪囊切除术、鼻外径路泪囊鼻腔吻合术存在较多不足之处。鼻内镜下鼻腔泪囊造孔术是近几年随着鼻内镜及鼻眼相关外科学的建立和发展形成一种治疗慢性泪囊炎的新方法。

（1）鼻内镜下鼻腔泪囊吻合术

1）手术方法：①采用气管内复合麻醉或局部麻醉（根据患者情况决定），用 2% 丁卡因 +1‰肾上腺素鼻腔黏膜表面麻醉、1% 利多卡因 +1‰肾上腺素鼻丘周围黏膜下浸润麻醉；②于中鼻甲前端、鼻丘处切除直径约 1.5cm 黏骨膜瓣，暴露泪囊窝骨质（即上颌骨额突及泪骨前部），电钻祛除部分上颌骨额突及泪骨前部，形成直径约 1cm 的骨窗，即可见淡蓝色的泪囊；③此时经泪小点、泪小管导入探针进入泪囊，在探针指引下用镰状刀切开泪囊内壁的上、前、下约 3/4 边缘，保留后 1/4，形成蒂在后方的泪囊黏膜瓣，用生理盐水冲洗泪道至洁净；④在鼻内镜下用银夹将黏骨膜瓣与泪囊黏膜瓣夹紧固定，或者冲洗后将扩张管经下泪小点导入，自鼻内泪囊造孔处引出，再将带蒂泪囊黏膜瓣向后翻起，将其与鼻腔外侧黏膜瓣共同固定。

2）鼻内镜下鼻腔泪囊吻合术的优点：①鼻内镜下鼻腔泪囊吻合术后不留瘢痕，特别适合有美容要求的患者及瘢痕体质患者；②鼻内镜下手术损失少，出血较少，视野清楚，并可避免损失内部血管及韧带，也不易损失眶内组织结构；③手术操作简单，对器械要求低，且鼻内镜已在各级医院广泛普及；④如造孔口出现粘连或闭锁可行再次手术，手术简便，对患者造成的痛苦少。

3）鼻内镜下鼻腔泪囊吻合术应注意的几个问题：①术前须行泪囊造影和及 CT 检查，帮助了解泪囊大小和位置，特别有变异情况时可避免术中盲目探查泪囊，缩短手术时间，减少手术创伤；②尽量采用电刀做鼻腔黏膜切口以减少出血，使手术顺利进行；③鼻腔泪囊造孔口的大小需根据泪囊大小做相应的调整；④对合并鼻部疾病患者需于鼻腔泪囊吻合术同期或前期治疗鼻腔鼻窦疾病，这是保证手术成功的关键；⑤术后鼻内镜下清理鼻腔及鼻黏膜泪囊造孔口分泌物、血块、肉芽与坏死黏膜，否则有导致泪囊鼻腔吻合口阻塞的可能，同时勤冲洗泪道。术腔管理最好能坚持半年以上。

（2）术后处理。①术后全身应用抗生素 1 周，鼻腔喷鼻用激素 2 个月，丙酸倍氯米松鼻气雾剂喷鼻，每日 2 次；②用庆大霉素、地塞米松稀释液冲洗泪道，每日 1 次，1 周后，改为每周 1 次，1 个月后，每 2 周冲洗 1 次。每个月用鼻内镜检查泪囊造口 1~2 次，并及时清理结痂、囊泡及肉芽等病变；③术后鼻内镜换药、随访最好坚持半年以上。

二、鼻源性眼球突出

（一）概述

鼻源性眼球突出以额、筛、蝶窦良恶性肿瘤最为常见，鼻源性突眼发病率高，有其解剖学原因，鼻、鼻窦与眼眶等在解剖结构上有着细微而复杂的毗邻关系，占眼眶壁 2/3 以上的上、内、下方面仅以菲薄骨板与鼻窦相隔，鼻窦病变易引起视力下降，眼球突出等症状。眼球突出的方向取决于来自各个鼻窦病变产生的压力。

（二）临床表现及诊断

1. 临床表现　鼻源性眼球移位突出很少有屈光间质或眼底的异常，可与眼球或眶内疾病引起者相鉴别，单眼突出为额、筛、蝶窦占位性病变最常见的症状，内眦隆起或内眦至鼻梁距离增宽是额窦、前组筛窦占位性病变有价值的体征，而后组筛窦、蝶窦肿瘤常以视力下降先于鼻部症状出现，单侧突眼或视力减退应常规行 CT 冠状位扫描。CT 的高分辨率能较详尽地显示肿物的轮廓、范围、骨质破坏等情况。对于损伤范围较广的病变，CT 扫描可为确定肿瘤范围、选择手术进路、决定麻醉方式等提供客观依据。

2. 诊断要点　①眼球突出、视力下降等临床表现，并伴随鼻塞、头痛等鼻部症状；②鼻窦 CT 扫描是诊断本病的重要手段。因此对原因不明的视功能障碍或眼球突出应常规行鼻窦 CT 扫描，以便早期诊断；③对不明原因的单眼突出、移位和视力下降患者应常规鼻科检查，如鼻内镜检查可见新生物，可视情况选择鼻内镜活检进一步明确诊断。

（三）治疗

鼻源性眼球突出应根据不同的病因制定合理的治疗措施，解除原发病是保证眼球恢复正常位置的首要条件。原发于鼻窦黏液囊肿或脓囊肿、炎症和大多数良性肿瘤。治疗目前比较公认的是采用功能性鼻内窥镜手术，而解剖部位比较特殊的其他良性肿瘤有时还不得不选择鼻内－鼻外联合进路予以手术清除病灶，恶性肿瘤如已破坏眶壁且瘤组织已侵及眶骨膜者，在原发灶尚能彻底切除的情况下，应同期行眶内容物清除术，术后再行放、化疗。对损伤范围大者，耳鼻喉科及眼科医师应联合手术，有利于提高该病的治愈率。

1. 原发于鼻窦的黏液囊肿或脓囊肿所致突眼的治疗　Moriyama 等认为几乎全部鼻窦囊肿都可经鼻内镜径路完成。鼻窦囊肿因病变部位较深，以往手术多采用经鼻侧切开、上颌窦、鼻外筛窦径路，手术损伤较大，出血多，术后常因面部切口遗留皮肤瘢痕而影响美观；而鼻内镜下手术不需行鼻外切口，视野清晰，损伤正常黏膜和结构少，并尽可能保留鼻腔骨架，并发症少，术中出血少。Lund 认为鼻内镜手术是处理鼻窦黏液囊肿或脓囊肿很有效的手段，面部不留瘢痕，患者易于接受。经鼻内镜切除鼻窦囊肿手术中值得注意的问题是对有骨质破坏情况下囊壁的处理，由于较大的鼻窦囊肿常压迫破坏骨壁，使囊壁与外围组织粘连，如硬脑膜、眶壁、大血管壁和视神经等，若试图彻底清除该部位囊壁，则有可能损伤上述结构而易造成脑脊液鼻漏、颅内感染、眶内感染、大血管破裂和失明等严重并发症，因此，不必强求完全切除囊壁，采用单纯的囊肿开放引流也可获得较好疗效。鼻窦黏液囊肿或脓囊肿治疗目的在于开放鼻窦与鼻腔的通道；为防止通道闭合，特别是骨壁破坏、脑膜暴露的筛额窦黏液囊肿或脓囊肿者均在术中放置鼻窦鼻腔引流管，放置 6～8 个月为好，随访少见复发。

2. 炎症所致突眼的治疗　鼻窦炎症所致眼球突出多见于小儿，以筛窦炎为多。除用强力广谱抗生素抗感染治疗外，应根据症状轻重，尽早行鼻内或鼻外引流术，以减少其他更严重的并发症；通常经鼻内镜下充分开放筛窦，必要时打开蝶窦，如眶内脓肿已形成，则需经鼻内镜打开眼眶内侧壁前部，使鼻腔成为眶内脓肿有效的引流通道。手术过程中最好用 KTP 激光处理出血点，避免术腔填塞止血，导致引流障碍。

3. 原发于鼻窦的其他良性占位性病变所致突眼的治疗　原发于鼻窦的其他良性占位性病变如软骨黏液纤维瘤、骨化纤维瘤、内翻性乳突状瘤、成釉细胞瘤、侵袭性血管瘤以及错构瘤等均可导致眼球突出，通常情况下，这些良性肿瘤侵犯的部位及范围成为我们手术径路选择的核心依据。

（1）原发于筛窦、蝶窦的良性占位性病变：主要侵犯眶内侧壁、额窦底部及少许上颌窦。经鼻内镜彻底清除占位性病变后，如果眼位无法恢复，需经鼻内镜行眶内减压术。

眶内侧壁减压术手术方法及操作要点：①在 0°内镜下行筛窦开放术，后达眶尖，认清视神经管，上至筛顶平面，下至下鼻甲上缘；向前显露额隐窝，完整暴露纸板，完成筛窦"骨骼化"，为使眶内组织最大限度地向鼻腔内突入，可切除中鼻甲；②祛除筛骨纸板，纸板前宽后窄，通过"骨骼化"的筛窦较容易分离眶骨膜，尽可能达眶尖；用小筛窦咬钳及小剥离子去骨片时，方向应向内，勿损伤眶骨膜，如果伴有眶内侵犯，则需打开眶内侧壁，可轻轻剥离出肿瘤组织；③对伴有压力性视神经变性患者，行视神经管减压，祛除颈内动脉之前部分的蝶窦外侧骨壁，然后切开眶骨膜，以形成视神经管内孔部分的骨减压，视神经鞘膜可不切开。

（2）原发于额窦的良性占位性病变：主要侵犯眶内上壁、前组筛窦，基本无后组鼻窦及上颌窦侵犯，对于广泛侵犯眶内上壁及额窦后壁的额窦良性占位性病变，鼻内镜很难单独完成手术，达到满意效果。通常采用联合径路（鼻外冠状切口径路＋鼻内镜径路）彻底清除病变并处理眶内上壁及额窦后壁。

（3）原发于上颌窦的良性占位性病变：主要侵犯前组筛窦、上颌窦前壁、翼腭窝及眶下壁，很少侵犯后组筛窦及蝶窦，无额窦侵犯。原发于上颌窦的良性占位性病变如导致突眼，其良性占位性病变侵犯的范围已比较广泛，通常需要联合径路（鼻内镜径路＋Caldwell–Luc径路）切除其占位性病变，如未广泛侵犯翼腭窝及上颌窦前壁，鼻内镜径路大多能完成对病灶的清除。但有些病例需行眶下壁减压术后眼位才能恢复，其手术方法如下。

眶下壁减压术手术方法及操作要点：①在30°内镜下，切除钩突及上颌窦内侧壁，扩大上颌窦自然开口，向后至上颌窦后壁，向前达鼻泪管后缘，向上至眶底平面，向下扩大至下鼻甲根部；②经下穹隆做长1.0cm黏膜切口，于眶隔膜之前切开结膜及眶骨膜，分离眶骨膜，用脑压板牵开眶内容物，暴露眶下壁，在内镜引导下于眶下神经管内方切除眶下壁，开窗口与鼻内减压形成骨窗融合，骨窗后界至上颌窦后壁，眶内、下壁间保留部分骨壁，为眼球提供支撑；③必要时可切开眶骨膜，用小镰状刀于眶底由后向前做数条平行切口切开眶骨膜，并切开纤维带，使眶组织向上颌窦内疝出，眶压即时逐减，对脱出的脂肪止血后，做部分切除。

4. 原发于鼻窦恶性肿瘤所致突眼的治疗　①著者认为术前无眼肌麻痹，术中见眶骨膜完好无浸润者，应尽可能保留眼球，术后配合放疗，既顾全容貌又不影响其疗效。②侵犯眶内的恶性肿瘤则选择联合进路手术，肿瘤如已破坏眶壁且瘤组织已侵及眶骨膜者，在原发灶尚能彻底切除的情况下，应同期行眶内容物清除术，术后再行放、化疗。对明确诊断的鼻窦恶性肿瘤侵犯眼眶者为提高其术后生存率，眼科及耳鼻喉科合作行眼眶内容剜除术＋鼻窦根治术，术后辅以放疗治疗。有文献报道，眼眶腺样囊性癌术后辅以化疗，疗效明显优于单纯手术治疗的患者。

（谭华章）

第十六章

咽炎与鼻咽炎

第一节　急性咽炎

一、概述

急性咽炎（acute pharyngitis）为咽黏膜、黏膜下组织的急性炎症，常为上呼吸道感染的一部分，多由急性鼻炎向下蔓延所致，也有开始即发生于咽部者。病变常波及整个咽腔，也可局限于一处。本病常见于秋冬及冬春之交，病毒感染居多，以柯萨奇病毒、腺病毒、副流感病毒为主，鼻病毒、流感病毒次之，通过飞沫和密切接触传播。细菌感染也较常见，并可继发于病毒感染而发生，致病菌以链球菌、肺炎双球菌多见。此外，经常在高温环境中工作或接触有刺激性的物质，如粉尘、烟雾、吸烟、氯、溴、氨及化学毒气也可引起咽部发炎。

二、临床表现及诊断

1. 症状体征　症状轻重与机体免疫力，病毒、细菌毒力等有关。一般起病较急，初为咽干、灼热，继而疼痛，吞咽时尤其明显；全身症状一般较轻，如为脓毒性咽炎，则全身及局部症状都较严重；畏寒、发热，体温 37.8～40.5℃，四肢酸痛、头痛、恶心、呕吐。咽部肿胀甚剧者则语言含糊；如病变侵及喉部则有咳嗽、声嘶、呼吸困难等。检查口咽及鼻咽黏膜充血肿胀，腭弓、悬雍垂水肿，咽后壁淋巴滤泡及咽侧索亦可红肿；在肿胀的淋巴滤泡中央出现黄白色点状渗出物；颌下淋巴结肿大且有压痛；重者会厌软骨及杓会厌皱纹增厚、水肿，以致呼吸困难。还可引起中耳炎、鼻炎、鼻旁窦炎、喉炎、气管炎、支气管炎及肺炎等。

2. 实验室检查　病毒感染，白细胞总数正常或稍低。细菌感染，则白细胞总数增高。

3. 诊断与鉴别　根据病史、症状和检查所见，一般诊断不难，但应和疱疹性咽炎、急性白血病、颗粒性白细胞减少症等病相鉴别。麻疹、百日咳、猩红热等急性传染病的前驱期常有急性咽炎表现，应注意典型体征的出现，加以鉴别。

三、治疗

1. 病因治疗　清除邻近病灶，治疗全身疾病，戒除烟酒，预防急性咽炎发作等。加强身体锻炼、增强体质至关重要。

2. 局部治疗 咽部黏膜肥厚者可用3%硼酸溶液或2%~5%硝酸银局部涂布，有收敛及消炎作用。咽后壁淋巴滤泡增生及咽侧索肥厚者，可用冷冻、微波或激光等疗法以消除增生的病变组织。用各类喉片，如度米芬喉片、熊胆舒喉片等含化，对改善局部症状有一定效果。

3. 全身治疗 早期可选用抗病毒药，如阿昔洛韦：静脉滴注，5mg/kg，隔8小时一次，每次1小时以上，连续给药7d；口服，每次0.2g，每日5次，疗程5~10d。感染较重、发热较高、症状显著者需卧床休息，加强对症处理，同时给予抗生素或抗炎类药物治疗，如青霉素：肌内注射，一般感染，40万~80万U/次，每日2次，严重感染可增至每日4次；静脉滴注，用生理盐水或5%葡萄糖溶液稀释至1万U（1ml），每日200万~2 000万U；头孢呋辛酯：口服，成人每次0.25g，每日2次；儿童5岁以下不宜服用，一般每次0.125g，每日2次；庆大霉素：肌内注射、静脉注射，成人16万~24万U/d，儿童0.3万~0.5万U/（kg·d），分3~4次注射。

4. 耳鼻喉综合治疗进行局部喷雾 咽炎患者经喷雾后，当天症状缓解率高，绝大多数患者3日内症状明显缓解，甚至消失。比单纯疗程缩短，可以短时间内，使急性咽炎得以痊愈。进行局部喷雾治疗时，强调让患者多休息，多饮水，进食易消化，高能量富含维生素食物，注意自身体质提高，以增强本身抗病能力，促进病体康复。

（熊　欣）

第二节　慢性咽炎

一、概述

慢性咽炎（chronic pharyngitis）为咽部黏膜、黏膜下及淋巴组织的慢性弥漫性炎症，可为上呼吸道慢性炎症的一部分。急性咽炎反复发作，鼻炎、鼻旁窦炎的脓液刺激咽部，或鼻塞而张口呼吸，均可导致慢性咽炎的发生。成年人多见，病程长，症状较顽固，治疗有时困难。此病为多种因素导致，包括局部因素——急性咽炎、扁桃体炎反复发作，鼻部疾病、阻塞性睡眠呼吸暂停低通气综合征等所致长期张口呼吸，龋齿，牙周炎，烟酒刺激，粉尘，有害气体，刺激性食物等。全身因素——贫血，消化不良，呼吸道慢性炎症，内分泌功能紊乱，糖尿病，维生素缺乏，免疫功能低下等。全身性疾病的局部表现如贫血、糖尿病、肝硬化及慢性肾炎等。根据病理可将其分为慢性单纯性咽炎、慢性肥厚性咽炎、萎缩性咽炎与干燥性咽炎等。

二、临床表现及诊断

1. 临床表现 一般无明显全身症状。常有咽部异物感、痒感、灼热感、干燥感。常有黏稠分泌物附着于咽后壁，使患者晨起时出现频繁的刺激性咳嗽，伴恶心。无痰或仅有颗粒状分泌物咳出。萎缩性咽炎患者有时会咳出带臭味的痂皮。

（1）慢性单纯性咽炎：咽部黏膜弥漫性充血，黏膜下组织增生，咽后壁有散在充血的淋巴滤泡。

（2）慢性肥厚性咽炎：咽部黏膜色暗红，增厚明显，咽后壁淋巴滤泡明显增生肿大，甚至融合成片，咽侧索呈条状肥厚。

（3）慢性萎缩性咽炎：多继发于萎缩性鼻炎。表现为咽黏膜变形，如蜡纸状，可有干痂附着。

2. 诊断注意　诊断慢性咽炎应特别谨慎，以防遗漏某些疾病。食管癌早期可有类似的咽不适及轻度咽下困难，对于中、老年人及食管癌多发地区尤应注意排除。会厌肿物及声门上型癌早期主诉咽喉部不适，逐渐加重，行喉镜检查可明确诊断。临床上另有咽异感症，是指不伴有局部器质性病变的咽部感觉异常。多发生于中年女性，中医谓之"梅核气"，主要与精神因素有关。患者常诉咽部梗阻感，但进食无碍，均为空咽时明显。此类患者用暗示疗法进行心理疏导，酌用镇静剂治疗有效。

三、治疗

1. 病因治疗　坚持户外活动、保持室内空气清新、戒烟酒等不良嗜好。积极治疗鼻炎、气管支气管炎等呼吸道慢性炎症及其他全身性疾病。

2. 局部治疗

（1）慢性单纯性咽炎：保持口腔、口咽清洁，用生理盐水、复方硼砂溶液、呋喃西林溶液、2%硼酸液等含漱；含服华素片、度米芬喉片、中药制剂含片等；用复方碘甘油、2%硼酸甘油、5%硝酸银溶液涂于咽后壁，有收敛及消炎作用。

（2）慢性肥厚性咽炎：除上述治疗慢性单纯性咽炎的方法外，还用电凝固法、液氮冷冻、激光、微波、25%～50%硝酸银烧灼等处理淋巴滤泡。但应注意分多次进行治疗，切忌局部破坏过重，形成瘢痕甚至萎缩性咽炎。

（3）干燥性及萎缩性咽炎：一般治疗可参考慢性单纯性咽炎。含漱可改为咽部清洗，以使药液达到咽腔并消除咽部痂皮；用黏液促排剂、糜蛋白酶等雾化吸入，可改善症状，减轻咽部干燥，口服小剂量碘化钾（0.11～0.2 g，每日2～3次，多饮水）可促进咽分泌物增加，减轻咽干。同时可服用及局部应用润燥利咽中药，如金嗓利咽丸：口服，每次60～120粒，每日2次。

（熊　欣）

第三节　急性鼻咽炎

急性鼻咽炎（acute nasopharyngitis）是鼻咽部黏膜、黏膜下和淋巴组织的急性炎症，好发于咽扁桃体。在婴幼儿较重，而成人与较大儿童的症状较轻，多表现为上呼吸道感染的前驱症状。

一、病因

致病菌主要为乙型溶血性链球菌、葡萄球菌，亦可见病毒与细菌混合感染病例。受凉、劳累等因素致使机体抵抗力下降是其诱因。

二、临床表现及检查

在婴幼儿，全身症状明显，且较重。常有高热、呕吐、腹痛、腹泻及脱水症状，有时可出现脑膜刺激症状。严重时可出现全身中毒症状。而局部症状为鼻塞及流鼻涕，且多在起病后数天出现。鼻塞严重时可出现张口呼吸及吸乳困难。鼻涕可为水样涕，亦可是黏脓性。成人及较大儿童，全身症状不明显，而以局部症状为主，如鼻塞及流水样涕或黏脓性涕。且常有鼻咽部干燥感或烧灼感症状，有时有头痛。

检查：颈部淋巴结可肿大并有压痛。口咽部检查：咽后壁可有黏脓自鼻咽部流下。鼻咽部检查：黏膜弥漫性充血、水肿，多以咽扁桃体处为甚，并有黏脓性分泌物附着。婴幼儿因检查难以配合，鼻咽部不易窥见。

三、诊断

成人和较大儿童，由于局部症状明显，检查配合，在间接鼻咽镜及纤维鼻咽镜下较易看清鼻咽部病变情况，故诊断不难。而在婴幼儿，多表现为较重的全身症状，早期易误诊为急性传染病及其他疾病，待局部症状明显时才考虑到此病。故婴幼儿出现鼻塞、流鼻涕且伴有发热等全身症状时，应考虑到本病的可能。颈部淋巴结肿大和压痛有助于诊断。

四、并发症

可引起上、下呼吸道的急性炎症、咽后壁脓肿及中耳炎症。在婴幼儿可并发肾脏疾病。

五、治疗

全身及局部治疗。根据药敏试验结果选用相应抗生素或选用广谱抗生素全身应用，对病情严重者，须采取静脉给药途径，足程足量，适当应用糖皮质激素，以及时控制病情，防止并发症的发生。另外支持疗法的应用：如婴幼儿须卧床休息，供给新鲜果汁和温热饮料、补充维生素以及退热剂的应用等。局部治疗多用0.5%～1%麻黄碱或0.05%羟甲唑啉及3%链霉素滴鼻剂或其他抗生素滴鼻剂滴鼻，以便使鼻部分泌物易于排出，使鼻塞症状改善，抗生素药液易流到鼻咽部，达到治疗目的。另外局部涂以10%弱蛋白银软膏亦可减轻症状。如本病反复发作，在已控制炎症的基础上可考虑行腺样体切除术。

六、预后

成人和较大儿童预后良好。婴幼儿患者可因其并发症或全身中毒症状过重而有生命危险。

（熊　欣）

第四节　慢性鼻咽炎

慢性鼻咽炎（chronic nasopharyngitis）是一种病程发展缓慢的慢性炎症，常与邻近器官或全身的疾病并存。急性鼻咽炎反复发作或治疗不当，鼻腔及鼻窦炎症时分泌物刺激，鼻中隔偏曲，干燥及多粉尘的环境，内分泌功能紊乱，胃肠功能失调，饮食无节制等因素，均可能为其诱因。而腺样体残留或潴留脓肿、咽囊炎等可能使鼻咽部长期受到刺激而引起炎症。慢性鼻咽炎与很多原因不明的疾病和症状有密切关系：如头痛、眩晕、咽异物感、变应性鼻炎、风湿性心脏病及关节炎、长期低热、牙槽溢脓、口臭及嗅觉消失等。当慢性鼻咽炎治愈后，这些久治不愈的疾病或症状，有时也可获得痊愈或有明显改善。

一、症状与检查

鼻咽干燥感，鼻后部有黏稠分泌物，经常想将之咳出或吸涕，故可频繁咳痰或吸痰，还可有声嘶及头痛等，头痛多为枕部钝痛，为放射痛。检查可见鼻咽黏膜充血、增厚，且有稠厚黏液或有厚痂附着。咽侧索可红肿，特别在扁桃体已切除后的患者，是为代偿性增生肥厚。全身症状不明显。

二、诊断

因病程发展很慢，可长期存在而不被察觉，一般的检查方法难以确诊。而电子纤维鼻咽镜检查不难确诊。Horiguti（1966）建议用蘸有 1% 氯化锌液的棉签涂软腭的背面或鼻咽各壁，慢性鼻咽炎患者在涂抹时或涂抹后局部有剧烈的疼痛，并有少量出血，或可提示较固定的放射性头痛的部位，也可确诊。如软腭背面的疼痛向前额部放射；鼻咽后壁的疼痛向枕部放射；鼻咽顶部的疼痛向顶部放射；下鼻道后外侧壁的疼痛向颞部放射（图 16 - 1）。

（1）　　　　　　　　　　　　　　　　　　　　（2）

图 16 - 1　鼻咽炎涂药检查的放射性头痛部位

三、治疗

找出致病原因，予以病因治疗。而加强锻炼，增加营养，多饮水，提高机体抵抗力更为重要。局部可用 1% 氯化锌液涂擦，每日 1 次，连续 2～3 周。应用 5%～10% 硝酸银涂抹鼻咽部，每周 2～3 次。还可使用 3% 链霉素滴鼻剂和油剂（如复方薄荷油滴鼻剂、清鱼肝油等）滴鼻，且可应用微波及超短波电疗等物理疗法，以改善其症状。

（熊　欣）

第十七章

扁桃体疾病

第一节　急性扁桃体炎

一、概述

急性扁桃体炎（acute tonsillitis）指腭扁桃体的急性非特异性炎症，可伴有咽部其他部位炎症。本病在临床非常多见，尤其好发于青少年及儿童。急性扁桃体炎的病原体有通过飞沫或直接传播的危险。

二、临床表现及诊断

1. 临床表现　虽因其病理改变不同分为卡他型、隐窝型及滤泡型，但就诊断和治疗而言可分为非化脓性和化脓性2种。

（1）急性非化脓性扁桃体炎。表现为咽痛、低热、头痛、乏力、食欲缺乏等轻度不适。检查可见扁桃体充血、肿胀，无明显渗出物和化脓。病变较轻，多限于扁桃体表面。病程3~5d，可自愈，并发症也少见。

（2）急性化脓性扁桃体炎。咽痛较重，吞咽时明显，头痛、寒战、高热（38~40℃）、四肢酸痛、乏力等。小儿可高热40℃以上，幼儿常哭闹不安、拒食，甚至发生惊厥、抽搐、呕吐、少尿或腹泻等症状。检查可见扁桃体充血、肿胀明显，隐窝口有黄白色脓点，可融合成黄白色片状伪膜，局限于扁桃体上，不与扁桃体粘连，易拭掉，无出血。有些病例，炎症可侵入扁桃体实质，淋巴滤泡充血、肿胀、化脓，在扁桃体黏膜下可见黄白色点状脓灶。下颌下淋巴结肿大，有压痛。血常规：白细胞总数增加，中性白细胞中度增高。

2. 诊断要点　从病史、症状、检查等方面入手，诊断不难。但应注意从扁桃体实质有无肿大、扁桃体表面有无脓点区别急性非化脓性与化脓性扁桃体炎，以利完善治疗方案。

三、治疗

1. 一般疗法　本病具有传染性，故患者要适当隔离，卧床休息，进流质饮食及多饮水，加强营养及疏通大便，咽病较剧或高热时，可给予解热镇痛药。

2. 抗生素应用　为主要治疗方法。首选青霉素：肌内注射，一般感染，每次40万~80

万 U，每日 2 次，严重感染可增至每日 4 次；静脉滴注，用生理盐水或 5% 葡萄糖溶液稀释至 1 万 U（1ml），每日 200 万~2 000 万 U。也可根据病情轻重，决定给药途径。若治疗2~3 日后病情无好转，高热不退，须分析其原因，改用其他种类抗生素，如头孢呋辛：肌内注射、静脉注射，成人每次 0.75g，每日 3 次；儿童 30~60mg/（kg·d），分 2~3 次注射。或酌情使用糖皮质激素，如地塞米松：口服，开始每次 0.75~3mg，每日 2~4 次，维持量 0.5~0.75mg/d；肌内注射或静脉滴注，每次 5~10mg，每日 2 次。

3. 局部治疗　常用复方硼砂溶液、口泰（复方氯己定含漱液）或 1∶5 000 呋喃西林液漱口。

4. 积极预防和治疗并发症

（1）局部并发症。炎症可向周围扩散引起扁桃体周围蜂窝织炎，扁桃体周围脓肿也可引起急性中耳炎、急性颈淋巴结炎及咽旁脓肿等。

（2）全身并发症。多认为系变态反应所引起，可并发与溶血性链球菌感染有关的风湿热、急性血管球性肾炎、心肌炎、关节炎等，应特别警惕心肌炎患者的突然死亡。

（张建伟）

第二节　慢性扁桃体炎

一、概述

慢性扁桃体炎（chronic tonsillitis）是临床上的常见病。为腭扁桃体的慢性感染，儿童多表现为腭扁桃体增生肥大，成人多表现为腭扁桃体炎性所致白色条纹瘢痕，常因屡发急性扁桃体炎后形成。在慢性扁桃体炎的扁桃体隐窝中有大量细菌，而这些积存的细菌不断分泌毒素，并经过腺窝周围的血管网传播到全身，因而扁桃体成为不少全身性疾病如风湿热、肾炎等的病灶，这也正是其危害所在。

二、临床表现及诊断

1. 临床表现　慢性扁桃体炎的特点是常有急性发作病史，而平时多无明显自觉症状。患者可有咽部发痒、干燥、异物感，亦可因经常咽下分泌物及隐窝中的细菌毒素，可致消化不良、头痛、乏力、低热等全身症状，过度肥大者则影响呼吸。扁桃体和舌腭弓可有慢性充血，扁桃体可有不同程度的增大，表面有瘢痕，凹凸不平，可见陷窝开口封闭而形成黏膜下小脓肿或囊肿；颈部淋巴结常肿大，可伴有慢性咽炎、喉炎、中耳炎、风湿热、关节炎、风湿性心脏病、结节性红斑、虹膜炎等并发症。慢性扁桃体炎亦可为长期低热的原因，在腭扁桃体内可有潜在性或活动性病灶存在。

2. 诊断与鉴别　结合反复急性发作病史、症状和检查可做出诊断。但要注意与下列疾病鉴别：扁桃体生理性肥大、扁桃体结核、扁桃体角化症、扁桃体良性肿瘤、扁桃体恶性肿瘤等。

三、治疗

对于反复发作的慢性扁桃体不能施行手术者，可先行保守治疗。如发作次数频繁，则应考虑手术摘除。如为病灶型扁桃体炎，一旦明确诊断，以早期手术切除为宜。

1. 保守治疗

（1）基于慢性扁桃体炎是感染变应性状态的观点，本病的治疗不应仅限于抗菌药物，而应将免疫疗法或抗变应性措施考虑在内，包括使用有脱敏作用的细菌制品以及各种增强免疫力的药物，如转移因子：肌内注射，每次2ml，1~2次/周。

（2）陷窝灌洗法或吸引法可清除陷窝中积留的干酪状物或渗出物，减少细菌繁殖机会，保持扁桃体免疫活性。冲洗药可用生理盐水或2%硼酸水。

2. 手术治疗　为现今治疗慢性扁桃体炎有效的方法。由于扁桃体具有重要的生理功能，如参加免疫，因此对手术要慎重考虑。除非频繁的急性发作，或影响呼吸及吞咽，或已成病灶，否则一般不必手术。

（张建伟）

第三节　扁桃体周围脓肿

一、概述

扁桃体周围脓肿（peritonsillar abscess）是扁桃体周围间隙内的化脓性炎症。早期为蜂窝织炎，称扁桃体周围炎，继之形成脓肿，称扁桃体周围脓肿。本病常继发于急性扁桃体炎或慢性扁桃体炎急性发作。由于扁桃体隐窝，特别是扁桃体上隐窝被堵塞，引流不畅，感染向深层发展，穿透扁桃体被膜，侵入扁桃体周围间隙而引起。常见致病菌多为溶血性链球菌或金黄色葡萄球菌。多见于成年人。

二、诊断

（一）病史采集

（1）详细询问咽痛、发热发生的时间及病程的演进变化。

（2）有无吞咽困难，唾液外流，张口困难，语言不清，音调改变，体质衰弱。

（二）体格检查

1. 一般情况　急性病容、面颊赤红、畏寒发热，全身疲乏无力，少数患者可能全身症状并不重。

2. 局部检查

（1）患侧腭舌弓及软腭高度红肿，悬雍垂肿胀偏向健侧，腭舌弓上方隆起，扁桃体常被遮盖且被推向内下方。

（2）颈部活动受限，头常偏向患侧，颌下淋巴结肿大、压痛。

（三）辅助检查

1. 实验室检查　血常规白细胞总数大多增高，严重病例有时也可减低，但中粒细胞百分数仍增高。

2. 咽拭子涂片及细菌培养　结果同急性扁桃体炎。

（四）临床类型诊断

1. 前上型　脓肿位于扁桃体上极及腭舌弓之间，则腭舌弓上方隆起，扁桃体被遮盖且被推向内下方。

2. 后上型　脓肿位于扁桃体与腭咽弓之间，则腭咽弓隆起，扁桃体被推向前下方。患侧颈及下颌淋巴结肿大。

（五）鉴别诊断

1. 咽旁脓肿　为咽旁间隙的急性化脓性炎症，肿胀部位在一侧颈外下颌部，伴有压痛，病侧扁桃体和咽侧壁被推向中线，但扁桃体本身无病变。

2. 智齿冠周炎　多发生在下牙槽内侧，下颌第三磨牙（智齿）冠周炎常因阻生牙而起病，牙龈红肿，牙冠上覆盖肿胀组织，红肿可波及扁桃体前部及舌腭弓，但扁桃体和悬雍垂一般不受影响。

3. 急性白血病　有时咽峡部呈急性炎症现象，但疼痛轻，局部有出血坏死，牙龈部亦有出血灶，根据血常规和骨髓象可得确诊。

4. 扁桃体恶性肿瘤　多见于成人。单侧扁桃体肿大，局部炎症不明显，质硬，表面光滑或溃疡，或呈菜花状，早期临床症状不明显。易早期颈淋巴结转移，局部活检即可确诊。

三、治疗

（一）治疗原则

早期可保守治疗，选用敏感抗生素控制感染；在脓肿形成后，还应穿刺抽脓或切开引流，每日扩张切口一次，至无脓液流出。急性炎症消退后应行扁桃体摘除，以免反复发作。

（二）治疗方案

1. 非手术治疗

（1）一般治疗：卧床休息，加强营养，进食易消化食物。

（2）抗生素应用：脓肿未形成之前应按急性扁桃体炎治疗，应用抗生素控制感染，抗生素用量要充足，可静脉用药，最好用广谱抗生素如青霉素、先锋霉素等，如青霉素800万~1 200万U静脉滴注。

（3）对症治疗：发病期间多用漱口水含漱，常用的有多贝尔氏液或自行配制淡盐水，每日含漱5~10次，起到辅助排脓、消炎作用。饮食应以清淡为主，吞咽疼痛者可吃流食或半流食；发热者可用酒精擦浴，协助降温；有高热者应给予退烧药；疼痛剧烈者适当给予止痛药，或口含六神丸等。

（4）中医药治疗。

2. 手术治疗

（1）穿刺抽脓：扁桃体周围脓肿在脓肿形成后，宜采取穿刺抽脓。用2%丁卡因表面麻醉后，选择穿刺点，脓肿位于前上方者，假设自悬雍垂根部做一平行线，再自舌腭弓前缘做一垂直线，两线相交叉点即为穿刺点，或自悬雍垂根部与最后磨牙连线的中点为穿刺点；或在扁桃体上极与腭舌弓之间表现最膨隆之部位为穿刺点，脓肿位于后上方者，则在腭咽弓处穿刺。用16~18号粗针头，刺入时动作要轻柔，可感觉到有落空感即进入脓腔，不要刺入过深，以免刺伤大血管引起出血，如果未抽出脓，可将针退出一部分，改变方向再刺入试抽。

（2）切开排脓：在穿刺有脓处，或最膨隆处和最软化处作一小切口，切开黏膜及浅部组织后即可，然后用一血管钳从切口中伸入，沿扁桃体被膜外方进入脓腔，稍加扩张，将切口撑大，随即有脓外流，患者顿时感到症状减轻，可每日用血管钳扩张一次，待无脓时为止。

（3）脓肿期间将扁桃体切除：有时因脓肿引流不畅，虽然经多次抽脓但仍有脓或切开引流后仍不能治愈，此时在抗生素控制下，可在急性期切除扁桃体，以彻底引流，达到根治的目的。

（4）预防性扁桃体切除：约有1/3患者扁桃体周围脓肿反复发作，为了根除，可在炎症消退后2周切除扁桃体；因为此时扁桃体周围瘢痕尚未形成，扁桃体容易剥离，否则扁桃体周围因瘢痕而粘连则切除困难。

（张建伟）

鼻窦炎的并发症

　　鼻窦的急性与慢性炎症均可扩展到邻近组织或器官，如眶内、颅内等处；还可沿着管道发展，如通过咽鼓管传到中耳或下行而影响呼吸道与消化道；也可成为脓毒病灶。

　　产生鼻窦炎并发症的途径如下：

　　1. 窦壁损害　炎症累及骨壁，首先骨质脱钙及疏松，继而发生破坏。骨壁破坏处可被肉芽组织掩盖或有死骨形成，炎症即可经此侵入邻近组织。有时骨壁尚未穿破而仅变色、变薄，炎症也可由此向外扩散。这是一种常见的扩展方式。

　　窦壁遭受外伤（如骨折或贯通伤）后，窦内炎症或早或晚均可通过未愈合的裂缝发生扩散。手术不慎也可造成窦壁损伤。

　　2. 血管导引　可为经血管的直接传播，也可因毒素使静脉内膜损伤，血液粘着凝成血栓，向血液的顺、逆两方向进展。如血栓感染脱落，形成栓子，可随血流到达远处。上述几种情况都可引起并发症。这种扩散方式也较常见。

　　3. 神经导引　鼻窦手术中如损伤嗅神经纤维的鞘膜，感染可循鞘下间隙到达颅内，引起颅内并发症。

　　4. 淋巴导引　淋巴管能直接载运炎性物质而感染其他器官，也可先间接地将之传到血管周围的淋巴丛，再由血管导引方式感染他处。因在解剖学上，仅筛区的淋巴管已被证实与颅内有关，故此种扩展方式很少见。

第一节　眶内并发症

（一）发病机制

　　鼻窦炎的眶内并发症主要是由局部解剖因素决定的，如图 18-1，图 18-2。

　　（1）眶上壁、下壁、内壁分别与额窦、上颌窦、筛窦和蝶窦相邻。其中眶内壁从前到后存在泪上颌间隙、泪筛窦间隙和蝶筛间隙，额筛交界处还有筛前后孔等自然孔道，部分个体存在先天性骨缺损。这些裂隙或缺损是鼻窦炎侵及眶内的重要途径。

　　（2）眶纸板是分隔眶内容物和筛窦的一层很薄的屏障，富含静脉系统，而静脉缺少瓣膜，其构成的血管网，使血液在筛窦与眼眶之间可以自由流通。

　　（3）眶骨膜是筛眶间唯一的软组织屏障，很容易被剥离。眶骨膜在眶周反折延续于上下眼睑，是为眼睑系带或眼隔膜，这是区分眶周炎症和眶内炎症的重要解剖标志。在此隔膜之前的蜂窝织炎不会引起视力丧失或眼睑瘫痪，但如这层隔膜被炎症破坏，病变即可侵及眶内引起严重的感染。

（4）眶内无淋巴管和淋巴结。

图 18-1　鼻窦与其邻近组织的关系之一（额切面）

图 18-2　鼻窦与其邻近组织的关系之二（水平切面）

各个鼻窦发生眶内并发症的机会不尽相同。一般认为，眶内并发症以额窦炎引起者最多，筛窦次之，上颌窦又次之，蝶窦最少；但也有不少人认为以筛窦炎引起者最多。

（二）并发症种类及其临床表现

根据并发症的发生和演变过程，鼻窦炎的眶内并发症主要有：眶骨壁骨炎和骨膜炎、眶壁骨膜下脓肿、眶内蜂窝织炎、眶内脓肿和球后视神经炎。

1. 眶骨壁骨炎和骨膜炎　又称眶内炎性水肿（orbital inflammatory edema）。首起症状是眼睑水肿和轻压痛，筛窦炎引起者水肿始于内眦，上颌窦炎引起者始于下眼睑，额窦炎引起者始于上眼睑。无眼球运动受限、眼球突出、移位和视力减退等症状，属于鼻源性眶内并发症的早期阶段。

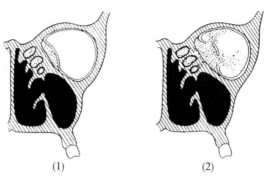

图 18 - 3　筛窦炎的眶内并发病
（1）眶壁骨膜下脓肿；（2）眶内蜂窝织炎

2. 眶壁骨膜下脓肿（subperiosteal orbital abscess）　　急性鼻窦炎引起者，以眶壁血栓性静脉炎及静脉周围炎为主，伴有骨小管周围骨质破坏。如细菌毒力很强，则有大块死骨形成。炎症侵及骨膜，则发生化脓性骨膜炎，最后形成眶壁骨膜下脓肿（图 18 - 3）。慢性鼻窦炎时，以稀疏性骨炎为主，骨质的毁损部分被肉芽所充填，最后形成局限性组织融合。

在骨膜下脓肿的形成过程中，如炎症来自额窦，则同侧上眼睑剧烈发红、肿胀、有压痛并常伴有下眼睑水肿；如炎症来自筛窦，则同侧上眼睑或双眼睑内眦部分发红、肿胀、有压痛；来自上颌窦者，则以同侧下眼睑充血、肿胀为主，且有压痛，有时伴上眼睑水肿；来自后组筛窦或蝶窦者，则眼睑症状及局部压痛均不明显，而以深部炎性病变症状为主，表现为视力障碍、眼球移位及眼球运动障碍等，全身症状也较重。在有些严重病例，炎症累及视神经孔及眶上裂处的神经、血管，则可突然出现剧烈的患侧颞顶部和眼眶深部疼痛，前额和眼眶周围麻木或疼痛，眼球向前固定而稍突出，上睑下垂，眼裂缩小，复视，视力减退或失明等Ⅱ、Ⅲ、Ⅳ、Ⅴ、Ⅵ对脑神经麻痹症状，即所谓眶尖综合征（orbital apex syndrome），若无视力障碍，则称为眶上裂综合征，但极罕见。

脓肿形成后，在局部隆起处可触到波动感，并出现眼球移位。额窦炎引起者，眼球向下移位；筛窦炎引起者，眼球向外移位；上颌窦炎引起者，眼球向上移位。

3. 眶内蜂窝织炎（orbital cellulitis）　　多继发于后组筛窦、上颌窦及蝶窦的炎症，蝶窦炎引起的眶内蜂窝织炎有时可影响到对侧。此多为骨膜下脓肿进一步发展，经过眼眶骨膜进入眼眶内所致。有些血栓性静脉炎也可引起眶内蜂窝织炎，但少见。感染常常呈暴发性，主要表现为眼球突出和运动障碍，亦可出现球结膜水肿、眶深部疼痛、视力下降、眼睑水肿、溢泪和头痛、发热等全身不适。少数患者甚至在就诊时已经失明。由蝶、筛窦炎症引起的迟发性眶内蜂窝织炎相对较少，患者表现为眶尖受累导致的视力受损，但是没有或者较晚才出现眼球突出、动眼障碍和疼痛等症状。此并发症若引发全眼球炎或沿视神经或血管发展形成脑膜炎或海绵窦炎则甚为严重。

4. 眶内脓肿（orbital abscess） 根据眼外肌是否受累分为管外、管内脓肿。管外脓肿通常因眶骨膜的破坏而形成，同时有眶脂肪受累。管内脓肿通常因眼外肌的联合感染形成，导致突眼。这种感染可以造成眶尖综合征，使Ⅱ、Ⅲ、Ⅳ、Ⅵ以及Ⅴ对脑神经的眼支受累。患者通常表现为复视、眼肌瘫痪和突眼。

5. 球后视神经炎（retrobulbar opticneuritis） 后组筛窦炎及蝶窦炎被认为与球后视神经炎的发生有密切的关系，因视神经与蝶窦及后组筛窦仅隔一极薄之骨板，此骨板甚至可有先天缺如，有时视神经管也可因蝶窦发育过大而突入窦腔，此等情况皆易使视神经管受到蝶、筛窦炎症的侵及。临床主要表现为视力减退甚至失明，早期眼底检查正常，逐渐可发生视乳头变化。

（三）诊断

1. 病史 鼻窦炎眶并发症患者都有急性或慢性鼻窦炎之病史，但需注意的是，这些患者出现并发症后，很多都是先就诊于眼科，故眼科医师应对此提高警惕；同样，耳鼻咽喉科医师检查此类患者时应注意有无眼部体征，防止漏诊。

2. 临床表现 鼻窦炎眶并发症患者通常既有鼻窦炎之一般表现，亦有眶受累之相应表现，可请眼科医师协同检查视力、视野等，以了解病情之发展程度。

3. X线摄片、CT及MRI等影像学检查 CT在冠状位、轴位上可较好地分辨眼球、球后组织、鼻窦和颅内组织，尤其是骨结构，MRI则在软组织显影上更清晰。CT和MRI在诊断眶内蜂窝织炎时可起到重要作用，其通常表现为眶内的软组织密度影和邻近受累鼻窦的眼直肌影的扩大。需注意有时在眶内受累时难以区分脓肿和蜂窝织炎，尤其是儿童。脓肿在CT上表现为低密度块影，有或没有边缘增强效应，块影内若出现气液水平则是特异性的脓肿表现，但临床上典型的不多。普通X线片检查意义相对较小。

（四）治疗

（1）首先应积极控制感染和治疗鼻窦炎症。急性鼻窦炎致病菌主要为革兰阳性菌，如肺炎链球菌、金黄色葡萄球菌和流感嗜血杆菌等，应合理选择有效之抗生素治疗。还可在中鼻道取脓性分泌物进行细菌培养，并据之用药。对变应性和真菌性鼻窦炎应分别采用相应的药物治疗。

（2）对仅伴有轻度眶壁骨炎及骨膜炎，眼睑及眶内组织肿胀不明显者，通过积极抗炎治疗及促进鼻窦通气引流，多可奏效，必要时可辅以上颌窦穿刺、额窦钻孔引流等。

（3）眶壁骨膜下脓肿一经形成应先切开引流，感染控制后，再行鼻窦手术。

（4）对眶内蜂窝织炎及眶内脓肿，应在施行鼻窦手术的同时，广泛切开眶骨膜，使创口向外暴露便于引流，并加强全身抗炎治疗，必要时须请眼科医师协同处理眶内容物。

（5）对球后视神经炎应及早行筛窦和蝶窦开放术，术后不填塞鼻腔以利引流，重症者需同时行视神经管减压术。

（6）早期行鼻内镜检查及功能性手术如中鼻道开窗、额鼻管扩大等对清除病灶、改善引流会起到较好的作用，尤其在行视神经管减压术时，鼻内镜有其独到的优势。

（7）适当的支持疗法也必不可少，除全身使用抗生素外，适当使用糖皮质激素、神经营养药物等对减轻视神经水肿、促进视力恢复将有所裨益。

（姜　岚）

第二节　颅内并发症

（一）发病机制

鼻和鼻窦在解剖学上与颅底密切相关是鼻源性颅内并发症（thinogenic intracranial complication）发病的基础（图18－4）：鼻腔顶壁（筛板）、筛窦顶壁和额窦后壁均是前颅底结构，这些结构有时先天缺损，致使鼻腔和鼻窦黏膜与硬脑膜相贴；额窦黏膜静脉与硬脑膜和蛛网膜的静脉相通，额骨板障静脉汇入上矢状窦，蝶骨板障静脉汇入上海绵窦；嗅神经鞘膜与硬脑膜相延续，鞘膜下间隙与硬脑膜下间隙存在潜在交通。因此，鼻腔和鼻窦感染可经上述解剖途径进入颅内。

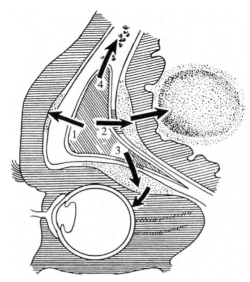

图18－4　额窦炎的并发病

1. 经前壁扩散形成骨膜下脓肿；2. 经后壁扩散形成硬脑膜外脓肿及脑脓肿；3. 经下壁扩散形成眼眶骨膜下脓肿及眼眶内其他感染；4. 进入额骨内形成骨髓炎

鼻源性颅内并发症并不多见，但当肌体免疫力降低、鼻窦引流不畅、鼻腔及鼻窦外伤、鼻腔及鼻窦手术或异物损伤颅内时，有时可发生鼻源性颅内并发症。其中，以额窦炎为病因者较多，蝶窦炎次之，筛窦炎及多鼻窦炎又次之，上颌窦炎引起者最少。鼻窦炎引起的颅内并发症，据早年文献报道（1964），化脓性脑膜炎及硬脑膜下脓肿占33.5%，脑脓肿占33.5%，硬脑膜外脓肿占11%，海绵窦炎占9.6%，浆液性脑膜炎占5.7%，上矢状窦炎占4.6%，脑炎占1.3%，垂体化脓占0.5%，颈内动脉丛静脉炎占0.2%，横窦炎占0.1%。

（二）并发症种类及其临床表现

按鼻源性感染途径和病情程度的不同，引起的颅内并发症有：硬脑膜外脓肿、硬脑膜下脓肿、化脓性脑膜炎、脑脓肿及海绵窦血栓性静脉炎等。

1. **硬脑膜外脓肿**（epidural abscess）　常继发于急性额窦炎和额骨骨髓炎，诊断较难。症状中虽常有头痛、发热，但易被急性鼻窦炎之症状所掩盖而不被重视，直到脓肿很大，呈现颅内压增高症状，如呕吐、脉慢、抽搐时，始引起警惕。脑脊液检查一般正常或仅有反应性蛋白增多。临床上，当鼻窦炎已获良好引流，而头痛、发热等症状仍不消失时，即须想到此病。

2. **硬脑膜下脓肿（subdural abscess）**　表现为硬脑膜下腔弥漫性或包裹性积脓。常同时合并有化脓性脑膜炎或其他颅内并发症，表现有头痛、发热、颅内压增高及脑脊液细胞数和蛋白量增高，因其缺乏独立症状，常需通过特殊检查法（如头部 CT 或磁共振成像）及手术探查方能确诊。

3. **化脓性脑膜炎（purulent meningitis）**　一般起病较急，症状与其他原因引起的化脓性脑膜炎基本相同，体征也大致相同，但缓起者也不少见。

4. **脑脓肿（brain abscess）**　以额窦炎引起的额叶脑脓肿较多见。其早期症状也如同一般脑脓肿，可分为 3 类，即一般炎症症状、颅内压增高症状及局灶性症状。前两类症状详见耳源性脑脓肿。此处只简略介绍额叶脑脓肿的局灶性症状。

额叶是颅脑中最"安静"的区域，如有脓肿形成，尤其脓肿位于额叶前段时，局灶性症状常不显著。额叶病变首见症状为性格改变，次为一侧嗅觉丧失，以及后天获得性复杂动作发生障碍。脓肿位于左侧额叶前部或累及额叶小脑束时，则呈现典型小脑症状，如眩晕、运动失调、轮替性运动不能、自发性眼震及对侧迷路冷热试验增强等。脓肿位于额叶后段，影响前中央回时，则对侧面肌及肢体肌肉发生抽搐或瘫痪。尚有报告发生遗忘性运动性失语、书写不能、失读症、同侧红色色盲及同侧瞳孔开大者。CT 扫描对诊断有重要价值，表现为额叶有一周围边缘密度较高的低密度影。

5. **海绵窦血栓性静脉炎（thrombophlebitis of thecavemous sinus）**　以鼻疖引起者多见，鼻窦炎引起者则首推蝶窦。先出现脓毒血症症状，表现为一般情况不良，弛张型高热伴寒战发作，脾肿大，舌干等。进而出现眼静脉回流受阻症状和第 Ⅱ～Ⅵ 对脑神经麻痹症状，如患侧眼睑水肿及肿胀，结膜水肿，眼球突出，眼球运动障碍（支配眼外肌的神经受累），瞳孔固定，黑矇以及眼底改变（视神经炎、视乳头水肿、视网膜充血或出血）等。因两侧海绵窦互相交通，晚期可累及对侧。本病以前死亡率极高，现因抗生素的进步已大为改善。

海绵窦血栓性静脉炎的症状有时与眶壁骨膜下脓肿者相似，但后者眼球多向外下方移位，瞳孔大小无改变，对光反应灵活，病变限于一侧，脑脊液也无变化，可资鉴别。由眶壁骨膜下脓肿发展成为海绵窦炎，或两病同时发生者，须详问病史以助分辨。

（三）诊断

1. **病史**　有急性或慢性鼻窦炎之病史。

2. **临床表现**　鼻窦炎颅内并发症患者除有鼻窦炎之一般表现外，更有上述颅内感染和相应脑神经受损之症状。

3. **CT 及 MRI 等影像学检查**　对硬脑膜外脓肿、硬脑膜下脓肿、脑脓肿等特别有价值，对疑有鼻源性颅内并发症者，应早期、及时地行鼻窦和颅脑的影像学检查。

4. **脑脊液穿刺**　可作生化和微生物学检查。

（四）治疗

（1）足量使用广谱抗生素，尤其要选用能穿透血脑屏障的抗生素，这对控制颅内感染十分必要。也可取鼻腔或鼻窦脓性分泌物进行细菌培养和药物敏感试验，如行脓肿切除或穿刺，可直接取脓液行细菌培养。

（2）病灶性鼻窦炎应行相应的鼻窦手术。

（3）对硬脑膜外脓肿，术中应去除坏死的窦壁至正常范围，广泛暴露硬脑膜，使脓肿获得充分引流。

（4）对硬脑膜下脓肿通常皆由神经外科处理。发生于额窦者，也可经鼻外额窦手术途径，切除额窦后壁，广泛切开硬脑膜，向外引流脓肿。

（5）对化脓性脑膜炎，应施行经鼻外鼻窦根治术，广泛暴露硬脑膜，不缝合创口。必要时可施行腰穿放出适量脑脊液以降低颅内压。

（6）对脑脓肿以穿刺引流或开颅切除脓肿为主。

（7）对海绵窦血栓性静脉炎，除根治原发病灶，施行鼻窦手术外，支持疗法也很重要，有时还须考虑应用抗凝剂。董民声曾介绍一脓肿引流法以治疗海绵窦形成脓肿者：于内眦直上约7mm处作沿眶内壁局部浸润麻醉后，以较粗穿刺针沿眶内壁稍向下与水平线成15°，刺入约5cm，即达海绵窦最前端，此时针尖在视神经的下方如抽出有脓，即证实为脓肿；如无脓，则拔出穿刺针，审视针头中有无脓液。确诊后，即在局麻下，在眼球内上方结膜穹隆部作小切口，用细长蚊式钳沿眶内壁向眶尖作钝性分离，深入约4cm进入脓腔，排除脓液，置入引流条。以后每日扩开脓道，以助脓液排出。

（姜　岚）

第三节　下行感染

（1）鼻窦炎的下行感染可引起屡发性咽炎、扁桃体炎，以及同侧咽侧壁充血、红肿、淋巴组织增生肥厚，有时虽切除扁桃体，咽喉症状也不能获得改善。

（2）儿童与成人的顽固性气管炎、支气管炎和支气管扩张，每与鼻窦炎（尤其是上颌窦炎）同时存在。

（3）支气管哮喘也常与鼻窦炎有关联，两者可同为变应性病变。

（4）炎性渗出物与细菌下咽入胃，刺激胃肠黏膜，致胃肠功能发生紊乱，如脓毒被吸收，可出现食欲不振、腹泻或便秘等症状。也可发生类似于溃疡病的症状。

（姜　岚）

第四节　隐匿性鼻窦综合征

一、名称含义

隐匿性鼻窦综合征（silent sinus syndrome）系指慢性上颌窦膨胀不全（chronic maxillary atelectasis），眼眶底壁呈弓形下凹，导致眼球内陷（enophthalmos）并向下移位（hypoglobus, hypoophthalmos）的一组综合征；此征具有自发性、渐进性、单侧性形成的特点，患者无明显的鼻炎及鼻窦炎病史及眼部疾病史或外伤史。这是一种少见的鼻窦炎并发症。

自从 Montgomery 于 1964 年首次报告隐匿性鼻窦综合征以来，迄今已达 40 余年，但此征尚未为大多数相关专科医师所了解和注意。在我国仅见赵小冬等（2004）1 例报告。兹将此征予以介绍，希望引起耳鼻咽喉科、眼科、影像科和相关专科专家们的关注和重视，以便有关的病例能够得到及时而正确的诊断和治疗。

二、发病概况

根据 Vander Meer 等（2001）报道，自 1964 年 Montgomery 报告第 1 例起，到 2000 年 6 月止，见于文献的隐匿性鼻窦综合征的病例共有 45 例，是一些原始散在的病例报告或小量系列病例报告。其中 32 例见于眼科文献，13 例见于耳鼻咽喉科文献。患者年龄为 20 岁到 74 岁，平均 40.3 岁（Kim 等，2002）。

近来，我们（黄选兆，陈雄，2006）查阅了 2003—2006 年间相关专业的多种期刊，发现有关此征的文献 23 篇，共计报道隐匿性鼻窦综合征 59 例。其中 34 例见于眼科文献，21 例见于耳鼻咽喉科文献，另有颅面外科与口腔颌面外科文献各报道 1 例，美容整形外科文献报道 2 例。由此可见，我们仅不完全地查阅近 4 年期间的相关文献，就发现此征 59 例，可知其并不十分罕见；这也表明，在一些发达国家已经引起相关各科医师尤其是眼科医师对此征的关注和重视。

Vander Meer 等（2001）按照下列 4 项标准，检索查阅了美国 Wisconsin ［威斯康星（州）］医学院和 Wisconsin 眼科研究所近 15 年时间，从临床到影像学检查和手术记录等拟诊为隐匿性鼻窦综合征的病例资料，并进行了回顾性的研究和分析。这 4 项标准是：

（1）缺乏明显的鼻窦疾患的主诉，特别是在既往 6 个月内没有急性鼻、鼻窦炎发作，以及没有慢性鼻、鼻窦炎的病史。

（2）在鼻窦冠状位 CT 扫描时，可见到自发性眼球内陷是由于骨性上颌窦顶壁（眼眶底壁）呈弓形下凹和改变所造成的。

（3）缺乏眼外伤史或引起眼球内陷的其他原因。

（4）缺乏有记录证实的先天性畸形或明显的鼻窦和（或）鼻腔的解剖异常。

根据以上 4 项标准，按照关键性诊断：眼球内陷、眼球向下移位和慢性上颌窦炎所检索和评阅的病例资料表明：有 5 例被认定的病例中，除 1 例因为有明显鼻、鼻窦炎病史、并最终施行了内镜鼻窦手术而被排除之外，其余 4 例皆属于隐匿性鼻窦综合征。这 4 例无症状的自发性眼球内陷的患者中，3 例为男性，1 例为女性，年龄为 38～47 岁，左侧 2 例，右侧 2 例。

三、致病原因

隐匿性鼻窦综合征的主要原因是上颌窦膨胀不全引起的，而慢性上颌窦膨胀不全发生的确切病理生理学变化过程还难以详细弄清。有三种学说解释其产生的机制。

1. 第 1 种学说　也是大多数学者所公认的致病原因。即上颌窦窦口阻塞导致窦腔低通气，继而形成一个封闭的黏膜窦腔，腔内的空气逐渐被黏膜的血管吸收殆尽，形成持续性的负压。久之，窦壁骨质减少，呈弓形向窦腔凹陷，终致窦腔缩小而导致上颌窦膨胀不全。由于上颌窦顶壁下陷，从而引起眼球内陷与向下移位。

导致上颌窦窦口阻塞的可能原因有：

（1）稠厚的黏液堵塞窦口。

（2）筛漏斗内侧壁外移或活动过度，或中鼻甲向外移位。

（3）黏液囊肿或鼻息肉堵塞上颌窦窦腔或其窦口。

（4）炎性黏膜的影响。

（5）上颌窦发育不全，导致窦口口径变小，更易引起频繁的堵塞。

（6）眶下筛房（Haller 气房）的存在，使上颌窦窦口变窄。

（7）鼻部手术后，导致上颌窦口阻塞，引起窦腔负压，如 Eloy 等（2006）报道 1 例在鼻中隔和鼻成形术后出现此征。

Davidson 等（1999）曾报道 1 例女性、27 岁的隐匿性鼻窦综合征患者，其发病前 3 年因故曾作过 MRI 检查，两侧上颌窦都是正常的。发病后鼻窦 CT 扫描显示：右上颌窦缩小而浑浊，并用 18 号针接上压力转换器插入上颌窦内，测得窦腔内的压力为 － 23mmHg。这一病例说明：隐匿性鼻窦综合征是后天获得性的，并非上颌窦先天性的发育不全所致。另外，也说明膨胀不全的上颌窦腔内确实为负压。

Wolfman 等（1986）测验了持续的空气压力对蒙古沙鼠的中耳造成的影响。发现压力大于 2mmHg、持续 2 周之后，就有明显的骨质破坏作用。在此基础上，甚至是轻微的持续的压力升高，就可导致颅面腔骨壁的代谢和结构变化。这也表明持续的压力变化对于骨质的新陈代谢及其密度所造成的影响。

2. 第 2 种学说　认为炎性病变导致眶底骨壁的腐蚀性改变（溶解性骨炎），从而造成眶底壁呈弓形向下凹陷。

3. 第 3 种学说　认为是发育不全的上颌窦患鼻窦炎所致（Gillman 等，1999）。

根据 Vander Meer 等（2001）报道的病例资料表明，本征与性别、职业、既往的烟酒史，以及遗传因素等都无明显关系。

四、临床表现

主要的临床特征如下：

1. 眼部症征

（1）眼球内陷：不知不觉的自发性眼球内陷致使两侧眼球不在同一冠状平面上。用突眼计检查，眼球内陷深度可为 1 ~ 6mm 不等，平均为 2.9mm（Boyd 等，1998）。严重者可达 8mm（Davidson 等，1999）。

（2）眼球向下移位：可向下移位达 3 ~ 6mm，平均为 3.6mm（Boyd 等，1998）。

（3）出现复视：这有时是患者就诊的首发症状。可因疲劳、饮酒和用眼过度而致复视加重。

（4）睑裂变窄、上睑沟加深：这是由于眼球内陷并向下移位而造成的。

2. 鼻部症征

（1）少数患者可叙诉在很久以前有鼻窦炎及打喷嚏等症状，或有面痛、面部压迫感等不适感。亦可出现颊部凹陷等。

（2）鼻内镜检查：可能见到鼻中隔偏曲、中鼻甲向外移位、钩突回缩、筛漏斗阻塞等。

3. 鼻窦 CT 扫描　可以见到上颌窦全部或部分浑浊、窦腔缩小、顶壁（眶底）呈弓形下凹，眶底壁可能增厚、变薄或裂开，以及窦口鼻道复合体（ostiomeatalcomplex）阻塞等。

五、诊断依据

根据下列 3 点，即可诊断为隐匿性鼻窦综合征。

（1）自发性眼球内陷并向下移位。

（2）影像学检查发现患侧上颌窦浑浊，窦腔缩小，眶底壁呈弓形向下凹陷。

（3）无任何眼外伤及其他眼疾史，无明显的鼻、鼻窦炎病史。

Burroughs 等（2003）曾报道有 19 例误诊为隐匿性鼻窦综合征的患者，其原因即为将其他炎性疾病导致的相似的临床表现误认为此征。19 例中有 14 例的病因为肿瘤、外伤、先天性面部不对称，或扩散性面部脂肪营养障碍；其余 5 例中，有 4 例诊断为 Parry – Romberg 综合征（颜面偏侧萎缩），1 例为线状硬皮病（linear sclero – derma）。因此，在诊断时要注意隐匿性鼻窦综合征的诊断依据，避免误诊。

六、治疗要点

本综合征可造成鼻、眼功能障碍与美容方面的损害。但如治疗得当，可获得满意效果。主要治疗措施如下：

（1）清理上颌窦窦腔，重建鼻窦功能性的通气引流通道这可通过功能性内镜鼻窦手术或 Caldwell – Luc 手术来完成。

（2）修复眶底结构，使眼球位置恢复正常这可通过下睑结膜径路或睫下径路（subciliary approach）暴露眼眶底壁，放置钛（或钛合金）网眼、耳甲软骨或多孔聚乙烯支架（Ando 等，2005）等于眶底，使眼球复位。

一般治疗效果均较良好。Kim 等（2002）报告 1 例左眼向上凝视时出现复视 2 个月的患者，经检查确诊为隐匿性鼻窦综合征，眼球内陷 4mm。经过鼻中隔矫正术、Caldwell – Luc 手术、上颌窦开窗术以及筛窦切除术，清除了炎性组织和黏液之后，患者的复视消失。随访 3 周，眼球内陷改善 2mm。本病例仅施行了鼻窦手术而未行眶底修复术，就使复视和眼球内陷得到了矫正，这是值得注意的。

（姜　岚）

第五节　急性鼻窦炎

急性鼻窦炎（acute thinosinusitis）多继发于急性鼻炎。局部症状为鼻塞、脓涕、嗅觉下降、头痛、头沉重感以及局部叩痛或压痛；全身症状亦明显，包括发热及全身不适。病理改变主要是鼻窦黏膜的急性炎症，严重者可累及骨质。由于鼻窦与眼眶及颅底相邻，故当病情严重而出现并发症时常累及眼部及颅内。急性鼻窦炎的治疗原则是积极抗感染，促进通气引流，预防并发症。

一、急性上颌窦炎

（一）诊断

1. 病史采集要点

（1）起病情况。起病急，通常继发于上呼吸道感染或急性鼻炎，原症状加重。

（2）局部症状。

1）鼻塞：多为患侧持续性鼻塞，若两侧同时罹患，则为双侧持续性鼻塞。系鼻黏膜炎性肿胀和分泌物积蓄所致。

2）脓涕：鼻腔内大量脓性或黏脓性鼻涕，难以擤尽，脓涕中可带有少许血液。厌氧菌或大肠杆菌感染者脓涕恶臭。脓涕可流至咽部或喉部，刺激局部黏膜引起发痒、恶心、咳嗽和咳痰。

3）鼻出血：一般表现为少量出血、涕带血丝，大量出血少见。

4）嗅觉障碍：因鼻塞而出现嗅觉减退或嗅觉丧失；牙源性上颌窦炎可出现主观恶嗅觉。嗅觉随着炎症的消退而逐渐恢复。

5）头痛和局部疼痛：为本病最常见症状。上颌区疼痛是急性上颌窦炎的早期常见症状，多在上颌窦前壁，有时可向上延至眼球，并影响额窦区。有时向下扩展，引起上牙槽痛，咀嚼时感到病侧的磨牙较痛。有时病侧疼痛很不明显，只诉上颌窦区有沉重感或发胀感。此外有头部钝痛或偏头痛，甚至有广泛性头痛。疼痛或头痛多在下午出现，或以下午较重，常在傍晚时缓解，此与上颌窦的引流和通气有很大关系。

（3）全身症状。可出现畏寒、发热、食欲减退、便秘、全身不适等。儿童可发生呕吐、腹泻、咳嗽等消化道和呼吸道症状。

2. 体格检查要点

（1）局部红肿：患者面颊眶下部红肿，但较少见。

（2）压痛和叩痛：典型病例扪诊上颌窦区有压痛，叩诊该区疼痛明显。如叩击尖牙、前磨牙和磨牙，也可出现疼痛。

（3）鼻腔所见：患侧中鼻甲和下鼻甲黏膜充血水肿，有时在中鼻道可以看到脓性分泌物。若用鼻咽镜检查，可见中鼻甲和下鼻甲后端充血及水肿，后鼻孔边缘和鼻咽部有分泌物附着，患侧鼻底常有分泌物积聚。

3. 影像学及实验室检查

（1）X 线摄片检查：鼻颏位摄片可见患侧上颌窦广泛性模糊，黏膜水肿，有时显液平面。

（2）CT 检查：诊断更直接、方便，可见上颌窦黏膜水肿增厚，窦腔可见分泌物，窦口鼻道复合体黏膜水肿、模糊；如为牙源性上颌窦炎，骨窗可见上颌窦底黏膜增厚，其下方有残牙根伴周围骨质吸收。

（3）实验室检查：多数病例有白细胞升高、血沉加快。鼻分泌物涂片检查出现中性粒细胞和纤毛柱状上皮细胞。

4. 诊断要点　急性起病，继发于上呼吸道感染或急性鼻窦炎之后，出现鼻塞、脓涕、头痛以及嗅觉下降；伴有发热、畏寒及全身不适症状；头痛多在上颌区，具有上午轻，下午重的特点；体查：患侧上颌窦前壁压痛、患侧中鼻甲和下鼻甲黏膜充血水肿，有时在中鼻道可以看到脓液；X 线摄片及 CT 检查可见上颌窦黏膜水肿增厚，窦腔可见分泌物。

5. 鉴别诊断

（1）急性牙源性感染：仅有患牙叩击痛，而没有鼻腔症状及体征；鼻窦 X 线检查未见异常。

（2）眶下神经痛：多为全日性烧灼样疼痛，压迫神经疼痛减轻；鼻腔检查、鼻窦 X 线检查均为阴性。

（3）三叉神经痛：可发生于上颌支分布区，痛如刀割或针刺，非常激烈，突发突止；但鼻部检查阴性。

（4）眼部疾病：如角膜炎、睫状体炎，可引起与上颌窦炎相似的症状，但有眼部阳性体征可做鉴别。

（二）治疗

1. 治疗原则　以非手术治疗为主，并尽快消除病因，促进鼻窦的通气引流，控制感染以防止发生并发症或转成慢性鼻窦炎。

2. 治疗方案

（1）全身治疗

1）一般治疗：与治疗急性鼻炎相同，如注意休息，多饮水或进高营养流质饮食；对症处理，如头痛或局部疼痛激烈时，可使用镇痛剂等。

2）抗感染治疗：因多为球菌、杆菌或厌氧菌感染，故宜首选并足量使用青霉素类抗生素或头孢类抗生素。最好能在用药前或用药期间行细菌培养及药敏实验，以便正确选用有效抗生素，这对防止发生并发症或转成慢性鼻窦炎至关重要。

3）适当使用抗组胺药如马来酸氯苯、氯雷他定等，以及黏液促排剂。

（2）局部治疗

1）鼻部用药：与治疗急性鼻炎基本相同，为促进鼻窦的通气引流，可适当使用血管收缩剂，如1%麻黄素溶液滴鼻。

2）上颌窦穿刺：急性鼻源性上颌窦炎无并发症者，在全身症状消退局部炎症基本控制，化脓已趋局限化时，可行上颌窦穿刺冲洗法，亦可于冲洗后向窦内注射抗生素或类固醇激素。

3）物理治疗：超声雾化、蒸气吸入、红外线照射、超短波电疗、电透热法和局部热敷等物理疗法，对改善局部血液循环，促进炎症消退或减轻症状均有帮助。

4）手术疗法：急性期多不宜手术，仅在鼻窦炎症向外扩散而导致毗邻器官发生严重并发症时，才不得已而施之，但必须严格掌握适应证。

（三）病程观察及处理

治疗过程除了观察局部症状和体征是否改善之外，尚要注意体温和血液白细胞是否逐渐恢复正常。病程康复缓慢，要注意是否出现并发症或患者免疫力低下，必要时做鼻窦分泌物细菌培养及药敏试验，以便挑选合适抗生素。

（四）预后

一般轻症者，只要解剖上没有异常，黏膜、纤毛、鼻窦开口均正常，2周之内即可愈合，不需特殊治疗。如处理不当，则有转为亚急性上颌窦炎的可能。

二、急性额窦炎

临床所见的急性额窦炎，常与其他鼻窦炎同时存在，如筛窦炎或上颌窦炎。经治疗后，急性额窦炎可以痊愈，由急性转为慢性额窦炎者较少见。

急性额窦炎的常见致病菌为链球菌、葡萄球菌或肺炎球菌，也可为杆菌或真菌感染。

（一）诊断

1. 病史采集要点

（1）详细询问病史，起病是否继发于上呼吸道感染或急性鼻炎之后。对全身因素也不应忽视。局部症状包括头痛、鼻塞、脓涕及嗅觉下降，其中头痛症状明显且具有特征性。

（2）头痛的特征性表现：前额部局限性头痛周期性发作，病变初起一般呈额部隐痛，继而加重，局限在前额和眼眶内上角，头痛往往是规律性发作，即头痛常于早晨起床后不久，逐渐加重，中午最烈，直到午后或黄昏逐渐减轻，夜间完全消散。倘炎症未消，每天将以同样规律周而复始地持续 10 多天。

（3）除了鼻部症状外，患侧可出现眼痛、流泪、畏光。

2. 体格检查要点

（1）前鼻镜检查可见鼻黏膜充血，鼻甲红肿，以中鼻甲前端明显，中鼻道有黏脓或脓性分泌物存留。

（2）患侧前额部可见皮肤发红、肿胀，压痛，尤以眉弓内下区的额窦底部为明显。

3. 影像学检查及实验室检查

（1）血常规检查：细菌急性感染的表现：血白细胞升高，以中性粒细胞为主。

（2）CT 检查：患侧额窦内黏膜增厚、窦腔积液。

4. 诊断要点

（1）继发于急性上呼吸道感染之后，出现头痛、鼻塞、脓涕及嗅觉下降等症状。

（2）前额部局限性头痛周期性发作，头痛常于早晨起床后不久，逐渐加重，中午最烈，直到午后或黄昏逐渐减轻，夜间完全消散。前额部相应部位可见皮肤发红、肿胀、压痛，尤以眉弓内下区的额窦底部为明显。

（3）CT 检查显示额窦黏膜水肿或窦腔积液。

5. 鉴别诊断

（1）急性鼻炎：以鼻塞、水样涕或黏液样涕为主要症状，头痛相对较轻，头痛没有明显规律性；体征表现为下鼻甲黏膜急性充血肿胀，中鼻道无引流。

（2）眶上神经痛：无明显上呼吸道感染诱因，出现眶上周围闪电样牵拉性头痛，常伴有三叉神经其他分支的反射性疼痛；鼻腔检查无急性炎症表现。

（二）治疗

1. 治疗原则　抗炎消肿，促进引流，注意预防并发症（额骨骨髓炎、眶内蜂窝织炎或脓肿、颅内感染等）。少数病历由于急性阻塞引流或者出现并发症时，则需行手术治疗。

2. 治疗方案

（1）全身治疗：与"急性上颌窦炎"相同。

（2）局部保守治疗：鼻内用药及局部理疗基本与"急性上颌窦炎"相同，目的是减轻鼻内黏膜的充血肿胀，促进额窦引流畅通，促进炎症渗出物的吸收。

（3）手术治疗：当保守治疗无效或出现并发症时应采用手术治疗。

1）额窦钻孔术：系在额窦底部钻一小孔，经此置入硅胶管或硬塑料管于窦腔内，便于引流或冲洗。

2）经鼻内镜额窦开放术：适应证：急性额窦炎反复发作，各种保守治疗效果欠佳；鼻窦 CT 检查提示额窦口骨性狭窄、额周气房过大妨碍额窦引流或软组织阻塞窦口。在应用足量有效抗生素的基础上进行手术。手术通常需要切除部分钩突，开放筛泡，继而开放鼻丘气房及其他额周气房，使额窦在中鼻道前端形成宽敞的引流通道。

（三）病程观察及处理

治疗过程除了观察局部症状和体征是否改善之外，尚要注意体温和血液白细胞是否逐渐恢复正常。如出现并发症，应在感染适当控制下及早手术治疗。

（四）预后

如无并发症出现，一般预后良好。

三、急性筛窦炎

（一）诊断

1. 病史采集　与重感冒相似，筛窦炎所致的头痛一般不典型，位于鼻根深部或额部，头痛轻重不等，轻者仅有鼻根部闷痛感，眶内发胀，重者可至不能忍受。前筛房病变有流泪、畏光等症，后筛房感染较重者，则多有嗅觉减退、头顶部疼痛。

2. 体格检查　鼻黏膜普遍充血肿胀，中鼻甲、中鼻道与筛泡高度充血肿胀，中鼻道有黏脓。后鼻镜可见中鼻道及蝶筛隐窝处黏膜充血水肿。鼻咽或咽后壁有黏脓附着。眼球压痛，小儿在泪囊窝处有较明显的压痛，眼睑或有水肿。

3. 影像学检查　CT 检查：筛窦黏膜水肿增厚，气房轮廓模糊。

4. 诊断要点

（1）当感冒的病期过久，症状不见减轻时，应想到筛窦已受感染。

（2）鼻腔检查：特别留意中鼻道及嗅沟情况，如黏膜充血水肿或有脓性分泌物，可确诊为鼻窦炎。

（3）鼻窦 CT 检查：筛窦气房混浊、积液，黏膜水肿增厚是其特征。

5. 鉴别诊断要点　急性鼻炎：以鼻塞、水样涕或黏液样涕为主要症状，头痛相对较轻，头痛没有明显规律性；体征表现为下鼻甲黏膜急性充血肿胀，中鼻道无引流。

（二）治疗

1. 治疗原则　抗炎消肿，促进引流，预防并发症。

2. 治疗方案

（1）一般治疗：在感冒的后阶段，应用抗菌药物，可收到对筛窦炎及其并发症的预防和治疗的效果。治疗方法与"急性上颌窦炎"的全身治疗及局部药物应用、理疗相同。

（2）手术治疗：如有并发症（如眶内脓肿）发生，应及时切开引流。

（三）病程观察及处理

同"急性上颌窦炎"。

（四）预后

一般预后良好。

四、急性蝶窦炎

（一）诊断

1. 病史采集　急性蝶窦炎常与急性筛窦炎伴发，其临床症状也与急性筛窦炎相似，缺乏特异性。但当炎症明显时，急性蝶窦炎的头痛有一定特征性，可出现颅底或眼球深部钝痛，而急性蓄脓期的头痛常发生在后枕部、头顶、额、颞、颅内或乳突深部，后者多因蝶腭神经节反射至耳神经节所致。因蝶窦邻近三叉神经，反射区较广，故疼痛也可位于颈项部及球后。当炎症严重，波及海绵窦时，可出现视力减退或眼球运动障碍。头痛的规律为晨起轻，午后重，采集病史的时候要注意部位以及与眼球的关系。

2. 体格检查要点

（1）鼻镜检查：嗅裂后部或可看到脓液或息肉。

（2）鼻内镜检查：是诊断、观察蝶窦炎确切可靠的方法。常可见蝶窦口或蝶筛隐窝有脓液和黏膜水肿等炎性病变。

（3）CT 检查：蝶窦黏膜增厚、窦腔混浊，或伴有蝶筛隐窝黏膜水肿。

3. 诊断要点

（1）当感冒的病期过久，症状不见减轻时，应想到蝶窦已受感染。或当已有急性筛窦炎的时候，应该考虑到合并蝶窦感染的可能。而急性鼻窦炎合并眼球深部钝痛或出现眶尖综合征时，急性蝶窦炎的可能性很大。

（2）鼻内镜检查。常可见蝶窦口或蝶筛隐窝有脓液和黏膜水肿等炎性病变。

（3）CT 检查。蝶窦黏膜增厚、窦腔混浊，或伴有蝶筛隐窝黏膜水肿。

单根据临床症状常不能确诊。鼻内镜检查及 CT 检查均为确定诊断的重要根据。

（二）治疗

1. 治疗原则　抗炎消肿，促进引流，预防并发症。多数病例通过保守治疗能够获得痊愈。当感染比较严重，特别是出现并发症时，应及早手术治疗。

2. 治疗方案

（1）保守治疗：全身用药及局部用药与"急性上颌窦炎"相同。

（2）手术治疗：当保守治疗效果欠佳时，应采用手术治疗。手术方式：目前大多采用经鼻内镜蝶窦开放术，进路有两种：

1）经蝶筛隐窝蝶窦开放术；

2）经筛窦蝶窦开放术。

（三）病程观察及处理

部分病例因为蝶窦肿瘤或囊肿合并感染而出现急性蝶窦炎临床表现，这类病例应及早通过鼻内镜手术明确诊断及做肿瘤或囊肿的相应处理。临床上，当急性蝶窦炎经积极抗感染治疗头痛无改善，或 CT 表现蝶窦骨质破坏或骨质吸收时，应考虑蝶窦炎症仅为继发性病变，需及早处理原发性病变，以免保守治疗耽误病情，出现严重后果。

（四）预后

在出现并发症之前，急性蝶窦炎保守治疗或手术治疗均能取得满意效果。

（姜　岚）

实用耳鼻喉头颈外科学

（下）

谭华章等◎主编

吉林科学技术出版社

第十九章

喉畸形、外伤、狭窄及异物

第一节 先天性喉畸形

一、喉蹼

（一）概述

喉蹼为喉腔内有一先天性膜状物，大者可占喉腔之大部称为喉隔。先天性喉蹼的发生与喉发育异常有关，喉经历了喉的上皮增生，融合致喉腔关闭到封闭上皮溶解、吸收，喉腔重新建立的过程。若溶解、吸收过程受阻，则在喉膜内遗留一层上皮膜，为喉蹼。

（二）临床表现及诊断

1. 临床表现　喉蹼较小者可无症状或出现哭声低哑，但无呼吸困难。喉蹼大者可出现：①先天性喉鸣，通常为吸气性或双重性；②呼吸困难，程度不等，吸气及呼气均有困难，夜间及运动时加剧；③声嘶或无哭声，哺乳困难。依其发生部位，临床工作中将其分为3型，即声门上型、声门型和声门下型，以声门型喉蹼最为常见。

2. 诊断　根据临床症状，行纤维或直接喉镜检查，诊断不难。

（三）治疗

新生儿患喉蹼若发生窒息时，应立即在直接喉镜下将婴儿型硬式气管镜插入气管，吸出分泌物，给氧和人工呼吸，治疗效果颇佳，因此时喉蹼组织尚未完全纤维化，经气管镜扩张后多不再形成。择期治疗要在支撑喉镜下行喉蹼修整术，手术快捷安全，可立即解除喉梗阻和声嘶。考虑到婴幼儿的声门小，双侧声带喉蹼修整后，容易相互接触，再次粘连，目前，由于插管技术的提高及插管材料的进步，为防止双侧声带前联合的粘连，放置合适的气管插管24~48h，认为利可能大于弊。

二、喉囊肿

（一）概述

在大约相当于喉室顶前中外处向上延展，形成一个盲袋，称之为喉小囊，是喉室附属部，开口于喉室。喉囊肿指发生于喉小囊的含气、含黏液或含脓囊肿。喉囊肿按其所在部位不同，可分为喉内、喉外和混合型 3 类。

（二）临床表现及诊断

1. 临床表现　①喉内型者常有语言不清，声嘶或失音，重者可出现吞咽困难，喉鸣和阻塞性呼吸困难，甚至窒息。间接喉镜下可见半侧喉突起，部位多在室带。囊肿大者可自会厌谷一直延及杓会厌襞，声带无法窥视，声门部分或完全阻塞，其表面黏膜光滑完整。②喉外型和混合型者，多在颈前三角区出现包块，触之呈囊性。气囊肿者，包块可以被压缩，穿刺有气体抽出，随之包块消失即可确诊。黏液囊肿或脓囊肿，穿刺时则可抽出黏液或脓液。

2. 诊断　值得注意的是，喉囊肿与喉癌同时存在见于报道，由于囊肿的阻挡，喉癌常被漏诊，这一点一定要引起注意。在诊断中，用喉部 CT 扫描不仅能显示囊肿的部位、大小和侵犯的范围，而且还能发现是否有喉癌的存在，因此该项技术在诊断喉癌中应给以足够的重视。

（三）治疗

主要是手术切除。喉内型尤其是混合型喉囊肿，经喉内途径包括喉裂开术在内，效果均不佳，故目前多主张经颈部径路完成手术。值得一提的是，术中一定要切除部分甲状软骨翼板，才能暴露囊肿根部，将囊肿完整摘除。

三、喉软化症

（一）概述

喉软化症是由于先天性喉软骨发育不良所致，因为喉部组织过度软弱，吸气时喉部向内塌陷，堵塞喉腔上口而发生喘鸣，以吸气时声门上组织脱垂至呼吸道产生吸气性喉喘鸣和上呼吸道梗阻为主要特点，是新生儿及儿童喉喘鸣的最常见的原因，以男性为主。

（二）临床表现及诊断

1. 临床表现　喉软化症的症状常在出生后出现，最常见的表现为喉喘鸣，多为高音调鸡鸣样的喘鸣声，也可为低音调的震颤声，一般只在吸气时发生重者呼气时也可发声。其典型临床表现是间断吸气性喘鸣，喂食、活动、激惹、哭闹或仰卧、上呼吸道感染后加重。梗阻的程度不同，喘鸣的程度、音调则不同。喂养困难是本病的第二大常见表现。患儿常出现咳嗽、窒息，气道梗阻使患儿易吞气，导致胃膨胀，从而出现食后呕吐及反流，主要发生于中重度喉软化症尤其是合并胃食管反流病（GERD）的患儿。长期的喂养困难可导致营养不良，体重下降及喂养后呕吐，严重的可出现生长发育停滞。本病的第三大常见症状为呼吸困难，表现为呼吸暂停、发绀及四凹征。而长期辅助呼吸肌如肋间肌和腹肌的使用可以导致剑突回缩，最终形成漏斗胸。此外，还可以出现肺心病等并发症，主要是由于慢性低氧血症导致红细胞增多症、血容量增加和血液黏滞度增加及慢性高碳酸血症可增加肺动脉血管阻力引起的肺动脉高压所致。肺心病如果未及时发现，可危及生命。

2. 诊断　喉软化症的诊断依赖典型病史及喉部检查，发现特征性的喉部解剖变异即可诊断。

（三）治疗

1. 保守治疗　喉软化症有自愈的倾向，经精心护理及加强喂养，约 75% 患儿的喘鸣可于 2 岁之前消失。合并有其他疾病的患儿，需同时治疗伴发疾病。抗反流治疗，如调整喂养方式、保持直立体位以及抗酸药物治疗已被证明对 GERD 相关性喉软化症有效。

2. 手术治疗　重度喉软化症（约占总体 10%）需要手术治疗。手术指征包括不能经口喂养、增重困难、生长发育停滞、神经精神发育迟缓、危及生命的呼吸道梗阻事件、肺动脉高压或肺心病、低氧血症或高碳酸血症等。

3. 气管切开术　1980 年之前气管切开术一度为喉软化症的主要手术方式。但较易出现如感染、言语发展迟滞、气管狭窄等并发症，随着手术技术的发展，现多被声门上成形术所替代。气管切开术多在无法用声门上成形术等手术治疗的重症喉软化症或再次手术中使用。

4. 声门上成形术　声门上成形术常在支撑喉镜下进行，术前根据评估结果决定切除的区域，如切除杓会厌皱襞，过多的杓黏膜，切除楔形软骨，或将会厌舌面与舌根缝合（会厌固定术）；此外可修剪会厌外侧缘，缝合会厌。以上步骤可单独或联合进行。

（王亚玲）

第二节　喉外伤

一、概述

喉外伤（injury of larynx）可分为开放性和闭合性（包括喉内伤），前者因有伤口，易被人注意，后者如无明显骨折移位而易被忽视，有潜在生命危险。但如及时正确处理，不仅能够成功抢救患者，而且可以恢复的正常生理功能。如果处理不当，轻则引起喉瘢痕狭窄，重则危及患者生命。

二、闭合性损伤

闭合性喉外伤（closed laryngeal trauma）包括喉挫伤、软骨骨折及脱位，常见原因为外力打击、坚硬物挤压等。挫伤仅伤及软组织，骨折常发生于甲状软骨的中央部或上角处，老年人因软骨钙化更易发生骨折。脱位可发生于环甲关节或环杓关节。

（一）诊断

1. 病史采集

（1）是单纯的喉外伤还是全身复合伤。

（2）喉外伤为何物所致，力量大小如何？根据外伤的病因和受伤的力量有利于判断外伤的性质。

（3）局部疼痛情况，说话、吞咽和咳嗽加重；常伴有声嘶或失声；喉黏膜破裂则发生咳嗽及咯血情况，可发生进行性呼吸困难甚至窒息。

（4）呼吸困难和窒息的情况。

2. 体格检查

（1）一般情况：注意患者全身情况，包括意识、血压、脉搏，特别是呼吸情况。

（2）局部检查

1）挫伤时常见颈部肿胀或瘀斑，如软组织内出血及气肿，则颈部变得极为粗大。

2）软骨骨折或移位，可出现甲状软骨上切迹或环状软骨弓消失，触诊有压痛和不明显的软骨摩擦音。喉部可能出现不正常的运动。

3）间接喉镜检查可见黏膜下出血、黏膜破裂、喉内软组织变形或变位、喉腔狭窄和声带活动障碍。

（3）全身检查

1）特别注意有无进行性呼吸困难和喉梗阻的情况。

2）可伴有发生皮下气肿、气胸和纵隔气肿。

3）全身有无复合性损伤，特别是颈椎有无损伤。

3. 辅助检查

（1）喉镜检查：当呼吸道通畅时，纤维喉镜可快速了解外伤部位与程度，观察声带运动情况、气道的开放、有无喉内血肿与黏膜撕裂。尤其未排除颈椎损伤时，纤维喉镜检查特别有用，伴颈椎损伤者可用一种新的 Bublard 纤维喉镜检查，当上述检查不确定时可在全麻下行直接喉镜检查。如患者必须手术，术前可行直接喉镜、食管镜、气管镜检查以排除其他区域伴随的损伤。

（2）X 线检查：可显示软骨骨折或脱位，以及喉狭窄的范围，了解有无胸部并发症。

（3）CT 扫描：可以评价喉内肿胀、组织内血肿、喉软骨支架及环杓关节等情况。

（4）视频动态喉镜：其较高的放大倍数，较好照明和即刻的电视播放有助于评价杓状软骨或声带突的运动及位置方面的细小差异。

（5）用喉肌电图描述记录运动单位动作电位（Muaps）。有助于区分杓状软骨脱位引起声带固定及声带麻痹，声带固定不动常伴有 Muaps 的全部缺失。这种方法不需要局麻能较好的忍受，并有预后价值。

（二）分型

对闭合性喉外伤患者应根据其损伤严重程度进行分型。

1. Gold 分型　Ⅰ型：轻微的喉内血肿，最小的气道损伤，无明显骨折；Ⅱ型：喉内血肿或水肿伴气道损伤，黏膜轻微撕裂但软骨未暴露，CT 扫描显示非移位性骨折；Ⅲ型：大块喉内水肿伴气道堵塞，黏膜撕裂伴软骨暴露，声带固定；Ⅳ型：在Ⅲ型基础上，影像常诊断有 2 条以上骨折线；喉腔大块紊乱；Ⅴ型：喉气管分离。

2. 皇甫秀明分类　轻：无呼吸发音功能障碍；重：有轻度呼吸发音功能障碍或短时间内可导致喉水肿，术后可发生并发症者；危急：有明显呼吸发音障碍，伴喉气管挤压伤、环状软骨骨折、环杓关节脱位、甲状软骨缺损及合并邻近组织大出血，误吸等复合性外伤。

（三）治疗

处理原则：抢救生命放在首位，并尽可能恢复喉机能和防止并发症发生。其中最困难及最主要的问题是维持或恢复喉的生理功能，防止和减少喉狭窄。需要提醒的是要注意外伤后立即就诊时症状不明显，但 2h 后出现迟发型的呼吸困难。Schaefer 提出闭合性喉外伤的处理原则：①用纤维喉镜及选择性 CT 扫描正确评价损伤范围。②及时使气道通畅，同时减少进一步喉损伤。③修复和喉骨折及撕裂黏膜技术标准化。④喉模的应用。

1. 药物治疗　微小喉内撕裂及单一的甲状软骨非转移性骨折的处理包括 24h 密切观察、床头抬高、噤声、吸入湿化空气、尽早使用类固醇药物、预防性使用抗生素。Klimek 报道使用 H_2 受体阻断剂以防胃、食管反流。

2. 手术治疗　多主张在伤后 24h 内进行，对维持气道通畅和嗓音质量有重要意义。气管切开还是气管插管存在争论，目前倾向前者。高调的呼吸音可作为气管造口术的指征。巨大的黏膜撕裂，软骨暴露，明显移位骨折需切开探查。当喉前半部破坏（前联合破坏），软骨支架高度不稳定（复合骨折）。术中发现软骨骨折应予复位，并用钢丝固定，切忌摘除骨片，严格解剖复位，恢复功能。缺损的黏膜可以用梨状窝获得，会厌软骨膜也可以用皮肤移植，如颈部带蒂皮瓣。Shapshay 报道一种不需要切开喉，内镜下应用 CO_2 激光焊接技术移植喉内大伤口的方法。手术后主要是Ⅳ型损伤时需要喉模 2～4 周，材料包括橡皮指套、硅胶管、聚硅酮水囊等。

（四）术后观察及处理

对喉部黏膜轻微挫伤、撕裂或小血肿形成，不影响呼吸者，可采用药物治疗，如抗生素、激素全身应用和局部雾化吸入、卧床休息等。而对黏膜水肿、血肿，喉软骨骨折合并皮下气肿及气胸者，虽然颈部无伤口，也应引起重视，必须在保守治疗的同时，随时作好气管切开的准备，以免出现迟发性喉梗阻而措手不及。同时气管切开术对喉外伤的治疗有以下优点：①解除或预防呼吸困难。②便于止血。③可防治皮下气肿及纵隔气肿。④缓解任何原因引起的压迫症。⑤便于清除吸入气管内的血液与分泌物。⑥便于给氧，防治休克。⑦减少下呼吸道继发感染。⑧如喉内出血严重，可在直接喉镜下，用纱布填塞喉腔止血。⑨可使喉部休息，防止剧咳引起缝合伤口裂开。因此，喉外伤后气管切开的护理非常重要。

（五）疗效判断及处理

疗效判定标准：①气道情况：分为良好：气道情况类似损伤前；一般：有轻度呛咳或活动后有呼吸困难；差：不能拔除气管套管。②嗓音情况：良好：嗓音类似损伤前；一般：有声嘶，但在可理解的语言标准内；差：耳语、失音或难理解的语言。③吞咽情况：根据患者主观判断进行评价。

闭合性喉外伤的研究方向是喉支架损伤的程度与嗓音的关系，而要切开复位和内固定，需要进一步工作来测量声带的位置和张力，声带正常移动波的变化。另外如何使外伤喉狭窄治疗后取得满意的效果也值得进一步探讨。

（六）出院随访

出院后定期复查，注意喉狭窄的发生。

三、开放性喉外伤

开放性喉外伤（open laryngeal trauma）是耳鼻咽喉科常见急症之一，多数患者病情危急，发展迅速，如果抢救、处理不及时，护理不得当，极易使患者遗留严重后遗症，甚至造成生命危险。常见的开放性喉外伤包括喉刺伤、切伤及贯通伤。喉刺伤伤口虽小但损伤较深，大多并发皮下气肿及咯血，若未伤及附近器官或并发感染，伤口容易愈合。喉切伤多见于刎颈者，以横切口多见，切伤后常因颈阔肌及颈前肌的收缩使伤口扩大。喉贯通伤多发生于战时，损失范围广泛，常伴有颈部大血管、颈椎、颈段气管或食道的损伤。

（一）诊断

1. 病史采集

（1）了解损伤的范围和评估损伤的程度。

（2）全身情况的评估。

（3）是否合并有其他器官的损伤。

2. 体格检查

（1）一般情况：首先注意患者的呼吸、脉搏、血压等情况，了解患者是否出现休克症状。

（2）局部检查

1）严重的咽喉开放性外伤可见唾液从伤口流出。

2）检查伤口前要准备良好的照明设备和必要的抢救止血器械，通过伤口常可见咽壁及喉内组织以及血管和神经束。

3）不能贸然取出伤口内的凝血块或异物，不宜用探针探查伤口，以免引起大出血。

4）对局部大动脉损伤，往往在现场已经死亡，能来到医院者多已经停止出血，处于渗血状态，可根据外伤的部位、失血性休克或搏动性血肿做出诊断。

5）大静脉外伤常在颈部及胸部早期出现瘀斑。

（二）治疗

治疗原则：喉外伤的急救应首先处理出血、呼吸困难及休克三大危急情况，并随时准备实施气管切开。严密观察生命体征，维持血压，对于失血较多的患者遵医嘱给止血药，活动性出血的患者，一方面采取有效的止血措施，作好术前准备，一方面大剂量补充各种液体、全血、代血浆等，可从多条静脉通道给入，并严密观察脉搏、血压的变化，血压不稳定者可每 0.5～1h 测血压一次，有条件者可给予心电监护，及早发现休克征象，及时作好抗休克处理。

1. 出血处理 喉外伤大出血有原发和继发两种，其危险性如下：①出血急量大，立刻引起失血性休克。②伤口与喉腔相通，可致窒息，或易发生感染，引起败血症。③有引起大脑缺氧和气栓的可能性。

（1）急救时，仔细检查伤口，寻找出血点，用止血钳止血，如出血点位置很深，不易发现，可用纱布在喉气管两侧填塞止血。有条件要进行即时的输血，如喉气管有穿通伤，应暴露伤口，用吸引器清除其中血块及喉气管内的血液，保证呼吸道通畅，必要时，可暂时由切口插入气管套管，作为急救措施，但不可超过 6h，否则易引起软骨膜炎，以致软骨坏死，导致日后喉狭窄的恶果。故应在 6h 内作常规气管切开术，并拔除原伤口插入的气管套管。已穿通喉腔的伤口，切忌用敷料掩盖，外加绷带包扎，这样会引起窒息死亡。此类伤口，以暴露为宜，可轻盖一单层湿纱布，以防污物进入。

（2）在无止血和输血条件下，不可贸然取出填塞物，以免发生再次大出血。在大量抗生素控制下，填塞物可留置一周，填塞止血后，有可能再度出血，应有思想和物质上的准备。

（3）出血剧烈者，在用手压迫止血的同时进行颈部血管探查术指压不能过重，以不阻断其搏动为度。颈内静脉破裂时有发生气栓之虞，在压迫同时扩大切口，于近心端予以结扎。动脉破裂可用丝线缝合，必要时尚须行血管吻合术。结扎颈内或颈总动脉死亡和偏瘫发生率较高。

2. 呼吸困难或窒息的处理

（1）取出喉部异物，吸出分泌物和血液，保持呼吸道通畅，密切观察呼吸情况，给氧气吸入，患者如无休克征象，则保持患者高枕位，颈部舒展，不可使颈部过度后仰或前曲，以防造成已受伤的喉或气管断裂或损伤加重。

（2）急救时首先使呼吸道通畅，可就地取材，迅速经伤口插入气管导管，吸净气道内的凝血块和分泌物，然后做正规的气管切开，这样可赢得宝贵的抢救时间，提高抢救的成功率。

（3）可先行环甲膜穿刺或切开，待病情稳定后再行气管切开术。

（4）气管切开术根据患者的情况考虑是否做气管切开术，但需要运送的患者应实施。气管切开术对喉外伤的治疗有以下优点：①解除或预防呼吸困难。②便于止血。③可防治皮下气肿及纵隔气肿。④缓解任何原因引起的压迫症。⑤便于清除吸入气管内的血液与分泌物。⑥便于给氧，防治休克。⑦减少下呼吸道继发感染。

（5）合并有气胸或纵隔气肿者应请胸外科协助处理。

3. 休克的处理　如患者出现烦躁不安、脉搏增快、呼吸急促、皮肤苍白、手足湿冷、出汗等休克早期表现，应立即放置静脉导管，须尽快从静脉输入高渗葡萄糖、低分子右旋糖酐、全血，补充血容量；处理伤口和止血；做好保暖，给氧。同时使用止血和多巴胺等血管活性药。加强对生命体征、尿量及中心静脉压的监测，以指导补液和观察疗效。

4. 抗生素、抗毒素治疗　给足量抗生素外，更需作皮肤敏感试验后注射破伤风抗毒素 1 500 ~ 3 000IU 以及必要的止血药。

5. 放置鼻胃管　喉部外伤多伴有喉咽部损伤，甚至可伤及食道，为保护创面，减轻患者的吞咽痛，补充营养，需较长时间放置鼻胃管，故应保持鼻胃管的通畅、固定，避免反复插鼻胃管而损伤咽部及食道黏膜；早期放置鼻胃管，保证充分的营养，尚可避免发生咽喉或食管瘢痕性狭窄的作用。

6. 伤口的初期处理

（1）对咽喉浅表损伤，伤口小并且无感染者，用生理盐水或双氧水冲洗后，清创并初期缝合，放置引流条，1 ~ 2d 后抽出。

（2）对有感染可疑病例，则应切除失活组织，使深部组织充分暴露，5 ~ 7d 后再行延期缝合。

（3）对咽喉本身外伤的处理，不宜随意进行清创术。在保证呼吸道通畅的情况下，咽部切伤，如伤及舌骨、舌肌，发生舌下垂者，应将舌拉出，予以固定，然后用可吸收线缝合黏膜。对喉部切伤，应尽可能保留喉软骨，并按解剖学关系分层对位缝合，必要时喉内放置橡皮管或塑料膜，以防止狭窄。会厌软骨断裂者，须修整对位缝合。缝合甲状软骨伤口时，宜用褥式缝合法。喉组织缺损过多，不要强行缝合，可在实施气管切开后，用消毒的凡士林填塞喉腔，注意将纱布缝合于皮外固定，以免坠入呼吸道，在有条件的情况下再做进一步的处理。

（4）颈部的伤口不可环形包扎，以免发生喉水肿或加重脑水肿及脑缺氧。必要时可将健侧上肢高举过头作为支架，再用绷带将健侧上肢连同伤侧敷料一起包扎。

7. 异物的处理　表浅的异物可于手术中取出，有条件可 X 线拍片，以判断异物的位置。如 X 线透视下发现异物随着颈动脉搏动者，说明异物在颈动脉附近。对子弹和弹片的取出，应考虑异物的部位和引起组织的反应，同时还要考虑手术的危险性和复杂性。

（三）并发症

局部感染、皮下气肿、纵隔气肿、吸入性肺炎、气管瘘、气管食管瘘、喉麻痹和喉狭窄等。

（四）术后观察及处理

1. 注意呼吸，保持呼吸道通畅　密切观察呼吸情况，给氧气吸入，患者如无休克征象，则保持患者高枕位，颈部舒展，不可使颈部过度后仰或前屈，以防造成已受伤的喉或气管断裂或损伤加重。已行气管切开的患者，注意保持气管套管的通畅，及时吸出套管内的分泌物。常规应用生理盐水 50ml 加 α-糜蛋白酶 2 万 U 超声雾化吸入或术后微量泵持续气管内滴药，以稀释呼吸道内的分泌物，防止细菌感染。注意患者气管切口周围有无皮下气肿及皮下气肿是否增大，如有增大，则应将局部消毒后用无菌注射器抽出气体，然后用无菌敷料包扎，防止气肿压迫气管及胸部引起呼吸困难。如患者气管套管通畅，无分泌物堵塞，而呼吸困难愈来愈严重，则应注意可能有纵隔气肿发生。对于闭合性喉外伤行保守治疗的患者，注意颈部有无肿胀及肿胀是否继续加重，防止因颈部软组织损伤、内出血等压迫喉、气管，引起呼吸困难。对喉外伤患者，禁用吗啡、哌替啶、可待因、阿托品等抑制咳嗽及分泌的药物，应给予祛痰药如氯化铵合剂，以利于下呼吸道分泌物的排出，预防并发肺炎，如情况良好，一般于术后 1 周考虑拔管。

2. 密观察生命体征，维持血压　对于失血较多的患者遵医嘱给止血药，活动性出血的患者，一方面采取有效的止血措施，作好术前准备，一方面大剂量补充各种液体、全血、代血浆等，可从多条静脉通道给入，并严密观察脉搏、血压的变化，血压不稳定者可每 0.5 ~ 1h 测血压一次，有条件者可给予心电监护，及早发现休克征象，及时作好抗休克处理。

3. 管道处理　根据喉外伤的部位、程度等不同，患者往往需要置"T"管、胃管、气管套管等，必须作好各种管道的护理。如置"T"管是支撑喉软骨、防止喉狭窄的关键，因此应保持其位置固定，切勿拉脱、移位；喉部外伤多伴有喉咽部损伤，甚至可伤及食道，为保护创面，减轻患者的吞咽痛，补充营养，需较长时间放置鼻胃管，故应保持鼻胃管的通畅、固定，避免反复插鼻胃管而损伤咽部及食道黏膜；气管切开是喉外伤最常见的抢救措施，保持气管套管通畅是维持呼吸的保证，应注意观察套管系带的松紧是否得当、位置有无错动，管腔有无堵塞，特别是对烦躁不安、精神错乱、幼儿等，要防止抓脱套管，必要时可给予适当的约束。

4. 伤口观察　每日检查伤口，如发现伤口红肿、化脓或气肿，须拆除部分皮肤缝线，以利脓液或气体排出。给予红外线照射局部，或超短波理疗，对伤口有消炎和促进愈合效果。为防止伤口再次裂开，在伤口未完全愈合前不宜行直接喉镜检查，可用间接喉镜或纤维喉镜来观察喉内情况，以防加重喉黏膜、软骨损伤。

5. 备好各种急救器械　喉外伤患者床头应常规备有给氧装置、吸引器、血管钳、气管切开包、照明灯等，以防气管阻塞、脱出或窒息时急用。

6. 心理护理　喉外伤后，患者发声功能受到影响，多数患者因不能正常表达自己的感受而表现为烦躁、易怒。因此，护理此类患者应耐心、细致，为患者准备好笔、纸，嘱患者用手势或文字表达自己的意愿。另外，部分喉外伤患者为自伤（刎颈等），应多注意患者的思想状态，多与患者交流和沟通，做好家属的思想工作，动员社会的力量，帮助患者正确面对人生，珍爱生命，勇敢地迎接各种挑战。

（王亚玲）

第三节　喉狭窄

一、概述

喉狭窄（laryngeal stenosis）系由各种原因所引起的喉部瘢痕组织形成，以致喉腔变窄，影响呼吸和发声功能。

二、临床表现及诊断

1. 诊断要点　喉狭窄的诊断主要是了解狭窄的部位与性质。颈侧位 X 射线摄片是最基本的方法，可了解喉结构、气道狭小的情况。通过间接喉镜、直接喉镜或纤维喉镜检查，可了解喉狭窄的具体部位、形状与程度，但无论何种喉镜检查都有可能加重喉狭窄而引起更明显的呼吸困难，所以，对未做气管切开的患者有一定危险性，要密切注意观察。CT 已被广泛应用，它能极好地分辨气体组织界面，但在准确地评估狭窄的长度与形状方面较为困难。喉气管体层摄影能较好地显示狭窄的长度、直径与大小。MRI 结合了上述两者的优点。

2. 临床评估　喉狭窄的患者常有其他呼吸道阻塞性病变，所以一个完整的评估需包括对整个喉气管气道的估计。MeCaffrey（1992 年）总结评估包括以下 4 个参数。①部位：分声门上、声门、声门下或联合性狭窄。②形状：分完全或不完全环状狭窄，薄蹼状或长条状狭窄。③性质：分成熟的、硬的瘢痕，软的、新生的瘢痕或肉芽组织，缺乏软骨支撑的塌陷部分，牢固而弯曲的软骨结构。④狭窄严重程度的分级：Ⅰ级 <70%，Ⅱ级 70%～90%，Ⅲ级 >90%，但可以看到管腔，Ⅳ级为完全阻塞。对狭窄的评估相当重要，可以指导采用何种治疗方法，并可以此为依据对各种治疗方法进行比较。上述 4 个参数中，以狭窄的部位和狭窄的直径对手术治疗的效果最具决定性意义。

三、治疗

喉狭窄的病情复杂各异，必须选择最合适的治疗方法，应根据病变的性质、范围、狭窄的长度以及术中所见选择合适的处理方法及术式。

1. 探条扩张术　比较陈旧，由于其不能解决瘢痕问题，所以效果较差，患者最终还是需要行开放性手术来松解或切除瘢痕组织。目前国内外已基本淘汰了这种手术方法。

2. 喉内激光手术　多在内窥镜下进行，对狭窄部位进行气化和扩张。激光的种类主要有 CO_2 激光、Nd－YAG 激光、KTP 激光等。CO_2 激光很精确，并且与气道内所发生的大多数损伤组织之间的相互作用相当理想，可作为黏膜切割用，但凝固作用较差。喉内激光手术有其限制性。

3. 喉气管成形术　对环状的瘢痕性狭窄，缺少软骨支撑的，长度超过 1cm 或累及气管隆凸的狭窄，最好采用开放性外科手术。开放性手术能提供很好的手术视野，有利于解决广泛的狭窄，手术包括 2 种类型：①扩大狭窄部位的周缘以开放狭窄。②切除气道的狭窄部位。

（王亚玲）

第四节　喉异物

一、概述

喉异物指异物卡于喉部声门区，是一种非常危险的情况，可以引起喉梗阻致窒息死亡。多发生于学龄以前的儿童、学龄儿童，成人患者多见于老年人。

儿童因玩耍时将异物放入口中，于哭喊时吸入异物所致。经常是由于跌倒和其他人扭斗等原因，神经精神病患者、昏迷患者、醉酒等原因使喉部保护性反射活动丧失，也是产生异物的一部分原因。

二、临床表现及诊断

1. 临床表现

（1）咳嗽：病前玩耍正常的小孩，突然发生阵发性呛咳。由于异物的活塞作用（上下移动时可拍击声门，可引起反射性咳嗽），当其嵌留于喉内某一部位后，咳嗽可随之得到改善。

（2）呼吸困难：一般取决于两方面的因素：第一看异物所在部位管道的粗细；第二看异物的大小及位置。特别当异物卡入声门时，可引起呼吸困难或窒息，脱离后呼吸困难随即缓解。

（3）嗓音破坏：有时凭借听到患儿嗓音改变的特点，即可明确诊断。如异物卡在声门，则有声嘶或完全失音，且呈犬吠样咳嗽；卡于声门下，可以使嗓音接近正常。

（4）咯血：由尖锐异物损伤喉膜所致。异物长期停留，刺激局部组织，使其产生炎性变化而产生肉芽组织增生，也经常咯血。

一般异物较大者可阻塞喉部，可致呼吸困难、发绀，甚至窒息。较小异物常有声嘶、咳嗽、咯血、呼吸困难、喘鸣和疼痛感。

2. 诊断　X 射线透视、摄片、CT，对诊断异物有很大参考价值，有条件的单位不应放弃这一方法。金属性异物，通过 X 射线透视能发现所在部位，并立刻可以得出定位诊断。塑料物质、植物性异物等物质，透视下无法显影，确定诊断就必须收集详细病史。

三、治疗

1. 确诊异物后，要及时地取出异物　经诊断后应立即行直接喉镜检查，有异物则下异物钳取出。如就诊时已有呼吸困难，可先做气管切开术缓解喉梗阻，然后再下喉镜取异物。身边准备好气管切开包、氧气、各种急救用品（如麻醉喉镜、各种型号的气管插管和气管套管，负压吸引器、人工呼吸机、强心升压和中枢兴奋药物等）。

2. 现场急救及自救　当患者病情较危重时往往需要现场急救及自救，可酌情采取以下方法：①患者站立时，术者应于患者身后，两臂绕至患者腰前抱紧，一手握拳以拇指顶住患者腹部，可略高于脐上、肋缘下，另一手与握拳的手紧握，并以突然的快速向上冲力，向患者腹部加压（必要时可反复数次），异物可从喉喷向口腔，冲出体外（注意勿挤压胸部）。②患者坐位时，术者可在椅子后面取站立或跪姿，施用上述手法。③患者卧位时，先将其翻至仰卧位，然后术者跪姿跨于患者两胯处，以一手置于另一手之上，下面手的掌根部按于患者腹部（脐上胸肋缘下），以快速向上冲力挤压患者腹部。④患者自救时，以自己握拳的拇指侧置于腹部，另一手紧握这只手，同样快速向上冲压腹部，将异物喷向口腔而排出体外。

（王亚玲）

第二十章

喉的急性炎症性疾病

喉的急性炎症性疾病是指与喉的特殊感染相对应，主要局限于喉黏膜和黏膜下组织的急性炎症性疾病。

急性会厌炎（acute epiglottitis）是一起病突然，发展迅速，容易造成上呼吸道梗阻的疾病，可分急性感染性会厌炎和急性变态反应性会厌炎两类。

第一节　急性感染性会厌炎

急性感染性会厌炎（acute infective epiglottitis）为一以会厌为主的声门上区喉黏膜急性非特异性炎症。Woo（1994）利用纤维声带镜观察，炎症不仅累及会厌，同时或多或少地波及声门上区各结构，因此称为"急性声门上喉炎"。早春、秋末发病者多见。

一、病因

1. 细菌或病毒感染　以 β 型嗜血流感杆菌最多。身体抵抗力降低、喉部创伤、年老体弱者均易感染细菌而发病。其他常见的致病菌有金黄色葡萄球菌、链球菌、肺炎双球菌、奈瑟卡他球菌、类白喉杆菌等，也可与病毒混合感染。

2. 创伤、异物、刺激性食物、有害气体、放射线损伤等都可引起声门上黏膜的炎性病变。

3. 邻近病灶蔓延　如急性扁桃体炎、咽炎、鼻炎等蔓延而侵及声门上黏膜。亦可继发于急性传染病后。

二、病理

声门上区如会厌舌面与侧缘、杓会厌皱襞、声门下区等黏膜下结缔组织较疏松，炎症常从此处开始，引起会厌高度的充血肿胀，有时可增厚至正常的 6 ~ 10 倍。因声带黏膜附着声带黏膜下层较紧，故黏膜下水肿常以声带为界，声门上区炎症一般不会向声门下扩展。

病理组织学的改变可分 3 型：

1. 急性卡他型　黏膜弥漫性充血、水肿，有单核及多形核细胞浸润，会厌舌面之黏膜较松弛，肿胀更明显。

2. 急性水肿型 会厌显著肿大如圆球状，间质水肿，炎性细胞浸润增加，局部可形成脓肿。

3. 急性溃疡型 较少见，病情发展迅速而严重，病菌常侵及黏膜下层及腺体组织，可发生化脓、溃疡。血管壁如被侵蚀，可引起糜烂出血。

三、临床表现

1. 症状 多数患者入睡时正常，半夜突感咽喉疼痛或呼吸困难而惊醒。畏寒、发热：成人在发病前可出现畏寒发热，多数患者体温在 37.5 ~ 39.5℃。患者烦躁不安，精神萎靡不振，全身乏力。发热程度与致病菌的种类有关，如为混合感染，体温大多较高。幼儿饮水时呛咳、呕吐。咽喉疼痛：为其主要症状，吞咽时疼痛加剧。吞咽困难：吞咽动作或食团直接刺激会厌，导致咽喉疼痛，口涎外流，拒食。疼痛时可放射至下颌、颈、耳或背部。呼吸困难：因会厌黏膜肿胀向后下移位，同时杓状软骨、杓会厌皱襞等处黏膜也水肿，使喉入口明显缩小，阻塞声门而出现吸气性呼吸困难。如病情继续恶化，可在 4 ~ 6h 内突然因喉部黏痰阻塞而发生窒息。患者虽有呼吸困难，但发音多正常，有的声音低沉、似口中含物，很少发生嘶哑。

2. 体征

（1）咽部检查：由于幼儿咽短、会厌位置较高，张大口时稍一恶心，约30%可见红肿的会厌。压舌根检查时宜轻巧，尽量避免引起恶心，以免加重呼吸困难而发生窒息。切勿用力过猛，以免引起迷走神经反射发生心跳停止。卧位检查偶可引起暂时窒息。

（2）间接喉镜检查：可见会厌舌面弥漫性充血肿胀，重者如球形，如有脓肿形成，常于会厌舌面的一侧肿胀，急性充血，表面出现黄色脓点。

3. 辅助检查

（1）纤维喉镜或电子喉镜检查：一般可以看到会厌及杓状软骨，检查时应注意吸痰，吸氧，减少刺激。最好在有立即建立人工气道的条件下进行，以防意外。

（2）影像学检查：必要时可行影像学检查，CT 扫描和 MRI 可显示会厌等声门上结构肿胀，喉咽腔阴影缩小，界线清楚，喉前庭如漏斗状缩小，会厌谷闭塞。CT 扫描和 MRI 检查还有助于识别脓腔。

四、诊断与鉴别诊断

1. 诊断 对急性喉痛、吞咽时疼痛加重，口咽部检查无特殊病变，或口咽部虽有炎症但不足以解释其症状者，应考虑到急性会厌炎，应做间接喉镜检查。咽痛和吞咽困难是成人急性会厌炎最常见的症状，呼吸困难、喘鸣、声嘶和流涎在重症患者中出现。呼吸道梗阻主要见于速发型，在病程早期出现，一般在起病后 8h 内。由于危及生命，早期诊断十分重要。此病易与其他急性上呼吸道疾病混淆，必须与以下疾病鉴别。

2. 鉴别诊断

（1）急性喉气管支气管炎：多见于 3 岁以内的婴幼儿，常有哮吼性干咳、喘鸣、声嘶及吸气性呼吸困难。检查可见鼻腔、咽部和声带黏膜充血，声门下及气管黏膜亦显著充血肿胀，会厌无充血肿胀。

（2）会厌囊肿：发病缓慢，无急性喉痛，无全身症状。检查会厌无炎症或水肿表现，多见于会厌舌面。会厌囊肿合并感染时，局部有脓囊肿表现，宜切开排脓治疗。

3. 病情评估　门诊检查应首先注意会厌红肿程度、声重者应急诊收入住院治疗，床旁备置气管切开包。有下述情况者，应考虑行气管切开术：

（1）起病急骤，进展迅速，且有Ⅱ度以上吸气性呼吸困难者。

（2）病情严重，咽喉部分泌物多，有吞咽功能障碍者。

（3）会厌或杓状软骨处黏膜高度充血肿胀，经抗炎给氧等治疗，病情未见好转者。

（4）年老体弱、咳嗽功能差者。

出现烦躁不安、发绀、三凹征、肺呼吸音消失，发生昏厥、休克等严重并发症者应立即进行紧急气管切开术。

五、治疗

成人急性会厌炎较危险，可迅速发生致命性上呼吸道梗阻。应取半坐位或侧卧位。必要时行气管切开或气管插管。治疗以抗感染及保持呼吸道通畅为原则。门诊检查应首先注意会厌红肿程度、声重者应急诊收入住院治疗，床旁备置气管切开包。

1. 控制感染

（1）足量使用强有力抗生素和糖皮质激素：因其致病菌常为β型嗜血流感杆菌、葡萄球菌、链球菌等，故首选头孢类抗生素。地塞米松肌注或静脉注射，剂量可达 0.3mg/（kg·d）。

（2）局部用药：目的是保持气道湿润、稀化痰液及消炎。常用的药物有：①庆大霉素 16 万单位，地塞米松 5mg；②普米克令舒 0.5mg。可采用以上两者的一种组合加蒸馏水至 10ml，用氧气、超声雾化吸入，每日 2～3 次。

（3）切开排脓：如会厌舌面脓肿形成，或脓肿虽已破裂仍引流不畅时，可在吸氧，保持气道通畅（如喉插管、气管切开）下，用喉刀将脓肿壁切开，并迅速吸出脓液，避免流入声门下。如估计脓液很多，可先用空针抽吸出大部分再切开。体位多采用仰卧，垂头位，肩下垫一枕垫，或由助手抱头。不能合作者应用全身麻醉。

2. 保持呼吸道通畅　建立人工气道（环甲膜切开、气管切开）是保证患者呼吸道通畅的重要方法，应针对不同患者选择不同方法。

3. 其他　保持水电解质酸碱平衡，注意口腔卫生，防止继发感染，鼓励进流质饮食，补充营养。

4. 注意防治负压性肺水肿　氨茶碱解痉、毛花苷 C 强心、呋塞米利尿等治疗。

（王亚玲）

第二节　急性变态反应性会厌炎

一、病因与发病机制

急性变态反应性会厌炎（acute allergic epiglottitis）属Ⅰ型变态反应，抗原多为药物、血清、生物制品或食物。药物中以青霉素最多见，阿司匹林、碘或其他药物次之；食物中以虾、蟹或其他海鲜多见，个别人对其他食物亦有过敏。多发生于成年人，常反复发作。

二、病理

会厌、杓会厌襞，甚至杓状软骨等处的黏膜及黏膜下组织均高度水肿，有时呈水泡状，黏膜苍白增厚。

三、临床表现

发病急，常在用药 0.5h 或进食 2~3h 内发病，进展快。主要症状是喉咽部堵塞感和说话含混不清，但声音无改变。无畏寒发热、呼吸困难，亦无疼痛或压痛，全身检查多正常。间接喉镜和纤维或电子喉镜检查可见会厌明显肿胀。本病虽然症状不很明显，但危险性很大，有时在咳嗽或深吸气后，甚至患者更换体位时，水肿组织嵌入声门，突然发生窒息，抢救不及时可致死亡。

四、检查与诊断

检查可见会厌水肿明显，有的成圆球状，颜色苍白。杓会厌襞以及杓状软骨处亦多呈明显水肿肿胀。声带及声门下组织可无改变。诊断不难。

五、治疗

首先进行抗过敏治疗，成人皮下注射 0.1% 肾上腺素 0.1~0.2ml，同时肌内注射或静脉滴注氢化可的松 100mg 或地塞米松 10mg。会厌及杓会厌襞水肿非常严重者，应立即在水肿明显处切开 1~3 刀，减轻水肿程度。治疗中及治疗后应密切观察。1h 后，若堵塞症状不减轻或水肿仍很明显，可考虑做预防性气管切开术。因声门被四周水肿组织堵塞而较难找到，可用喉插管使气道通畅，也可选择紧急气管切开术或环甲膜切开术，如窒息应同时进行人工呼吸。

六、预防与预后

采用嗜血流感杆菌结合菌苗接种可有效地预防婴幼儿急性会厌炎及其他嗜血流感杆菌感染疾病（脑膜炎、肺炎等）。预后与患者的抵抗力、感染细菌的种类及治疗方法密切相关。如能及时诊断、治疗，一般预后良好。

（王亚玲）

第三节 急性喉炎

急性喉炎（acute laryngitis），指以声门区为主的喉黏膜的急性弥漫性卡他性炎症，亦称急性卡他性喉炎，是成人呼吸道常见的急性感染性疾病之一，约占耳鼻口因喉头颈外科疾病的 1%~2%。急性喉炎可单独发生，也可继发于急性鼻炎和急性咽炎，是上呼吸道感染的一部分，或继发于急性传染病。男性发病率较高，多发于冬、春季。小儿急性喉炎具有其特殊性，详见本章后文。

一、病因

1. 感染　为其主要病因，多发生于伤风感冒后，在病毒感染的基础上继发细菌感染。常见感染的细菌有金黄色葡萄球菌、溶血性链球菌、肺炎双球菌、卡他莫拉菌、流感杆菌等。

2. 有害气体　吸入有害气体（如氯气、氨、硫酸、硝酸、二氧化硫、一氧化氮等）及过多的生产性粉尘，可引起喉部黏膜的急性炎症。

3. 职业因素　如使用嗓音较多的教师、演员、售货员等，发声不当或用嗓过度时，发病率常较高。

4，喉创伤　如异物或器械损伤喉部黏膜。

5. 烟酒过多、受凉、疲劳致机体抵抗力降低易诱发急性喉炎。空气湿度突然变化，室内干热也为诱因。

二、病理

初起为喉黏膜急性弥漫性充血，有多形核白细胞及淋巴细胞浸润，组织内渗出液积聚形成水肿。炎症继续发展，渗出液可变成脓性分泌物或成假膜附着。上皮若有损伤和脱落，也可形成溃疡。炎症若未得到及时控制，则有炎性细胞浸润，逐渐形成纤维变性。有时病变范围深入，甚至可达喉内肌层，也可向气管蔓延。

三、临床表现

1. 声嘶　是急性喉炎的主要症状，多突然发病，轻者发声时音质失去圆润和清亮，音调变低、变粗。重者发声嘶哑，甚至仅能耳语或完全失声。

2. 喉痛　患者喉部及气管前有轻微疼痛，发声时喉痛加重，感喉部不适、干燥、异物感。

3. 喉分泌物增多　常有咳嗽，起初干咳无痰，呈痉挛性，咳嗽时喉痛，常在夜间咳嗽加剧。稍晚则有黏脓性分泌物，因较稠厚，常不易咳出，黏附于声带表面而加重声嘶。

4. 全身症状　一般成人全身症状较轻，小儿较重。重者可有畏寒、发热、疲倦、食欲减退等症状。

5. 鼻部、咽部的炎性症状　因急性喉炎多为急性鼻炎或急性咽炎的下行感染，故常有鼻部、咽部的相应症状。

喉镜检查可见喉黏膜的表现随炎症发展于不同时期而异，其特点为双侧对称，呈弥漫性。黏膜红肿常首先出现在会厌及声带，逐渐发展至室带及声门下腔，但以声带及杓会厌襞显著。早期声带表面呈淡红色，有充血的毛细血管，逐渐变成暗红色，边缘圆钝成梭形，声门下黏膜明显红肿时，托衬于声带之下，可呈双重声带样。发声时声门闭合不全，偶见喉黏膜有散在浅表性小溃疡，黏膜下瘀斑。喉黏膜早期干燥，稍晚有黏液或黏液脓性分泌物附着于声带表面时声嘶较重，分泌物咳出后声嘶减轻。

四、诊断与鉴别诊断

根据症状及检查，可初步诊断，但应与以下疾病鉴别。

1. 喉结核　多继发于较严重的活动性肺结核或其他器官结核。病变多发生于覆有复层鳞状上皮处的喉黏膜，如喉的后部（杓间区、杓状软骨处），以及声带、室带、会厌等处。喉结核早期，喉部有刺激、灼热、干燥感等。声嘶是其主要症状，初起时轻，逐渐加重，晚期可完全失声。常有喉痛，吞咽时加重，当喉软骨膜受累时喉痛尤为剧烈。喉分泌物涂片或培养，必要时活检可明确诊断。

2. 麻疹喉炎　由麻疹病毒引起，其病情发展与麻疹病程相符。在出疹高峰伴有明显声嘶、咳嗽或犬吠样咳嗽声，随着皮疹消退迅速好转，较少发生喉梗阻。继发细菌感染引起的喉炎，往往病情较重，可能导致喉梗阻。幼儿麻疹病情较重者，大都有轻度喉炎，几乎是麻疹的症状之一。麻疹喉炎出现喉梗阻者，可按急性喉炎治疗，首先控制继发性感染，同时予糖皮质激素，如病情无改善，仍表现较重的呼吸困难，可进行气管切开术。注意有无膜性喉气管支气管炎，不可忽视下呼吸道的梗阻。

五、治疗

（1）声带休息，不发音或少发音。

（2）超声雾化吸入：早期黏膜干燥时，可加入沐舒坦等。

（3）继发细菌感染时使用广谱抗生素，充血肿胀显著者加用糖皮质激素。

（4）护理和全身支持疗法：随时调节室内温度和湿度，保持室内空气流通，多饮热水，注意大便通畅，禁烟、酒等。

六、预后

急性喉炎的预后一般良好，很少引起喉软骨膜炎、软骨坏死和喉脓肿。发生急性喉梗阻Ⅱ度时应严密观察呼吸，作好气管切开术的准备，Ⅲ度时可考虑行气管切开术。

（王亚玲）

第四节　小儿急性喉炎

小儿急性喉炎（acute laryngitis in children）是小儿以声门区为主的喉黏膜的急性炎症，常累及声门下区黏膜和黏膜下组织，多在冬春季发病，一二月份为高峰期，婴幼儿多见。发病率较成人低，但有其特殊性，尤其是易于发生呼吸困难，因为：①小儿喉腔较小，喉内黏膜松弛，肿胀时易致声门阻塞；②喉软骨柔软，黏膜与黏膜下层附着疏松，罹患炎症时肿胀较重；③喉黏膜下淋巴组织及腺体组织丰富，炎症易发生黏膜下肿胀而使喉腔变窄；④小儿咳嗽反射较差，气管及喉部分泌物不易排出；⑤小儿对感染的抵抗力及免疫力不如成人，故炎症反应较重；⑥小儿神经系统较不稳定，容易受激惹而发生喉痉挛；⑦喉痉挛除可引起喉梗阻外，又促使充血加剧，喉腔更加狭小。

一、病因与发病机制

常继发于急性鼻炎、咽炎。大多数由病毒感染引起，最易分离的是副流感病毒，占2/3。此外还有腺病毒、流感病毒、麻疹病毒等。病毒入侵之后，为继发细菌感染提供了条件。感染的细菌多为金黄色葡萄球菌、乙型链球菌、肺炎双球菌等。小儿营养不良、抵抗力低下、变应性体质、牙齿拥挤重叠，以及上呼吸道慢性病，如慢性扁桃体炎、腺样体肥大、慢性鼻炎、慢性鼻窦炎，极易诱发喉炎。

小儿急性喉炎亦可为流行性感冒、肺炎、麻疹、水痘、百日咳、猩红热等急性传染病的前驱症状。

二、病理

与成人急性喉炎不同的是病变主要发生于声门下腔，炎症向下发展可累及气管。声门下腔黏膜水肿，重者黏膜下可发生蜂窝织炎、化脓性或坏死性变。黏膜因溃疡可大面积缺损，表面有假膜形成者罕见。

三、临床表现

起病较急，多有发热、声嘶、咳嗽等。早期以喉痉挛为主，声嘶多不严重，表现为阵发性犬吠样咳嗽或呼吸困难，继之有黏稠痰液咳出，屡次发作后可能出现持续性喉梗阻症状，如哮吼性咳嗽、吸气性喘鸣。也可突然发病，小儿夜间骤然重度声嘶、频繁咳嗽、咳声较钝、吼叫。严重者，吸气时有锁骨上窝、肋间隙、胸骨上窝及上腹部显著凹陷，面色发绀或烦躁不安。呼吸变慢，约 10～15 次/min，晚期则呼吸浅快。如不及时治疗，进一步发展，可出现发绀、出汗、面色苍白、呼吸无力，甚至呼吸循环衰竭、昏迷、抽搐、死亡。

四、诊断

根据其病史、发病季节及特有症状和喉镜检查可初步诊断。

五、鉴别诊断

1. 气管支气管异物　起病急，多有异物吸入史。在异物吸入后，立即出现哽噎、剧烈呛咳、吸气性呼吸困难和发绀等初期症状。检查胸肺部有相应征象。

2. 小儿喉痉挛　常见于较小婴儿。吸气期喉喘鸣，声调尖而细，发作时间较短，症状可骤然消失，无声嘶。

3. 先天性喉部疾病　如先天性喉软化症等。各种喉镜检查和实验室血常规、咽喉拭子涂片或分泌物培养等检查均有助于鉴别。此外，还应注意与喉白喉、麻疹、水痘、百日咳、猩红热、腮腺炎的喉部表现相鉴别。

六、治疗

1. 治疗的关键是解除喉梗阻，早期可以临时使用肾上腺素类喷雾剂减轻喉水肿，及早使用有效足量的抗生素控制感染，同时给予较大剂量糖皮质激素，常用泼尼松口服，1～2mg/（kg·d）；地塞米松肌注或静脉滴注 0.2～0.4mg/（kg·d）。

2. 给氧、解痉、化痰、保持呼吸道通畅　可用水氧、超声雾化吸入或经鼻给氧。也可雾化吸入糖皮质激素。若声门下有干痂或假膜及黏稠分泌物，经上述治疗呼吸困难不能缓解，可在直接喉镜下吸出或钳出。

3. 对危重患儿应加强监护及支持疗法，注意全身营养与水电解质平衡，保护心肺功能，避免发生急性心功能不全。

4. 安静休息，减少哭闹，降低耗氧量。

5. 重度喉梗阻或经药物治疗后喉梗阻症状未缓解者，应及时作气管切开术。

七、预防与预后

幼儿哺乳是一种重要的保护措施。防止感冒，如发生，应及时治疗。一般预后较好。

（王亚玲）

第五节 急性喉气管支气管炎

急性喉气管支气管炎（acute laryngotracheobroiichitis）为喉、气管、支气管黏膜的急性弥漫性炎症。多见于 5 岁以下儿童，2 岁左右发病率最高。男性多于女性，男性约占 70%。冬、春季发病较多，病情发展急骤，病死率较高。按其主要病理变化，分为急性阻塞性喉气管炎和急性纤维蛋白性喉气管支气管炎，二者之间的过渡形式较为常见。

一、急性阻塞性喉气管炎

急性阻塞性喉气管炎（acute obstructive laryngotracheitis），又名假性哮吼（pseudocroup），流感性哮吼，传染性急性喉气管支气管炎。

（一）病因

病因尚不清楚，有以下几种学说：

1. 感染 病毒感染是最主要的病因。本病多发生于流感流行期，故许多学者认为与流感病毒有关，与甲型、乙型和亚洲甲型流感病毒以及 V 型腺病毒关系较密切。除流感外，本病也可发生于麻疹、猩红热、百日咳及天花流行之时。病变的继续发展，与继发性细菌感染有密切关系。常见细菌为溶血性链球菌、金黄色葡萄球菌、肺炎双球菌、嗜血流感杆菌等。

2. 气候变化 本病多发生于干冷季节，尤其是气候发生突变时，故有些学者认为与气候变化有关。因呼吸道纤毛的运动和肺泡的气体交换均需在一定的湿度和温度下进行，干冷空气不利于保持喉气管和支气管正常生理功能，易罹患呼吸道感染。

3. 胃食管咽反流 胃食管咽胃酸反流也是常见的病因。检测全时相咽部 pH 常低于 6。

4. 局部抵抗力降低 呼吸道异物取出术、支气管镜检查术以及呼吸道腐蚀伤后也易发生急性喉气管支气管炎。

5. 体质状况 体质较差者，如患有胸肺疾病（如肺门或气管旁淋巴结肿大），即所谓渗出性淋巴性体质的儿童易患本病。

6. C1 - 酯酶抑制剂（C1 - 1NH） 缺乏或功能缺陷，为染色体显性遗传性疾病。

（二）病理

本病炎症常开始于声门下区的疏松组织，由此向下呼吸道发展。自声带起始，喉、气管、支气管黏膜呈急性弥漫性充血、肿胀，重症病例黏膜上皮糜烂，或大面积脱落而形成溃疡。黏膜下层发生蜂窝织炎性或坏死性变。初起时分泌物为浆液性，量多，以后转为黏液性、黏脓性甚至脓性，有时为血性，由稀变稠，如糊状或黏胶状，极难咳出或吸出。

基于小儿喉部及下呼吸道的解剖学特点，当喉、气管及支气管同时罹病时，症状较成人更为严重。气管的直径在新生儿为 4 ~ 5.5mm（成人为 15 ~ 20mm），幼儿每公斤体重的呼吸区面积仅为成人的1/3，当气管、支气管黏膜稍有肿胀，管腔为炎性渗出物或肿胀的黏膜所阻塞时，即可发生严重的呼吸困难。

（三）临床表现

一般将其分为三型。

1. 轻型　多为喉气管黏膜的一般炎性水肿性病变。起病较缓，常在夜间熟睡中突然惊醒，出现吸气性呼吸困难及喘鸣，伴有发绀、烦躁不安等喉痉挛症状，经安慰或拍背等一般处理后，症状逐渐消失，每至夜间又再发。此型若及时治疗，易获痊愈。

2. 重型　可由轻型发展而来，也可以起病为重型，表现为高热，咳嗽不畅，有时如犬吠声，声音稍嘶哑，持续性渐进的吸气性呼吸困难及喘鸣，可出现发绀。病变向下发展，呼吸困难及喘鸣逐渐呈现为吸气与呼气均困难的混合型呼吸困难及喘鸣。呼吸由深慢渐至浅快。病儿因缺氧烦躁不安。病情发展，可出现明显全身中毒症状及循环系统受损症状，肺部并发症也多见。

3. 暴发型　少见，发展极快，除呼吸困难外，早期出现中毒症状，如面色灰白、咳嗽反射消失、失水、虚脱以及呼吸循环衰竭或中枢神经系统症状，可于数小时或一日内死亡。

局部纤维喉镜或纤维支气管镜检查，可见自声门以下，黏膜弥漫性充血、肿胀，以声门下腔最明显，正常的气管软骨环显示不清楚。气管支气管内可见黏稠分泌物。喉内镜检查不仅可使呼吸困难加重，还有反射性引起呼吸心搏骤停的危险，因此，最好在诊断确有困难并做好抢救准备时使用。对反复发作的急性喉气管炎可行 pH 计监测胃食管咽反流。肺部 X 线片或 CT 扫描有时可见因下呼吸道阻塞引起的肺不张或肺气肿，易误诊为支气管肺炎。

（四）诊断和鉴别诊断

根据上述症状，尤其当患儿高热后又出现喉梗阻症状，结合检查可明确诊断。须与气管支气管异物、急性细支气管炎、支气管哮喘、百日咳、流行性腮腺炎、猩红热等相鉴别，与喉白喉、急性感染性会厌炎的鉴别参见表 20 - 1。

表 20 - 1　急性喉气管支气管炎与急性会厌炎和喉白喉的鉴别

	急性喉气管支气管炎	急性感染性会厌炎	喉白喉
发病率	较常见	稀少	非常稀少
发病年龄	6 个月～3 岁	2～6 岁	6 月～10 岁
起病	较急，1～2 天	突然，6～12 小时	较缓，2～4 天
病因	病毒，尤其是副流感病毒 I 型	B 型嗜血流感杆菌	白喉杆菌
病理	声门下肿胀为主，黏稠的渗出物阻塞气管树	声门上区严重肿胀可发生菌血症	喉假膜形成可发生毒血症
发热	中度发热	高热	发热不明显
临床主要特点	慢性进行上呼吸道梗阻、喉鸣、哮吼性咳嗽	严重的喉痛、吞咽困难声音低沉、迅速进行性喉梗阻	慢性发作性头痛、喉痛、哮吼性咳嗽、声嘶、喘鸣
预后	如果呼吸能维持数天内可自行消退	如不及时建立人工气道可发生严重的呼吸循环衰竭	可发生窒息、中毒性心肌炎循环衰竭

（五）治疗

对轻型者，治疗同小儿急性喉炎，但须密切观察。对重症病例，治疗重点为保持呼吸道通畅。

1. 给氧、解痉、化痰、解除呼吸道阻塞，对喉梗阻或下呼吸道阻塞严重者须行气管切开术，并通过气管切开口滴药及吸引，清除下呼吸道黏稠的分泌物。中毒症状明显者，须考虑早行气管切开术。

2. 立即静滴足量敏感的抗生素及糖皮质激素　开始剂量宜大，呼吸困难改善后逐渐减量，至症状消失后停药。

3. 抗病毒治疗。

4. 室内保持一定湿度和温度（湿度 70% 以上，温度 18～20℃ 为宜）。

5. 忌用呼吸中枢抑制剂（如吗啡）和阿托品类药物，以免分泌物更干燥，加重呼吸道阻塞。

6. 胃食管咽反流在新生儿和婴幼儿时期是一种生理现象，出生 1 年后随括约肌功能及胃 - 食管角的发育成熟，食物由稀变稠而逐渐消退。治疗措施有：①睡眠时可抬高床头，减少胃酸反流；②低脂饮食，避免睡前进食；③必要时加用降低壁细胞酸分泌的药物、H2 受体阻滞剂（西咪替丁）、质子泵抑制剂（奥美拉唑）、胃肠蠕动促进剂（西沙必利）；④重者甚至可手术治疗。

二、急性纤维蛋白性喉气管支气管炎

急性纤维蛋白性喉气管支气管炎（acute fibrinous laryngotracheobronchitis），也称纤维蛋白样 - 出血性气管支气管炎，纤维蛋白性化脓性气管支气管炎，流感性（或恶性，超急性）纤维蛋白性喉气管支气管炎，急性膜性喉气管支气管炎，急性假膜性坏死性喉气管支气管炎等。多见于幼儿，与急性阻塞性喉气管炎虽同为喉以下呼吸道的化脓性感染，但病情更为险恶，病死率很高。

（一）病因

（1）阻塞性喉气管炎的进一步发展。

（2）流感病毒感染后继发细菌感染。

（3）其他：创伤、异物致局部抵抗力下降，长时间气管内插管，呼吸道烧伤后等。

（二）病理

与急性阻塞性喉气管炎相似，但病变更深。主要特点是喉、气管、支气管内有大块或筒状痂皮、黏液脓栓和假膜。呼吸道黏膜有严重炎性病变，但无水肿，黏膜层及黏膜下层大片脱落或深度溃疡，甚至软骨暴露或发生软化。因黏膜损伤严重，自组织中溢出的血浆、纤维蛋白与细胞成分凝聚成干痂及假膜，大多易于剥离。

（三）症状

类似急性阻塞性喉气管炎，但发病更急，呼吸困难及全身中毒症状更为明显。

1. 突发严重的混合性呼吸困难　呼吸时呈干性阻塞性噪响，可伴有严重的双重性喘鸣。咳嗽有痰声，但痰液无法咳出。如假膜脱落，可出现阵发性呼吸困难加重，气管内有异物拍击声，哭闹时加剧。

2. 高热，烦躁不安，面色发绀或灰白，可迅速出现循环衰竭或中枢神经系统症状，如抽搐、惊厥、呕吐。发生酸中毒及水电解质失衡者也多见。

（四）检查及诊断

检查参见急性阻塞性喉气管炎，常有混合性呼吸困难，胸骨上窝、肋间隙、上腹部等处有吸气性凹陷，伴以锁骨上窝处呼气性膨出。呼吸音减弱或有笛音，甚至可闻及异物拍击声。用力可咳出大量黏稠的纤维蛋白性脓痰及痂皮，咳出后呼吸困难可明显改善。如行支气管镜检查，可见杓状软骨间切迹、气管及支气管内有硬性痂皮及假膜。结合症状可确定诊断。

（五）治疗

同急性阻塞性喉气管炎，应及早进行血氧饱和度监测和心电监护。较严重者，需行气管切开术，术后通过气管套管口滴药消炎稀释，必要时需反复施行支气管镜检查，将痂皮及假膜钳出和吸出，以缓解呼吸困难。

（六）并发症

常见的并发症为败血症或菌血症，其次是心包炎、弥漫性支气管肺炎、脑膜炎、脑炎等。

（七）预后

一般预后良好，如并发麻疹和支气管肺炎者预后较差。

（王亚玲）

第二十一章

喉慢性非特异性炎症

慢性喉炎（chronic laryngitis）是指喉部黏膜的非特异性病菌感染所引起的慢性炎症。本病是最常见的喉科疾病之一，主要表现为双侧声带黏膜炎性病变。

近年随着人们沟通和语言交流的增多等因素，发病率有增加趋势。根据病变程度、特性的不同，一般可分为慢性单纯性喉炎（chronic simple laryngitis）、慢性萎缩性喉炎（chronic atrophic laryngitis）和慢性增生性喉炎（chronic hyperplastic laryngitis）等。

第一节　慢性单纯性喉炎

慢性单纯性喉炎（chronic simple laryngitis），是一主要发生在喉黏膜的慢性非特异性炎性病变，可累及黏膜下组织，临床常见，多发于成人。

一、病因

（1）鼻-鼻窦炎、慢性扁桃体炎、慢性咽炎等邻近部位炎症直接向喉部蔓延或脓性分泌物的刺激。

（2）鼻腔阻塞，经口呼吸，使咽喉黏膜血管扩张、喉肌紧张疲劳产生炎症。

（3）有害气体（如氯气、氨、二氧化硫等）及烟、酒、灰尘等长期刺激。

（4）胃食管咽反流及幽门螺旋菌感染。有作者认为胃食管咽反流是慢性喉炎的基本病因，尤其是在小儿。

（5）用嗓过多或发音不当。

（6）全身性疾病患如糖尿病、肝硬化等使全身抵抗力下降或影响喉部。

二、病理

喉黏膜血管扩张，炎细胞浸润，黏膜下可发生血液积聚。上皮及固有层水肿及以单核细胞为主的炎性渗出。继而黏膜肥厚，腺体肥大。

三、临床表现

1. 症状　不同程度的声嘶为其主要症状，初为间歇性，逐渐加重成为持续性，如累及环杓关节，则在晨起或声带休息较久后声嘶反而显著，但失声者甚少。喉部微痛及紧缩感、异物感等，常做干咳以缓解喉部不适。

2. **体征** 可见喉黏膜弥漫性充血，两侧对称。声带失去原有的珠白色而呈浅红色。黏膜表面可见有稠厚黏液，常在声门间形成黏液丝。杓间区黏膜充血增厚，在发音时声带软弱，振动不协调，两侧声带闭合不好。

四、辅助检查

根据病变的轻重不同，电声门图和动态喉镜检查可出现相应的改变：电声门图（electroglottography，EGG）在声带病变较轻时可保持基本波形，声带慢性充血时可见闭相延长开相缩短。动态喉镜（Strobolaryngoscope）又称喉闪光镜或频闪喉观察仪，在声带水肿时振幅、黏膜波、振动关闭相可增强，对称性和周期性不定。

五、诊断与鉴别诊断

根据上述症状及体征可做出诊断，但应考虑鼻、咽、肺部及全身情况，查出病因。对声嘶持续时间较长者，应与喉结核、早期喉癌等鉴别，电视纤维、电子喉镜检查或活检。

六、治疗

（1）病因治疗：积极治疗鼻－鼻窦炎、咽炎、肺部及全身疾病，对发音不当者，可进行发音训练。

（2）局部使用抗炎药物。

（3）改变不良的生活习惯，去除刺激因素，包括戒除烟酒、声休。

（4）氧气或超声雾化吸入，必要时加用抗生素和地塞米松或普米克令舒等雾化。

（5）理疗：直流电药物离子（碘离子）导入或音频电疗、超短波、直流电或特定电磁波（TDP）等治疗。

（6）发声矫治：包括有声练习和发声练习等，不少国家具有专业语言矫治师、言语疾病学家进行矫治。

（7）抗反流治疗：Hanson 等（2000）认为大约 20% 具有慢性喉炎症状的患者需长期应用氢离子泵抑制剂。有胃食管咽反流者，成人予：①西咪替丁 0.8g/d，静脉滴注；②奥美拉唑 20mg、睡前服用；③西沙必利 5～10mg，3/d。剂量可酌情增减。

七、预防

（1）锻炼身体，增强体质，提高对外界气候的适应能力。

（2）积极治疗全身疾病。

（3）注意休息，当黏膜发生炎性反应后，应严格噤声，避免演变为慢性。

（王亚玲）

第二节 慢性萎缩性喉炎

慢性萎缩性喉炎（chronic atrophic laryngitis）亦名干性喉炎或臭喉症（ozena of the larynx），因喉黏膜及黏液腺萎缩，分泌减少所致。中老年女性多见，经常暴露于多粉尘空气中者更为严重。

一、病因

分为原发性和继发性两种。原发性者目前病因仍不十分清楚，多数学者认为是全身疾病的局部表现，可能与内分泌紊乱、自主神经功能失调、维生素及微量元素缺乏或不平衡有关。

二、病理

喉黏膜及黏膜下层纤维变性，黏膜上皮化生，柱状纤毛上皮渐变为复层鳞状上皮，腺体萎缩，分泌减少，加之喉黏膜已无纤毛活动，故分泌液停滞于喉部，经呼吸空气蒸发，可变为脓痂。除去痂皮后可见深红色黏膜，失去固有光泽。可有浅表的糜烂或溃疡。病变向深层发展可引起喉内肌萎缩。炎症向下发展可延及气管。

三、临床表现

1. 症状 喉部有干燥不适，异物感，胀痛，声嘶，因夜间有脓痂存留，常于晨起时较重。阵发性咳嗽为其主要症状。分泌物黏稠、结痂是引起阵发性咳嗽的原因，常咳出痂皮或稠痰方停止咳嗽，咳出的痂皮可带血丝，有臭气。咳出脓痂后声嘶稍有改善，但常使喉痛加剧。

2. 体征 喉黏膜慢性充血、发干，喉腔增宽，黄绿色脓痂常覆于声带后端、杓间区及喉室带等处，去除后可见喉黏膜呈深红色，干燥发亮如涂蜡状。如喉内肌萎缩，声带变薄、松弛无力，发音时两侧闭合不全，故发声漏气，声音沙哑，说话费力。少数患者气管上端亦显相同病变。继发于萎缩性鼻炎、咽炎者可见鼻腔、咽腔增宽，黏膜干燥。也可进一步用纤维喉镜或电子喉镜观察。电声门图多表现为闭相缩短或无闭相，波峰变矮。

四、诊断

根据以上特点，常易诊断，但应积极寻找病因，进行病因治疗。

五、治疗

一般治疗可予碘化钾 30mg，3/d 口服，刺激喉黏液分泌，减轻喉部干燥。蒸气雾化或用含有芳香油的药物，口服维生素 A、D 族维生素、维生素 E、维生素 B_2 等。有痂皮贴附时可在喉镜下湿化后取出。

（王亚玲）

第三节　慢性增生性喉炎

慢性增生性喉炎（chronic hyperplastic laryngitis），为喉黏膜一种慢性炎性增生性疾病。

一、病因

病因与慢性单纯性喉炎相同，多由慢性单纯性喉炎病变发展。有人认为慢性喉炎，尤其是增生性喉炎可能与 EB 病毒、单纯疱疹病毒（HSV）和肺炎支原体的感染有关。黏膜上皮不同程度增生或鳞状化生、角化，黏膜下淋巴细胞和浆细胞浸润，喉黏膜明显增厚，纤维组织增生、玻璃样变性导致以细胞增生为主的非炎性病变。增生性改变可为弥漫性或局限性。

二、临床表现

1. 症状　症状同慢性喉炎，但声嘶较重而咳嗽较轻，急性或亚急性发作时喉痛明显。
2. 体征　声带充血，边缘圆厚，表面粗糙不平，可呈结节状或息肉样。如病变发展至声门下区，两侧声带后端靠拢受阻而出现裂隙。室带亦常肥厚，粗糙不平，有时轻压于声带上，掩蔽声带。

三、辅助检查

电声门图多表现为闭相延长，开相缩短。喉动态镜观察可见对称性和周期性差，严重者振幅和黏膜波消失，声带闭合差。

四、诊断与鉴别诊断

根据以上症状和体征，一般诊断不难，但应与喉癌、梅毒、结核等鉴别。肿瘤常局限于一侧声带，可经活检证实；梅毒较难区别，如有会厌增厚、缺损或结痂，并有其他器官梅毒；喉结核的病变常在杓间区，黏膜常呈贫血现象，多有浅表溃疡和肺结核。经 1% 亚甲蓝声带黏膜染色后接触内镜能清楚地观察到声带表层细胞的形状、异型核、核浆比及细胞排列等情况，动态全程观察浅层细胞变化，有助于鉴别诊断。

五、治疗

治疗原则同慢性喉炎。对声带过度增生的组织早期可加用直流电药物离子（碘离子）导入或音频电疗，局部理疗有助于改善血液循环，消炎，软化消散增生组织。重者可在手术显微镜下手术或激光烧灼、冷冻治疗，切除肥厚部分的黏膜组织，但注意勿损伤声带肌。杓间隙的肥厚组织可涂用腐蚀剂（硝酸银等）。此外，尚有一类较特殊的反流性喉炎（reflux laryngitis），是因食管下端括约肌短暂松弛，导致含有胃酸的胃液向食管反流达到喉部所致，可能与胃酸的直接刺激和通过迷走神经反射引起慢性咳嗽有关。临床表现有声嘶，持续干咳，喉部压力降低感，胸骨后烧灼感等。检查可见喉腔后部黏膜红斑或白斑状改变，重者可见声带溃疡或息肉。治疗可用质子泵抑制剂、抗胃酸药如氢氧化铝，以及局部消炎、促进溃疡愈合、摘除息肉等。

（王亚玲）

第二十二章

声带息肉及小结

第一节　声带息肉

声带息肉为发生在声带边缘或表面的炎性增生组织，分局限型和弥漫型两类：局限型又分带蒂和广基型；弥漫型又称息肉样变性（polypoid degeneration）。

一、病因与发病机制

声带息肉的确切病因尚不清楚。多数学者认为，长期的用声不当或用声过度所致的发声损伤在发病中起重要作用。

1. 机械创伤学说　用声过度、用声不当的机械作用可以引起声带血管扩张、通透性增加导致局部水肿，局部水肿在声带振动时又加重创伤而形成息肉，并进一步变性、纤维化。

2. 循环障碍学说　声带振动时黏膜下血流变慢，甚至停止，长时间过度发声可致声带血流量持续下降，局部循环障碍并缺氧，使毛细血管通透性增加，局部水肿及血浆纤维素渗出，严重时血管破裂形成血肿，炎性渗出物最终聚集、沉积在声带边缘形成息肉；若淋巴、静脉回流障碍则息肉基底逐渐增宽，形成广基息肉或息肉样变性。

3. 炎症学说　声带息肉是因局部长期慢性炎造成黏膜充血、水肿而形成。

4. 代偿学说　声门闭合不全过度代偿可引起声带边缘息肉状肥厚，以加强声带闭合，此多为弥漫性息肉样变。

5. 气流动力学伯努利（Bernoulli）效应学说　声带闭合时可将声带边缘黏膜吸入声门，使声带内组织液移向并积聚在任克间隙边缘而形成息肉。

6. 自主神经功能紊乱学说　有"A"型性格特征，倾向于副交感神经兴奋性亢进的自主神经功能紊乱性疾病。

7. 变态反应学说　声带息肉的组织学表现有嗜酸及嗜碱性粒细胞增多，认为其发生与变态反应有关。

8. 声带黏膜中超氧化物歧化酶（SOD）　活性降低与声带息肉和小结形成有关。

9. 近年来咽喉反流　与声嘶的相关性受到重视，文献报道50%的声嘶与咽喉反流相关。Martins等通过问卷表调查发现，声带息肉患者61%有用嗓过度，47%存在胃食管反流症状，

32%伴鼻后滴漏综合征。Kantas 等报告，对伴有咽喉反流的声带息肉患者术前增加质子泵抑制剂治疗，术后患者症状和体征改善均较对照组明显，认为咽喉反流可能与术后声带上皮修复和病变复发有关。我国亦有多位学者报道食管动力和反流事件在声带息肉发病机制中可能发挥了重要作用。

10. 其他学说　也有人认为声带息肉的发生与局部解剖因素有关，如舌短、舌背拱起及会厌功能差者易发生，可能因这些解剖异常使共鸣及构语功能受影响，需加强喉内肌功能来增强发声力量，导致声带易受损伤。此外还有血管神经障碍学说及先天遗传学说等。

二、病理

声带息肉的病理组织学变化主要在黏膜上皮下层，有水肿、出血、血浆渗出、血管扩张、毛细血管增生、血栓形成、纤维蛋白物沉着、黏液样变性、玻璃样变性及纤维化等。还可有少量炎性细胞浸润。偶见有钙化。电镜超微结构观察：黏膜上皮层次较少，完全角化，棘细胞间隙水肿，间桥松解或消失，间隙扩大形成空腔，细胞内也可水肿，细胞器减少；固有层水肿，间质细胞较少，胶原纤维稀疏，弹力纤维极少。根据声带息肉的病理变化，Epstein（1957）将其分为 3 型：纤维型、血管型和水肿型。厶户（1971）则分 4 型：出血型、玻璃样变性型、水肿型及纤维型。

声带息肉多见于声带边缘前中 1/3 交界处。对此有 3 种解释：①该处是膜部声带的中点，振动时振幅最大而易受损伤；②该处存在振动结节（vibration node），在其上皮下易产生血流静止与淤积；③该处血管分布与构造特殊，且该处声带肌上下方向交错，发声时可出现捻转运动，使血供发生极其复杂的变化。

三、症状

不同程度声音嘶哑，轻者间歇性嗓音改变，发声易倦，音色闷暗、毛糙，高音困难，唱歌易走调等；重者沙哑，甚至失音。息肉大小与发音的基频无关，与音质粗糙有关。巨大息肉甚至可导致呼吸困难和喘鸣。息肉垂于声门下腔者常因刺激引起咳嗽。

四、检查

喉镜检查，见声带边缘前中 1/3 交界处有表面光滑、半透明、带蒂的新生物。有时在一侧或双侧声带游离缘呈基底较宽的梭形息肉样变。亦有呈弥漫性肿胀遍及整个声带的息肉样变者。息肉色灰白或淡红，偶有紫红色，大小如绿豆、黄豆不等。有巨大息肉悬垂于声门下腔的，状如紫色葡萄，呼吸困难呈端坐状，亦有突然堵塞声门裂而引起窒息者。此种巨大息肉，其蒂常位于声带前联合。声带息肉一般单侧多见，亦可两侧同时发生。少数病例为一侧息肉，对侧为小结。带蒂的声带息肉可随呼吸气流上下活动，有时隐伏于声门下腔，检查时易于忽略。

五、鉴别诊断

1. 声带囊肿　为声带良性病变，由于炎症、外伤、病毒等因素，引起声带黏液腺管阻塞造成黏液潴留所致。在病理学上声带囊肿位于声带黏膜上皮下的固有层浅层。主要的临床表现为声嘶。间接喉镜或纤维喉镜检查可见声带上半球形或半椭圆形局限隆起，界限可不清楚，黄白色或淡红色，表面光滑，可有丝状小血管分布。透过黏膜见中央有反光强的乳白色或淡黄色的囊性物。间接喉镜下诊断常常比较困难，临床上可被误诊。声带囊肿可分为潴留囊肿和皮样囊肿两种类型，潴留囊肿是由于创伤或炎症导致黏膜内腺体导管阻塞引起，外衬上皮，内为黏液样液体；皮样囊肿是由于创伤或先天性原因导致，被覆鳞状上皮，其内包含干酪物质、角化物、胆固醇结晶。手术治疗是唯一的办法。

2. 喉乳头状瘤　是喉部最常见的良性肿瘤。常见症状为声嘶或失声，肿瘤大者，可引起咳嗽、喘鸣、呼吸困难等。喉镜检查见肿瘤呈苍白、淡红或暗红色，表面常呈桑椹状或仅粗糙不平如绒毛而无乳头可见，肿瘤好发于一侧声带边缘或前联合，儿童常为多发，可发生于声带、室带及喉室等处。病变限于黏膜表面，无声带活动障碍。活组织检查可确诊。治疗以手术治疗为主。

3. 喉癌　多发生于喉的前部，早期大都局限于一侧，病变发展较快，声嘶发展迅速。以声嘶、呼吸困难、咳嗽、吞咽困难及颈淋巴结转移为主。喉镜检查可见喉内有肿物，呈菜花型、溃疡型、结节型、包块型等，质脆易出血。纤维喉镜检查有利于早期发现肿瘤。凡见一侧声带肿胀、表面粗糙不平伴运动障碍或呼吸不畅者，不可忽视肿瘤的可能性，需反复进行喉镜检查，必要时行喉部可疑部位的活检。治疗是以手术治疗为主的综合疗法。

六、治疗

以手术切除为主，辅以糖皮质激素、抗生素及超声雾化等治疗。

声门暴露良好的带蒂息肉，可在间接、纤维或电子喉镜下摘除。但只在极少数情况下，如患者有全身麻醉禁忌证时才考虑在局部麻醉或间接喉镜下用钳子摘除声带息肉。多数情况下在全身麻醉气管插管下经支撑喉镜切除息肉，有条件者可行显微切除术，也可行激光切除。手术时应将病变组织完整摘除，保持声带游离缘的整齐，不损害深部的声韧带和过多病变周围的 Reinke 间隙组织。对于前联合处的病变，宜先做一侧，不要两侧同时手术，以防粘连。特别巨大的息肉需行喉裂开术者极少见。应注意的是颈椎病不能后仰者、严重心肺功能不全者、颞下颌关节强直，张口困难者为手术禁忌证。手术效果一般良好。经过术后的发声休息，多有明显的声音改善。嗓音外科术后应继续进行发声训练。

值得注意的是，息肉的好发部位也即癌肿的好发部位。早期的癌肿和初起的息肉，肉眼颇难鉴别，故切除的息肉均应常规送病理检查，以免误诊。

（熊　欣）

第二节　声带小结

声带小结（vocal nodules）也称歌唱者小结（singer nodules）、教师小结（teacher nodules），发生于儿童者称喊叫小结。是慢性喉炎的一型更微小的纤维结节性病变，常由炎性病变逐渐形成。

一、病因

1. 机械刺激学说　多数学者倾向"机械刺激学说"。长期用声过度或用声不当，很可能为单一的或极其重要的激发因素。在教师中，以女教师并伴有贫血，消化不良，或有妇科病者多见。在歌唱家中，多由于发声不当，呼吸控制不良而引起。

2. 内分泌因素　因本病男孩较女孩多见，但至青春期，均有自行消失趋向。在成人病例，女性发病率又较高，男性少见，50 岁以上患者声带小结者更少见。故有学者认为，内分泌因素与声带小结可能有某种关联。

3. 其他学说　上呼吸道病变，如感冒、急慢性喉炎等，可诱发声带小结。胃食管咽反流可诱发声带小结。

二、病理

声带小结外观呈灰白色小隆起。显微镜下见小结外覆增厚的复层鳞状上皮，其基层与息肉十分相似，为纤维性结缔组织及或多或少的机化炎性组织与白细胞，周围组织微有炎症表现。电镜观察可见黏膜鳞状上皮层次显著增多，表层细胞扁平，棘层内有角质透明蛋白颗粒；各层细胞排列紧密，张力微丝和桥粒均发育良好，基底层细胞核有丝分裂较多见，周围组织有炎症表现。从病理组织学看来，声带小结与喉息肉并无质的区别，可能只有量的差别。故认为两者属同一病变发展过程中的两个不同阶段的表现。

三、症状

早期主要是发声易疲倦和间歇性声嘶，声嘶每当发高音时出现。继续发展，声嘶加重，呈持续，且在发较低声音时也可发生。

四、检查

早期在间接喉镜下，可见声带游离缘前、中 1/3 交界处，于发声时有分泌物附着，声带外展时，分泌物呈丝状横跨于声门裂。此后该处声带逐渐隆起，成为明显小结。小结一般对称，间或也有一侧较大，另侧较小或仅一侧可见者。声带小结可呈局限性小突起，也可呈广基梭形增厚，前者多见于发声不当的歌唱者，后者则常见于其他用嗓过度的职业人员。Kleinsasser 观察到：有些儿童的声带小结，当声带松弛时呈广基隆起，声带紧张时，则呈小结状突起。并认为此种小结不需手术切除，至青春期可以自然消失。

五、诊断与鉴别诊断

根据病史及局部检查，可以做出临床诊断。有时肉眼看来似声带小结，实际上是表皮样囊肿，在喉镜下难以鉴别，常需手术切除后经病理检查方可确诊。

六、治疗

包括适当注意声带休息、纠正发声方法、手术疗法及药物疗法。

1. 声带休息　早期声带小结，经过适当声带休息，常可变小或消失。即使较大的小结虽不能消失，但声音亦可改善。若声带休息已 2～3 周，小结仍未明显变小者，应采取其他治疗措施，因声带肌长期不活动反而对发声不利。

2. 发声训练　声带小结患者经过一段时间（约 3 个月）的发声训练，常可自行消失。发声训练主要是改变原来用声不当的错误习惯。此外，应限制吸烟、饮酒和食用辛辣刺激食物等。

3. 手术切除　对较大的声带小结，单纯休息和用药不奏效者，可考虑在气管插管全身麻醉支撑喉镜或显微喉镜下手术切除声带小结，如有激光设备者，亦可用激光将声带小结气化切除。操作时应特别慎重，切勿损伤声带组织。术后仍应注意正确的发声方法，否则仍可复发。

4. 药物疗法　可适当使用糖皮质激素及超声雾化治疗。儿童小结常不需手术切除，至青春期可以自然消失。

（熊　欣）

第二十三章

咽喉部其他疾病

第一节 良性肿瘤

喉部良性肿瘤通常包括良性真性肿瘤及假性肿瘤两大类。喉良性肿瘤指发生于喉部，在临床上及病理上具有良性特点的真性肿瘤，如乳头状瘤、血管瘤、纤维瘤、神经鞘瘤、腺瘤等。其中，乳头状瘤较常见。良性真性肿瘤的特点是：多起源于上皮或结缔组织，由高分化的成熟细胞组成，不向邻近组织浸润或发生转移，肿瘤生长缓慢，通常不发生出血和溃烂倾向，不引起恶病质。

临床上许多由炎症、外伤及新陈代谢紊乱等所致的肿瘤样物，如喉息肉、喉淀粉样变、喉结核等，这些病变尽管在形态和症状方面与真性肿瘤有很多相似之处，但在组织病理学上却有很大的差别，但两者之间尚有一定内在联系，甚至还可发生转变。如喉息肉可转变为肉芽肿、纤维瘤，声带血肿机化可转变为纤维血管瘤，本章将合并讨论。喉部假性肿瘤以声带息肉最常见，其次为血管瘤、纤维瘤等。

一、喉乳头状瘤

（一）概述

喉乳头状瘤是喉部最常见的良性肿瘤，约占 90% 喉乳头状瘤的性别差异不大，可发生于任何年龄，以 10 岁以下儿童多见，成人则多见于 40～50 岁年龄组。儿童乳头状瘤较成人生长快，常为复发性，易复发，但随着年龄增长有自限趋势。成人乳头状瘤可发生恶变。病因尚不明确，可能与人乳头状瘤病毒感染及 T 细胞免疫功能缺陷、内分泌等有关。

（二）临床表现及诊断

1. 临床表现 本病常见症状为声嘶，病情发展缓慢，病程较长。随着肿瘤发展，声嘶加重甚至失声，可引起咳嗽、喘鸣及呼吸困难。喉镜检查见肿瘤呈苍白、淡红或暗红色，表面为桑葚状或粗糙不平。儿童乳头状瘤为多发性，肿瘤通常以声门为中心广泛侵犯，累及声门上下，故早期可出现气道阻塞症状。成人乳头状瘤一般为单发性浅表性病变，好发于声带膜性部，有蒂，少数为广基病变。角化明显，外观呈白色。肿瘤浸润较慢，极少发生喉阻塞。本病恶变率为 2%～3%，恶变几乎都为鳞癌，多见于复发病例。

2. 诊断要点 本病诊断依据喉镜检查，行新生物活检即可确诊。对反复多发者，宜反复活检，以便及时发现有无恶变。

（三）治疗

治疗原则为切除肿瘤，保护喉功能。应根据患者的年龄、肿瘤大小、部位、范围及多发情况综合考虑治疗方案。

1.手术治疗

（1）间接喉镜法：丁卡因表面麻醉后，间接喉镜保留喉，直接钳取肿瘤组织。此方法简单易行。

（2）支撑喉镜下肿瘤切除术：可在全麻支撑喉镜下，保留声门良好后，钳取肿瘤组织，还可用切割器切除肿瘤组织，修整病变边缘，以便较好恢复喉功能。近年来，支撑喉镜下 CO_2 激光切除也广泛应用。CO_2 激光穿透力强，能准确气化或切除肿瘤组织，出血少、损伤小、无瘢痕、术后并发症较少。

（3）喉裂开术：对于反复、多发的成人患者，可采用喉裂开术切除肿瘤及病变黏膜，但此法易引起喉狭窄及肿瘤种植。

2.药物治疗　常用的局部及全身治疗药物有金霉素、土霉素、雌激素左旋咪唑等，但尚未明确证实其有效性。

3.免疫治疗　近年来，应用干扰素治疗喉乳头状瘤，取得了一定疗效。干扰素即病毒抑制因子，具有光谱抗病毒作用。经过临床观察，已经肯定了干扰素对乳头状瘤的效果，对已向声门下、气管内扩散者也有显著控制作用。手术切除乳头状瘤后再配合干扰素治疗效果较好，但停药后复发较常见。因此治疗剂量及疗程还有待进一步探讨。干扰素的副反应有畏寒、发热、厌食等，这些症状多在48h内消失。部分患者在注射局部可有红斑及胀痛，少数患者白细胞及血小板可下降，停药后逐渐恢复正常。上述副反应儿童多于成人。出现上述副反应后，可暂时停药或减少剂量，待恢复正常后，再重复治疗。此外，牛痘疫苗、自体瘤疫苗、转移因子，对病程缓解有一定作用，但是确切疗效还有待进一步研究。

二、喉血管瘤

（一）概述

喉血管瘤可发生于任何年龄，性别差异不大。主要分为毛细血管瘤和海绵状血管瘤两型。前者多发于婴幼儿，后者在成人多见。儿童血管瘤多为先天性，一般在出生后 2~3 个月逐渐出现吸气性喘鸣，呼吸困难。婴幼儿的声门下血管瘤于出生后 3~6 个月发展速度最快，到 1~2 岁时发展速度减慢。

（二）临床表现及诊断

1.临床表现　此种情况下患儿发育较差，有慢性呼吸道梗阻症状，约半数患儿伴有头颈部皮肤血管瘤。查体见肿物多位于声带与环状软骨之间。成人患者好发于披裂、室带、会厌等部位，主要症状为声嘶、咽喉异物感、痰中带血等。查体见深蓝或紫红色肿块，表面光滑。

2.诊断　根据病史、临床症状及喉镜检查不难诊断，一般不主张活检，以避免大出血。

（三）治疗

若无明显症状，可暂不处理成人的喉血管瘤。治疗方法目前采用的有手术切除、局部硬化剂注射、放疗等，据具体病情适当采用。对于病变较为局限者，手术治疗是主要的治疗手段。若肿瘤较大，应先行气管切开，全麻控制性低血压。若肿瘤范围较广，估计彻底切除难度较大，或术后对喉部功能有较大影响者，可先行局部硬化剂注射或放疗，待肿瘤局限后再考虑手术。激光作为一种新型的治疗手段，具有组织损伤小、出血少等优点，还可在一定程度上避免喉瘢痕狭窄。其他治疗如硬化剂注射，可使肿瘤缩小，但难以根治。

小儿喉血管瘤在 18 ~ 24 个月内有自然消退可能，故即便出现轻度的呼吸困难，也不急于手术。对婴幼儿声门下血管瘤，如有较重的呼吸困难，应先行气管切开，尽量采取保守的治疗方法，以避免手术引起的喉瘢痕狭窄。

本病预后较好，少数可复发。

三、喉软骨瘤

（一）概述

喉软骨瘤起源于正常软骨或软骨外的胚胎残余。肿瘤由透明软骨构成，若瘤内有骨质形成，则成为骨软骨瘤。临床上喉软骨瘤罕见，约占喉部肿瘤的 5%，头颈部肿瘤的 1.2%。好发年龄为 30 ~ 70 岁，男女发病率之比为（3 ~ 5）：1。最常发病于环状软骨，其次为甲状软骨、杓状软骨和会厌软骨。亦有原发于声带或室带的，表现为带蒂的肿块。

（二）临床表现及诊断

1. 临床表现　喉软骨瘤生长缓慢，临床症状和体征常不典型，故原发部位及大小表现各异。软骨瘤向喉内、气管内生长时，可表现为声嘶、进行性呼吸困难、吞咽困难和喘鸣。向喉外生长者，可表现为颈部坚硬肿块，无压痛且与喉软骨不能分开，随吞咽活动。喉内软骨瘤多位于环状软骨板处，喉镜检查可见半圆形、基底较宽、表面光滑、色灰白、覆盖正常黏膜的肿块。内生软骨瘤对正常软骨有破坏作用，外生性者则仅有压迫作用，使其下方的正常软骨变薄，甚至使喉软骨失去正常的支架功能。影像学检查对诊断喉软骨瘤有帮助。X 射线检查瘤组织阴影不连续，周围或中心呈点状或骨化现象。CT 扫描可明确肿瘤的位置、轮廓、大小和范围，肿瘤边缘清晰，内部可见特征性的突起小梁状结构或斑点状钙化。

2. 诊断　最终确诊仍需依靠病理组织学检查。

（三）治疗

手术切除是主要的治疗方法。若肿瘤较小、无症状，可定期随访，暂不手术。原发于杓状软骨和声带者，可在内镜下切除。发生于甲状软骨者可在黏膜下切除而不进入喉腔。发生于环状软骨者易累及环状软骨板，若切除 1/2 以上环状软骨时，易破坏喉的软骨支架而引起喉狭窄，需考虑是否行喉重建术。手术残留可导致肿瘤局部复发或恶变。本病一般预后良好。

四、喉脂肪瘤

（一）概述

喉脂肪瘤较为罕见，任何年龄均可发病，患者以 30 ~ 50 岁男性居多。肿瘤主要位于会厌、杓会厌皱襞、梨状窝等处。表面光滑，大小不一，外观呈黄色或略带红色，质软有弹性，可带蒂或无蒂，较大肿瘤呈分叶状。

（二）临床表现及诊断

临床表现视肿瘤部位及大小而定。肿瘤较小时，可无症状。肿瘤较大时，可有声嘶、呼吸困难、吞咽困难等症状，严重者还可引起窒息。CT 扫描提示肿瘤部位 CT 值较低，病理组织学检查见肿瘤由成熟的脂肪细胞及纤维结缔组织组成。

（三）治疗

手术切除为唯一的治疗方式。较小的肿瘤可在间接喉镜、电子喉镜或支撑喉镜下摘除。较大的肿瘤需采用喉裂开或咽侧切开进行切除。本病预后良好。

五、喉神经鞘瘤

（一）概述

喉神经鞘瘤极少见。肿瘤细胞来源于神经鞘膜，呈圆形、椭圆形或梭形，表面光滑、质韧，有包膜。本病起始好发于 21～40 岁，男性略多于女性。肿瘤多位于杓会厌皱襞、披裂、会厌或室带。肿瘤大小不一，色红、表面光滑、实性，有完整包膜。向内可遮盖假声带、声带引起声门裂狭窄，向外可突出于颌下颈部，向后可与喉咽后壁接触。

（二）临床表现及诊断

肿瘤压迫喉返神经或迷走神经，可引起声带运动障碍。症状视肿瘤大小及部位而定，早期可有声嘶、咳嗽。随着肿瘤增大可引起喉喘鸣或呼吸困难、吞咽障碍。本病术前确诊较困难，有赖于病理检查确诊。

（三）治疗

以手术切除为主。肿瘤较小者可在支撑喉镜下切除，较大肿瘤宜行颈侧切开，于黏膜下完整切除肿瘤，肿瘤有包膜，较易分离，术中出血不多。术中应注意保护包绕肿瘤的神经束。

六、喉纤维瘤

（一）概述

喉纤维瘤来源于中胚层，较为少见。好发于成年男性。瘤组织由纤维细胞及纤维束组成，血管较少。瘤体表面光滑，大小不一，小者如米粒，大者可阻塞呼吸道。带蒂或广基。颜色呈灰白或深红，质地坚实，若发生黏液样变性，则柔软如息肉。一般发生于 60 岁以上男性，肿瘤多位于声带前中段或前联合，也可发生于室带、会厌或声门下区。

（二）临床表现及诊断

临床症状视纤维瘤发生的部位和大小而定，发生于声带者可有声嘶，若肿瘤较大，位于声门，可引起喉喘鸣及呼吸困难。

（三）治疗

手术切除是有效的治疗方法。较小的纤维瘤可在间接喉镜或支撑喉镜下切除，较大者需行喉裂开术。

七、喉淋巴管瘤

（一）概述

喉淋巴管瘤甚为少见。多数喉淋巴管瘤在婴儿出生时即已形成，经过一段较长的无症状期，到成年后受到各种诱因影响才表现出一定的临床症状。组织病理学上可分为毛细淋巴管瘤、海绵状淋巴管瘤、囊状淋巴管瘤及全身性淋巴管瘤4型。肿瘤好发于喉部淋巴丰富的区域如会厌、喉室及杓会厌皱襞等。肿瘤呈海绵状，颜色灰白或淡红，表面光滑或呈乳头状，基底较广，按压时瘤体可缩小。

（二）临床表现及诊断

肿瘤生长缓慢，早期无临床症状，肿瘤较大时可出现声嘶、呼吸困难及吞咽困难等。穿刺可抽出淋巴液，病理可确诊。

（三）治疗

治疗方法有：外科手术、局部注射药物、穿刺吸引、激光、冷冻及放疗等。手术为首选治疗方法，可在喉镜下摘除，也可采用喉裂开、舌骨上入路完整切除。激光治疗最大限度地保全了发音功能和吞咽功能，对肿瘤范围局限者可作为首选。药物治疗采用博来霉素、5-Fu等抗肿瘤药物注入肿瘤组织内，引起炎症反应，破坏内皮细胞，使淋巴管瘤缩小。本病可复发，应密切随访。

八、喉神经纤维瘤

（一）概述

喉神经纤维瘤来源于神经膜细胞和成纤维细胞，好发于20～40岁，以声门上区多见，几乎全部肿瘤侵犯杓状软骨和杓会厌皱襞。本瘤为多发，但在喉部多为单独发生，可与神经纤维瘤病并存。肿瘤除累及杓会厌皱襞及披裂外，还可累及声带和室带。主要呈圆形或椭圆形，表面光滑，质韧，若发生黏液样变可变软。

（二）临床表现及诊断

早期症状为咽喉异物感，胀满感，逐渐出现呼吸困难和吞咽困难。确诊需病理学检查。与神经鞘瘤的区别在于：神经纤维瘤常无完整包膜，细胞排列疏松，一般无栅状排列，混有胶原纤维，而且脂肪或皮肤附属气管常包括其中。

（三）治疗

以手术为主，可在支撑喉镜下切除肿瘤，必要时也可行喉裂开术或咽侧切开术。

（谭华章）

第二节 恶性肿瘤

喉部恶性肿瘤指喉部原发性肿瘤，以鳞癌最常见，占90%以上。其他如腺癌、肉瘤、恶性淋巴瘤、恶性黑色素瘤等较少见。喉部恶性肿瘤的发病率为全身癌肿的1%～5%，在耳鼻喉的恶性肿瘤中，占7.9%～35%，居耳鼻咽喉各部位恶性肿瘤的第3位。喉部恶性肿瘤男性较女性多见，为（7～10）：1，以40岁～60岁高发。

一、喉癌

（一）概述

喉癌是耳鼻咽喉头颈外科常见的恶性肿瘤之一。其发病率占全身恶性肿瘤的0.87%～7.3%，占耳鼻咽喉恶性肿瘤的7.9%～35%。喉癌的发病率各地不一，我国北方多于南方，城市高于农村，重工业城市高于轻工业城市。由于空气污染、吸烟和某些职业暴露的影响，以及诊断技术的改进，喉癌的发病率呈现逐年增长的趋势。喉癌的原发部位以声门区居多，其次为声门上区和声门下区。

（二）临床表现及诊断

1. 临床表现　喉癌的临床症状有声嘶、呼吸困难、咳嗽、吞咽困难、咽喉疼痛不适等。据肿瘤发生部位的不同，其表现各有差异。

（1）声门上癌：大多发生于会厌喉面根部。临床表现多不明显，随着肿瘤发展，可出现咽部不适、异物感等而易被患者忽视。声门上癌分化差、发展快，肿瘤多在出现颈淋巴结转移时才引起警觉。随着肿瘤向深面浸润，渐出现喉部疼痛，由间断性进展为持续性，并向同侧耳部放射。声嘶、呼吸困难、吞咽困难等常为声门上癌晚期症状。因此，要警惕持续性咽喉不适的中年患者，避免漏诊。会厌癌常引起咳嗽或干咳，肿瘤侵及喉上神经时，可发生呛咳。直到癌肿侵及声带，无明显声嘶表现。随着肿瘤发展，也可引起喉部疼痛和呼吸困难。因原发于会厌喉面和喉室的肿瘤位置隐蔽，应仔细检查，早期发现病变。

（2）声门癌：早期即出现声嘶，而无其他不适，故常被误认为"感冒"而不被重视。声嘶逐渐加重，可出现声音粗、哑，甚至失声。故40岁以上声嘶时间较长，经休声和一般治疗后无缓解者应仔细行喉镜检查。声门裂是呼吸道最狭窄的部位，声门癌发展到一定程度会影响声带外展，使其运动受限或固定，加之肿瘤组织阻塞，可能引起呼吸困难等喉阻塞症状。肿瘤向声门上区或声门下区发展，还可出现咳嗽、吞咽困难、放射性耳痛等症状。由于声带淋巴结较少，不易发生颈淋巴结转移，且声门癌一般分化程度高，发展缓慢。但肿瘤一旦侵犯声门上区或声门下区则发展加快，很快出现颈淋巴结转移。肿瘤如穿破甲状软骨板或环甲膜则出现喉体增大、喉前包块等。

（3）声门下癌：声门下癌少见，位于声带平面以下，环状软骨下缘以上部位的癌肿，位置隐蔽，早期症状不明显。当肿瘤发展到一定程度可出现刺激性咳嗽、咯血等。由于声门下区被肿瘤阻塞，患者常感呼吸困难。肿瘤累及声带时则出现声嘶，穿破环甲膜出现颈前包块，也可侵入颈前组织、甲状腺等。

2. 检查与诊断　早期诊断、及时治疗是提高肿瘤治愈率的关键。诊断依据症状、检查和活检等。凡年逾40岁，有声嘶或其他喉部不适超过3周以上者都必须仔细检查喉部并随访，以免漏诊。

（1）间接喉镜：检查时需仔细看清喉的各部分，常采用由上向下系统观察的方法，避免遗漏。以舌根、会厌舌面、会厌缘、会厌喉面、两侧杓会厌襞、杓状软骨、杓间区、室带、喉室、两侧梨状窝、环后、咽后壁的顺序依次检查，尤其注意会厌根部、前联合及喉室。

（2）纤维喉镜检查：纤维喉镜因镜体柔软、纤细、可曲且照明度强，可接近声带进行观察。将纤维喉镜与电视摄像系统连接，可动态观察病变的过程，有利于早期发现肿瘤。

（3）扪诊：仔细触摸颈部有无肿大淋巴结，除注意沿颈内静脉走向的颈深上、中、下淋巴结外，还应仔细检查气管旁淋巴结，颈后淋巴结，颌下、颏下淋巴结和锁骨上淋巴结等。注意喉轮廓是否正常，喉体是否增大，会厌前间隙是否饱满，有无触痛，颈前软组织和甲状腺有无肿块，喉的运动情况等。如将喉部对着颈椎左右移动时发现其间有软垫子感觉者，需想到喉咽被侵犯的可能。

（4）影像学检查：包括喉侧位 X 射线片、喉体层摄片、喉部 CT 及 MRI 检查。X 射线检查可显示病变的部位、特征、范围、周围结构受累程度、甲状软骨破坏情况及喉功能异常等，具有诊断意义的 X 射线征象有软组织肿块、软组织增厚、不规则黏膜、喉膨胀功能或活动功能障碍、甲状软骨破坏和喉头移位等。CT 和 MRI 可清楚显示肿瘤向周围组织结构内浸润情况及范围和颈部淋巴结的肿大，强化扫描有助于病变的显示，喉 CT 扫描的局限性在于不易区别肿瘤的原发部位，亦不能显示小的黏膜病变；对软骨、尤其是甲状软骨的不规则钙化或骨化常易与肿瘤侵蚀相混淆；对肿瘤邻近组织的水肿和纤维化常误认为肿瘤扩展。MRI 对喉软骨的破坏显示不满意。

（5）B 超检查：可显示颈部淋巴结肿大情况以及与邻近颈部血管的关系。

（6）活检：活体组织检查是喉癌确诊的主要依据。标本可在间接喉镜、直接喉镜或纤维喉镜下采集，但应注意钳取肿瘤的中心部位，不要在肿瘤的溃疡面上钳取，该处组织常有坏死。癌瘤组织一般较脆，易钳取，但结节、包块型肿瘤有时需反复多次活检才能证实。对声门下表面光滑，淡红色的新生物不可贸然采取，可能为异位甲状腺，术中有出血导致窒息的危险。一般活检也不宜过大过深，以免引起出血。对于临床症状可疑而活检阴性者需反复进行活检。若 2～3 次后仍无阳性结果，临床上又不能排外喉癌者，可在喉裂开下采取标本，术中进行快速冰冻切片检查，事先做好喉癌手术准备；一旦确诊，即按肿瘤手术的原则，根据病变的范围，选择适当的术式，施行手术切除。

3. 鉴别诊断

（1）喉结核：早期喉癌需与喉结核相鉴别。喉结核病变多位于喉的后部，表现为喉黏膜苍白、水肿、伴多个浅表溃疡，也可出现一侧声带充血或增厚，但会厌、杓会厌襞都有广泛的水肿和浅表溃疡。喉结核主要症状为声嘶和喉痛。胸片及痰结核分枝杆菌检查有助于诊断，但确诊需活检。

（2）喉乳头状瘤：喉乳头状瘤表面粗糙，呈淡红色，可单发或多发。成人喉乳头状瘤易恶变，需活检鉴别。

（3）喉淀粉样瘤：表现为声带、喉室或声门下区的暗红色肿块，表面光滑，质硬，不易钳取。

（4）喉梅毒：病变多位于喉前部，黏膜红肿，常有梅毒瘤，继而出现较深的溃疡，破坏组织较多，愈合后瘢痕收缩粘连，致喉畸形。患者声嘶，但喉痛不明显。活检可证实。

（5）其他：喉癌还需与喉角化症、喉黏膜白斑病、呼吸道硬结病、喉内异位甲状腺及喉软骨瘤相鉴别。

（三）治疗

喉癌的治疗包括手术、放疗、化疗、免疫治疗、中医中药治疗等。目前多主张手术加放疗的综合治疗。治疗方法的选择应从多方面考虑，例如肿瘤的原发部位，扩展范围，肿瘤的组织学特征，患者的年龄及身体状况，有无颈部淋巴结转移，患者能否定期随诊等。随着手术方式的完善，放疗技术的进步，喉癌患者的 5 年生存率明显提高。

1. 手术治疗 手术为喉癌的主要治疗手段。自 1862 年第一例喉部分切除术施行以来，喉癌的外科治疗经历了从喉部分切除术到喉全切除术为主，又从喉全切除术过渡到喉部分切除术这样一个发展过程。根据病变的范围、肿瘤的生物学行为、患者的全身情况、机体的免疫力等多个因素综合考虑选择不同的术式，总的原则是在根治性切除肿瘤的前提下尽量保留或再造喉的发音功能。

（1）喉声门上水平部分切除术

1）适应证：会厌癌，喉面或舌面（T_1）；会厌及室带癌（T_2）；会厌癌、侵及会厌谷、舌根黏膜或梨状窝内壁黏膜（T_2）；声门上喉癌，侵及会厌前间隙（T_3）。

2）手术要点：颈部水平弧形切口，切口正中最低处在甲状软骨中部，两端至胸锁乳突肌前缘。皮下分离，上端暴露舌骨，下端显示甲状软骨。在病变重的一侧用电刀贴舌骨及舌骨大角切断附着于舌骨上的肌肉（下颌舌骨肌、舌骨舌肌、咽中缩肌、舌内肌等）。该处手术紧贴舌骨，不要向口底，以免伤及舌动脉及舌神经。在舌骨体正中，或稍偏健侧，用骨剪切断舌骨，分离舌骨内侧，将患侧舌骨连同附着在舌骨下缘的带状肌向下翻转，显露甲状软骨。沿甲状软骨上缘切开外软骨膜，将骨膜向下剥离，后侧在甲状软骨板上切断咽下缩肌，显露上半甲状软骨；再剥离内骨膜，将患侧甲状软骨上半包括上角切除（在颈中线以甲状软骨迹与甲状软骨下缘之间中点为界），甲状软骨水平切除上半部时，宜稍偏上，尽可能避免伤及前联合。在对侧从中线斜向上，切除一部分甲状软骨，可保留对侧上角。先切除甲状软骨板便于手术操作，进入喉腔。从患侧梨状窝切开进入下咽，用剪刀切开杓会皱襞黏膜，走向会厌谷。在会厌与舌根间全层切开，至对侧咽会皱襞。观察肿瘤范围。在对侧杓会皱襞切入喉前庭，切除室带，用剪刀指向喉室，水平向前切开，将健侧室带与声带分离，至前联合。再用剪刀从前向后，在患侧喉室处水平向后，在声带突上方切除室带，切开患侧杓会皱襞，标本即切除。从两侧杓会皱襞切入喉室时小心离开杓状软骨，避免损伤，缝合残存杓会皱襞时避免过紧，影响术后杓状软骨活动。喉部分手术后拔管困难的原因之一是杓状软骨因手术损伤而固定。

3）手术切除的组织：半侧舌骨及上半甲状软骨，会厌及会厌前间隙、双侧室带，杓会皱襞大部；必要时可扩大切除部分舌根或梨状窝内壁，舌根切除不要超过轮廓乳头，切除过多舌根，手术后会造成吞咽呛咳。

4）手术保留的组织：甲状软骨下半部，双侧活动正常的杓状软骨、声带及前联合。

（2）喉声门上水平垂直部分切除术

1）适应证：声门上型喉癌 T_2，肿瘤从声门上侵及声门，杓状软骨活动良好。T_3 声门上型喉癌，侵及声门，杓状软骨固定，会厌前间隙受侵；对侧声带及杓状软骨正常，或对侧前联合稍受侵。

2）手术要点：颈部水平弧形切口，切口正中最低处在甲状软骨中部，两端至胸锁乳突肌前缘，近下颌角。皮下分离，上端暴露舌骨，下端显示甲状软骨。在病变重的一侧用电刀在舌骨上切断附着于舌骨上的肌肉（下颌舌骨肌、舌骨舌肌、中咽缩肌、舌内肌等）。注意在舌骨体上保留一些肌肉，以备以后应用。舌骨大角处用电刀贴骨膜切断肌肉，该处切缘不要向口底，以免伤及舌动脉及神经。在舌骨体正中用骨剪切断舌骨，解剖舌骨内侧，将患侧舌骨连同附着在舌骨下缘的带状肌向下翻转，显露甲状软骨。沿甲状软骨上缘切开外软骨膜，将骨膜向下剥离，后侧在甲状软骨板上切断咽下缩肌，显露上半甲状软骨；再剥离内骨膜，将患侧甲状软骨上半切除（在颈中线以甲状软骨切迹与甲状软骨下缘之间中点为界），对侧切除一部分软骨，便于进入喉腔。从患侧梨状窝切开进入下咽，用剪刀切开黏膜，走向会厌谷。在会厌与舌根间全层切开，至对侧咽会皱襞。观察肿瘤范围。在对侧杓会皱襞切入喉前庭，切除室带，用剪刀指向喉室，水平向前切开，将室带与声带分离，至前联合。在前联合处向声门下切开，切除患侧声带，到后联合。在后联合正中切开黏膜，但不要切透喉后壁，即下咽前壁黏膜。在杓状软骨顶端切开杓会皱襞，分离杓会皱襞的下咽部黏膜，并保留，连标本切除杓状软骨。如果病变已侵及声带突及声带后端，患侧声门下切口应向下，切除环状软骨部分背板，患侧环杓关节及声门下黏膜病变完整切下。

3）修复：手术后有2个缺损需要修复：①杓状软骨（及部分环状软骨）切除后喉后壁（即下咽前壁）有一缺口，术后吞咽时食物易于误入喉内，造成呼吸道感染；②病变祛除后遗留半侧喉腔开放，发声嘶哑，且吞咽时无法关闭声门。修复这两个缺损在文献报道上有几个方法。如利用甲状软骨残留的后缘一小块软骨带咽下缩肌垫高喉后壁缺损，如移植游离脂肪以加高杓区等。

（3）喉裂开声带切除术

1）适应证：声门型癌 T_{1a}。

2）手术要点：皮肤切口，以往采用垂直切口，皮下分离少，手术较方便。但因垂直瘢痕明显，现在多改用横切口。采用以环甲膜为中心弧形横切口。切口长度略宽于甲状软骨。皮下上下剥离后正中分离带状肌。横行切开环甲膜，上下不要贴软骨切，在甲状软骨及环状软骨旁边留下软组织，便于术毕时关闭喉腔。正中裂开甲状软骨，在甲状软骨上切迹处向上切开会厌根部，可以更好的显露喉内。观察病变，分离甲状软骨内骨膜，便于切除肿瘤及松解喉室或室带黏膜做缝合，在肿瘤外 2~3mm 处切除，将上端室带黏膜拉下与声门下黏膜缝合。下端为弹力圆锥，不易松解。也可在室带上切一个有蒂黏膜瓣，转下与声带缝合。有时因缺损大，上下黏膜不能对上，可留待自行愈合。但应注意，对足量放疗后复发病例，手术腔尽可能不要让软骨裸露，应该用软组织覆盖。缝合时应用可吸收缝线，也可用 1 号丝线。手术时用小拉钩（静脉拉钩），力求不伤及对侧黏膜，避免术后喉水肿。喉腔内手术完毕后将会厌根部切开处缝一两针，关闭喉腔前检查喉内有无活跃出血，妥善止血。甲状软骨因骨化不易缝上，可在甲状软骨上端切迹处缝 1 针，在下端紧贴甲状软骨将环甲膜缝 1 针，这样在上下就把甲状软骨固定住。用带状肌缝合环甲膜切开处。分层缝合皮下及皮肤。手术后24h 内用地塞米松。

3）手术切除的组织：一侧声带前 2/3，可以保留前联合。

注：这一手术在有激光治疗条件的单位，可以应用激光治疗。

（4）喉额侧垂直部分切除术

1）适应证：声门型喉癌 T_{1b}，声带马蹄型病变，前联合受侵。

2）切除范围：甲状软骨前端前联合韧带附着处切除一条软骨，其余保留，做骨膜下剥离。切除软组织。

声门型 T_{1b} 病变手术后容易造成喉狭窄，尤其是女性喉腔较小者，为防止前联合瘢痕粘连，可植入"T"形钛板，留置半年以上，需要二期取出。

治疗 T_{1b} 病变可以用喉环状软骨上部分切除术来治疗，替代喉额侧垂直部分切除术。

（5）喉垂直部分切除术

1）适应证：声门型喉癌 T_2，声带原发，侵及喉室或室带。或声门上型喉癌 T_2，室带原发向下侵犯声门，会厌及杓会皱襞无肿瘤，声带突无肿瘤。

2）手术操作：皮肤切口采用以环甲膜为中心弧形横切口。皮肤分离后，横行切开环甲膜。切口应靠环状软骨，换言之，准备将环甲膜全切除，如声门下有侵犯，可切除一部分环状软骨上缘。甲状软骨正中裂开，如术前检查病变已至前联合，则裂开软骨时宜偏健侧，裂开后将甲状软骨内骨膜剥离，保留甲状软骨。在甲状软骨下缘切开环甲膜，直至声带突；沿甲状软骨上缘用剪刀水平剪开室带上缘，走向杓会皱襞。在明视下用剪刀在声带突前垂直将上下切口联合，切除标本，必要时可切除杓状软骨声带突。T_2 病变因为没有深部浸润，做垂直部分喉切除术时通常保留甲状软骨。如果有前联合受侵，则切除一条甲状软骨以保证前联合切除。

3）喉腔修复：喉垂直部分切除后，留下一侧声门缺损的创面。可以不用修复，关闭喉腔，喉内创面自愈。但术后发声效果较差。如果同侧甲状软骨板切除一部分，手术创面可以用甲状软骨外骨膜修复，将骨膜连同带状肌与喉内残存黏膜缝合。

喉垂直部分切除术后要修复喉腔的目的主要是改善发声条件。喉的三大功能中，呼吸功能在喉垂直术后不受影响；吞咽功能只要杓会皱襞存在，术后不会造成误吸。只有发声功能，因为一侧声、室带切除，喉腔无法关严，发声哑，甚至耳语。修复的原则就是设法填充一侧喉腔至中线，使健侧声、室带在发声时可以和患侧组织接触，增加发声响度。但要注意，有时修复过渡，组织过于臃肿而造成拔管困难。

喉腔修复，可用双蒂肌瓣移入喉腔。双蒂肌瓣由 Pressman 在 1954 年创建，20 世纪 70 年代 Bailey 经过 50 条狗实验后应用于临床。双蒂肌瓣：利用颈前带状肌，手术前考虑应用肌瓣时，分离皮下组织时不要损伤肌筋膜。喉腔肿瘤切除后将甲状软骨外骨膜周边与带状肌缝几针固定。先估计喉腔创面前后径长度，在带状肌外侧相当宽度处用刀子垂直切开肌层，形成一条上下比甲状软骨稍长、和术腔创面同宽的肌瓣，从甲状软骨裂开处移入喉内，使外骨膜面向喉腔。将带状肌后缘与杓状软骨声带突处缝合，下方与声门下黏膜缝合。上方无法观察，肌瓣与会厌根部黏膜接触，以后自然愈合。前面肌瓣与对侧前联合处缝合。甲状软骨对合，软组织缝合，关闭喉腔。从理论上说，双蒂肌瓣只能应用于甲状软骨保存的病例，用甲状软骨闭合后肌瓣自然被压入喉腔。如果甲状软骨切除，就是颈部肌瓣关闭喉腔，无所谓肌瓣了。

4）手术切除的组织：一侧室带及声带。

5）手术后残留喉组织：会厌、一侧声带和室带、两侧杓状软骨、两侧甲状软骨。

（6）喉扩大垂直部分切除术

1）适应证：声门型喉癌 T_3，一侧声带杓状软骨固定，后联合及对侧喉无病变；或对侧前联合少许受侵。向上未超过室带，向下未达环状软骨。

扩大垂直喉部分切除术和垂直喉部分切除术的不同在于：①T_3 病变可能有声门旁间隙受侵，需切除同侧甲状软骨；②这类病变常常已扩展到声带突，需切除患侧杓状软骨。有时还可能需要切除环杓关节，同时切除一部分环状软骨背板。

2）手术要点：皮肤横切口如前。环甲膜水平切开如上述。正中切开甲状软骨外骨膜，剥离患侧外骨膜直至后1/3处。正中裂开甲状软骨。如病变已侵及前联合，裂开软骨时相应的偏向健侧。

观察病变后用剪刀沿环甲膜向后切开，同时切开环甲肌，直至后联合。如病变已侵及声带突下或要切除环杓关节，在环状软骨侧面用剪刀水平切入软骨，指向后联合。后联合处用刀子正中垂直切开黏膜及杓间肌，在此处操作注意两点：①切开后联合时一定保持正中，不要偏向健侧，否则容易在操作时伤及对侧杓状软骨，造成术后喉狭窄；②切开后联合时不要切透后壁（下咽前壁）黏膜。T_3 病变通常不侵犯杓后黏膜，可以保留用做修复。这时喉部分手术的下切缘及后切缘已完成。在甲状软骨上缘用剪刀水平全层在室带与会厌间剪开，直至杓会皱襞。该皱襞的喉面要切除，但下咽一边，包括杓后黏膜可保留。从杓会皱襞弯向后联合，使杓状软骨后黏膜与软骨分离，剪除杓状软骨及部分环状软骨，连同部分甲状软骨板及肿瘤全切除。

3）手术后残留喉组织：会厌、健侧活动的声带、室带和杓状软骨及一侧甲状软骨。

4）修复：喉扩大垂直部分切除手术后喉腔有 2 个地方要修复：患侧喉腔因声带、室带切除而不能关闭；杓状软骨切除处组织缺损，术后因为杓状软骨，下咽前壁部分缺损，吞咽时食物容易进入喉腔，最好修复喉后壁（下咽前壁）高度，术后经过短期进食练习，可以恢复正常饮食。修复方法在文献上报道较多，常用的手术方法如下。

a. 单蒂肌瓣　在切开皮肤分离皮下时宜保留肌筋膜。做肌瓣时制作一条带状肌，宽 1～1.5cm，上端在舌骨处切断，通常蒂在下，便于操作。肌蒂部应相当于前联合高度。肌瓣长度以喉前后径为标准。将肌瓣上端折转 90°，弯向喉内。肌瓣断端缝于原杓状软骨处黏膜下，将保留的杓后黏膜覆盖一部分肌瓣，大部分肌瓣及肌筋膜裸露，以后自行上皮化。在肌瓣向喉腔折转处与对侧前联合缝一针，肌瓣成直角进入喉腔。将外侧带状肌拉拢至中线缝合。

b. 舌骨肌瓣　复合的舌骨肌瓣制作已在声门上喉癌手术内讲述，此处不重复。由于声门型 T_3 病变不宜保留一侧甲状软骨板，肌瓣折转进喉腔处无支架依靠，可以先衡量健侧喉腔前后径，在肌瓣中段适当长度处将肌瓣与健侧前联合缝合一针，造成新的前联合。将残留带状肌拉向对侧，跨过肌瓣与健侧带状肌缝合，关闭伤口。

c. 双蒂双肌瓣　高太虎等报告将颈前带状肌分为两层应用的经验，有其特点。他们将胸骨甲状肌和甲状舌骨肌借外软骨膜连结，其内缘分别与声门下、后联合、披裂黏膜缝合修复创面。甲状舌骨肌内缘再与梨状窝内侧壁创缘及会厌根部缝合数针即成形和扩大了梨状窝。健侧胸骨舌骨肌内缘与健侧环甲膜切缘、声带、喉室、假声带切缘缝合包埋甲状软骨切缘。患侧胸骨舌骨肌瓣内缘向中线牵拉与健侧胸骨舌骨肌最高点缝合关闭喉腔。

5）手术切除的组织：一侧甲状软骨板，一侧室带声带及杓状软骨（部分环状软骨及环杓关节）。手术需要切除环状软骨及环杓关节是由于肿瘤可能侵犯该处，但实际上这类病变从肿瘤根治角度看，还是需要喉全切除术。

6）手术保留的组织：会厌软骨，一侧完整的室带，声带及杓状软骨，杓会皱襞及环状软骨，健侧甲状软骨板。

（7）其他喉功能保全性手术治疗：喉癌外科治疗除以上经常应用的手术方案外，尚有一些近年来在国内外应用较多的手术，如喉环状软骨上部分切除术；喉次全切除，会厌成形术：喉全切除术，环（气管）咽吻合术等。

1）喉环状软骨上部分切除术

a. 环状软骨－舌骨固定术（SCPL－CHP）

适应证：应用于声门上型喉癌。

声门上型喉癌累及声门区，侵犯前联合或对侧声带（T_2）；会厌前间隙受侵犯（T_3）；单侧声带活动受限或固定而杓状软骨未固定（T_3）；侵犯甲状软骨（外侧软骨膜完好）（T_4）。

禁忌证：杓状软骨固定，环状软骨受侵犯，会厌前间隙肿瘤侵犯突破甲舌膜，舌根或舌骨受侵犯，甲状软骨外侧软骨膜侵犯至喉外，呼吸功能不全，高龄患者不宜行喉部分切除术者。

手术方法：①颈部"U"形切口，分离皮瓣，"U"形切口，自双侧乳突尖下方起，沿双侧胸锁乳突肌前缘的外侧向下至胸骨上凹2cm处，切开皮肤、皮下组织及颈阔肌，分离皮瓣至舌骨上约1cm。②游离喉体，行环甲关节脱位，在双侧颈廓清术后，正中切开颈白线，于舌骨下缘切断舌骨下肌群，切断并缝扎甲状腺峡部，钝性分离颈段气管前、侧壁至上纵隔，于甲状软骨下缘切断胸骨甲状肌，可保留双侧的肩胛舌骨肌；于甲状软骨板后上侧缘切断咽缩肌后，切开甲状软骨板外侧软骨膜，注意保护位于两肌层间的喉上神经血管束，分离至外后方。松解内侧甲状软骨膜及梨状窝后，行环甲关节脱位，注意保护其下方的喉返神经。③进入喉咽腔，切除喉肿瘤病灶，在环状软骨弓上缘切开环甲膜，探查声门下情况后界定声门下切缘。于舌骨小角间切开舌骨下缘骨膜，剥离后松解甲舌膜、会厌舌骨韧带；取会厌谷进路，经舌骨下切开会厌谷黏膜进入喉咽腔，同时可完整地切除全部会厌前间隙。将会厌拉向前下方，在直视下从病变较轻侧开始切除喉肿瘤病灶，注意保留一侧或两侧完整的环杓结构，声带突前的垂直切除线与环甲膜切开线相连，切除线的前方为切除标本，包括两侧完整的声带、室带、声门旁间隙、喉室及前联合、部分杓会厌皱襞、完整的甲状软骨、会厌及会厌前间隙，有时还包括一侧杓状软骨。切除线后方为保留的双侧梨状窝和下咽缩肌，一侧或两侧杓状软骨及杓间区。如果术中冰冻病理切片示患侧切缘欠安全时，可以做一侧杓状软骨全切除，同时切除环杓侧肌和环甲肌及部分环状软骨。④新喉重建，妥善止血后，用3－0可吸收合成缝线将向后倾倒的杓状软骨（一侧或双侧）缝一针，缝线牵拉向环状软骨的前外侧，将杓状软骨固定于前倾位。然后用1号可吸收合成缝线3针经黏膜下穿过环状软骨，向上绕过舌骨，深达舌根肌肉，将环状软骨与舌骨对端吻合，针间距$1.0\sim1.5cm$。⑤颈前肌层缝合后置负压引流，缝合皮肤切口。

b. 环状软骨－舌骨－会厌固定术（SCPL－CHEP）

适应证：应用于声门型喉癌。T_{1b}、T_2声门癌，侵犯室带、前联合或对侧声带，局限的T_1喉室癌，一侧声带固定的声门癌（T_3），T_4声门癌限于甲状软骨受侵犯（外侧软骨膜完好）。

禁忌证：同环状软骨－舌骨固定术，但因术中需保留大部分的会厌，故会厌前间隙侵犯亦列为禁忌。

手术方法：①颈部小"U"形切口，分离皮瓣，小"U"形切口起自两侧舌骨大角，向下至环状软骨下缘，切开皮肤，皮下组织及颈阔肌，分离皮瓣于舌骨水平。②游离喉体，行环甲关节脱位，正中切开颈白线，自甲状软骨上缘水平切断胸骨舌骨肌和甲状舌骨肌，向下掀起已切断的胸骨舌骨肌，紧贴甲状软骨板斜线肌肉附着处切断胸骨甲状肌，在甲状软骨翼板两侧切断咽缩肌并切开甲状软骨外侧软骨膜；游离两侧梨状窝；切断并缝扎甲状腺峡部，松解颈段气管直至上纵隔；行环甲状关节脱位，注意保护喉上神经、血管束及喉返神经。③进入喉咽腔，切除喉肿瘤病灶，先切开环甲膜界定声门下切缘，经由甲状软骨上缘切断甲状舌骨膜，进入会厌前间隙，然后切断会厌根部进入喉咽腔，在直视下切除声门区肿瘤病灶，声带突前方的垂直切除线与环甲膜切开线相连，切除范围包括两侧声带、室带、完整的喉室及前联合，部分杓会厌皱襞，完整的甲状软骨；当声带活动受限或肿瘤累及杓状软骨前端时，则切除部分杓状软骨；当一侧声带固定时，则切除一侧的环杓单元，包括杓状软骨、环杓侧肌及环甲肌。④新喉重建，妥善止血后，以与 CHP 同样的方法固定双侧杓状软骨于前倾位，然后用 1 号可吸收合成缝线 3 针经黏膜下穿过环状软骨，再穿过保留的会厌软骨、会厌前间隙，向上绕过舌骨行喉咽吻合，针间距 1.0～1.5cm。⑤重建颈前肌层后置负压引流，缝合皮肤切口。气管切开处换管。

c. 气管－环状软骨－舌骨固定术（SCPL－TCHP）和气管－环状软骨－舌骨－会厌固定术（SCPL－TCHEP）

适应证：TCHEP 的适应证是声门癌只向声门前下侵犯小于 2cm（T_2），会厌无侵犯；声门下癌局限在声门下前部，环甲膜部分受侵犯，环状软骨的前上缘受侵犯（T_1）。TCHP 的适应证是声门癌向上侵犯会厌，同时向下侵犯声门前下小于 2cm，环状软骨后板及一侧环杓单元完好者。

禁忌证：双侧杓状软骨受侵犯或一侧固定，会厌根部广泛受侵犯（TCHP），会厌前间隙肿瘤侵犯已穿破甲舌膜；肿瘤声门前下侵犯大于 2cm；环状软骨广泛受侵犯；舌根或舌骨受侵犯；甲状软骨外侧软骨膜受侵犯；呼吸功能不全，高龄患者不宜行喉部分切除术者。

手术方法：TCHEP 的手术步骤及喉的暴露与 CHEP 基本类同。在甲状软骨上缘切断会厌根部进入喉咽腔，保持完整的环甲膜，从病变较轻一侧切除声门旁间隙开始，向下与环状软骨弓前 1/3 切除沟连起来，在第 1 气管环上方做水平切除，在中线折断甲状软骨板，充分暴露喉内肿瘤，在直视下完整地切除喉肿瘤病灶。TCHP 的切除方法与 CHP 术式亦基本类同，只是从舌骨下取会厌谷进路进入喉咽腔，必须完整地切除会厌前间隙。在杓状软骨重新固定至前倾位后，同样地用 1 号可吸收合成缝线 3 针经黏膜下穿过第 1、第 2 气管环，向上绕过舌骨，将气管—环状软骨与舌骨吻合。

2）喉次全切除，会厌成形术

适应证：声门型喉癌 T_2；喉室已部分受侵，声带未受侵。声门下无肿瘤；声门型喉癌 T_3，健侧杓状软骨活动，无肿瘤。

切除范围：甲状软骨板大部、会厌蒂部、患侧声带、室带、杓状软骨、对侧部分声带室带，到声带突。保留一侧杓状软骨，大部会厌软骨及两侧杓会皱襞。

术式要点：正中切开甲状软骨外骨膜，沿甲状软骨上、下缘切开甲状软骨外膜。将两侧软骨膜剥离至甲状软骨翼板后缘，保留后端约 1/3（相当于梨状窝侧壁）。纵向在后端切开甲状软骨翼板，切除前 2/3 甲状软骨板。横行切开环甲膜。沿甲状软骨上缘，横行切开甲舌膜，在会厌根部切断，进入喉腔。观察喉内病变后，在病变轻的一侧，明视下在肿瘤后缘垂直切开声带室带，切缘在 2～3mm。将半喉组织瓣向对侧翻转，看清喉内病变。在肿瘤后方切断。如肿瘤未达声带突，杓状软骨可保留。对 T_3 病变，切除该侧杓状软骨，保留杓后黏膜。

修复：用鼠咬钳夹持会厌根部，自下而上在会厌腹侧游离会厌前间隙的纤维脂肪组织及舌骨会厌韧带，松解并拉下会厌，注意保留会厌谷黏膜的完整性，确保不进入口咽腔。将会厌拉下，与环状软骨及甲状软骨残端缝合。甲状软骨膜复位对合。

3）喉全切除术，环（气管）咽吻合术（Arslan - Vega 手术）：1972 年，Arslan 报告 35 例喉声门型鳞状上皮癌，行喉全切除术，切除杓状软骨，将环状软骨和会厌吻合。1975 年 Vega 报告 17 例类似手术，包括声门上型喉癌。切除会厌软骨，保留或不保留环状软骨板，切断舌骨，行环（气管）- 咽（舌根）吻合术。国内 20 世纪于 70~80 年代在局部地区曾流行这一术式，应用于喉癌 T_1~T_3 病变。但因术后呛咳严重及拔管率低（国内报道 40% 左右），目前应用较少，多采用其他术式。其肿瘤学治疗效果与喉全切除术相仿。这一手术和近年来兴起的喉环状软骨上部分切除术的区别仅仅在于杓状软骨的保留。Arslan 术式保留了环状软骨和会厌软骨，切除了杓状软骨，Vega 更进一步切除会厌。喉环状软骨上部分切除术保留了至少一侧杓状软骨，基本解决进食呛咳及拔管问题。

（8）喉部分切除术后的喉腔修复：喉部分切除术后，要保证喉功能的恢复，首要是防止进食呛咳。在垂直部分切除术后，即使声门关闭不严，只要杓会皱襞保持完整，术后没有长期呛咳问题；在声门上水平部分切除术中，只要杓状软骨没有损伤、双声带完整，也没有进食呛咳。所以，进食呛咳是由于喉腔开放，杓会皱襞缺损，尤其是杓状软骨或环杓关节切除引起的。

喉部分切除术后修复，从两方面着手：①手术后喉内组织缺损：声门型喉癌 T_2 或 T_3 病变手术后可以应用肌瓣或皮瓣修复，使声门有软组织掩盖。Conley 于 1961 年就开始应用颈部皮瓣移植到喉腔内做修补。王天铎也有同样报告。文献报道应用颈前带状肌转入喉内较多，有用单蒂肌瓣或双蒂肌瓣，如前述。也有报告用游离肌肉，取一块大一点的肌肉，缝在声门区，表面用黏膜盖上。②手术后杓状软骨或环杓关节处缺损：喉后半或下咽前壁缺损，食物容易从缺损进入气管。在这种情况下，应该用组织填高该处，恢复杓状软骨原有高度。应用的组织有舌骨体、舌骨大角、甲状软骨后缘、肌肉、游离脂肪等。

（9）喉全切除术及发音重建术：手术切除范围包括舌骨和全部喉结构。切除气管环数目按声门下区受累程度而定。喉全切除发音重建的手术方法有以下几种：①内部分路手术，指在喉全切除术后，用自身组织做成管道连接气管和咽部以重建发音的方法；②外部分路手术，指在喉全切除术后，在下咽或食道造瘘于颈侧再以颈部皮瓣做成皮管连接气管造瘘口和咽瘘口；③各种发音器的安装手术：将各种发音装置放置于喉全切除术后的患者；④气管咽吻合术：在喉全切术后将气管上提与舌骨接近而形成气管咽吻合，术后发音良好。

2. 放射治疗　放疗对喉癌的治愈率为：原位癌 100%，声门区癌 T_1 80%~90%，T_2 63.8%，T_3~T_4 约 39%，声门上癌 T_1 80%~93%，T_2 51%~77%，T_3 20%~67%，T_4 16%~55%。影响放疗效果的主要因素有：年龄、原发部位、生长性质、局部扩展情况及有无颈部淋巴结转移等。年龄大，肿瘤范围广以及有颈部淋巴结转移者效果欠佳。目前喉癌的治疗多主张手术加放疗，但对于病变范围较广，肿瘤细胞分化程度较低者，可先行术前放疗。术前放疗剂量为 4 500Gy 左右，放疗后 2 周再考虑手术。术后放疗者，若无明显颈部淋巴结转移，仅做预防性照射，总量为 4 500~5 000Gy。对于晚期患者，且不能耐受手术的患者，可行姑息性放疗。

声门区癌的放疗：对 T_1、$T_2N_0M_0$ 的声门癌可首选放疗。该区肿瘤发生颈淋巴结转移的可能性小，只照射喉部即可。总量为 60 ~ 66Gy，每次照射量为 1.8 ~ 2.0Gy。$T_3N_0M_0$、$T_4N_0M_0$ 及 T_3、T_4NxM_0 的患者，以手术治疗为主，术后用总量为 45 ~ 50Gy 的预防性照射。

声门上区癌的放疗：对 T_1、$T_2N_0M_0$ 的声门上癌可行放疗或喉部分切除术。先用 40 ~ 50Gy 行淋巴结区预防照射，然后缩小照射野至喉部，总量为 60 ~ 66Gy。80% ~ 90% 的患者仅用放疗便可治愈。对于 T_1、T_2NxM_0 的声门上癌，原发灶行放疗，有颈部淋巴结转移者，对转移淋巴结的剂量可达 60 ~ 70Gy。

声门下癌的放疗：该区肿瘤易向气管旁淋巴结转移，故照射野应包括此区域。

3. 化疗　喉癌中 90% 为鳞状细胞癌，常用的药物有甲氨蝶呤、顺铂、博来霉素等。目前多主张联合用药，并与其他治疗手段结合使用。目前采用的化疗方式有诱导化疗、辅助化疗和姑息化疗等。

（1）诱导化疗：指在手术或放疗前进行化疗，以期减少术后复发率，提高生存率。该法的优点在于未经手术和放疗，肿瘤血管丰富，有利于药物分布，能最大效率的发挥药物对肿瘤细胞的杀灭作用。但经化疗后，患者营养状态较差，以及药物的免疫抑制作用，可能会增加术后并发症。

（2）辅助化疗：指在手术或放疗之后采用的化疗。手术后，机体可能存在肉眼不能分辨的微小病灶，即所谓的"亚临床灶"。辅助化疗的目的在于抑制和杀灭这样的癌细胞。

（3）姑息化疗：指对复发肿瘤和远处转移肿瘤采取的化疗，姑息化疗可在短期内使肿瘤缩小，临床症状改善，但远期疗效欠佳。

4. 免疫治疗　目前仍处研究阶段，疗效尚未受肯定。包括重组细胞因子、过继转移的免疫细胞、单克隆抗体及其偶联物及肿瘤分子疫苗等。

二、喉横纹肌肉瘤

（一）概述

横纹肌肉瘤可以发生于喉部，但很少见。本病多见于儿童和青少年，男女之比为2∶1。

（二）临床表现及诊断

1. 临床表现　常见的临床表现为进行性声嘶、呼吸困难和喉喘鸣。肿瘤生长迅速，短期内即可出现喉阻塞。查体可见肿瘤位于声带或室带，呈圆形，表面光滑，可遮盖声门，甚至侵及一侧杓会厌皱襞、梨状窝等处，也可生长于声门下区。

2. 诊断　需病理检查才能明确诊断。

（三）治疗

以手术切除为主，尽量保留喉功能，目前多采用以手术为主，辅以放、化疗的综合疗法。

三、喉纤维肉瘤

（一）概述

喉纤维肉瘤为喉部间叶组织中最常见者，其发病率约占喉部恶性肿瘤的1%，可发生于任何年龄。大部分患者在 50 岁以上，男女发病率之比为 4∶1。肿瘤多发生于声带前部或前联合，也可生长于喉室或环状软骨，外观呈结节状或息肉状，表面光滑，无溃烂，灰白色，质硬。

（二）临床表现及诊断

常见症状为咳嗽、进行性声音嘶哑，呼吸困难和喘鸣。由于肉瘤生长较快，数月内即可阻塞声门，发生喉梗阻。本病很少发生淋巴结转移，晚期可随血行转移，局部复发率约为40%。

（三）治疗

以手术切除为主。组织分化好，病变范围局限者，可行部分喉切除术及喉功能重建术。分化较差、范围较广的肿瘤，可行全喉切除术，辅以化疗。本病对放疗不敏感。

四、喉组织细胞瘤

（一）概述

喉组织细胞瘤又称恶性纤维组织细胞瘤，起源于间质。发生于喉部的组织细胞瘤很少，发病年龄以 50～70 岁居多，男性多于女性。

（二）临床表现及诊断

常见症状为声嘶、呼吸困难、咽喉部疼痛、咯血及吞咽困难。肿瘤具有较强的浸润性，易发生全身转移。

（三）治疗

本病对放疗不敏感，治疗以广泛手术切除为主，术后辅以化疗，易复发。

五、喉软骨肉瘤

（一）概述

喉软骨肉瘤较为罕见，多发生于环状软骨，也有小部分发生在甲状软骨及喉部其他软骨。

（二）临床表现及诊断

首发症状以呼吸道阻塞和吞咽困难为主。肿瘤生长缓慢，病史较长。行喉部 X 射线检查，80% 病例中可见钙化斑点。易复发，远处转移罕见。

（三）治疗

以手术治疗为主，病变范围小者，可行喉部分切除术。因肿瘤多发生于环状软骨，大范围的手术切除可能影响后的骨性支架，造成喉腔狭窄、闭锁等。本病预后较好。

六、喉髓外浆细胞瘤

（一）概述

髓外浆细胞瘤又称孤立性浆细胞瘤，属罕见肿瘤，80%～90% 的髓外浆细胞瘤发生于头颈部，上呼吸道的浆细胞瘤中，约有 10% 见于喉部。发病年龄以 40～50 岁多见，男女发病率之比为 2.3：1。

（二）临床表现及诊断

本病的主要症状为声嘶、咳嗽，也可有咯血及呼吸困难。多发生于会厌，其次为声带、室带和喉室。检查可见单发、局限的肿块，也可浸润到周围组织内。肿瘤内血管丰富，表面呈紫红色，质脆，有出血倾向。肿瘤常向上呼吸道及食道发展，少数患者有邻近淋巴结及远处器官转移。注意与多发性骨髓瘤鉴别，髓外浆细胞瘤可为多发性骨髓瘤在喉腔的局部表现，也可在治疗数年后发展为多发性骨髓瘤。血 γ 球蛋白增加、IgG 数值增高、血沉升高、尿中免疫球蛋白、骨髓穿刺示浆细胞数增多提示为多发性骨髓瘤，而在髓外浆细胞瘤则少见。

（三）治疗

局限于喉腔内或侵及喉外，但范围局限者可行全喉切除术，浆细胞对放疗敏感，故建议手术后辅以放疗。累及全身其他器官时，可采用化疗。本病易复发，易进行长期观察。

七、Kaposi 肉瘤

（一）概述

Kaposi 肉瘤是一种非常罕见的血管增殖性疾病，恶性程度不高。本病病因尚不明确，可能不属于真正肿瘤，只是一种对外界刺激的反应。也可能与巨细胞病毒有关。在艾滋病患者中，有 1/3 患者有 Kaposi 肉瘤发生，故 Kaposi 肉瘤已成为艾滋病的主要特征之一。

（二）临床表现及诊断

1. 临床表现　其症状视肿瘤发生的原因及部位而定。如果肿瘤发生于会厌、声带及气管黏膜，可出现声嘶、喉喘鸣和呼吸困难等症状；发生于艾滋病患者，肿瘤发展快，多累及内脏，病情较重；发生于皮肤者，呈慢性病程。

2. 诊断　应详细询问病史，辨别患者是否为艾滋病患者，并行血液免疫功能检查及血清 HIV 抗体检查。在病变处行活检，可确诊。

（三）治疗

主要的治疗方法为放疗和化疗，有喉阻塞者，必要时需行气管切开术。放疗较为有效，用量为 16Gy，可以控制病变，仅有轻微的急性反应。若病变在口腔，放疗可能引起严重黏膜病变，以化疗为首选。化疗多采用长春新碱及博来霉素联合化疗。目前治疗艾滋病中 Kaposi 肉瘤的策略如下：若病变不引起显著症状，不需特殊治疗；如孤立性皮肤病变已引起外貌改变，或伴有水肿，可用局部放疗，共 16Gy，在 4d 内分 4 次治疗；若皮肤或黏膜广泛病变，可采用长春新碱联合博来霉素的化疗方案治疗。

（谭华章）

第三节　闭合性喉外伤

喉处于呼吸道的最窄部位，具有呼吸、发音和吞咽保护等功能。闭合性喉外伤是危及生命的严重创伤，如不能正确认识并适当处理，可导致窒息死亡或遗留严重的后遗症。喉创伤常与颅脑、胸腹等重要脏器损伤并存，是多部位复合伤的一部分。

一、病因

喉上有下颌骨，下有胸骨保护，侧有胸锁乳突肌，后有椎骨，它的可移动性提供了进一步的保护。因此，单独发生喉外伤的机会较小，但在外力打击情况下容易将喉挤压于颈椎骨前发生闭合性损伤。比如车祸，方向盘撞击喉部导致喉软骨粉碎性骨折（方向盘综合征）；骑摩托车撞在颈部平面的固定物体上，或被绳索勒住颈部（晾衣绳伤）；运动时被球类击伤；工伤事故（围巾被机器卷入勒伤）；自缢；扼颈等。

二、病理

喉气管受到暴力挤压后，造成软骨和周围软组织损伤，出现颈部肿胀，皮下瘀血，喉水肿，血肿，黏膜撕裂造成皮下气肿。软骨出现骨折、移位。中老年人软骨钙化，易发生骨折。

三、临床表现

（1）颈部及喉部疼痛，吞咽时加重。

（2）声嘶：因声带水肿、瘀血或损伤、麻痹所致。

（3）呼吸困难：以吸气性呼吸困难为主，伴喘鸣。如果损伤较轻，当时可无呼吸困难，数天后逐渐出现呼吸困难，严重时可发生急性喉梗阻，甚至窒息。

（4）咯血：一般出血量不多，可自行停止。

（5）颈部皮下气肿：颈部气肿可扩展至颌下、面颊、胸腹等部位。若进入纵隔可致纵隔气肿，引起呼吸困难。

（6）颈部肿胀和出现瘀斑，擦痕，触痛，甲状软骨和环状软骨弓的体表标志消失，有骨摩擦音，皮下气肿时可触及捻发音。

四、检查

1. 物理检查　颈部有皮肤擦伤、挫伤、喉触痛，喉解剖结构改变，如喉结消失。

2. 纤维鼻咽喉镜检查　喉黏膜撕裂和血肿，声带固定或不在同一平面上。喉内软组织变形或移位，喉框架软骨暴露和突出，或黏膜下变形。

3. CT 检查　影像学能显示内镜不能发现的深层次损伤，如喉软骨骨折或脱位，喉狭窄的范围，是否合并有颈椎骨折等。

五、分类

喉创伤可根据 Schaefer – Fuhrman 法分类（表 23 – 1）。

表 23 – 1　Schaefer – Fuhrman 法分类

分类
1 类轻度喉内血肿或撕裂伤
2 类水肿，血肿，轻度黏膜撕裂，没有暴露软骨，没有移位的骨折，不同程度的气道损伤
3 类大范围水肿，大面积黏膜撕裂，软骨暴露有移位的骨折，声带固定
4 类与 3 类相同但更严重：黏膜破坏，前联合破坏不稳定的骨折，2 条或更多的骨折线
5 类喉气管完全分离

六、诊断

根据病史、临床表现、喉镜及放射影像学检查，可做出诊断。

七、治疗

1. 呼吸道处理　处理喉创伤首先要评估和保证气道安全，同时保护颈椎，固定头部，避免颈部过多运动。有颅脑等重要器官损伤时应先行救治。呼吸困难且有喘鸣的患者应立即局麻下行低位气管切开。不主张气管内插管，因为这可能使喉创伤恶化，加速气道完全梗阻，导致无法插入气管插管和窒息。在有颌面复合伤及颈部不能活动的患者，气管插管也会十分困难。如果已经气管插管，应早期换成气管切开，以防止喉狭窄形成。

2. 保守治疗　喉内镜检查喉内正常或轻微血肿，喉框架无损伤，无呼吸困难，CT 检查气道宽畅，可以保守治疗。如果 24h 内出现喉水肿应静脉给予糖皮质激素治疗。头抬高防止喉水肿进一步发展。如果有喉黏膜破裂，应给予预防性广谱抗菌药物。

3. 外科治疗　有显著损伤的患者应给予外科治疗。一般应在伤后 12h 内修复喉损伤。治疗延误可导致肉芽和瘢痕组织形成，发展成喉狭窄。

（1）内镜下治疗：需手术的患者应在气管切开后做喉镜和气管镜检查，有时还需做直达喉镜和食管镜检查。一部分患者可在内镜下做喉内治疗，如血肿引流，修复撕裂的黏膜和声带，环杓关节复位。如果有广泛的双侧喉黏膜损伤，应使用支撑器以防止粘连。

（2）开放式手术修复：主要适应证是不稳定或粉碎性喉骨折，环气管分离，前联合分离，广泛的黏膜破裂。一般在环状软骨平面做横行颈部切口，颈阔肌下翻起皮瓣。中线分离带状肌并向两侧牵拉。前联合或严重的喉内损伤可做垂直切口喉裂开修复。吸除血肿，撕裂的黏膜用 5－0 可吸收线缝合。黏膜缺失可用局部黏膜瓣重建，特别是后联合的损伤可以用梨状窝或声门上黏膜瓣来修复，以防止喉狭窄。将声带的前缘缝合固定于甲状软骨前界或其外软骨膜上，尽量使声带在同一高度，以获得最佳发音效果。甲状软骨骨折可用小的钛板或可吸收材料修复。环状软骨弓可单独用缝合材料修复。

（3）喉内支撑：放置支撑器的主要适应证是喉框架粉碎性骨折。在双侧声带表面损伤的患者，支撑器可用于防止前联合蹼的形成。喉支撑器可用 T 形硅胶管。软的硅胶支撑器可以减少支撑器本身引起的黏膜损伤。2～4 周后拔除支撑器。

（4）声带麻痹的治疗：环杓关节脱位引起的声带麻痹可经内镜操作复位。严重创伤时喉返神经会受到挤压甚至断裂。仅在明确是完全麻痹的情况下才考虑探查神经。断裂的神经应当在无张力下修复。如果缺损较大，应考虑耳大神经或腓肠神经移植修复。神经修复不能完全恢复喉的运动功能，但可能提高喉肌的肌张力从而改善发音。

（5）环气管分离的处理：严重喉创伤可导致第一气管环与环状软骨间断裂。手术时颈前正中垂直切口，找到气管后，将气管切开口下移至正常气管环。将断裂的气管修剪平整后与环状软骨吻合。吻合时从后壁开始，交替使用 3－0 可吸收和不可吸收线，逐步缝向前壁。结均打在腔外。缝线穿过黏膜下平面。如果同时有气管挤压伤，需要放置支撑器一段时间。

（6）部分或全喉切除：如果有大面积喉组织缺失，部分或全喉切除可能是适应证，尽管这种情况在非战争情况下很少见。

4. 术后护理　任何声带修复术后均应严格噤声 2～3d。鼻饲饮食至伤口拆线。有黏膜撕裂伤的患者可使用抗反流药和抗菌药物。患者头高位以减轻水肿。鼓励早期下床活动。定期喉内镜检查，除去肉芽组织，防止瘢痕形成。环气管分离的患者，术后保持颈部前屈位7d，防止吻合口牵拉。术后前几天可在颌下皮肤与前胸皮肤之间用丝线悬吊缝合，防止头后仰。

5. 后遗症　所有喉创伤患者均应定期随访观察至少1年。远期后遗症主要是喉狭窄，失声和误吸。有声带麻痹者应仔细观察声带是否恢复运动。发音结构正常而单侧声带麻痹者，需经9~12个月观察，若无恢复则试行声带内移术。如果有双侧声带麻痹导致喉梗阻，应保留气管套管，以方便早期做杓状软骨切除术。后联合或气管肉芽导致的喉狭窄应及时在损伤部位注射类固醇激素，以减少肉芽形成。不应让肉芽组织成熟至瘢痕，因为后者很难处理。

6. 结果　结果依赖于创伤的性质和严重程度，是否及时诊断和适当处理。术后发音效果与原发创伤的严重程度相关。12h内干预结果较好，延误治疗可导致喉气管狭窄。

（谭华章）

第四节　咽后脓肿

咽后脓肿是指发生在咽后间隙的化脓性炎症。颈部的筋膜系统复杂。现代外科解剖学中，最常用的颈部筋膜分类方法为：颈部筋膜分为颈浅筋膜和颈深筋膜两大部分。其中，颈深筋膜又分为颈深筋膜浅层、颈深筋膜中层和颈深筋膜深层三个部分。

颈深筋膜中层包绕舌骨下肌群和颈部脏器。颈深筋膜中层中，包绕气管、食管、咽和甲状腺的筋膜部分，也称为内脏筋膜（visceral fascia）。位于咽和颈段食管后部的内脏筋膜称之为颊咽筋膜（buccopharyngeal fascia）。

颈深筋膜深层从前向后又依次分成为两层筋膜：腋筋膜和椎前筋膜。腋筋膜和颊咽筋膜之间为咽后间隙。在第1~2胸椎水平，腋筋膜与颈深筋膜中层的颊咽筋膜融合在一起。所以单纯咽后间隙的脓肿下行蔓延止于上纵隔。椎体和椎前筋膜之间为椎前间隙。腋筋膜和椎前筋膜之间的间隙称为"危险间隙（Dangerspace）"。

咽后间隙位于颊咽筋膜和腋筋膜之间，两侧为颈血管鞘。上界到颅底。同上所述，由于颊咽筋膜与腋筋膜在第1~2胸椎水平相互融合，咽后间隙下界仅仅止于上纵隔。咽后间隙下方与前方颈深筋膜包绕的内脏间隙（气管间隙）相互交通，所以，咽后脓肿可以扩散到咽和气管周围等间隙。形成气管周围的脓肿。此外，由于咽缩肌附着在腋筋膜中线部位形成咽缝，咽后间隙被中缝分隔成左右各一的筋膜间隙，使得早期的咽后脓肿局限在一侧。咽后间隙含有咽后淋巴结，引流腺样体、鼻窦、鼻咽、口咽部、咽鼓管和中耳。在儿童期淋巴系统很丰富。所以儿童上呼吸道感染可能引起咽后脓肿。咽后淋巴结通常5岁后逐渐趋于萎缩。所以儿童咽后脓肿更多发生于学龄前。腋筋膜和椎前筋膜之间的间隙，称为"危险间隙（dangerspace）"。和咽后间隙向下止于上纵隔不同，危险间隙的下界能到达横膈，而且只含有疏松结缔组织，不含咽后淋巴结。"危险间隙"的临床意义在于，咽后、咽旁和椎前间隙的脓肿能经过危险间隙途径向后纵隔蔓延。

一、病因

1. 上呼吸道和口腔感染引起的淋巴结炎　是儿童咽后脓肿最常见的病因。小儿的腺样体、鼻腔后部、鼻窦、鼻咽、口咽、咽鼓管及中耳、腮腺部位的淋巴可引流到咽后淋巴结。故许多上呼吸道感染，如急性咽炎、扁桃体炎、鼻和鼻窦炎、咽鼓管炎和中耳炎等，都可以引起咽后间隙化脓性淋巴结炎，继而形成脓肿。由于咽后淋巴结通常在 5 岁以后逐渐萎缩，文献回顾显示，儿童咽后脓肿发病多数出现在 5～6 岁之前。致病菌以链球菌、葡萄球菌最常见，卡他球菌和肺炎双球菌次之。

2. 咽部创伤　咽部创伤导致致病菌直接进入咽后间隙引起感染。成人咽后脓肿主要是这种途径引起。常见如下：尖锐的异物刺伤咽壁；医源性损伤：操作不当的麻醉插管、鼻饲管、食管镜和喉镜等内镜手术、异物取出等；免疫功能缺陷患者，如：糖尿病、肿瘤化疗、长期使用激素、艾滋病等均增加咽后脓肿的危险性。

3. 临近颈深间隙脓肿引起的混合性颈深脓肿　咽后间隙周围的颈深间隙感染能破溃筋膜屏障，进入到咽后间隙。如，咽旁间隙脓肿可累及咽后间隙。椎体结核引起的椎前间隙寒性脓肿，破坏椎前筋膜和腋筋膜，引起咽后脓肿。但是，近年随着结核病有效控制，结核引起的慢性咽后脓肿已经罕见。

二、临床表现

1. 病史　不同年龄组的咽后脓肿临床表现差别较大。小儿不能准确表达咽痛和颈痛，多表现为进食障碍（拒食、吐食和流涎）、高热和颈肿胀、呼吸道问题（鼻涕多、嗜睡和咳嗽、呼吸困难）；成人患者多表现为咽痛、颈部转动痛、发热、吞咽困难和吞咽痛、呼吸困难。与小儿患者不同，成人患者发病前常有咽部创伤、咽异物、龋齿及感染或者咽和喉医源性操作损伤的病史。

2. 体征　成人患者常见体征为咽后壁肿胀、颈背部僵硬、颈淋巴结肿大、体温升高、流涎和喘鸣；儿童患者常见体征为高热、颈强直或斜颈、咽后壁膨隆、颈淋巴结肿大、颈部包块、嗜睡、呼吸困难等。此外，常伴有急性扁桃体炎、扁桃体周围炎、急性咽炎和中耳炎的体征。

三、辅助检查

1. 实验室检查　白细胞计数常常明显增高。C 反应蛋白升高。

2. 影像学检查

（1）颈侧位 X 线：咽后软组织增厚。有时可见气液平面。该检查容易出现假阴性，已经逐渐被 CT 检查取代。

（2）颈部 CT：首选的影像学检查。咽后间隙低密度异常影像，边缘增强。周围软组织肿胀和脂肪层消失。通过增强 CT 还可以鉴别咽后间隙脓肿和蜂窝织炎，也可以鉴别儿童患者咽后间隙脓肿和咽后间隙淋巴结炎。对治疗选择很有帮助。

（3）胸部 CT：对除外咽后脓肿及混合性的颈深脓肿引起的下行性纵隔炎和胸膜炎、吸入性肺炎等诊断有帮助。

（4）超声检查：对蜂窝织炎和脓肿形成不同炎症阶段的鉴别，或者咽后脓肿扩散鉴别有参考价值。但由于下颌角的限制，常影响超声观察。

四、 诊断及鉴别诊断

1. 诊断　根据上述典型的病史、体征和 CT 等影像学检查多能确诊。

2. 鉴别诊断　主要鉴别疾病：

（1）扁桃体周围脓肿：一侧腭舌弓上部肿胀，扁桃体周围充血肿胀。CT：扁周间隙肿胀，穿刺有脓。

（2）咽旁脓肿：患侧咽侧壁肿胀，扁桃体和腭舌弓内移。患侧舌骨以上的颌下区及上颈部肿胀。CT：咽旁间隙肿胀。

（3）咽后壁肿胀或膨隆疾病：咽和喉的血管性水肿及过敏、急性咽炎、咽后淋巴结炎、脊索瘤等。

五、 合并症

咽后脓肿严重的并发症是呼吸道阻塞，纵隔和胸膜腔感染，脓毒血症和大血管腐蚀破裂。随着 CT 早期发现、抗生素早期使用和外科及时引流等措施，上述死亡率较高的并发症已经明显减少。

1. 呼吸道阻塞　较大脓肿阻塞上呼吸道、咽后脓肿破溃到咽腔，脓液吸入下呼吸道，导致吸入性肺炎或窒息。

2. 下行性的纵隔和胸膜感染　咽后脓肿沿着咽后间隙下行蔓延，可以破溃到咽旁间隙、危险间隙、颈血管鞘等，形成混合性颈深脓肿，或者沿着不同颈深间隙向下蔓延，引起下行性的纵隔炎或脓肿。

3. 脓毒血症和大出血　免疫功能差和感染没有效控制能引起全身脓毒血症。咽后脓肿可以破溃到咽旁间隙、危险间隙、颈血管鞘等，形成混合性颈深脓肿，可引起大血管的腐蚀破裂，出现致命性大出血。

六、 治疗

治疗原则：呼吸道防护，抗生素治疗，外科引流（口内途径、颈部途径）。

1. 呼吸道防护　明显呼吸困难者，需要紧急气管插管或者气管切开术，以免窒息死亡。但是 CT 早期发现、有效抗生素早期使用等现代医疗措施，已经使上述紧急气道抢救治疗明显减少。

2. 非手术治疗　咽后脓肿蜂窝织炎阶段或者早期小的脓肿，静脉途径大剂量有效的抗生素可以治愈部分患者。经过抗生素治疗 2 ~ 3d 无效，或者脓肿形成明显者，或者伴有异物者。必须积极手术充分引流，抗生素只作为辅助治疗手段。

3. 外科治疗　外科引流分为口内入路和颈部入路两种途径：

（1）经口途径：单纯咽后脓肿首选经口途径切开引流。随着医疗的进步，现代医学多采用全麻下手术，以避免患者不配合挣扎导致脓肿破裂窒息和引流不彻底。

（2）经颈部途径：经口引流失败，或者咽后脓肿播散到咽旁间隙、颈血管间隙、内脏前间隙，或者形成下行性纵隔及胸膜感染、颈椎结核引起者，需要经颈部途径切开引流。

七、预后

抗生素广泛使用以前，咽后脓肿死亡率高达：7.1%～15%。死亡原因主要为，呼吸道梗阻、纵隔感染、脓毒血症和大血管破裂。随着现代医学有效的呼吸道管理、CT 等检查早期发现咽后脓肿、抗生素有效使用和外科及时干预。咽后脓肿预后通常良好。引起死亡者少见。

（谭华章）

第五节　咽异感症

咽异感症（abnormalsensation of throat）是耳鼻咽喉科临床工作中经常遇到的疾病之一，祖国医学称为"梅核气"，属于身心疾病之一，发病与精神因素关系密切，以咽部异物感为主要表现。目前临床上常将咽异感症用以泛指除疼痛外的多种咽部异常感觉或幻觉，如球塞感、粘着感、瘙痒感、烧灼感、蚁行感、无咽下困难的吞咽梗阻感等。本病以中年女性患者居多，患病女性精神类型多较敏感、多疑或抑郁等。

一、病因

咽部神经支配极为丰富，主要为咽丛，位于咽筋膜内，在咽中缩肌之上，由迷走神经的咽支、舌咽神经的咽支和交感神经干的颈上神经节组成。当咽部及周围组织的一些局部因素发生改变，使咽部的舌咽神经、迷走神经等神经末梢受到刺激时，通过神经传至大脑皮层，引起感觉神经中枢兴奋产生特异感觉。此外全身许多器官的疾病也可通过神经反射和传导作用，使咽部产生异常感觉。但咽异感症的产生机制较复杂，有关的生理和病理变化仍需进一步研究。近年来研究表面本病倾向于与胃食管病或呼吸道疾病有关，需进一步深入研究。

1. 咽及咽邻近器官的因素　凡是累及咽腔或咽壁的任何病变均可使咽部的感觉神经受到刺激，神经兴奋性发生变化，进一步引起咽肌痉挛或强直，从而产生咽异感症。如：各型咽炎、慢性扁桃体炎、舌扁桃体炎、咽部异物、咽部肿瘤、舌根部静脉曲张、咽部憩室、甲状腺疾病、颈椎病、鼻咽部疾病、茎突综合征、鼻部疾病、牙病、颈动脉炎、舌咽神经痛等均可引起咽异感症。

2. 远处器官和全身性因素

（1）远处器官。由于迷走神经在全身脏器的广泛分布，当脏器患病时，可通过迷走神经的反射或迷走神经受到刺激，使环咽肌发生痉挛而引起咽部产生异常感觉。如消化系统疾病（食管痉挛、憩室、失弛缓症、早期恶性肿瘤、外伤性食管炎、反流性食管炎、贲门痉挛、横膈裂孔疝等）、心血管系统疾病（左心扩大、高血压性心脏病、心包炎伴积液、主动脉瘤等）、呼吸道疾病（气道高反应、咳嗽变异性哮喘）等可能引起咽异感症。

（2）全身因素。如烟酒过度，妇女更年期内分泌失调、重症肌无力、破伤风早期、严重的缺铁性贫血、自主神经功能失调、关节僵直、肠寄生虫、长期慢性刺激（烟酒、粉尘和化学药物）等，均可导致咽部发生异常感觉。

3. 精神因素　患者多无器质性病变，主要由大脑功能失调引起的咽部功能障碍。患者精神和情绪的变化，对于咽异感的发生和发展有着明显的影响，如神经衰弱、神经官能症、精神分裂症、恐癌症、癔症及焦虑、抑郁状态等。医务工作者对患者的异常感觉解释不当或不仔细，未消除患者的疑虑或做过多的检查、治疗，引起患者的疑虑也可导致本病。

4. 上消化道疾病

（1）咽喉反流是指胃内容物异常反流进入咽喉部引起的慢性症状或黏膜损伤。其导致咽异感症的可能机制：胃内容物（胃酸或胃消化酶等）反流导致咽喉黏膜损伤所产生特定部位的感觉异常。

（2）胃食管反流病导致咽异感症的可能机制。远端食管酸灌注导致的迷走神经反射。

（3）食管上段异位胃黏膜引起。引起咽异感症可能机制：异位黏膜在食管鳞柱状上皮交界处的存在造成了管腔一定程度的狭窄，使食管收缩时力度增加而产生不适。此外异位胃黏膜有泌酸功能，增加了食管对酸的敏感性，引起咽喉部异物感。

二、诊断

1. 病史

（1）首选要分辨是咽异常感觉，还是真正的吞咽困难，如为后者，应考虑到咽、喉和食管等处的器质性病变，尤其是肿瘤。

（2）详细询问异物感的特点，如性质、部位、发作时间和有无伴发症状等。

（3）问清楚过去的检查、治疗经过及治疗效果，以作为诊断参考。

（4）必要时询问全身疾病的病史、月经史及有无烟酒嗜好等。职业也与咽异感症有密切关系，如用嗓过度，经常接触粉尘和受化学物质的刺激等，也要加以注意。

2. 检查　详细询问病史，依据病史、症状、检查的全部资料加以分析。对每个病例都应进行详细认真检查，特别注意鼻咽、喉咽部等细微病变，咽部及颈部触诊，有无肿大淋巴结、茎突过长，必要时可用 X 线检查茎突、颈椎的情况，食管钡餐检查、胃镜、纤维喉镜、鼻咽镜、食管镜、甲状腺 B 超、24h 食管双通道 pH 测定、多通道阻抗技术、食管测压技术等，排除隐蔽在咽部、颈部、上呼吸道、上消化道等部位器质性病变，特别应注意排除恶性肿瘤，方可诊断为咽异感症。

（1）咽喉部检查视诊要详尽，触诊有时更重要，常能发现问题。触诊方法有：以手指或卷棉子进行咽部触诊，颈部扪诊及一手咽内一手颈外联合触诊等。

（2）内镜检查。近年来纤维喉镜检查被广泛应用，用纤维喉镜从鼻腔插入，可顺次仔细观察鼻腔、鼻咽、舌根、梨状窝、会厌谷、喉部乃至声门下，且有图片存档。

（3）对邻近器官或全身进行检查，如血常规、X 线胸部透视或拍片、茎突 X 线拍片或 CT 检查、舌骨 X 线拍片、颈椎拍片、X 线食管钡餐透视或拍片、电子胃镜、食管镜检查、甲状腺 B 超或 ECT 检查等。

三、临床表现

本病主要表现为咽部异常感觉，如球塞感、粘着感、瘙痒感、烧灼感、蚁行感、异物感、无咽下困难的吞咽梗阻感等。此外有部分患者有颈部紧迫感、自觉呼吸不畅以及咽喉部有物上下移动不定感等。咽部异物感多位于口咽和胸骨上窝之间，以喉咽部较多，此类感觉在患者做空咽动作时明显，而进食时则减轻或消失，一般无疼痛或仅有轻度咽痛。症状常随患者情绪起伏波动，异常感觉也可随时改变。

四、临床分型

根据不同病因可分为 5 型：精神创伤型、心理障碍情绪紧张型、反流性食管炎型、更年期综合征内分泌紊乱型以及自主神经功能失调型。

1. 精神创伤型　除有咽部异物感外，全身和局部检查无任何病变，但有确切的精神创伤病史，如抢劫、杀人、丧事、惊骇等遭遇。

2. 心理障碍情绪紧张型　均为工作紧张、思想生活压力大者，或有恐惧、失眠等症状，有的有恐"癌"症，有的有异物停留咽食管的"强迫思维症"等。患者咽部、食管检查无异常。

3. 反流性食管炎型　除咽部异物感外，常有嗳气、腹胀、烧心、反酸等胃肠不适和胃肠反流病史，间接喉镜检查可见环后、杓间区黏膜充血、肿胀。24h 食管 - 胃动态 pH 值测定均≤4。

4. 更年期综合征内分泌紊乱型　均有月经紊乱和近期闭经史，有内分泌失调的症状。

5. 自主神经功能失调型　无确切致病的心理和精神因素，除咽部异物感外，常伴有自主神经功能紊乱的症状，如：忽冷忽热、颜面潮红、心慌、出汗等。

五、鉴别诊断

本病应与咽部异物、慢性咽炎、茎突综合征、更年期综合征等鉴别。

1. 咽部异物　多有误咽异物史，表现为咽部异物感，吞咽刺痛、针扎感，检查可见扁桃体、扁桃体窝、舌根部、会厌谷、咽侧壁或梨状窝等处异物存在，异物可为鱼刺、竹签、蟹皮、虾皮、金属类等，去除异物后症状缓解。

2. 慢性咽炎　成年人多见，主要表现为咽部不适感、异物感、痒感、灼热感、干燥感或刺激感，还可有微痛等，患者晨起时可出现频繁的刺激性咳嗽，干咳，伴恶心，有时黏膜可出血。检查可见咽部黏膜慢性充血，咽后壁淋巴滤泡增生，可有分泌物或痂皮附着，咽侧索增生变粗。对症治疗、改变饮食习惯、戒烟酒及改变生活工作环境症状可缓解。

3. 茎突综合征　指茎突过长或伸向方位、形态异常等引起咽部异物感、咽痛感、反射性耳痛或头颈部疼痛不适感等症状，常为一侧性，颈部转动或吞咽时疼痛加重。通过扁桃体窝触诊、X 线茎突片、茎突 CT 扫描等可明确诊断。茎突截短术效果较好。

4. 更年期综合征　好发于 40 ~ 60 岁女性，常诉咽部不适、微疼或烧灼感，检查无明显咽部病变或咽部仅有轻微充血，查血清雌二醇明显降低，经艾司唑仑减轻焦虑，适量补充雌激素，谷维素调节自主神经功能治疗，效果明显。

六、治疗

1. 病因治疗　针对病因进行治疗，是本病的主要疗法。如茎突过长、舌扁桃体肥大、环咽肌失弛缓症等经治疗后，咽异感症绝大多数可以消失。

2. 对症治疗　病因不明者，采取对症治疗。

（1）避免烟、酒、粉尘等，服用镇静剂。

（2）颈部穴位封闭法，可取廉泉、双侧人迎，或加取阿是穴进行封闭。0.2% 利多卡因 1mL 加 0.9% 氯化钠注射液 1mL 稀释局部注射。

（3）中医中药

1）中药：临床上常将咽异感症分为气滞痰郁、气滞血瘀、肝郁脾虚等证型，采用疏肝理气、健脾化湿、活血化瘀、补益脾肾、滋肝养肾等法则。方药选用半夏厚朴汤、越鞠丸、四七汤、逍遥散、一贯煎、杞菊地黄丸、抑气散、清音汤、化梅汤等，临床均有一定效果。

2）中成药：有多种中成药可供选用，以减轻症状。

3）针刺疗法：可取廉泉、天突、人迎、阿是、合谷、内关、神门等穴，或在颈前中线或沿两侧甲状软骨后缘找出敏感点，进行针刺。

3. 心理精神治疗 对于认真检查后，确无器质性病变，则给予精神治疗，颈前封闭、暗示治疗及耐心解释等。用通俗易懂的语言向患者耐心解释和沟通如言语治疗、认知治疗、抗抑郁治疗、行为治疗等。必要时请心理科、精神科协助。

4. 胃食管反流病引起的咽异感症的治疗

（1）一般疗法，即辅助治疗：①抗反流饮食，高蛋白、低脂肪；②餐后保持直立位；③抬高床头，避免睡前饱食或喝水；④避免服用促反流药物，如安定、茶碱类、黄体酮、多巴胺；⑤戒烟酒，忌酸辣食物。

（2）药物治疗：病情较重者，一般治疗无效时，可采用药物治疗，包括抗酸药、促动力药、黏膜保护剂。西咪替丁、雷尼替丁能有效降低胃 pH 值，减少夜间胃酸分泌；多潘立酮为胃动力药，可促使胃肠排空，提高食管下段括约肌压力，增加抗反流作用；红霉素是抗生素中唯一的胃动力受体激动剂，有明显的胃肠动力作用，提高食管下段括约肌压力，且有减轻哮喘支气管高反应作用。胃食管反流严重、药物治疗无效者，可考虑手术治疗。

5. 其他 对于气道高反应引起的咽异感症可适当应用茶碱类药物，咳嗽变异性哮喘可应用 β_2 受体激动剂、抗组胺药等，此外有低温等离子射频消融咽后壁淋巴滤泡，微波、射频凝固肥大的舌扁桃体治疗咽异感症、偏方食疗等方法。

（谭华章）

第六节 先天性甲状舌管囊肿及瘘管

先天性甲状舌管囊肿及瘘管（congenital thyroglossal cyst and fistula）是颈部最常见的一种先天性畸形。因其发生于舌盲孔至胸骨上切迹之间的颈中线上，故又称先天颈中线囊肿和瘘管。囊肿是在甲状腺发生过程中甲状舌管未退化闭锁或未完全退化而形成的，如囊肿感染后行切开引流或自行破溃，则形成不易愈合的瘘管。

一、流行病学

约占所有颈部良性病变的 70% 。本病属先天性异常，约 1/3 出生即被发现，但多于青少年期发病；少数囊肿无感染或增大缓慢，至中老年才发觉。囊肿较瘘管多见。少数病例可癌变。

二、胚胎发生学及病因学

甲状舌管囊肿是甲状腺发育过程中产生的畸形，随着位于舌根部结节下方的甲状腺始基的下降，甲状舌管随同垂直向下延伸。甲状腺始基通常在妊娠 7 周末到达最终位置，甲状舌管在胚胎第 6 周时开始退化，第 8 周完全消失。若该管道在胚胎第 10 周后持续存在，则产生甲状舌管囊肿或瘘管。因此，甲状舌管与舌根部、舌骨及甲状腺关系密切。甲状舌管囊肿可发生在舌盲孔至胸骨柄上缘间任何部位，多数在舌骨下方颈前中线附近，通常发生在以下四个部位：甲舌区（60%）、舌骨上区（25%）、胸骨上区（13%）及舌根（2%）。

但应注意，甲状舌管囊肿并不是以单管形式直接开口于舌盲孔。文献报道其三维立体结构研究证明：囊肿或其瘘管网状分枝在舌骨下向头端延伸，在舌骨水平形成多个相互沟通具有分泌功能网状分枝，外形似头盖状，这些头盖状分枝可在舌骨前、后或贯穿舌骨，然后汇成单管离开舌骨向头侧延伸，并在舌盲孔附近再次形成多个相互沟通、具有分泌功能的网状分枝，以一单管或多孔走向舌盲孔。

三、病理

甲状舌管囊肿多有完整的包膜，囊壁为纤维组织包绕而形成，囊壁较薄，囊内壁可衬有假复层纤毛柱状上皮、扁平上皮、复层鳞状上皮等上皮细胞，上皮内有丰富的淋巴组织，合并感染者可有炎性细胞，囊内容物多为清亮、稀薄液体，偶可呈黏液样或胶冻样物质，其内含有蛋白质和（或）胆固醇等。有时其内可见甲状腺组织；在舌骨中部及其骨膜内，常有不规则、覆有上皮的管束。

四、临床表现

1. 甲状舌管囊肿　常无明显症状。

发生于甲舌区、胸骨上区、舌骨上区的甲状舌管囊肿，其临床表现一般为颈前区中线皮下囊性肿块，质韧而有弹性，边界清，与皮肤无粘连，可随吞咽上下移动，有的在伸舌时可在囊肿上方触及硬条索状物。穿刺抽吸时多可抽出黄色液体。发展缓慢，不感染时无痛，感染时囊肿可迅速增大，感染控制后又迅速缩小，伴局部疼痛及压痛，很少形成颈深部脓肿。

发生于舌根的甲状舌管囊肿多表现为咽部异物不适感或吞咽不畅，若囊肿较大可压迫会厌引起说话含混音，似口中含物；若向喉内扩展，可引起声音嘶哑、吞咽困难、发音困难、呼吸困难。囊肿发生感染，可引起咽部疼痛不适。若囊肿较小，患者可无明显临床症状，在查体时偶然发现，可伴或不伴有颈前肿块。

2. 甲状舌管瘘管　分完全性和不完全性两种。前者多见。

完全性瘘管外口多位于舌根与胸骨上切迹之间的颈中线上或稍偏向一侧，吞咽、挤压时可有分泌物外溢，继发感染时有脓液溢出，瘘口周围红肿。瘘管内口为舌盲孔。不完全瘘管则仅有一侧瘘口。查体有时可触及条索状物向颈部上方走行。

五、辅助检查

1. B 超　甲状舌骨囊肿的超声声像图特征主要是位于颈前舌骨与甲状腺间的囊性肿块，与舌骨粘连或紧贴，吞咽时肿物可内缩入口底，形态一般比较规则，呈圆形或者椭圆，边界清晰，有完整包膜。甲状舌骨囊肿内部声像图特征为常见为无回声及低回声，少见混合回声或者高回声。合并囊肿感染发作时，可明显肿大，内回声增多，可见光点漂浮，少数可出现类实质性肿物回声；合并瘘管形成时，可探及条索状结构与囊肿或舌骨相连。

2. CT 对了解甲状舌管囊肿的部位、形态、大小、密度，与周围组织结构（如舌骨、甲状软骨、喉等）的关系以及判断有无感染、恶变有重大意义。可准确指导外科手术，并可做术后随访观察有无复发。影像表现：病变位于舌盲孔与甲状腺之间，多分布在舌骨上下；圆形或扁圆形液性密度影像，壁多光整，合并感染时壁可毛糙；形成瘘时形态多不规则；增强扫描病变多无强化，合并感染时囊壁明显强化。若囊肿较大，邻近结构（如喉部）可受压移位变形。

3. MRI 多表现为颈前正中自舌盲孔至胸骨切迹之间任何部位的囊性占位。当囊内液体呈清亮、稀薄液体物质时，常呈典型近圆形长 T_1 和长 T_2 影，其内信号常均匀，壁较薄，偶可见分隔。当囊内容物多为黏液样或胶冻样物质时，T_1WI 可呈稍高或高信号，T_2WI 可呈等、稍高或高信号影。当合并感染时囊壁可毛糙增厚，T_1WI 示囊内常呈等稍高或等信号，T_2WI 呈稍高或高信号影。

4. 甲状腺同位素扫描 对排除异位甲状腺很有帮助。若经 B 超、CT 等检查在正常甲状腺区域未发现甲状腺者，必须行同位素扫描来除外异位甲状腺。

六、诊断及鉴别诊断

依据病史、临床表现、B 超、CT、MRI、甲状腺同位素扫描等检查可做出诊断。但尚需与以下疾病进行鉴别诊断。

1. 异位甲状腺 一般位于舌根部，与周围组织无粘连，少数位于喉前正中者易误诊为甲状舌骨囊肿。异位甲状腺质地较韧，可随吞咽上下移动，但不随伸舌而移动。超声的诊断价值较大，正常甲状腺区域无甲状腺组织，而颈前肿物回声不均匀，其内血流丰富等征象具有辅助诊断意义。在诊断困难时，穿刺也有助于判断肿块的性质，术中肿块为暗紫色是甲状腺组织的特殊征象，其表面常可见明显的滋养血管走行。甲状腺核素扫描可明确诊断。

2. 鳃裂囊肿及瘘管 发病原因为发育过程中鳃裂和鳃弓融合未完全，尤以第二鳃裂囊肿最为常见，好发于一侧颈部，位于下颌角后方，下颌下腺和胸锁乳突肌前缘之间，外口多位于颈侧胸锁乳突肌前缘中下 1/3 交界处。但不随吞咽动作而活动。

3. 皮样囊肿、皮脂腺囊肿 位置较表浅，多与皮肤粘连，不随吞咽及伸舌活动。

4. 颏下淋巴结炎 肿块一般位于颏部、下颌骨下缘的后方，位置较高，质地较硬，不随吞咽及伸舌运动，有时可在口腔或下唇找到感染病灶，细胞穿刺有助于鉴别。

5. 颈部结核 若无典型结核病史，尚有肿块发生于颈前正中，随吞咽上下活动等特点时，导致误诊为甲舌囊肿行手术切除，形成结核瘘口久治难愈。因此对病程较短的颈部肿块怀疑结核者，可行结核杆菌特殊培养、胸片、血沉检查、PPD 试验及 PCR 等检查。

6. 喉囊肿 虽然报道不多，但甲舌囊肿确实可以位于喉内，引起声嘶等临床症状。纤维喉镜检查类似于喉囊肿。若误诊为喉囊肿而仅行喉内切除，则易造成复发。术前 CT 检查有助于明确病变范围，确诊需依靠术后病理。

7. 甲状腺癌 部分发生于甲状腺锥体叶的甲状腺癌表现为典型的甲舌囊肿。术中通常可发现肿物与甲状腺组织相连，常由术后病理证实，应予以注意。

此外，尚需与淋巴管瘤等鉴别。

七、治疗

甲状舌管囊肿与瘘有效的根治方法是将囊肿或瘘管完整切除。对于小儿舌根甲状舌管囊肿导致呼吸困难者，可行穿刺抽液解除气道梗阻，然后尽早手术治疗。对于急性感染者，一般可抗生素治疗 2～3 周，待炎症消退后再手术。儿童一律采用全身麻醉，成人可用局部麻醉。若术前曾有感染，可能有粘连者，最好采用全身麻醉。

1. 手术治疗　手术方式经历了三个发展阶段。最初是单纯囊肿切除，但极易复发，文献报道其复发率可高达 50%；以后又发现病变与舌骨相连，于是发展到切除囊肿和舌骨中部的一部分；后来 Sistrunk 提出扩大手术范围，即切除囊肿和舌骨中段外，还要把囊肿在舌基部的轴心组织及舌骨以上的瘘管一并切除，自此使复发率降至 3%～4%。目前多数学者主张采用 Sistrunk 术式。

常规的 Sistrunk 术式切除范围包括：切除甲状舌管囊肿、瘘管、舌骨中段和舌骨上肌群内的瘘管组织至舌盲孔，已成为手术治疗先天性甲状舌管囊肿及瘘管的金标准。对于术中是否使用亚甲蓝，目前说法不一，术中美蓝染色可显示瘘管走行分支情况，但因囊肿壁薄，有外漏后污染术野的可能。

对于局限于舌骨平面以上，囊肿主体位于口内的甲舌囊肿，近年开展了经口 CO_2 激光或低温等离子射频甲舌囊肿切除术，手术要点是切除囊肿、舌骨上瘘管及瘘管周围舌根组织。适应证的选择，良好的术野显露和囊肿及瘘管的完整切除是手术治愈和减少复发的关键。

2. 复发性甲舌囊肿及瘘管的处理　国内外文献分析先天性甲状舌管囊肿及瘘管术后复发原因有：①瘘管呈多分支树枝状，切除不彻底，或术中牵拉力过大，使瘘管断裂残留。②术中剖开囊壁切除瘘管，致囊壁上皮残留而复发。③术前局部炎症未控制，手术时机选择不当。④单纯切除囊肿及瘘管，未切除舌骨中段。⑤甲状舌骨囊肿发生于舌根时易误诊为舌根囊肿而仅行经口囊肿切除，未切除与之相连的瘘管。故当舌根部囊肿复发时，应高度怀疑甲状舌管囊肿的可能性，避免不适当的口内术式，减少复发的机会。⑥反复多次手术、反复感染及颈部瘢痕广泛粘连致术中囊肿或瘘管辨认不清、彻底切除困难。

目前认为：瘘管、小分支未能摘尽和术前未控制感染是主要原因。常规 Sistrunk 术式中务必切除舌骨中段和舌骨上肌群内的瘘管组织（包括切除头盖状分枝及舌骨上瘘管及周围组织 1cm 达舌盲孔）是避免复发的重要步骤。对于甲状舌管囊肿和瘘管术后复发的患者，建议急性发作期控制 1 个月以上再行手术，术前应用抗生素。

反复手术而有感染复发的病例，由于瘢痕组织粘连，解剖标志不清，彻底切除残余组织困难；术前对复发甲状舌管囊肿和瘘管行碘油造影，可明确瘘管走向及其分支情况，但要注意舌骨至舌盲孔这段瘘管不显示或甲状舌管囊肿偏离中线的可能。手术中不仅考虑到常规的甲状舌管路径，而且需要考虑到舌骨上、下方的残存导管和偏离中线的残存导管的存在，相应扩大切除范围，才能保证手术的彻底性。国内外文献报道可采用改良 Sistrunk 术（颈中线清扫术）来根治复发性甲状舌管囊肿，切除范围包括舌骨中段、带状肌周围的脂肪组织及淋巴结，将病灶及与之粘连的胸锁乳突肌之间的软组织，甲状腺与舌骨之间的颈前带状肌，残留舌骨，舌骨以上残留瘘管和舌底以舌盲孔为中心的部分组织一并切除，同时保持气管前筋膜、环甲膜和颈动脉鞘的完整性。同时术中应考虑到损伤颈动脉、迷走神经及喉部的可能。

（谭华章）

第七节　先天性颈侧瘘管及囊肿

先天性颈侧瘘管及囊肿（congenital lateral cervical fistula and cyst）包括来源于第一鳃裂的耳颈瘘管及囊肿（auriculocervical fistula and cyst）和第 2、3、4 鳃裂的瘘管及囊肿。鳃源性瘘管及囊肿起源于各鳃裂（鳃沟或咽囊），外瘘口及绝大多数的全程均位于颈侧，恶变者称鳃源性癌（branchiogeruc carcinoma）。

一、流行病学

鳃裂畸形约占颈部先天性异常疾病的 30%，部分患者在 5 岁前即有临床症状，而幼时无症状者通常于 20～40 岁因局部感染出现症状时才能发现。该病性别差异不大，男女发病率相当，多为单侧发病，双侧发病少见，第 1、2 鳃裂畸形左右侧发病率差别不大，而第 3、4 鳃裂畸形则多见于左侧。据研究报道第 2 鳃裂囊肿最为常见，占 90%～95%，第 1 鳃裂囊肿占 5%～8%，第 3、4 鳃裂囊肿少见。以往认为第 4 鳃裂畸形在所有鳃裂畸形中最为罕见，只占总数的 1%～4%，但 2009 年 Nicoucar 等总结了 2006 年以前发表的 177 篇文献，其研究结果显示所确认的第 4 鳃裂畸形总数达到 526 例，远远高于第一鳃裂畸形（158 例）与第 3 鳃裂畸形（202 例）的病例数。这可能是与以往将开口于颈侧的瘘管都错误的统计为第 2 鳃裂畸形有关。

二、胚胎发生学及病因学

人胚发育第 4 周时，中胚层增殖形成 5～6 对弓形隆起状鳃弓（第 6 周前发育完成），外胚层在每两个鳃弓之间凹陷形成鳃沟，内胚层也在每两个鳃弓之间凹陷形成咽囊。鳃沟与咽囊结构接近，之间少量间充质形成鳃膜。鳃弓、鳃沟、鳃膜与咽囊统称鳃器。胚胎发育第 4 周以后，各鳃弓、鳃沟、鳃膜与咽囊将开始演化颜面颈部各种结构及器官，最终导致颈部鳃源性组织的分布及其相互关系错综复杂。鳃裂畸形的病因学说尚存争论，目前大多赞同下列学说：①鳃器上皮细胞的残留；②鳃沟闭合不全；③鳃膜破裂；④鳃器发育异常；⑤颈窦存留；⑥遗传因素。多数学者认为，鳃裂囊肿及瘘管是胚胎发育过程中，鳃沟（外胚层）与咽囊（内胚层）发生异常穿破或未完全闭合而形成。鳃沟形成的瘘管开口于颈侧的皮外，咽囊形成的瘘管则开口于咽内。瘘管多在婴儿期被发现，而囊肿则出现较晚，在儿童或青少年时期发生。

三、组织病理学

据文献报道，90% 以上的囊壁内衬复层鳞状上皮（外胚层），可伴有或不伴有角化。真皮内含有皮脂腺、汗腺、部分囊肿可内衬假复层柱状上皮（内胚层）。纤维囊壁内含有大量淋巴样组织并形成淋巴滤泡。第一鳃裂囊肿的囊壁内可缺乏淋巴样组织，与表皮样囊肿相似。

四、临床分类及表现

按临床所见形式可以分为囊肿、窦道及瘘管 3 型，也可以细化为 5 型：完全性瘘管；不完全性外瘘管（窦道）；不完全性内瘘管（窦道）；合并囊肿的不完全性瘘管（窦道）；孤立性囊肿。其中孤立性囊肿最多见，不完全性外瘘管次之，完全性瘘管居第3位，不完全性内瘘管最少见。

按临床解剖关系可将先天性颈侧瘘管分为第1、2、3、4鳃裂瘘管：

1. 第1鳃裂瘘管及囊肿　Work（1972）以组织学为标准将第1鳃裂畸形分为2种类型：Ⅰ型为外耳道膜性部分的复制，是外胚层起源的，被覆鳞状上皮；Ⅱ型为外耳道膜性和软骨性部分的复制，是外胚层和中胚层起源的，被覆鳞状上皮，可以含有皮肤附属器和软骨。

第1鳃裂瘘管又称耳颈瘘管，位置常在外耳道或深及咽鼓管的下面、腭帆张肌的后面、颈动脉和茎突咽肌的前面，邻近腮腺后方、内侧或通过腮腺实质，行经面神经主干或其较大分支的外侧或内侧，向下可至二腹肌后腹的浅侧而达舌骨水平以上部位；有的瘘管可从颈侧到达中耳。Belenky等（1980）依照瘘口部位分为下列2型：

Ⅰ型：瘘管开口位于乳突尖前下方，少数在耳后或下颌骨升支后方，管道行经面神经主干外侧，与外耳道相通或以盲端终止于外耳道附近。

Ⅱ型：瘘管开口于下颌角附近，部分位于下颌下缘与舌骨之间或终止于相应范围的上颈深部，管道向上经过面神经主干的外侧或内侧，或穿行于面神经的主要分支之间，大多与外耳道相通。

我们观察到2例瘘管与外耳道及咽鼓管平行，瘘管自皮肤外瘘口直通向鼻咽部。组织学病理示瘘管外侧部分被覆鳞状上皮，内侧部分被覆纤毛柱状上皮，较为特殊，提出其可能是第一鳃裂和第一咽囊的复制，是一种新的类型，此型是外胚层、中胚层和内胚层起源的，被覆鳞状上皮和纤毛柱状上皮，可以含有皮肤附属器和软骨。

2. 第2鳃裂瘘管　完全性瘘管的外口位于胸锁乳突肌前缘的中下1/3相交处，瘘管经过颈阔肌（第二鳃弓）深侧，沿颈动脉（第三鳃弓）鞘上行，穿过颈内、外动脉之间，经舌下神经、舌咽神经和茎突咽肌的浅面，在茎突舌骨韧带与二腹肌后腹之下、舌骨后缘之上，向内终止于扁桃体窝内口。第2鳃裂囊肿可发生于瘘管走行的任何部位。

3. 第3鳃裂瘘管　瘘管外口位置大致同第2鳃裂瘘管，瘘管经颈阔肌深侧、顺颈动脉鞘上行，沿迷走神经（第4鳃弓）走行，越过舌下神经，在舌咽神经或茎突咽肌之下、绕过颈内动脉后侧与深侧，穿过舌骨与喉上神经间的甲状舌骨膜，终止于梨状窝内口处。

4. 第4鳃裂瘘管及囊肿　多见于左侧，可能与右侧后鳃体缺如或退化、第4鳃弓血管结构不对称性发育以及左侧胸腺咽管发育异常有关。Liston描述的经典路径为源于梨状窝尖部（在喉上神经的下方），沿着气管食管沟下行，在甲状腺后方与喉返神经平行进入胸腔，左侧绕主动脉弓（第4鳃弓），右侧绕锁骨下动脉（第4鳃弓）。随后，瘘道改变方向，向上走行于颈总动脉后方，在舌下神经（第4鳃弓）上方形成第二次环绕后再次下行，最后终于胸锁乳突肌前缘的皮肤开口。文献中真正先天性第4鳃裂瘘管少有报道，大多数为窦道，因切开引流或手术而形成假瘘管。我们观察到1例先天性第4鳃裂瘘管自梨状窝尖穿咽下缩肌后走行于甲状腺后方气管食管沟、喉返神经浅面（第6鳃弓），既未向下进入胸腔，也未向上环绕舌下神经，而是直接向外向下走行，开口于胸锁乳突肌前缘的下1/3。这更像是胚胎发育早期（在胚胎发育第4~5周）第4鳃膜的破裂缺失而致第四咽囊和第四鳃沟的直接贯通。此时鳃弓内的血管、神经还未进一步分化，因此瘘管并未环绕血管和神经。这一发现说明完整的先天性第4鳃裂瘘管确实存在，但其走行与Liston所描述的大不相同（图

23 - 1，图 23 - 2）。

颈侧鳃裂瘘管及囊肿患者症状可表现为：颈部肿块逐渐增大；症状出现前曾患上感或伴有上感；瘘口或窦道分泌物溢出；局部疼痛；间歇性肿胀；囊肿迅速扩大；吞咽困难；向咽腔引流（有特殊味道）；发热；声音沙哑；病变部位压迫感；吞咽时牵拉感；咽部突起或饱满等。可为鳃裂 – 耳 – 肾综合征临床表现之一，有时可伴招风耳、先天性耳前瘘管、耳前副耳等多种畸形。

图 23 - 1　Liston 所描述的第 4 鳃裂瘘管的理论走行　　图 23 - 2　钟贞等报道 1 例患者先天性第 4 鳃裂瘘管的实际走行

五、辅助检查

经皮外瘘口插入探针探查，适用于较浅且较短的瘘管。颈部 B 超、X 线或 CT 扫描、穿刺液的颜色和性状及细胞学的检查、钡餐或碘油造影、同位素、血管造影等均可提示病变的种类、位置和范围，了解其行程，纤维喉镜或直达喉镜检查有时可发现梨状窝处内瘘口或瘘口处有肉芽，超声检查可以鉴别实质性与囊性病变，CT 能够显示颈部包块准确的轮廓、大小特征及其与周围结构的关系。

在所有的辅助检查中，食管吞钡 X 线造影、瘘管造影和 CT 瘘管造影对显示瘘道的存在和走行最有意义。尤其是 CT 瘘管造影，不仅可以显示瘘管的位置和走行，还可以清楚显示瘘管与周围组织的毗邻关系，为制定手术方案提供指导。近年来 CT 瘘管造影已成为诊断本病的主要手段。但是急性期瘘口水肿阻塞往往不能显影，造影检查应在急性期 6 ~ 8 周后进行。

六、诊断及鉴别诊断

可结合临床表现、瘘口或囊肿的部位及表现、经瘘口插入探针、囊肿穿刺检查、瘘管造影、B超或CT等辅助检查、病理检查等确诊。

1. 第1鳃裂囊肿及瘘管　如果在耳垂前后或下颌角附近有皮肤瘘口，位于舌骨上方的颈侧囊肿或脓肿，特别是伴有耳流脓时，应高度怀疑为第1鳃裂畸形。这种病例均应做耳内镜检查，因为大部分第1鳃裂畸形的内瘘口位于外耳道。如果外耳道内存在瘘口，则可确诊为第1鳃裂畸形。对于上述确诊的患者，术前也应做CT等检查来进一步了解病变累及的范围。

第1鳃裂囊肿因继发感染形成脓肿溃破成瘘，易误诊为皮脂腺囊肿、颈淋巴结核等。感染时有红肿热痛症状与急性化脓性腮腺炎及化脓性淋巴结炎很难鉴别。鳃裂瘘管常见的开口呈针眼大的皮肤凹陷或小口，常易忽略，位于外耳道壁的瘘口很难察觉，因而在出现外耳道流脓症状后，常被误诊为外耳道炎或中耳炎。此外，尚需与涎腺肿瘤、鳃源性癌、转移癌等鉴别。

2. 第2、3、4鳃裂囊肿及瘘管　瘘管位于颈侧中下部位，应与结核性瘘管鉴别。第2鳃裂瘘管需与胸腺导管瘘鉴别，鉴别要点见表23-2。

表23-2　第2鳃裂瘘管与胸腺导管瘘的鉴别

鉴别要点	第2鳃裂瘘管	胸腺导管瘘
走行	大多数通过颈内外动脉之间	位于颈动脉鞘前且很接近颈动脉鞘
内口位置	扁桃体窝内	梨状窝，但很少见
病理	大多数含鳞状上皮，有的含柱状上皮或纤毛柱状上皮；不含胸腺组织	不含鳞状上皮；含有典型的胸腺组织且有Hassall小体

注：如有胸腺导管残留，囊性病变可发生于胸腺最后所在位置至其起源部位间任何位置。

先天性第4鳃裂畸形常与甲状腺关系密切，可造成急性化脓性甲状腺炎，或误诊为甲状腺脓肿，而进行不恰当的外科处理，导致疾病反复发作或引起并发症。第4鳃裂畸形与第3鳃裂畸形的外瘘口都位于胸锁乳突肌前缘的中下1/3交界处附近，内瘘口均开口于梨状窝，诊断极易混淆。第3鳃裂畸形理论上应穿过喉上神经（第4鳃弓）与舌骨（舌骨下部为第3鳃弓）之间的甲舌膜后向上走行于舌咽神经和舌下神经之间，然后向下止于外瘘口。而第4鳃裂畸形位于喉上神经之下方。目前多将瘘管与喉上神经的毗邻关系作为鉴别二者的要点。

第2、3、4鳃裂囊肿与囊状淋巴管瘤的鉴别要点：囊性水瘤系淋巴系统发育异常所致，常见于胸锁乳突肌后、颈外侧部、或锁骨上窝处，呈卵圆形或分叶状多分隔性囊，而鳃裂囊肿多位于胸锁乳突肌前缘，为圆形，单房囊腔。

此外，第2、3、4鳃裂瘘管及囊肿尚应与颈侧皮脂腺囊肿、甲状舌骨瘘管及囊肿、血管瘤、异位甲状腺、颈动脉体瘤、淋巴结核等鉴别，结合解剖特点、X线摄片、彩超、结核菌素试验、穿刺病理等检查均可鉴别。

七、治疗

治疗原则：手术切除瘘管或囊肿是唯一有效的根治方法。

1. 非手术疗法　仅能作为不宜手术或暂缓手术患者的姑息疗法。包括各类腐蚀药物

（碘酒、高浓度三氯醋酸等）烧灼或电灼瘘管，以期封闭；或反复灌注造影剂，注入盐酸奎宁、25%水杨酸钠溶液等冲洗瘘管。但疗效不稳定，且有腐蚀损伤瘘管周围血管、神经的危险。

2. 手术治疗　手术原则：①无症状者不必急于手术；②有感染者必须先控制好炎症；③反复感染者应于下次感染前及瘢痕形成前尽快手术，以免增加手术困难及风险；④术前术中应尽可能明确病变的范围及瘘管走行，尽可能做到彻底手术切除，必要时可切除相关邻近组织，防止残留或复发；⑤切口应既利于全部切除病灶，又便于暴露、辨认和保护重要神经及大血管。常规手术方法是术前术中先采用示踪溶液进行染色标记，常用有亚甲蓝（美蓝）溶液等。根据瘘管走行长短选择切口：对于表浅且行程较短的耳颈瘘管可沿其行程做纵切口；对于较深且较长的颈侧瘘管，一般采用2~3个阶梯式横切口。第1阶梯切口一般采用横向梭形短切口切除外瘘口周围皮肤及瘢痕。随后沿囊壁或瘘管周围进行分离，追踪至瘘管末端或内瘘口，完整切除囊肿或瘘管，最后结扎缝合封闭盲段或内瘘口。若内口位于咽腔，需要结扎缝合防止咽瘘。若内口通向其他深部位置，如腭扁桃体，必须一并切除才能达到根治效果。

（1）第1鳃裂瘘管及囊肿：第1鳃裂瘘管与面神经关系复杂多变。目前多数学者认为，面神经解剖行第1鳃裂畸形切除术，既可做到完整切除囊肿及瘘管，又便于直视下完整切除病变和最大限度保护面神经。术中可采用面神经监护仪，尤其是术后复发的患者，病变与面神经粘连紧密。钟贞等报道2例患者造影剂自外瘘口一直延伸至鼻咽部，瘘管走行非常罕见，术前经CT瘘管造影了解瘘管走行（图23-3），术中采用颈腮进路显露病变并彻底切除瘘管。

图23-3　CT瘘管造影，经三维重建后的影像，可以清晰显示瘘管通向鼻咽部

（2）第2、3、4鳃裂瘘管及囊肿：若有感染者可在感染控制相对稳定后施行手术，手术原则为彻底切除病变组织，不伤及正常结构，手术切除范围应包括瘘管及感染的皮肤瘢痕。手术麻醉因人而异，对年幼者、患者及瘘管走行复杂者采用全身麻醉。术中注意保护副神经、舌下神经、喉返神经及颈内、外动脉。

术中找到内瘘口是手术成功、避免复发的关键。术前检查示有内瘘口者，术中自外向内沿瘘管一直追寻到内瘘口，对内瘘口进行结扎切断、内翻荷包缝合，将瘢痕组织及瘘管一并彻底切除，才能防止复发。术前检查未见内瘘口者，术中沿窦道分离，一定要解剖至气管食管沟，沿此向上检查咽侧壁直至喉上神经入喉处附近，向下检查颈段食管周围，仔细寻找有无瘘管及内瘘口。

第 4 鳃裂畸形往往与甲状腺关系密切。甲状腺的处理不当往往造成病变残留，术后症状复发。若病变与甲状腺粘连或穿经甲状腺，须做甲状腺腺叶部分切除，可避免瘘管的残留，同时也有利喉返神经的暴露和保护。

（3）复发性鳃裂瘘管及囊肿：第 1 鳃裂瘘管与面神经的位置关系存在多样性。而且常因位置深、视野受限，怕误伤面神经，容易导致第 1 鳃裂不能完整切除而复发。第 2、3 鳃裂囊肿或瘘管多位于颈动脉三角，与颈动脉鞘关系密切，其周围解剖结构复杂，术中必须暴露颈内静脉、颈总动脉、迷走神经等重要结构，才能完全切除病变。而且瘘管常穿过颈动脉分叉，加上囊壁薄，继发感染后与周围组织粘连，手术难度较大。若不慎残留，则极易复发，残留的鳃裂来源的组织还可能发生癌变。国内外常有复发病例报道，有报道称复发率在 4.9% ~39.0%。相关文献总结其复发因素包括：①鳃裂畸形的发病率低，认识不足容易误诊；②术者对头颈部手术解剖的熟悉程度不足；③手术时机不当；④瘘口处理不当；⑤瘘管弯曲细长、走行复杂深入，并可能存在侧支；⑥多次感染、切开引流或手术后与周围重要组织结构粘连；⑦初次手术切口设计局限，显露视野小，造成遗漏；⑧鳃裂畸形解剖的复杂性；⑨粘连、瘢痕、分泌物、肉芽等阻塞管道形成不完全性瘘管，示踪剂难以显示瘘管全程。其中鳃裂畸形解剖的复杂性是术后复发的主要原因。王永洁等报道的 46 例鳃裂畸形中，第 3、4 鳃裂畸形的复发率显著高于第 1、2 鳃裂畸形。另外术中使用亚甲蓝染色是否可减少术后复发尚存在争议，有报道术中美蓝示踪不可靠。

复发性鳃裂瘘管及囊肿术区瘢痕严重，常难以辨认瘘管走行。自 Blackwell 等（1994）采用功能性颈清扫术应用于复发性鳃裂畸形后，国内开始出现采用不同的颈清扫术式治疗复发性鳃裂畸形的报道和研究，都取得较好的治疗效果。主要手术方法为行择区颈清扫，将瘢痕、炎性肉芽、粘连淋巴组织和病变组织整块切除，注意避免在粘连和感染组织中强行分离导致瘘管撕裂和上皮残留。采用此术式，术野暴露充分，出血少，手术彻底，并发症少，既便于内瘘口的追踪及处理，也利于保护颈部大血管及重要神经。

（熊　欣）

第八节　茎突综合征

一、概述

茎突综合征又称茎突过长征，是由于茎突过长，或者其方位、形态异常，刺激邻近血管、神经，所引起的咽部异物感、咽痛及反射性耳痛、头颈部痛、唾液增多和耳鸣眩晕等症状的总称。本病多见于成年人，在人群中 4% ~28% 的茎突长度超过长为 2.5cm 的平均长度，茎突方位超过 40°角或小于 20°角，或茎突下颌韧带钙化等因素引起临床症状。

二、临床表现与诊断

1. 病史　凡年龄在 20 岁以上，无论有无切除扁桃体的历史，如果有单侧（或先单侧而后双侧）咽部疼痛、异物感，兼有颈部、耳部、头部疼痛的病史，应更详细询问有关茎突综合征的病史，并进行检查。

2. 扣诊　过长而方位异常的茎突一般能通过扁桃体窝（特别在切除扁桃体以后）的前、后、上、下扣到条索状或刺状硬突起，压之能激发或加重症状。扣诊时让患者转动或伸屈头部，更易感到茎突在扁桃体窝滑动。有时 X 射线片显示茎突确属过长，但因其位置较深、较高或茎突细小易摆动，或因扁桃体太大、扁桃体窝的瘢痕太厚，故不一定能扣到茎突。

3. 针刺探查　先在咽部喷以表面麻醉剂，局部涂以消毒剂，然后用针刺向扁桃体窝探查，但此法并不可靠。

4. X 射线摄片　不仅能确定茎突的长度、方位、形态，也可两侧对比，并能显示它与扁桃体窝或颈部的关系。现将常用的投照方法介绍如下。

（1）正位：仰卧垂直面与台面平行成前后位，侧面观使患者听眦线与台面垂直。通过投照侧外眦做一线与矢状面平行，再通过上牙冠下缘做一线与上线垂直得一交点（开口时相当于口角），使此交点的垂直延长线落于台面长轴正中线上。投照时，通过上述交点垂直投射，并尽量张口，片中可见茎突位于上颌骨与下颌骨之间的空隙内。

若采用第 1～2 颈椎张口位可同时观察茎突远段以利对比。

（2）侧位：头部侧置，矢状面与台平行，颏部前伸，使下颌骨升支与颈椎分开，将下颌角与乳突之间中心作为投照中心，中心射线向头侧倾斜10°通过健侧下颌角投射至胶片中心。

在 X 射线片上，一般以茎突孔至茎突尖端的长度，作为茎突的长度。从茎突孔向下做一条与颅底平面的垂直线，测量茎突与此垂直线之间的偏斜度。萧轼之谓多数茎突与此垂直线偏内、偏前各成30°角。超过40°角或小于20°角可看做茎突方位异常，但仍需结合临床表现来做出最后决定。

5. 手术探查　对于有典型茎突综合征的患者，当扣诊与 X 射线片均不能肯定茎突的明显异常，而深感苦恼，迫切希望治疗者，可考虑手术探查。

6. 本病应与以下各种疾病进行鉴别

（1）扁桃体隐窝内异物：常引起单侧扁桃体或咽部异物感，但有进食时的异物梗卡史。检查扁桃体时，可以看到患侧扁桃体的某一隐窝口有充血、糜烂，在隐窝内可看到或探到小异物。

（2）舌咽神经炎：多有急、慢性扁桃体炎的病史与症状。扁桃体炎可间接引起舌咽神经炎，并导致舌咽神经痛。

（3）咽喉部特殊感染：如咽喉结核或梅毒等也可发生咽喉部疼痛或异物感，多见于双侧。此外，病史、局部溃疡及全身性症状可鉴别。

（4）舌、扁桃体、鼻咽部及喉部癌肿：可有单侧的咽喉痛及头痛等症状。局部病变及细胞学和活体组织检查，均有助于鉴别。

（5）颞颌关节功能紊乱：常有耳痛、头痛、耳鸣。进食后疼痛加重，按压下颌关节或张口时痛更甚。

三、治疗

以手术治疗为主。但手术的适应证、手术方法、径路需根据患者具体情况来决定。如仅在 X 射线片上有茎突过长或方位、形态异常，而无自觉症状者，则不宜手术；即使有自觉症状，但患者并不以为苦，也不必做手术。凡具有显著的茎突综合征的症状，患者深以为苦，迫切要求手术者，可行茎突切短手术。凡在扁桃体切除术中偶然发现茎突露出在扁桃体窝者，如果术前没有症状，可不必切短，但亦有主张即将其切短者。

目前一般采用经口咽及颈外2个途径进行茎突切短术。茎突折断疗法，今已不采用。

经口咽扁桃体窝进行手术时，按扁桃体手术前注意事项做好准备（如验血、洁牙，术前用阿托品及镇静药）。经颈外途径进行手术时，则按外科常规准备。

1. 经口咽切短茎突术

（1）适应证与时机：凡能在扁桃体窝扪到茎突尖端者均适用。此手术可在切除扁桃体后即时进行，也可在术后1~2个月进行。

（2）麻醉与体位：可采用局部麻醉或者全身麻醉。后者需采用卧位，并用带压舌板的开口器。

（3）方法

1）在手术开始时，需用手指或钝端器械以确定茎突间的位置，如一时摸不着，可转动患者头部，然后再触查，确定茎突尖端位置后，即不再变动头位。

2）此时可在茎突尖端支上做长1~1.5cm的纵向切口。先暴露茎突尖端，然后用特制的长柄圈形牵开器或用筛窦刮匙的钝圈缘，向茎突间套上，将茎突周围的软组织向上推开，同时用边缘不锐利的剥离器将附着在茎突骨上的肌肉韧带及其骨膜由下向上剥离。在暴露茎突骨质的过程中，切忌用锐利的刀、剪，以免损伤面动脉及其上升咽支与腭支，舌咽神经或颈内、外动脉。术中不要松去套在茎突上的圈形牵开器，操作时不可用力过猛，以免茎突或牵开器的圈端发生意外的折断。

3）当茎突暴露到不能再往上剥离时，则用长柄小剪，或者用鼻中隔咬骨钳在暴露的茎突最上端剪断。剪短前最好用钳挟住或用线缚住茎突尖端，以免剪短的茎突失落至喉咽部等处。

4）茎突剪断后松开牵开器，检查创口，止血。伤口内可放置少量的消炎或抗菌药物。用羊肠线或丝线缝合创口，术后4~6d拆线。

凡有心脏病、高血压或其他原因忌行扁桃体切除术者，有建议经腭舌弓途径暴露茎突，进行切短手术。对于有茎突综合征的患者，亦有在切除扁桃体之后，经腭咽弓外下方暴露舌咽神经，将其切除一段（约1cm），可获得类似茎突切短术的效果。

2. 经颈外途径切短茎突术 这种手术适用于不能从扁桃体窝触及的茎突，或虽能触及而位置较深较高，或茎突体较小、易摆动的茎突。

（1）体位：仰卧，头偏向对侧。在暴露、剥离与切短茎突的过程中，可嘱患者尽量将下颌骨向前移动，还可加用拉钩将下颌角向前向外拉开，使下颌角后下与胸锁乳突肌之间有较大的空隙。

（2）切口：从乳突尖前沿胸锁乳突肌前缘，向下至舌骨平面切开皮肤、皮下组织及颈阔肌。分开胸锁乳突肌前缘的深颈筋膜，牵开伤口，将颈动脉鞘及其血管、神经拉向后方。

（3）查清茎突关系：为了更好的暴露茎突，便于手术操作，此时可嘱患者将下颌角向前移，查清舌骨大角和舌骨体的位置，并由此向上寻找二腹肌及茎突舌骨肌。沿茎突舌骨肌向上探查茎突尖端及其体部、根部。尽可能查清其他茎突肌肉、韧带及其茎突与周围血管、神经的关系。

（4）剥离茎突：切开茎突尖端的骨膜，并暴露茎突尖端。此时可以将茎突舌骨肌及茎突舌骨韧带在靠近尖端处切断。再用圈形牵开器套上茎突尖，并将茎突尖周围的软组织往上推开，同时按照前一方法将茎突骨质剥离出来。

当茎突剥离至不能再往上剥时，即按前一方法切短茎突，做好止血与缝合工作。

3. 术后处理

（1）经口咽径路法：患者术后治疗同扁桃体摘除术后。术后7d拆除缝线。

（2）经颈外侧径路法：术后给予抗生素静脉滴注以预防颈部感染，局部制动，术后5～7d拆线。

根据国内外文献报道，经口咽途径的手术，有时可发生感染与颈部气肿，也偶尔可出现手术侧的暂时性软腭轻瘫痪。

手术后茎突综合征各症状消失的时间、次序不一，一般咽部疼痛及异物感消失较快，而头痛、耳痛、耳鸣、头晕的消失有时较慢，有的症状要经过1～6个月才消失。这说明手术效果在6个月之后才能判定，而且术后症状的消退过程，可能与手术区受伤组织的修复快慢及患者的适应证过程有关。有的患者手术后其他症状消失，唯独耳鸣始终没有改变。

手术效果不满意者，可能为：①切除的茎突不够；②分布在扁桃体窝周围的神经与剩下的茎突之间有瘢痕牵引作用；③诊断不正确。因此，对于茎突综合征的诊断与手术治疗问题，必须采取认真负责与极其慎重的态度。

（王月辉）

第九节　喉运动神经性疾病

喉运动神经性疾病的原因很多，包括中枢运动神经疾病、喉神经损伤、神经肌肉接头病变以及喉肌疾患等。此类疾病可导致声带麻痹，又称喉麻痹，出现声音嘶哑、呼吸困难、吞咽障碍等喉神经肌肉功能异常的表现，影响患者生活质量，严重者甚至危及生命。临床上，耳鼻咽喉头颈外科医师日常接诊较多的患者为单侧或双侧喉返神经损伤引起的声带麻痹，其病因复杂，症状多样。支配喉的运动神经有喉上神经和喉返神经，两者均为迷走神经的分支。

喉上神经由迷走神经结状神经节的中部发出，沿颈内动脉与咽侧壁之间下行至舌骨大角平面，分为内、外两支。外支主要为运动神经，沿甲状腺上动脉深面下行，穿过胸骨甲状肌下方，支配环甲肌及咽下缩肌，其中还含有部分感觉支穿过环甲膜分布至声带及声门下区前部的黏膜。内支主要为感觉支，在喉上动脉后方穿入甲状舌骨膜，分布于会厌谷、会厌、声门后部黏膜。喉上神经损伤后，可引起喉部黏膜感觉障碍，环甲肌麻痹导致声音低沉、无力。

喉返神经发自迷走神经的胸段。两侧喉返神经的径路不同，左侧喉返神经下行勾绕主动脉弓后上行，几乎均走行于气管食管间沟内，离正中平面较近。而右侧喉返神经下行勾绕锁骨下动脉后斜向上行仅有64%走行于气管食管间沟内，其位置较浅，离正中平面较远。两侧喉返神经在气管食管间沟发出许多分支，均为感觉神经，主干均紧贴甲状腺侧叶背面上行，在环甲关节后下方入喉。喉返神经在喉外或入喉后分为前支和后支。前支为运动神经，分为外展肌支（环杓后肌支）和内收肌支（包括环杓侧肌支、甲杓肌支、杓间肌支）。后支为感觉支，可与喉上神经内支的分支吻合，形成喉内的 Galen 吻合。

一、病因

1. 中枢性　喉运动神经元中枢位于疑核，而大脑皮层的喉运动中枢有神经束与双侧疑核相联系，因此每侧喉部运动均接受双侧皮层冲动支配，因此皮层病变引起的喉麻痹极为罕见。引起喉麻痹的中枢性病变有脑血管出血、脑外伤、帕金森病、延髓肿瘤、脑脊髓空洞症、小脑前下动脉血栓等，迷走神经颅内段受损也可引起喉麻痹。中枢性损害可分为上运动神经元和下运动神经元障碍。上运动神经元障碍常见疾病有帕金森综合征、进行性核上性麻痹、多系统萎缩症、夏伊－德雷格综合征、假性延髓性麻痹、多发性硬化症、肌阵挛等。下运动神经元疾病包括肌萎缩侧索硬化症、重症肌无力、瓦伦贝格综合征（延髓背外侧综合征）、脊髓灰质炎后综合征等。

2. 外周性　迷走神经从脑干疑核至其支配肌肉组织的行进通路上任意位置的损伤，都可导致喉肌轻瘫或麻痹，引起发声障碍甚至失声。声带无力和发音困难的程度取决于神经损伤程度和损伤的位置。按病因性质可分为①外伤：包括颅底骨折、颈部外伤、医源性外伤（如甲状腺手术、胸腔纵隔手术、侧颅底颈部手术等）；②肿瘤：鼻咽癌颅底侵犯或咽旁间隙转移可压迫迷走神经、颈部转移性癌、甲状腺癌、颈动脉体瘤等压迫或侵犯迷走及喉返神经，胸腔段喉返神经受主动脉瘤、肺癌、食管癌、转移癌等压迫；③炎症：白喉、流感等传染病、重金属中毒、极性风湿病、麻疹、梅毒等均可能导致喉返神经周围神经炎。此外，不明原因导致的神经脱髓鞘病变也可导致特发性喉麻痹。

二、临床表现

由于喉运动神经径路长、病因多，导致喉麻痹的临床表现复杂，本部分主要介绍喉返神经外周性损伤的症状和体征。既往认为，喉返神经外展支或内收支单独受损，可导致喉神经不完全麻痹，可表现为声带内收或外展运动受限；实际上，这种情况极为罕见。外周性喉返神经麻痹的临床表现其实与损伤性质、程度、病程有关，由于喉返神经损伤后，绝大多数患者均有不同程度的喉返神经再生，即亚临床神经支配。亚临床神经支配的不同程度决定了麻痹的声带所处的不同的位置及声带和声门的不同形态。

1. 单侧喉返神经损伤　主要表现不同程度的声嘶，可伴有呛咳、误吸，偶有气促等呼吸困难。间接喉镜和电子喉镜下可见声带运动受限，或固定于旁正中位、中间位或正中位，发音时声带闭合不全，吸气时声带不能外展。喉镜表现的差异主要是与患者喉返神经损伤程度、病程及损伤后喉返神经的再生程度即亚临床神经支配的程度相关。损伤早期，患者均可表现为声带固定、声门闭合不全。随着病程的延长，损伤程度较轻的部分患者，声带可能恢复正常或接近于正常的运动；部分患者的损伤侧声带虽然外展受限，但由于喉返神经再生程度较好，声带位于近正中位或正中位，加之健侧声带代偿内收超越，发音时声门闭合尚可，故嗓音质量接近于正常或正常。对于损伤程度较重者，喉返神经的亚临床神经支配程度总体较差，使声带固定于旁正中位至中间位不等，可出现明显的声带萎缩，喉镜下可观察到声带菲薄、弓形声带等。需强调的是，部分患者虽然声带固定，但声带萎缩并不明显，甚至声门闭合良好，此乃喉返神经再生程度即亚临床神经支配程度较好所致；声带固定的位置、声门的形态、声门闭合不全的程度每个人几乎不甚相同，这也是由于每个人喉返神经损伤程度不同、损伤后的亚临床神经支配程度不同所致。

2. 双侧喉返神经损伤　以呼吸困难为主要症状，伴有声嘶、呛咳。也有一些患者开始仅仅表现为严重的声嘶、呛咳，并无明显的呼吸困难；但随着病程的延长数月或数年后，声音嘶哑逐渐好转，甚至接近正常，但出现了呼吸困难，并且逐渐加重。喉镜检查所见的声带固定的位置取决于神经损伤性质、病程以及神经再生程度。在损伤早期，喉返神经外展和内收支均受损，使得声带固定于旁正中位；随着病程的延长，声带内收肌群更易获得神经再支配，故声带逐渐内移至正中位，也可表现为吸气时双侧声带不能外展，发音时声带可内收，此阶段患者可表现为呼吸困难程度逐渐加重，若伴有上呼吸感染等炎症，可导致窒息。因此，对于双侧喉返神经损伤的患者，虽然早期可无或呼吸困难轻度，但随着喉返神经的再生即亚临床神经支配，声带逐渐内移至旁正中位，甚至正中位，从而逐渐出现呼吸困难，甚至严重的呼吸困难，部分患者首次出现呼吸困难的时间距喉返神经损伤发生的间隔可长达数年甚至数十年之久。

3. 喉上神经损伤　最常见的症状是声嘶伴气息声，音调降低，音量减弱，声时缩短，发音疲劳等。由于内支受损，患者常出现咽喉部感觉缺失或异常，有咽部异物感、咳嗽等症状，严重者可引起吸入性肺炎。

除非患者声门裂隙很大，仅喉返神经损伤声带麻痹误吸容易恢复，很少导致误吸不愈。当声带麻痹合并其他运动或感觉障碍时，损害了喉的防御性功能，从而导致长期误吸。引起误吸的神经源性因素可能包括脑血管意外、退行性疾病、神经肌肉病变、周围神经病变、颅内肿瘤、缺氧或外伤性脑损伤。

三、辅助检查

通过各种辅助检查手段进行喉功能的临床评价，以确定喉麻痹的原因、程度和预后是必需的。基于这些检查和评估，以制定行为治疗、药物治疗和外科手术等治疗方案。为获得满意的疗效，有必要在治疗过程中监测患者的病情进展。

1. 电子喉镜和动态喉镜检查　电子喉镜可大体观察声带形状、位置和运动情况，而动态喉镜检查能方便地观察到声带振动的特点以及声门开放和关闭的情况。描述声带振动的特性应包括以下基本信息：①双侧声带运动的对称性；②声带振动规律性；③声门闭合度；④黏膜波振幅；⑤黏膜波的运动；⑥不活动区域；⑦闭合相时声带开放－闭合模式等。

2. 声学与听感知评估　听感知评估和声学客观测试有助于评价病情进展和治疗效果。声音频率和强度的检查项目应包括基频平均值、音域、声强和声带振动周期性。基频与声音的音调相关，单位为赫兹（Hz）。声强的计量单位为分贝（dB），与声音的响度相关。这些参数的范围反映了受试者喉及声带的动力学可塑性。基于计算机的嗓音分析系统能够测量出上述参数及声音信号中谐音和噪声组成情况。检测声音信号中频率和强度的不规则性也称为微扰检测，能监测到正常声音中的微小变化。由于难以采集到异常信号，往往不能准确地应用于嗓音障碍患者的检查。基频微扰（Jitter）是指声带振动频率在周期间的差异。振幅微扰（Shimmer）指声带振动幅度（强度）在周期间的差异。谐噪比（Harmonics－to－noise ratio）通常被用于评估发音时基频及各谐波（共振峰）中谐音和噪声成分的比例。这些参数能反映声带的体积异常和不对称性、神经支配、张力和生物力学特性。

嗓音的主观听感知评价是最具有代表性和最接近声音本质的方法，目前国际上常用的方法包括 GRBAS 法、RBH 法、布法罗嗓音测验图和嗓音测验分析略图等，其中 GRBAS、RBH 法为目前国内学者所采用。

3. 空气动力学检查　测量气流或容积速率有助于判定空气经过声门的速度。测量数个声门周期的气流可获得平均气流。平均气流率（mean airflow rates，MFR）有利于记录嗓音手术前后变化，特别是对声带麻痹的手术治疗。术前气流较高，术后可恢复至正常。受试者发音时，将连接于呼吸速度描记仪的面罩置于面部，可间接测量喉部的气流情况。声门下压力对声带振动和声音强度的调控是非常重要的。可通过放置在口腔内的压力传感器间接测量获得声门下压力值。发 "Pa" 音时要求口唇关闭，此时声道形成一个恒压的闭合管道。口腔内所测量到的压力可反映声门下方的压力。采用声门下压力除以平均气流的方法，可计算得到声门阻力大小。声门阻力随着声音强度的增加而增加，喉返神经麻痹时声门阻力减小。发声阈值压力是指能够发声的最低声门下压力，可衡量声带的劲度。这些量化检查方法目前常规用于评价包括声带麻痹在内的嗓音障碍。获得患者自我知觉和客观检查的数据，是治疗神经源性嗓音障碍的关键。

4. 喉功能的神经生理学检查　肌电图（electromyographic，EMG）检查是评估神经肌肉疾病的一个有用的辅助手段，常用于此类患者预后的判断。检查结果需阐述电静息，有无纤颤电位、正尖波等失神经电位，反映神经再生的多相电位、高振幅电位，随意运动时募集相的运动单位波形，错向再生电位及程度。神经损伤 2～3 周后即可行肌电图检查，评价损伤的类型、程度、有无再生、再生程度、错向再生等，不同阶段检查的结果也各不相同。肌电图有助于鉴别多种语音障碍，如周围性和中枢性声带麻痹，功能性障碍和环杓关节固定。也有学者建议，神经肌电检查应包括直接刺激喉神经来检测肌肉活动性，通过刺激喉上神经所在部位的表面皮肤，用肌电图仪来监测喉肌收缩。由于喉返神经自颅骨发出，乳突部经颅电刺激可诱发喉返神经动作电位的产生，可用于测量甲杓肌的反应潜伏期。这种技术也能激发喉上神经传出纤维，使环甲肌产生反应。这种方法可早期评估喉神经损伤的类型和程度。与标准肌电图检查相比，这种技术在应用于监测不同喉神经修复术后麻痹喉肌神经再支配的情况，具有更大的优势。

5. 影像学检查　通过上述检查及病史分析，声带麻痹的诊断即可确定，但需全面的病因分析，排除喉返神经径路上的肿瘤压迫或侵犯，应做颅底、颈部、甲状腺、上纵隔的 X 线、B 超、CT、MRI 检查，必要时做气管、食管镜、MRA 等检查。

四、诊断及鉴别诊断

1. 诊断　喉运动神经性疾病引起喉麻痹的诊断主要依据临床表现和上述辅助检查结果，应强调的是病史、体格检查、内镜、嗓音功能检查以及影像学检查是必不可少的。此外，相关实验室检查可以排除一些特殊原因导致的喉麻痹。除了运动损害的程度，诊断应考虑机体重塑和代偿能力，其可能改变原有言语障碍的感知程度。听感知评估及嗓音声学参数分析有助于鉴别神经源性和功能性嗓音障碍。利用多种测量仪器检查，可获得嗓音的声学分析结果。发声过程中气压和气流传导的测量可为呼吸和发音系统的功能相关性研究提供更多的信息。采用硬性和软性纤维电子内镜的诊断技术，可观察咽、喉的运动，对于连续性发音障碍如痉挛性发音障碍患者是必要的。动态喉镜能够观察评估声带振动的特点。其他检查如高速摄影、超声、电视透视检查、磁共振检查也具有较大的诊断价值。自发和诱发肌电图检查对诊断神经源性功能障碍，鉴别中枢还是周围神经损伤很有价值。上述参数量化分析可记录疾病的状态和进展，判断病变程度、发展情况，指导选择治疗方案，评价治疗效果。对于误吸患者，要全面询问病史和体格检查，以及多学科的评估。病史能提供有关神经系统症状的重要信息，可能提示是全身神经源性障碍。此外，基本肺功能的信息是至关重要的，帮助判断患者是否能耐受轻度或中度的误吸。体格检查应包括全身检查、详细神经系统检查以及脑神经功能的全面评估。其他检查还包括改良吞钡造影，受试者吞咽不同黏稠度的食物（轻流质、半固体和固体食物），观察吞咽过程中的口腔相和咽腔相的情况。

2. 鉴别诊断　首先，应明确导致喉麻痹的病因是中枢性还是外周性的神经损伤，包括上述介绍的不同中枢疾病。临床上，主要需要鉴别诊断的疾病如下：

（1）杓状软骨脱位：常有全身麻醉气管插管手术史或颈部外伤史。电子喉镜检查可见患侧声带固定。两侧声带不在同一平面，两侧喉室不对称，患侧室带可有超越。频闪喉镜检查可见患侧声带黏膜波减弱或消失，运动幅度减弱等。喉部薄层 CT 可提示杓状软骨脱位。杓状软骨脱位患者的喉肌电图常表现为喉返神经损伤特点，但程度较轻。

（2）环杓关节炎：多为全身性关节疾病的局部表现，如风湿性或类风湿关节炎、痛风、强直性脊柱炎等；也可由喉炎、喉软骨炎等直接侵及环杓关节，多见于链球菌感染；也可继发于急性传染病，如伤寒、流感之后；放射治疗也可引起环杓关节炎。急性环杓关节炎较易诊断，喉痛、声嘶、杓状软骨区充血肿胀、发声时声门呈三角形裂隙是主要诊断依据，声嘶及呼吸困难视炎症程度和声带固定的位置而定。慢性环杓关节炎极似喉返神经麻痹，可根据病史、喉频闪镜、杓状软骨拨动及喉肌电图与喉麻痹鉴别。

（3）环杓关节固定：多继发于环杓关节炎、关节外伤，可表现为杓状软骨运动丧失，声带可呈外展、旁正中位或中间位。喉动态镜可见声带振动的对称性、周期性、振幅、黏膜波等均存在异常。探查可发现关节水肿、关节面粘连。环杓关节固定易漏诊，可根据杓状软骨拨动和喉肌电图诊断。

（4）声带突撕脱：因插管或喉部外伤引起。频闪喉镜对确诊有帮助，主要征象有声带突与杓状软骨体明显分离，撕脱的声带突与对侧声带突重叠，声带突活动度独立于杓状软骨之外，唱滑音时声带缩短或声带延伸减弱。全身麻醉内镜下触诊对最终确诊也有一定的意义。

（5）特发性声带麻痹：无颈部外伤或手术史，发病前常有上呼吸道感染史。起病急而突然，喉镜检查可见单侧或双侧声带活动度差或固定，系统检查未发现其他引起喉麻痹的明确的病因。喉肌电图检查提示神经源性损伤。

（6）咽喉肿瘤：下咽癌、颈段食管癌可侵及梨状窝、环后等部位，表现为杓区局部隆起，累计声带常表现为声带不完全麻痹。随访常发现症状进行性加重，局部肿块增大。钡餐检查常提示钡剂潴留、梨状窝变浅等。详细询问病史、体格检查、喉镜、胃镜、钡餐和 CT 等其他影像检查可避免漏诊误诊。

（7）重症肌无力：是最常见的神经肌肉接头疾病，如累及咽喉部肌肉，可表现为声嘶、发音无力、吞咽障碍等。此类患者症状的典型特点是晨轻晚重，休息后症状有所缓解。喉镜检查多表现为发声时声带运动减弱，声门闭合有裂隙、黏膜波减弱等。喉肌电图检查有重要的诊断价值，采用重复神经刺激技术，其波峰衰减率常大于 10%。多数患者肌肉中抗乙酰胆碱受体的抗体检测为阳性。

（8）痉挛性发音障碍：分为内收型痉挛性发音障碍、外展型痉挛性发音障碍和声带震颤。此类疾病的特点是患者发声时控制发音能力出现非随意性改变，原因是内收型发生间歇性声带停顿（失声）或外展型因声带开放延长而发生呼吸停顿。只影响患者讲话，较少影响唱歌，不影响情感表达（笑和哭）和喊叫。症状多发作于上呼吸道感染、喉损伤或炎症、嗓音滥用或工作情感应激等后，表现为发音费力、紧张、不连续、结卡声，伴有发音失控以及长时说话困难。多见于 30 ~ 50 岁，60% ~ 80% 为女性患者。其特点包括：①症状发作取决于特定的任务、姿势或喉位（内收型发元音和塞音、外展型发清辅音的起音阶段）；②活动诱导症状发作，即只有在随意运动时出现，休息时较少出现；③长时间说话、工作或表演时，症状变得严重；④一般为渐进性发作，往往出现在上呼吸道感染、咽喉炎症或外伤、应激期后；⑤嗓音功能的反射性和情感性方面不受影响，如咳嗽、哭泣、喊叫、大笑；⑥职业用嗓者的症状多在繁重的工作日程或损伤后出现；⑦肌电图显示受累及的喉肌放电增强。在疾病发展的前两年，可能从只影响说话时元音的发声，到后期干扰其他类型的语音如说话和唱歌的假声。轻度和中度患者可能仅表现为说话时痉挛发作，而正常唱歌和假声发音不受影响。

五、治疗

总的原则是应根据病因进行相应治疗，其次是改善或恢复喉功能。

1. 病因治疗　在明确喉麻痹病因的前提下，给予相应的治疗措施，积极解除病因。全身或局部给予神经营养药物、改善微循环药物，必要时给予激素治疗，可能对神经功能恢复有一定的辅助效果。

2. 言语矫治　言语矫治适用于中枢性病变导致的发音障碍患者，通过一定的言语矫治方法，可一定程度上改善患者的嗓音质量。对于部分周围性单侧声带麻痹患者，也有一定效果，即使对于最终需接受外科手术干预的患者，言语治疗也是等待阶段的有效手段，有利于患者的康复。

3. 外科治疗　外科治疗的目的是改善或恢复患者的嗓音质量、解除呼吸困难、减轻误吸，恢复喉的功能。治疗原则：①首先尽可能寻找并治疗疾病的原因；②声带麻痹在进行机械性永久性治疗前应至少观察 6 个月，对于迷走神经损伤、颅底损伤、特发性声带麻痹甚至观察 9 个月以上，无望恢复声带功能时方可进行破坏性的机械性手术；③手术方式的选择应根据病因、麻痹类型、严重程度、患者的特殊需求、全身情况决定；④对于外伤包括手术损伤、机械性损伤引起的喉返神经完全中断者应尽早行喉返神经探查喉返神经修复治疗；⑤应及时处理声带麻痹引起的喉梗阻、误吸、呛咳等症状。与传统的机械性声门缩窄或扩大术相比较，从理论上讲，重建喉肌的神经再支配，恢复声带的生理性运动是治疗喉返神经损伤最理想的方法。

（1）单侧声带麻痹：对于明确的喉返神经损伤患者，应首先考虑喉返神经修复手术。喉返神经修复以恢复喉返神经内收功能的手术方法有：颈襻喉返神经吻合、喉返神经端端吻合术、舌下神经喉返神经吻合术、迷走神经喉返束与喉返神经吻合、颈襻神经肌蒂环杓侧肌或甲杓肌植入术、替代神经环杓侧肌或甲杓肌植入术等，目前采用最广泛、效果最确切的是采用同侧或对侧颈襻与受损喉返神经吻合，并尽量采用颈襻最粗大的分支（主支）或前根即颈襻主干。对于神经损伤病程超过 3 年者，颈襻喉返神经吻合手术的同时往往需要联合声带内移、杓状软骨内移等机械性手术，达到更佳的治疗效果。单侧声带麻痹还可采用声带注射成形术，如自体材料及人工材料注射，自体材料包括自体脂肪、筋膜及软骨，目前多用脂肪或脂肪加筋膜注射，可取得较好效果。喉框架手术是治疗声带麻痹又一常用方法，包括杓状软骨内移术、甲状软骨成形术I型、上述两种术式的联合手术，也有报道采用喉框架手术联合声带注射术，具体采用哪种方法，需根据患者的情况选择。有条件的单位尽量采用神经修复术。

（2）双侧声带麻痹：双侧声带麻痹的治疗非常棘手。治疗的目的和原则是解除呼吸道梗阻，尽可能保留发音功能。目前，临床上开展较多的手术治疗方式包括喉外或喉内径路杓状软骨切除声带外移术、二氧化碳激光杓状软骨切除或声带后部切除术以及传统的气管切开术等。通过一侧膈神经转位支配双侧环杓后肌恢复声带的生理性吸气性外展功能已取得非常满意的效果，理论上说是最为理想的手术，也有探索同时恢复声带内收功能的联合神经修复术，但此类术式复杂，手术技巧要求高，临床应用属于起步阶段，需掌握好手术适应证，相关条件成熟的单位开展。

（3）误吸的治疗：误吸患者的非手术治疗通常包括停止经口进食、给予辅助饮食疗法。可采用肠内营养或短期鼻饲进食。对于需长期喂养的患者，通常首选胃或空肠造瘘。还应注意肺部状况，气管切开术有助于分泌物较多患者的护理。手术治疗的患者，对严重误吸和声带麻痹的患者可行特殊的手术治疗，包括各种声带内移手术。对于功能有希望恢复的患者，可采用暂时性的或可逆的治疗方法，如 Cymetra 或胶原蛋白声带注射。此外，某些通过分离上呼吸道与上消化道的手术方法，用于治疗严重的持续误吸患者。但不幸的是，接受此类手术的患者常常失去了发声功能，并且可能仍需要永久性的气管切开。

部分喉切除是一种最古老的和最有效的治疗误吸的手术方法。气管食管造瘘可重建发音功能。对希望保喉的患者，可采用封闭喉腔的方法。Montgomery 介绍了一种拉近真假声带的声门闭合技术。Sasaki 等运用胸骨舌骨肌瓣转位改善声门闭合不良。这种方法非常有效，但不能发声，有时可能需要联合声门上闭合手术。会厌瓣缝合术，自 1972 年首次报道以来，已经进行过一些改良，如有目的地保留声门后裂隙，使患者仍可发音。已有采用内镜技术实施此类治疗的成功报道。Biller 等采用垂直喉成形术完成声门上闭合，适用于接受全舌切除术的患者，患者保留了发音功能。为获得完全可逆的治疗方式，多种喉内支架技术得到了很大发展。Weisberger 和 Huebsch 在气管造口术中采用了固体硅橡胶支架。而 Eliachar 和 Nguyen 设计的通气型硅胶支架可以让患者发声。支架的优势在于通过内镜途径置放和容易取除。但误吸缓解率不完全一致，而且长期使用支架有喉内组织损伤的风险，从而限制了其应用。Lindeman 发明了气管食管改道术，目的是在保留喉和喉返神经的基础上，能有效改善误吸症状，且原有结构可以二期重建。通过在第四或第五环水平分离出气管，将气管近端与食管吻合，远端气管吻合至皮肤，误吸的分泌物可被转回到食管。改良的喉气管改道术可将气管近段封闭。这两种技术可有效改善误吸症状，而原有解剖结构可以二期成功重建。总之，目前尚无完全令人满意的方法，仍需研究建立一种安全有效改善误吸而不影响呼吸和发声功能的方法。目前已应用于动物实验的可植入电子系统，有可能通过加强患者声门闭合度或抬高喉舌骨高度，改善吞咽功能。

（4）其他：如肉毒素声带注射治疗双侧声带麻痹或痉挛性发音障碍，喉起搏器植入治疗双侧声带麻痹等也有不少研究报道。

六、并发症

单侧喉麻痹者极少引起并发症，双侧喉麻痹患者则可引起严重的吸气性呼吸困难、窒息，甚至死亡；又由于声门闭合不全，病程较长可导致肺功能受损，由于呛咳误吸可引起吸入性肺炎，严重者出现肺脓肿甚至导致死亡。

七、预后

中枢性病变导致的喉麻痹患者，往往无法解决病因，其预后较差。由于喉功能受损，发音、呼吸和吞咽障碍可极大影响患者的生存质量。对于有明确病因的周围性声带麻痹患者，通过选择合适的治疗方式，改善或恢复喉的功能。

（王月辉）

第十节　咽喉反流性疾病

咽喉反流是英语名词 laryngopharyngeal reflux 直接翻译过来的，是指胃内容物反流至食管上括约肌以上部位，包括鼻咽、口咽、喉咽、喉、气管、鼻腔等部位。喉咽作为咽部的一个亚区，喉咽反流容易误解为单纯反流至喉咽部位，目前一般应用咽喉反流，这样就包括胃内容物反流至咽部和喉部，不容易引起误解。咽喉反流性疾病（laryngopharyngeal reflux disease，LPRD）是指胃内容物反流至食管上括约肌以上部位，引起一系列症状和体征的总称，临床表现为声嘶或发音障碍、咽喉疼痛、咽喉部异物感、持续清嗓、慢性咳嗽、呼吸困难、喉痉挛等症状，以及声带后连合区域黏膜增生、肥厚，室带肥厚、喉室消失、声带弥漫性充血水肿，严重时出现肉芽肿、声门下狭窄等喉部体征。这些症状和体征，可诊断为慢性咽炎、慢性喉炎、喉接触性肉芽肿、喉痉挛等疾病，因此，咽喉反流性疾病不是某一种疾病，一些学者建议将其称咽喉反流综合征。目前认为，与咽喉反流有关的疾病有：慢性咽炎、慢性喉炎、喉接触性肉芽肿、阵发性喉痉挛、任克间隙水肿、声带白斑、声门型喉癌、慢性咳嗽、哮喘、儿童声门下狭窄、儿童分泌性中耳炎、鼻窦炎等。

一、流行病学

目前对喉咽反流性疾病尚未有确切的统计结果，据美国的一项研究估计，来耳鼻喉门诊就诊的患者中有10%的人存在反流症状和体征，咽喉反流性疾病是临床上的常见疾病，研究还发现50%以上的嗓音疾患与咽喉反流有关。国内一项对部队中年干部的调查研究发现11.7%（307/2 616）的干部存在咽喉反流性疾病。

二、发病机制

目前认为咽喉反流性疾病可能存在两种发病机制：反流物对咽喉黏膜的直接损伤作用（反流理论）和食管远端酸刺激引起的迷走神经反射（反射理论）。

1. 反流理论　机体内存在4种抗反流屏障阻止咽喉黏膜受到反流的胃内容物损伤：食管下端括约肌（LES）、食管清除能力、食管黏膜的酸抵抗能力和食管上端括约肌（UES）。正常情况下静息时 LES 和 UES 均为高压区，吞咽时两者松弛使食物进入胃内，吞咽后两者又恢复为高压以防止胃内容物反流。生理情况下，胃食管反流发生时，食管可通过蠕动性收缩将反流物迅速清除。食管黏膜中富含的碳酸酐酶（Ⅰ～Ⅳ型）能促使 CO_2 生成 HCO_3^-，使食管黏膜 pH 从 2.5 提高到接近 7，防止黏膜受到胃酸的损害。而咽喉某些部位（如声带附近黏膜）的Ⅲ型碳酸酐酶会在反流物作用下迅速耗竭而 HCO_3^- 生减少，因此咽喉黏膜对酸刺激更敏感。现有研究证明反流物中胃蛋白酶和胃酸在咽喉损伤中起同样的重要作用。十二指肠内容物（如胆酸等）对咽喉黏膜只有轻微的损伤作用，且胆酸只在酸性环境下起损伤作用。因此，反流物对咽喉部黏膜的损伤大小可能和局部 pH 环境相关。如果能提高咽喉部 pH 值，就可能明显降低反流物对咽喉的损伤。

2. 反射理论　迷走神经介导的食管气管反射可能在慢性咳嗽中起重要作用。由于咽喉和食管存在共同的反射中枢和通路，远端食管在胃酸刺激下可通过神经反射引起支气管痉挛和黏液分泌，导致咳嗽和反复的清嗓动作，而阻断反射通路的传入神经将阻止咳嗽的发生。

三、病理生理变化

据研究，正常人每天可发生数十次食管反流而不出现食管症状，但如果每周存在 3 次咽喉部的反流就可造成喉黏膜的严重损害，出现咽喉部症状。目前认为食管对胃内容物有较强的防御机制，其中局部产生重碳酸盐中和胃酸发挥了主要作用，可明显减轻胃内容物对食管的损害。而重碳酸盐的产生过程中碳酸酐酶（carbonic anhydrase，CA）起到重要作用，此酶有数个同工酶，其中 CAⅢ最为重要，2001 年 Axford 等从该疾病患者的声带及杓间区分别取黏膜组织行免疫组化检测，发现声带区黏膜缺少 CAⅢ，而杓间区黏膜中 CAⅠ及 CAⅡ含量较少，提示喉部黏膜较食管黏膜抗酸能力差，易受到胃内容物的损伤。而杓间区又较声带区域黏膜抗酸性能强，这也在一定程度上解释了喉癌患者肿瘤多位于声门区，却极少出现于杓间区的现象，故临床上 LPRD 患者往往有咽喉部症状而无食管炎。Gill 等对 18 例 LPRD 患者与正常人喉黏膜标本进行了免疫组化和 Western 蛋白印迹研究，发现 LPRD 患者喉黏膜细胞间存在胃蛋白酶，而正常人不存在；LPRD 患者喉黏膜中 E-钙黏蛋白表达降低，声带黏膜上皮和喉室黏膜标本不表达 CAⅢ。因此，认为 CAⅢ和 E-钙黏蛋白在喉黏膜细胞间屏障的损伤过程中起重要作用，其表达降低导致喉黏膜防御功能降低。Johnston 等进一步发现正常人喉、食管黏膜上皮中应激蛋白（鳞状上皮蛋白：Sep70、Sep53 和热休克蛋白：Hsp70）有高表达，而胃蛋白酶缺失；LPRD 患者喉黏膜中 Sep70、Sep53 表达明显降低，Hsp70 表达较高；LPRD 患者喉黏膜中的胃蛋白酶存在量和 Sep70、Sep53 表达呈负相关；猪喉黏膜组织培养研究发现，喉黏膜细胞通过受体介导的细胞内吞噬作用摄取胃蛋白酶而引起应激反应。应激蛋白的变化可引起细胞损伤，在 LPRD 的发生发展中起着重要作用。

在咽喉反流性疾病的患者，其咽喉部黏膜易激惹，并出现炎症表现。抗反流屏障发生异常，胃内容物直接刺激呼吸道上皮的柱状纤毛上皮细胞，引起纤毛活动功能障碍，影响黏膜清除功能，导致黏液滞留，出现过度清嗓和鼻后滴漏的感觉。咽喉部黏膜的炎症反应，导致喉黏膜感觉神经末梢敏感性增加，易出现喉痉挛和咳嗽。炎症反应也导致声带水肿、接触性溃疡或肉芽肿。这些变化使得患者容易出现声音嘶哑、咽部异物感、咽喉疼痛等症状。

四、临床表现

1. 症状　LPRD 的症状多种多样，无特异性，常见的症状有声嘶、咽喉疼痛、咽部异物感、持续清嗓、慢性咳嗽、呼吸不畅、喉痉挛等。美国气管食管学会进行了一项国际性调查，发现98.3%的持续性清嗓、96.6%的慢性咳嗽、95.7%的烧心和（或）消化不良、94.9%的咽部异物感、94.9%的声音嘶哑与咽喉反流有关。其他症状还有发音疲劳、痰多、口臭、呼吸不畅、吞咽不利等，虽然不是特异性症状，但是咽喉反流时这些症状常伴随出现。

2. 体征　由于反流的胃内容物刺激鼻腔、咽、喉、气管黏膜，引起鼻腔、咽、喉、气管黏膜的炎症反应。因此，检查时应包括耳、鼻、鼻咽、口咽、喉咽、喉，但咽喉反流引起的主要为喉的症状，医生们更关注喉的表现。咽喉反流时，喉镜检查可发现后连合区域黏膜红斑、水肿、增生，声门下黏膜水肿、喉黏膜弥漫性水肿、声带白斑、声门下狭窄、喉接触性肉芽肿甚至声带癌。这些变化的存在提示有咽喉反流的存在可能，但并不是一定存在。美国气管食管学会一项国际性调查，发现97.5%的披裂充血、95.7%的声带充血、95.7%的声带水肿、94.9%的后连合黏膜增生、94.0%的披裂水肿与咽喉反流有关。但是，应用喉镜判定喉部病变是否是由于咽喉反流有一定困难，因为①不同种类的喉镜（如纤维喉镜、电视喉镜、频闪喉镜、电子喉镜等）显示的清晰度和色泽有差异；②医生对喉镜的判定带一定主观性，不同医生对同一患者的判定结果有差异；③喉部病变的非特异性。因此，喉镜检查的体征与咽喉反流的严重程度并不相符。

五、诊断及鉴别诊断

1. 诊断

（1）病史和检查：与其他疾病一样，详细的病史和喉镜（电视喉镜、电子喉镜或频闪喉镜等）检查对该类疾病的诊断非常重要。为了全面掌握患者的所有情况和便于诊断，Belafsky 等根据多年的临床研究和患者常见症状、喉镜检查及 pH 监测结果，设计了反流症状指数量表（the refluxsymptom index，RSI）和反流体征评分量表（the reflux findingscore，RFS）（表23－3，表23－4），如 RSI 大于 13 分，RFS 大于 7 分，可认为异常，加上 24h 双探头 pH 监测发现喉咽部 pH 低于 4 超过 3 次即可诊断本病。为明确 RSI 和 RFS 的可靠性及临床应用价值，Belafsky 等对 25 例经 24h pH 监测确诊的 LPRD 患者治疗前和治疗后 6 个月进行了研究，另选 25 名年龄、性别等相当的正常人为对照。发现治疗前 25 例患者两次不同时间 RSI 的平均值分别为 19.9 和 21.2，有高度相关性，说明 RSI 可靠性高；患者组治疗后 RSI 从治疗前的平均 21.2 降为 12.8；正常对照组与患者组治疗前的平均 RSI 分别为 11.6 和 21.2，差异显著，与治疗后的比较无差异。正常对照组的 RSI 95%的可信限上界为 13.6，因此，RSI 大于 13 就可认为不正常。进一步对 RFS 进行研究，选连续 40 例经 24h pH 监测确诊的 LPRD 患者，治疗前和治疗后 2、4、6 个月进行喉镜检查，并由两个喉科医生采用双盲法进行 RFS 计分，治疗前和治疗后 2、4、6 个月的 RFS 平均值分别为 11.5、9.3、7.3、6.1。第 1 个喉科医生治疗前两次的 RFS 计分平均值分别为 10.8 和 10.8，另一个医生的分别为 11.1 和 10.9，分析发现两个医生的计分值和每个医生两次的计分值无差异。另外 40 名年龄、性别等相匹配的正常人的平均 RFS 分值为 5.2，95%的可信限范围为 3.6~6.8，因此，RFS 分值大于 7 认为不正常。这两个量表，在国际上已广泛用于筛查和初步诊断 LPRD，这两个量表的中文版已经过信度和效度验证。

表 23 – 3 反流症状指数量表

| 在过去几个月哪些症状困扰你? | 0 = 无症状 | | | | | |
	5 = 非常严重					
声嘶或发音障碍	0	1	2	3	4	5
持续清嗓	0	1	2	3	4	5
痰过多或鼻涕倒流	0	1	2	3	4	5
吞咽食物、水或药片有阻塞感	0	1	2	3	4	5
饭后或躺下后咳嗽	0	1	2	3	4	5
烦人的咳嗽	0	1	2	3	4	5
咽喉异物感	0	1	2	3	4	5
烧心、胸痛、消化不良或反酸	0	1	2	3	4	5
总分						

表 23 – 4 反流体征评分量表

反流检查计分量表		反流检查计分量表	
假声带沟	0 = 无	弥漫性喉水肿	0 = 无
	2 = 存在		1 = 轻度
喉室消失	0 = 无		2 = 中度
	2 = 部分		3 = 重度
	4 = 完全		4 = 堵塞
红斑/充血	0 = 无	后连合黏膜增生	0 = 无
	2 = 局限于杓状软骨		1 = 轻度
	4 = 弥漫		2 = 中度
声带水肿	0 = 无		3 = 重度
	1 = 轻度		4 = 堵塞
	2 = 中度	肉芽肿	0 = 无
	3 = 重度		2 = 存在
	4 = 息肉样	喉内黏稠黏液附着	0 = 无
			2 = 存在

(2) 24h 双探头 pH 监测:研究发现,正常人存在一定的食管反流现象,一般认为每天反流少于 50 次为正常范围,但不一定反流到咽喉部,故放置咽部探头是必要的。食管及咽部探头的放置有特定位置,因为机体为防止胃内容物反流,食管内存在两处主要防御机制,即食管下括约肌和食管上括约肌。先用食管压力计测压定位两处括约肌的位置后,将食管探头放在食管下括约肌上方 5cm 处,将喉咽部探头放在食管上括约肌上方 2cm 处。如喉咽部探头位置过高易造成探头与黏膜失去接触,探头干燥,导致监测失败。24h 双探头 pH 监测,是诊断 LPRD 的金标准,一般认为喉咽部 24h 反流事件大于 3 次为异常。判定一次咽喉反流事件必须符合以下 4 点:①喉咽 pH 小于 4;②食管 pH 降低随后发生的喉咽 pH 降低;③排除进食或吞咽引起的 pH 降低;④快速的 pH 下降,而不是缓慢的降低。正常人 24h 双探头

pH 监测的结果变异较大，从完全无咽喉反流事件，到 20% 的正常人存在咽喉反流事件，而且喉及咽部对胃酸和胃蛋白酶无抵抗能力，极易被胃反流物引起损伤，因此，分析咽喉反流事件是否有意义时，还应根据患者具体情况具体分析，如声门下狭窄、喉水肿、声带白斑或喉接触性肉芽肿的患者，单次咽喉反流事件就有重要的临床意义。目前认为治疗前 pH 监测有助于判断 PPI 治疗的效果。

（3）痰胃蛋白酶检测：胃蛋白酶是胃主细胞分泌的，在咽喉部检测到胃蛋白酶，提示有咽喉反流的存在。Knight 等对有咽喉反流症状的 23 例患者进行 24h 双探头 pH 监测，同时取 63 份喉部痰液应用免疫分析方法检测胃蛋白酶的含量，发现与咽喉反流有关的 14 份痰液中含有胃蛋白酶，平均为 0.18mg/L，与咽喉反流无关的 49 份痰液中不含胃蛋白酶。与咽喉反流事件对比，发现痰液胃蛋白酶阳性诊断咽喉反流的敏感性和特异性分别为 100% 和 89%，因此认为检测痰液中的胃蛋白酶是检测咽喉反流的一种敏感、无创的方法。李湘平等对 56 例长期咽喉不适的患者进行研究，分为咽喉反流组（32 例）和慢性咽喉炎组（24 例），以健康志愿者为健康对照组（15 例）。留取 3 组人员深咳咽喉部唾液，用酶联免疫方法检测唾液中胃蛋白酶浓度。结果唾液中胃蛋白酶阳性率在咽喉反流组、慢性咽喉炎组和健康组分别为 93.8%、75.0%、20.0%。单独应用唾液胃蛋白酶检测诊断的灵敏度为 93.8%，特异度为 46.2%。认为唾液中胃蛋白酶检测可作为一项灵敏度高、无创、快速的客观的诊断方法应用于咽喉反流的筛查。取痰时机与检测的阳性率关系较大，文献无统一、明确的取痰时间，而且胃蛋白酶测试费用高，因此，胃蛋白酶的检测尚未用于临床诊断。

（4）质子泵抑制剂试验性治疗：质子泵抑制剂（proton pump inhibitors，PPI）作为抑制胃酸分泌的药物已被用于 LPRD 的治疗，并取得了较好的效果。目前有学者将 PPI 试验性治疗列为 LPRD 最有价值的诊断，由于其简单可行，敏感性和特异性好，加上 24h 双探头 pH 监测的普及程度有限和复杂烦琐，特别是症状较为严重、无法耐受 24h pH 监测的患者。目前的观点是，对于临床疑似咽喉反流的患者，可进行 3 个月的试验性抑酸治疗，3 个月后对临床症状和体征进行评估，如果较前无改善甚至加重，则需做 24h pH 监测以明确是否有反流现象；如症状有改善，则建议继续治疗至 6 个月，之后逐渐减量至停药。

2. 鉴别诊断　长期以来对是否存在咽喉反流性疾病，或其仅仅是胃食管反流疾病（gastroesophageal reflux diseases，GERD）的一部分，一直存在争议，毕竟胃内容物必须经过食管才能到达咽喉部。但经过多年的研究，普遍认为 LPRD 确实存在，而且明显不同于 GERD，详见表 23 - 5。

（1）症状：GERD 主要表现为烧心、反胃、胸痛，而 LPRD 主要表现为声嘶、慢性咳嗽、吞咽痛、咽异物感，很少有烧心、反胃症状。

（2）临床检查：GERD 主要为食管炎表现，如食管弥漫或区域性充血、水肿、溃疡等，而咽喉部无明显阳性发现。LPRD 多为喉炎表现，较特征的是后连合黏膜增生、声带和气道内黏膜充血水肿，有时可出现肉芽肿、声门下狭窄等。

（3）辅助检查：24h pH 监测发现 GERD 主要为夜间反流，反流次数大于 50 次，少有咽喉部反流。而 LPRD 主要为白天反流。

（4）治疗：GERD 的治疗可采用改善生活方式，如夜间睡觉时抬高头部，每天少食多餐，少进高脂食物等以减少反流。严重时加用抗酸剂、H_2 受体拮抗剂或质子泵抑制剂

（PPI）治疗。LPRD 因多在白天反流，故仅改善生活方式往往无效，治疗需应用质子泵抑制剂，如按传统的 GERD 治疗方法每日一次给药，小剂量、短期用药往往治疗失败。LPRD 治疗常需每日两次用药，持续用药 6 个月以上才能达到疗效，严重者甚至需行内镜下胃底折叠术才能达到疗效。

表 23-5　GERD 与 LPRD 的区别

GERD 与 LPRD 的主要差别		
	GERD	LPRD
症状		
烧心和（和）反胃	++++	+
声嘶、咳嗽、呼吸困难	+	++++
检查		
食管炎	++++	+
喉炎	+	++++
辅助检查		
食管镜	+++	+
异常的食管 pH 监测	++++	++
异常的咽部 pH 监测	+	++++
食管蠕动异常	+++	+
食管抗酸功能异常	++++	+
反酸模式		
夜间反流	+++	+
白天反流	+	++++
全天反流	+	++
疗效		
饮食及行为治疗	++	+
一天一次 PPI 治疗	+++	+
一天二次 PPI 治疗	++++	+++

六、治疗

对咽喉反流性疾病发病机制认识的进一步深入，使治疗有了很大突破。早期的单纯抗酸治疗、饮食治疗和改变生活方式对咽喉反流疾病的治疗效果不佳，H_2 受体阻断剂的效果也仅有 50%，20 世纪 80 年代初，PPI 的问世，使广大 LPRD 患者受益。PPI 直接作用于胃壁细胞上的 $H^+ - K^+$ ATP 酶，明显抑制胃酸分泌。抑制胃酸分泌抗反流治疗有两个重要目的：①抑制胃酸分泌，降低了胃蛋白酶活性（胃蛋白酶在 pH 小于 5 时有活性），减少胃酸和胃蛋白酶对咽喉的直接损伤，阻滞炎症反应过程；②恢复机体的抗反流防御机制。为了便于治疗此类疾病，根据症状、体征及对生活的影响程度可将 LPRD 分为轻度、重度和致命性三类。

1. 轻度咽喉反流（minor Iaryngopharyngeal reflux）　患者表现为间断声嘶、经常清嗓、咽异物感、自觉吞咽困难，但不影响工作和生活，检查多为后部喉炎及喉黏膜轻度水肿。

治疗推荐规律饮食，戒除不良习惯（如戒烟、戒酒），同时用 H_2 受体抑制剂（通常是雷尼替丁）或抗酸治疗。如果治疗失败，改用每日 2 次质子泵抑制剂（PPI）治疗，充分治疗（最少 6 个月）后，如症状消失，可逐渐减量，如仍治疗无效，可行 pH 监测评估抑酸治疗效果，改变给药方法及增加剂量，必要时可行胃底折叠术。

2. 重度咽喉反流（major laryngopharyngeal reflux） 患者症状加重，影响工作和生活，检查喉部广泛水肿、局部溃疡、肉芽肿等。

治疗包括规律饮食，戒除不良习惯和每日 2 次 PPI 治疗。推荐给药时间为早饭前和晚饭前，这样有利于药物吸收。每 2 个月用 RSI 和 RFS 进行评估。如症状改善不明显，可加倍给药，同时行 pH 监测改变给药时间，如存在夜间反流，可在睡觉前加用雷尼替丁。如治疗 4 个月仍无效，可换用不同品牌的 PPI 药物，一些患者可行内镜下胃底折叠术。经治疗后连续 2 次检查患者症状消失、喉部检查正常（RFS≤5、RSI≤10），药物可逐渐减量，先停用晚间的 PPI 和雷尼替丁，2 周后白天 PPI 换成雷尼替丁，如 4 个月后患者仍无临床症状，可逐渐停用雷尼替丁。如患者症状复发，需再次加用 PPI，直至恢复最初治疗剂量。

3. 致命性咽喉反流（life threatening laryngopharyngeal reflux） 患者临床症状严重影响工作、生活，出现气道阻塞（声门或声门下狭窄）、喉痉挛、哮喘，喉黏膜增生性病变、喉癌等情况。

治疗除规律饮食，戒除不良习惯外，要求开始每日 2 次 PPI，不断行 pH 监测制定给药时间及评估疗效，通常需加大剂量治疗，并加用 H_2 受体阻断剂和抗酸治疗。有喉癌、喉狭窄、喉痉挛的患者治疗相关疾病前应行 pH 监测，因为①有利于确诊咽喉反流；②评估咽喉反流的严重程度；③给患者制定个体化治疗方案；④决定是否行胃底折叠术。

目前认为对于年龄小于 40 岁的患者，胃底折叠术是较理想的治疗方法；40~60 岁的患者行综合治疗或根据情况制定个体化治疗方案；大于 60 岁的患者应长期服用 PPI，每日 2 次。对于药物治疗效果不佳的咽喉反流患者，文献报告腹腔镜下胃底折叠术或胃镜下食管下端射频治疗可取得较好疗效。腹腔镜辅助胃底折叠术的良好效果，使药物抗反流治疗无效患者的手术适应证逐渐放宽，一般认为反流量大、食管下括约肌功能不良、药物抗反流治疗无效的患者适合手术治疗。

另一值得注意的问题是，咽喉反流患者的症状严重程度和其喉镜表现不成正比，而且治疗后症状的改善明显早于喉镜表现的变化。国外杂志上关于治疗咽喉反流的一句话非常有意思：医生要永远记住我们治疗的是咽喉反流患者的症状而不是其喉部或咽部的体征表现。

七、预防和预后

现代生活方式和饮食习惯造成了咽喉反流性疾病的高发，注意改善生活方式及饮食习惯有助于预防咽喉反流性疾病的发生。注意入睡前 3h 不要再进食，平时进食不要过饱，饭后不要立即躺下；吃些低脂饮食，避免进食容易引起反流的食品和饮料，如油炸食品、巧克力、薄荷、咖啡、茶和苏打饮料；戒烟酒；睡眠时可抬高头肩部，尽量不穿紧身服。有效的药物或手术治疗，注意生活方式，一般患者的症状能得到有效控制。

（王月辉）

第二十四章

颈部包块

第一节　甲状舌管囊肿及瘘

一、概述

甲状舌管囊肿（thyroglossal cyst）是指在胚胎早期甲状腺发育过程中甲状舌管退化不全、不消失而在颈部遗留形成的先天性囊肿。囊肿内常有上皮分泌物聚积，囊肿可通过舌盲孔与口腔相通，而继发感染囊肿可破溃形成甲状舌管瘘（thyroglossal fistula）。该病约占颈部先天性异常的 70%，男性多于女性，男女发病率约为 2：1，一半以上小于 20 岁，60 岁以上的患者占 0.6%～5%。该病极少发生癌变。

二、临床表现及诊断

1. 临床表现　本病以男性居多，好发于儿童和青少年，约 50% 的病例发生于 20 岁之前。绝大多数患者可见颈前肿物，可发生于颈正中线自舌盲孔至胸骨切迹间的任何部位，但以舌骨上、下部位为最常见。囊肿生长缓慢呈圆形可伴有颈部胀痛吞咽不适、咽部异物感等局部症状。合并感染者可表现为痛性包块或脓肿，若已形成瘘者，可见窦道，窦道中有黏液或脓性分泌物流出感染明显者可伴有发热、疲乏等全身症状。

2. 检查及诊断　体检时在颈部中线附近可触及肿块，质地软，圆形或椭圆形，表面光滑，边界清楚，与表面皮肤及周围组织无粘连，有弹性或波动感。位于舌骨以下的囊肿，舌骨体与囊肿之间可触及坚韧的索条与舌骨体粘连可随伸舌运动上下移动。

患者颈中线舌骨上下方肿块均应考虑本病。应详细询问病史、体检、甲状腺扫描、肿物超声波、细针穿刺可抽出清亮液体，病理检查可见大量脱落上皮细胞，均有助于确诊。注意与颏下慢性淋巴结炎和淋巴结核、异位甲状腺、副胸腺、皮样囊肿、甲状腺腺瘤、唇裂囊肿、其他颈部肿块（如甲状腺锥状叶、囊状水瘤、脂肪瘤、皮脂腺囊肿、舌下囊肿、喉含气囊肿、甲状旁腺囊肿和畸胎瘤等）鉴别。

三、治疗

由于甲状舌管囊肿经常合并感染，并易于成瘘，且甲状舌管瘘可长年迁延不愈。故本病一经确诊，多主张尽快手术治疗。

Sistrunk 手术如下。

1. 手术时机　颈部甲状舌管囊肿无感染者，1 岁以上手术比较安全，如有感染趋势者，应尽早手术；舌根部囊肿其发病率虽然只占本病的 1%～2%，因影响呼吸道通畅或有吞咽困难，手术不受年龄限制，应尽早行 Sistrunk 手术；颈部感染者待炎症消退 2～3 个月后行 Sistrunk 手术。

2. 手术范围　切除范围包括囊肿、瘘管、舌骨中部以及舌盲孔周围部分组织。

3. 操作要点　除儿童用全麻外，成人可选局部麻醉。剥离囊肿时应注意其底部及后上极，切勿遗留管状物，应行带部分肌肉的整块切除。解剖到舌骨时，可将囊肿与舌骨粘连部显露清楚，用骨剪于囊肿附着之两侧剪断舌骨，剪除舌骨约 1cm，这是手术成功的关键。剪断舌骨后，解剖到舌盲孔连同周围部分组织做柱状切除。术中勿暴力牵拉以免囊壁或瘘管及其分支断裂致部分残留。对甲状舌管瘘手术开始时，可自瘘管内注入 1% 亚甲蓝，以协助识别。瘘管行径较长时，酌情采用"阶梯式"平行切口。甲状舌管瘘或已有继发感染者，术后酌情应用抗生素。

4. 术后复发率　正确的 Sistrunk 手术后，复发率为 3%～5%，多数在术后 1 年之内复发。再次手术难度明显增大。因此必须尽可能提高首次手术的成功率。

常见复发原因：囊肿或瘘管继发感染后，行 Sistrunk 手术时，由于解剖结构不清楚，没有彻底切除甲状舌管，尤其是舌骨中段以上的管状组织块的残留易引起复发，故感染后手术者复发率比较高，约为 7%；舌骨前面两侧残留侧支腺体呼吸道上皮细胞细小囊肿或其侧支与舌内唾液腺相通；甲状舌管囊肿或瘘管偏离颈中线未完全切除，也可能同时有鳃裂囊肿组织并存；甲状舌管与甲状腺粘连，甚至深入甲状腺内以致甲状舌管组织未彻底切除。

（张建伟）

第二节　鳃裂囊肿及瘘

一、概述

鳃裂囊肿及瘘（branchial cyst and fistula）发生于颈侧部且单发生，多发生于 10～30 岁，男女发病率差异不大。

二、临床表现及诊断

1. 临床表现　鳃裂囊肿可发生于任何年龄，但常见于 20～50 岁；来自第一鳃裂者，年龄则更小些。鳃裂囊肿位于面颈部侧方，根据鳃裂来源可将一侧面颈区分为上、中、下 3 部分。发生于下颌角以上及腮腺区者常为第一鳃裂来源；发生于约相当肩胛舌骨肌水平以上者为中份，多为第二鳃裂来源；发生于颈根区者多为第 3、第 4 鳃裂来源，其中来自第 3 鳃裂者，因第 3 咽囊在胚胎时形成胸腺咽管，故亦称胸腺咽管囊肿。临床上最多见的是第 2 鳃裂来源的鳃裂囊肿；其次为第一鳃裂来源；第 3，4 鳃裂来源比较少见。

第二鳃裂囊肿常位于颈上部，大多在舌骨水平，胸锁乳突肌上 1/3 前缘附近。有时附着于颈动脉鞘的后部，或自颈内、外动脉分叉之间突向咽侧壁。囊肿表面光滑，但有时呈分叶状。肿块大小不定，生长缓慢，患者无自觉症状，如发生上呼吸道感染后可以骤然增大，则感觉不适。若有继发感染，可伴发疼痛，并放射至腮腺区。触诊时肿块质地软，有波动感，但无搏动，此可与颈动脉体瘤相区别。鳃裂囊肿穿破后，可以长期不愈，形成鳃裂瘘；先天未闭合者，称原发性鳃裂瘘。前者常为不完全瘘，即有外口无内口；后者常为完全瘘即有内口也有外口。第二鳃裂的内口系通向咽侧壁，因在胚胎时第 2 咽囊形成扁桃体窝。原发性第 2 鳃裂瘘外口一般多位于颈中、下 1/3，胸锁乳突肌前缘处。

2. 诊断　可根据病史、临床表现及穿刺检查作出诊断。做穿刺抽吸时，可见有黄色或棕色的、清亮的、含或不含胆固醇的液体。鳃裂瘘可时有黏液样分泌物（第 1 鳃裂瘘可伴有皮脂样分泌物）溢出。行造影检查可以明确其瘘管走向，协助诊断。

三、治疗

根治的方法是外科手术彻底切除，如遗留有残存组织，可导致复发。做第 2 鳃裂囊肿或瘘手术时应慎重，勿损伤副神经；行第 1 鳃裂囊肿或瘘手术时应特别注意保护面神经。

（张建伟）

第三节　咽旁间隙肿瘤

一、概述

咽旁间隙内有丰富的淋巴组织收纳鼻腔后部、鼻旁窦、鼻咽、口咽、口腔的淋巴回流，与下咽、喉及甲状腺的淋巴也有一定联系。发生于此部位或发生于邻近组织而后侵入咽旁间隙的肿瘤称为咽旁间隙肿瘤（tumors in parapharyngeal space）。因咽旁间隙解剖部位较深，肿瘤早期多无明显症状。其中以良性肿瘤为主，恶性肿瘤较少。

二、临床表现及诊断

1. 临床表现

（1）症状：早期症状不明显，主要与肿瘤的部位、性质、生长速度有关。一般可分为邻近器官受累症状和神经症状两类。

1）邻近器官受累症状：①咽部不适或异物感；②肿瘤较大时，可出现吞咽困难、发声不清或闭塞性鼻音；③肿瘤累及喉部可引起喉源性呼吸困难；④肿瘤压迫咽鼓管咽口时可出现耳鸣、耳聋和耳闷；⑤翼内外肌受累时出现张口困难；⑥其他：可出现颈部运动障碍和颈动脉移位。

2）神经症状：①颈痛、咽痛、耳痛是肿瘤压迫牵拉神经所致，较为少见；②声音嘶哑为迷走神经受累所致；③舌下神经受累时常出现舌半侧麻痹；④颈交感神经麻痹综合征为颈交感神经受累所致。

（2）检查

1）口颈双触诊法：注意观察咽侧壁、颈部、下颌下三角区或腮腺区有无局部隆起及有无脑神经受累症状，一般采用口颈双触诊法。

2）彩色多普勒超声：可确定腮腺有无占位性病变，对囊性、血管性和实质性肿瘤进行辨别。

3）X 射线片检查：拍摄颏顶位、颅底位和颈静脉孔位，了解咽旁间隙肿瘤及周围骨质的破坏情况。经动脉造影和颈静脉逆行造影，可了解大血管移位及肿瘤血管分布情况。

4）CT 或 MRI：能明确显示肿瘤的范围，以及肿瘤与周围组织的关系，如嚼肌、翼内肌、胸锁乳突肌、咽旁间隙是否受累。能区分腮腺深叶肿瘤和咽旁肿瘤，能判断周围骨质的破坏情况，对于典型良性肿瘤和恶性肿瘤可以鉴别，对于低度恶性或发育较慢的恶性肿瘤则难以区分。

2. 诊断及鉴别诊断　根据症状、体征并结合彩色多普勒超声、X 射线检查、CT 或 MRI 检查多能作出诊断。由于咽旁间隙肿瘤位置较深且有大血管，活检时不易取得肿瘤组织，并有损伤大血管的可能，故一般不做活检。穿刺活检对肿瘤性质有一定的作用，但是要注意获取组织较少，不能由于涂片未见肿瘤组织而否定肿瘤的存在。

三、治疗

1. 良性肿瘤　肿瘤常有包膜，一般采用手术治疗，手术径路有经口、颈侧 2 种方法。根据肿瘤的性质、位置及肿瘤的大小来决定具体采用何种方法，对于靠近咽壁、边界清楚、较小的肿瘤则采用经口径路，而对于较大且位置较深的肿瘤则采用颈侧进路，有时也可采用两者联合进路。

2. 恶性肿瘤　由于没有完整的包膜而且位置较深，手术不易彻底清除，一般采用手术和放疗的联合治疗。

（张建伟）

第四节　颈动脉体瘤

一、概述

颈动脉体瘤（carotid body tumor，CBT）发生在颈总动脉分叉处的一种化学感受器肿瘤，属良性肿瘤，生长缓慢，少数可发生恶变。无年龄及性别差异，女性稍多于男性，以 30 ～ 50 岁为主。颈动脉体位于颈总动脉分叉处后方，借结缔组织连于动脉壁上，大小不一，平均直径约 3.5mm，扁椭圆形或不规则形粉红色组织，为人体内最大的副神经节，反射性引起呼吸加快、加深。颈动脉体发生瘤变后，肿瘤为棕红色，呈圆形或椭圆形，有完整包膜。

shambling 分型：Ⅰ型肿瘤未包绕血管，易于切除，此类肿瘤多小于 5cm，并不使颈动脉分歧部增宽；Ⅱ型：肿瘤与血管壁紧密但未包绕血管壁；Ⅲ型指肿瘤位于血管壁内并包绕血管壁。后 2 型瘤体直径通常大于 5cm 并使血管分歧部增宽。

二、临床表现及诊断

1. 临床表现　颈部无痛性肿块，位于颈动脉三角区，生长缓慢，病史长达数年或数十年，发生恶变者，短期内肿块迅速生长。肿块较小时，一般无症状，或仅有轻度局部压迫感，肿块较大者可压迫邻近器官脊神经，出现声嘶，吞咽困难，舌肌萎缩，伸舌偏斜，呼吸困难及 Horner 综合征。检查时一般可发现颈动脉体瘤的 3 个较主要体征：①肿瘤位于颈动脉三角区内；②颈动脉向浅表移位；③颈内外动脉分离。但有部分患者主要体征并不完全具备，当肿瘤固定在颈动脉分叉处并包裹颈动脉生长时，肿瘤随脉搏跳动的弥漫搏动度很大，然颈动脉不向浅表移位，也无颈内外动脉分离现象。颈部出现肿块时，一般较硬，因肿瘤与颈总动脉分叉处紧密相连，所以肿瘤能左右移动而不能上下移动，常有明显的传导性搏动，有时可听到杂音或摸到。

2. 诊断　为明确颈部肿块的原因及其性质，诊断时应注意以下各点。

（1）详细询问病史：包括年龄、性别、病程长短、症状轻重、治疗效果，以及有无鼻、咽、喉、口腔等器官受累的临床表现，或发热、消瘦等全身症状。

（2）临床检查：首先注意观察两侧颈部是否对称，有无局部肿胀，瘘管形成等现象，然后进行颈部扪诊。检查时受检者头略低，并倾向病侧，使颈部肌肉松弛，便于肿块之扪摸。检查时注意肿块的部位、大小、质地、活动度、有无压痛或搏动，并应两侧对照比较。如前所述，成人颈部肿块应考虑转移性恶性肿瘤可能，因此，应常规检查耳鼻咽喉、口腔等处，以便了解鼻咽、喉等处有无原发病灶。必要时可做鼻内窥镜或纤维鼻咽喉镜检查。

（3）影像学检查：颈部 CT 扫描除可了解肿瘤部位、范围外，并有助于明确肿块与颈动脉、颈内静脉等重要结构的关系，为手术治疗提供重要参考依据，但较小的肿块，常不能显影；为查找原发病灶，可酌情做鼻旁窦、鼻咽和喉侧位等 X 射线拍片检查。对于颈部鳃裂瘘管或甲状舌管瘘管，可行碘油造影 X 射线拍片检查，以了解瘘管走向和范围。

（4）病理学检查

1）穿刺活检法：以细针刺入肿块，将用力抽吸后取得的组织，进行细胞病理学检查。适用于多数颈部肿块者，但其取得的组织较少，检查阴性时，应结合临床做进一步检查。

2）切开活检法：应慎用。一般仅限于经多次检查仍未能明确诊断时。手术时应将单个淋巴结完整取出，以防病变扩散。疑为结核性颈淋巴结炎时，切开活检后有导致伤口经久不愈的可能，应注意预防。对于临床诊断为涎腺来源或神经源性良性肿瘤者，由于肿瘤位置较深，术前切开活检有时不易取得阳性结果，却有使肿瘤与周围组织粘连，增加手术困难之弊端，故一般于手术摘除肿瘤后再送病理检查。

本病应与颈动脉瘤、神经鞘膜瘤、鳃裂囊肿、颈淋巴结核、颈淋巴结转移癌、腮腺混合瘤等鉴别。

三、治疗

目前颈动脉体瘤的发病原因及机制尚不清楚，对其生物学行为也有较多的争论。肿瘤生长缓慢，但从未停止，并可发生癌变，肿瘤向咽部生长可出现呼吸困难，向上生长至颅底可侵犯脑神经甚至进入颅内，如果不治疗，死亡率可高达 30%。治疗方法包括外科手术、放射治疗及栓塞治疗。深度 X 照射有时可使肿瘤体积缩小，但不能根除，所以手术切除为主要的治疗方法。

手术可采用下颌角后沿胸锁乳突肌前缘切口，视肿瘤大小适当延伸，逐层解剖暴露瘤体及颈总、颈内、颈外动脉，尽可能将颈内静脉、迷走神经、舌下神经、副神经等游离牵开保护，颈总动脉近心端及颈内、外动脉远端各置一根以备应激阻断用，此后根据瘤体与颈动脉的关系选择下述不同的方式进行手术。

1. 单纯肿瘤剥离术　肿瘤一般有完整的包膜，而且不侵犯血管中层，在肿瘤包膜与动脉之间有分离面，也称白线，沿此白线分离是手术中最重要的步骤。

2. 肿瘤切除、颈外动脉结扎术　颈动脉体有一纤维包膜经 Mayer 韧带与颈动脉分叉相连，由于这一解剖热点，瘤体下端较易分离，颈内动脉后外侧一般受瘤组织包裹较晚，而颈外动脉多数包裹紧密，这一现象可能与瘤体血供大多来自颈外动脉有关。沿颈内动脉未包裹处从"白线"将肿瘤剥离出来，颈外动脉即可连同瘤体一起切除。

3. 肿瘤切除、颈内外动脉结扎、颈总动脉与颈内动脉端端吻合术　颈内动脉分离时破坏较严重不易单纯缝合，而只需切除较短的一段时，颈总动脉与颈内动脉远端直接端端吻合。

4. 肿瘤与颈总动脉一并切除术　适用于肿瘤与颈总动脉难以分离者。急性颈总动脉结扎者死亡率在 30% ~50% ，单纯颈内动脉结扎死亡率更高，如果能将颈内动脉和颈总动脉两断端吻合，可通过侧支循环使对侧颈外动脉的血液流入颈内动脉，并可减少术后并发症及降低死亡率。在进行颈总动脉切除术前，必须进行颈部压迫训练半个月以上，其目的是促使大脑 Willis 环前后交通动脉开放，使患侧能代偿性供血。

5. 术后注意事项　①术后出现声嘶、呛咳者，可能是迷走神经损伤，应密切观察患者呼吸，随时吸出难以吸出的痰液，必要时行气管切开术，因喉上神经麻痹，患者呛咳，进食困难，术后应给予鼻饲；②颈总动脉结扎术后并发症多，术后应严密观察呼吸、脉搏体温、血压、心率等生命体征，并密切注意患者的神智及肌力改变，同时给氧，并且绝对卧床休息一周。

6. 手术并发症

（1）脑神经损伤：常见受损脑神经为迷走神经、舌下神经、颈交感神经和舌咽神经。

（2）偏瘫：随着血管外科技术的进步及颈总动脉阻断的耐受性的预测方法的发展，此并发症已明显减少。

（3）手术死亡：手术死亡率为 5% ~13% 。

（张建伟）

第五节　颈部转移

一、概述

颈部恶性肿瘤中，转移癌最多见。颈部转移癌的发生与原发灶部位密切相关，并且有一定的规律可循。临床上可以从转移淋巴结部位循淋巴引流途径去寻找原发灶，也可以由原发灶去寻找可能发生的淋巴结转移癌。

1. 头颈部的颈淋巴结转移规律　鼻咽癌颈淋巴结转移率较高，可达 90% 左右，多先转移到同侧乳突尖下方和二腹肌后腹之间的淋巴结，然后再向颈内静脉淋巴结链扩展。鼻腔、鼻旁窦、口咽、口腔癌则多发生同侧颌下区淋巴结转移，然后再向颈内静脉上区淋巴结蔓延，渐可波及颈内静脉中下组乃至锁骨上淋巴结。喉癌声门上型者发生颈转移的机会较多，一般为 30% ~70% 。先发生颈内静脉上区淋巴结转移，然后再向中区、下区蔓延，也有同时发生双侧颈转移者。涎腺癌因发生部位、病理类型不同，转移率的差别较大。颌下腺癌则颈内静脉中区、下区和气管食管旁淋巴结，也可蔓延至上区，少有颌下区转移。

2. 锁骨下器官癌的颈部淋巴结转移　锁骨下器官的淋巴汇流在两侧锁骨上区，右胸及右上肢的大部分淋巴液引流至右锁骨上，其他部位诸如左肺、食管、胃、肠、前列腺等部位恶性肿瘤均可转移至左锁骨上窝淋巴结，但也可发生双侧锁骨上区转移，乳腺癌在多转移至同侧锁骨上淋巴结。

3. 原发部位不明的颈淋巴结转移癌　发生率在 3.3% ~ 17.2%，一般不超过 20%，以低分化鳞癌和腺癌居多。一般上中颈部转移性鳞癌多来自鼻腔、扁桃体、舌根、下咽等部位，而腺癌则多来自涎腺，颈中下者多来自甲状腺。颈下部及锁骨上窝的鳞癌转移多来自肺、食管，而腺癌则多来自胃、胰腺、肾等处。

二、临床表现及诊断

1. 临床表现　颈部转移癌主要表现为颈淋巴结肿大，最先出现于原发灶引流区内。初起淋巴结较小、无痛、质较硬、可活动，继而淋巴结数目增多、变大、相互粘连融合成团，与周围组织粘连固定。局部可有胀痛、压迫感，并相继出现周围气管、组织、神经系统受压迫症状。肿块可液化、坏死，若皮肤受累可发生破溃、流脓并继发感染。

2. 诊断　40 岁以上的患者颈部出现肿大淋巴结，应经过详细检查排除肿瘤后，再次进行消炎治疗。①详细询问病史，以便提供相应原发灶线索；②仔细认真地进行体格检查，详细检查淋巴结状态及其可能来源的原发灶部位如鼻咽、扁桃体、舌根、喉、下咽、甲状腺等；③其他辅助检查，如肿物超声波、CT、MRI 等均可提供重要信息；④可行细针穿刺细胞学检查，准确率可达 70% ~ 90%，细胞学检查不能确诊者，再做切取活检，可明确淋巴结性质，并提供原发灶的可能部位。

颈部转移癌与颈淋巴结核的鉴别诊断尤其重要，但比较困难。颈淋巴结核多发生在青年或中老年女性，肿块多发生在锁骨上区或颈外侧区，表现为多个淋巴结肿大，相互粘连及融合，较大时则发生干酪化、液化，触之有波动感。如果继发感染则皮肤潮红，触之疼痛。肺部可有或无结核灶，可有全身中毒症状。应行穿刺或切取活检明确诊断。

三、治疗

头颈部器官癌发生颈淋巴结转移时，应按有关疾病治疗原则进行。锁骨下脏器发生锁骨上转移者皆为晚期，一般不适于行较大的根治性手术，可进行姑息性放疗或化疗。

1. 一般治疗原则

（1）颈内静脉上区鳞状细胞癌尤其低分化癌转移：应考虑为原发鼻咽部的隐匿癌，按鼻咽癌进行根治性放疗。

（2）颈内静脉中及下区较低分化的鳞状细胞癌转移：可考虑为舌根或梨状窝隐匿癌，行包括该区的根治性放疗；孤立的高分化鳞状细胞癌转移，宜行颈淋巴结清除术。必要时，合并前述治疗。孤立的转移性腺癌或恶性黑色素瘤，均可考虑颈淋巴结清除术合并化疗。

（3）锁骨上淋巴结转移癌：根据病理类型，考虑采用适当化疗或放疗。原发灶不明的颈内静脉区转移癌，特别是颈中及上区转移癌经上述治疗后，有 20% ~ 50% 的患者可获 3 年生存率，少数 5 年以上生存。转移性鳞状细胞癌治疗效果较好，腺癌甚差，尤其锁骨上转移性腺癌，极少长期控制。

2. 颈淋巴结清扫术

（1）适应证：口腔颌面部某些恶性肿瘤，临床出现淋巴结转移而原发病灶已被控制或可以彻底切除者；口腔颌面部某些恶性程度较高或易于发生转移的恶性肿瘤，虽临床尚未发现可疑的淋巴结转移，仍应考虑此手术；已证实颈部为转移癌，但未发现原发灶，颈部转移灶迅速扩大者。

（2）禁忌证：原发灶不能切净，也不能用其他治疗方法控制者；已发生远处转移或转移灶已侵及颅底者；转移灶与颈部主要器官已有粘连，或全身衰弱年老患者，或颈浅淋巴结、锁骨上淋巴结已有转移者，此手术应慎重考虑。

3. 放射治疗　对原发不明的颈部转移癌，中国医学科学院肿瘤医院采取的治疗原则是：颈部转移性低分化癌和未分化癌首选放疗，N_1 期分化好的鳞癌，首选手术或放疗（残存灶应行挽救性颈清扫）均可，无手术指征的晚期病例和拒绝手术治疗的部分病例单纯放疗也可达到姑息性治疗的目的。对于同侧固定的巨大淋巴结或双侧转移固定的淋巴结，应首先考虑术前放疗，如有残存灶可行挽救性手术。N_2 及 N_3 期鳞癌，首选手术治疗，腺癌以手术治疗为主；锁骨上转移性淋巴结首选单纯放疗，如有残存可行挽救性手术。

（张建伟）

第六节　颈段食管癌

一、概述

根据 UICC 划分，从环状软骨下缘至胸骨切迹这一段食管为颈段食管，颈段食管癌（carcinoma of the cervical esophagus）发病率占整个食管癌的 5.9% ~ 10%，颈段食管癌中绝大多数（95%以上）为鳞状细胞癌，此外尚有腺癌和未分化癌等。颈段食管癌的壁内扩散特点与胸段食管癌相同，癌细胞在向四周蔓延的同时常向深部浸润，手术标本中绝大多数病例癌组织已侵犯肌层或浸透肌层达纤维膜。癌细胞常沿固有膜或黏膜下层淋巴管扩散，主体癌灶旁常存在互不连接的底层细胞癌变点（原位癌），有时早期癌变点可距主体癌灶较远。颈段食管癌常向上侵犯扩展至下咽进而侵犯喉。癌灶向前侵犯则扩展至气管后壁，向后侵犯则扩展至椎前筋骨或肌肉，向外侵犯则扩展至喉返神经和甲状腺，较晚期病例尚可侵犯颈总动脉近端。颈段食管癌沿淋巴管首先转移至气管食管旁淋巴结（包括食管后），进而转移至颈内静脉链、上纵隔。作者统计，手术标本的病理检查发现30%左右伴有区域淋巴结转移。

二、临床表现及诊断

1. 临床特点　①发病年龄：50 ~ 60 岁为发病高峰年龄段（约占40%），60 ~ 90 岁次之（约占25%）；②进食滞留感或轻度哽噎感：当病变局限在黏膜层或浅肌层时，仅有食物通过缓慢或滞留感或轻度哽噎感，这些早期症状常被患者忽视；③进行性吞咽困难：随着病变发展，破坏肌层，侵犯全周，发噎症状日趋严重，由开始不能进普食，进而进半流或流质都难以咽下，因唾液不能经过食管进入胃而致呕吐黏液，有时误入气道而发生呛咳；④声音嘶哑：当肿瘤向外侵犯喉返神经，出现声音嘶哑；⑤体重下降：严重的进食困难常导致体重明显下降，甚至出现脱水或营养不良。

2. 检查及诊断 患者有以上症状时应行下列检查。①间接喉镜检查：了解有无声带固定，下咽是否受侵；②颈部检查：当肿瘤外侵明显时，气管旁（尤其是左侧）可触及肿块，触诊甲状腺有无受侵，检查颈部有无肿大淋巴结；③X 射线钡餐造影：早期 X 射线征象为黏膜皱褶增粗、迂曲、小充盈缺损、小溃疡龛影，中晚期病变 X 射线征象为管腔狭窄、充盈缺损、管壁蠕动消失、黏膜紊乱或溃疡龛影；④颈部侧位 X 射线片：颈段食管癌可观察该部位椎前软组织明显增厚影，将气管推向前或气管后壁向前隆起，气管前后径变短；⑤颈部及上纵隔 CT 及 MRI 检查：可以了解肿瘤外侵范围，气管食道旁及上纵隔有无淋巴结转移；⑥纤维光导食管镜检查：了解肿瘤上界的位置，下咽是否受侵及侵犯范围，同时可咬取瘤组织送病理诊断；⑦光导纤维喉镜或气管镜检查：了解气管膜样部是否受侵及受侵的部位和范围；⑧食管脱落细胞学检查：简便易行，假阳性率小于 1%，假阴性率 10% 左右。

三、治疗

自 Czerny 于 1877 年首次外科治疗颈段食管癌至今已有 100 多年历史，但外科手术治疗颈段食管癌仍不普及，由于多数患者就诊时病变较广，手术需处理下咽、喉、气管和上纵隔，以致增加手术复杂性，手术并发症多，手术死亡率较高，所以绝大多数医院多采用单纯放疗，但单纯放疗后 5 年生存率仅为 10% ~ 18%。根据殷蔚伯等分析，局部复发占 36.6%，致相当多的患者进食困难未得到解决。外科手术虽能解决进食困难及延长生存时间，但 5 年生存率仍较低（10% ~ 25%），近 20 多年来，手术加计划性术前或术后放疗的综合治疗逐渐受到重视，治疗结果有了较大的改善，Kakegawa 报道综合治疗 64 例颈段食管癌，5 年生存率为 30%，中国医学科学院肿瘤医院手术加术前或术后放疗 27 例，其 5 年生存率为 52.9%，所以除了 I 期（肿瘤只侵及黏膜固有层或黏膜下，无区域淋巴结转移）或伴有严重心肺功能不全或年迈体弱不能耐受手术者可行单纯放疗外，其余病例均应首选手术加放射的综合治疗。

1. 综合治疗（手术加放射原则） 适用于无手术禁忌证的 II、III 期病例，放射野除原发灶外，还应包括下咽以及双颈上纵隔淋巴引流区，术前放射剂量应达 50Gy 左右（5 周完成），放疗结束后，休息 3 ~ 4 周行手术治疗，若为术后治疗，手术结束后 4 周左右开始放射，放射剂量应达 60Gy 左右（6 周完成）。

2. 外科手术治疗

（1）术前准备：严重吞咽困难的患者常导致脱水、水及电解质紊乱、贫血、营养不良，应根据化验结果纠正水及电解质紊乱，对营养不良低蛋白血症术前必须予以改善，力争插入鼻饲管，经鼻饲管喂以富含营养的混合奶，对不能插入鼻饲管的患者，应争取行锁骨下静脉穿刺，给静脉高营养治疗；对患有慢性支气管炎或患有肺部疾病史的患者应行肺功能测定，临床最有价值的是第一秒末努力呼气量（FEV_1），理想值是超过估计的 75%，此种患者适于手术，低于 75%，高于 50% 时需慎重考虑，如低于 50% 则一般为手术禁忌；对拟行胃代食管的病例术前应了解有无严重胃溃疡病史，对拟行结肠代食管的病例术前应了解有无结肠病史，必要时应行钡灌肠结肠造影。

（2）全喉全下咽颈段食管切除术：适用于病变位于食管入口处，向上侵犯下咽，病变位置较高，距肿瘤下界 3 ~ 5cm 切除食管后仍可经颈部行皮瓣或游离空肠同食管断端吻合的病例。该手术将喉（一端气管）、下咽全周、近段食管或一侧甲状腺整块切除，术中注意清除气管食管旁淋巴结直至主动脉弓上方。

（3）全喉全下咽全食管切除术：多数颈段食管癌患者就诊时病变较晚，该手术是治疗颈段食管癌最常用手术之一。此术的适应证－颈段食管癌灶下界距胸骨切迹水平较近或在该水平以下，同时上界已侵及下咽或肿瘤已侵犯气管膜样部。

（4）部分下咽全食管切除术（留喉）：该手术主要适用于颈段食管癌的上界在食管入口的附近，气管及喉返神经未受侵的病例。该手术是将食管和下咽整块切除，将上提之结肠（因为胃常因胃内容反流造成严重的吸入性肺炎，所以环后吻合病例应选用结肠）在环后同下咽吻合。此手术步骤为经口腔气管插管全麻，患者仰卧位，颈部和腹部2组医师同时进行手术。颈部手术，头转向右侧，沿左侧胸锁乳突肌前缘切口，切开皮肤及颈阔肌，在颈阔肌深面向中线分离皮瓣，切断左侧带状肌，游离左侧甲状腺下极及外侧，将甲状腺向内上牵引，断扎甲状腺下动脉，解剖出喉返神经直至入喉处，注意保护，清扫左侧气管食道旁淋巴脂肪组织（包括上纵隔），将颈段食管与气管膜部及椎前分离，用布带拉住食管继续向上分离，纵行切断环咽肌，将环后黏膜同环状软骨背板及环杓后肌钝性分离，在环后横行切开黏膜（最高位可在环状软骨上缘切开），继而环周切断下咽黏膜及咽缩肌，将胸段食管内翻剥脱至颈部下标本。将已游离的结肠经后纵隔食管床上提至颈部，在环后同下咽断端行端端吻合。行结肠环后吻合的病例，为避免吸入性肺炎，可行气管切开，置入带气囊的气管套管。

（5）全食管切除手术进路：全食管切除有2种手术进路，其一为开胸进路，此进路应用较少；其二为非开胸进路，此进路应用较多。开胸进路全食管切除手术步骤：该进路主要适用于纵隔有明显的淋巴结转移，经颈部不能切除或有第2个原发癌灶或胸段食管有憩室的病例，开胸进路最常用右后外开胸。经口腔气管插管全麻后，患者左侧卧位行右后外开胸，解剖游离食管，清扫纵隔淋巴结，关胸。患者改仰卧位，颈部和腹部两组医生同时进行手术，颈部手术医生游离喉、下咽、颈段食管，将喉、下咽、全食管整块从颈部取下。腹部手术医生开腹，游离胃或结肠，将胃或结肠经食管床上提至颈部同咽缝合。非开胸手术进路——经口腔气管全麻，患者仰卧位，颈部手术和腹部手术有两组医生同时进行，颈部手术医生游离喉、下咽、颈段食管，腹部手术医生开腹，游离胃或结肠。胸段食管切除有2种方法，一是分别经颈部和腹部食管裂孔将手指伸入纵隔沿食管四周将食管钝性分离。该方法纵隔出血较多，胸腔积液、气胸等并发症较多。另一种方法为食管内翻剥脱法，腹部手术医生断贲门后，颈部医生切开颈段食管，经腹腔通过贲门的断端，将一根布带经胸段食管用胃管上拉至颈部，将食管的贲门断端同布带下端缝合固定，然后由颈部手术医生拉紧布带，均匀用力上拉布带，食管将随之内翻，进入食管壁的血管将紧贴食管壁随着食管内翻而被绞断，胸段食管随着内翻均匀缓慢向上进行而被剥脱切除，经颈部同喉下咽颈段食管一并取下。该方法纵隔损伤较小，出血较少，很少发生胸腔并发症。

（6）区域淋巴结的处理：颈段食管癌首先转移至气管食管旁淋巴结，进而转移至颈内静脉链，上纵隔淋巴结。根据作者资料，颈段食管癌外科治疗失败中，术后区域淋巴结转移或复发占首要原因。加强对区域淋巴结的治疗是提高治愈率的重要措施之一。目前中国医学科学院的肿瘤医院采取的方针是：对临床上N0患者一律行区域淋巴结选择性放疗，对临床上N＋患者一律行术前放疗节颈廓清手术。

（7）手术并发症及处理

1）气管膜部破损：多由于有病变的食管或食管旁淋巴结与气管膜部粘连较紧密，在游离病变段食管时，应用剪刀明视下轻柔地将食管同气管分离，一旦气管膜部破损多表现为破损周围有气泡出现或者麻醉插管暴露，在全喉下咽全食管切除时，气管膜部破损都发生在上纵隔，处理比较困难，将食管标本取下后行破损处修补，应力争从颈部进行修补，将气管残端上提，将破损处行左右拉拢缝合，再将蒂下方的带状肌转入上纵隔覆盖破损处缝合固定。

2）吸入性肺炎：多发生在留喉环后吻合的病例。由于贲门及环咽肌两道括约肌均被切除，当咳嗽时腹腔压力增高，胃内容物可通过移植的结肠腔反流至咽部，如果声门关闭不及时，将发生误吸，尤其是老年患者误吸更为严重。所以 65 岁以上的老年或肺功能差的患者，最好是将喉一并切除，对留喉患者当发生咳嗽时应及时通过气管切开口将反流入气管内的内容物吸出，以防止吸入性肺炎的发生。

3. 预后　一般而言，颈段食管癌在头颈部癌中属于预后较差的肿瘤，单纯放疗的 5 年生存率在 10% ~18%，单纯手术的 5 年生存率在 10% ~25%，手术加放疗的综合治疗的 5 年生存率在 30% ~45%。病期的早晚是影响预后的最重要的因素，有无区域淋巴结转移也是影响预后的重要因素之一。治疗失败的因素中，区域淋巴结复发占首位，其次是远处转移。改善预后的关键是早期发现，早期诊断，早期治疗。

（张建伟）

第七节　颈段气管肿瘤

一、概述

颈段气管（tumor of cervical trachea）是指从环状软骨下缘到胸骨切迹这段气管，其长度随颈部的长短、环状软骨位置的高低、颈部后伸的程度而不同。气管肿瘤比较罕见，Rostom 报告年发病率为 2.7/10 万。原发性气管肿瘤绝大多数为恶性肿瘤，据 Grillo 统计，恶性肿瘤占 90%，其中最常见的为鳞状上皮癌和腺样囊性上皮癌，较少见的有软骨肉瘤、类癌、腺鳞癌、腺癌等。气管良性肿瘤主要有软骨瘤、成软骨瘤、乳头状瘤、血管瘤、纤维瘤等。继发性气管肿瘤中较常见的为甲状腺癌入侵气管，其次为食管癌入侵气管，声门下喉癌可向下蔓延侵犯气管。原发性气管鳞状细胞癌常呈环形生长并且累及较长一段气管，常侵犯气管外膜及周围器官，常伴有气管旁及隆突下淋巴结转移。原发性气管腺样囊性癌常沿黏膜生长，肉眼很难确定其边界，肿瘤侵犯气管壁呈肿块形生长压迫推移周围器官，较少发生气管旁淋巴结转移。

二、临床表现及诊断

1. 临床表现　气管肿瘤在早期几乎没有任何症状，当肿瘤发展到造成管腔一定程度的狭窄时才出现相应的临床表现。

（1）呼吸困难：呈进行性加重，常在活动时出现，并伴有喘鸣，因此常被误诊为哮喘。

（2）刺激性咳嗽：当肿瘤表面出血时，可出现痰中带血。

（3）吞咽困难：少数患者由于肿瘤外侵压迫或侵犯食管后可发生吞咽困难。

（4）声音嘶哑：当肿瘤侵犯一侧喉返神经后，可出现声音嘶哑。

2. 检查及诊断　当临床遇到进行性加重的呼吸困难，而且伴有喘鸣或咯血，间接喉镜检查已除外喉肿瘤，胸部 X 射线片不能解释以上症状时，应怀疑气管肿瘤，应做以下检查以核实。

（1）气管体层 X 射线片：可发现气管内肿瘤及肿瘤大致长度。

（2）颈侧位 X 射线片：拍片时头后伸，同时让患者做吞咽动作以使喉气管上提，可发现上段气管肿瘤。

（3）颈上纵隔 CT 或 MRI：可清楚显示气管壁环周受侵范围及气管周围器官受累范围，尤其是无名动脉或上腔静脉等。

（4）纤维气管镜检查：对怀疑有气管肿瘤而以上检查又不能明确显示气管病变的患者，应行纤维气管镜检查。此项检查有助于发现气管内小的肿瘤。对气管腔明显狭窄的病例，不可强行通过狭窄区以免引起严重的呼吸困难甚至窒息。

（5）痰细胞学检查：如果痰中发现癌细胞，且除外鼻咽、口腔、喉、下咽及肺部肿瘤时应重点检查气管。

三、治疗

和其他上呼吸道恶性肿瘤相比，气管恶性肿瘤的治疗仍然是非常棘手的问题。相当一部分患者就诊时病变已累及气管过长而无法行根治性的手术治疗，这些患者往往伴有呼吸困难，如果呼吸困难不能得到有效的缓解，则治疗很难实施；对某些病变较长的病例，由于气管切除长度的限制，很难获得足够的手术安全界，因而这些病例很难达到治愈。另外由于气管肿瘤比较少见，即使是实力强的医院也很难积累足够的数量的病例进行临床研究以提高疗效。

气管恶性肿瘤的治疗目的有 3 个：其一是根治肿瘤；其二是肿瘤的姑息性治疗，延长患者的生命；其三是暂时解决气管阻塞，缓解呼吸困难。

到目前为止，对尚能进行根治性切除的气管肿瘤外科手术仍然是争取治愈的首选治疗方式，对能达到肉眼干净的气管恶性肿瘤也应争取先行手术治疗，术后再给予放疗；对气管受累过长无法行外科手术的病例，在缓解呼吸困难之后立即给予放疗。

本节只涉及颈段或上半气管肿瘤的外科治疗

1. 气管壁窗式切除（"window" resection of trachea）

（1）手术适应证：气管壁受累不超过环周长的 2/5 的气管良性肿瘤；高分化甲状腺癌侵入气管，而且气管壁受累不超过环周长的 1/3。

（2）麻醉：经口腔气管插管全麻，麻醉管的远端应超过肿瘤的下界。

（3）手术步骤

1）下颈领式切口：颈阔肌深面分离皮瓣，上至环状软骨，下至胸骨切迹。

2）切开颈白线：将带状肌向两侧拉开，甲状腺癌病例视情况切除患侧与甲状腺粘连的带状肌。

3）切断甲状腺峡部：将气管肿瘤侧的甲状腺同气管锐性分离，注意保护该侧喉返神经。甲状腺癌病例，应先游离患侧甲状腺，分离结扎甲状腺上下动脉。解剖喉返神经，如果受累则随甲状腺一并切除，如果没有受累则保护。甲状腺上下极和外后侧游离后，切断峡部，将未受累的气管壁及喉同患侧甲状腺分离。

4）沿肿瘤边缘切开气管壁探查肿瘤：如果术前无病理诊断，应切取肿瘤一块送冰冻。

如果病例报告为良性肿瘤，则沿肿瘤边缘切除气管壁。如果病理回报为气管原发性恶性肿瘤，应改行气管袖状切除端端吻合术。甲状腺癌的病例，在气管壁受累处旁切开气管壁，直视下沿肿瘤周围切除气管壁。

（4）气管壁缺损的修复：气管壁窗式切除后缺损的修复方法主要有颈部皮瓣、带蒂的肌肉筋膜瓣、以胸锁乳突肌为蒂的锁骨瓣，以及带蒂的肌骨膜瓣。带蒂胸锁乳突肌骨膜瓣修复气管壁缺损：有实验表明，有血供的骨膜移植后有良好的分化能力，6 周后可见到新骨形成。带蒂肌骨膜瓣修复气管壁缺损 1 个月后骨膜瓣已经上皮化，9 个月后 X 射线片已出现骨化，这一特点正是气管壁修复的特殊性所需要。手术操作：颈阔肌深面分离颈部皮瓣，显露胸锁乳突肌下半及锁骨，注意保护胸锁乳突肌表面筋膜的完整性及保留锁骨骨膜外的软组织。根据气管壁的缺损大小设计切取锁骨骨膜瓣，将骨膜瓣同锁骨剥离。

2. 气管袖状切除端端吻合术（sleeve resection and anastomosis of trachea）

（1）气管切除长度的限度：可切除气管的长度是决定能否行气管袖状切除端端吻合术的关键。而气管可切除的长度常因人而异，最长可切除 4～5cm，个别患者可切除 5～6cm，最短的仅可切除 2cm，所以在选择气管袖状切除端端吻合术之前应对患者进行细致的分析。环状软骨位置的高低、颈部后伸时环状软骨可上升的高度、颈部的长短、年龄及是否有驼背畸形等因素决定气管可切除的长度。一般而言，颈部越长，环状软骨距胸骨切迹越远，颈后伸时环状软骨可上升越高，气管可切除的长度就越长；反之，则越短。气管袖状切除后两断端的拉拢主要靠头和颈部的前屈及喉松懈后下移。

（2）手术适应证：在切除长度允许范围内，下面几种情况可行该手术。原发性气管恶性肿瘤，高分化甲状腺癌侵犯气管壁周长超过 2/5，颈段食管癌侵犯气管较局限且同时可保留喉的病例，气管良性狭窄。

（3）麻醉：术前麻醉师应了解气管狭窄的程度和肿瘤下界的位置，应选择可通过狭窄部位细的麻醉管。绝大多数病例可经口腔气管插管，极少数病例由于肿瘤致管腔高度狭窄，严重呼吸困难无法经口腔气管插管，最好在肿瘤下界横行切开气管。如果不能显示肿瘤下界，紧急情况下可经受累段气管切开插入麻醉管。

（4）手术步骤：下颈领式切口，颈阔肌深面分离皮瓣，正中切开颈白线将带状肌向两侧拉开，必要时切开患侧带状肌。如果肿瘤下界较低，颈部不能显露，则行胸骨劈开，在第 2 肋间横断胸骨，在纵行劈开胸骨柄。游离患侧甲状腺外侧及上下极，扎断上下级血管，保护喉返神经，如果喉返神经受累则一并切除。如果对侧甲状腺也受累，同法游离之。如果对侧甲状腺未受累，将其同气管锐性分离。上提气管在肿瘤下界以下 1.0cm 处横行切断气管，此时将经口腔的气管插管上提至声门下，经气管下断端插入螺旋麻醉管，重新接通麻醉机。将气管上断端提起，将气管同食管分离。如果食管前壁受累，应切除受累的食管壁，将食管壁切缘拉拢缝合关闭。如果食管缺损较多，应行食管重建。在距离肿瘤上界 1.0cm 处横断气管，取下标本。取下标本后，试验性的将头抬起，是颈部前屈 15°～30°，将气管两断端对拉。如果两断端不能靠拢，或张力过大，则需将喉松懈下拉。喉松懈有 2 种方法：第 1 种为切断甲状舌骨肌，紧贴甲状舌骨上缘切开甲状舌骨膜，注意不要拉伤喉上神经，剪断甲状软骨上角。第 2 种方法为紧贴舌骨上缘切断舌骨上肌群的附着，第 2 种术后进食呛咳较轻。气管端端吻合——将两气管断端修剪整齐，吻合从气管后壁正中开始，从后向前吻合。每针间距 3～4cm，暂不打结。后壁缝合结束后，拔除经气管下断端的麻醉插管，将经口腔麻醉插管深入远端气管。继续缝合气管断端的侧壁和前壁，等全周缝合完毕后，将患者头垫高，使颈前屈 15°～30°，将喉下拉，顺序将吻合线打结。

3. 喉气管切除术（laryngotracheal resection）

（1）手术适应证：气管恶性肿瘤向上侵犯喉；颈段食管癌侵犯气管同时侵犯下咽的病侧；上段气管恶性肿瘤侵犯气管较长，无发行气管端端吻合，同时气管切除后隆突上尚有 4cm 的正常气管病例。

（2）麻醉：同气管袖状切除。

（3）手术步骤：基本同全喉切除术，但因气管切除较长，常不能行颈根部气管造口，需切除胸骨柄、胸锁关节甚至部分锁骨。解剖上纵隔，在上纵隔横断气管。器官切除后，如果残留气管过短，即使在上胸部行气管造口也十分困难。气管喉切除后，切取岛状胸大肌肌皮瓣，将其转移至上纵隔。在皮岛中央，沿肌纤维方向切开皮肤皮下组织钝性分离胸大肌，如果在皮岛中央形成一洞，将残留气管断端经此洞拉出缝合形成气管造口。转移胸大肌皮瓣的目的有 2 个：一是覆盖保护上纵隔大血管同时消灭无效腔避免术后感染，二是减轻气管造口的张力避免术后造口的脱开。

4. 气管内肿瘤小块咬除及电灼术或激光烧灼术 主要适用于气管受累过长无法进行袖状切除端端吻合及喉气管切除术，同时又伴有呼吸困难的病例。该手术主要是为了缓解呼吸困难，为放疗做准备。手术操作经硬性气管镜进行，逐块咬除阻塞气管腔的肿瘤，咬除创面及时电灼止血，或经硬气管镜用激光烧灼阻塞气管腔的肿瘤。

5. 气管外科治疗并发症及其处理

（1）气管吻合口裂开：气管袖状切除端端吻合术后，可因吻合口张力过大或气管血运不良而发生吻合口的裂开，其预防措施一是避免术后吻合口张力过大，手术结束时可将颈下和前胸用缝线缝合牵引，以使患者保持颈部前屈头后伸。根据作者经验，气管吻合结束后转移一带蒂的血供良好的肌肉瓣包裹加固吻合口全周可促进吻合口的愈合。一旦气管吻合口裂开，应在吻合口下方行气管切开，置入"T"形硅胶管同时气管周围及时引流和及时换药，全身应用抗生素。

（2）吻合口肉芽形成：主要表现为喘鸣和痰中带血。其预防措施为吻合时应将气管断端修剪整齐，以使气管断端对合良好。另外宜使用尼龙缝线使线结扎在吻合口外。吻合口肉芽的处理，可在气管镜下咬除肉芽，如果发现缝线时及时拆除。

（3）术后呼吸困难：其原因有部分环状软骨切除、喉返神经损伤或切除、喉水肿、排痰困难，如果术中切除部分环状软骨失去其连续性，术中应行预防性气管切开，应解剖喉返神经并保护避免损伤或过度牵拉。有时因肿瘤侵犯不得不切除喉返神经：

（4）吸入性肺炎：主要由于术中血液流入远端气管。其预防措施主要是使麻醉管的套囊充满足够的气体，防止血液流入。助手及时吸出流入气管的血液。

6. 预后 气管肿瘤因病例数较少，加之病理类型复杂，所以对预后估计较困难。一般外科手术治疗结果优于放疗，腺样囊性上皮癌比鳞状细胞癌预后好。另外，低度恶性肿瘤手术治疗好。

（张建伟）

第八节　甲状腺疾病

一、甲状腺结节

（一）概述

甲状腺结节（结节性甲状腺肿，nodular goiter）是单纯性甲状腺肿的一个自然病程阶段，是指在甲状腺内的肿块，可随吞咽动作随甲状腺而上下移动，是临床常见的病症，可由多种病因引起。甲状腺结节可分为单发性和多发性结节，结节的大小、位置、质地、功能及其临床意义各有不同。它不是甲亢，但还是要治疗的。甲状腺结节在各个年龄段的男女人群中均可见到，但在中年女性中较多。甲状腺结节可以单发，也可以多发，多发的结节比单发的发病率高，而单发结节与多发结节相比甲状腺癌的发生率较高。

（二）临床表现及诊断

1. 临床表现

（1）全身症状：多数没有全身症状，基础代谢率正常，也有少数患者可激发甲状腺功能亢进。

（2）甲状腺肿大和结节：甲状腺可有不同程度的肿大，能随吞咽上下移动。在肿大腺体的一侧或双侧，可扪及多个或单个结节，结节大小不等，质地不均匀，一般增长较慢，但囊肿样变的结节，如果并发囊内出血，结节可在短期内较快增大并有局部疼痛。

（3）压迫症状：肿大的甲状腺可压迫邻近器官而出现压迫症状。常见的为气管受压、移位，因狭窄、气管软化而出现的呼吸困难。肿大的甲状腺可压迫食管出现吞咽困难；压迫喉返神经可出现声嘶；压迫颈深部大静脉引起头颈部静脉回流受阻，可出现面部肿胀、青紫和胸部浅表静脉扩张；压迫颈交感神经节，可出现 Horner 综合征。

（4）恶变：少数多发性结节性甲状腺肿患者可能发生恶变。

2. 诊断要点　①多结节的甲状腺肿；②甲状腺功能多正常；③甲状腺摄碘率可增高，但无高峰前移；④放射性核素扫描显示放射性分布不均；⑤甲状腺 B 超显示结节为实质性或囊性；⑥结节穿刺活检有助于区分良恶性，其中采用细针抽吸细胞学检查约80%可获可靠诊断。

（三）治疗

根据报道甲状腺结节肿癌变率为8%～17%，故甲状腺结节均需实行手术治疗，以防恶变。手术适应证有：①压迫气管、食管、喉返神经等出现压迫症状；②甲状腺胸骨后肿；③巨大甲状腺肿影响生活或工作者；④甲状腺结节继发功能亢进者；⑤甲状腺结节疑有恶变者。

手术可行甲状腺大部分切除，原则是切除全部结节，残留甲状腺组织越多越好。如果残留组织过少，术后甲状腺激素合成过少，根据垂体 - 甲状腺反馈调节学说，TSH 分泌增多，极易引起甲状腺肿的复发。

二、甲状腺炎

（一）概述

甲状腺炎（thyroiditis）是以炎症为主要表现的甲状腺病，甲状腺炎分为：①急性化脓性甲状腺炎；②亚急性甲状腺炎；③慢性淋巴细胞性甲状腺炎或称桥本病；④亚急无痛性甲状腺炎；⑤产后甲状腺炎。后3种甲状腺炎归类为自生免疫性甲状腺炎。

（二）临床表现及诊断

1. 临床表现

（1）急性化脓性甲状腺炎（acute suppurative thyroiditis）：起病急，多由化脓性细菌感染所致，表现为高热、患部剧痛、肿大、波动、皮肤发红、伸颈及吞咽时疼痛加剧。严重者出现气促、声音嘶哑甚至吞咽困难等。少数患者伴有甲亢的症状。亚急性非化脓性多见甲状腺炎多见于女性，临床上部分患者表现较急，表现为咽痛、乏力、全身不适、发热。甲状腺肿大，并有压痛，开始为单侧，不久后可波及对侧。多数患者病情较轻，仅表现为甲状腺变硬、轻度触痛。患者血沉加快，但白细胞计数正常。整个病程大约3个月，预后一般不会表现为甲状腺功能减退。

（2）慢性淋巴性甲状腺炎：是自体免疫性疾病，比较多见，多发于30～50岁妇女。病程发展较慢。表现为甲状腺弥漫性增大、对称、质硬而平滑，患者可有轻度的呼吸困难或吞咽困难，但累及喉返神经较少见，50%以上的患者伴有轻度甲低症状。

2. 诊断　有典型的临床表现，血清检查抗体阳性可诊断，但抗体阳性，仍应追踪随访，复查抗体，以下可协助诊断：①典型甲状腺肿大，可柔软、光滑，亦可以坚硬而呈结节状，无压痛，无血管杂音、无甲状腺肿大不能排除本病；②TGA、MCA 阳性，TGA > 30%，MCA > 20%，如对每一患者都进行2种抗体检查，其阳性率可达40%以上，但阴性不能排除本病；③有甲状腺疾病的家族史更应慎重，不要轻易否定本病；④参考辅助检查中的1，2两项以利协助诊断；⑤辅助检验，血沉、γ球蛋白及 TSH 都增高，血 PBI 较 TSH 增高 > 2μg/L，甲状腺扫描显示放射性核素不规则浓聚与稀疏，过氧酸钾排泄试验阳性，正常人吸收^{131}I 率较试验前低10%，本病常低10%～50%，平均为30%，但临床少用。甲状腺活检虽能准确诊断，但临床很少采用。

（三）治疗

1. 急性化脓性甲状腺炎　应及时抗感染治疗，由于致病菌多为革兰阳性球菌，首选青霉素：肌内注射，一般感染，每次40万～80万 U，每日2次，严重感染可增至每日4次；静脉滴注，用生理盐水或5%葡萄糖溶液稀释至1万 U（1ml），每日200万～2 000万 U；或头孢类抗生素如头孢呋辛：肌内注射、静脉注射，成人每次0.75g，每日3次；儿童30～60mg/（kg·d），分2～3次注射。同时早期给予冷敷，促使炎症消退，如果有脓肿形成时给予切开引流。

2. 亚急性非化脓性甲状腺炎　无需特殊的治疗，多数可自行缓解。目前多主张使用糖皮质激素（如地塞米松，口服，开始每次0.75～3mg，每日2～4次，维持量0.5～0.75mg/d；肌内注射或静脉滴注，每次5～10 mg，每日2次）和甲状腺素片（根据患者症状、体征及有关实验室检查结果调整剂量）治疗。泼尼松片（口服，一般每次5～15 mg，每次2～4

次）有较好的疗效，可使疼痛缓解，肿胀消退，但停药后易复发。

3. 慢性淋巴细胞性甲状腺炎 是一种自身免疫性疾病，一般不采用手术治疗。

三、甲状腺腺瘤

（一）概述

甲状腺腺瘤（thyroid adenoma）是最常见的甲状腺良性肿瘤，起源于甲状腺滤泡细胞的良性肿瘤。目前认为本病多为单克隆性，是由与甲状腺癌相似的刺激所致。好发于甲状腺功能的活动期。临床分滤泡状和乳头状实性腺瘤 2 种，前者多见，周围有完整的包膜。常为甲状腺囊内单个边界清楚的结节有完整的包膜大小不足 1~10cm。囊性乳头状腺瘤少见，常不易与乳头状腺瘤区分，诊断时要注意。本病多见于 40 岁以下的妇女，男女发病率为 1：（5~6）。

（二）临床表现及诊断

1. 临床表现 甲状腺腺瘤可发生于任何年龄，但以青年女性多见；多数无自觉症状，往往在无意中发现颈前区肿块；大多为单个，无痛；包膜感明显，可随吞咽移动。肿瘤增长缓慢，一旦肿瘤内出血或囊变，体积可突然增大，且伴有疼痛和压痛，但过一时期又会缩小甚至消失。少数增大的肿瘤逐渐压迫周围组织，引起气管移位，但气管狭窄罕见；患者会感到呼吸不畅，特别是平卧时为甚。胸骨后的甲状腺腺瘤压迫气管和大血管后可能引起呼吸困难和上腔静脉压迫症。少数腺瘤可因钙化斑块使瘤体变得十分坚硬。典型的甲状腺腺瘤很容易作出临床诊断，功能检查一般正常；核素扫描常显示温结节，但如有囊变或出血就显示冷结节。

通常认为甲状腺腺瘤的恶变率为 10% 左右。一旦出现腺瘤迅速增大，质地变硬，不随吞咽移动、声嘶、颈淋巴结肿大等现象，都是腺瘤恶变的征象。

2. 诊断和鉴别诊断 甲状腺瘤多以甲状腺结节为主诉就诊，应与甲状腺癌，甲状腺结节肿等疾病相鉴别。故初诊时应仔细扪查，分清结节是单发还是多发、单侧还是双侧、质地、活动度、颈淋巴结是否肿大等，对临床诊断有重要的参考意义。以下辅助检查有助于明确病变性质。

（1）甲状腺 B 超：对甲状腺结节诊断占有重要的地位。可进一步明确肿物为实性或囊性，边缘是否清楚，肿物多为单发也可多发，为 2~3 枚小肿物，同侧腺叶也相应增大实性为腺瘤。囊性为甲状腺囊肿。通常多发性结节、囊性肿物特别是直径在 4cm 以下者多为良性。

（2）放射性核素扫描：根据甲状腺对核素的吸收程度，成像可分为：①热结节，结节放射性明显高于正常甲状腺组织，多为功能自主性结节；②温结节，结节放射性接近正常甲状腺组织，一般多为甲状腺腺瘤；③冷结节，结节放射性明显低于正常甲状腺组织，常见于甲状腺癌。

（3）颈部 X 射线摄片：可了解甲状腺位置、范围、气管是否受压。若瘤体较大，正侧位片可见气管受压或移位，部分瘤体可见钙化影像。

（4）甲状腺淋巴造影：显示网状结构中有圆形充盈缺损边缘规则，周围淋巴结显影完整。

（三）治疗

由于甲状腺单发结节的良恶性鉴别较困难，有时即使确诊为腺瘤也有恶变的可能。因此对于甲状腺单发结节原则上应手术切除，特别是伴有颈部淋巴结肿大者、小儿及男性者，因恶性倾向较高，更应早日手术。

在选择手术方法上，有些结节良恶性难以确定以及为减少腺瘤的术后复发，应彻底切除，单纯的腺瘤切除是不够的。目前临床上对甲状腺腺瘤患侧的腺叶全切除加峡部切除。手术过程中，应注意保护喉返神经和甲状旁腺。为避免喉返神经的损伤，目前大多主张术中解剖喉返神经及应用喉返神经术中即时监控。术中解剖喉返神经应视为甲状腺手术质量高低的标准之一。在此过程中，还应特别注意喉返神经及其分支的解剖变异。为兼顾术后美容，近年来颈部无切口的内镜辅助甲状腺切除术和完全内镜甲状腺切除术也有较多的应用。该手术在颈部建立一个操作空间，使用超声刀作为主要分离和止血工具，在内镜放大下完成手术过程。

四、甲状腺癌

（一）概述

甲状腺癌（thyroid carcinoma）是头颈部常见的恶性肿瘤，大约占所有癌症的 0.2%，在地方性结节性甲状腺肿流行区，甲状腺癌特别是低分化甲状腺癌的发病率也很高。据国际癌症学会资料统计，各国甲状腺癌的发病率逐年增加。甲状腺癌以女性发病较多，男女之比 1 : 2.58，以年龄计，从儿童到老年人均可发生，但与一般癌肿好发于老年人的特点不同，甲状腺癌较多发生于青壮年，其平均发病年龄为 40 岁左右。各种类型的甲状腺癌年龄分布亦异，在甲状腺恶性肿瘤中，腺癌占绝大多数，而源自甲状腺间质的恶性肿瘤仅占 1%。乳头状腺癌分布最广，可发生于 10 岁以下儿童至百岁老人，滤泡状癌多见于 20～100 岁，髓样癌多见于 40～80 岁，未分化癌多见于 40～90 岁。

（二）临床表现及诊断

1. 临床表现　甲状腺内发现肿块，质地较硬而且固定、表面不平是各种类型的甲状腺癌的共同特征。癌肿局限于甲状腺腺叶内的称为腺内型。分化良好的甲状腺癌生长缓慢，常表现为局限于甲状腺一叶的无痛性肿块，如乳头状癌，可缓慢生长多年而无任何症状。患者多因偶然发现甲状腺区或颈部出现一个或多个肿块就诊，或因颈部肿块切除后病检报告甲状腺转移癌才引起患者的高度重视。恶性程度高的癌肿，如未分化癌，则表现为肿块在短期内迅速增大，质地变硬，且肿块随吞咽上下移动度减少。患者常感颈部不适、胀满感。晚期，肿瘤侵犯甲状腺邻近组织和器官可产生一系列严重的症状和体征，如侵犯喉返神经而出现声音嘶哑，侵犯或压迫气管而出现呼吸困难、咯血等。侵犯食管则出现吞咽困难；颈淋巴结广泛转移，甚至可转移至上纵隔淋巴结。颈交感神经受压则引起的 Horner 综合征；侵犯颈丛出现耳、枕、肩等处疼痛。甲状腺癌常有家族史。由于肿瘤本身可产生激素样活性物质，因此在临床上除出现甲状腺肿块和压迫、侵犯周围组织和器官的症状外，还可出现顽固性腹泻、心悸、面色潮红和低血钙等症状。

2. 诊断　大约 80% 的甲状腺癌为分化较好的腺癌，早期发现并予以手术治疗，5 年生存率可高达 75% 以上。

（1）病史及体检结果：遇到下列情况时，应警惕有甲状腺癌的可能：①在地方性甲状腺肿非流行区，14 岁以下儿童的甲状腺单个结节，其中 10%～50% 是恶性，但都是分化好的甲状腺癌；②成年男性甲状腺内的单发结节；③多年存在的甲状腺结节，短期内明显增大；④滨海居住的患者，单发结节为癌的机会远比来自地方性甲状腺肿流行区的患者为高；⑤儿童期头颈部曾接受过放射治疗的患者，甲状腺单个结节更可疑；⑥查体表现结节质地坚硬，固定不规则或伴同侧颈部淋巴结肿大，声带麻痹；⑦颈部拍片示甲状腺内的钙化阴影为云雾状或颗粒状，边界不规则，甲状腺癌导致的气管狭窄常常是左右径、前后径可以正常；⑧B超检查呈实性或囊实性，内部回声不均匀，边界不清楚和不规则；⑨穿刺检查发现肿瘤细胞，对囊性肿物抽出液可能逐渐变为暗红色，这是甲状腺乳头腺癌转移灶的一种特征。

（2）放射性核素检查：放射性核素检查时诊断甲状腺疾病的常规手段之一，^{131}I 或 ^{99m}TC 甲状腺扫描只能反映出结节的形态及其摄取放射性核素功能，不能确定其性质。但临床资料表明，在热结节、温结节、凉结节和冷结节的扫描图像中，甲状腺癌的可能性循序依次递增。扫描可检出 0.5cm 以上的结节，如其丧失摄取放射性核素的功能，可考虑为甲状腺癌（应经超声检查排除囊肿的存在），但要注意甲状腺癌并非都表现为冷结节。此外，放射性核素分布的缺损与肿瘤的大小有关，有时功能减损的肿瘤图像可被正常甲状腺组织所掩盖。少数甲状腺癌显示为热结节。

（3）超声波检查：B超检查不仅可探测甲状腺肿块的形态、大小和数量，而且更重要的是可确定其为囊性还是实质性，对于甲状腺疾病的诊断具有重要的价值。一般来讲，多个结节常为良性病变，而单个的孤立性结节中有 4%～5% 为甲状腺癌；而实体性结节并呈强烈不规则反射，则恶性的可能更大；实体性结节核素扫描如为冷结节，则有 10%～20% 可能为癌肿。

（4）细针抽吸细胞学检查：此方法简单易行，诊断正确率可高达80%以上，但最终确诊仍依靠病理切片检查。

（5）CT或MRI检查：CT片上甲状腺癌呈不规则低密度或等密度影，增强扫描可见明显坏死。CT和MRI检查还能显示肿瘤与食管、气管、血管的关系以及颈部淋巴结转移情况。

3. 鉴别诊断

（1）亚急性甲状腺炎：多有上呼吸道感染病史，血清中 T_3、T_4 浓度升高，但放射性碘的摄取量却显著降低。试用小剂量泼尼松后，颈部疼痛很快缓解，甲状腺肿胀消退。

（2）慢性淋巴细胞性甲状腺炎：多发生在女性，病程较长，甲状腺呈弥漫性、对称性肿大，表面光滑。试用甲状腺制剂后腺体常可明显缩小。

（3）乳突状囊性腺瘤：原有腺瘤，重体力劳动或剧烈咳嗽后，由于囊内出血，短期内甲状腺腺体可迅速增大。针吸细胞学检查有助于鉴别诊断。

（三）治疗

甲状腺癌的治疗方法有手术、放疗和化疗等，而手术是公认的治疗甲状腺癌的首选方法。

1. 外科治疗　外科治疗主要涉及2个问题：一是对可疑为癌的甲状腺结节如何正确处理，二是对已确诊的甲状腺癌应该采用何种最佳治疗方案。

（1）对可疑甲状腺癌性结节的处理：比较合理的方案是进行筛选，对所有甲状腺结节常规做 ^{131}I 扫描，除了 ^{131}I 扫描显示为功能性或炎性结节外都采用了手术探查尤其有下列情况者更应早期手术治疗：①不除外癌性结节；②直径大于 3～5cm 囊性结节，或穿刺检查找到癌细胞或 2～3 次穿刺后不消失者；③超声检查为实质性肿物。对单发结节的术式选择，由于单发结节癌的发生率高，可达 5%～35%，至今又无可靠方法判断，甚至术中冰冻切片检查也有个别漏诊者，而且单纯结节摘除后，术后复发率较高。可达 16.7%。因此，我们常规对甲状腺单发实性结节、囊实性结节及囊性结节 >4cm 者均行患侧腺叶切除加峡部切除术，术中未发现淋巴结肿大者，不给颈清术。

（2）对已确诊为甲状腺癌者的处理：采用何种处理取决于患者的体质情况，癌肿的病理类型和临床分期。

1）乳头状癌：临床上具有恶性程度低，颈淋巴结转移率高，好发于中青年妇女等特点，所以手术治疗必须考虑以上这些因素。如果癌肿局限在一侧的腺体内，可将患侧腺体连同峡部全部切除，同时行对侧腺体大部切除。但如果癌肿已侵及左右两叶，则需将两侧腺体连同峡部全部切除。手术后 5 年治愈率可达 80% 以上。临床实践证明，对没有颈淋巴结转移的乳头状癌不需同时清除患侧颈淋巴结，预防性颈淋巴结清除不能提高治愈率。但应强调术后随访有重要性，然而对边远山区或农村的患者缺乏随访条件应区别对待。对颈部有淋巴结肿大的患者，进行包括颈淋巴结清扫术在内的甲状腺癌联合根治术，国内外的方案都是一致的。

2）滤泡状腺癌：虽是低度恶性甲状腺癌，但它的转移方式主要是血道转移，淋巴结转移约占 20%，临床上无颈部淋巴结肿大者，一般不做预防性颈清扫术。有颈淋巴结转移者不一定同时有血道转移，所以治疗性颈清扫术还是必要的。

3）髓样癌：恶性程度中等，常沿淋巴道及血道转移，一旦颈部淋巴结转移，即可较快浸润到包膜外，累及周围组织，所以确诊后不管临床能否扪及肿大淋巴结，一律做选择性颈淋巴结清扫术。伴有嗜铬细胞瘤者，在甲状腺手术以前首先要处理嗜铬细胞瘤，否则术中会激发高血压，影响手术顺利进行。

4）未分化癌：由于本病病程短，进展快，首诊时大多数已失去根治机会，预后恶劣，不宜手术治疗或仅能做活检以明确诊断。但偶尔有病灶较小，适宜手术的还应积极争取做根治性手术。

2. ^{131}I 治疗 甲状腺乳头状癌和滤泡癌根治性手术后进一步 ^{131}I 治疗。对于甲状腺滤泡状癌和乳头状癌，当前国内外公认的最好治疗方法是：甲状腺全切或近全切 + 放射性 ^{131}I 治疗 + 甲状腺激素抑制治疗。不同的治疗方案有不同的治疗效果，综合治疗是最佳选择。甲状腺全切或近全切、甲状腺全切或近全切 + 甲状腺激素抑制治疗、甲状腺全切或近全切 + 放射性 ^{131}I 治疗 + 甲状腺激素抑制治疗复发的危险分别为 34%、11%、2.7%。

（1）适应证：①有残留甲状腺组织，其摄 ^{131}I 率大于 1%，甲状腺显像时甲状腺床有残留甲状腺显影者，均应用 ^{131}I 去除残留甲状腺组织；②经手术切除原发灶，^{131}I 去除残留甲状腺组织后，复发灶转移灶不能手术切除，经 ^{131}I 显像显示病灶有 ^{131}I 浓集，一般情况良好的患者。

（2）禁忌证：术后创口未愈合者，WBC 小于 3.0×10^9/L，肝肾功能严重损害者。

（3）患者的准备：①停服甲状腺素片 4～6 周，目的是使 TSH 水平升高；②忌碘 4 周；③测血清 FT_3、FT_4、TSH、Tg、Tgab、心电图、肝肾功能检查、甲状腺显像。

3. 化学治疗 分化型甲状腺癌对化疗反应差，仅有选择的和其他治疗方法联用于一些晚期局部无法切除或远处转移的患者。以阿霉素最有效，反应率可达 30%～45%，可延长生命，甚至在癌灶无缩小时长期生存。相比而言，未分化癌对化疗则较敏感，多采用联合化疗，常用药物：阿霉素（ADM）、环磷酰胺（CTX）、丝裂霉素（MMC）、长春新碱（VCR），如 COA 方案，CTX 每日 1 次，每次 0.8g，VCR 每日 1 次，1.4mg/（m² · d），ADM 每日 1 次，30～40mg/（m² · d），每21d 一周期。

4. 内分泌治疗 甲状腺素能抑制 TSH 分泌，从而对甲状腺组织的增生和分化好的癌有抑制作用，对乳头状癌和滤泡状癌有较好的治疗效果。因此，在上述类型甲状腺癌手术后常规给予抑制 TSH 剂量甲状腺素，对预防癌有复发和转移灶的治疗均有一定效果，但对未分化癌无效。国内一般每天用干燥甲状腺片 80～120mg，以维持高水准的甲状腺激素的水平。

5. 放射治疗 各种类型的甲状腺癌对放射线的敏感性差异很大，几乎与甲状腺癌的分化程度成正比，分化越好，敏感性越差，分化越差，敏感性越高。因此，未分化癌的治疗主要是放射治疗。甲状腺癌有一定吸碘能力。

（张建伟）

第九节　其他颈部包块

一、神经鞘瘤

（一）概述

颈部神经源性肿瘤（neurogenic tumors）包括发生于神经鞘细胞的神经鞘瘤和神经纤维组织的神经纤维瘤。本节就临床最多见的神经鞘瘤进行讨论。神经鞘瘤是颈部好发的良性肿瘤，约占全身的神经鞘瘤的 10%，任何神经均可发生，以迷走和交感神经最多见，其次是臂丛、颈丛舌下或膈神经等。

（二）诊断

1. 临床表现 神经鞘瘤好发于 30～40 岁的男性，一般病程较长，生长缓慢，主要表现为颈部肿块，伴或不伴神经功能症状及颈动脉移位。

（1）发生部位：根据不同神经来源而出现的肿块的部位不同，迷走或交感神经鞘瘤，沿颈部神经均可发生，多数在颈部中上方的颈前三角区，发生于迷走神经结状神经节或颈上交感神经节上方时，肿块位于咽旁间隙，一般称为咽旁神经鞘瘤；发生于舌下神经者，肿块多出现在下颌角深处；发生于颈丛者多在中颈部胸锁乳突肌后缘附近；发生于臂丛者多在锁骨上。肿块一般边界清楚、光滑、中等硬度，一般可沿神经干横向活动，而纵向活动较少。

（2）神经功能症状：根据不同来源的神经可出现不同程度相应的神经功能症状。来源于迷走神经者，可出现间歇或持续性声音嘶哑，压迫肿物时可产生反射性咳嗽；来源于交感神经者，可出现"霍纳综合征"；来源于臂丛神经者，压迫肿块可出现患侧手臂麻木感；舌下神经受压时会出现患侧舌肌萎缩，伸舌时偏向患侧；膈神经受压时患侧膈肌升高。

（3）颈动脉移位：此种症状主要见于交感或迷走神经鞘瘤，因其位于动脉鞘或颈总及颈内动脉后方，发生肿瘤时可推挤肿瘤向前内侧移位从而在肿块表面可扪及动脉搏动，为上述 2 种神经鞘瘤的三主征（颈前三角肿块、神经功能症状、颈动脉移位）之一。

2. 诊断 诊断时应注意以下各点：①详细询问病史，包括年龄、性别、病程长短、症状轻重、治疗效果等。②临床检查，首先注意观察两侧颈部是否对称，有无局部肿胀等。然后进行颈部扪诊，检查时注意肿块之部位、大小、质地、活动度、有无压痛或搏动，并应两侧对照比较。必要时可做鼻内窥镜或纤维鼻咽喉镜检查。③影像学检查，颈部 CT 扫描除可了解肿瘤部位、范围外，并有助于明确肿块与颈动脉、颈内静脉等重要结构的关系，为手术治疗提供重要参考依据，但较小的肿块，常不能显影。为查找原发病灶，可酌情做 X 射线拍片检查。④病理学检查，包括穿刺活检法和切开活检法，进行细胞病理学检查以明确诊断。

（三）治疗

手术切除是神经源性肿瘤的有效方法。一般在气管插管全麻下，通过颈侧进路均能顺利切除肿瘤。经颈侧途径摘除肿瘤，以便明确颈动脉、颈内静脉、迷走神经、舌下神经的位置，避免剥离肿瘤时误伤。

二、脂肪瘤

（一）概述

为颈部较常见的肿瘤。根据天津医科大学肿瘤医院统计，发生于头颈部的脂肪瘤（lipoma）占全身脂肪瘤的 20.79%。此种肿瘤有极薄的薄膜所包裹，质地较软呈圆形，分叶状或者袋状等不规则形状。如肿瘤较大，可发生液化、实性变或局部出血，镜下可见大量成熟的脂肪细胞，且可见到纤维组织和黏液，因此常称为纤维脂肪瘤或黏液脂肪瘤。

（二）临床表现及诊断

本病可发生在任何年龄和身体的任何部位，男女发病率无明显差异。病程长短不一，肿块大小不等，质地柔软，多为单发，少数为多发，极个别全身可达数百个。长于体表者肿块呈圆形或盘状，位于深部组织者可沿组织间隙生长，所以肿瘤呈椭圆形分叶状、哑铃状等。如肿瘤位于体表，可无任何不适，如果肿瘤的位置较深，可以产生压迫症状，例如发生在颅内、硬脑膜、软脑膜等处，可产生头痛、头晕以及脑神经功能障碍；如果肿瘤位于咽后、咽旁间隙，则可引起吞咽、呼吸受阻症状；如果肿瘤生长在肌肉间，可造成局部肿胀；癌体位于颈部尤其是下颈部时看，可向纵隔或腋下发展；相反，当纵隔或腋下有肿瘤时，也可向颈部生长，表现为颈部肿块。

（三）治疗

该病首选手术治疗。如果肿瘤位于体表，肿瘤体积小而无压迫症状时可不手术；肿瘤体积大，位于颈深部组织，因肿瘤压迫而引起吞咽、呼吸受阻症状者，或因肿瘤压迫而引起神经功能障碍者，均需要手术治疗。根据肿瘤的位置、大小来选择手术方式。手术时可沿肿瘤被膜用手指钝性分离，注意保护瘤体周围的正常组织，将肿瘤完整切除。如果肿瘤呈分叶状或分叶状伸入组织间隙时，更需小心分离，尽量将肿瘤完整切除。

三、纤维瘤

（一）概述

颈部纤维瘤（fibroma）是一种起源于结缔组织的肿瘤，由胶原纤维局限性增生及成纤维细胞组成，临床上较少见。肿瘤的直径一般在 1～2cm 之间，质地较硬。镜下可见粗大的胶原纤维束和散在的纤维细胞，并有短突伸入皮下组织，有时伴有胶原纤维骨化。

（二）临床表现及诊断

此病发病率较低，20～60 岁之间好发，而且好发于颈部椎旁的皮下，无压痛、质地较硬且活动度差。主要靠术后的病理诊断。

（三）治疗

肿块直径小于 1cm 者，不需要手术治疗，临床观察即可；如果大于 1cm 者，可以通过手术将其切除。

（张建伟）

第二十五章

耳科微创手术治疗

第一节　耳科手术显微镜和电钻的使用

一、手术显微镜

手术显微镜是耳科手术重要的基本设备之一。手术显微镜应具备以下基本条件：①焦距≥20cm；②物像可放大 6~40 倍；③术者和助手的视线与照明光轴重合良好；④无论放大倍数和投射方向如何，物像均清晰光亮；⑤机械构件性能良好，操作方便。目前所用手术显微镜一般均具有双人双目或 3 人双目镜头，脚踏式焦距调节板，可自动调节焦距，有物镜转换装置，以便转换物镜而无须大幅度调节焦距。耳科用手术显微镜焦距为 22.5~25cm，经常使用的放大倍数为 6、10、16 倍，必要时大于 16 倍。

每次手术开始前，首先要检查手术显微镜各部件的功能是否正常。患者摆好体位后，术者在洗手前需先试镜，以手术耳鼓膜为目标，对光校距。初学者先按自己两眼的视力情况（戴镜操作者按戴镜的矫正视力）调整目镜的屈光度圈。然后调整两目镜间距，使其与术者的瞳孔间距相等。初学者不了解自己的瞳孔间距，可先将两眼对准接目镜，注视目标，旋转相应的旋钮，俟注视物不成复像时即成。然后调整焦距，先粗调，后微调，至术者认为目标的细微结构最清晰为度。试镜结束后，将手术显微镜暂时移出术野，以备术中使用。

手术显微镜应由专人细心保养，注意防潮、防震、防尘。闲置时以布罩覆盖，置于室内僻静、不易遭到碰撞处。目镜用后需取出置于干燥器内，以防产生霉点。目镜取出后，须立即将显微镜之镜孔盖盖上，以防积尘。任何透镜均不得以手指或其他物品接触、擦拭，仅可用擦镜纸轻轻拭之，或用小橡皮吹气球吹去灰尘。

二、电钻

耳科电钻的种类很多，基本上可分为气动钻（pneumatic drills. air drills）和电动钻（electric drills）两种。气动钻的转速快，可超过 2 0000rpm。电动钻的马达或安装于手柄内，或与手柄分离。手柄有直式的，也有具有角度的。选购电钻时可根据经济条件选择振动小，噪声低，可调控性强，手柄不易发热的电钻。电钻钻头有钢质切削钻头，按其大小、形状、沟纹粗细不同而有许多型别；金刚石钻头基本均为圆形，但大小型号不一。

使用电钻时，术者以握笔方式紧紧握执手柄，将钻头侧面，而非尖部接触骨面，磨骨时稍稍用力使钻头轻压于骨面，继续磨削之，同时用流水不断地冲洗所磨骨面，一方面避免局部温度过高，灼伤骨质，或在近面神经管处，不致损伤面神经。另一方面可完全冲去磨下的骨屑，以免其堆积在局部，以致日后有新骨形成。磨大块骨质时，一般选用粗纹圆形或圆锥形切削钻头；欲磨光骨面则用细纹切削钻头；在精细结构或接近精细结构时（如面神经）须改用金刚石钻头。小号钻头虽适宜于磨去细小骨质，但亦容易在局部过度深入，损伤组织，所以一般须尽可能选用相对较大的钻头操作。当然，耳科电钻一般均用于磨去乳突骨皮质和坚硬的气房间隔，但如气房隔因炎症而脱钙，变得疏松时，则可应用刮匙刮除病变骨质。每一钻头使用后，助手应将其沟纹内的骨质洗刷尽净，待下一次使用。手术结束后，护理人员必须用专用清洁剂彻底清洗手柄，妥加保存。

（张秀娟）

第二节　耳显微外科技术

一、概述

耳外科创始于 19 世纪，当时仅致力于抗感染和改善引流。即使是 20 世纪上半叶，耳外科仍以耳源性并发症的预防和生命安全为宗旨，功能重建几乎不可能。在 20 世纪中叶，Lempert 开始用放大镜为耳硬化症患者进行内耳开窗术，并在手术中用钻子代替凿子。Wullstein 和 Zollner 将能放大 10 倍的双目放大镜应用于耳科手术。数年后世界上出现了第一台手术显微镜，为耳科手术带来技术上的革命。Wullstein 和 Zollner 对鼓室成形术（tympanoplasty）进行了详细地介绍，并被广大的耳科医生接受，能进行听功能重建的耳显微外科技术得以广泛开展。

耳显微外科技术已经过了近半个世纪的发展。随着听力学诊断技术的发展，双目手术显微镜的不断改进，电钻在耳外科的应用，神经监测仪器的应用，激光的发明和临床应用，影像学诊断技术的进步，人体解剖学的深入研究等相关学科的进展，提高听功能耳显微外科的手术成功率有了很大提高。

二、鼓室成形术分型

（一）Wullstein 分型法

Ⅰ型：即鼓膜修补术或鼓膜成形术（myringoplasty）。适用于听骨链及圆窗、前庭窗正常，鼓膜紧张部穿孔。

Ⅱ型：适应证基本同上，但锤骨柄坏死。术中将部分修补材料贴附于砧骨上或锤骨头上。

Ⅲ型：又称鸟式听骨型。适用于锤骨、砧骨已破坏，而镫骨完整、活动者。术中将修补材料贴附于镫骨头上，形成的鼓室较浅。

Ⅳ型：适用于锤骨、砧骨和镫骨上结构已破坏，但镫骨足板尚活动，圆窗功能正常。将移植材料之上方帖附于鼓岬上部，形成一个包括圆窗和咽鼓管在内、但不包括前庭窗的小鼓室。

· 433 ·

Ⅴ型：即外半规管开窗术，适应证基本同Ⅳ型，但镫骨足板已固定。

（二）其他分型法

随着鼓室成形术的发展，人们又进行了改进并做出不少新的分型，但鼓室成形术这个术语仍被沿用至今。

1. 美国耳鼻咽喉科学会（AAOO）分型法

（1）Ⅰ型：鼓膜成形术，同 Wullstainl 型。

（2）Ⅱ型：不伴乳突凿开的鼓室成形术。包括清理鼓室病变（肉芽、硬化灶、粘连），重建中耳传音功能，但不凿开乳突鼓窦，伴或不伴鼓膜成形术。

（3）Ⅲ型：伴乳突凿开的鼓室成形术。包括根除中耳病变和乳突病变，修复中耳传音功能，伴或不伴鼓膜成形术。

2. 法国 Portmann 分型法

（1）Ⅰ型：单纯鼓室成形术，包括修补鼓膜和听骨链重建。

（2）Ⅱ型：混合型鼓室成形术。可包括 4 种类型：

1）乳突径路鼓室成形术：即关闭式手术。经乳突取后鼓室径路或联合径路（通过乳突和中鼓室两径路联合进入后鼓室），在清除病变的同时，保留外耳道后壁及鼓沟的完整性，并在此基础上进行鼓室成形，故又称联合径路鼓室成形术（combined apporch tympanoplasty）；②乳突根治术并鼓室成形术：又称为开放式手术（opened technique），是以 Bandy 的改良乳突根治术为基础的术式；③外耳道径路开放上鼓室，再重建上鼓室外侧壁；④乳突根治术后重建外耳道，并做鼓室成形术。

三、术前准备

（一）病史采集和体格检查

术前必须详细询问病史，全面进行体格检查。不仅询问耳病史和进行耳鼻咽喉专科检查，做出疾病诊断，还应该特别注意有无心脏病、高血压、糖尿病、血液病、传染病等病史，有无药物过敏史等。检查体温、呼吸、脉搏、血压等生命体征，并检查心、肺、肝、肾等全身重要器官有无异常。了解有无手术禁忌证。手术前应尽可能将患者的全身性疾病控制稳定，以便能耐受全麻手术，减少麻醉意外和并发症的发生。

（二）术前检查

1. 常规检查　按照全麻手术前常规，进行各项必要的检查。

2. 耳部 CT 或 MRI 检查　了解外耳、中耳、内耳的发育、病变范围、骨破坏情况，尽可能多地了解颞骨的解剖信息，以减少术中术后并发症的发生。

3. 听力学检查　包括纯音测听、声导抗和 ABR，儿童可进行声场测听。有条件的可作眼震电图了解前庭功能。耳声发射检查可了解有无蜗后聋可能，对准备进行人工耳蜗植入的患者是必须检查的项目。

4. 咽鼓管功能检查　咽鼓管功能与鼓室成形术的手术效果密切相关，是选择术式的重要依据。化脓性中耳炎患者的咽鼓管黏膜可能受炎症侵袭，导致功能不良。

（三）术前处理

1. 局部处理　术前 1d，耳周理发备皮，清理外耳道。对进行内耳手术的患者，应将外耳、中耳的感染控制，以减少发生迷路炎和脑膜炎的风险。

2. 术前用药 对于一些涉及内耳的手术，如人工耳蜗植入术、经迷路听神经瘤手术等，为减少术后感染的发生，术前和术中可给予适量抗生素。另外，高血压患者应使用降压药，糖尿病患者应用降糖药（如胰岛素等）。但术前禁止使用阿司匹林等可能影响凝血功能的药物。

3. 知情同意 术前应和患者及其家属或监护人进行交流沟通，充分告知手术的必要性和手术的风险（并发症），以获得他们的理解，签署手术同意书。

4. 术前饮食 全身麻醉的患者手术前禁饮食至少 8h。局部麻醉的患者可进少量饮食或禁食，因中耳乳突手术时迷路可能受刺激，易引起眩晕和呕吐。

四、手术器械

（一）双目手术显微镜

耳部解剖结构细小复杂，通常需在显微镜下放大后进行操作。手术显微镜要求光源明亮可调节，镜下图像清晰、立体感强。配有手术者镜、助手镜和示教镜，能连续变焦变倍大，半球范围内能自由变向，重力平衡。附加装置可换接摄像系统、激光反射和调节装置，导航红外发射装置等。手术显微镜有立式和悬吊式两种。显微镜应配有消毒保护套，以方便手术者术中操控显微镜。

（二）耳用高速微型电钻

微型马达有水冷式和风冷式两种。电钻手柄有直、弯型两种，手柄应轻巧，操作方便，噪音小，无级变速。钻头配套齐，包括切割钻和金刚砂钻头，直径 1~8mm，长度 6~7cm，有些颅底手术需 9cm 长钻头。

（三）耳显微手术器械

常用耳科器械有耳镜、乳突牵开器（二齿和三齿）、骨膜剥离器、直头和弯头杯口钳、微型咬骨剪、直弯显微剪、各种型号的尖针、弯针、微型剥离子、外耳道切皮刀、不同型号的刮匙、各种直径的吸引管（0.6~3mm）、鼓膜切开刀、眼科小剪刀等。另外，对于有些手术需备专用器械，如足弓剪、镫骨安装器等。

（四）电凝设备

单极或双极电凝用于术中止血。单极电凝造成软组织呈扇形或半球形变性，组织损伤较大。双极电凝组织损伤轻，在接近重要组织时宜用双极电凝，尤其是人工耳蜗植入时，耳蜗电极串一旦放入耳蜗内，需要止血时只能使用双极电凝，禁止用单极电凝。

五、手术方法

（一）体位与麻醉

患者仰卧位，患耳向上。全身麻醉用于小儿及不能配合的成年患者。大多数耳显微手术需在全身麻醉下完成。

局部麻醉：指用于外耳道、鼓膜、鼓室的局部浸润麻醉。常用药物为 1%~2% 利多卡因，内加少量肾上腺素减少出血。注射部位包括：①外耳道骨与软骨交界处，上、下、前、后壁；②耳轮脚前、外耳道口上方；③耳郭附着处后方 1.5cm 进针，向上、中、下方的皮下骨膜下注射，注意在外耳道底壁和耳后乳突尖处进针不可过深，麻醉药不宜过多，以免引起暂时性面瘫。

（二）手术要点及技巧

1. 手术径路　应根据病变的范围、外耳道的大小和术者的经验进行选择，包括经外耳道径路手术和经乳突径路手术。

2. 手术切口

（1）耳道内切口：用于鼓膜成形术、鼓室探查术、镫骨手术等。在外耳道后壁距鼓环6～8mm处，作平行于鼓沟的弧形切口（12～6点处），切开皮肤及骨膜，上下两端作纵形切口达鼓沟处，用微型剥离子剥离外耳道皮瓣直达鼓环，将皮瓣连同纤维鼓环向前掀起，进入鼓室。注意尽量保持皮瓣的完整。

（2）耳内切口：适用于硬化型乳突、病变局限于鼓窦或中上鼓室、开放式乳突手术等。由两个切口组成：第一切口在外耳道口耳郭软骨与外耳道软骨交界，从12点至6点弧形切开皮肤皮下直达骨膜。第二切口从第一切口上端开始，经脚屏间切迹，沿耳轮脚前缘向上2cm长。切开皮肤、皮下组织直达骨膜，向后向前剥离骨膜，牵开器撑开切口，暴露乳突骨皮质，辨认出外耳道道上棘、筛状区、颧突根部及外耳道前壁。但窦脑膜角及乳突尖难以暴露。做切口时注意勿伤及耳轮脚软骨，以免引起感染。如果已伤及软骨，应立即用碘酊或碘附消毒，缝合周围软组织，将软骨包埋，避免暴露于感染的术腔中。切口向上时，不要伤及颞肌，以免增加出血。缝合切口时，为避免发生外耳道口狭窄，耳道口下端可不缝，或将耳屏处的切口皮肤稍向耳轮角处牵拉缝合，使外耳道口扩大。如果病变范围较大，则应行外耳道耳甲成形术，即切除耳甲腔部分软骨，将切缘的皮肤翻向术腔，缝合固定。

（3）耳后切口：用于大多数中耳乳突手术。手术野大，暴露充分，当需要取移植组织片（如筋膜、骨膜、软骨膜等），可在一个术野内完成。切口上起耳郭附着处上缘，下达乳突尖，切口中段距耳后沟最宽点1.5cm左右，上下端距耳郭0.5cm。由于2岁以下婴幼乳突尚未发育，面神经较表浅，做耳后切口时下端应止于乳突中部。切口直达皮下肌层骨膜。注意骨膜切口与皮肤切口不在同一平面。

3. 乳突轮廓化　在耳显微手术中，乳突轮廓化是一个最基本的技术，要求使用高速耳科电钻磨除乳突内无功能的结构组织，如气房骨骼或板障型的骨结构。

在磨除乳突前，要仔细辨认乳突骨皮质的解剖标志，即颞线、外耳道道上棘、筛区。筛区是鼓窦定位的重要标志。另外一种鼓窦的定位方法，即画出外耳道道上三角区（又称 Macewentriangl.）。①由骨性外耳道上缘作一平行线；②外耳道后上缘作一条线；③外耳道后壁作一条线，与上两条线相交，这三条线围成三角区。从三角区开始，磨去乳突皮质以及气房，进入鼓窦，再从鼓窦向周围钻磨扩大，磨去与鼓窦相通的气房骨骼，逐渐接近周围的正常结构，但又不破坏正常结构。尽可能在这些正常结构的表面留一层薄骨片，透过这层薄骨片可以看见隐于其下的呈桃红色的硬脑膜血管、蓝紫色的乙状窦、象牙色的半规管、粉红色的面神经管。尽量将外耳道后壁磨薄，外耳道后壁保留与否，应根据病情而定，可分为保留外耳道后壁的完壁式手术和切除外耳道后壁的开放手术。轮廓化技术同样也用于颈内动脉管和颈静脉球的手术。

在进行轮廓化时，先用切割钻钻磨，当接近重要结构时，换用金刚砂钻头。钻磨时要用冷水冲洗钻头，流水吸除骨粉。

4. 面隐窝开放术　常应用于联合径路鼓室成形术、人工耳蜗植入术、面神经减压术。面隐窝是紧靠面神经膝部外侧的一组气房，位于砧骨短突下方、外耳道后壁内侧、面神经垂直段与鼓索神经之间的三角区。

面神经隐窝开放面隐窝时，先用切割钻，当接近面神经时，用金刚砂钻头，尽量磨薄外耳道后壁，但不可穿透外耳道，将面神经和鼓索神经磨出轮廓，表面留有一菲薄骨片。钻磨时持续用冷水冲洗，以保证骨质内的神经能及时辨认，并且也避免钻头产热灼伤神经。通常面隐窝内外径 2 ~ 3mm。面隐窝开放后，面神经水平段、砧骨长突、砧镫关节、镫骨肌、镫骨小头以及镫骨下方的圆窗龛等结构很容易看到。

5. 听骨链重建　目的是恢复中耳传音结构和功能。通常与鼓膜修补或乳突切除术同时进行，常用材料有自体骨、同种异体骨和人工听骨。

（1）自体骨：砧骨或乳突骨皮质经塑形后放于镫骨与锤骨之间。注意砧骨有病变时，不能使用。

（2）同种异体骨：经 70% 乙醇浸泡后使用。但因病毒传染的风险，现已很少使用。

（3）人工听骨：有塑料（proplast 或 plastpore）和陶瓷材料，可分为部分赝复（PORP）和整体赝复（TORP）。PORP 用于锤骨、砧骨缺损，镫骨完整可活动者。TORP 用于镫骨足弓切除或仅存镫骨足板的中耳。

6. 鼓膜成形术　目的在于修补鼓膜缺损（穿孔），手术常与听骨链重建同时进行。用于修补穿孔的材料有颞肌筋膜、软骨膜、骨膜和脂肪。手术方法有内植法、外植法、夹层法。

（1）内植法：适用于鼓膜残边较多的中小型穿孔。移植片放于鼓膜残边的内侧和（或）外耳道皮瓣的下方。但易与鼓室粘连。

（2）外植法：将移植片放于残留鼓膜纤维层的外侧面。移植床面积大，不易与鼓岬粘连。缺点是易发生外侧愈合，如果鼓膜上皮去除不尽，易引起鼓膜胆脂瘤珠。

（3）夹层法：适用于大穿孔，将移植片放在外耳道皮下及其相连的鼓膜上皮层与骨性鼓环及残余鼓膜纤维层之间。优点是血运好、易存活，但操作复杂，初学者不易掌握。

六、并发症防治

（一）面瘫

1. 发生原因　通常在手术中或手术后数日出现，原因如下。①在外耳道底壁或耳后注射局麻药时，面神经可受麻醉剂的浸润而发生一过性面瘫，通常 1 ~ 2h 后自行恢复；②婴幼儿面神经茎乳孔表浅，做切口过低时伤及面神经；③探查鼓窦时，钻磨过分向下，尤其是脑膜下垂、乙状窦前置时，损伤面神经的膝部及垂直段；④乳突轮廓化时或清除中上鼓室病灶时，伤及面神经水平段；⑤正常人 30% 面神经管有缺损，应引起重视；⑥在进行面隐窝开放时，操作不当误伤神经。

2. 预防方法　术前仔细阅读 CT 片，了解乳突发育情况，面神经的行程走向有无异常。通常先天性外耳、中耳畸形患者，面神经行程也有异常。在外耳道底壁注射局麻时，进针方向应平行于外耳道走向，深度不超过 0.5cm。术中在磨除面神经周围气房时，钻头的方向应与面神经长轴的走向方向一致，仔细辨认面神经，并且应用流水冲洗，避免热灼伤。在接近面神经时，用金刚砂钻头操作。清理面神经周围的病灶时（如胆脂瘤上皮），也应沿面神经走向的方向剥离。当面神经裸露在术腔时，填塞纱条不可直接压在神经上，应在面神经表面覆盖筋膜、吸收性明胶海绵，填塞不可过紧。

3. 处理原则 术中出现或术后立即的面瘫，多因神经离断伤、鞘膜损伤或碎骨片压迫神经所致，应立即手术探查面神经。找到受损处，去除碎骨片，行面神经减压。如果神经已离断，则应立即行面神经端端吻合，或进行面神经移植。如果是迟发型面瘫，如术后数日出现，是由于面神经水肿或纱条填塞过紧所致，应立即抽出填塞物，并用神经营养剂、糖皮质激素等药物治疗，大多数可恢复，少数需行面神经探查术。

（二）严重出血

1. 发生原因 与乙状窦和颈静脉球受损有关。

2. 预防方法 在磨除乙状窦周围气房时，乙状窦表面应尽量保留一薄骨片。在清理乙状窦表面肉芽时，不可撕拉。颈静脉球高位的患者，在清理下鼓室病灶时，应特别注意，有部分患者颈静脉球与鼓室之间缺乏骨板。

3. 处理原则 一旦发生出血，应立即取吸收性明胶海绵压在破损处，外加纱条填塞，小的裂伤经压迫均可止血。颈静脉球轻的损伤用压迫止血法，严重的大出血需结扎静脉。

（三）迷路炎

1. 发生原因 ①在进行乳突轮廓化时，误伤半规管，最易损伤的是水平半规管；②清理迷路瘘管表面的胆脂瘤上皮时，开放了迷路；③清除听骨链病灶时不慎撕脱镫骨足板。

2. 预防方法 水平半规管位于鼓窦的底部，骨管密度如象牙，当在磨除乳突气房时，一旦看到如象牙的硬质骨结构，应高度警惕。迷路瘘管上覆盖的胆脂瘤上皮可保留原位。前庭窗及镫骨上的胆脂瘤上皮应仔细清除，如无把握清除彻底，则不予触动，可考虑二次手术探查或行开放式手术。

3. 处理原则 如不慎开放了迷路，应立即取筋膜覆盖瘘管开口处，避免直接吸引。一旦迷路感染，可引起严重的感音神经性聋，因此术后要加强抗感染治疗。

七、术后处理

（一）观察事项

（1）注意术后有无眩晕、恶心和呕吐如有可应用镇静剂和止吐剂。进食困难者加强支持疗法，注意水、电解质平衡。如系纱条填塞过紧引起，则应抽出部分纱条，缓解压力。

（2）注意有无面瘫：如是迟发性面瘫，可给予抗生素、激素、神经营养剂如维生素 B_1、B_{12} 等。

（3）注意生命体征 尤其是有颅内外并发症者。

（二）抗感染治疗

根据术中病变的严重程度，选择敏感的抗生素。如单纯鼓膜成形术，则预防性用药 3～5d；如系中耳乳突炎手术，用 7～10d；如有颅内外并发症，抗生素须应用至病情稳定后。

（三）其他事项

1. 术后进半流质或软食 减少因咀嚼带来的伤口牵拉痛。

2. 术后 1～2d 更换耳外敷料 通常术后 7d 拆线，10～14d 取出耳内填塞纱条。有颅内外并发症者，应每日更换纱布。

3. 纱条取出后，应门诊定期随访，清理术腔。

（杨明明）

第三节 鼓膜成形术

一、概述

鼓膜成形术是临床上最常用的耳科手术之一，又称鼓膜修补术。其目的在于通过组织移植技术修复穿孔，恢复鼓膜的完整性，并提高听力。鼓膜成形术最早由 Berthold 于 1879 年提出，至今已有 100 多年的历史，然而，由于受到当时医疗设备和技术水平的限制，未能广泛应用。到 20 世纪 50 年代，随着显微外科手术技术的不断进步，鼓膜成形术的技术方法也逐渐成熟，加之国内外耳科医生的不断改进和发展，其治疗鼓膜穿孔的疗效不断提高。近年来耳内镜的出现，又为鼓膜成形术提供了新的工具。国内许多耳科医师已经在这方面积累了一定的临床经验。成功的鼓膜成形术要求穿孔的鼓膜封闭，重建的鼓膜恢复或基本恢复正常的形态，并具有良好的传声和声顺功能。要达到这些要求，不仅要充分了解鼓膜、中耳的解剖结构，中耳传音的机制，熟练掌握相关手术技巧，同时还要严格把握手术的适应证和禁忌证。而移植组织的选择，手术进路和方法的运用都将影响鼓膜成形术的成败。

鼓膜成形术的手术适应证包括：①慢性化脓性中耳炎所致的鼓膜紧张部穿孔，干耳 2 个月以上，其中包括鼓室黏膜表面稍湿润者，但鼓室内不能有脓性分泌物；②外伤性鼓膜穿孔，经观察 3 个月不能自愈者；③外伤性鼓膜穿孔面积较大，预计不能自愈者；④外伤性鼓膜穿孔迫切希望鼓膜穿孔愈合，且对手术成功率有合理期望值者；⑤鼓室内无鳞状上皮及隐匿胆脂瘤者；⑥听力检查示听骨链及两窗功能正常者；⑦咽鼓管功能良好者；⑧颞骨 CT 扫描提示鼓室和乳突正常。

对于已经证实有咽鼓管闭锁（不包括鼓室开口附近的阻塞）；患有急性上呼吸道感染或有较严重的鼻、鼻窦慢性炎症者；颞骨 CT 扫描提示上鼓室和乳突内有胆脂瘤和肉芽组织；外耳道有急性炎症，如真菌性或细菌性外耳道炎；患较严重的全身性疾病，如高血压、糖尿病、凝血机能障碍等患者则被列为手术的禁忌证。

鼓膜移植系鼓膜成形技术中重要的一环，涉及手术的成败。常见的鼓膜移植方法有：①将移植组织放置在残留鼓膜内侧面的内植法，适用于穿孔四周均有足够残留边缘的鼓膜穿孔；②将移植组织放置在残留鼓膜外侧面的外植法，适用于鼓膜大穿孔；③前方内植于残留鼓膜的内侧面，后方外植于残留鼓膜外侧面或耳道壁上的内外植法，适用于前方有残边的紧张部大穿孔；④将移植组织嵌入鼓膜上皮层与纤维层之间的嵌入法，适用于鼓膜中小穿孔。

涉及内植法的鼓膜成形具有避免钝角愈合及外侧愈合的优点，愈合时间也较短暂；然而，内植法鼓膜成形技术的先决条件为鼓膜穿孔有足够的残边可供移植组织内植。通常情况下，在切除穿孔边缘上皮后，残余鼓膜与移植物相互重叠至少 2mm 以上方可考虑内植法。对于无残边的鼓膜大穿孔，内植法显然是无能为力的，这类患者只有将移植物放置于残留鼓膜，多数情况下仅为残留鼓环的外侧面，须行外植法。

经典外植法可能存在的问题是钝角愈合及外侧愈合，Sheehy（1980）等报道颞肌筋膜外植法钝角愈合及外侧愈合的发生率并不比内植法高，主要取决于技术的熟练程度。Huuse

Ear Cliriic 采用的鼓膜成形技术多为 Sheehy 描述的外植法。然而，我们认为对于有条件的患者内植法、内外植法以及嵌入法显然各有其不可替代的优越性，而无残边的鼓膜大穿孔则可考虑 James Sheehy 鼓膜成形技术，需要行耳道成形及鼓室探查的患者更是如此。

近年来，脂肪组织作为移植物之一在鼓膜修补术中的应用得到越来越多的关注。Deddens 等（1993）选择 25 例鼓膜前下部中央性穿孔的 3～15 岁小儿，共 28 耳；穿孔的大小占整个鼓膜面积的 5%～30%，干耳至少 6 个月；25 耳继发于分泌性中耳炎置通气管后，2 耳源于急性鼓膜炎，1 耳继发于胆脂瘤，小儿均无听小骨破坏，无活动性炎症，无胆脂瘤内陷袋；结果表明，25 例小儿（28 耳），随访 4 年，25 耳（89%）愈合，术后 6 个月听力恢复正常；3 耳（11%）失败；提示该手术为治疗鼓膜小穿孔的一种简单、有效的方法。许多学者应用脂肪修补鼓膜得到相似的结果。Ringenberg（1978）曾对 65 例随访 3～13 年的患者的临床资料进行分析，结果显示 10 年成功率为 86%，6 例（9%）鼓膜轻度萎缩；5 例（8%）听力无变化，57 例（88%）听力提高；穿孔小于鼓膜面积 25% 者愈合率达 95%。Gross 等（1989）报道了 62 名小儿 76 耳脂肪移植鼓膜修补的结果，随访超过 15 年，术后 1 年成功率达 84.7%，长期结果为 79.2%。Mitchell 等（1997）回顾了 342 名小儿采用脂肪移植修补鼓膜穿孔的临床资料，随访 6 年以上，92% 的小儿的穿孔愈合；尽管有 12% 的患耳因中耳积液重新置管，但足以证明该技术修补鼓膜穿孔的有效性。Chodynicki（1998）、Hernandez（1995）亦认为该技术为治疗鼓膜穿孔的简单、有效方法。Mitchell（1996）将其应用于门诊患者的治疗，取得满意的效果，成功率达 91%。近年来的临床研究也显示了该手术的可靠性。Liew（2002）在为 15 名鼓膜置管的小儿取出置管的同时予脂肪移植修补鼓膜穿孔，临床研究结果显示，3 周后穿孔全部闭合，其中 11 耳听力提高，平均随访 13.7 个月未见再穿孔。Ayache（2003）为 45 例鼓膜穿孔患者施行脂肪移植鼓膜修补，有效率达 91.1%。目前认为，脂肪移植鼓膜修补是一种简便、安全、有效的方法，但有其严格的手术适应证。对于小儿置管后鼓膜不愈合及外伤性鼓膜小穿孔不愈合有良好的疗效。

二、术前提示

1. 手术进路的选择

（1）耳道进路：在放置于外耳道的耳镜下进行的手术，需要有较宽的外耳道，从而能够完全看到鼓膜穿孔的边缘。当突出的外耳道壁阻挡了鼓膜穿孔的前边缘时，就不能采用此手术进路。该手术进路通常适用于鼓膜紧张部中央性小穿孔和较大的外伤性鼓膜穿孔（图 25－1）。

（2）耳内进路：此种进路需要在耳屏和耳轮之间做小切口，用撑开器扩大外耳道入口。如果外耳道后部骨质突出，可以电钻磨除，与耳道进路相比，耳内进路可以获得鼓膜前部较好的术野。然而，多数鼓膜穿孔的前边缘被前下方的外耳道骨部突起所遮挡，因此，耳内进路的适用范围常常受到限制。该进路多用于后上象限或后下象限的鼓膜紧张部中央性穿孔，后方残余鼓膜较少；或鼓膜次全穿孔（图 25－2）。

（3）耳后进路：通过这种进路，耳郭和与之相附着的耳后组织被推向前，突出的外耳道壁被去除后能够充分暴露穿孔的前边缘。多用于鼓膜前方中等大的穿孔，通过完整的外耳道不能清楚看到边缘的前部鼓膜穿孔。

图 25-1 耳道进路

图 25-2 耳内进路

2. 移植方法的选择 移植方法的选择是鼓膜成形术中很重要的环节，也是手术成败的关键因素之一。主要包括内植法和外植法。

（1）内植法：是将移植组织放置在鼓膜内侧面作为支架使鼓膜穿孔修复的方法。当鼓膜前部存在残留（至少有纤维鼓环）就可以采用这种方法。移植组织放置在残留的前部鼓膜内侧面和后部鼓沟的外侧面。除了穿孔在前下象限以外，移植组织都放在锤骨柄下方。

（2）外植法：这种方法用于鼓膜没有残留的穿孔。在开放的鼓室腔外侧磨出一个新的鼓沟以放置移植组织，移植组织放置在鼓沟上和锤骨柄下方，其边缘由外耳道皮肤覆盖。

3. 移植组织的选择 一般多采用自体移植组织如颞肌筋膜、乳突骨膜和软骨膜，由于移植过程中移植组织要保持干燥，因此往往在手术开始就进行切取。

（1）颞肌筋膜：由于筋膜易于建立血循环、取材方便、干燥后放置方便、成活率比较高，故在临床上应用最为广泛。切取颞肌筋膜的过程中应当注意与颞肌分离，如果表面留有肌肉纤维，应当用剪刀剪去或以手术刀剔除。筋膜取下后应当使其充分展平，可以根据个人的体会进行处理，在此基础上晾干以备用。颞肌筋膜取出后置于压薄器上充分展平后压薄以备用，不失为一个良好的方法。

（2）软骨膜：质地薄而韧，近似鼓膜，有一定硬度，而且利于血运的建立。在处理过程中不会像颞肌筋膜一样容易发生卷缩。但是在切取的过程中应当严格消毒，防止发生由于铜绿色假单胞杆菌引起的耳郭软骨膜炎。

（3）乳突骨膜：一般多在耳后进路开始时经切口切取之。乳突骨膜取材方便、操作简单、成活率较高，但是由于组织较致密，厚薄不均匀，从而影响移植鼓膜的形态和传音。手术过程中应当在切取后进行修薄。

（4）脂肪：近年来脂肪组织作为一种移植物，在鼓膜修补术中应用受到重视。

三、手术技巧

（一）耳道进路

1. 外伤性鼓膜穿孔

（1）通过耳镜可以看到的外伤性鼓膜穿孔，外耳道不需要切口。

（2）左手持吸引管，右手持所需的器械复位穿孔鼓膜的边缘，特别注意穿孔处内折的边缘。应用钩针将内折的鼓膜边缘翻出，把浸有抗生素溶液的明胶海绵块放入鼓室内以固定鼓膜。穿孔处的鼓膜外侧面放置明胶海绵加以固定。外耳道充填碘仿纱条。术后常规应用抗生素5~8d（图25－3）。

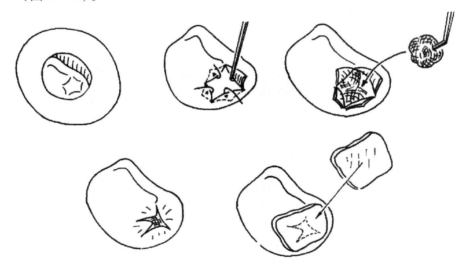

图25－3　耳道进路外伤性鼓膜穿孔鼓膜修补术

2. 慢性化脓性中耳炎紧张部中央性小穿孔

（1）切除颞肌筋膜或耳屏软骨膜备用。

（2）耳镜下看清鼓膜穿孔边缘，以直针或钩针，必要时辅以碗口钳，将穿孔边缘一周的上皮剔除，并用内刮匙在残余鼓膜的内侧搔刮以形成移植床。

（3）将浸有抗生素溶液的明胶海绵小块放入鼓室，其中一大块置于咽鼓管鼓口。由于明胶海绵吸收抗生素溶液以及鼓室内渗液后会膨胀，因此，明胶海绵块应略高出于穿孔缘。以0.7~0.9mm或前端吸附小棉球的1.5~1.6mm的吸引器吸出明腔海绵内的液体，至明胶海绵与穿孔缘相平。

（4）通过穿孔缘置入修剪后的颞肌筋膜或耳屏软骨膜。通常先将移植膜纳入鼓室内空间较大的一侧，然后置入另外一侧并摊平。45°铲刀、钝头钩针及鼓环剥离器均为合适的工具。

（5）移植膜置入穿孔后再以45°铲刀仔细检查是否有足够的重叠部分，通常情况下移植膜与残余鼓膜至少重叠2mm以上。

（6）检查确认移植膜位置良好，并与残余鼓膜有足够重叠后在穿孔外侧以一小片明胶海绵覆盖。外耳道内以抗生素油膏纱条或碘仿纱条或外耳道内专用填塞物填塞。

（二）耳内进路

1. 移植膜的制备　切取颞肌筋膜或耳屏软骨膜备用。

2. 切口　在耳屏和耳轮脚之间做长约5mm的耳内切口，并沿耳轮脚前缘向上延长约2cm（图25－4A）。

3. 制作鼓耳道皮瓣　于鼓环的7点和1点处（右耳）螺旋向外做放射状切口与耳内切口相连，制作鼓耳道皮瓣（图25－4B）。

4. 移植膜植入　在外耳道皮瓣被掀起之前应用直针或钩针，必要时辅以组织钳，去除穿孔缘的上皮，形成新鲜的创面。掀起皮瓣后将浸有抗生素溶液的明胶海绵放置在鼓膜内侧，咽鼓管鼓口应放置较大块的明胶海绵（图25－4C）。在此阶段注意检查听骨链的活动性和完整性。将移植膜从鼓耳道皮瓣下方导入鼓室，前方内植于残余鼓膜内侧，后方置于鼓沟上（鼓环连同鼓耳道皮瓣一起前翻，图25－4D）或鼓环以及后方残余鼓膜纤维层上（鼓耳道皮瓣从鼓环表面连同后方残余鼓膜上皮层一起前翻，鼓环保留在鼓沟内）。

5. 外耳道填塞和切口缝合　将皮瓣复位（图25－4E）后应用小的明胶海绵片加固，外耳道内以抗生素油膏纱条或碘仿纱条或外耳道内专用填塞物填塞，缝合切口（图25－4F）。

图25－4　耳内进路鼓膜成形术

（三）耳后进路

1. 切口　沿着耳后发际做耳后弧形切口，上自耳郭附着处上缘高度，下至乳突尖。切开皮肤的同时注意保留其下方的筋膜和骨膜。

2. 耳后肌骨膜瓣的制作与术野的暴露　掀起皮肤后，制作耳后肌骨膜瓣。手术结束时肌骨膜瓣要复位并和周围组织缝合，若同时行乳突手术，肌骨膜瓣要用来覆盖后表面以缩小乳突腔。应用乳突剥离器掀起肌骨膜瓣。以11号手术刀片在外耳道入口下方数毫米行外耳道皮肤切口，完成外耳道内切口的后肢；随即延伸到外耳道前壁2点左右，形成外耳道内切口前肢。剥离器分离切口外侧的皮肤，耳后乳突撑开器充分暴露外耳道以及自颞线到乳突尖的乳突面。

如口外耳道前壁不突出或突出不明显，鼓膜穿孔前边缘能够看清楚，则按照前述耳内进路手术的步骤进行操作。

如外耳道前壁突出明显，鼓膜穿孔前边缘不能看清，则按下述步骤进行操作：

（1）以 11 号手术刀片在外耳道前壁由相当于时钟 2 点向 6 点弧形向内、向下切开外耳道皮肤，6 点处距离鼓环约 2mm。以外耳道剥离器或铲刀直视下分离外耳道皮肤，直到充分显露鼓膜后上缘和前下突起的外耳道壁。以显微手术剪在距离鼓环约 2mm 处切断外耳道皮肤，从而形成蒂在 6 点处的外耳道内皮瓣。特此皮瓣掀出外耳道，充分显露手术部位及突起的外耳道前壁。外耳道内皮瓣可与耳后切口相应的组织缝合固定，或以一小片铝片固定在乳突撑开器上（图 25 - 5）。

图 25 - 5　外耳道皮瓣

（2）用电钻扩大骨性外耳道，特别是要磨除前部和下部的突起。同时要防止损伤前方的颞下颌关节，当外耳道前壁骨质出现蓝粉色时提示已接近颞下颌关节。外耳道前下方突出骨质的磨除可以更好地分离外耳道内接近鼓环的皮瓣，皮瓣分离后可以进一步磨除突出的外耳道骨质。在完成外耳道成形后，一个显微镜视野下可以看到整个鼓环。此时外耳道状如内翻截断的锥形，其外口直径近似鼓膜直径的 2 倍。将外耳道内接近鼓环的皮瓣复位，显露整个鼓环以及穿孔的各边缘，有时需要在皮瓣上做一些减张切口。

（3）依据残余鼓膜的状况选择鼓膜内植法或鼓膜外植法。

（四）内植法鼓膜成形术

1. 剖面的制备、术野暴露和移植组织固定方式的选择　在掀起鼓耳道皮肤瓣前，应用直针或钩针结合小活检钳剔除穿孔边缘的上皮。鼓耳道皮瓣后上方掀起后可以暴露出锤骨颈、砧骨长突，甚至镫骨头。如果显露有困难，应当行镫骨暴露。在处理锤骨柄时，为了防止内耳损伤，可以将砧镫关节分离。分离砧镫关节合适的器械为关节分离刀，如果没有关节分离刀，直针或钩针也可替代。手术结束时并不需要刻意将砧镫关节复位。如果豆状突完整，砧镫关节可以自然复位，并具备良好的功能。

右耳鼓环相当于时钟 2 ~ 4 点处、左耳鼓环相当于时钟 8 ~ 10 点处不应当掀起，因为它们所形成的鼓膜 - 外耳道角，简称鼓耳道角，是获得最佳听力重建结果的基本条件。此处鼓环处理不当可引起钝角及外侧愈合，影响到鼓膜振动的特性。根据穿孔的大小和位置（前下、前上或亚全穿孔）决定移植组织固定的方式。

（1）前下穿孔的内植法：局限于前下象限的穿孔可以将下部鼓耳道皮瓣向上掀起至相当于时钟 4 点处。将锤骨柄末端的上皮剔除约数毫米，从而暴露锤骨柄末端骨质。在这种情况下内置的筋膜放置在前下的鼓沟，锤骨柄裸露的末端以及后部鼓沟的外侧。手术过程中鼓室内可不放置明胶海绵支撑移植组织，这样可减少术后引起暂时性咽鼓管阻塞的概率。

（2）前上穿孔的内植法：可有 2 种选择：①第一种选择：穿孔涉及鼓膜的前上象限需要特别的前上方的支撑。在鼓室腔的前上放置明胶海绵有利于移植组织和残余鼓膜，以及鼓环内侧面的贴合。在这种情况下，内置的移植组织放置在下部以及后部鼓沟的外侧、锤骨柄末端、前部残余鼓膜及邻近骨质的内侧。②第二种选择：广泛的前上穿孔时有效的固定内置移植组织的方法是在鼓沟相当于时钟 1 点处（左耳为相当于时钟 11 点处）将鼓环从鼓沟中分离。从鼓环和鼓沟所形成的间隙内拉出移植组织。在这种情况下，移植组织放置在下部以及后部鼓沟的外侧、锤骨柄末端的内侧，以及前上鼓环与鼓沟之间。将移植组织固定在前上方可以不使用明胶海绵，从而减少术后暂时性咽鼓管阻塞的概率。

（3）亚全穿孔的内植法：亚全穿孔时只在前部存在有限的残余鼓膜，在这种情况下移植组织只能通过鼓室内放置明胶海绵支撑。前部鼓环不应当从鼓沟中分离，否则会破坏前方至关重要的鼓耳道角的稳定性。因此，在这种情况下，移植组织应放置在下方以及后方鼓环、鼓切迹的外侧，锤骨柄的内侧，以及前方残余鼓膜及相邻骨质的内侧。

2. 鼓膜前下穿孔的手术操作技巧　对于鼓膜前下穿孔，以耳科直显微剪从后方将鼓耳道瓣剪断，并由后向前掀起（图 25 - 6）。上部的鼓耳道瓣仍附着于锤骨颈上，下方则从鼓沟中分离出来至穿孔的边缘处（相当于时钟 4 点处，图 25 - 7）。仔细分离锤骨柄末端的鼓膜以防上皮残留。实际操作时先分离砧镫关节，然后左手持 1.5mm 的 45°钩针将锤骨柄向外托起，右手以另外一枚钩针进行分离（图 25 - 8）。应当注意避免将鼓膜完全从锤骨柄上剥离，因为那样可能导致移植膜外侧愈合。以金刚石钻头沿着外耳道的后下缘磨出一个新的鼓沟。用内刮匙或探针在残余鼓膜和邻近骨质内侧面刮出粗糙面作为移植床。根据锤骨柄的位置在筋膜的一侧做一切口便于嵌入锤骨柄。实际操作中也可以不做此切口，而直接将移植组织嵌入。将准备好的移植组织置于穿孔前缘的下方，以下、后方的鼓沟和锤骨柄末端做支撑。中耳腔内无须置入明胶海绵。将鼓耳道瓣恢复原位使筋膜固定在鼓沟上。外耳道皮肤也恢复到原来位置，并覆盖筋膜的后缘及外耳道后壁。明胶海绵再次固定。外耳道前上壁上皮化需要 3~4 周的时间。

图 25-6 分离鼓耳道皮瓣

图 25-7 掀起鼓耳道皮瓣

图 25-8 处理锤骨柄

3. 鼓膜前上穿孔的手术操作技巧　对于鼓膜前上穿孔，手术操作有 2 种选择。

（1）鼓室内明胶海绵支撑：用小刮匙在鼓膜黏膜层和邻近骨质面搔刮，搔刮的范围比前下穿孔更大，也更彻底。移植组织整个置放在锤骨柄内侧和后、下鼓沟的外侧。鼓室前部置放浸有抗生素溶液的明胶海绵，以使移植膜与前方残余鼓膜及相邻骨质的粗糙面紧密贴合。该技术的不足之处是咽鼓管口的暂时性阻塞。为了加速愈合，可以行鼓窦切开，临时性乳突引流。

（2）移植膜前上方固定：在相当于时钟 1~2 点的位置将鼓环与鼓沟分离（图 25-9）。用微型吸引管在两者之间的间隙中拉出颞肌筋膜，后下部则固定在鼓沟外侧（图 25-10）。由于不用放入明胶海绵，所以可以避免咽鼓管口的暂时性阻塞。

图 25-9 分离 1~2 点处鼓环

图 25 – 10　固定移植膜

4. 鼓膜亚全穿孔的手术操作技巧　对于鼓膜亚全穿孔，残余鼓膜和相邻的外耳道皮肤仅仅局限于前方的鼓耳道角。用小刮匙在残余鼓膜和邻近骨质内侧面搔刮后，将筋膜放置在残余鼓膜和锤骨柄内侧，前部由鼓室内的明胶海绵支撑，后面由鼓沟支撑，上方由覆盖在锤骨颈的筋膜交叉重叠固定，锤骨柄末端位于筋膜外侧，鼓耳道瓣恢复原位，以固定覆盖于鼓沟外侧的筋膜。

（五）外置法鼓膜成形术

外置法鼓膜成形术用于鼓膜全部穿孔（没有鼓环残留），颞肌筋膜放置在环形鼓沟上。

前部的鼓环已经缺如时，残存的外耳道皮肤应当去除，以利于移植组织的放置。用小号金刚石钻头磨出一环形的鼓沟（图 25 – 11）。用新鲜的颞肌筋膜作为外植的移植组织覆盖鼓室腔。而锤骨柄末端通过颞肌筋膜上小切口置于筋膜外侧（图 25 – 12）。将外耳道皮肤重新复位并覆盖在颞肌筋膜的下后方（图 25 – 13）。用含有抗生素的明胶海绵块压在移植组织和外耳道皮瓣上起到固定作用。

图 25 – 11　磨出新鼓沟

图 25 – 12　移植膜外置于鼓沟及锤骨柄末端　　　图 25 – 13　外耳道皮肤复位

（六）James Sheehy 鼓膜成形技术

1. 优点　James Sheehy 鼓膜成形技术具有以下优点：①移植组织铺植于残留鼓膜，多数情况下为鼓环外侧而以及外耳道壁上，与移植床接触面大，易于成活；②移植组织能够较快建立血运，愈合率高；③移植组织和鼓岬的距离相对较远，较少发生中耳腔变窄而导致粘连；④术中耳道内没有皮圈，极大地方便了耳道成形及鼓室探查的操作；⑤放置移植物十分方便。移植鼓膜易于愈合，术后 3~4 周内完全上皮化。由于术中操作方便，因此，手术时间缩短，如不做鼓室探查，通常手术时间多在 1h 以内，如行鼓室探查、听骨链重建，整个手术也多能在 1.5h 内结束。

2. 手术方法

（1）耳镜下行鼓乳缝及鼓鳞缝放射状切口，切口内侧距鼓环 2mm，外侧至外耳道软骨部全程，然后再做距鼓环 2mm 的形切口，将两个放射状切口在距鼓环 2mm 处相连，将皮瓣从鼓环侧向外分离，形成外耳道后壁带血管蒂皮瓣（图 25-14 ~ 图 25-17）。

（2）行耳后切口，分离皮瓣至耳道后壁带血管蒂皮瓣游离，从而将皮瓣及耳郭以撑开器向前方撑开。

（3）在耳道前壁骨与软骨交界处下方 2mm 行环形切口，分离耳道前壁皮瓣直至与鼓环表面上皮层一同脱离后取出，置于生理盐水纱布上备用，行耳道成形术至一个显微镜视野下能够看到整个鼓环。

图 25-14　耳镜下切口

图 25-15　分离外耳道内后方带蒂皮瓣

图 25-16　分离外耳道内后方带蒂皮瓣（1）

图 25-17　分离外耳道内后方带蒂皮瓣（2）

（4）必要时探查听骨链，探查时只需磨除外耳道后上壁部分骨质，直至完全显露镫骨区，通常达到镫骨暴露的标准，即显露面神经水平段、镫骨及镫骨上结构、镫骨肌腱及锥隆起。

（5）颞肌筋膜外置修补鼓膜，上方置于残余锤骨柄下方，注意使颞肌筋膜与纤维鼓环紧密贴合，以保证愈合后的鼓膜形态，耳道前壁游离皮肤及耳道后壁带血管蒂皮肤复位，耳道填塞，耳后切口缝合，耳部加压包扎。

（七）脂肪鼓膜修补术

1. 脂肪鼓膜修补术的手术技术　手术采用局部麻醉或吸入性全身麻醉，常规备皮，消毒，去除穿孔边缘上皮，在耳垂背面做小切口，取2倍于穿孔大小的脂肪组织，注意勿穿到耳垂正面皮肤。修剪边缘，将脂肪组织置于穿孔中，送入中耳腔，通过穿孔回拉，使约一半脂肪组织位于穿孔外侧，呈哑铃状，明胶海绵置于移植物上，置少量抗生素药膏于外耳道。耳垂切口用细线缝合。

2. 耳内镜的应用　耳内镜下行脂肪鼓膜修补术不失为耳内镜技术和脂肪鼓膜修补术的良好适应证。手术于局部麻醉下进行。常规消毒，耳垂背面小切口，取脂肪组织。耳内镜下去除穿孔边缘上皮，将脂肪组织置于穿孔中并回拉，使脂肪组织呈哑铃状镶嵌在穿孔外即可。

3. 应用脂肪鼓膜成形术应当注意的问题

（1）该术式失败的主要原因为：①患者选择不当，穿孔过大；②中耳炎复发；③未曾发现的中耳疾病；④术后患者配合不佳。脂肪鼓膜修补的适应证应掌握在穿孔大小在30%以内；其次，应选择干燥无炎症的患耳。

（2）根据情况可在耳垂、腹壁、头皮及臀部等处取材。根据光镜下的观察结果，耳垂部位的脂肪组织较其他部位的脂肪组织更紧密，含有更多的纤维支架，将更有助于支撑上皮细胞和内皮细胞。

（3）同颞肌筋膜相比，脂肪移植的总体愈合率在86%，低于筋膜移植的95%的愈合率。然而对于小穿孔，脂肪移植鼓膜修补具有较高的治愈率，且新生鼓膜与原鼓膜厚度一致，鼓膜运动好，有利于听力提高。

（八）关于鼓膜成形术手术中技巧的提示

（1）所有的鼓膜前部和亚全穿孔采用耳后进路，并行外耳道形成术。耳内进路可采用耳屏软骨膜，耳后进路建议采用颞肌筋膜。

（2）细致止血有助于对移植组织和皮瓣的操作。掀起外耳道皮瓣时需要特别注意保持它的完整性。在将皮瓣从骨面上分离时可以借助于小棉球或浸有肾上腺素的小棉球，鼓乳缝需要锐性分离。在暴露鼓环时有必要保留外耳道皮瓣下方的蒂以确保充足的血运。

（3）扩大骨性外耳道至能在一个显微镜视野下（无须移动显微镜）看到整个鼓环，以便于移植组织的放置。不要留下突起的外耳道壁，以利于术后护理及外耳道的自洁。充分的外耳道成形有利于术中放置移植膜、后期的听骨链重建。外耳道成形不足以致鼓环水平不能准确辨认，是移植膜外侧愈合的原因之一。

（4）在鼓耳道角处不应当将鼓环从鼓沟中掀起。若前面的纤维鼓环消失就磨出一个新的鼓沟，以利于防止鼓耳道角变钝。

（5）对于镫骨上结构、锤骨柄缺失，或者是两者都缺失者建议分期手术。在锤骨上操作时应当将砧镫关节分离，以防止术后出现感音神经性聋和耳鸣。

（6）中耳腔内的明胶海绵放置在缺损的黏膜上会引起瘢痕，并妨碍进一步的听骨链重建，因此中耳腔内应尽量少放明胶海绵。如果中耳黏膜缺损，应当放置硅胶片。

（7）只有在穿孔来达到鼓膜的前上部时，移植膜可放置在锤骨柄末端的外侧。前上鼓膜穿孔需要将内植的筋膜固定在鼓耳道角上方的鼓环和鼓沟之间。在亚全穿孔将移植膜放置在锤骨柄内侧。在行外植法时，移植组织放置在锤骨柄内侧，锤骨柄末端要从移植膜中央穿出以利于固定。

（8）如果术前中耳通气不良则采用上鼓室切开，暂时性乳突引流。如果怀疑上鼓室通气障碍，术中应予确认，如果证实上鼓室通气、引流障碍，则应当摘除砧骨和锤骨头，并行上鼓室切开术，如果需要应当行后鼓室切开。

四、术后处理

（1）术后全身应用抗生素7d左右。

（2）术后隔天换药，第7d拆除耳部缝线，10～14d后逐渐抽出外耳道的填塞物，并用消毒的耳纱条重新填塞，每日根据耳纱条潮湿情况增加一到两次，直到渗出停止、移植组织表面干燥。

五、并发症及其防范

1. 鼓膜内植法

（1）前部鼓膜重新穿孔：在应用内植法时，如没有清楚地看到鼓膜穿孔的前边缘，则容易发生此并发症。术中应仔细确认穿孔前边缘，并仔细检查移植膜与残余鼓膜是否有足够的重叠，明胶海绵支撑是否确实、有效。

（2）鼓耳道交界处的胆脂瘤：主要由于鼓耳道角处的皮肤向内翻折引起。术中应仔细检查以防止鼓耳道角处的皮肤向内翻折，用于固定外耳道皮肤的明胶海绵在2周内应当去除，以防止鼓耳道交界处的胆脂瘤形成。

（3）鼓耳道角变钝：如果分离鼓耳道角处的鼓环和鼓沟，就容易发生此并发症。

2. 鼓膜外植法

（1）移植组织外侧移位：新鼓沟不够深、外侧明胶海绵固定不牢，或者移植膜没有放置在锤骨柄内侧，就容易出现此并发症。

（2）继发性胆脂瘤：术中鼓膜上皮未彻底分离或者遗留在中耳腔内，就容易形成继发性胆脂瘤。

（3）内陷囊袋形成：主要是由于咽鼓管功能不良所致。

3. 鼓膜外侧愈合及钝角愈合　移植鼓膜与锤骨柄脱离、鼓膜外侧愈合鼓膜使失去正常的锥形形态，影响鼓膜的传音功能，术中可采取将移植鼓膜放置于锤骨柄下方的措施来防止鼓膜外侧愈合。我们早期的做法是先在颞肌筋膜的上方做一裂口，将裂开处嵌入锤骨柄内侧，四周放置于残留鼓膜的外侧和外耳道壁上。多年来经过反复的临床实践，我们已不再做颞肌筋膜上方的裂口，而是直接将颞肌筋膜以一直角钩针置入锤骨柄内侧，双侧筋膜在锤骨柄上方合拢覆盖锤骨柄，其余部分同样置于残留鼓膜或鼓环的外侧和外耳道壁上。内植法术中分离鼓耳道角的鼓环以及外植法另外一个最常见的术后并发症为前方钝角愈合，其原因是前方移植筋膜未能与残余鼓膜、鼓环或鼓沟紧密贴合，因此，术中应当仔细将移植膜与残余鼓环或鼓膜压紧，并以明胶海绵固定，每一步操作均要充分考虑到如何保证前方锐角。此外，发生前方钝角愈合的一个重要原因是外耳道前壁凸出，影响移植鼓膜与残余鼓环或鼓膜以及外耳道前壁的紧密贴合，因此，在术中常规进行外耳道成形术有助于确保移植鼓膜时准确无误。

（高　中）

第四节　听骨链重建术

听骨链重建术是使鼓膜和外淋巴液之间恢复稳定的传声连接，以达到恢复或改善中耳传声系统功能的手术。

虽然听骨链通过其杠杆作用在声能从锤骨柄到达前庭窗时仅可产生约 2.5dB 的增益，但是，如果听骨链中断而鼓膜完整时，却可引起 60dB 的听力损失，这是因为只有当鼓膜和听骨链连成一个整体时，或者说只有当鼓膜和镫骨足板之间由听骨链连接起来的时候，鼓膜的有效振动面积和足板的面积比差（55 : 3.2mm^2）方能发挥作用，而从中获得近 30dB 的增益，由蜗窗膜在传声中的缓冲作用而产生的 15dB 增益也方能体现（余下的 15dB 丢失于鼓膜对声压的衰减作用）。所以，听骨链重建术在治疗因化脓性中耳炎、中耳胆脂瘤、外伤性听骨链中断等疾病引起的传导性聋中具有重要的作用。

在受到弱的声刺激时，除了由于砧镫关节的作用而镫骨呈分离运动之外，锤砧关节并无运动，此时可以把锤骨和砧骨大致看成一个整体。因此，从这个意义上看，可以通过用一块听骨赝复物代替原来的锤、砧骨而恢复其功能。不过，如果要恢复听骨链的精细功能，还有待于重建整个传声系统，因为在强声刺激时，各听骨之间均会出现不同的运动。

听骨赝复物的首选材料是自体骨，如砧骨和锤骨。其中自体砧骨在听骨链重建中已应用多年，术中将砧骨磨制后，可置于锤骨柄和镫骨头之间，也可作为全听骨链赝复物。自体骨在置入体内后，能长期保持其形状、大小及生理特性不变。软骨由于其稳定性不良，在体内留置时间长后容易吸收，可因供血不良而继发软骨炎，使其劲度下降，终致远期效果差。自体骨材料的缺点是：①病耳可能因骨质破坏而缺少可用的自体骨；②由于术中的磨制工作耗时而延长手术时间；③赝复骨也可能通过电钻的研磨而受损，并可能出现新骨形成等而影响其传音功能。除自体听骨外，目前应用得较多的是人工陶瓷等异质材料。同种异体骨由于具有传播疾病的潜在危险，采集和应用时应慎重。

一、手术适应证

（1）急性或慢性化脓性中耳炎静止期，鼓膜遗留穿孔，或穿孔已愈合；或外伤性听骨链中断；

（2）听力测试结果示传导性聋或混合性聋；

（3）贴片试验示听骨链中断或固定；

（4）蜗窗功能正常；

（5）咽鼓管功能正常；

（6）颞骨 CT 扫描示听小骨破坏，听骨链中断，或听骨周围有软组织阴影，疑为鼓室硬化或粘连。

（7）先天性听小骨畸形。

二、手术禁忌证

1. 绝对禁忌证

（1）急性上呼吸道感染期或痊愈不足 2 周。

（2）真菌性或细菌性外耳道炎。

（3）颞骨 CT 示上鼓室、乳突有胆脂瘤或肉芽，或鼓膜边缘性穿孔，病灶未彻底清除者。

（4）严重的全身性疾病，如糖尿病，活动性肝炎，重症心、脑、肾、血管及血液疾病而未得到控制者。

（5）已经证实的咽鼓管完全闭锁。

2. 相对禁忌证

（1）咽鼓管功能不良，术中须进一步探查，如咽鼓管病变经处理后其功能不恢复者，方属禁忌。

（2）变应性鼻炎、鼻窦炎、疑合并变应性中耳炎，未经系统治疗者。

（3）年龄非手术禁忌证，但 5 岁以下小儿为中耳炎的高发年龄，且术后护理困难，建议手术一般在 7 岁以后进行。身体健康的中、老年人手术是相对安全的。

（4）严重的耳蜗性聋，神经性聋，术后听功能不可能恢复至应用水平者。

（5）病耳过去曾多次手术，中耳广泛粘连，咽鼓管功能障碍，手术效果一般不佳。

三、手术方法

1. 切口　作山葆耳内切口，如有鼓膜穿孔，又位于鼓膜前部，则外耳道后壁的弧形切口可靠近鼓环些，距鼓环约 3~4mm。

2. 分离外耳道皮肤鼓膜瓣　先用较大的剥离子分离皮肤切口、皮下组织及骨膜，然后可用直角半圆形刀作为剥离子，或用微型扁平剥离子紧贴外耳道骨壁分离外耳道皮瓣，注意保持皮瓣的完整性，达鼓沟及鼓切迹处分出鼓膜后部的纤维鼓环，进入鼓室。将皮肤鼓膜瓣向前方翻转，暴露鼓室及上鼓室外侧骨壁。

3. 暴露鼓室及听骨链，清除病变组织　如果砧镫关节及镫骨暴露不良，须先凿（磨）去外耳道后上部分骨壁，充分暴露砧镫关节、镫骨、锥隆起、蜗窗龛及锤骨柄，如锤骨柄附近的鼓膜完整，不必将锤骨柄从鼓膜内分离。需要暴露砧骨体及锤骨头时，凿（磨）去部分上鼓室外侧骨壁，开放上鼓室。待 3 个听小骨及上、中、后鼓室均已暴露后，即仔细检查鼓室中的病变，细致、细心而认真地清除病变组织，包括听小骨上的鳞状上皮、胆脂瘤包囊、肉芽以及可能清除的粘连组织和硬化灶等。清理镫骨及其周围病变时要注意用左手执器械固定好镫骨，以免引起镫骨足板脱位，甚至骨片脱落于前庭池内。此外，还要避免损伤面神经及正常的鼓室黏膜。

4. 探查并准备重建听骨链　听骨链常见的病变可分为 5 种类型：

（1）锤骨及镫骨完整，砧骨病损。

（2）镫骨上结构和砧骨缺损，锤骨存在或缺损。

（3）镫骨完整、活动，锤骨和砧骨缺损。

（4）听骨全部损毁，足板固定。

（5）镫骨完整、活动，锤骨头和（或）砧骨体固定。

术中须根据不同的病变类型进行重建：

1）锤骨及镫骨完整，砧骨缺损：砧骨的病损以长脚缺损、砧、镫骨连接中断最常见。外伤引起的砧镫关节脱位可加以复位，或将一自体骨片置于砧骨长脚和镫骨头之间，并用组织黏合剂黏合，外用明胶海绵固定之。由胆脂瘤引起的破坏，须无条件地将残余砧骨全部取出弃之；在镫骨头和锤骨柄之间用库藏同种异体材料赝复物或自体乳突骨皮质连接之。在同种异体听小骨中，用得比较多的是砧骨。用这些作为修复材料时，对其形状的雕刻和连接方式因锤骨柄与镫骨头之间的距离不等和术者的经验不同而异。但无论采用何种连接方式，在和镫骨头连接的一端，均须用电钻磨出一比镫骨头略大的小窝，将其戴在镫骨头上，与锤骨柄连接的部位则可磨出一小沟槽，以便与锤骨柄形成稳固的连接（图25－18）。用陶瓷听骨赝复物时，应选用部分听骨赝复物（PORP），该赝复物一端有一圆形而扁平的头部，头部之一侧的上面有一沟槽，可容纳锤骨柄，其余部分与鼓膜相连接（图25－19），赝复物的另一端有一凹，可容纳镫骨头。安放赝复物时，可将锤骨柄轻轻向前转动，此时即可用一小钩将头部沟槽置于锤骨柄之下方。锤骨与镫骨头之间的距离为：前后约3～4mm，内外约2mm。如因锤骨柄明显内移，复位无效，锤骨柄与镫骨头之间无法连接，则可将部分听骨赝复物直接置于鼓膜和镫骨头之间。用同种异体骨或自体骨时，与镫骨头连接处须磨出一小窝，与鼓膜接触面要磨平整（图25－20）。因陶瓷材料上已具备小窝及平滑而有沟槽的鼓膜接触面，无须加工。

（1）

（2）

（3）

（4）

图25－18 锤骨及镫骨完整时，用同种异体砧骨重建听骨链

（1）雕刻磨制的砧骨短脚；（2）雕刻磨制砧骨短脚；（3）砧骨短脚连接锤骨柄和镫骨头；（4）同种异体砧骨连接砧骨连接锤骨柄和镫骨头

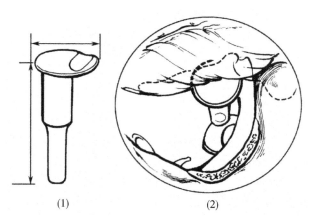

(1)   (2)

图 25 - 19　赝复物置入

（1）赝复物头部一侧上面的沟槽，可容纳锤骨柄；（2）赝复物一端与镫骨头相连，另一端头部容纳锤骨柄，并与鼓膜相连接

图 25 - 20　听骨赝复物置于镫骨头与鼓膜之间

2）镫骨上结构和砧骨缺损，锤骨存在或缺损，足板活动：此时须在锤骨和镫骨足板之间建立声压传输装置。所选用的移植物种类及对其雕刻形状与锤骨柄存在与否、锤骨柄至镫骨足板间的距离等有关。如前庭窗较宽，鼓室较浅，锤骨柄存在，可将库藏砧骨短脚磨平后固定于足板上，砧骨体上的关节凹面正好置于靠近锤骨头附近的锤骨柄上，砧骨长脚则加以切除。如鼓室较深，则将砧骨长脚末端磨平而固定于足板中央，在砧骨体与短脚间磨一沟槽，镶嵌于锤骨柄后方（图 25 - 21）。锤骨已损毁，则在鼓膜与足板间放置 T 形移植物，或陶瓷全听骨赝复物（TORP）（图 25 - 22）。Jahnke（1985）主张足板上先铺放一层软骨膜，然后再安放骨移植物，以防足板穿孔。

3）镫骨完整、活动，锤、砧骨缺损：遇此情况，可在镫骨头上放置陶瓷部分听骨赝复物，或将库藏听小骨、自体乳突骨皮质小柱等磨小窝，戴于镫骨头上使镫骨加高，另一端与鼓膜连接。使镫骨头直接与鼓膜连接的 Wullstein 鼓室成形术第Ⅲ型，由于其新鼓室太浅，鼓膜与鼓岬或面神经管之间容易发生粘连，目前已被其他方法取代。

图 25 – 21　在锤骨和镫骨足板（活动）之间建立声压传输装置

（1）用砧骨短脚连接锤骨柄和镫骨足板（侧面观）；（2）用砧骨短脚连接锤骨柄和镫骨
足板（正面观）；（3）用砧骨长脚连接锤骨柄和镫骨足板（上面观）；（4）用砧骨长脚
连接锤骨柄和镫骨足板（侧面观）

图 25 – 22　鼓膜与镫骨足板间放置同种异体锤骨（或其他赝复物）

4）听骨全毁，足板固定：此时鼓室黏膜大多有明显病变，如广泛的上皮化生，肉芽形成，粘连等。如有条件，可于病灶清除后作鼓膜成形术，待次期切除足板或足板开窗，前庭窗上覆盖颞肌筋膜或软骨膜，然后在前庭窗和鼓膜间放置全听骨赝复物。

5）镫骨完整、活动，锤骨头和（或）砧骨体固定：多见于先天畸形，鼓室硬化，外伤后粘连，粘连性中耳炎，因慢性化脓性中耳炎后锤骨和（或）砧骨与上鼓室前壁或上、后壁之间有新骨形成而致固定者亦不罕见。遇此类病变时，可在清除听骨周围病灶后，将锤砧关节、砧镫关节脱位，取出砧骨（图 25 – 23）。在鼓膜张肌肌腱附着处上方剪断锤骨颈，取出锤骨头（图 25 – 24）。然后将自体砧骨或生物陶瓷部分听骨赝复物连接于镫骨头和锤骨柄之间。

图 25－23　将砧镫、锤砧关节脱位后，取出砧骨

图 25－24　剪断锤骨颈，取出锤骨头

6）听骨赝复物的放置方法：听骨赝复物宜于手术结束时放置，因为任何听骨重建材料均甚细小，极易粘附于组织上而随之移动，使位置不易固定。故术时宜先作好放置移植材料的一切准备工作，包括设计、修剪、钻磨材料，试放于移植位置，认为满意后再取出放置一旁备用。然后向鼓室内填放浸有抗生素溶液的明胶海绵碎块。如同期作鼓膜成形术，则铺放好鼓膜移植材料，固定鼓膜前半部及下部后，再将后上部鼓膜移植物和（或）鼓膜向前翻转，暴露镫骨或足板以及锤骨柄（存在时），再放置听骨赝复物，重建听骨链，周围用明胶海绵碎块固定后，将翻转的鼓膜移植物和（或）鼓膜轻轻复位，此时注意勿使听骨赝复物移位。

四、术中注意事项

（1）在鼓膜和镫骨足板之间重建稳固的传声装置是手术成功的关键之一，移植材料上的小窝需略大于镫骨头，方能稳固地戴于镫骨头上，不致移位、滑脱及日后与鼓室壁粘连等（图 25－25）。镫骨上结构破坏时，高柱需安放于足板中央，不与周围骨壁接触，因此，周围用明胶海绵碎块妥为固定（图 25－26）。术后患者宜取术耳朝上的卧位，静卧 10 天左右。

（2）为了保证鼓膜有足够的振动面积，新的听骨最好与鼓膜脐部连接。因此，如果锤骨柄存在，宜尽量利用之，将听骨移植物的一端与其连接。

（3）移植物与鼓膜连接时，为防止鼓膜局部穿破，移植物脱出，宜于两者之间放置一软骨片。我们将软骨片改为 2 小片颞肌筋膜，效果亦好。

（4）彻底清除病灶是鼓室成形术的先决条件，耳科医师在重建听骨链时宜牢记并严格遵循这一原则。

（5）术中可因赝复物太长或用力过猛，而致镫骨上结构骨折，底版或镫骨脱位，环状韧带撕裂而并发外淋巴瘘，感音神经性聋等。为避免这些并发症的发生，术中应选择大小、形状合适的赝复物，将其固定好，动作应轻柔，勿施暴力。

（1）　　　　　　　（2）

图 25 - 25　赝复物上的小窝应略大于镫骨头

（1）正确；（2）错误

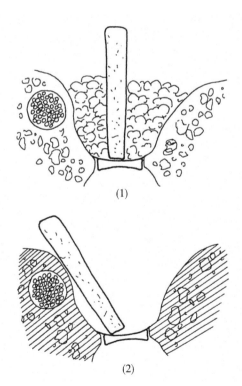

（1）

（2）

图 25 - 26　高柱安放于足板中央

（1）正确；（2）错误

五、并发症

1. 鼓膜穿孔，流脓　多因中耳病灶未彻底清除所致。发生此并发症时，移植听骨亦会脱出。

2. 浆液性迷路炎　与分离病灶时过度扰动镫骨，或听骨移植物压迫镫骨过紧有关。如经保守治疗后眩晕无减轻，应手术探查。

3. 周围性面瘫　可于磨（凿）外耳道后上骨壁暴露镫骨时损伤面神经，或过度牵拉鼓索神经所致。

4. 鼓室粘连。

（王月辉）

第五节　人工耳蜗植入术

如何帮助深度耳聋（profound deafness）患者或全聋（total deafness）患者恢复听觉，一直是耳科领域的重大难题。虽然随着助听器的不断改进，可帮助部分极度耳聋患者借助助听器恢复听觉，但据 House（1991）估计，仅美国就有 30 余万耳聋患者不能通过助听器恢复听觉。根据我国 1987 年人口调查统计，我国有 150 万全聋患者，这些全聋患者更无法借助助听器来恢复听觉。自从本世纪 50 年代末～60 年代初以来，国际上开始在临床上探索用电刺激听神经或耳蜗的方法，来帮助深度耳聋及全聋患者恢复听觉。至今，人工耳蜗植入（cochlear implantation）已成为帮助深度耳聋和全聋患者恢复听觉的一个有价值的方法。欧美等国已将人工耳蜗作为重度耳聋的常规治疗方法，据 2004 年 Zeng 统计目前全球已有超过 60，000 多名人工耳蜗使用者。我国从 1995 年引进国外多通道人工耳蜗以来，已经有近 3000 名耳聋成人和聋哑儿童安装了人工耳蜗。

一、人工耳蜗装置基本部件构成及工作原理

人工耳蜗（cochlear implant）又称人工耳蜗赝复物（cochlear prostheses），它实质上是一种特殊的声－电转换电子装置，其工作原理是：将环境中的机械声信号转换为电信号，并将该电信号传入患者耳蜗，刺激患耳残存的听神经而使患者产生某种程度的听觉。目前世界上人工耳蜗的种类很多，但其基本组成部分相同，部件由以下四部分组成：

（1）拾音器（microphone）；

（2）言语信号处理器（speech processor）；

（3）传递－接收/刺激器（transmitter receiver/stimulator）；

（4）电极（electrodes）。

拾音器感受环境声波，并将声波转换为电信号后输送给言语处理器。言语处理器将经拾音器送来的电信号进行处理，变成可刺激耳蜗残存听神经、引起听觉的特殊电信号。传递－接受/刺激器将由言语处理器送来的信号经颞部头皮传输至耳内电极。电极传导电信号刺激耳蜗残存听神经。

二、人工耳蜗装置的分类

目前临床上应用的人工耳蜗装置有数 10 种，可按下列特点对人工耳蜗装置进行分类：

1. 按电极排列方式　可分为单极式人工耳蜗和双极式人工耳蜗。
2. 按刺激电极通道的数目　可分为单通道人工耳蜗和多通道人工耳蜗。
3. 按刺激电极埋置的部位　可分为蜗内电极人工耳蜗和蜗外电极人工耳蜗。
4. 按刺激信号的种类　可分为模拟式人工耳蜗和脉冲式人工耳蜗。
5. 按信号处理方式　可分为宽频带信号人工耳蜗和提取言语特征信息人工耳蜗两种。
6. 按刺激信号的传递时间特征　可分为同时刺激式人工耳蜗和序列刺激式人工耳蜗。
7. 按刺激信号传入体内的方式　可分为经皮感应式人工耳蜗和穿皮插座式人工耳蜗，后者目前已未在临床应用。

三、手术者选择标准

世界各人工耳蜗植入小组都有本单位选择的标准，其选择的基本原则是相同的。80 年代后期、尤其是 90 年代以来，随着人工耳蜗装置的不断改进，以及临床应用的不断探索，对人工耳蜗植入患者的选择标准有了改变。这些改变主要表现在如下几个方面：

1. 患者年龄　早期人工耳蜗植入患者年龄标准是 ≥18 岁。现在 ≥1 岁的儿童都可作为人工耳蜗植入的候选人。文献报道，特殊病例最小达 7～8 个月的婴儿可行人工耳蜗植入。研究表明，在言语形成期的早期阶段接受人工耳蜗植入有利于帮助深度聋或全聋儿童恢复言语能力。

2. 术耳的选择　过去倾向于选择听力较差耳，目前认为极重度聋患儿宜选择听力较好和耳蜗结构正常耳。对双耳前庭功能相差较大者，一般宜选择前庭功能较差耳，以保存另一耳前庭功能。但考虑到术后听觉康复效果，是考虑保存前庭功能还是提高术后听觉效果，应做个性化分析。

3. 听力损失程度　早期提出的耳蜗植入患者双耳听力损失程度为：全聋且完全不能借助助听器改善听力。现在我国将患者听力损失 ≥80dB HL，借助助听器能获得可测的、但有限的听力改善的患者也列为人工耳蜗植入的候选人。在美国 FDA 人工耳蜗植入工作指南，人工耳蜗语后聋成人的初筛入选对象的纯音平均听阈 ≥70dB HL，言语识别率 ≤20%～30%。当然，对具有某些残余听力并能借助助听器有限地改善听力的患者做人工耳蜗植入，部分患者的听力有可能比佩戴助听器时的听力更差，但这类患者多数能获得优于助听器的听力改善效果。

4. 耳蜗的骨化情况　早期标准将骨化耳蜗列为人工耳蜗植入的禁忌证，现在将骨化耳蜗患者也列为人工耳蜗植入的候选人。术中可钻开骨化耳蜗底周的鼓阶后，将电极埋植于新钻出的鼓阶内；也可将电极埋植于蜗外。

5. 患者耳聋的性质　在早期，仅语后聋患者被作为人工耳蜗植入的对象，现将语前聋以及部分先天性聋也列为人工耳蜗植入的适应证。

6. 双侧人工耳蜗植入　随着术者手术技术及人工耳蜗科技的发展，对于合适的双侧重度感音神经性聋或全聋患者可以行双侧人工耳蜗植入。目前已有双侧人工耳蜗植入成功的报道，可以进一步提高患者的听力水平，并使患者对声源产生定位能力。

7. 听神经病 过去认为听神经病为手术禁忌证，但目前认为部分听神经病患者可以从人工耳蜗植入手术获益。

此外，患者全身健康状态必须可耐受手术、精神正常、有要求和耐心能完成术后的康复训练，也是选择患者的基本要求之一。

我国中华医学会耳鼻咽喉科学分会 2003 年在长沙制定的《人工耳蜗植入工作指南》提出了人工耳蜗植入的选择标准。具体如下：

1. 语前聋患者的选择标准 ①双耳重度或极重度感音神经性聋；②最佳年龄应为 12 个月 ~ 5 岁；③佩戴合适的助听器，经过听力康复训练 3 ~ 6 个月后听觉言语能力无明显改善；④无手术禁忌证；⑤家庭和（或）植入者本人对人工耳蜗有正确认识和适当的期望值；⑥有听力语言康复教育的条件。

语前聋患者手术植入时的年龄越小效果越佳，这可最大限度地在脑可塑临界期前避免听感觉剥夺和扩大言语和言语技能的潜力。大于 6 岁的儿童或青少年需要有一定的听力语言基础，自幼有助听器佩戴史和听力或语言训练史。助听器无效或效果很差，是指在最好助听聆听环境下开放短句识别率≤30% 或双字词识别率≤70%。

2. 语后聋患者的选择标准 ①各年龄段的语后聋患者；②双耳重度或极重度感音神经性聋；③助听器无效或效果很差，开放短句识别率≤30%；④无手术禁忌证；⑤有良好的心理素质和主观能动性，对人工耳蜗有正确认识和适当的期望值；⑥有家庭的支持。

语后聋患者的发病年龄和耳聋时间与手术后的效果密切相关。一般来说，发病年龄早，耳聋病程较长者手术后效果较差。此外，手术后生活和工作中的聆听环境也可影响到人工耳蜗植入的效果。

3. 手术禁忌证 ①绝对禁忌证，包括内耳严重畸形病例，例如 Michel 畸形、无耳蜗畸形等；听神经缺如；严重智力障碍；无法配合语言训练者；严重的精神疾病；中耳乳突有急、慢性炎症尚未清除者；②相对禁忌证，包括全身一般情况差；不能控制的癫痫；没有可靠的康复训练条件。

分泌性中耳炎和胶耳并非手术禁忌证。慢性中耳炎伴有鼓膜穿孔者，如果炎症得到控制，可选择一期或分期手术。一期手术是指根治中耳乳突病灶，鼓膜修补（或乳突腔颞肌填塞和封闭外耳道）的同时行人工耳蜗植入术。分期手术指先行病灶清除，修复鼓膜穿孔或封闭外耳道，3 ~ 6 个月后行人工耳蜗植入术。

人工耳蜗植入术一般在全麻下进行，按手术进路可分为面隐窝进路、外耳道后壁进路及耳道上进路等术式。目前多数人工耳蜗植入研究小组都使用面隐窝进路达蜗窗区。

四、面隐窝进路

面隐窝进路指经耳后皮肤切口、通过乳突腔和面隐窝进入鼓室蜗窗区，又称后鼓室进路。House（1982）、Clark（1987）等都采用此进路做人工耳蜗植入。

1. 皮肤切口 耳后头皮切口，一般形成蒂在前部及下部的皮瓣。根据切口的类型可分为：

（1）弧形切口（图 25 - 27）。

（2）倒 U 形（∩形）切口。

（3）C 型切口。

（4）倒 L 型切口。

（5）改良切口（图 25 – 28）。

无论何种类型的切口，切口边缘应距拟埋植的接受/刺激器边缘至少 2cm 以上（House 提出至少 1cm 以上）。而在设计接收/刺激器的埋植部位时，其前缘距耳后沟应至少 1cm。在成人，皮肤与颞肌筋膜分层切开，将皮瓣向前掀起，切开骨膜，掀起骨膜瓣，置入牵开器。

图 25 – 27　耳后 C 形切口

图 25 – 28　改良切口

2. 单纯乳突切开　按乳突根治术方法做限制性乳突切除，显露外半规管轮廓以及砧骨短突，保持骨性外耳道后壁的完整性。

3. 暴露面隐窝　用钻石钻头磨削暴露面隐窝时，注意可将面神经锥段及乳突部上段面神经管轮廓化，但勿暴露面神经鞘膜，以避免损伤面神经。

4. 准备埋植床　在重新确认接收/刺激器的埋植部位后，在颞骨鳞部和乳突部的相应部位磨出与接受/刺激器大小相当并可容纳接收/刺激器的骨坑（接收/刺激器埋植床）。沿此埋植床向前磨出一骨槽达乳突腔，以备容纳电极导线通过。在埋植床上下两侧钻孔供固定接收/刺激器的丝线穿过。

5. 鼓阶钻孔　经面隐窝用钻石钻头磨除蜗窗龛前缘部分骨质，显露蜗窗膜。在蜗窗膜前缘磨削出直径约 1mm 的骨孔直至显露鼓阶 "蓝线"，钩除骨屑，挑开鼓阶内骨膜。在蜗窗前下壁，常有一道嵴状突起，称窗嵴（crista fenestrae）。常需磨除此窗嵴以免造成电极插入困难，甚或损伤电极。

6. 插入电极　将接收/刺激器置于埋植床内，用 4－0 丝线或特制生物胶固定。用特制的无损伤显微钳和显微叉将电极经面隐窝由蜗窗前小孔慢慢地插入鼓阶内，注意插入的方向和长度，尽量将电极按要求插至规定的长度。Nucleus 人工耳蜗电极一般可插入 20mm。在蜗窗区鼓阶小孔之电极周围用筋膜等软组织填塞，以避免术后外淋巴瘘。若有参考电极，则可将参考电极置于咽鼓管口（House 1982）或颞肌深面。

在耳蜗底周纤维化或骨化的情况下，可用电钻沿耳蜗底周向前钻磨骨蜗管，若能钻通鼓阶，则可按常规行蜗内电极植入；若沿耳蜗底周已向前钻磨 8～10mm 尚未找到鼓阶，则宜选用蜗外电极植入。

7. 封闭术腔　缝合骨膜固定电极。逐层缝合切口，不置引流。印地安纳州大学医疗中心将骨膜与皮瓣内层缝合以便将接收/刺激器与皮肤切口隔开（图 25－29）。

图 25－29　封闭术腔

五、外耳道后壁进路

外耳道后壁进路为 Schindler（1985）所倡用。此进路用于埋植美国加利福尼亚大学研制的 8 导电极。其基本步骤如下：

1. 皮肤切口　耳后切口同上，掀起皮瓣，外耳道后壁皮肤及鼓膜亦一同掀起。

2. 埋植床准备　方法同上。

3. 磨外耳道骨沟　在外耳道后壁自蜗窗区向外达乳突皮质外缘，磨出一条与外耳道平行的骨沟。该骨沟有两个作用：①为蜗窗区手术提供更大的手术视野；②容纳电极导线。面神经乳突段位于骨沟内侧端、鼓环内侧 2mm 处，该处面神经鞘膜常被暴露，应注意切勿热灼或撕裂面神经鞘膜。

4. 鼓阶钻孔　用 2mm 钻石钻头在蜗窗龛前缘钻孔，方法同前，直至开放鼓阶。

5. 插入电极　用特制显微钳和显微叉在直视下将电极插入鼓阶（图 25－30）。将准备埋植床时获得的乳突皮质骨片修整后，嵌入骨沟内覆盖骨沟（图 25－31），用颞肌筋膜覆盖骨沟及骨片，防止皮肤坠入骨沟。

图 25 – 30 外耳道后壁进路容纳电极之骨沟

图 25 – 31 用骨片覆盖骨沟

6. 关闭术腔。

六、外耳道上进路

外耳道上进路是一种新的耳蜗植入手术进路，由 Kronenberg 等 2001 年首次报道。该手术方法时间短，避免了乳突切除及后鼓室探查，亦不会发生面神经及鼓索神经损伤。据 Kronenberg 等 2004 年报道应用外耳道上进路行近 200 例人工耳蜗植入术，无面瘫、组织瓣坏死、乳突炎等并发症发生。但此进路的远期疗效尚有待观察，如可能存在外耳道内电极暴露问题等。其基本步骤如下：

（1）做耳后 J 形皮肤切口，将横行切口（J 短臂）向后延长，掀开皮瓣，在切口前方做一个大的骨膜瓣，切口后方做一个骨槽以放置接收/刺激器。

（2）在外耳道后壁距鼓沟约 5 ~ 7mm 处作平行鼓沟的弧形切口，并在 6 点钟位置垂直鼓沟切开外耳道皮肤，掀起鼓膜 – 外耳道皮瓣可进入中耳腔。

（3）在外耳道后壁磨一个骨沟，并在外耳道上区做一斜行隧道，与外耳道骨沟外端相连。做外耳道上隧道应仔细操作，注意勿损伤颅中窝硬脑膜。

（4）在镫骨前下方的鼓岬上钻孔。至此，外耳道上隧道、外耳道后壁骨沟、锤骨柄与砧骨长突之间的鼓索下间隙及鼓岬上造口形成一条假想的直线，沿此线路可植入电极（图25－32）。

（5）用小块颞肌封闭鼓岬上造口并固定外耳道骨沟及外耳道上隧道内的电极，将接收/刺激器置于埋植床内，对照电极置于颞肌下。将鼓膜－外耳道皮瓣复位，缝合切口。

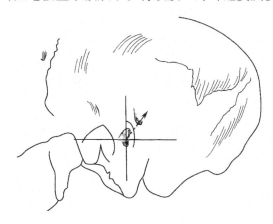

图25－32　外耳道上进路

七、人工耳蜗植入术的手术并发症

人工耳蜗植入术的手术并发症并不多见且不严重。可能出现的并发症有：

1. 术后感染　极少见。但若感染累及埋植部件时，后者可导致机体产生异物排斥反应，需取出埋植部件方可治愈感染。另外，因 Ineraid 人工耳蜗采用穿皮插座式传导，有报道此类产品可引起插座周围皮肤感染及皮肤回缩。

2. 外淋巴瘘及脑脊液漏　极少见。

3. 面瘫　一般都能完全恢复。

4. 皮瓣坏死　多因皮瓣供血不良引起，故在设计皮瓣时应考虑保留皮瓣主要营养动脉。

5. 耳鸣　术后耳鸣加剧者很少。不少报道可减轻耳鸣。

6. 眩晕　常在术后早期出现，一般在数日后逐渐恢复。若术耳为患者唯一残存前庭功能耳，且该耳前庭外周感觉器官在人工耳蜗植入术中进一步受损时，其平衡功能常难获满意恢复。

7. 埋植部件故障　如接收/刺激器电路故障；电极破损而短路；电极脱出等。埋植部件的故障常需再次手术置换损坏的部件。但这种情况极罕见。

八、人工耳蜗言语处理器的调试编程

人工耳蜗植入手术后，人工耳蜗装置的言语处理器需进行调试编程（fitting programming），以保证人工耳蜗言语处理系统达到与患者患耳相适应的最佳工作状态。

1. 调试编程的时间　传递接收/刺激器体外部件的安装连接及言语处理器的调试编程需在头皮伤口完全愈合后方可进行。一般在术后10天~6周进行言语处理器的调试编程。头皮伤口愈合的时间与传递接收/刺激器的类型有关。经皮感应式人工耳蜗植入术后头皮愈合较快，故人工耳蜗植入术后 10 天～3 周就可开始调试编程；而穿皮插座式人工耳蜗植入术后，插座周围皮肤愈合较慢，需在术后 4～6 周方可进行言语处理器的调试编程。

患耳最初接受人工耳蜗电刺激信号时，其电听觉动态范围很窄，使用人工耳蜗装置数周甚至数月后，患耳的电听觉动态范围将有所增加，故在此期间应不断调整人工耳蜗输出信号的强度范围。

2. 调试编程的内容　根据人工耳蜗装置不同的言语处理方案及电极构成设计，言语处理器调试编程的内容有较大的差异，但人工耳蜗言语处理器调试编程的基本项目包括：检测各通道电流强度、测定反应阈、测定舒适水平、确定电听觉动态范围、测定音调感觉、选择刺激通道以及调整输出信号范围等。

九、人工耳蜗植入术后的听觉言语康复

由于深度耳聋或全聋患者耳蜗毛细胞以及螺旋神经节细胞的大量损失，目前在全世界临床上应用的人工耳蜗装置都不能完全模拟正常耳蜗的功能。此外，不同人工耳蜗装置在言语处理方案和电极构造方面存在差异，人工耳蜗植入患者仅能借助人工耳蜗装置获得有限的声信息，他们所"听"到的多为失真或畸变的声音。对于语后聋人工耳蜗植入的患者，需要将这种失真或畸变的声信号与他们大脑中原有的知识相联系以便适应这种改变了的听觉环境。对于语前聋或先天性聋的人工耳蜗植入患者则是一个重新学习言语的过程。值得重视的是，深度耳聋或全聋的患者常因其言语交流障碍而产生精神压力。因此，人工耳蜗植入术后的听觉言语康复训练非常重要，人工耳蜗植入患者的听觉言语康复训练有两方面的意义：①帮助人工耳蜗植入患者听觉言语康复；②消除或减轻人工耳蜗植入患者对自己听觉言语缺陷的心理障碍，帮助他们以积极的态度进行有效的社会日常言语交流。

听觉言语康复训练有两个目的：一是改善人工耳蜗植入患者的听觉能力；二是增进患者的言语能力。临床研究结果表明，人工耳蜗植入患者听觉言语感知能力的明显增进一般发生在人工耳蜗植入手术后 1 个月～12 个月（Tye‐Murray 和 Tyler，1990），值得注意的是 Miyamoto 等（1991）报道，语前聋或先天性聋儿童接受多通道人工耳蜗植入后，封闭项目多选择试验结果提示，这些儿童的单词识别率在两年半内一直呈增加的趋势。换句话说，接受人工耳蜗植入的患者需要相当一段时间方能获得最大程度的听力言语康复。若不经适当的听力言语康复训练，人工耳蜗植入患者借助人工耳蜗而获得的最佳听觉言语康复疗效将受到影响，至少将延缓最佳听觉言语康复疗效的出现。

十、人工耳蜗植入的疗效

目前世界上有数 10 种人工耳蜗装置应用于临床，其言语处理器采用的言语信号处理方案各异。另一方面，接受人工耳蜗植入的患者又存在着耳聋发生的时期（先天性聋、语前聋、语后聋）、耳蜗残存听神经的数量、接受人工耳蜗植入手术的年龄及病程以及患者文化和智力等诸方面存在着很大的差异。此外，由于尚无统一的听觉言语康复方案、测试材料及测试标准，目前世界上大多数人工耳蜗研究小组都使用各自的听觉言语康复方案以及各自的测试材料和测试方法。因此，不仅人工耳蜗植入患者听觉言语康复程度差异较大，而且各人工耳蜗研究小组报道康复患者的测试结果亦难以直接进行比较。然而，从各研究小组报道的情况来看，各种类型的人工耳蜗都在帮助深度聋和全聋患者听觉言语康复方面取得了不同程

度的疗效。比较肯定的疗效有：①提高了患者对环境声及言语声感知的能力，尤其是提高了唇读的能力；②帮助患者言语康复；③部分患者耳鸣得到一定程度的缓解。

（一）言语识别

1. 成人

（1）单导人工耳蜗：Thielemeir 等（1982）报道了 86 例接受 3 M/House 单通道人工耳蜗植入的测试结果：患者对单音节词－扬扬格－扬抑格词（MTS）的平均识别率为 34.5%，对环境声（ES）的平均识别率达 55.1%。Hochmair－Desoyer 等（1985）报道，接受单通道人工耳蜗植入的患者对单音节单词的平均识别率可达 30%，对句子中单词的平均识别率达 45%。Tyler（1988）报道了对 9 例听觉言语康复较佳的人工耳蜗植入患者的测试结果：对单音节单词的平均识别率为 37%，对句子中单词的平均识别率达 54%。然而 Gantz 等（1986）报道，接受单通道人工耳蜗植入的患者之开放项列言语识别率并无改善。北京协和医院采用 PUMC 单导人工耳蜗，检查 7 例术后封闭项列多选择测试结果都在机会水平以上，并能改善唇读，但对开放项列言语识别无明显帮助。上海医科大学眼耳鼻喉医院采用单通道人工耳蜗植入 34 例，术后单音词、双音词和短句的识别率分别达 30%、10.6% 和 16.7%，对环境声的平均识别率为 34.3%。陕西省人民医院采用单导人工耳蜗植入 50 例，其中 49 例均可听到环境声。

（2）多通道人工耳蜗：多导人工耳蜗对提高深度聋和全聋患者开放项列言语识别率有较明显的帮助。Clark 等（1986）报道 40 例接受 Nucleus 多导人工耳蜗植入的手术前后检测结果：采用 F0/F2 言语处理方案者 23 例，他们对开放项列言语识别率平均由术前的 0.1%，达到术后 3 个月时为 16.2%、术后 1 年时为 39.7%；7 例用于比较 F0/F2 和 F0/F1/F2 两种言语处理方案，前者平均言语识别率为 30.4%，后者为 62.9%。据粗略估计，接受多导人工耳蜗植入的语后聋成人约有一半可获某种程度的开放性言语识别（单音节词和句子）。Gantz 等（1988）以及 Tye－Murray 和 Tyler（1989）报道，接受 Nucleus 人工耳蜗植入的患者与接受 Ineraid 人工耳蜗植入者在单词和音素识别方面无明显差异。值得注意的是，近年来观察表明，语前聋成年患者接受人工耳蜗植入治疗后，虽然其言语识别率明显低于语后聋的成年患者，但语前聋的成年患者也能借助多通道人工耳蜗而获一定程度的听觉言语康复。

2. 儿童　在开展人工耳蜗植入工作的早期，儿童被列为人工耳蜗植入术的禁忌证。随着人工耳蜗装置的应用和不断完善，现接受人工耳蜗植入手术儿童的年龄最小多为 1 岁。Miyamoto 等（1991）比较了接受 3M/House 单通道人工耳蜗植入的儿童与接受 Nucleus 22 通道人工耳蜗植入的儿童术后言语识别率（图 25－33）。在这些儿童使用人工耳蜗 1.5～2.5 年的时间内，选用单音节词－扬抑格－扬扬格试验材料，采用封闭项列多选择的方法进行检测。这种检测方法的机会识别率（猜测正确率）为 8%。检测结果表明，使用 Nucleus 22 通道人工耳蜗的儿童对 MTS 单词平均识别率最高可达 50%，而使用 3 M/House 单通道人工耳蜗的儿童对 MTS 单词的平均识别率略高于机会水平。一个重要的现象是，接受 Mucleus 22 通道人工耳蜗植入的儿童，在术后 6 个月内，其言语识别率无明显提高，术后 1 年言语识别率方大幅度增加，至术后 2.5 年还呈增长的趋势。这个现象表明：①儿童接受人工耳蜗植入手术后，其听觉言语康复期比较长；②儿童接受多导人工耳蜗植入术后 2.5 年时，其听觉言语康复尚可未达最佳峰值。

图 25－33 植入不同人工耳蜗装置后听力康复比较图（仿 Miyamoto 等，1991）

（二）言语康复

不仅先天性聋和语前聋的患者没有言语交流的能力，深度聋及全聋的语后聋成年患者也常因其言语能力的退化而难以进行正常言语交流。研究结果显示，接受人工耳蜗植入的患者可经过听觉言语康复训练而改善其语音的质量、发音的类型、音量的控制以及悟性。Tobey 等（1991）报道，接受人工耳蜗植入的儿童的言语形成能力可获较大的改善。Osberger 等（1991）报道，人工耳蜗有助于深度聋或全聋儿童获取辅音和元音特征信息而帮助其言语形成，尤其是在儿童期接受手术者。然而，深度聋或全聋儿童待到青年时期再接受人工耳蜗植入时，其言语康复的疗效常常有限（Osberger 等，1992）。

（王 荣）

第六节 听性脑干植入

耳蜗性深度聋或全聋的患者可通过人工耳蜗植入及术后听觉言语康复训练的方法来治疗。然而，临床上还有一类患者，他们出现双耳全聋的病理机制是在耳蜗螺旋神经节与脑干蜗神经核之间的神经通路完全中断或缺如。这类双耳全聋患者完全不能感知外界声刺激，只能依靠振动触听器（vibrotactile aid）、唇读（lip reading）以及手语（sign language）来与外界进行交流。由于无残存听神经，故人工耳蜗不能帮助这类全聋患者恢复听觉。可以庆幸的是，随着科学技术的进步以及神经耳科学的发展，一种新的神经赝复物——电子听性脑干，或称听性脑干植入（auditory brainstem implant，ABI）为这类神经性全聋患者的听觉康复治疗带来了曙光。

一、听性脑干植入发展简史

1979 年 House 和 Hitselberge 在给一位患双侧听神经鞘膜瘤的Ⅱ型神经纤维瘤患者做第 2 侧的听神经鞘膜瘤肿瘤切除时，同期在该患者脑干表面植入单通道球形电极。术后测试结果证实，电刺激蜗神经核区可产生听觉（Hitselberger 等，1984）。1994 年美国食品医药管理局正式通过了 ABI 的临床试验。2000 年，美国食品医药管理局正式批准 8 个电极多导听觉脑干植入物在患有 Ⅱ 型神经纤维瘤病的青少年和成人中应用。多导 ABI 产品主要为澳大利亚 Cochlear 公司的 Nucleus24 装置，目前多导 ABI 产品逐步在全世界各地实际应用。至今，已有超过 350 例患者接受了听性脑干植入手术。2004 年 1 月 16 日在美国洛杉矶 House 耳研所，两位患者成功地接受了穿透式听觉脑干植入（Penetrating Electrode AuditoryBrainstem Implant PABI）手术。PABI 是传统 ABI 装置的改进产品，它设计有一个针状微电极阵，能直接刺入脑干听觉区域（耳蜗核），并将声信号传至大脑听觉中枢。但目前此产品尚未在全球广泛运用，本文仅介绍传统 ABI 装置的植入。

二、听性脑干植入装置

听性脑干植入装置体内装置包括接受/刺激器、电极导线及电极极阵；体外装置包括耳背式麦克风、跨皮肤转换线圈及声音处理器。最初的 ABI 植入装置为单导声音处理器或 2~3 个电极的极阵，1992 年后植入的通常为 8 个电极的极阵。目前澳大利亚 Cochlear 公司的 Nucleus24 ABI 装置包含 21 个电极，电极极阵由有孔硅胶和直径 0.7mm 的铂质电极组成。

三、听性脑干植入者的选择

ABI 适用于肿瘤、外伤或手术导致的听神经损伤患者，对于这些患者使用助听器及人工耳蜗植入无效。一般来说，ABI 主要适用对象为双侧听神经瘤患者，但接受过伽马刀治疗的患者应慎重考虑其成为适用对象，因为他们的耳蜗核可能已经受损。关于 ABI 入选目前尚无统一标准。1998 年 Otto 等提出 ABI 遴选标准为：①确诊为神经纤维瘤病 Ⅱ 型（NF2）；②需立即切除一侧听神经瘤；③患者年龄 15 岁或以上；④具有语言潜能；⑤对手术效果有较实际的期望值；⑥能配合随访。关于手术年龄，2001 年 Otto 等及 2004 年 Kanowitz 等提出把手术年龄放宽到 12 岁，2005 年 Colletti 等还报道有 9 位儿童（最小 14 个月）接受 ABI 后取得较好疗效，因此接受 ABI 的年龄限制可以适当放宽。目前美国食品药品管理局（FDA）推荐的 ABI 植入标准为年龄大于 12 岁的需要手术治疗的双侧听神经瘤患者。而 2004 年 Colletti 等提出 ABI 的适应证除双侧听神经瘤患者外应包括听神经萎缩、听神经变性等听神经疾病患者以及共同腔畸形、严重耳蜗骨化、耳蜗缺失等耳蜗畸形疾病患者，这些患者均不适宜行人工耳蜗植入手术。

四、听性脑干植入术的应用解剖学

蜗神经核接受蜗神经初级听觉纤维，并发出同侧和（或）对侧投射纤维，经过或不经过中继核向高级听中枢投射。ABI 植入装置的刺激目标是蜗神经核，因此其电极应贴近蜗神经核表面或插入到蜗神经核深面。目前常用的 ABI 植入电极一般置于蜗神经核表面，通常选择第 4 脑室（fourth ventricle）外侧隐窝处（图 25 – 34），只要位置正确就能引起听觉刺激且不良反应相对最少；除此之外，外侧隐窝处的有限空间也有利于电极载体的固定。蜗神经核由蜗背侧核和蜗腹侧核组成，分别位于小脑下脚的背外侧和腹外侧，蜗神经核为小脑脚所遮盖而深埋于表面标志下，在术中不可见。ABI 手术的最主要标志是第 4 脑室外侧隐窝的开口处（Luschka 孔）。第 4 脑室借脉络组织上的 3 个孔与蛛网膜下隙相通：正中孔和两个外侧孔（即 Luschka 孔）。Luschka 孔位于第 4 脑室外侧隐窝尖端，第 4 脑室脉络丛主要位于中线，向两侧延伸至外侧隐窝，并向腹侧经 Luschka 孔突入蛛网膜下隙，因此 Luschka 孔处有脉络丛可作为标志，在术中解剖此区域会有脑脊液由 Luschka 孔流出可得到进一步证实（图 25 - 35）。Luschka 孔还居于面神经和舌咽神经根部之间，下方为舌咽神经根部，上方为面神经和听神经进出的区域。然而，由于肿瘤压迫及肿瘤切除常使得解剖标志变得不清楚。在此情况下，可借助听神经瘤切除术后所遗留的听神经残根作为解剖标志追寻到 Luschka 孔，此外，舌咽神经也可作为解剖标志。

图 25 - 34　ABI 植入电极部位

A. 脑干腹侧面　　　　　　　　　　B. 脑干背侧面

图 25 - 35　第 4 脑室外侧隐窝开口处

五、听性脑干植入方法

　　一般多在听神经瘤切除后行 ABI 手术，肿瘤切除之后，于颅骨外侧磨出一个骨槽及一个骨沟以分别容纳接收器和电极导线。将电极置入到第 4 脑室外侧隐窝内，直接刺激脑干耳蜗复合体中的听觉神经元，手术的关键是找到第 4 脑室外侧隐窝的开口处的 Luschka 孔。为便于电极插入，需分开外侧隐窝处脉络丛的带状结构，此时可见脑脊液从 Luschka 孔流出。术中行面神经和舌咽神经监测，如引起非听觉反应，应调整电极的位置。电极置入完成后，可当即启动极阵中部分电极作为刺激源，记录是否有电诱发听觉脑干反应（EABRs），是否有其他脑神经如面神经和舌咽神经的刺激反应，根据记录到的波形调整电极的位置，使记录到的 EABRs 最大化，而其他刺激反应最小。将电极完全置于外侧隐窝内有助于电极的稳定，电极插入后用一小块脂肪组织或一小片硅胶固定电极，以防止术后置入电极发生移位。将接地电极插入颞肌之下，电极导线置于乳突腔内，乳突缺损可由脂肪组织填充，最后分层缝合伤口。

听神经瘤切除主要有经迷路入路（translabyrinthineapproach，TL）、颅中窝入路（middle cranial fossa approach，MCF）及乙状窦后入路（retrosigmoid approach，RS）三种方式。TL 入路由于完全破坏迷路，因此患者术后无残存听力；MCF 及 RS 入路可能对患者残存听力有一定保存作用。Brackmann 等提倡对于较小的听神经瘤宜采用能保存残余听力的术式，据其 2001 年报道采用颅中窝入路行 40 例听神经瘤切除术，70% 的患者有残存听力，46% 的患者术后较术前听力损失在 15dB 以内。而目前 ABI 手术报道较多的为 TL 及 RS 入路，两种手术入路各有优缺点，目前尚无明确的证据表明何种手术方式优势更明显，在 ABI 手术中具体选择哪一种主要取决于手术医师的经验、肿瘤的大小、听力水平及是否能充分显露 Luschka 孔等因素。

1. 经迷路入路　TL 由 Hitselberger 和 House 在 1984 年首先倡导使用，是目前在临床运用最广泛的入路，也是目前美国食品与药品管理局唯一批准用于临床的 ABI 手术入路。我国吴皓（2000）曾报道 7 例经 TL 行 ABI 手术。通常认为经迷路入路是到达第 4 脑室外侧隐窝的 Luschka 孔的最直接入路，肿瘤切除后较易显露脑干、第 V 对脑神经和小脑幕裂孔区；磨除岩骨后可直接暴露内耳道和桥小脑角的肿瘤及颈静脉孔内的脑神经；可以避免小脑和脑神经的牵拉和长时间暴露。但迷路入路也有一些不足之处，如常需推移乙状窦而获得听神经的最佳暴露；当颈静脉球高位时不易暴露第 4 脑室外侧隐窝；手术时间相对较长；术后较易发生脑脊液漏；需开放乳突气房增加了颅内感染的危险；中耳内耳结构受到破坏，无法保存患侧残留听力，同时也破坏了患侧前庭功能等（2002 年，Colletti 等）。

2. 乙状窦后入路和乙状窦后 - 内耳道入路（retrosigmoid - transmeatal approach，RS - TM）　RS 入路即传统的乙状窦后入路，而 RS - TM 入路是在 RS 入路基础上部分磨开内耳道后壁。前者主要适用于肿瘤尚未侵犯内耳道的患者；后者多适用于肿瘤已侵犯内耳道，需磨开内耳道后壁才能完全切除的患者。运用此入路行 ABI 手术主要为意大利 Verona 大学 Colletti 等所倡导。Colletti 等 2002 年总结认为此入路有一些优点如手术时间较短；可以避免 TL 入路的某些缺点如乳突切除、迷路切除及潜在的来自中耳的感染危险性等；可以为某些患者切除肿瘤，而通过部分保存患侧残留听力避免 ABI 手术；使用 30° 内镜时能提供第 4 脑室外侧隐窝的开口处的最佳视角；可以为在岩骨后壁钻磨骨槽以容纳并固定电极导线提供足够广阔的视野等。然而 RS 入路术中需要牵拉小脑，有出现术后脑水肿的危险。

六、术后处理

ABI 术后处理与常规听神经瘤术后处理相仿。经迷路入路术后乳突敷料包扎至少保留 4 天，仔细观察敷料被渗出液浸润情况，注意脑脊液漏的发生。术后静脉运用广谱抗生素 5 ~ 7 天。

由于术后覆盖在接收器上的皮瓣肿胀会影响信号传输，因此一般选择术后 4 ~ 8 周首次开机调试。

七、手术并发症

1. 神经损伤　术中操作不仔细可能会导致脑神经的损伤。提高手术技术、明确解剖结构和术中仔细操作可以避免。

2. 脑脊液漏　ABI植入的早期最严重的并发症是脑脊液漏。为预防脑脊液漏需要术中仔细地缝合硬脑膜，并将咽鼓管和乳突腔妥善地加以封闭。术后较轻微的脑脊液漏多可通过卧床休息和乳突敷料包扎得以控制。对于保守治疗无效的患者，应行手术探查和脑脊液漏修补术。

3. 脑膜炎　可以在术后发生，也可能与术后脑脊液漏并发。一经确认，应立即用抗生素治疗，如有脑脊液漏应早期封闭漏口。

4. 电极移位　ABI植入后，可因电极位置不稳定或肿瘤切除后脑干的位置、形态变化而发生电极移位。CT高分辨率扫描则有助于确定其电极是否有移位。

5. 无听觉反应或（及）非听觉性感觉反应　植入术后无听觉反应多由于电极植入的位置不正确或术后电极移位。Otto等2001年报道约有7%的患者在开机后没有接收到任何听感觉，而仅有非听觉性感觉反应（nonacoustic sensory responses，NASR）。我国吴皓等（2005年）报道在7例ABI植入患者中有1例既往有多次手术史，术中Luschka孔处局部解剖关系不清，植入后此例患者未能产生有意义的听觉。NASRs是ABI的常见并发症，Otto等1998年报道NASRs的发生率为42%，其可能与电极位置有关。2005年Colletti等报道在NASRs中，主述眩晕感最常见，占62.5%；而主述腿、手臂和咽喉麻木感分别占25%、16.6%和8.3%。NASRs一般可通过变换参考电极、调整（通常是增加）脉冲刺激的持续时间或关闭相关电极来消除或减少NASR，有时也可将先前已关闭的电极再次启动。此外，NASRs的程度可随时间的推移而自行消退或减弱。NASRs程度多较轻，经治疗后多可恢复。

（高　中）

第七节　迷路切除术

一、概述

迷路切除术（labyrinthectomy）是眩晕的外科治疗中，破坏性手术的代表性手术。其手术原则是完全清除病变侧所有五个前庭外周感觉器官的感觉上皮以及支配这五个前庭外周感觉器官的外周神经纤维，从而消除从病变侧的前庭外周向脑干传入的神经冲动信号。通过中枢的代偿作用而获最大程度的定位，达到消除眩晕症状的目的。目前普遍采用的迷路切除术式有经鼓室和经乳突两种进路。

（一）适应证

迷路切除术的手术适应证为单侧外周性迷路病变伴听力严重或全部丧失。引起难治性眩晕的疾病有梅尼埃病、术后迷路损伤、细菌性或病毒性迷路感染后以及颞骨骨折等。梅尼埃病患者在内淋巴囊术后眩晕症状未缓解或复发，且听力严重减退已无实用听力时，可做迷路切除术。

（二）禁忌证

（1）患耳听阈提高 < 50dBHL，言语识别率 >50%，即患耳尚有实用听力者。

（2）迷路病变：患侧为唯一的有听功能耳者，无论该耳听力损伤程度多大，都宜采用保护听力的治疗方法。

（三）手术疗效

迷路切除术治疗难治性眩晕的眩晕缓解率几为 100%（Gacek 1978；Hammerschlag 和 Schucknecht，1981）。一般患者在术后 2 ~ 6 天可获前庭代偿，其前庭代偿出现的时间和程度取决于：①患者术前前庭功能；②患者的年龄；③患者其他平衡感觉传入系统再定位的能力。仅在伴有其他平衡感觉传入系统障碍的患者，可有前庭代偿不全的症状，表现为术后平衡障碍。

（四）麻醉与体位

一般采用气管内插管全麻。因为在术中操作和破坏前庭感觉器官时，可引起严重的眩晕和迷走神经症状。若术前检查（如冷热试验）示前庭功能已极度减退，也可考虑局部麻醉。

二、经外耳道（鼓室）迷路切除术

经外耳道或鼓室进路迷路切除术（transcanal ortranstympanic labyrinthectomy）的手术步骤如下：

（1）按镫骨手术做耳道内切口，分离、掀起鼓膜耳道皮瓣，显露鼓室（图 25 - 36），需完全暴露前庭窗和蜗窗。

外耳道内切口

图 25 - 36　镫骨手术外耳道内切口

（2）取除镫骨分离砧镫关节，剪断镫骨肌腱，用钩针将镫骨自前庭窗取出。若砧骨长突妨碍操作，可先行砧骨切除，再处理镫骨。

（3）清除前庭感觉上皮将细吸引器头伸入前庭窗达前庭深处吸引前庭感觉上皮。为了彻底清除前庭外周神经感觉上皮，可将一长约 4 ~ 5 mm 的直角钩针伸入前庭窗，向前下至耳蜗底回、向上经椭圆囊至外半规管壶腹、向后下至后半规管壶腹处进行剔刮，旨在破坏并移除所有的前庭神经感觉上皮（图 25 - 37）。须注意的是，球囊隐窝骨壁很薄，用钩针剔刮前庭迷路时，切勿穿破前壁内壁的球囊隐窝，否则将发生脑脊液漏（图 25 - 38）。

图 25 - 37　吸除前庭感觉上皮

图 25 - 38　钩针剔刮前庭感觉上皮

为了确保彻底清除前庭神经感觉上皮，可用微形钻头磨开前庭窗和蜗窗之间的鼓岬，即用 1 mm 切削钻头在两窗的前、后部各磨沟，去除鼓岬。Cacek 的术式是在第 2 步切除镫骨前，先磨除鼓岬，再取除镫骨，广泛暴露前庭。用一直角钩针从上部伸入前庭，剔刮前庭外侧壁和上壁、清除前庭上神经支配的前庭感觉器官，再以 24 号吸引器头伸入前庭吸取剔除的神经感觉上皮。用小直角钩针将球囊斑自球囊隐窝剥离，再与耳蜗底周骨螺旋板相平行处暴露支配后壶腹的后壶腹神经，并予以钩除。亦可在切除鼓岬之前先行选择性的后壶腹神经切断。

（4）化学药物补充破坏迷路神经感觉上皮无水酒精滴入内耳，以便完全破坏迷路神经感觉上皮。将浸有硫酸链霉素或庆大霉素的明胶海绵填入迷路，其目的与滴入酒精相同。

（5）关闭术腔将鼓膜外耳道皮瓣复位，外耳道内置入抗生素明胶海绵，填塞碘仿纱条，包扎。

三、经乳突及迷路进路迷路切除术

经乳突及迷路进路迷路切除术（transmastoid translabyrinthine labyrinthectomy）与经耳道进路迷路切除术的主要不同点是两者的手术进路不同，前者更间接。它常作耳后切口，并需先作乳突单纯切除术。此进路较适用于同时清除颞骨原发病变，如慢性化脓性中耳炎、颞骨骨折等，也适合于以前作过乳突手术者。

1. 耳后切口　按常规乳突根治手术步骤磨除乳突气房，达乳突轮廓化，即：使面神经骨管、骨性半规管、乙状窦、二腹肌嵴等结构外形以及颅中窝和颅后窝骨板轮廓化（或称骨骼化，skeletonization）。尤其是面神经骨管乳突段要充分暴露，保持外耳道后壁的完整性。

2. 切除砧骨　使砧镫及锤砧关节脱位，取除砧骨。

3. 切除半规管　用小切削钻头磨除三个半规管，按外半规管、后半规管和上半规管的顺序先后磨除半规管骨质后，清除半规管壶腹嵴。

4. 彻底清除前庭外周神经感觉上皮　经面神经管深面进入前庭，清除椭圆囊斑及球囊斑感觉上皮。经乳突及迷路进路迷路切除术难以直接观察到球囊隐窝，术中切除球囊斑时应予以注意。

5. 肌瓣填塞迷路乳突术腔　完全清除前庭神经感觉上皮后，取游离或带蒂颞肌瓣填塞前庭及乳突术腔。

6. 关闭术腔　仔细止血后，逐层缝合切口，包扎。

四、迷路切除术主要并发症及其预防和处理

1. 眩晕迷路切除术后，前庭神经末梢感受器破坏不彻底、或形成外伤性神经瘤等，皆可引起眩晕，而术后早期因前庭末梢放电所致的严重眩晕常可在数日后逐渐恢复，应在眩晕减轻后尽早逐步增加行走，促进前庭代偿机制的建立。

2. 面神经损伤　经耳道进路做迷路切除时，鼓室段面神经易受损伤，而经乳突及迷路进路做迷路切除时，面神经鼓室段后部、锥曲段及乳突段上部均易受损伤。手术者除需熟悉面神经解剖外，术中在显微镜下操作，在接近面神经骨管时改用钻石钻头磨削等，可避免和减轻面神经的损伤。

3. 脑脊液漏　在球囊隐窝处刮除球囊斑时，应防止穿破该处的前庭内壁。经乳突及迷路进路作迷路切除时，应防止开放内耳道。一旦出现脑脊液漏，应采用结缔组织或肌肉组织等封闭瘘管。

4. 感染　术腔及伤口感染的预防及处理同内淋巴囊手术中所述。而脑膜炎一般在有脑脊液漏存在的情况下发生，严格消毒，清洁术腔（尤其在慢性化脓性中耳炎引起迷路感染的病例）以及术后足量广谱抗生素静脉滴注非常重要。

（王　荣）

第八节　迷路超声破坏术

迷路超声破坏术（ultrasound alteration of labyrinth）的原理是通过超声探头产生热能或其他形式的能量来破坏前庭迷路（Barnett 和 Kossoff，1977；Pennington 等，1980）。因此，不需手术进入骨迷路，仅将超声探头直接对着前庭感觉器官便可使之失去功能。Arslan（1954）最先应用迷路超声技术治疗梅尼埃病，但有少量耳蜗损害并发症。迷路超声技术可分为经蜗窗和经外半规管两种技术途径。

一、外半规管技术

外半规管技术（lateral canal technique）由 Arslan 最先提出。其适应证为膜迷路积水引起的难治性眩晕，伴有实用听力者。禁忌证为病侧为唯一有听力耳，或病耳已无实用听

力者。

（一）手术步骤

（1）在局麻下按单纯乳突切除术步骤暴露外半规管。

（2）用电钻在外半规管上磨出一平台及蓝线，注意勿触动砧骨以免损伤听力（图25－39）。

（3）将超声探头放在磨薄的外半规管上对准壶腹部（图25－40），切勿将探头对着面神经以免损伤面神经（图25－41），注意在探头顶端沾一滴水，以确保探头与磨平的外半规管骨面之间无空气，也不能有血液或其它液体积聚，以免传导超声能损伤面神经。

（4）患者戴上Frenzl眼镜以观察患者眼震。在导入超声能期间，眼震呈3个阶段的变化：最初为刺激性眼震，眼震快相指向术侧；约10～20分钟后，刺激性眼震消失，出现不规则的中间相眼震，呈波浪样眼球运动；最后，出现麻痹性眼震，眼震快相指向对侧，提示术侧前庭已被破坏，此时停止导入超声能。可通过冷刺激试验来确认前庭感觉器官是否已被破坏：用浸泡氯仿的棉球直接放在已磨薄的外半规管骨壁上，若前庭眼反射消失，则证实前庭上支感觉器官已被破坏。

（5）分层缝合切口，包扎。

图25－39　在外半规管处磨出平台

图25－40　超声探头对准壶腹方向

图 25 – 41　正确（1）与错误（2）的超声探头位置

（二）主要并发症

外半规管技术的主要并发症是感音神经性听力下降，据保守估计，感音神经性聋的发生率低于 25%。若术中不造成迷路瘘管，感音神经性聋的发生率可降低。

另一个主要并发症是面神经麻痹。面瘫常为暂时性，多可满意地恢复。术中患者感面部疼痛或耳痛常提示面神经受损，此时应减小超声能量以避免面神经麻痹的发生。

半规管技术治疗眩晕的短期疗效（1~1.5 年）为 80%~85%，但远期疗效仅 50%~60%。

二、蜗窗技术

Tabb 等（1978）采用蜗窗途径行迷路超声破坏术。蜗窗技术（round window technique）把超声能经耳蜗底周钩区导入前庭，破坏前庭感觉器官。这种技术虽可破坏耳蜗底周最远端的功能，但对耳蜗上部各周无明显破坏，故在言语频率范围不引起明显听力下降。

蜗窗技术采用镫骨手术进路暴露鼓室，磨除蜗窗龛上缘暴露蜗窗膜。用一特制的超声探头接触蜗窗膜导入超声能。观察前庭感觉器官破坏疗效的方法同外半规管技术，但不能用冷刺激试验来判断前庭功能是否已完全破坏。

（杨明明）

第九节　前庭神经切断术

一、概述

前庭神经切断术（vestibular nerve transection）的理论基础是：病变的前庭外周感觉器官或病变的前庭神经节所产生的异常信号经前庭神经传入前庭中枢。切断前庭神经则可中断或消除异常动作电位向前庭中枢的传递。而切除前庭神经节则可防止神经再生。因此，前庭神经切断术属于对症性治疗的手术。在理论上，前庭神经切断术的优点是既可消除眩晕症状，又可在很大程度上保存听力（仅经迷路前庭神经切除术除外）。

前庭神经切断术按切除的神经分为全前庭神经切断术和部分前庭神经切断术两种，术式按手术进路可分为：

（1）颅中窝进路前庭神经切断术。

（2）经乳突及迷路进路前庭神经切断术。

（3）经耳蜗进路前庭神经切断术。

（4）迷路后进路前庭神经切断术。

（5）乙状窦后进路前庭神经切断术。

二、经乳突及迷路进路前庭神经切断术

经乳突及迷路进路前庭神经切断术（transmastoid，translabyrinthine vestibular nerve transection）属于听功能破坏性手术。

（一）适应证

由前庭外周疾病引起的难治性或复发性眩晕，伴严重的感音神经性耳聋。如颞骨骨折或曾接受过不彻底的迷路切除术的患者。后者迷路内的纤维骨化组织常可残存局限的感觉上皮，而再次迷路切除术常不能确保破坏残存的前庭感觉上皮。此外，此术式可达内耳道，用以排除由对比性放射检查难以发现的前庭神经膜瘤以及蛛网膜囊肿。

（二）禁忌证

1. 患耳存在有用的听力。

2. 虽患耳听力差，但宜首选迷路切除术者。

（三）麻醉与体位

气管插管全麻。患者体位与乳突根治术体位相同。

（四）手术步骤

1. 切口 耳后切口，距耳后沟1.5～2cm弧形切开皮肤，皮下组织，作肌骨膜瓣。

2. 乳突切除 按单纯乳突切除术开放鼓窦及乳突，切除乳突气房，完成乙状窦、面神经锥曲段及乳突段、颅中窝及颅后窝骨板轮廓化。

3. 开放迷路 依次磨除外、后及前半规管，到达前庭。

4. 开放内耳道 沿前半规管壶腹追踪前庭上神经达筛状区，以筛状区为标志，用钻石钻头向内向前磨削，沿内耳道全长将内耳道上、后及下骨壁约内耳道一半周径的骨质逐渐磨薄。在前庭上方、内耳道基部前上为面神经迷路段，小心地磨开面神经迷路段骨管，沿面神经迷路段追寻至内耳道垂直嵴。用直角钩针挑除已磨成薄壳的内耳道骨壁，暴露内耳道脑膜，切开硬脑膜，即可看到垂直嵴（bill bar）。嵴的前方为面神经，嵴的外侧为前庭上神经。

5. 分离、切断前庭神经 仔细循面神经向内暴露至内耳门，尽量避免一切可能损伤面神经的操作（如直接吸引、电凝、误钩、误挑等）。用直钩针小心将面神经与前庭上神经分开，显微剪剪断前庭神经面神经吻合支，以防止牵拉损伤面神经。向下暴露横嵴和前庭下神经。Scarpa神经节一般位于内耳道远侧端。用小直角钩针分别将前庭上、下神经钩起，用显微神经剪剪除包括前庭神经节在内的一段前庭上、下神经。剪除前庭神经时，注意保护面神经。蜗神经位于面神经下方，耳鸣严重者可同时切断蜗神经，但效果不太理想。此时可检查桥小脑角有无占位性病变。

6. 封闭硬脑膜缺损 用颞肌筋膜覆盖内耳道硬脑膜缺损后，用游离颞肌瓣或腹部脂肪组织填塞封闭乳突腔。

7. 关闭术腔 术腔一般不引流，或闭式负压引流。逐层缝合切口，包扎。

三、耳蜗进路前庭神经切断术

耳蜗进路前庭神经切断术（transcochlear vestibularnerve transection）实质上是扩大的外耳道进路迷路切除术。它在后者的基础上再进一步切除前庭内侧壁和耳蜗骨螺旋板，暴露内耳道远侧端，故可完全切除前庭神经和耳蜗神经的末梢分支。但正由于该术式的术野暴露限于内耳道的远侧端，故不能切除前庭神经节。与经乳突及迷路进路前庭神经切断术相比，该术式比较省时，术野小，脑脊液漏的预防措施比较简单。

（一）适应证

1. 同迷路切除术，即伴有深度耳聋的难治性眩晕。

2. 在迷路切除术术中发现迷路内有施万神经鞘瘤时，可探查内耳道以排除内耳道的肿瘤。

（二）禁忌证

与经乳突及迷路进路前庭神经切断术相同。

（三）麻醉与体位

气管插管全麻。患者体位与迷路切除术相同。

（四）手术步骤

1. 切口　耳后切口，亦可采用耳道内切口，作肌骨膜瓣及鼓膜外耳道皮瓣。用电钻磨削扩大外耳道。

2. 确认面神经鼓室段　显露面神经鼓室段，摘除砧骨，检查面神经鼓室段骨管有无裂隙或缺失，以防术中损伤面神经。

3. 开放前庭　用1mm切削钻头在前庭窗和蜗窗之间磨断、并去除鼓岬，使前庭窗与蜗窗相通并暴露前庭和耳蜗基底周。按经耳道迷路切除术的方法用直角钩针在面神经深部剔除椭圆囊及外半规管壶腹嵴。

4. 显露内耳道底　在蜗窗下方磨削暴露后壶腹神经，追踪后壶腹神经至内耳道底部。自球囊隐窝开始，用钻石钻头磨除前庭内侧壁，直达耳蜗筛板，显露蜗神经和前庭神经的远侧端。注意在内耳道远侧端轮廓磨出时，可见面神经迷路段自前上向后下进入内耳道，确认面神经后，有助于识别前庭神经和耳蜗神经。

5. 切断前庭神经和耳蜗神经　在内耳道远端分别切断球囊神经、后壶腹神经、前庭上神经及耳蜗神经。探查内耳道远侧端。

6. 封闭内耳道、关闭术腔　暴露的内耳道蛛网膜下腔用筋膜或脂肪组织填塞，以封闭内耳道底骨质缺损。鼓室腔用颞肌填塞不留腔隙。将鼓膜外耳道皮瓣覆盖在填塞的颞肌上面，用浸有抗生素溶液的明胶海绵填压鼓膜外耳道皮瓣表面，再填以碘仿纱条，缝合耳后切口，包扎。

四、颅中窝进路前庭神经切断术

颅中窝进路前庭神经切断术（vestibular nerve transection via middle cranial fossa approach）乃经颅中窝底之岩骨前面暴露内耳道，选择性地切断前庭神经而保存面神经和蜗神经的功能。House（1961）最先创用颅中窝进路选择性地切断前庭神经。到70年代以后，颅中窝进路前庭神经切断术得到推广（Fisch 1974；Glasscock 等，1984）。

（一）应用解剖

颅中窝前界为蝶骨小翼和视神经沟前缘，后界为颞骨岩部骨嵴，中央部为蝶骨体（蝶鞍）。颅中窝进路前庭神经切断术的手术区域主要为颞骨岩部，岩部的重要手术标志有：

1. 弓状隆起　位于岩骨前面的后、外 1/3 处，该隆起为前半规管的重要标志。前半规管最高点实际上位于该隆起稍偏前内侧之斜坡处的岩骨中。

2. 岩浅大神经沟及面神经管裂孔　岩浅大神经沟位于弓状隆起的前内侧，与岩骨纵轴平行行走。其外端即为面神经管裂孔。岩大浅神经在同名之神经沟内行走，经面神经管裂孔达膝状神经节。

3. 岩浅小神经沟及鼓室小孔　岩浅小神经沟位于岩浅大神经沟之外前侧并与之平行，向外延伸达鼓室小孔。岩浅小神经沟在同名之神经沟内行走，经鼓室小孔进入鼓室，参与鼓室神经丛的组成。

4. 鼓室盖位　于弓状隆起之前外侧，呈一较平坦的骨面。

5. 棘孔位于岩浅大神经之前约 0.5~1cm，向外侧距颞骨鳞部颅面约 3cm 处。脑膜中动脉由颅底穿过棘孔进入颅内。

6. 内耳道的定位方法熟悉内耳道的解剖和定位，是掌握前庭神经切断术的关键。内耳道顶壁内侧段骨质较厚，其外侧段顶壁逐渐变薄。在颅中窝手术中可通过下述 3 种方法来定位内耳道：

（1）Fisch 内耳道定位法：磨出前半规管蓝线，自前半规管蓝线之前端向内划一条与蓝线长轴相交 60°角的假想线，该线即为内耳道的纵轴线。

（2）Cohadon Caster 内耳道定位法：磨出前半规管蓝线，在该蓝线的最高处划一条与岩上窦相平行的假想线，内耳道位于该假想线上距与蓝线相交点 8~12mm 的范围之内。

（3）Pialoux Freyes Narch 内耳道定位法：先作两外耳道口的假想联线 x–x'，在该线上距颞骨鳞部内面 28mm 处再作一条假想矢状线 b–b'，内耳道位于假想矢状线 b–b'之内侧的 x–x'假想线上。手术中不可达 b–b'线之外侧，以免损伤迷路。

（二）适应证

难治性眩晕但听力损伤不严重者。如反复发作的梅尼埃病和前庭神经炎患者，患耳纯音听阈提高不大于 20~30dB，言语识别率不低于 80%。对于纯音听阈提高 30~50dB，言语识别率为 50%~80%者，应根据具体情况而定。因为此手术并不能阻断膜迷路水肿的病变进展，患者在术后可因膜迷路水肿病变进展而听力进一步下降。当患者希望能保存现有的听力，且了解术后有听力进一步下降的可能性时，也可作颅中窝进路前庭神经切断术。

（三）禁忌证

因本手术需开颅，有一定的危险性，故 60 岁以上的患者一般属手术禁忌。

（四）麻醉与体位

气管插管全麻。患者仰卧位头向健侧转 90°，使颞骨鳞部平面与地面平行。术者位于患者头端。

（五）手术步骤

1. 切口　在耳屏前 1~2cm、自颧弓根平面开始作切口，垂直向上延伸约 7~8cm 切开皮肤。置自动牵开器，结扎颞浅动脉，电凝其他小动脉出血点。切开颞肌及颞骨鳞部骨膜。亦可作蒂在下部的带蒂颞肌筋膜－颞肌－骨膜瓣，从骨面将颞肌筋膜－颞肌－骨膜瓣一同掀起，置切口外用粗丝线牵引固定。重置自动牵开器暴露颞骨鳞部骨板并暴露颧弓根。彻底止血。

2. 作颅中窝骨窗　用切削电钻以颧弓根为前后轴向的中心、在颞骨鳞部作 4cm×4cm 的方形骨窗，骨窗 2/3 位于双侧外耳道假想线之前，1/3 位于该连线之后。骨窗下缘尽量靠近颧弓根及其延长线，以便与岩骨前面接近同一水平面。保存骨窗之游离骨板于生理盐水中。亦可在用骨钻钻孔后，再用咬骨钳扩大骨孔形成骨窗。若颧弓根气房已开放，则用骨蜡填塞封闭之。注意将骨窗边缘不整齐的棱角或骨棘修去。在作骨窗时开始静脉快速滴注 20% 甘露醇 250ml 以降低颅内压，利于牵开颞叶及颅内操作。

3. 掀起颞叶硬脑膜　用骨膜剥离子仔细将颅中窝底部硬脑膜由岩骨前面自外向内分开。除岩鳞缝处硬脑膜与岩骨连接较紧外，其余部分硬脑膜均易分离。作经典的颅中窝进路前庭神经切断术，在颅中窝底部应寻找识别三个重要标志：①棘孔；②岩大浅神经；以及③弓状隆起。棘孔内有脑膜中动脉穿过，自骨窗前部内侧约 3cm 处即可找到。若解剖不熟悉，亦可沿骨窗内硬脑膜上的脑膜中动脉支向内追踪直到颅底棘孔。但若无出血之虑，则暴露棘孔和脑膜中动脉常无必要。岩大浅神经呈淡红色，由面神经管裂孔穿出、向前向内在岩骨前面浅沟内行走，位于棘孔后方约 0.5~1cm。由于面神经裂一般偏前，掀起这部分硬脑膜易引起静脉性出血，故从内耳道手术的角度，岩大浅神经亦不是理想的定位标志。从骨窗向内，岩骨前面有 2 个较明显的隆起处，第 1 个较平坦的隆起为鼓室盖，第 2 个隆起为弓状隆起。随着岩骨气房发育的程度不同，弓状隆起的隆起程度亦有异。为了更好地暴露岩骨前面，亦可在无血管处切开硬脑膜约 1mm，放出少量脑脊液。双极电凝脑膜血管止血，或根据不同情况选用可吸收性明胶海绵或骨蜡止血。置放 House Urban 自动脑膜牵开器，调整脑板插入的深度及上抬脑膜的前后位置和角度，注意颞叶硬脑膜上抬的角度应尽可能的小，上抬颞叶硬脑膜与骨窗岩骨前面的距离不能大于 1.5cm（Fisch 1988）。

4. 磨开内耳道上壁　首先需作内耳道定位，House 的方法是沿岩大浅神经至面神经裂追溯面神经，通过面神经迷路段到内耳道。Fisch 的方法是先用钻石钻头磨薄前半规管骨管至显出透蓝的管腔—蓝线。作一条与前半规管成 60°的假想线，内耳道即位于该假想线上。也可采用前面介绍的其他方法来定位内耳道。用钻石钻头磨除内耳道上壁全长的骨质，约呈 1cm×1cm 的骨窗。在内耳道上壁宜保留一层薄骨片，待拟进入内耳道时再除去。向外应磨至内耳道底部，显露 Bill 隔（垂直嵴）。将前壶腹与耳蜗底周和面神经迷路段之间（内耳道底部外侧）的骨质小心磨除，显露面神经迷路段、耳蜗底周及半规管的骨性标志。

5. 切开内耳道硬脑膜　用小钩针除去内耳道上壁残存的薄骨片，靠后部切开内耳道硬脑膜，即可有大量脑脊液流出，掀起硬脑膜辨认内耳道的神经和血管。内耳道外侧端的 Bill 隔将前上部的面神经与后上部的前庭上神经分隔，但两者之间有吻合支相连。内方粗大而富有血管的是前庭神经节。内耳道底部横嵴将前庭神经分为上下两支。蜗神经位于面神经深面、前庭神经前下方。注意伸入内耳道的血管袢及迷路动脉。

6. 切断前庭神经　用直角钩针绕入前庭上神经之下，分离、切断前庭上神经与面神经之间的吻合支，用显微神经剪靠外侧剪断前庭上神经。再以同法先后剪断前庭下神经及支配后壶腹神经的单孔神经。用小镊子提起前庭神经近侧端，仔细与前下方的蜗神经进行分离后，在粗大的前庭神经节内侧（前庭上、下神经在该处已经合并）用双极电凝后剪断前庭神经干。注意勿损伤迷路动脉及蜗神经。

7. 封闭内耳道顶壁缺损　用双极电凝仔细止血后，以颞肌筋膜填塞内耳道的硬脑膜缺损区，亦可用游离或带蒂颞肌瓣填塞内耳道顶壁缺损区，撤除硬脑膜牵开器，回复颞叶。

8. 关闭伤口　在近骨窗下缘用无损伤 9 - 0 或 10 - 0 尼龙缝线将颞叶硬脑膜与邻近颞肌缝合，辅助防止术后硬膜外血肿形成。若术中曾切开颞叶硬脑膜，此时可经硬脑膜切口注入温生理盐水，缝合颞叶硬脑膜切口。彻底止血后，将开颅时取下的骨板复位，缝合颞肌。皮下置负压引流管，缝合皮下组织及皮肤。引流管接一捏扁的橡皮冲洗球作负压吸引，包扎伤口。

（六）术后处理

1. 术后 24 小时内应在加强监护室（ICU）内观察，重点监护患者生命体征，若术后发生或疑有脑水肿，应及时防治脑水肿。注意控制液体入量及静滴速度，使用脱水药一般不超过 3 天。

2. 负压引流之负压不宜过大，容积为 60ml 的橡皮冲洗球即可。术后 24 ~ 36h，如无出血或脑脊液外流的情况，可撤除引流装置。

3. 术前 1 天开始应用抗生素，一般用至术后 7 天。

（七）主要并发症及其预防和治疗

1. 听神经及面神经损伤　术后感音神经性听力减退的发生率不超过 10%，但其恢复较难。可在伤口愈合后试用各种改善微循环及营养神经类药物。术后暂时性面瘫的发生率约为 25%，可用糖皮质激素等治疗。

2. 脑水肿　脑水肿可在术后 48h 之内发生。意识障碍和自主神经功能紊乱是发生脑水肿的征象。颅脑 CT 有助确诊。术中抬起颞叶脑膜勿过高，手术时间勿太长，术后适当脱水及糖皮质激素治疗可避免或减少脑水肿的发生。一旦出现脑水肿，应及时进行复苏及大剂量糖皮质激素和脱水治疗。

3. 颅内血肿　术中及术毕关闭伤口前彻底止血。将硬脑膜缝合固定于骨窗边或颞肌上，可避免硬膜外血肿的发生。一旦患者术后出现意识改变伴对侧肢体运动障碍，以及同侧瞳孔扩大时，应考虑到发生硬膜外血肿的可能性，颅脑 CT 可助诊断。确诊为硬膜外血肿则应立即手术清除血肿，彻底止血。

4. 脑脊液漏　由于内耳道开放而致蛛网膜下腔与硬膜外相通，但术毕用颞肌筋膜或颞肌封闭内耳道顶，故脑脊液漏发生率并不高。一旦出现脑脊液漏，采用半卧位、脱水、促进伤口愈合等方法，多可逐渐自然停止而愈。因严重脑脊液漏需再次手术封闭瘘口的情况极少发生。

5. 感染　脑膜炎多发生在有脑脊液漏时。在严格消毒和术后应用大剂量广谱抗生素的情况下，感染的发生已明显减少。彻底止血，负压引流以减少皮下血肿的发生，对减少伤口感染有重要的作用。

五、迷路后进路前庭神经切断术

迷路后进路前庭神经切断术（vestibular nerve transection via retrolabyrinthine approach）经

乳突腔之迷路与乙状窦之间暴露颅后窝硬脑膜，切开硬脑膜暴露桥小脑角，在桥小脑角切断前庭神经。Silverstein（1982）和 House（1984）最早应用这一进路切断前庭神经。经迷路后进路作前庭神经切断术的优点是：①比颅中窝进路容易暴露前庭神经；②由于不必借助面神经来作定位标志，故面瘫发生率低。

但是，迷路后进路前庭神经切断术有如下缺点：①耳蜗神经与前庭神经之间的界面裂隙并不能精确地将耳蜗神经与前庭神经分开。故手术时易产生误差，在切断前庭神经时或是切断部分耳蜗神经纤维、或是遗留一些前庭神经纤维；②仅能切断前庭神经的近端轴索，保留了前庭神经节。故理论上可出现神经再生而连接被切断的前庭神经；③切断前庭神经时的牵拉等操作增加了机械损伤蜗神经的可能性；④在桥小脑角操作易损伤供应迷路的迷路动脉。与内耳道手术相比，供应耳蜗的末梢血管不在后者之内耳道的术野内；⑤颅后窝脑膜被切开翻起的硬脑膜瓣内含有内淋巴囊，在暴露桥小脑角的手术过程中增加了损伤内淋巴囊和内淋巴管的可能性。

（一）适应证

同颅中窝进路前庭神经切断术。

（二）禁忌证

1. 患耳听力极好，且为唯一的有听力耳。

2. 患耳听力极度损失亦无必要作此进路手术。

（三）麻醉与体位

气管内插管全麻。体位与乳突根治术同。

（四）手术步骤

1. 切口　耳后切口，按内淋巴囊引流术步骤完成乳突术腔轮廓化，显露面神经骨管、外半规管和后半规管、乙状窦、颅中窝及颅后窝骨板等重要结构。保留完整外耳道后壁，乙状窦轮廓化需达乙状窦后 1~2cm。

2. 暴露颅后窝硬脑膜　切除乙状窦骨板及颅后窝骨板，但在乙状窦前壁保留一薄层骨板（Bill 岛）以保护乙状窦。

3. 切开硬脑膜　在乙状窦前缘切开硬脑膜，上达窦脑膜角，下至颈静脉球之上，在切口的上、下端向前作短的水平切口，形 U 形硬脑膜瓣。将硬脑膜瓣向前掀起翻至后半规管之上。在切开硬脑膜前 30min，快速静脉滴注 20% 甘露醇 250ml，以减少脑组织体积。

4. 暴露桥小脑角　将小脑表面用明胶海绵或脑棉片保护后，用颅后窝自动牵开器或脑压板逐渐压迫小脑，暴露桥小脑角区。

5. 剪断前庭神经　在桥小脑角区，自后半规管向内前上方向约 3cm 即可发现听神经和面神经由桥脑根处并行进入内耳道口，在其前上方约 1.5cm 可见较粗大的三叉神经，在听神经和面神经的后下部 1~1.5cm 处可见较细的舌咽神经和多根神经束的迷走神经和副神经，在高倍显微镜下区别前庭神经与蜗神经，两者之间有一裂隙状界面。前庭神经居外上，蜗神经居内下。在前庭神经与蜗神经的界面用刀或钩将两者分开。通过术中面神经监测及听神经（ABR）监测来进一步确认前庭神经和蜗神经。刺激前庭神经时，其冲动可经前庭面吻合支传至面肌，引起面肌轻微运动。确认前庭神经后，用显微神经剪剪断前庭神经，为避免前庭神经再生，可剪除 5~10mm 的一段前庭神经。防止损伤小脑前下动脉。

6. 缝合硬脑膜　仔细检查颅内无活动性出血后，用眼科角膜缝合针缝或 7 号无创伤尼龙线间断缝合硬脑膜。用乳突骨片或骨蜡封闭鼓窦入口，颞筋膜或骨膜覆盖硬脑膜切口，用颞肌或腹部脂肪填塞乳突腔。亦可用凿下的乳突骨片填压在覆盖硬脑膜的筋膜上，再填入明胶海绵。

7. 关闭切口　分层缝合耳后切口，包扎。

六、乙状窦后进路前庭神经切断术

乙状窦后进路前庭神经切断术（vestibular nervetransection via retrosigmoid sinus approach）与迷路后进路前庭神经切断术相同，在桥小脑角区切断前庭神经的近端轴索，故不能切除前庭神经节。

（一）适应证

同迷路后进路前庭神经切断术，但特别适合于乳突气化不良、乙状窦前置而不易作迷路后进路前庭神经切断术者。

（二）禁忌证

同迷路后进路前庭神经切断术。

（三）麻醉与体位

气管插管全麻。患者取健侧卧位，或仰卧位头转向对侧并头前屈至少 10°，使颏部接近胸骨。仰卧位转头角度不足时，调整手术台的角度。

（四）手术步骤

1. 切口　作旁正中弧形切口，上起自耳郭上缘平面，下止于乳突尖平面之发际之内，切口长约 6cm。分层切开皮肤及颞肌达颅骨。分离骨膜暴露乳突区及上项线颞嵴至下项线之间的骨面。结扎并切断枕动脉，骨蜡填塞乳突导血管。置入牵开器。

2. 作骨　窗于乙状窦之后，上项线之下用电钻钻开一约 3cm×3cm 骨窗，骨片或骨屑保存于生理盐水中备用。骨窗上缘近横窦、前缘达乙状窦。同时静脉快速滴注 20% 甘露醇。

3. 切开硬脑膜　十字形或 H 形切开硬脑膜，用脑棉片保护小脑，一边吸引脑脊液，一边用脑压板逐渐轻压小脑，显露桥小脑角区。

4. 切断前庭神经　确认、切断前庭神经的方法与迷路后前庭神经切断术的方法相同。

5. 关闭术腔　确认颅内无活动性出血后，用无创伤尼龙线缝合硬脑膜，在完全闭合硬脑膜切口之前，向蛛网膜下腔注入温生理盐水以补充损失的脑脊液。在骨窗处填入钻颅时收集的骨屑，回复取下的骨瓣。仔细止血后，分层缝合肌肉及皮肤，包扎伤口，一般不作引流。

（杨明明）

第二十六章

鼻科微创手术治疗

第一节　鼻内镜鼻窦手术的基本方法

功能性鼻内镜鼻窦手术的重点是筛窦手术。按照鼻腔呼吸气流的特点、气流进入鼻腔，首先冲击中鼻甲和中鼻道附近即前组筛区。因此筛窦炎尤其是前组筛窦的炎症发病率最高，并且是其他鼻窦的病源点。临床实例也证明手术清除前组筛窦的病灶、恢复正常的鼻窦通气、引流，使一些过去认为不可逆转的上颌窦炎、额窦炎消散或恢复。

功能性鼻内镜鼻窦手术必须具备下述3项基本点：①在彻底清除不可逆病变的基础上、尽可能保存窦内黏膜，尤其是要保留中鼻甲；②建立良好的以筛窦为中心的各窦通畅引流，其中最重要的是开放和扩大上颌窦和额窦的自然开口；③建立良好的鼻腔通气。

缺少上述任何一点都不能称之为功能性鼻内镜鼻窦手术，而只能称之为"经鼻内镜鼻窦手术"或"鼻内镜下的鼻窦手术"。

一、手术器械和设备

鼻内镜的诊疗设备是一套完整的精密仪器系统，了解它的性能并熟练地掌握其使用方法是非常重要的。

1. 鼻内镜　鼻内镜常用的角度有4种，0°、30°、70°和110°，镜身长20～23cm，直径有1.9mm、2.7mm和4mm三种。

2. 光源　均采用冷光源，通常有3种：①标准光源：是应用最广泛的临床光源；②自动曝光光源：用于鼻内镜的腔内照相，可自动调整曝光时间；③电视光源：用于鼻内镜电视监视系统。

3. 光源导线　用于连接光源和鼻内镜的纤维光束导线，长度约1.2～1.5米，光导纤维很易折断，使用时切忌硬性弯折。

4. 照相设备和录像系统　鼻内镜腔内照相使用的是135mm型标准照相机，有一个特殊的接头固定于镜头上，鼻内镜与此镜头相接，接通光源导线便可以进行腔内照相。

5. 电视监视和录像系统　由微型摄像机、录像机和电视监视器组成。通过这套系统，可真实地将手术的全过程记录下来。便于有价值的临床资料的保存和手术观摩与教学。

6. 手术器械

（1）常备手术器械：包括鼻镜、枪状镊、吸引器管、麻醉针头、注射器、筛窦刮匙、敷料剪和巾钳。

（2）筛窦钳：筛窦钳分为两种，一种是直钳，有大、中、小三种型号，另一种是弯钳，有30°、70°和90°三种型号。

（3）上颌窦息肉钳：分别有0°、75°和90°三种型号。筛窦钳和上颌窦息肉钳是鼻内镜鼻窦手术中最重要的器械，用于清除鼻窦内的息肉、炎性增生等软组织类病变及薄骨片。现已有与吸引管联体的筛窦钳问世，可大大缩短手术时间。

（4）咬骨钳：处理较薄的骨质时使用筛窦咬骨钳，较厚的骨质则用其他各种咬骨钳。在开放上颌窦自然开口时可用反向咬骨钳（图26-1）。

图26-1 反向咬骨钳开放上颌窦自然开口

（5）上颌窦钻孔与活检器械：上颌窦钻孔器械由钻孔针、套管和鼻内镜组成。

1）钻孔针：尖端呈三棱锥型，直径为4.0mm，钻孔时旋转针尖钻破骨壁。

2）套管：直径为4.0mm的空心管，使用时将套管留于钻好的孔内，鼻内镜从此管插入进行检查。

3）上颌窦鼻内镜：有多种型号，有一种类似上颌窦冲洗管的形状。通过下鼻道造孔和上颌窦自然开口对上颌窦进行检查。

（6）中鼻甲剪：由直剪、左弯剪、右弯剪共3把组成，用于剪断中鼻甲。

（7）黏膜刀：有两种型号，一种是锋利的小弯刀，用来切开黏膜用；另一种是钝性的剥离器，用于分离黏膜。

（8）刮匙：有两种，一种用于刮除筛房间隔，另一种用于处理软组织。

设备和器械要注意保养和消毒。鼻内镜、光源导线、摄像镜头、照相机都可使用甲醛熏蒸消毒，每次不少于60分钟。

二、手术适应证

1. 阻塞性病变　影响中鼻道通气和引流的阻塞性病变。如筛泡肥大、中鼻甲息肉样变、中鼻道多个小的息肉、CT表现为漏斗型。这种单纯性阻塞性病变，可选择钩突切除术或筛泡、前筛切除术。

2. 急、慢性鼻窦炎　经长期保守治疗症状无明显改善的慢性鼻窦炎。包括慢性上颌窦炎、慢性筛窦炎、额窦炎和全鼻窦炎。

单纯上颌窦炎，可行下鼻道上颌窦造孔术，或前筛房及中筛房切除术并同时开放上颌窦自然开口。

单纯筛窦炎，视病变程度可行前组筛窦切除术或全筛窦切除术。

额窦炎，行前组筛窦切除术及后组筛窦开放术加额窦底开放术，如筛窦内病变严重者，应行全筛窦切除术。

蝶窦炎，多因筛窦感染所致，需行全筛窦切除加蝶窦前壁开放术。

全组鼻窦炎行全筛窦切除术，同时开放上颌窦自然开口，额窦底及蝶窦前壁。

对于急性鼻窦炎以往认为手术有可能引起炎症的扩散，一般不主张手术。但按功能性鼻内镜鼻窦外科的观点，无论是急性还是慢性鼻窦炎都应争取早期手术。早期开放引流，改善了鼻腔通气，可促进纤毛运输功能和腺体分泌功能的恢复。手术不伤及鼻内黏膜，越早手术窦内黏膜的形态和功能恢复越好。对急性鼻窦炎经药物治疗，症状改善不明显者，早期一次手术治愈率远高于延期手术，加之新型强力抗生素的不断问世，使手术更为安全。

3. 鼻息肉　可为单发和多发，常伴慢性鼻窦炎。中鼻道单发性息肉摘除后，应行钩突切除术或筛泡切除术，可促使前组筛窦的阻塞性炎症消失。多发性息肉常伴上颌窦和额窦的炎症，应行全筛窦切除术及开放上颌窦自然开口和额窦底，观察窦内的病变并作相应的处理。

三、术前准备与术后处理

1. 术前准备　包括全身检查、鼻腔局部处理、术前抗生素的应用、术前用药及家属手术同意书的签署等均与普通鼻及鼻窦手术相同。估计术中出血可能较多的患者，如复发性鼻息肉拟行蝶筛窦全切除术或内翻性乳头状瘤，应作好输血准备。还应注意眼科临床检查包括视力、视野、眼压、眼球运动、瞳孔及眼底等。

2. 术后处理

（1）一般处理：术后取半卧位，注意出血情况，全身抗生素和止血药物的应用，观察体温的变化，与普通鼻及鼻窦手术相同。

（2）常规眼部检查：观察眼睑有无充血或水肿，眼球有无固定或外突，球结膜有无充血水肿，眼压、视力、视野、眼底检查结果与术前进行比较。如仅有眼睑轻度充血水肿，常为全筛窦切除术后的反应，抽出鼻腔填塞纱条后数日内便会消退。如出现眼球运动和视力障碍，球结膜充血，则表明眶内感染，应做及时处理。

（3）局部术腔处理：手术后鼻腔局部处理是长期、繁琐而又必须耐心对待的过程，有时需持续半年甚至更长的时间。

1）第一阶段：术后近期（7～10天内）。术后1～2天抽出鼻腔填塞纱条，每日使用1%麻黄碱收缩鼻腔。以后每日在鼻内镜引导下用吸引器吸出血凝块，用息肉钳清理残留的病变组织。特别注意前筛顶，各个窦口及中鼻道前端，此为最易发生粘连的部位。如有残留的息肉或新生的肉芽可用YAG激光技术处理。如筛窦腔内痂皮堆积较多，每日用抗生素生理盐水冲洗鼻腔1次，连续5～7天。一般2周内痂皮可逐渐减少到完全消失。

2）第二阶段：术后3个月以内。原则上每隔1～2周来医院复查1次，使用鼻内镜对术腔进行详细检查。对所有新生的肉芽和息肉进行彻底清除，分离粘连，用抗生素盐水冲洗术腔。这段时间是保证手术效果的最重要的阶段。因二次感染，迁延性炎症、复发息肉、窦口缩窄、中鼻道粘连等现象多在这段时间发生、应予以重视。

3）第三阶段：疗效维持阶段，长达术后半年以上。每 1～2 月复诊一次，处理方法同前。恢复良好者，前鼻镜检查可与正常鼻腔无异，中鼻甲完全恢复正常形态，中鼻道光滑通畅。如经第二阶段处理仍无法控制病变发展或不能按时复诊而发生窦口闭塞、术腔闭塞或粘连，则需再次手术。由于解剖结构破坏、标志不清、再次手术的难度增加。因此术后初始阶段的处理是控制复发的重要时期。

四、鼻内镜鼻窦手术的基本步骤

1. 体位　患者取平仰卧位或 15°～30°仰卧位。

2. 麻醉　鼻内镜鼻窦手术部位深在，术野小、操作精细，而且鼻腔内病变部位血管丰富，易出血。为保证手术顺利进行，麻醉的选择至关重要。麻醉要达到使患者安静，镇痛效果完善，出血少，术野清晰，保持呼吸道通畅，防止呼吸道梗阻和误吸。随着鼻内镜手术适应证范围的不断拓宽，接受鼻内镜手术的患者年龄跨度较大，有些患者合并有心血管病或癫痫。具体选择何种麻醉应根据患者的鼻部病情和全身状况来决定。

（1）以下情况，建议采用全身麻醉。

1）筛窦全（特别是骨质增生型筛窦）切除术或同时开放上颌窦、额窦和蝶窦；

2）以往曾行手术，估计手术时间较长，手术难度较大时；

3）经鼻内镜行其他类型的手术，如脑脊液鼻漏修补术，视神经管减压术，眶减压术等；

4）患者精神高度紧张，对手术有恐惧感。全麻通常采用经口气管插管，使用的插管应有气囊，以防血液进入下呼吸道。

（2）局部麻醉

1）鼻腔黏膜表面麻醉：国内通常使用 2% 丁卡因 25～30ml 加入 1∶1 000 肾上腺素 3～4ml［如为高血压患者可采用盐酸羟甲唑啉（达芬霖）与 2% 的丁卡因 1∶1］混匀，放入棉片浸透，以棉片湿润轻度挤压不滴出药液为度。分两次麻醉鼻腔黏膜，间隔时间 3 分钟，第 1 次麻醉部位主要为嗅裂、中鼻甲、下鼻甲，以收缩鼻腔为主。第 2 次麻醉应格外仔细，棉片应填入空隙内。主要部位为筛前神经支配区，如嗅裂、鼻顶、中鼻甲上缘和前缘；和筛后神经支配区，如中鼻道、中鼻甲后缘及蝶筛隐窝。最后填入总鼻道、下鼻道直至后鼻孔。

2）鼻丘区黏膜浸润麻醉：鼻腔黏膜表面麻醉以后，在中鼻甲前缘相对应的鼻腔外侧壁（即鼻丘区）黏膜下，用 1%～2% 利多卡因 5 ml 加入 1∶1 000 肾上腺素 2～3 滴，或用 1% 普鲁卡因加入少许 1∶1 000 肾上腺素进行局部浸润麻醉，以阻滞筛前神经、蝶腭神经节、眶下神经、额神经及眶上神经。

3. 鼻面部消毒、铺巾　用 75% 的酒精纱布或棉球消毒，消毒范围上达额部，两侧至耳前，下到颈前皮肤。鼻孔内用红汞消毒。铺手术巾，包头时，注意勿遮盖双眼，以便术中观察。

4. 手术类型和方法　功能性鼻内镜鼻窦手术大体可分为两种术式，一种是 Messerklinger 术式，手术从前组筛窦开始，从前向后深入，是临床医师常采用的术式。另一种是 Wigand 术式，手术从后组筛房开始，从后向前进行，通常在全蝶、筛窦切除术及蝶窦切开术中采用，也可根据患者的实际情况采取相应的变通术式，但首先应熟练掌握基本术式。

（1）Messerklinger 术式

1）切口：单纯性鼻窦炎、中鼻道无息肉时，在中鼻甲前端的鼻腔外侧壁从前上向后下呈弧形切开黏骨膜。中鼻道有息肉时，需将上述切口沿中鼻甲前缘内侧延长可达中鼻甲前下缘。如用 YAG 激光可减少出血。

2）分离中鼻道黏膜，暴露并切除钩突：钩突为一个略呈弯形之薄骨片，位于筛漏斗内侧壁的上部。有时在分离该处黏膜时就可将其折断，或用咬骨钳将其咬除。

3）切除筛泡：用鼻中隔剥离子、沿切口分离中鼻道黏膜暴露筛泡。筛泡暴露后，用剥离子轻压便可进入，亦可用锐利直钳直接咬开筛泡，用力要适当，否则可将其外后侧纸样板损伤。术前 CT 阅片时要注意筛泡发育情况。

4）清理前组筛房：术后复发主要在前组筛窦，因此，必须彻底清除前组筛房的病变。有眶上筛房时也要一并切除。清理的范围：上达额窦底与中筛房顶相连续。外达纸样板与中筛房区纸样板相连续。前达额突内侧面。通常使用 70°鼻内镜配合 75°大开口息肉钳。清理前上筛房时注意勿误伤泪囊和鼻泪管。还应注意避免损伤沿前筛房顶颅底走行的筛前动脉。

5）清理中组筛窦直至筛顶：筛顶即颅底，在鼻内镜下呈淡黄色。认清中鼻甲在筛顶的附着部，对防止损伤前颅底，避免脑脊液鼻漏有重要意义。手术操作应在此附着部外侧进行，通常使用 50°和 70°鼻内镜配合 75°小开口直钳和刮匙，筛顶区尽可能使用刮匙少用息肉钳并不可用力太大。该区薄片状骨板易损伤。

6）清理后组筛房：先使用 4mm 的 0°广角镜配合大开口直钳，在手术进入最后组筛房时改用小开口直钳。后组筛房清除的范围：上达筛顶、外达纸样板、后达蝶窦前壁、内为中鼻甲。使整个筛窦成为一个空腔。

可以用以下方法判定筛窦是否清除彻底：

a. 用吸引器吸除术腔中的血液，边吸边轻轻触叩，如为筛房间隔即会被触破，取除碎骨片后试探性吸引，常可吸出脓性分泌物或息肉样组织，如为纸样板或颅底则骨质较硬。

b. 筛房清除彻底，纸样板和筛顶光滑，出血停止。

c. 筛窦术腔呈一从后向前的锥形。辨认各壁的形态并与术前 CT 片进行比较。

7）开放并探查额窦：额窦开口阻塞，使用 70°鼻内镜，先用吸引器或刮匙在额窦底探查，找到额窦开口后再行开放。开放时为安全起见，应常规用刮匙沿额窦开口周边逐渐扩大。在额隐窝与前筛顶之间有一骨隆起，其前方为额窦底和额窦开口，其后方为筛顶即前颅底，故开放额窦时，应在此骨隆起的前方，开放的范围不应小于 0.5cm，并且应使边缘光滑，可防止术后闭塞。如无特别需要，额窦内黏膜不予处理。仅将其内的脓性分泌物吸净。

8）开放并探查上颌窦：有筛窦炎的患者均应常规开放上颌窦自然开口，因前中组筛窦炎时常伴不同程度的上颌窦自然开口的狭窄或闭塞。根据病变的程度可采取：

a. 单纯开放上颌窦开口：使用 70°或 110°鼻内镜，配合反向咬骨钳扩大上颌窦的开口。开放范围应在 1cm 以上，清除开口周边的病变组织，使其干净、圆滑、并将窦内的脓性分泌物吸净。如窦内仅为黏膜肥厚可不必处理，如有息肉、囊肿及占位性病变，则应予以摘除。并应送病理学检查。

b. 联合造孔法：即在上颌窦自然开口扩大的同时，于下鼻道鼻腔外侧壁钻孔，使中鼻道和下鼻道均与上颌窦相通，这种方法适合于病情较重者。钻孔的部位和方法同上颌窦鼻内开窗术。

9）开放并探查蝶窦：利用鼻内镜进入蝶窦有 3 种途径，即经筛窦、经鼻腔和经鼻中隔。已行全筛窦切除术者自然经筛窦进路。但需知经鼻中隔进路最安全，其所暴露的蝶窦前壁为两侧蝶窦间隔的前端部分，稍向左右偏移即可暴露左侧或右侧蝶窦前壁。经鼻腔可观察到蝶窦前壁上 1/3 处的蝶窦开口。经筛窦进路时，在清除最后组筛房后，仔细辨认蝶窦前壁，一般蝶窦前壁骨质较厚、平滑，见纸样板在此平面于眶尖部向后外方弯曲。蝶窦前壁距离前鼻孔平均为 7.5～7.8cm，无论男女，此距离很少有小于 7.2cm 者。蝶窦开口与鼻腔底呈 30°角。当看清蝶窦开口后，用刮匙沿开口扩大最为安全，开放的范围应是整个蝶窦前壁。注意开放时，勿损及：

a. 蝶窦前壁下 1/4 偏外侧处进入鼻腔的蝶腭动脉。

b. 最后组筛房与蝶窦前壁的外侧交角处的视神经管隆突，即视神经管眶口，该处应重点保护。打开蝶窦前壁，探查窦腔，可看清蝶窦顶上外侧视神经管压迹和后外侧颈内动脉压迹。蝶窦外侧壁不可触动。

10）检查及冲洗术腔：使用各种角度的鼻内镜仔细检查整个术腔，进一步清除残留的病变，刮平筛房间隔的骨质；用骨锉将各开放的窦口锉平；对活动性出血用双极电凝器止血。仔细观察纸样板、筛顶、视神经管隆突、蝶窦外侧壁和鞍底有无骨质损伤或清亮液体流出。如有异常，应作相应处理。检查患者眼部情况，注意有无眼球突出、眼睑水肿、球结膜出血；局麻的患者还应检查视力，眼球活动度、瞳孔反射等。检查完毕用生理盐水冲洗整个术腔，明胶海绵、藻酸钙海绵、可吸收止血纱布或凡士林纱条轻填术腔，手术结束。

（2）Wigand 术式：Wigand 手术的目的和要求与 Messerklinger 手术是一致的，其区别仅在于手术方式上的不同。前者是从后向前做手术，后者是从前向后做手术。Wigand 术常用于蝶窦切开术及筛窦全切除时，需全麻。基本术式如下：

1）首先按 Messerklinger 术式的方法清除中鼻道的息肉和病变组织，清楚地暴露中鼻甲和中鼻道。

2）切除中鼻甲的后端：以弯型中鼻甲剪从中鼻甲下缘中部弧形剪除中鼻甲后端，可清除最后组筛房，清理蝶筛隐窝处的病变组织，暴露蝶窦前壁。操作过程中注意各点与 Messerklinger 术式相同。

3）开放蝶窦：寻找蝶窦开口。如寻找蝶窦开口遇到困难，则开放蝶窦前壁的最佳位置为中鼻甲后端附着处向上 1cm、向内 0.5cm 处，或后鼻孔上缘正中向上 1cm 处。在开放蝶窦前壁的同时清除后组筛窦。蝶窦前壁大部分切除后，蝶窦前壁顶作为手术的上界、外壁作为手术的外界。

4）切除筛窦：在清除后组筛房后，再依次向外清理中组和前组筛房。Wigand 术式的主要特点是首先开放蝶窦，然后再寻找视神经隆突，使其在判断视神经隆突方面较 Messerklinger 术式为安全。

5）按照 Messerklinger 术式的方法开放额窦和上颌窦。

6）其他步骤均与 Messerklinger 术式相同。

目前鼻内镜鼻窦手术以 Messerklinger 术式为基础，根据临床症状、体征及 CT 检查所显示出的病变的程度和范围，来设计手术的术式和切除的范围。手术方案应明确两方面的问题：

a. 是作根治性鼻窦手术还是作功能性鼻窦手术，即是否需要切除中鼻甲和剥除窦内全部黏膜，还是在清除病变的基础上，只对窦口鼻道复合体区域进行开放和引流。

b. 手术切除的范围视具体情况而定。功能性鼻内镜鼻窦手术的原则是清除病变，保留功能，尽可能缩小手术范围及减少鼻内不必要的损伤。因此，中组筛房黏膜正常就不必开放后组筛房。如后组筛窦正常、蝶窦开口干净，就不必开放蝶窦。同样，上颌窦和额窦开口通畅，也可不必开放其窦口；而根据具体情况只作单纯的钩突切除术、前组筛窦开放术、上颌窦开放术和额窦开放术。

五、手术并发症

功能性鼻内镜鼻窦手术的并发症，据多数报告其发生率约为4%。但因鼻窦与重要的解剖结构相毗邻，如前颅底、硬脑膜、眶内视神经、颈内动脉及海绵窦等。一旦发生并发症，常引起严重的后果。因此，必须强调鼻内镜鼻窦手术并发症重在预防。

1. 并发症发生的原因　并发症发生的原因有多种，常见的原因有以下几种。

（1）解剖标志不清：或因解剖变异、或因曾遇手术破坏、尤其是中鼻甲被切除之后失去标志。

（2）在高危区操作时所使用的手术器械不当或质量低劣，手术操作不规范、粗暴，鼻内镜的角度和深度注意不够。

（3）鼻窦解剖结构不熟悉，手术经验缺乏：许多学者认为并发症的发生主要与手术经验不足有关，而与鼻窦炎的严重程度关系不大。另外术中出血、术野不清、手术范围较大，均是造成并发症的可能因素。

2. 并发症的种类　鼻内镜鼻窦手术常见的并发症有脑脊液鼻漏和颅内感染、眶内眶后部血肿、泪囊损伤、视神经损伤、眼睑气肿及鼻出血等。按照发生的部位和性质归纳为：①眶眼并发症；②颅底和颅内并发症；③鼻内并发症。

（1）颅底和颅内并发症

1）脑脊液鼻漏：多因损伤筛板、筛顶和蝶窦。常发生在筛顶变异较大的患者，术中强行扭断中鼻甲根部、开放蝶窦时位置过高。或筛窦病变（如内翻性乳头状瘤）侵犯前颅底，或蝶鞍手术后蝶窦封闭不紧，其发生率约为0.5%。一旦发生术中常能发现，可用捣碎的肌肉封堵漏孔，外铺筋膜并用明胶海绵压紧即可。术后出现脑脊液鼻漏者，先采取保守治疗，常可自愈。如脑脊液流量较多，2~4周后仍未愈者，应行鼻内镜下脑脊液鼻漏修补术。

2）颅内血肿：造成颅内血肿的直接原因是颈内动脉或大脑前动脉的手术外伤性破裂出血。

3）颅内积气：颅内积气常导致严重的颅内感染，因此一旦发现应立即采取最积极的抗颅内感染治疗。

（2）眶眼并发症

1）视神经损伤：可分为视神经缺血性损伤、视神经间接损伤和直接损伤。前两者视力障碍为暂时性，表现为渐进性视力减退、复视或视野缺损：

a. 缺血性损伤：由于鼻腔内手术中的麻醉剂收缩血管作用或骨反射性刺激引起眼动脉分支痉挛所致视力障碍。这种视力障碍多为一过性的，若视网膜完全缺氧超过4分钟，可导致永久性视力障碍。故应紧急静脉输入血管扩张剂，低分子葡萄糖、地塞米松和能量合剂等药物。

b. 视神经间接损伤：原因是视神经裸露或视神经管开放，由于术中操作刺激造成视神经损伤或术后局部眶内血肿压迫所致。表现为视力障碍渐进性加重；术后一旦发现视神经损伤后应立即松解局部填塞，应用激素、脱水剂、营养神经药物（细胞生长肽、神经生长因子）及改善微循环的药物等。

c. 视神经直接损伤：主要原因是手术误伤造成，先天性或病理性视神经骨管及眶纸样板缺损或变薄，增加了术中损伤视神经的危险。手术中及手术后鼻腔内单极电凝止血也可造成视神经损伤，表现为立即失明，并为永久性。因视神经受到直接撕脱或断离伤，常无法挽救。因此术中器械伸入鼻腔超过 6.5cm 时，就可能造成视神经损伤。视神经位于中鼻甲基板之后 7mm，在打开后组筛房后应特别小心。上述各类型患者的主要体征为轻重不等的 Marcus 瞳孔，即视力减退或失明、患侧瞳孔散大、直接对光反射减弱或消失、间接对光反射存在。

2）眶内血肿或积气：主要原因为纸样板的破坏，一旦有血液或气体经这些骨或骨膜的裂隙进入眶内，临床上患者就会出现眼睑或球结膜的血肿或气肿，如进入球后则导致眼内压力增高。血液可来自术中破裂的筛动脉，也可来自术后术腔内的积血，大多数情况下不会出现视力障碍，但如果眼内压力增高到一定程度也可能会引起视力障碍，瞳孔散大及 Marcus Cunn 征阳性。一旦发现上述症状应立即抽出鼻腔内填塞物，以缓解眶内视神经的压力，同时给予利尿剂、缩瞳剂、激素、营养神经药物的治疗。必要时可行眶减压术或视神经管减压术。

3）眼球运动障碍：直接损伤或眶内血肿压迫都可以导致内直肌或上斜肌的损伤。患者主诉不同程度的复视，检查可见不同方向的眼球运动障碍。

4）泪道损伤：为手术损伤泪囊或鼻泪管后造成，主要症状为术后溢泪。

（3）鼻内并发症

1）鼻出血：鼻腔大出血是鼻内镜鼻窦手术最常见的并发症，常因损伤筛前动脉、筛后动脉、蝶腭动脉及鼻后中隔动脉所致。出血量常在 200ml 以上，甚至迫使手术中断，严重时可危及患者生命。手术出血的多少与手术熟练程度关系密切，因此熟练的手术技术是减少出血的重要因素之一。

2）术腔粘连闭塞：主要为中鼻甲与鼻腔外侧壁或鼻中隔的粘连，导致术腔闭塞。粘连最易发生在术后 2~8 周，发生粘连的原因有：①手术损伤及病变黏膜处理不当；②中鼻甲处理不当；③手术后随访处理不及时。

3）窦口闭锁：窦口闭锁最常见的是上颌窦开窗口和额窦口的闭锁。窦口闭锁的原因：①窦口周围黏膜损伤过重；②术中病变清除不彻底；③术中窦口开放不全；④钩突和中鼻甲切除后，气流直接作用于筛窦黏膜和上颌窦黏膜，是导致窦腔黏膜增生，瘢痕闭锁的重要原因。

3. 并发症的预防　为预防上述各种严重并发症的发生，应牢记鼻内镜鼻窦手术的 6 个高危区。

（1）纸样板：有两种方法可避免损伤纸样板，一是术前分析 CT 片确定纸样板中央突的程度；二是术中先找到中央突出部分的纸样板，然后沿此向前、后仔细暴露全部纸样板。

（2）筛前动脉附近的筛窦顶壁：筛窦顶壁与外侧壁交界处有筛前动脉和筛前神经并行。动脉骨管的中末端骨壁凸起易遭损伤，引起大出血或眶内血肿形成。筛动脉在手术中应作为颅底平面的重要标志，而筛窦顶壁实为颅前窝底，该处骨质薄易损伤造成脑脊液鼻漏。因此识别筛前动脉有助于预防并发症的发生。另应注意手术器械进入鼻腔超过 5.5cm 损伤筛前动脉的危险性增大。

（3）筛板侧板：即前组筛房中部顶壁与内侧壁交界处的骨壁，其常向筛窦腔内凸起，并有骨孔通颅内，手术损伤易引起颅内感染。术前 CT 阅片时亦应特别注意该处凸出的部分。

（4）筛后动脉附近的筛顶：筛后动脉在后组筛房顶壁与外侧壁交界处的薄骨管中行走。筛后动脉较筛前动脉粗，损伤后出血较多；缩入骨管内出血可造成眶后部血肿，应注意识别加以保护。

（5）蝶窦与后组筛房之间的区域：在该区的后外上有视神经骨管，在其下外侧有颈内动脉。应注意鉴别，加以保护。

（6）筛顶与筛板连接：筛顶壁与筛板的连接方式分为水平式和高台式，术前鼻窦冠状位 CT 若为高台式，在处理靠近中鼻甲顶内侧筛房时，应格外小心；否则筛凹薄而脆的内侧壁，极易损伤造成脑脊液鼻漏或颅内感染。

因此，要将并发症减少到最小程度，要求手术医生具有良好的鼻和鼻窦解剖学基础知识；术前应用鼻内镜仔细检查鼻腔，以了解鼻息肉的大小、血管状态以及以往手术所致解剖标志的改变，认真分析鼻窦 CT 片，确认筛窦顶壁和纸样板及其他高危区 CT 的特征。牢记术中需注意的各要点，术中在高危区操作时动作轻柔、规范，最好在器械上标上安全刻度标志，便于掌握器械的深度与角度。

（张秀娟）

第二节　鼻内镜治疗技术

一、历史沿革

鼻腔与鼻窦由狭窄的管腔和间隙等构成，解剖结构精细而复杂。其"孔小洞深"的特点，加大了临床检查治疗的难度。当单纯肉眼观察不能满足检查需要时，学者们开始寻求借助某种器械或装置，深入到这些洞隙中，更直观和准确地诊治疾病。

在希腊庞培城出土的文物中已见到公元 79 年的肛门镜、阴道镜及子宫镜等体腔观察用具，是体现运用内镜观察体腔思想的最早实践。1879 年，德国的泌尿科医师 Nitze 在医疗器械师 Leiter 的帮助下，首先使用前端配备照明装置的膀胱镜。他在直径 5mm 的光学镜管内插入水冷式电流加热白金丝到达视管前端提供照明，开创了医学史中使用光学内镜之先河。1901 年，Hirshman 对 Nitze 的膀胱镜进行了改良，首次经齿槽对鼻腔和鼻窦行内镜检查。美国人 Caldwell 和法国人 Luc 各自创立的 Caldwell－Luc 手术是治疗慢性上颌窦炎的经典手术，在其后相当长的一段时间内，健康鼻窦黏膜或炎性病变黏膜因为术中无法区分，常常被无情地剔除。

1925 年，美国鼻科学者 Maltz 成功地应用经 Wolf 公司改善了光学性能的内镜，经下鼻道和尖牙窝对上颌窦进行了观察，并创造了鼻窦检查一词。他在认识到单纯依赖放射线照片检查的局限性后，提倡推广应用鼻内镜。1951 年，英国物理学家 Hopkin 用玻璃纤维导光束传递冷光源进行前端照明，同时发明了固体柱状镜系统。这一发明极大地增强了照明的亮度，为现代硬性内镜技术的发展奠定了基础。德国 Storz 公司采用 Hopkins 光学系统，生产出了性能优良的硬性光学内镜。

奥地利学者 Messeklinger 通过 30 余年对与鼻内镜相关的鼻腔外侧壁解剖和鼻腔病理生理学的研究，著成《鼻内镜检查》一书。成为鼻内镜解剖和病理生理研究方面的基础参考书。20 世纪 80 年代，Stammberger 代表 Messeklinger 介绍了他们在鼻内镜手术方面的经验，Kennedy 对该项技术的敏感性促成了日后的巨大成功，并与神经放射学家 Zinreich 一起，改进了 CT 冠状位扫描技术，以更好地显示鼻腔外侧壁的解剖结构，提高了鼻内镜的应用价值和诊断水平。1986 年，Stammberger 和 Kennedy 等先后提出并完善了功能性内镜鼻窦外科的概念（functionalendoscopic sinus surgery，FESS）。

1977 年，我国学者卜国铉在《鼻科学》中提出："窦内黏膜肉眼观察正常或属可逆，应予保留，以便黏膜再生覆盖窦腔。而手术成功的关键，不是完全决定于窦内黏膜是否全部刮除，而是决定于永久的通畅引流"。这与 FESS 理论完全一致。20 世纪 80 年代中期鼻内镜检查技术传入中国，赵焯然等最早将其用于鼻腔、鼻窦疾病的检查和诊断。20 世纪 90 年代初，韩德民和许庚等学者在 FESS 理念的基础上，开始将鼻内镜用于鼻窦手术，逐步确立了鼻内镜外科的基本术式。随着临床经验的积累，于 20 世纪 90 年代中期总结了对鼻窦炎的治疗经验，并深入地探讨了鼻内镜手术的并发症和影响疗效的相关因素。他们先于 1995 年首先在广州提出了慢性鼻窦炎的诊断、分期和疗效评定标准。随后于 1997 年 11 月在我国海南省海口市的全国鼻科学术会议上，制订我国慢性鼻窦炎的诊断、分期和疗效评定标准，标志着我国鼻内镜外科的发展上了一个新的台阶。近年来，我国学者提出"结构—功能—症状"全新的手术治疗理念，促进了传统鼻外科向鼻内镜微创外科的转变。其体现了疾病发生和发展的基本特点和因果关系，通过手术矫正、切除或重建病变部位的解剖结构，尽最大限度保留正常结构、保护其功能，从而最大限度地缓解或治愈临床症状，推动疾病转归进入良性循环的轨道。目前，鼻内镜外科技术已经广泛应用在耳鼻咽喉头颈外科日常临床工作中，为推动着学科诊疗技术进步发挥着重要作用。

二、基本原理

最早系统地阐述内镜鼻窦外科（endoscopic sinus surgery，ESS）基本原理和方法的是奥地利学者 Messerklinger，他的研究表明：①慢性鼻窦炎的发生与窦口鼻道复合体（前筛复合体）的病变所导致的鼻窦引流口阻塞有关；②清除病变、开放阻塞的窦口、恢复鼻腔、鼻窦的通气引流功能，病变黏膜可逐渐恢复正常，遭到破坏的黏液纤毛清除功能和腺体功能可得到恢复，实现了治愈慢性鼻窦炎的目的。改变了已往鼻窦黏膜病变状态是不可逆的观念，奠定了 ESS 的理论基础。

Stammerger 等继承和发展了上述观点，提出了功能性内镜鼻窦外科（functional endoscopic sinus surgery，FESS）的概念。美国学者 Kennedy 等阐明了鼻内镜手术治疗慢性鼻窦炎炎症对局部病理生理过程的影响，指出"功能性外科"的适应范围包括：①系统药物治疗无效的慢性鼻窦炎；②与窦口鼻道复合体结构异常相关的复发性急性鼻窦炎。

FESS 较 Caldwell - Luc 等传统手术的进步在于：①减少了皮肤或黏膜的损伤以及对骨质结构的破坏；②精确地显示鼻腔外侧壁和鼻窦的解剖结构，利于术中操作和术后观察；③在保留黏膜和恢复正常的黏液纤毛传输功能的前提下，祛除病变，达到拓宽鼻腔和鼻窦间的空间联系；最大限度地保留正常的解剖结构和黏膜，维系鼻腔、鼻窦基本的生理功能。

从 ESS 到 FESS 的进步，是基于对鼻腔鼻窦炎性疾病病理生理学基础理论的认识以及对疾病病理生理学过程认识的进步。

三、应用范围

以慢性鼻窦炎、鼻息肉为主要治疗对象的鼻内镜外科技术，在不断推广普及完善的过程中，促进耳鼻咽喉头颈外科诸多疾病的诊治水平有了明显提高，也促进了相关解剖学、病理生理学、影像学等研究不断取得新的进展，应用范围已延伸到耳鼻咽喉头颈外科的各个领域（包括鼻、眼、颅相关外科等），并在一定程度上更新了眼科和颅底外科的治疗手段。

鼻内镜外科技术的组成主要包括：①电视监视下的鼻内镜手术；②清除鼻腔和鼻窦病变；③正确保留黏膜与重建结构；④综合治疗与术后随访 4 个方面。

应用范围主要包括以下几方面。

1. 鼻腔、鼻窦手术　鼻腔鼻窦结构异常（如气化中鼻甲、反常弯曲中鼻甲等），难治性鼻出血，鼻中隔偏曲矫正，鼻窦手术，脑脊液鼻漏修补术，鼻腔，鼻窦内翻性乳头状瘤（IVP），后鼻孔闭锁修复及腺样体切除等。

2. 鼻眼相关外科手术　眶击出性骨折、眶内脓肿。慢性泪囊炎是眼科常见多发病，泪囊与鼻腔仅相隔骨壁和黏膜两层结构，在鼻内镜下完成泪囊鼻腔造孔术，手术简捷，避免了面部切开和内眦韧带损伤；经鼻视神经管开放减压手术，具有损伤范围小，疗效好，并发症少等优点；眶内减压及视神经管减压术。经鼻进路眶减压术，治疗恶性突眼（Grave病）等。

3. 颅底外科手术　如巨大颅底，侧颅底囊肿、颅咽管瘤及脊索瘤等蝶鞍内肿瘤切除：如经鼻内镜蝶窦进路行垂体瘤切除术，此法进入蝶鞍快捷，可大大缩短手术时间；同时免除切口和进路过程中对鼻腔、鼻窦、鼻中隔的损坏和重建过程；可以比较准确判定解剖部位和切除病变范围。

4. 头颈肿瘤外科　应用鼻内镜外科技术治疗头颈肿瘤，可分为：①良性肿瘤：主要是鼻咽血管纤维瘤和鼻窦骨化纤维瘤等，采用动脉血管栓塞、控制性低血压麻醉等方法，在手术创伤、术后功能保存以及随访等方面均显示出优越性；②恶性肿瘤：对鼻咽癌等恶性肿瘤，在鼻内镜直视下切除放疗后残留或复发病灶，再辅以放疗、化疗及生物治疗等综合治疗手段也取得了满意疗效。

一些局限于鼻窦的恶性肿瘤，采用鼻内镜引导下鼻窦探查手术，可解决 2 个问题：①明确诊断；②开放鼻窦，促进引流，有助于缓解放疗后的鼻窦症状。对范围局限的恶性肿瘤，可在内镜观察下彻底切除。

5. 其他　如颞骨岩尖部病变经蝶窦鼻内镜手术切除、鼻内镜协助行枕下乙状窦后进路或迷路后进路内耳道位听神经瘤切除术及前庭神经切断术等。

鼻内镜外科技术应用范围和领域的不断扩大，体现了在准确、彻底清除病变的前提下，最大限度保留器官结构和功能的技术优势。同时，也应注意到：鼻内镜外科技术本身并不能取代所有经典或传统治疗手段，熟练和正确应用鼻内镜外科技术还需要在临床实践中不断摸索总结，加以提高，才可以运用自如。

四、鼻内镜设备和手术器械

鼻内镜外科手术是在内镜直视或经电视观察下，借助各种不同类型设备和手术器械完成的外科治疗。设备和手术器械是鼻内镜外科技术中不可分割的重要组成部分。熟练使用设备和手术器械，正确和规范操作是达到治疗目的重要保证，手术相关的设备和器械分类如下。

1. 监视记录系统　包括监视器、视频转化器、图像记录系统等。使用高清晰度数字记录装置，图像清晰，并便于查询、浏览和编辑，也可以通过网络进行远程交流。

2. 硬性鼻内镜　常用的硬性镜主要有0°、80°和70°，此外还有110°和120°内镜，使用频率较少。硬性内镜可经高压消毒后重复使用。

3. 手术器械　包括手动和电动器械。手动器械主要包括：0°、45°和90°筛窦钳，各种角度的咬切钳和咬骨钳以及各种不同角度的吸引器、剥离子。除常规必备的手术器械外，应根据手术性质和部位，选择一些特殊器械，如：下鼻道开窗用的Trocar以及骨钻等。

电动器械是指各种不同型号的切割吸引器，回旋切割的速度及吸引的强度是设备的主要性能指标，满足以上两个技术要求才能达到理想的工作效率。

五、鼻内镜鼻窦手术

常规的鼻窦手术技术是鼻内镜外科技术的基础，基本操作方法包括从前向后法和从后向前法，应视病变部位和范围不同有所选择。

（一）从前向后法

由奥地利鼻科学者Messerklinger首先提出，经过不断改进而日趋成熟，称为Messerklinger术式。

1. 麻醉方式　根据患者全身和局部状况可选择局部麻醉或全身麻醉。

2. 术前准备　患者仰卧，4%洗必泰头面部常规消毒，铺无菌手术巾。使用血管收缩剂后，彻底检查双侧鼻腔，并根据鼻窦CT扫描提示，着重核实与手术相关的重要解剖定位标志和手术区域的病变情况。

3. 基本步骤

（1）切除钩突：切除钩突水平部和大部分垂直部，这与术野是否宽敞、上颌窦口能否顺利暴露及手术能否顺利实施密切相关。剥离子或镰状刀钝面轻压钩突与鼻腔外侧壁相接处的黏膜，确定大致的切口轨迹。镰状刀自中鼻甲前端根部钩突附着处插入，沿钩突与鼻腔外侧壁的附着缘，自前上向后下弧形划开黏骨膜，直至钩突的后下（水平部）附着缘处。持剥离子沿切口将钩突向内侧剥离，使其仅上、下两端与鼻腔外侧壁相接。用中甲剪刀或不同角度的筛窦咬切钳将钩突上、下两端与鼻腔外侧壁分离后咬除。切除钩突后，可见其后方的筛泡。用30°或70°内镜，可窥见上颌窦自然孔。

（2）开放前组筛窦：应用不同角度的筛窦咬切钳或回旋切割器从前向后开放前组筛窦。若筛窦气化良好，窦内黏膜基本光滑，则开放气房，能够保证引流通畅即可，尽可能保留和避免损伤黏膜；筛窦蜂房气化不良，窦内病变较严重的病例，在清除窦内不可逆病变时，应充分考虑保护可能恢复的水肿或肥厚黏膜。开放前组筛窦至分隔前、后组筛窦的中鼻甲基板后，按照顺序由前向后或由后向前开放眶纸板和中鼻甲根部残余气房，然后向上开放至额隐窝。

（3）开放上颌窦：用 30°或 70°内镜寻找中鼻道上颌窦自然孔。正常情况下上颌窦自然孔位于筛漏斗的后下，对应中鼻甲下缘前中 1/3 交界处，通常被钩突的尾部（水平部）遮蔽，钩突切除后才能充分暴露，有时该孔可被息肉、增生的钩突尾端，或水肿黏膜覆盖而不易找到。此时可用剥离子或带角度的吸引器，或前端为卵圆头的弯曲探子，沿钩突切缘外侧筛漏斗形成的沟槽自前上向后下滑行，或沿下鼻甲前上与鼻腔外侧壁结合处上方，轻压中鼻道鼻腔外侧壁的黏膜，多可找到狭窄呈漏斗状的上颌窦自然孔。若上颌窦自然孔开放良好且窦内未见病变，则不必破坏上颌窦自然孔结构，即便是很小的上颌窦自然孔也能满足上颌窦通气引流和黏液纤毛清除功能的需要。否则，可用 90°筛窦咬切钳扩大缩窄的自然孔，然后以反张咬钳向前及前下咬除前囟，或以直咬钳向后，咬除后囟，扩大上颌窦自然孔，使上颌窦自然孔的前后径达 1cm 左右。上颌窦窗口缘应保留部分原自然孔黏膜，通常保留自然孔的前上部。这有利于上颌窦经中鼻道引流的功能需要和有效防止术后开窗口粘连闭锁。带角度的咬钳过多咬除自然孔上缘骨质时要注意避免损伤眶壁结构；向前扩大自然孔时，勿损伤鼻泪管；向后下过多咬除后囟时有损伤蝶腭动脉的鼻后外侧支的可能性上颌窦开口大小应根据窦口以及窦内病变程度决定，并非越大越好。少数骨质坚硬或上颌窦自然孔融合的患者，或经中鼻道无法去除上颌窦内病灶时，可采用下鼻道上颌窦开窗术。

（4）开放后组筛窦：用不同角度的筛窦咬切钳沿中鼻甲根部外侧向后，开放后组筛窦直至蝶窦前壁，然后按照顺序由前向后或由后向前开放眶纸板和中鼻甲根部及蝶窦前壁的残余气房。应注意勿向外损伤眶纸样板和向上伤及颅前底；勿损伤后筛窦上外侧壁处视神经管隆突。

（5）开放蝶窦：经蝶窦自然孔开放蝶窦。蝶窦自然孔位于蝶窦前壁约距后鼻孔上缘 10～12mm 处蝶筛隐窝近中线处，即上鼻甲下缘附着蝶窦前壁处的内侧，手术中定位蝶窦自然口比较恒定的解剖标志是上鼻甲。在上鼻甲肥厚或蝶筛隐窝狭窄的情况下，可将上鼻甲的后下部分切除，有助于暴露蝶窦自然口。若蝶窦自然孔开放良好，则不必扩大开放，否则，可用不同角度的筛窦咬切钳向内、向前下扩大蝶窦自然孔。在找不到蝶窦自然孔，尤其是病变广泛或局部增生明显时，应认真参考鼻窦 CT 扫描，循开放的后筛至蝶窦前壁，贴近中隔侧，做蝶窦前壁开窗，或在正对中鼻甲下缘与鼻中隔间的蝶窦前壁造孔进入。蝶窦前壁开窗后，应再次找到蝶窦自然口，并与之通连。

（6）开放额窦：换用 30°或 70°内镜，选用不同角度的筛窦咬切钳（45°或 90°）开放筛窦前上方的鼻丘气房或前组筛房达额窦底，此时，应根据 CT 扫描所示钩突上部附着方式和额隐窝气房分布情况，以钩突为解剖定位标志，清除额窦底残余筛房，开放额窦开口。开放鼻丘气房时，应注意勿损伤位于鼻丘气房外侧的泪囊。

（7）术腔填塞目的在于减少术腔出血，促进创面愈合。术腔填塞过紧可能给患者带来痛苦，也应充分估计术后减充血剂失效后的反弹性出血。为此，应在保证术后安全和减少痛苦的前提下，合理选择填塞物。对于术中出血少，术腔洁净的患者，可选用涂有抗生素软膏（如：四环素可的松软膏）的明胶海绵、止血纤维、可溶性止血纱布、膨胀海绵等填塞术腔；而术中出血较多，术腔仍有渗血的患者，则需加填凡士林油纱条，但应根据出血活动度掌握填塞的松紧度，并严格记录填塞物的数量，以备术后清理术腔时对照。

临床目前使用的各种填塞物品，在术后填塞止血的过程中，鼻腔、鼻窦的通气引流功能将暂时被中断，患者会明显感到鼻腔胀痛以及张口呼吸的不适，部分患者会出现剧烈头痛以及血压升高。为此，可选用具有通气引流功能的硅胶管，管四周留有引流孔。筛窦开放时可选用长度2～3cm硅胶管，长短因人而异。方法：清理术腔后先在创面贴敷表面涂有抗生素软膏的可溶性止血纱布，再植入筛窦硅胶管。同期行鼻中隔矫正时，鼻腔上半部分可以填塞凡士林纱条，鼻底（总鼻道）植入鼻腔引流扩张硅胶管，长度8～10cm。48h后取出即可。

应当指出的是，不是每个患者都需要完整接受以上手术步骤。应视病变部位、范围以及对窦口的堵塞程度而定。术中也可根据进程的实际需要，调整某些步骤的前后顺序，而不拘泥于"标化"形式。

（二）从后向前法

经典的从后向前法又称为 Wigand 法。主要步骤为先切除中鼻甲后1/2或1/3，暴露蝶筛隐窝，定位并开放蝶窦后，沿蝶窦顶壁作为颅底的指示标志，向前依次完成筛窦、额窦和上颌窦开放手术（图26-2）。该手术主要适用于有前期手术史，鼻腔解剖标志不清，或者仅需要经鼻单纯开放蝶窦等。

图26-2 从后向前开放鼻窦（Wigand）方法

首先剪断中鼻甲和上鼻甲后1/2，暴露蝶窦自然口开放蝶窦后，确认颅底及鼻腔外侧壁（眶纸板），然后，沿颅底及眶纸板向前开放鼻窦

六、内镜下鼻腔手术

内镜下鼻腔手术种类很多，以鼻中隔矫正术及鼻出血为例。

（一）鼻内镜下鼻中隔矫正术

内镜下行鼻中隔矫正术在直视下操作，手术精确，临床已广泛应用。

1. 鼻中隔偏曲的手术适应证 应注意在鼻中隔偏曲常规手术适应证的基础上，涉及鼻窦开放时应考虑到：①鼻中隔与其周围解剖结构的关系是否引起鼻腔、鼻窦功能障碍；②鼻中隔偏曲矫正后是否会形成鼻腔粘连，影响内镜鼻窦手术后鼻腔、鼻窦的通气引流功能以及术后随访等。

2. 检查手段 包括鼻内镜检查和鼻窦CT扫描。其中，鼻窦CT扫描对鼻中隔偏曲的评估的意义是：①鼻中隔偏曲与鼻窦炎的相关性；②可能影响鼻内镜下的手术操作；③影响术后鼻腔鼻窦通气引流与否；④导致术后鼻腔粘连的可能性；⑤提示手术矫正的部位和范围。

3. 手术步骤

（1）体位：仰卧位或半坐位。颌面部及前鼻孔75%乙醇溶液清洁消毒。

（2）麻醉：可选择局部麻醉或全身麻醉。选择原则依据患者情况及病变的程度和范围。

（3）方法：针对单纯鼻中隔棘或嵴突或局部偏曲，可在局部偏曲前做切口，或在嵴突表面做自前向后切口。钝性鼻中隔剥离子在黏骨膜下剥离，剥离子面与中隔面平行，略向下、外侧用力，将黏骨膜与鼻中隔骨性支架突起处分离取出。对引起明显偏曲的棘或嵴突部位，周围要充分减张，包括鼻中隔底部上颌骨腭突与软骨交界处黏骨膜皱褶处可用小球刀切开。剥离范围视偏曲程度而定，以利于充分暴露手术视野和继续剥离为原则。

为避免鼻中隔矫正术后可能出现的后续性鼻梁或鼻背塌陷，手术中应尽量注意保留鼻中隔具有中线支撑作用的软骨以及骨性结构。方法：①鼻中隔皮肤黏膜交界处自上而下做弧形切口，分离同侧黏骨膜。在切口前或后 1～2mm 切开软骨至对侧黏骨膜下，以上述原则剥离对侧黏骨膜。此时方形软骨出现张力，可在切开的方形软骨前 2～3mm 做垂直条状切除，尽可能保留大部分软骨；②鼻中隔高位发生偏曲时，可在方形软骨与筛骨垂直板处分离，同样上下条形切除部分筛骨垂直增厚的部分，使之与方形软骨保持在一垂直线上；③鼻中隔中下部发生嵴突或偏曲时，可同时切除上颌骨腭突、筛骨垂直板与犁骨之间形成的偏曲或嵴突。以上称为"三点鼻中隔矫正法"。三点鼻中隔矫正法可以用于鼻中隔严重偏曲的儿童或青少年患者。

（二）鼻内镜下处理鼻出血

鼻出血治疗的基本原则是迅速查找鼻出血部位和快速、有效地终止鼻内出血，即借助鼻内镜的照图明、放大和观察作用，可准确地探明鼻内出血的部位和局部情况，同时在直视下通过微填塞、激光、微波、高频电凝器等手段完成止血的治疗。运用鼻内镜技术治疗鼻出血同样要了解出血的部位及造成鼻出血的常见原因。

1. 鼻内镜下止血方法　鼻内镜直视下终止鼻出血方法适于鼻腔各部位可明确部位的动脉或静脉出血。常见鼻出血部位依出现频率分别为：鼻中隔利特尔区、下鼻道后部、鼻中隔后下部、蝶窦前壁（后鼻孔缘）、鼻顶部（嗅裂）。

具体止血方法如下：

（1）鼻内镜下鼻腔微填塞：利用鼻内镜可直视观察、照明清晰和定位准确的特点，在明确出血部位之后，用凡士林油纱条、止血纱布、止血纤维及膨胀海绵等进行局部的微填塞，效率高，同时又可维持鼻腔通气，患者痛苦明显减少，尤其是鼻腔后部的出血，尽量避免不必要的后鼻孔填塞。

（2）鼻内镜下高频电凝止血：明确出血部位后，尤其是小血管的残端，利用高频电极端与组织之间形成的电弧在出血局部产生的点状高温和碳化作用，封闭血管残端，达到止血目的。

（3）鼻内镜下激光辅助止血：鼻内镜下激光碳化和封闭鼻腔出血部位。临床使用的激光装置包括 Nd－YAG 激光、CO_2 激光、KTP/532 激光、半导体激光及钬激光等。其中，应用较多的是 Nd－YAG 激光和 KTP/532 激光。

（4）鼻内镜下微波凝固止血。微波是一种高频电磁波，微波探头可直接接触出血部位，使组织在瞬间达到高温，产生变性凝固，达到迅速止血目的。

2. 内镜下鼻出血治疗操作中有关注意事项

（1）使用肾上腺素棉片：出血剧烈的情况下难以找到出血部位以及在出血时无法实施电凝、激光或微波等止血措施。可在充分麻醉同时，应用肾上腺素棉片收缩控制活动性出血，并清理鼻腔内积血，根据出血方式和常见出血部位寻找出血部位。应用肾上腺素后无活动出血时，动脉出血部位局部仅表现为黏膜略隆起，用吸引器触之可诱发出血，借此确认出血部位。

（2）激光输出功率选择要适当：采用激光或微波等手段的治疗时，应选择适当的输出功率。Nd－YAG激光及KTP/532激光的输出功率约30W，距离出血部位3～5mm；微波输出功率40～60W。凝固时应分多次进行，无论激光、微波，都应注意深层烧伤问题，尤其是用于鼻中隔的出血，否则可导致鼻中隔的穿孔。

3. 鼻内镜观察下止鼻出血的优势

（1）易于明确鼻腔各部位活动出血点，尤其是鼻腔后部出血点。

（2）直视观察下精确操作，简便易行，止血准确和迅速，止血效果好。

（3）损伤和痛苦小，可避免不必要的前鼻孔或后鼻孔填塞，故该技术尤其适用于合并高血压、血管疾病及血液病等患者鼻出血的治疗。

七、鼻内镜手术并发症

鼻内镜手术并发症的风险并未因技术的进步而降低。按解剖部位将并发症分为：颅内并发症、眶及眶周并发症、血管并发症、鼻内并发症及全身并发症等。

（一）相关因素

1. 术者经验　在影响并发症发生率的诸多因素中，术者的经验及镜下操作技巧占首位。

2. 鼻窦解剖复杂程度　一些先天或后天因素都会使鼻窦解剖结构出现异常，导致术中相关结构被损伤的风险加大。

（1）先天因素：先天性窦口狭窄、位置异常，鼻窦发育不良，窦腔过度气化等。

（2）后天因素：陈旧外伤后的眶或颅骨骨折；多次手术史导致中鼻甲残缺，鼻窦骨质增生，窦腔黏膜瘢痕化等；囊肿或肿瘤导致的鼻窦及与眶或颅邻近的鼻窦骨壁吸收等。

3. 术中出血　大多数发生并发症的鼻窦手术病例都与术中或术后短时间内剧烈出血有密切关系。多与病变程度、变态反应、麻醉方式、慢性全身疾病及应用某些药物，如抗凝剂等有关。

4. 麻醉　通常认为局麻手术较全麻者并发症发生率更低。但对熟练术者，在全麻下手术有利于更彻底和从容处理病变，可避免由于全身疾患或紧张带来的潜在的并发症危险，应辩证看待麻醉方式与并发症的关系。

5. 右侧鼻腔手术　近20年来的文献统计表明，右侧鼻腔手术的并发症发生率，尤其是严重并发症，明显高于左侧。

（二）并发症分类

1. 颅内并发症　包括颅内血肿、气脑、脑脊液鼻漏、脑膜膨出及脑实质损伤等。颅内血肿的直接原因是颈内动脉或大脑前动脉损伤后破裂出血。可采取介入放射治疗。颅内积气常导致严重颅内感染，一旦出现后应采取积极抗感染治疗。脑脊液鼻漏、脑膜膨出及脑实质损伤，采用经鼻修补常可获得满意效果。

2. 眶及眶周并发症

（1）视力障碍：可出现于术中或术后数日内，可以是一过性或永久性。主要原因有视神经直接和间接损伤以及中央眼动脉痉挛，视神经直接损伤多为永久性视力障碍，视神经间接损伤和中央眼动脉痉挛多为一过性视力障碍。

（2）眶内血肿或气肿：血液或气体经骨或骨膜的裂隙进入眶内，表现为眼睑或球结膜的血肿或气肿；早期症状一旦出现，应立即抽出术腔内全部填塞物，给予利尿剂、缩瞳剂、激素等药物治疗。必要时采取眶减压术。

（3）眼球运动障碍：直接损伤或眶内血肿压迫，都可导致眼肌束或其支配神经损伤，出现复视，检查可见不同方向的眼球运动障碍。神经损伤可在 6～12 个月内恢复。肌肉直接损伤须手术矫正。

（4）泪道损伤：为上颌窦开窗时损伤泪囊或鼻泪管后造成，症状为术后溢泪。

3. 鼻内并发症

（1）术腔粘连闭塞：主要为中鼻甲与鼻外侧壁或鼻中隔粘连，导致术腔闭塞。粘连最易发生于术后 2～8 周。主要原因为手术损伤、病变黏膜范围广泛、中鼻甲前端与鼻腔外侧壁或鼻中隔贴近等。

（2）窦口闭锁：主要原因与术中窦口周围黏膜损伤过重、手术中窦口开放不全及术中病变清除不彻底等有关。

（3）出血：出血本身并非意味是并发症，出血量多少应仅作为参考。但较大血管损伤并造成较为严重出血，广泛弥漫出血导致出现全身性病理改变，需输血或需要特殊方法止血以及术后继发出血等，应考虑为并发症。

（4）全身并发症：发生率极低。包括感染中毒性休克综合征、哮喘发作、恶性高热、局麻或全麻导致的心律失常及死亡等。

（三）预防

1. 熟悉术中易出现并发症的高危解剖区域　该解剖区域包括前筛区、后筛区及蝶窦外侧壁，发生在前筛区的并发症最多见。前筛区毗邻的重要且易损伤的结构包括筛前动脉、筛板及眶纸板等；后筛区则应注意后筛外侧壁及外上部毗邻的视神经骨管；蝶窦外侧壁则要熟悉视神经和颈内动脉的解剖毗邻关系。

内镜手术前 CT 检查，除了可以清楚显示鼻窦病变程度和范围外，还可以提示先天生长发育过程中骨过度气化而导致的视神经或颈内动脉骨管突入蝶、筛窦的程度、骨壁的部分或全部缺失以及筛窦骨间隔厚度异常，包括由于各种病理情况，如前期手术、外伤以及肿瘤等导致的骨质增生、骨质吸收、破坏，外伤后骨壁变形或移位。更为重要的是通过 CT 扫描寻找对手术有价值的解剖参考标志，对熟悉术中易出现并发症的高危解剖区域，顺利完成手术，有效预防和避免出现并发症发挥重要参考作用。

2. 落实减少并发症的措施

（1）医师培训：熟练掌握内镜下的手术操作技巧，减少术中黏膜损伤，可最大限度减少出血，降低并发症。

（2）采取综合措施控制和减少术中出血，包括术前酌情使用抗生素、激素及促凝血药物；对术中出血较多或病变严重而广泛的病例，可分多次完成手术，以防止出血过多引起相关合并症；对病变较轻患者可选择局部麻醉，术者可借助患者的反应判断手术深度，有助于避免发生并发症；对病变程较重度的患者，应选择全身麻醉，术中控制性降低血压；注意正确使用肾上腺素，可有效减少出血，但对有心血管疾病者应慎重。

（张秀娟）

第三节　血管栓塞法

1930 年 Brook 首次应用肌肉片栓塞创伤性颈动脉 – 海绵窦获得成功，开创了栓塞治疗的历史。1974 年 Sokoloff 首次成功经皮内动脉应用明胶海绵栓塞治疗了 2 例颈外动脉供血的顽固性鼻出血，开创了血管栓塞术治疗鼻出血的先河。

与动脉结扎术相比，血管栓塞在某些鼻出血的治疗中有较为明显的优势，主要表现在：①应用造影术可直接显示出血部位，并在诊断之际即时实施血管栓塞，栓塞后再进行造影检查出血区血供情况，整个检查、治疗过程非常清楚、有效而迅速；②在准确判断出血血管后，可以超选择出血部位最远端动脉血管进行栓塞，可使创伤尽可能减小；③如有再次出血，可反复进行治疗。

尤其在 20 世纪 70 年代数字减影血管造影（DSA）应用于临床后，血管栓塞法的应用得到了更大的发展空间。因为传统的血管造影，因血管与骨骼及软组织影重叠，血管显影不清。过去一般采用光学减影技术来消除骨骼和软组织影，使血管显影清晰，但效果欠佳。DSA 则是应用计算机程序进行两次成像完成的。在注入造影剂之前，首先进行第一次成像，并用计算机将图像转换成数字信号储存起来。注入造影剂后，再次成像并转换成数字信号。两次数字相减，消除相同的信号，得出一个只有造影剂的血管图像。这种图像较以往所用的常规脑血管造影所显示的图像，更清晰和直观，一些精细的血管结构亦能显示出来。

一、适应证和禁忌证

血管栓塞法治疗鼻出血的适应证包括：
（1）难以控制的原发性鼻出血或高血压性鼻出血。
（2）难以控制的外伤性鼻出血。
（3）鼻出血反复发作，出血量大，而患者拒绝行鼻腔填塞或血管结扎者。
（4）遗传性出血性毛细血管扩张症患者的严重鼻出血。
（5）颈内动脉 – 海绵窦瘘或颅内颈内动脉所致的严重鼻出血。
（6）鼻咽纤维血管瘤出血，将主要供血动脉栓塞后，不但可以控制出血，还可作为肿瘤切除术前准备。

血管栓塞法的禁忌证包括：
（1）股、髂和腹主动脉闭塞性疾病；髂动脉明显迂曲，导管无法前进；股动脉病变如动脉瘤。
（2）动脉粥样硬化。
（3）出血性素质或正在接受肝素治疗者。
（4）对造影剂过敏者。
（5）筛前动脉或筛后动脉等颈内动脉系统破裂性鼻出血者。
（6）造影显示颈内、外动脉系统或颈外动脉与椎动脉间存在异常血管吻合者。
（7）严重高血压患者。

二、器械与栓塞材料

DSA 下的血管栓塞术需要成套的血管造影设备，配套的穿刺针和各种类型的导管以及不同用途的栓塞材料。

1. 管　常由聚乙烯、硅胶和特氟隆等材料制成，要求具有适当硬度、弹性和可塑性，表面摩擦系数小。导管头端渐细，有 1～3 个弯曲和端孔，导管尾部可与注射器相接。导管周径以 French No 表示，有 3～14 号，各有一定的内径和外径，一般成人用 6.5～7.3F 导管，小儿用 5F 以下导管。

导管前端有锥尖型和钝头型。传统的钝头型导管因管腔较大适合于投送大栓子和可脱球囊。锥尖型导管则能挤入动脉腔以阻止栓塞材料从导管周围反流。目前临床上多用者为球囊导管，包括单腔球囊导管、双腔球囊导管、漂浮球囊导管等。单腔球囊导管较柔软，但球囊与导管分离时需待注入的材料固化后才能拔管。双腔球囊导管可用于任何情况，能防止栓子反流，拔管容易，但柔性差。漂浮球囊导管适用于栓塞细小的末梢血管，但因太细不能用颗粒性栓子和黏稠性液体。

2. 栓塞材料　根据栓塞材料能否被吸收而致栓塞血管是否再通，可分为可吸收性栓塞材料和非吸收性栓塞材料。

（1）可吸收性栓塞材料：用于暂时性的血管栓塞，最常用者为明胶海绵，常制成 1～2mm 颗粒，可栓塞较大血管分支，一般可在 1～3 周内被吸收，数月后血管再通。此外还有氧化纤维素、自体血凝块等，一般临床应用较少。

（2）非吸收性栓塞材料：用于永久性的血管栓塞，材料较多。如固体材料如埃氟隆、聚乙烯海绵、硅橡胶、白芨粉、不锈钢丝圈、尼龙丝、金属颗粒、塑料颗粒、可分离性球囊等，液体材料如无水乙醇、液态硅酮、氰丙烯酸异丁酯（IBCA）等可在血管内凝固形成铸模导致永久栓塞。

实际应用中应根据具体需要选用合适的栓塞材料，一般原则为：①根据栓塞目的：如为控制鼻出血可选择短效或中效栓塞物如明胶海绵；②根据被栓塞血管大小及侧支循环血流动力学：如栓塞较大血管可用不锈钢圈，栓塞小血管可用颗粒状栓子，栓塞动脉瘤可用脱离球囊等。

三、血管栓塞术治疗鼻出血的步骤

近年来多采用 DSA 时栓塞治疗。以股动脉途径最为常用。本节主要对该方法进行介绍。

1. 围手术期

（1）术前严格掌握适应证，排除凝血系统异常，严重心、肺、肝、肾功能不全，近期的心肌梗死、脑血管意外等均应慎重。

（2）术前 6～8 小时不进食固体食物，但不禁流食。

（3）术前停用抗凝血药。

（4）穿刺处（双侧腹股沟）备皮。

（5）血管造影前给药：阿托品 0.5mg，安定 5～10mg 肌注。

2. 动脉穿刺

（1）常规消毒铺巾：注意消毒范围稍大，以防长的导丝导管外露接触污染。操作者穿着隔离防护衣。

（2）局部麻醉：1% 利多卡因 10～20ml 在穿刺点及附近作浸润麻醉，应注入股动脉内外侧及深部。良好的局麻可有防止血管痉挛的效果。

（3）穿刺入股动脉：股动脉位于股静脉外侧、腹股沟韧带之下。穿刺点可选在腹股沟韧带下两横指处，此处为股动脉搏动最强，亦即最表浅之处。

（4）导管插入：确认穿刺针进入动脉后，拔出针芯即将导丝放入。导丝放入应有一定深度（20cm 左右）。导丝插入前用肝素盐水擦拭以防其上产生小的凝血块。然后将导管沿导丝放入，在放置前亦应以肝素盐水冲洗。将导管逐渐推进到鼻出血侧颈总动脉。推进过程中可注入少量造影剂使之在透视下易于见到。操作中每 2～3 分钟以葡萄糖或盐水冲洗导管以防凝血。

3. DSA 检查及血管栓塞　将导管插入鼻出血侧的颈总动脉、颈内动脉处后，可行 DSA 检查以确定其位置。再将导管插入颈外动脉或上颌动脉起始处行 DSA 检查，了解颈外动脉及其主要分支如颌内动脉、咽升动脉等的解剖，了解颈外动脉与颈内动脉、眼动脉、椎动脉间有无危险的吻合支，以及鼻出血的部位等。然后将导管插入颌内动脉水平，注入栓塞剂进行血管栓塞。栓塞颈内动脉瘤破裂口时，可用可脱性同轴球囊管，附有球囊的导管插至病损部位，使之适当膨胀后脱落，起栓塞作用。

栓塞后再次行 DSA 检查，证实颌内动脉或颈内动脉血流基本被阻断后，将导管逐渐退出。在操作过程中应经常注意操作侧的远端脉搏，以防穿刺处小血块形成或血管痉挛。

4. 术后处理

（1）术后局部加压包扎 6～12 小时，患者绝对平卧，以防穿刺部位出血形成血肿。

（2）避免咳嗽和打喷嚏，以免局部压力突然增高而出血。

（3）注意肢体的脉搏（尤其是足背动脉）、温度、颜色和运动，因动脉插管过程中易损伤血管内膜形成血栓。

四、并发症

血管栓塞术并发症发生率并不高，主要由于手术操作损伤、造影剂不良反应、误栓塞及栓塞后反应等引起。

1. 手术操作损伤　包括穿刺处出血所致局部血肿、血管痉挛、局部血栓、栓塞、血管穿破、穿刺处动脉瘤或动静脉瘘等。

2. 造影剂不良反应　多表现为造影剂所致全身性变应性或毒性反应，选用非离子型造影剂可减少此类并发症，然价格昂贵。

3. 误栓塞　栓塞时误栓塞脑、眼等重要器官的血管，出现偏瘫、失语、一过性失明甚至死亡等严重并发症。预防的关键在于充分了解血管变异、侧支循环情况，尤其是颈外、颈内动脉、眼动脉、椎动脉之间的危险吻合支情况。操作时动作应轻柔，以免损伤动脉内膜形成血栓等。

4. 栓塞后反应　颌内动脉栓塞后，极少数患者可出现面神经麻痹、张口困难、嚼肌疼痛、面颊部软组织肿胀等。可能与局部神经肌肉缺血有关，多数经数月后可自行恢复。

（谭华章）

第四节　鼻中隔偏曲矫正术

一、概述

鼻中隔偏曲系指鼻中隔形态上向一侧或两侧偏斜或局部突起，影响鼻腔生理功能，并引起一系列病理变化，在发育过程中受某些因素影响所致的结构上的畸形。引起鼻中隔偏曲的因素较复杂，以外伤和发育异常为主。此病以成年人多见，新生儿及婴儿亦可有之。恒牙萌生后，其发病率随年龄而增长，男性比女性多，左侧较右侧多。因判断标准不同，报道的发病率亦甚悬殊。我国调查其发生率为 11.1% ~ 12.7% 。鼻中隔部分呈尖锐突起者称棘突或距状突；呈长条状隆起者称嵴突；若鼻中隔软骨突入鼻前庭，则称鼻中隔软骨前脱位。事实上鼻中隔正直者甚少，常有不同程度的偏斜且上述各种形态可同时存在。如无功能障碍，可不作任何处理。

手术适应证：鼻中隔偏曲引起持续性鼻塞者、鼻中隔偏曲妨碍鼻窦通气及引流者、鼻中隔嵴突或距状突压迫鼻甲引起反射性头痛者、鼻中隔偏曲引起反复鼻出血者、鼻中隔偏曲伴一侧鼻腔有萎缩者、鼻中隔偏曲影响咽鼓管功能而发生耳聋及耳鸣者、鼻中隔偏曲伴有歪鼻者、鼻中隔偏曲妨碍行鼻腔或鼻咽部手术或治疗等。

手术禁忌证：急性炎症期、合并全身性疾病、小儿时期鼻区发育未全者应慎重。

由于鼻中隔在新生儿时为软骨，以后犁骨与筛骨垂直板先后逐渐骨化，在生长发育过程中，受外界影响而使中隔的形态变异，可出现各种症状。兹将各种类型分述如下：

1. 按部位分类

（1）软骨部偏曲：多为外伤所致，常引起鼻呼吸障碍。软骨部前端偏曲，向一侧鼻前庭突出，称鼻中隔软骨脱位，该处黏膜干燥，易致鼻出血。

（2）骨部偏曲：多因发育异常或肿块压迫所致。筛骨垂直板偏曲，常压迫中鼻甲，阻塞中鼻道，影响该侧呼吸和引流。犁骨偏曲则形成鼻中隔嵴突。

（3）混合型偏曲：多由于幼年鼻外伤。偏曲随生长而发展。其偏曲不仅累及鼻中隔各部分，且伴有鼻腔侧壁畸形，故严重影响鼻区生理功能，并成为耳鼻咽部并发症的重要病因。

2. 按形态分类

（1）C 形偏曲：鼻中隔软骨与筛骨垂直板均向一侧偏曲，与该侧中、下鼻甲接触，阻碍鼻腔呼吸和引流。

（2）S 形偏曲：筛骨垂直板向一侧偏斜，中隔软骨向另一侧偏斜。常致两侧鼻腔呼吸和引流障碍。

（3）嵴突（骨嵴）：鼻中隔的长条形突起，自前下向后上方倾斜。多为鼻中隔软骨、鼻嵴或犁骨上缘混合偏曲。有的为鼻中隔软骨边缘脱位与犁骨重叠所致。伸入中鼻道的嵴突，可阻塞上颌窦和筛窦开口，一般对呼吸的妨碍不大。位于前下方的嵴突常为鼻出血的局部原因。

（4）距状突（骨棘）：为局限性尖锐突起，常位于鼻中隔软骨的后端，或其与筛骨垂直板、犁骨交接处。其尖端压迫鼻甲黏膜，可引起反射性头面部神经痛。

3. 按高低分类　高位偏曲常阻塞中、上鼻道，压迫中鼻甲，常为鼻窦炎的病因。低位偏曲除阻碍分泌物引流外，影响较小。

4. 按偏斜方向分类　有纵偏、横偏及斜偏，除鼻中隔偏曲外，常伴有鼻外形歪斜。

二、术前提示

1. 术前检查　鼻中隔偏曲的诊断一般不难，但鼻中隔偏曲的诊断标准差异甚大，检查应注意：①矩状突或嵴突，是否压迫相对的鼻甲黏膜；②偏曲部分是否影响鼻道引流；③鼻腔侧壁的相应变化，如鼻甲肥大、黏膜增厚等；④注意后部的偏曲及高位偏曲。

2. 根据偏曲的程度及部位选择手术方式

（1）鼻中隔后段偏曲，即鼻中隔骨性偏曲，多采用经典的 Killian 鼻中隔黏膜下切除术。

（2）鼻中隔前段、高位偏曲主要是鼻中隔软骨部偏曲，适用于行鼻中隔黏膜下矫正术，即鼻中隔整形术或鼻中隔成形术。此手术可以克服鼻中隔黏膜下切除术切除鼻中隔软骨及骨过多而造成的鼻小柱收缩、鼻尖塌陷及鼻中隔黏膜松弛，呼吸时鼻中隔随气流而飘动，患者仍有鼻塞感等缺点。

（3）鼻中隔软骨段偏斜，合并有软骨段歪鼻及鼻中隔软骨前下缘脱位者，其特征是鼻中隔软骨本身尚平直，但偏离中线，并与鼻中隔后段相交成钝角，故影响鼻呼吸功能及鼻梁外形，可通过转门法（swing – door method）手术同时矫正鼻中隔偏曲、鼻中隔软骨脱位及歪鼻。

（4）鼻中隔偏曲合并骨性歪鼻，宜采取鼻中隔鼻成形术。

三、手术技巧

（一）鼻中隔黏膜下切除术（Killian 手术）

1. 体位和麻醉　一般采用局部麻醉，鼻中隔手术以黏膜麻醉为主，切口处可应用黏－软骨膜下浸润麻醉，特殊情况下可适当采用全身麻醉。局部浸润麻醉时，应准确地注射局部麻醉药物于黏－软骨膜下，在安全范围内，注射越多越好，这样有利于剥离鼻中隔黏－软骨膜，而且切口出血少。体位通常为坐位或半卧位。王连良等（1997）对鼻中隔黏膜下切除术进行了改进，其方法：患者取垂头仰卧位，垫肩、头后仰35°左右，下垫头圈加以固定，常规消毒铺巾。术者位于患者头顶部，助手位于右侧，采用冷光源照明；其优点：①双目直视下操作有立体感，深度易于掌握；避免了调整额镜而造成的污染；②不易发生虚脱；③由于体位关系，术中出血及分泌物会自动流向右鼻孔，便于助手吸除，又可防止术后被口腔污染。

2. 切口和分离软骨膜　于鼻中隔左侧或偏曲凸侧面皮肤黏膜交界处做弧形切口，上起鼻中隔前端顶部，下至鼻中隔底部，并适当向鼻底部延长，切开同侧黏－软骨膜及鼻腔底部的黏－骨膜，将黏－软骨膜向后推，看清楚在软骨膜下时方能平行分离同侧的黏－软骨膜及黏－骨膜，分离范围至少要超过偏曲部位1cm，便于撑开黏－软骨膜，使术野清楚而便于操作。黏膜刀可在原切口之后约2mm处自上而下斜形切开软骨，深1/3～1/2，然后自一处切透软骨，剥离器挑开确认位于对侧黏－软骨膜下，则伸入对侧，软骨即可顺切痕分开。分离对侧黏－软骨膜及黏－骨膜，分离过程中宜确保在黏－软骨膜下分离，若在黏－软骨膜及黏－骨膜下，分离时轻松无阻力感，且不易出血。剥离器凹面朝鼻中隔软骨及骨面，并紧贴鼻中隔软骨与骨面，利用剥离器的两侧缘上下划动逐渐向后深入进行分离，而不是用剥离器的顶端去分离，否则易造成黏膜撕裂。

3. 分离鼻中隔软骨　分离鼻中隔软骨与上颌骨鼻嵴和犁骨连缝处，由于接缝处骨膜纤维反折穿到对侧并与对侧骨膜连接，不易分离且易撕破黏膜，可用刀刃纵行切开纤维粘连带再向深部分离。分离棘或嵴突时，可从四周向棘或嵴突的最突起处进行分离。如仍难以分离，将棘或嵴突的凹面黏－骨膜分离，切除已游离的软骨，使两侧的黏－软骨膜间的腔隙变宽，再分离棘或嵴突的最锐利部分，即使一侧黏膜受损，若对侧相对的黏膜正常也不至于造成鼻中隔穿孔。

4. 切除偏曲的软骨和骨　鼻中隔两侧的黏－软骨膜及黏－骨膜分离后则放入鼻中隔自动撑开器，撑开两侧黏膜，用鼻中隔旋转刀沿软骨切口上端与鼻梁平行向后上推进，达筛骨垂直板后转向后下达犁骨，沿犁骨前上缘转而向前，沿上颌骨鼻嵴上缘向前拉出，则可切除大部分鼻中隔软骨，咬骨钳咬除剩余的偏曲软骨及偏曲的筛骨垂直板和犁骨，凿除靠近鼻腔底部的骨性嵴突。

5. 缝合切口　清除鼻中隔两侧黏膜间的血液及碎骨片，复位黏膜，观察鼻中隔偏曲矫正是否满意，如有未尽之处，继续切除矫正，为防止鼻中隔穿孔，切除的鼻中隔软骨尽量塑形后重新放入黏膜瓣下，否则，切口间断缝合2～3针，或不缝合，双侧鼻腔凡士林纱条填塞，术毕。

6. 鼻内镜的应用　近年来鼻内镜在鼻中隔黏膜下切除术中的应用较为广泛，其优点包括：①有助于完全彻底地矫正偏曲的鼻中隔，对较深的偏曲软骨、筛骨垂直板、犁骨能直视追踪直至完全被矫正；②鼻内镜亮度强且具有放大作用，操作精细准确，在分离棘或嵴突时更能突出其优点，直视下操作，能确保在黏－骨膜下进行；③能同期行鼻窦炎、鼻息肉手术，免除了再次手术的痛苦。

（二）鼻中隔黏膜下矫正术

1. 切口和分离黏－软骨膜、黏－骨膜　于鼻中隔凹侧面做半贯通切口，用鼻中隔牵引钩将鼻小柱拉向凸侧面，沿鼻中隔软骨前侧自上而下切开直达上颌骨鼻嵴，分离鼻中隔凹面一侧的黏－软骨膜、黏－骨膜以及鼻底部黏－骨膜，对侧的黏－软骨膜不分离。怀德等（1998）对手术切口进行了改进，取鼻小柱前下水平横切口，切开后向内约0.5cm后近中隔软骨前缘垂直向上至鼻前庭顶，翻揭鼻小柱呈"象鼻样"，暴露鼻中隔软骨前缘及黏膜，钝行分离中隔两侧的黏膜。其优点为：①便于选择局部麻醉及全身麻醉；术野清楚，止血迅速，便于助手配合；切口位于鼻小柱前下、缝合后一般不留瘢痕，不影响美容；②特别适用于鼻外伤鼻梁塌陷后合并鼻中隔偏曲者，通过同一切口可一次手术完成。有人对鼻中隔成形术中的软骨切开进行了改良，在鼻中隔软骨的凹面做几个与鼻背相平行的全厚层切口，再做几个与之相垂直的切口，凸面作楔状切除；改良的软骨切开法对降低术后鼻腔阻力和防止术后鞍鼻的发生是一种安全有效的方法。

2. 分离软骨和骨　先将鼻中隔软骨下缘与上颌骨鼻嵴及腭骨鼻嵴连接处分离，再离断鼻中隔软骨后缘与筛骨垂直板及犁骨的连接处，分离筛骨垂直板、犁骨、上颌骨鼻嵴及腭骨鼻嵴对侧面的黏－骨膜，采取凿、咬、钳、扭等法去除偏曲的骨质，对偏曲的软骨作条形切除，矫正后保留的软骨呈现"田"字形，对构成鼻小柱的鼻中隔软骨和与筛骨垂直板最高处连接并与鼻梁平行的鼻中隔软骨均应保留，以防术后鼻尖塌陷和鼻梁中部凹陷。对高龄患者已骨化的鼻中隔软骨可以切除的稍多些。

3. 缝合切口　复位偏曲的鼻中隔、矫正的鼻中隔可用可吸收线褥式缝合，避免切开的软骨条错位偏曲，切口间断缝合，鼻腔凡士林纱条填塞。

4. 鼻内镜的应用　由于鼻内镜具有直视、准确、简单的特点，增加了手术的准确度，减少了术中并发症，易于掌握应用，便于教学；创伤小，减少了手术的盲目性，不仅可以满意地矫正偏曲的鼻中隔，而且可以一期完成鼻窦手术；其步骤为先做偏曲对侧鼻窦手术，然后行中隔矫正，再完成偏曲侧的鼻窦手术，从而可以减少手术次数和医疗费用，减轻患者的痛苦，值得推广。

5. 注意事项　此手术保留了大部分的鼻中隔软骨，术后鼻中隔较坚硬，不会随呼吸气流而扇动。并且不影响鼻及面部的发育，故亦适合于尚在生长发育的青少年。李佩忠等（1997）对鼻中隔偏曲与鼻腔阻力的关系进行了模拟试验和临床观察，发现不同位置、不同程度的鼻中隔偏曲对鼻腔阻力的影响，两种方法相吻合，提示在挑选鼻中隔偏曲手术患者时，应根据其部位、程度和复杂性综合考虑，尤其对位于鼻腔前部的偏曲，应引起足够的重视，术中应对此部位的偏曲彻底矫正，才能取得满意的手术效果，为防止鼻尖塌陷，对于鼻中隔前段的软骨应保留5mm，或将其畸形修整后推到正中，在鼻小柱处贯穿缝合固定。

（三）转门法（swing - door method）手术

1. 切口　取左侧或右侧切口均可。如切口在偏曲的对侧（即鼻腔宽阔侧），当合并有鼻中隔软骨脱位时，切口宜在脱位的鼻中隔软骨的前下缘后1~2mm处，且与之平行切开黏 - 软骨膜。如切口在鼻中隔偏曲侧，沿鼻中隔软骨前下缘做切口，切开皮肤 - 软骨膜，不论何侧，切口应向下延向同侧鼻腔底。切口在鼻腔宽阔侧者，先自切口处向前方稍分离，使脱位的鼻中隔软骨前下缘完全暴露，然后将切口同侧的鼻中隔软组织从鼻中隔软骨及骨部分离，直达鼻腔底，切口对侧的鼻中隔软组织不加分离。

2. 鼻中隔的分离和矫正　切口在鼻腔狭窄侧则从切口处越过鼻中隔软骨前下缘分离对侧的鼻中隔软组织，切口同侧的鼻中隔软组织则完全不加分离。在鼻中隔软骨开始偏离中线处，即偏斜的鼻中隔软骨与平直的鼻中隔后段所成的交角处，垂直切除一窄条软骨，然后再沿鼻中隔软骨的鼻背缘和犁骨缘做切口，使鼻中隔软骨与侧鼻软骨及犁骨脱离联系，此时的鼻中隔软骨仍附着于鼻腔狭窄侧黏 - 软骨膜上，并可左右转动。如发现鼻腔宽阔侧的侧鼻软骨过宽而超越中线，可将鼻中隔软骨前下缘的切口向上外延长，经此分离过宽部分的前后两面，使之与皮下组织及黏 - 软骨膜游离，中鼻用剪将过宽部分剪去，如鼻中隔软骨除偏斜外尚伴有弯曲，可再切除一窄条软骨使之变平直，甚至可将弯曲的筛骨垂直板或犁骨咬去一部分。将可以自由转动的鼻中隔软骨推回中线，鼻梁也随之回到中线。如鼻中隔软骨游离完全成功，整形后鼻中隔及鼻梁均不会弹回原来的偏斜位置。如因偏斜的一侧鼻腔黏膜面积较小，鼻中隔复位后觉张力较大，可将该侧犁骨及鼻腔底的黏 - 骨膜从骨面分离后纵行切开，以减轻张力，创面可不用特殊处理。用锐分离器或蚊式弯血管钳，自黏 - 软骨膜切口伸入，在两侧大翼软骨内侧脚之间进行分离，使成一凹槽，然后将脱位的鼻中隔软骨前下缘纳回此槽中，为防止其脱出，可在鼻小柱处加以贯穿缝合固定。

3. 切口的缝合和鼻腔填塞　鼻中隔手术切口是否缝合，一是取决于手术者的习惯，二要看手术中切口黏膜是否有撕裂和后移，如果切口整齐，复位后对合较好，则仅行鼻腔填塞即可。如果切口撕裂，或黏膜复位容易后移，则需要缝合切口1~2针，或妥善止血后，应用耳脑胶粘合固定。双侧鼻腔以均匀的压力填塞凡士林纱条或其他填塞物，外鼻固定至少1周。

4. 术式的改良　李国伟（1996）采用改良常规术式治疗鼻中隔偏曲与歪鼻。其方法为：在单侧中隔皮肤黏膜交界处做弧形切口，有歪鼻者则在歪鼻的对侧做切口，上起自中隔顶部，下止于鼻底与侧壁交界处，暴露出鼻中隔软骨的四个缘，且一侧黏－骨膜不剥离，并松解鼻中隔软骨的前后、下缘及鼻顶、鼻背，使一侧上缘与侧鼻软骨脱位，对偏曲的筛骨垂直板、犁骨及上颌骨鼻嵴采取凿、咬、钳、扭法等使之骨折、错位、松动，最后铺平移到正中位，少许患者凿除凸出明显的嵴（棘）突。此时，被松解的软骨变平、变直、变富余，对凸起的软骨，在其一侧作纵形板层划痕或楔形切除 1～2mm 宽骨条，歪鼻的矫正是在鼻中隔成形的基础上，把后上缘富余的软骨交替地卡在靠鼻顶的筛骨垂直板上缘及前鼻嵴处，术后一般不做外固定。

（四）鼻中隔鼻成形术

1. 麻醉　静脉复合全身麻醉或局部麻醉。以含 1/20 万肾上腺素的生理盐水外鼻皮下浸润。

2. 切口　沿一侧鼻前庭外下方，即大翼软骨外侧脚尾部前缘外下，向上向内沿鼻前孔缘稍内，切至大翼软骨穹窿部及内侧脚前缘，按同法再行对侧鼻前庭切口，两内侧脚前切口贯通切开，最后在鼻小柱中部水平做∧形切口，∧形切口与鼻前庭切口相接处加小横切口，并略上斜，上翻鼻小柱皮瓣。

该切口的优点有：①由于鼻前庭切口两侧向大翼软骨外侧脚尾缘外下延伸，切口加长，术野宽阔，鼻骨锥及软骨锥暴露完全，根据需要上颌骨额突亦可清楚暴露。鼻中隔各部均能清楚窥视，故各种偏曲直视下手术，操作十分方便，优于鼻前庭切口；②由于多数人鼻小柱较窄，将∧形切口下端相连的小横切口改在鼻孔缘内，并且略向上斜，使小横切口与大翼软骨内侧脚前缘切口相接处不易出现尖形皮瓣，切口所形成的五个角均大约呈 90°，避免了皮瓣的愈合不良或坏死；③小横切口改在鼻前庭内，切口更加隐蔽，瘢痕不明显；④采用鼻小柱内贯通切开，操作方便，切口对称，不容易损伤鼻小柱皮瓣及大翼软骨内侧脚。

3. 暴露软骨锥及骨锥　以锐利眼科钝头弯剪，沿外鼻软骨膜及骨膜浅面锐性分离，上达鼻根，两侧至上颌骨额突及鼻侧软骨外侧缘。以平板直角小拉钩或钝齿小拉钩牵拉切口，禁用镊或钳夹牵拉，以避免损伤鼻尖组织。

4. 鼻中隔成形　中线暴露鼻中隔软骨背缘，仅分离中隔凹面侧黏－软骨膜，达中隔软骨后缘时分离其与筛骨垂直板及犁骨两侧黏－骨膜，视偏曲情况进行矫正。软骨部偏曲矫正，采用鼓室成形器械行软骨水平、垂直或 X 形切开，或软骨 1mm 宽楔形条状切除，以达到彻底解除软骨的弹力。鼻中隔脱位可采用转门法手术，以可吸收线将中隔软骨前缘固定于前鼻棘。骨部偏曲采取骨折移位或部分切除，均保留筛犁角处的连接，否则外鼻及中隔支撑作用减弱可能形成鞍鼻。

采用鼓室成形器械行中隔软骨成形，器械细长，操作灵活，不遮挡视野。仅分离中隔软骨凹面黏－软骨膜，不仅术野较大便于操作，而且术后瘢痕形成有将软骨向凹面牵拉趋势。

5. 外鼻成形　骨锥偏斜塌陷者行骨凿开术，中线凿开鼻骨间缝，再凿开鼻骨鼻颌缝，必要时将上颌骨额突外侧缘凿开。以骨钳夹持鼻骨扭转使上端骨折，鼻外挤压复位。轻度驼鼻凿除其隆起，重度者行鼻骨凿开修整后重新复位；多数患者存在两侧鼻侧软骨或（和）

大翼软骨外侧脚不对称，术中需将多余的软骨部分切除，可将多余部分移至对侧对位缝合。

鞍鼻须行矫正术者，采用横切大翼软骨外侧脚，使上部分上内旋转中线缝合矫治。或采用切除的中隔软骨条及骨片置入鞍形部分，可吸收线缝合固定。鼻尖裂者分离大翼软骨穹窿部及内侧脚，中线并拢缝合矫治。鼻尖扁宽圆钝者，将大翼软骨外侧脚上半部分切除，同时切断穹窿部中线缝合。鼻前孔不对称者，将大翼软骨三部分充分游离，修整并调整位置后可吸收线缝合。

鼻软骨锥由致密纤维结缔组织连接附着到骨锥，此两锥的连接区即为拱石区（keystone area），它是鼻梁的重要支撑点之一，手术切开后应修复重建，避免形成阶梯样畸形。我们采取中线切开分离向两侧翻的操作，分离容易且便于对位缝合。鼻侧软骨与大翼软骨外侧脚之间形成的鼻尖上区，此处仅有中隔角支持，切开后应严密修复，避免术后出现鞍鼻畸形。

6. 缝合、鼻腔填塞及外鼻固定　切口以无创伤线缝合。鼻腔先以超薄无毒聚乙烯薄膜铺成袋状，再以凡士林细纱条对称性填塞。外鼻贴透气胶布。外加 T 形铅夹板固定，夹板横行部分在额区以胶布固定（铅夹板内面贴一层胶布）；或采用印膜胶塑形固定。2 周拆除外固定。鼻腔填塞 3~5d 逐渐分次抽出。

（五）小儿的鼻中隔手术

长期以来，人们一直认为鼻中隔在鼻及面部骨骼的发育中起重要作用，许多学者相信未成年小儿行鼻中隔手术会影响鼻及面部发育。Hayton（1948）曾仔细观察 31 例 6~14 岁小儿采用经典的鼻中隔黏膜下切除术，其中有 10 人发生鼻区变宽、鼻尖塌陷。从此建立 16 岁以下小儿勿施行鼻中隔手术的概念。近年来，一些学者通过动物实验对此观点发生了质疑。Bernstein（1973）用不满周岁的狗做鼻中隔黏膜下切除术，保留两侧的黏 - 软骨膜完整，部分动物将切下的软骨作移植瓣植入两侧黏 - 软骨膜中，经观察没有对任何一只狗鼻区及面部的骨骼发育发生影响；认为软骨膜在鼻中隔的生长过程中起重要作用，小儿如采用保守的鼻中隔成形术，并不影响鼻及面部的发育。目前认为，小儿如因鼻外伤或其他原因造成鼻骨骨折鼻中隔脱位偏曲时，应及时将鼻骨复位，鼻中隔偏曲可采用鼻中隔成形术，以避免以后骨折畸形愈合，瘢痕粘连造成手术困难。新生儿鼻中隔脱位的发生率为 1.9%~4%，应尽早手法复位，最好不要超出生后 3 周。其复位方法为：左手拇指及食指牢固地捏住外鼻的软骨部，提起外鼻，与此同时用剥离器伸入脱位的鼻中隔软骨下缘，抬起鼻中隔软骨并向后推入中线，这时可听到一响声，即软骨已回到正中位。

（六）鼻中隔偏曲的二次手术

1. 手术时机的掌握　鼻中隔第一次手术时因种种原因手术矫正不足、症状未消除，应行第二次手术。第二次手术最好在第一次手术后 1~2 周内施行，此时鼻中隔腔粘连不牢固，可自原切口进入，分离两侧的黏 - 软骨膜再进行矫正。如在 1~2 个月以后，中隔腔已粘连牢固，分离困难，易造成穿孔。

2. 手术方法　用鼻中隔剥离器先仔细探查偏曲部位的软骨和骨存在情况。在原切口前有软骨处切口，切口上、下尽量大，向下可达鼻底，先将有骨质的鼻腔底面的黏 - 骨膜分离，从骨膜下作隧道式向后上分离，再从鼻中隔前上部沿残留软骨向后下分离，至骨部与下面分离相接，依法分离对侧，然后从四周向中央逐步用 12 号小圆刀锐性分离粘连的鼻中隔黏－软骨膜或黏－骨膜。如有穿破，可在穿破侧沿粘连边缘切开黏骨膜，保留岛状粘连。分离后，置入鼻中隔撑开器，除去偏曲部，达到矫正。

（七）鼻中隔偏曲的其他手术

对于鼻中隔软骨部锐利的骨棘，由于其比较薄而锐利，通常采用铲除法，即于鼻镜直视下，探明骨棘后部的伸延范围，然后用扁平钝型剥离器将棘突尖端向下压折，用锐利的鼻中隔椭圆形铲除刀越过棘突折裂处直达其后缘，使刀刃紧贴棘突中部，稍用力向前压并向外拉，将棘突连同小部分鼻中隔黏膜同时切除。也可以用弯形扁薄管剥离器剥离棘突折断的四周黏－软骨膜或骨膜，露出棘突根部，用锐利的小平凿铲除残余基部，至与鼻中隔软骨平面接近齐平为止，将棘突周围黏－软骨膜覆盖于创面上，用一片凡士林纱条压平创面防止黏－软骨膜翻起，鼻腔填塞。

对于鼻中隔嵴则采取切除法：小圆刀于鼻中隔嵴突的前外侧下方切开黏－软骨膜及骨膜，分离嵴突表面的黏－软骨膜及黏－骨膜直达嵴突的基底部。若前端的嵴突影响后端的黏－骨膜剥离时，可用小平凿将前端嵴突铲除，再继续分离后端的黏－骨膜，凿除嵴突的后部，修平其边缘，将经过修剪的黏－软骨膜及黏－骨膜复位覆盖创面，鼻腔填塞。

遇到严重的鼻中隔偏曲且伴有鼻尖塌陷者，则可考虑采用 Joriumi（1994）介绍的鼻中隔次全重建术。其手术方法为在鼻小柱做反 V 形切口，向上分离鼻中隔背侧及鼻侧软骨皮肤，鼻中隔按整形法贯穿切口，分离鼻中隔两侧黏－软骨膜和黏－骨膜。从鼻中隔骨与软骨连接处到鼻中隔前缘都充分暴露，勿伤鼻中隔软骨，将鼻中隔软骨与犁骨及筛骨垂直板分离，切除鼻中隔软骨后下 L 形软骨片，其长度根据鼻尖高度和鼻小柱长度而定，约 1.5cm。切除偏曲的骨与软骨，前端软骨必须残留 0.5cm 与移植软骨重叠固定，将 L 形软骨移植到鼻尖及鼻小柱区，调整软骨位置，使鼻尖保持正中，外鼻挺拔，上端与残留软骨、下端与鼻嵴骨膜褥式缝合，鼻腔抗生素油纱条填塞固定，1 周后取出纱条。

四、术后处理

（1）手术填塞时注意力度要适当，避免过紧或过松，凡士林填塞时，最好先填于明胶海绵铺底，然后填塞。

（2）手术后换药时，取出填塞物，仅在鼻腔内喷入 1% 麻黄素滴鼻液即可，不要轻易取出假膜，不轻易触动鼻中隔组织或填塞支撑物。

（3）鼻腔填塞物如为凡士林纱条，一般在 48～72h 取出，如填塞时间过长，可应用碘仿纱条。

五、并发症及其防范

1. 鼻中隔血肿　止血不彻底，填塞过松，或有高血压、血液病等隐患，是手术后形成鼻中隔血肿的主要原因。防范手术后出血要注意以下几点：①术前辅助检查要全面。询问病史要详细，必要时请有关科室会诊，做好围手术期处理；②手术中止血要彻底，除了应用麻黄素、肾上腺素纱条止血外，还可以应用电凝止血，骨面出血可以用骨蜡止血；③填塞鼻腔时，力量要均匀，避免过松或者某一部位过松；④切口缝合勿过紧，以使渗血可经切口排除。

2. 鼻中隔穿孔　鼻中隔穿孔常见有 3 种情况：①手术中剥离黏－软骨膜损伤较重，而且撕裂的黏－软骨膜的部位两侧都在一个位置，手术中未能发现。或者发现后修补不得力重新穿孔；②手术后填塞过紧，鼻中隔黏膜受压缺血坏死而穿孔；③鼻中隔手术后感染而形成穿孔。

防范措施主要为：①手术中要仔细分离黏－软骨膜，一旦一侧黏－软骨膜破裂，则必须保证对侧黏－软骨膜的完整；一旦两侧相同部位破裂，可利用取下的软骨填于穿孔处，也可以切取游离组织膜填塞；②填塞时一定不能过紧，避免压迫坏死而穿孔；③手术后应用适当抗生素防止感染。

（谭华章）

第五节　鼻窦囊肿切除术

一、概述

常见的鼻窦囊肿主要有鼻窦黏液囊肿和鼻窦黏膜囊肿两大类（另有气囊肿十分罕见）。黏液囊肿多发于筛窦，其次为额窦。上颌窦与蝶窦较少见。多为单侧发病。囊肿增大时可累及其他鼻窦，甚至眶内和颅内。继发感染演变成脓囊肿，破坏性更大。黏膜囊肿多发生于上颌窦，有一定自然破裂倾向，无症状或症状轻微。根据囊液性状及有无分泌功能，又分为黏液潴留囊肿与浆液囊肿。

鼻窦囊肿的治疗原则为通过手术使囊肿与鼻腔建立通路，通畅引流，防止复发。传统的手术有鼻外进路、鼻内进路、经犬齿窝上颌窦进路等术式开放鼻窦，或者术中损伤大、术后反应强烈、遗留面部瘢痕，或者手术视线差、视野不清、带有一定的盲目性。自鼻内镜手术开展以来，鼻窦囊肿的手术治疗变得相对简单起来，治愈率高，并发症出现率极低。

对于鼻窦黏液囊肿，手术是唯一的治疗方法。而鼻窦黏膜囊肿多在拍鼻窦 X 线片时发现，较小时无症状，对人体无害，且有一定的自然破裂倾向，一般不必手术，可随访观察。若有明显症状或患者精神压力大，可行鼻内镜下手术切除。鼻内镜下鼻窦囊肿切除术是目前最简捷、安全、恰当的方法。能够在直视下开放病变鼻窦，减少了手术的盲目性。可以清晰观察窦口甚至整个窦腔的全貌，完成对囊肿的切除。同时对周围结构的破坏少，避免了传统方法遗留的面部瘢痕。还可以同期处理鼻腔鼻窦的病变，如鼻窦炎、鼻息肉、鼻中隔偏曲等。

二、术前提示

1. 术前 CT 扫描　术前应常规行鼻窦冠状位 CT 扫描，累及后筛及蝶窦的病变则应同时行水平位 CT 扫描，以了解病变范围、鼻腔结构改变情况、与周围组织的毗邻关系及骨质吸收情况。鼻窦黏液囊肿在 CT 片上表现为鼻窦密度均匀增高，向周围扩大并有骨质吸收。位于后组筛窦及蝶窦的囊肿应特别注意其与视神经和颈内动脉的关系。鼻窦的黏膜囊肿表现为隆起于窦壁的半圆形或类圆形密度均匀增高影，边缘光滑，多见于上颌窦的下壁与侧壁。

2. 术前常规准备　鼻中隔偏曲矫正术。

三、手术技巧

1. 麻醉　手术在局部麻醉或全身麻醉下进行。

2. 筛窦黏液囊肿　在 0°镜下将钩突切除，开放筛泡，开放前、后筛窦的同时，将前、后组筛窦的黏液囊肿底壁切除，并尽可能扩大。

3. 额窦黏液囊肿　将前组筛窦彻底开放，特别是鼻丘气房开放后，可充分开放额窦开口，引流额窦囊肿，并在 30°或 70°镜下将额窦底壁扩大咬除，充分引流，必要时可切除中鼻甲，以利于额窦的开放和引流。窦前壁如果骨壁厚硬，可用磨钻磨开前壁。

4. 蝶窦囊肿　可采用将中鼻甲后端 1/3 部分切除，暴露蝶窦前壁，直接开放蝶窦。

5. 上颌窦黏液囊肿　经中鼻道上颌窦开窗，扩大上颌窦开口，吸除囊液。若囊肿巨大将鼻腔外侧壁内移使鼻腔变窄，可经下鼻道上颌窦开窗，用咬骨钳和黏膜剪扩大窗口至直径 2cm 左右。因上颌窦自然孔多受压变形和引流不畅，故须经中鼻道扩大上颌窦自然孔。

6. 手术中注意事项

（1）保留黏液囊肿囊壁：囊肿壁为鼻窦原内衬黏膜，有助于手术后愈合；对许多伴有骨质缺损的囊肿，则可避免有些并发症的出现。

（2）囊壁忌强行撕脱，术中造瘘口尽量用咬切钳切除或用吸引切割器切除，避免暴力撕扯，以免因骨质缺损、周围器官壁与囊壁粘连而造成严重并发症。

（3）窦口开放要适度：尽可能扩大造瘘口，防止术后瘢痕粘连闭锁，继发囊肿形成。但亦不可过大，以免损伤窦口周围重要结构。

（4）窦口黏膜如果小面积撕脱或与骨缘不齐，应用鼻窦切割吸引器或黏膜剪将游离的黏膜缘切除，防止黏膜肿胀粘连。

（5）矫正影响手术进路或术后引流的鼻中隔偏曲。

（6）保护相邻鼻窦自然孔：术中如果其他鼻窦不合并病变，则术中涉及的相邻窦口不做处理，只须暴露自然口即可。

（7）对巨大颅底黏液囊肿，在手术中造瘘缓放黏液时要十分小心，特别是毗邻颅底或脑干，局部骨质吸收而缺乏保护，应警惕过快放液引发脑疝的可能。

四、术后处理

（1）术后早期可口服抗生素预防感染，同时进行鼻腔清洗，可将窦腔内分泌物冲洗干净，保证窦口通畅。定期内镜下检查清理术腔可以将窦内水肿的黏膜及时清除，使早期复发的小囊肿及时摘除，以防止复发。

（2）术后处理与其他鼻内镜手术一样，手术一般出血少，术腔仅填塞少许可溶性的止血物，如止血纱布、明胶海绵等。出血多的患者，可轻压一条凡士林纱条，24h 后取出。术后全身应用抗生素，并在取净术腔填塞物后冲洗鼻腔，冲洗液可用含有抗生素的生理盐水或有关中药制剂。

五、并发症及其防范

1. 术腔粘连闭塞　主要因手术损伤及病变黏膜处理不当，手术中撕脱黏膜，手术后残留黏膜增生或瘢痕化，致术腔被封闭。重视手术后随访处理，及时清除增生的肉芽组织与渗出形成的伪膜，可减少发生粘连和术腔的闭塞机会。

2. 囊肿造瘘口闭塞　瘘口闭锁发生原因主要是手术中开口太小，另一方面和术后的处理有很大关系。术后正确随访处理，及时清除造瘘口周围纤维素渗出物与血痂可以预防。

（张秀娟）

第六节　鼻中隔穿孔修补术

鼻中隔穿孔修补术（repair of nasal septal perforation）的方法较多，且较难统一术式，多根据其穿孔的大小、部位、黏膜状态等具体情况酌定。修补小穿孔较易成功，但若穿孔直径大于1cm时，修补颇为困难。位于鼻中隔前段的小穿孔，可取前鼻孔进路。若穿孔较大，部位偏后者，可考虑循鼻翼切开或面中部掀翻进路。

一、适应证

（1）若于鼻中隔矫正术中不慎撕裂对侧黏膜所致穿孔，可在术中当即予以修补。

（2）穿孔位于鼻中隔前端者，虽然孔径不大，但较易出血、结痂或每于呼吸时有哨声者。

（3）因鼻中隔脓肿所致的陈旧性小穿孔，亦可试行修补。

二、禁忌证

（1）由于其原发病因可为结核、梅毒或其他慢性传染性病，若原发病因不清或原发病尚未控制时，须弄清原发病因并待原发病控制后，再行修补术。

（2）若鼻腔或鼻窦内尚有炎症时亦不可施行修补术。

（3）穿孔过大且位于鼻中隔后部，筛骨垂直板已行切除术者，不宜修补。

（4）萎缩性鼻炎所致的鼻中隔穿孔，不宜施行修补术。

三、术前准备

（1）若穿孔边缘有肉芽组织，宜先以20%～30%硝酸银烧灼，愈合后方可进行修补术。

（2）术前数日应以抗生素溶液滴鼻；鼻黏膜干燥者，可滴用清鱼肝油、蜂蜜溶液等润滑剂。

（3）鼻腔结痂者，应用生理盐水、中药制剂或抗生素溶液冲洗鼻腔，每日1～2次；并滴用3%链霉素溶液，每日4次。直至结痂消失，鼻腔清洁后始可进行修补。

（4）术前需向患者充分说明手术的难度及可能出现的结果，以利配合。

四、体位与麻醉

体位及麻醉方法与鼻中隔黏膜下切除术或矫正术相同。行鼻腔黏膜表面麻醉加局部浸润；若取面正中揭翻进路，则以半卧位及行全麻为宜。

五、手术方法

随着新材料的出现及新技术的开展，修补的方法日益增多。仅介绍如下几种主要术式：

1. 减张缝合法　又名移位缝合法。适用于发生在鼻中隔前下方的小穿孔。方法是先将穿孔边缘切去少许（如系修补因鼻中隔手术术中所致的穿孔，则不必如此），以形成新鲜创缘；再于距穿孔前缘约 10～15mm 处的前上方作一弧形切口，向穿孔方向仔细分离开术侧黏一软骨膜、形成一后上及前下两端均带蒂的黏一软骨膜瓣；将该瓣向后下移位以覆盖穿孔，并将该瓣后下缘与穿孔下缘缝合数针。然后，在对侧鼻中隔同法作移位缝合，仅将减张性切口改在穿孔的后下方约 10～15mm 处，以便两侧的黏软骨膜片，相向移位，错位贴合。

2. 减张缝合植皮法　将穿孔边缘切去少许，造成新鲜创缘；在穿孔前方作一长形切口，下达鼻腔底，切穿一侧黏软骨膜及黏骨膜。该切口与穿孔缘的最小距离须大于穿孔直径，方可完全覆盖穿孔。以小号的鼻中隔分离器，将切口与穿孔之间以及穿孔周围的两层黏软骨膜仔细分开；分离时须注意不要造成新的软组织穿破。再将已分离好的黏软骨膜瓣向后移位，与穿孔后缘缝合，穿孔即完全封闭。取自体皮片植于对侧创面上。两侧鼻腔以凡士林纱条或其他填塞物如止血海绵等轻轻填塞；或仅以凡士林纱布块衬于鼻黏膜表面形成袋状，再用较短的碘仿纱条仔细填入袋中以固定移植物，2～3d 后抽除。

3. 下鼻甲黏膜瓣修补法　先将一侧穿孔的四周边缘形成新鲜创面。再将同侧下鼻甲向上翻转骨折。在下鼻甲原外侧面做成带蒂的黏骨膜瓣，将其向下翻折以遮盖穿孔。将两侧鼻腔妥善填塞。待黏骨膜瓣与穿孔边缘愈合后，平齐鼻中隔切断黏骨膜瓣蒂部，最后将下鼻甲复位。

4. 游离中鼻甲黏骨膜片修补法　先将穿孔边缘切除约 2mm，使之形成新鲜创缘。再将中鼻甲前端剪下一块，剥除其中骨片而保留骨片内外两面的黏骨膜，翻开并展平，使两面的黏骨膜内外延续成一片。展平后，该黏骨膜片的面积应大于穿孔。将该片覆盖于穿孔处，并在其四周的新鲜创缘上缝合 3～5 针。两侧鼻腔以凡士林纱条填塞。

5. 其他游离移植片修补法　亦可取下鼻甲黏膜，将其缝合固定于鼻中隔黏软骨膜及骨膜袋内，完全覆盖鼻中隔穿孔。此外，可用于修补鼻中隔穿孔的自体组织尚有，鼻中隔软骨片，颞骨的骨膜，耳后（大腿部或臀部）的中厚皮片，大腿肌（阔肌或颞肌）筋膜等。也有以异体鼻中隔软骨片为游离移植片，行鼻中隔穿孔修补术者。

6. 硅橡胶（或塑料）片置入法　从唇龈沟中部切口；经此处进入鼻中隔两侧的软组织之间，朝向鼻中隔穿孔的方向仔细分离；到达穿孔处之后，将围绕穿孔四周的鼻中隔软组织，仔细地向左右分开成袋状；置入一块大于穿孔的硅橡胶（或塑料）片。后者的边缘附近作有许多小孔；以便在愈合过程中，鼻中隔两侧的软组织"伸入"小孔内，使移植物固定不动。

7. 整形修补法　可从鼻中隔的某一侧，于穿孔的上下方各作一半贯通性切口，相向分离并翻转后将上下创缘予以缝合；亦可一侧在穿孔上方而对侧在穿孔下方各作一半贯通性切口，相向分离并翻转，使上下两黏膜片的创面彼此重叠后再缝合。此类方法适于穿孔边缘已全部为黏膜上皮所覆盖的较大的陈旧性鼻中隔穿孔。若加以上述的下鼻甲黏膜瓣修补法，覆盖其余的黏膜创面，则成功可能性更大。

（高　中）

第七节 血管结扎术

一、颈外动脉结扎术

颈外动脉结扎术（ligation of external carotid artery）是预防和治疗头面部严重出血的重要方法，也是采用得较多的方法。通常用作头面部大手术的前置手术或诸法未能制止的顽固性动脉性鼻出血。

（一）应用解剖

颈总动脉在相当于甲状软骨上缘水平分成颈内动脉和颈外动脉两支。两支的分叉处高低可有很大差异，高者可至舌骨平面，低者相当于甲状软骨中点平面。石义生（1965）测量成人尸体50具100侧，发现分叉处77%高于甲状软骨上缘，12%低于甲状软骨上缘，而平齐甲状软骨上缘者仅占11%。颈外动脉从颈总动脉分出后，开始位居颈内动脉内侧，继则绕过其前方而居其前外侧（图26-3）。

图26-3 颈外动脉的解剖

颈内动脉在颈部无分支。而颈外动脉由分叉处起自下而上依次有如下分支：

1. 甲状腺上动脉　自颈外动脉起始部前壁发出。
2. 咽升动脉　与甲状腺上动脉同一高度，起自颈外动脉起始部的后壁。
3. 舌动脉　平对舌骨大角处发自颈外动脉。
4. 面动脉（亦称颌外动脉）　在舌动脉稍上方起自颈外动脉前壁。
5. 枕动脉　与面动脉同一高度，起自颈外动脉后壁。

· 515 ·

6. 耳后动脉　在枕动脉稍上方。

7. 颌内动脉　（亦称上颌动脉）和颞浅动脉在下颌颈高度，颈外动脉在此分成两支终动脉。

颈外动脉位于颈动脉三角中，与颈内静脉、迷走神经共同被包于颈动脉鞘内。颈动脉三角的前上界为二腹肌后腹，前下界为肩胛舌骨肌上腹，后界为胸锁乳突肌前缘。颈外动脉的起始部刚好从胸锁乳突肌前缘露出，向上渐离开此前缘而贴近舌骨大角和下颌下腺的包膜，在二腹肌后腹和茎突舌骨肌下方向上前行入深部而离开颈动脉三角。在此三角内，颈外动脉的浅面有胸锁乳突肌的前缘、颈内静脉或面总静脉，以及舌下神经。后者约在舌骨大角平面与颈动脉交叉，并分出一降支位于颈动脉浅面，术中须加保护。

甲状腺上动脉是颈外动脉的第 1 个分支，通常在稍低于舌骨大角处从颈外动脉分出（我科曾遇个别病例，系从颈动脉分叉处或颈总动脉分出），因此舌骨大角为寻找甲状腺上动脉的重要标志。结扎颈外动脉的部位多选择在此动脉与舌动脉之间。其理由是：第一，甲状腺上动脉与下动脉之间有许多吻合支。若在甲状腺上动脉下方结扎，血液仍可经甲状腺下动脉→吻合支→甲状腺上动脉→颈外动脉，达不到止血目的；第二，在甲状腺上动脉上方结扎，颈外动脉血流继续进入甲状腺上动脉，在颈外动脉近心端不易形成血栓，无血栓脱落进入颈内动脉之虞。

（二）适应证

一切颈外动脉供血范围的动脉性出血和这些范围内严重出血的预防。

（1）严重的头面部大出血（除由颈内动脉供血者外），包括头皮、颅骨、外鼻、鼻腔下部、上颌窦、下颌骨、口腔及口咽部的大出血，用一般止血方法无效者。

（2）鼻腔、鼻窦或鼻咽部恶性肿瘤合并严重出血者。

（3）鼻腔、鼻窦及口咽部恶性肿瘤晚期，可考虑一侧或双侧颈外动脉结扎作为辅助治疗之一。结扎后不仅可减轻疼痛，还可减少肿瘤组织的营养，使瘤体缩小或生长缓慢。

（4）某些有严重出血的大手术之前置手术：

1）上颌窦恶性肿瘤，拟行上颌骨切除者。

2）某些鼻咽部、口咽部或口腔恶性肿瘤及某些鼻咽纤维瘤或面部巨大肿瘤，拟行手术切除者。

3）来自颈外动脉的动脉瘤，拟行手术者。

（三）手术方法

1. 体位　仰卧，术侧肩下垫枕，头后仰并略偏向对侧。

2. 消毒　同一般外科手术。

3. 麻醉　一般采用局部浸润麻醉。如为其他手术的前置手术，则两种手术取同一麻醉方法。

4. 操作步骤

（1）切口：以舌骨大角为中点，沿胸锁乳突肌前缘作一长约 6cm 的斜行切口［图 25 - 4（1）］，切开皮肤及皮下组织。此时可能见到颈外浅静脉，牵开或结扎切断之。

垂直切口（系我科改进切口）：头偏向对侧，在下颌角前方 2cm 处作定点，在此点下方 1cm 处起始，向下作垂直切口，长约 6cm，止于胸锁乳突肌前缘［图 25 - 4（2）］。此切口的优点在于比较容易暴露颈外动脉，缩短手术时间。

(1)　　　　　　　　　　　　　　(2)

图 26 – 4　颈外动脉结扎术的两种切口

（1）斜切口；（2）直切口

（2）暴露颈外动脉：沿切口切开颈浅筋膜及颈阔肌，暴露胸锁乳突肌前缘，用拉钩将其向后牵开，即可看到颈内静脉［图 25 – 5（1）］，将其与胸锁乳突肌一道向后牵开；若取垂直切口，则首先看到面总静脉（颈内静脉的属支）［图 25 – 5（2）］，将其牵开或结扎切断。在舌骨大角高度，以手指摸清颈动脉的搏动后，于该处用钝分离法纵行分开颈动脉鞘，暴露颈总动脉分叉、颈外动脉、甲状腺上动脉和舌动脉。在颈外动脉表面，有时可看到舌下神经或其降支，应将其牵开，妥加保护。

下颌下腺

胸锁乳突肌

颈内静脉

面总静脉

(1)　　　　　　　　　　　　　　(2)

图 26 – 5　在颈动脉的浅面看到的血管

（1）斜切口：首先看到颈内静脉；（2）直切口：首先看到面总静脉

（3）判定颈外动脉的方法：①颈外动脉在颈部有分支，而颈内动脉在颈部无分支；②请台下一助手确实摸清颞浅动脉（耳屏前上方、颧骨颧突后上方）或面动脉（咬肌前缘、下颌骨下缘处）的搏动后，将颈外动脉压紧以暂时阻断血流，如上述搏动停止，则判定无误。

（4）结扎颈外动脉：用钝分离法小心谨慎将甲状腺上动脉和舌动脉的起始部及其上下一段颈外动脉沿圆周的管壁暴露（注意分开位于其后方的迷走神经），用动脉钩或小弯血管钳在甲状腺上动脉与舌动脉之间绕过颈外动脉内侧壁［图 25 – 6（1）］，用 7 号丝线将颈外动脉双重结扎，但不切断［图 25 – 6（2）］。此时可再触摸一次颞浅动脉或面动脉，以最后确认颈外动脉结扎无误。

图 26－6　颈外动脉结扎
（1）用动脉钩将结扎线从甲状腺上动脉与舌动脉之间导入（2）双重结扎

（5）逐层缝合切口：注意勿留空腔。适当加压包扎。

（四）并发症的预防及处理

误结扎颈内动脉是最严重的手术并发症。因此失误可引起脑供血不足，导致对侧偏瘫，甚或脑软化而死亡。如能掌握颈内、外动脉的解剖特点，手术时小心从事，则完全可避免之。误结扎颈内动脉时，局麻患者将迅速出现眩晕、恶心、呕吐、神志不清及对侧偏瘫等一侧大脑半球缺血的症状。此时应立即剪除动脉壁上的结扎线，恢复血流。否则，一部分患者将随之出现呼吸变慢、抽搐、死亡。上述症状亦可发生在误结扎后的10d内。

二、筛动脉结扎术

筛动脉结扎术（ligation of ethmoidal artery）是治疗筛前/筛后动脉供血区动脉性出血的手术。

（一）应用解剖

筛前及筛后动脉均来自颈内动脉的分支——眼动脉，分别经眶内侧壁纸样板上缘的筛前孔及筛后孔入鼻腔及鼻窦（图26－7），前者供应鼻腔的前上部、额窦及前组筛窦，后者供应鼻腔的后上部、后组筛窦及蝶窦，并各有同名静脉和神经伴行而成束状。

（二）适应证

位于中鼻甲下缘以上鼻腔和额窦、筛窦及蝶窦的动脉性出血，经反复施行鼻腔填塞不能制止者可行筛前/筛后动脉结扎。

（三）手术方法

1. 体位　仰卧，肩下垫枕，头稍后仰并略偏向对侧。

2. 麻醉　局部浸润加阻滞麻醉。从眶内上角进针，先注入少许药液使成一皮丘，再进针1.5～2cm，回抽无血，注入麻醉液2ml。如结扎筛后动脉，则继续进针1cm左右，如法注入麻醉液1～2ml。

图 26-7 筛动脉的解剖

3. 操作步骤　自眉毛内端向下、距内眦约 0.5cm 作一弧形切口，下至鼻骨下缘水平，切开皮肤、皮下组织，切断内眦韧带（但勿伤及位于其下方的泪囊）及骨膜。此时常切断了内眦动、静脉（分别来自和注入面动、静脉），予以结扎止血。用骨膜剥离子分离骨膜，暴露眶内侧骨壁。用小甲状腺拉钩或脑压板将眶内容轻轻向外侧稍作牵引，在纸样板上缘找到筛前动脉、静脉及神经束（距眶缘约 2cm），不必亦不易分离动脉，取 1 号丝线一并予以结扎或用脑外科银夹将其挟闭。此时须小心操作，不可将动脉弄断，否则，血管将缩进骨管，无法止血。若结扎筛前动脉后出血仍未停止，可沿纸样板上缘继续向后约 1cm（距眶前缘约 3cm）处找到筛后动脉（静脉、神经束），取银夹挟闭。

（四）并发症

全部操作均须在眶骨膜下进行。如不慎撕破眶骨膜，则有引起眶内感染之虞。血管结扎或银夹挟闭均须牢靠，以免松脱产生眶内血肿。

三、上唇动脉结扎术

上唇动脉结扎术（ligation of superior labial artery）是针对鼻中隔利特尔区（Little area）动脉性出血而施行的手术。

（一）应用解剖

上唇动脉来自颈外动脉的分支面动脉。在口角附近离开面动脉沿上唇边缘背侧向内行走，居口轮匝肌与上唇黏膜之间，在中线处与对侧同名动脉吻合。在靠近前鼻孔处分为鼻翼支和鼻中隔支，前者供应鼻翼内侧皮肤，后者沿鼻前庭底部自外向内横行至鼻中隔前下部，继而转向后上方利特尔区。

（二）适应证

鼻中隔利特尔区的动脉性出血，经填塞法止血无效，按压上唇时出血停止或减少者，表示上唇动脉鼻中隔支出血，即可行此手术。

（三）手术方法

1. 体位　坐位或仰卧位。

2. 麻醉　在鼻前庭下方进针，回抽无血后注射麻醉液 2ml，作鼻前庭底部及上唇浸润麻醉。

3. 取三角针、1 号丝线，自前鼻孔下方、人中外侧各 0.5cm 处刺入，针尖从鼻前庭底部靠近鼻中隔处穿出，两端打结。如出血完全停止，则不必填塞鼻腔。

另法（系我科采用）：仰卧，作术侧眶下神经阻滞麻醉（其优点是不会因上唇及鼻前庭浸润麻醉致软组织肿胀而影响缝扎止血效果）。将上唇翻起，在同侧口角内上方摸到上唇动脉的搏动，在此处作一长约 0.4cm 的黏膜垂直切口（不可过深，以免直接切断上唇动脉），切口下端距唇红前缘 0.1～0.2cm，沿切口两侧作黏膜下分离，在口轮匝肌表面找到上唇动脉，分离后结扎两点，中间切断。此时触摸该动脉结扎的近心端应仍有搏动，而结扎的远心端（人中侧）搏动消失。用 3 - 0 丝线缝合切口 3～4 针，5d 后拆线。

（四）手术效果分析

鼻中隔利特尔区由来自颈外动脉的上唇动脉、鼻后中隔动脉、腭大动脉，以及来自颈内动脉的筛动脉吻合成丛，结扎时仅属其中一支动脉，且还有相应的静脉丛（kiessel - bach plexus）并存，故有时难以收到"立竿见影"的效果，本法只能作为利特尔区动脉性出血的止血手段之一。

四、经上颌窦上颌动脉结扎术

经上颌窦的上颌动脉结扎术（ligation of maxillaryartery per maxillary sinus）是按Caldwell - Luc 式式进入上颌窦后凿开上颌窦后外壁内上方的骨质，找到上颌动脉予以结扎或用银夹将其挟闭的手术方法。

（一）应用解剖

颈外动脉上升至下颌骨颈部后方在腮腺实质内分为颞浅动脉和上颌动脉（亦称颌内动脉）2 支终末动脉（图 26 - 8）。

上颌动脉继续向前内行进至颞下窝→翼腭窝，在此处形成一个动脉袢，并沿途发出许多小分支至颌面部及硬脑膜。其中蝶腭动脉供应鼻腔外侧壁及鼻中隔，眶下动脉及后上牙槽动脉供应上颌窦黏膜。

（二）适应证

位于中鼻甲下缘平面以下，尤其是鼻腔后段的动脉性出血，经各种填塞法无效、而压迫同侧颈动脉（于甲状软骨下缘外侧摸到搏动后，将动脉向后向内压迫于第 6 颈椎横突上），鼻出血减轻或停止者。

此法优点是不结扎颈外动脉，而只结扎靠近蝶腭动脉处的上颌动脉，可不影响其他分支的血液供应，效果也较可靠。缺点是手术难度较大。上颌窦有炎症时，为手术禁忌证。

（三）手术方法

1. 体位　半坐位。

2. 麻醉　多采用局部麻醉，方法同 Caldwell - Luc 手术。

图 26 - 8　上颌动脉的解剖

（下颌骨升支、颧弓及翼外肌已切除）

3. 手术操作

（1）依 Caldwell - Luc 术式进入上颌窦，前壁骨孔宜稍大，以期暴露良好和操作方便。窦内黏膜不必刮除。用圆凿凿开后外壁内上方的骨质约 1.5cm × 1.0cm 大小，除去骨片，进入翼腭窝。此时可见到翼腭窝内的结缔脂肪组织，上颌动脉即藏于其中，但看不到搏动。

（2）为避免分离时刺激上颌神经及蝶腭神经节引起疼痛，可于此处注射 1% 普鲁卡因或赛洛卡因（均加入少许 1‰肾上腺素）作浸润麻醉（注意回抽无血时始能注射）。

（3）以小弯止血钳向后上分离翼腭窝软组织，找到上颌动脉，小心操作，将其游离、暴露，然后用动脉钩或小弯止血钳越过动脉，用 3 号丝线在靠近翼突外板处将其双重结扎（但不切断），或以神经外科小银夹将其挟闭。操作时不可牵拉动脉，以防撕裂出血。

（4）撤除鼻腔填塞物，鼻出血停止或仅有少许渗血，则结扎成功，即可缝合切口（窦腔可不填塞）。如窦腔黏膜损伤较重、出血明显，可扩大上颌窦自然开口，窦腔内填以碘仿纱条并从扩大了的自然开口引出，5d 后抽除。

（高　中）

喉部疾病常用手术

第一节　气管切开术

气管切开术（tracheotomy）是一种急救手术，最初仅用于解除喉阻塞引起的呼吸困难。随着对呼吸道的病理生理功能的深入研究，其应用范围已有很大的扩展。对于下呼吸道分泌物潴留所引起的呼吸衰竭（如颅脑外伤，胸腹外伤及脊髓灰质炎等），气管切开术为重要的辅助性治疗手段。可经气管套管将下呼吸道分泌物吸出，从而改善肺内气体交换。

缺氧、碳酸过多及酸血症是引起窒息的三个要素。缺氧是肺泡气体交换减少的直接结果；碳酸过多乃由于血中二氧化碳潴留所致；酸血症是二氧化碳增多与缺氧时组织内产生大量乳酸的结果。酸血症又可发展为严重的酸中毒症。不少学者认为，即使患者的血氧饱和度无明显下降，二氧化碳在血液中的潴留也可达到致命的浓度。因此，在下呼吸道分泌物潴留、肺泡换气不足的情况下，即使大量给氧，二氧化碳仍会积存。换言之，此时单纯给氧并不能解决二氧化碳潴留的危害性，反而使呼吸更加受到抑制。所以现今都采用气管切开术以解除下呼吸道分泌物阻塞性呼吸困难，改善肺泡的气体交换。同时，对于减轻呼吸阻力，减小呼吸道解剖无效腔和减少呼吸次数，往往都有良好效果。为此，不仅耳鼻咽喉科医师应熟练地掌握气管切开术、内科、外科、神经内、外科、儿科、妇科等各科医师也需对气管切开术有所认识，加以重视。

一、应用解剖

颈段气管位于颈部正中，上接环状软骨下缘，相当于第 6 颈椎平面。其下端达胸部，相当于第 4 胸椎下缘。自环状软骨下缘至胸骨上窝之间，约有 7~8 个气管环（气管全长约有 16~20 个气管环）。颈段气管的位置较浅。头后仰时，气管自胸腔提向颈部，使颈段气管变长，位置亦较浅。头前屈时，气管缩入胸腔，颈段气管变短，位置亦变深。

颈部气管之前覆有皮肤、浅筋膜、深筋膜、结缔组织及气管前筋膜。浅筋膜层中常有较粗静脉，连接两侧颈前静脉。深筋膜下有胸骨舌骨肌及胸骨甲状肌覆于气管之两侧，至气管之正中部，两侧肌缘相接，形成一白色筋膜线，称之为"白线"。沿此"白线"切开筋膜，分离肌肉，使手术保持于中线，较易暴露气管，且不致损伤重要组织。甲状腺峡部一般位于第 3、4 气管环之前，为气管前筋膜所包绕，手术时可将其向上或向下推移。必要时可将之切断缝扎。儿童之胸腺位于胸骨舌骨肌及胸骨甲状肌下，并覆于气管前部及两侧，施行气管切开术时，应注意之。

颈总动脉、颈内静脉位于两侧胸锁乳突肌的深部，于环状软骨水平上述血管离颈中线较远，向下逐渐移近颈中线，于胸骨上窝处与气管靠近。故若以胸骨上窝为顶，两侧胸锁乳突肌前缘为边、环状软骨下缘水平为底的倒三角形区域为安全三角区。气管切开术应在该区内沿中线进行，可避免误伤颈部大血管。

气管环后壁无软骨，与食管前壁相连。当吸入性呼吸困难的吸气期，气管后壁可向前突，故进行气管切开时，万勿切入过深，以免伤及气管后壁及食管。在颈部气管前，有时可见位置偏高的无名动脉。两侧肺尖有时高出第 1 肋，向颈部膨出，尤以左侧为甚。故手术时不宜向下分离过深，气管切开也不宜低于第 5 环，以免损伤颈前根部大血管或损伤胸膜顶。

二、适应证

（1）咽部阻塞而有呼吸困难者，如咽部肿瘤及脓肿等。

（2）喉阻塞。

（3）各种原因所致的下呼吸道分泌物潴留

1）各种原因造成的昏迷，因咳嗽反射消失或呼吸瘫痪，分泌物积聚，阻塞下呼吸道，如尿中毒、肝昏迷、脑血管疾病、颅脑外伤、药物中毒、格林巴利（Guillain Barre）综合征、破伤风、脊髓灰质炎等。

2）胸部外伤后，胸廓活动或呼吸运动受影响，以致下呼吸道分泌物潴留，如多发性肋骨骨折，开放性气胸等。

3）胸腹部手术后，患者一般情况差，咳嗽无力，不能排除下呼吸道分泌物，如小儿体外循环心脏手术后。

4）各种原因造成的呼吸功能减退：如慢性支气管炎、肺心病、慢性肺气肿等患者，因咳嗽反射甚差，黏稠的分泌物阻塞下呼吸道，引起呼吸困难时，气管切开不仅可以减少呼吸道的解剖无效腔，吸出下呼吸道分泌物，而且可将药物直接送入下呼吸道内，故在一定情况下能提高单纯内科治疗的效果。

（4）其他手术的前置手术：如施行下颌、口腔、咽、喉部大手术时，为防止血液、分泌物或呕吐物下流，或术后局部组织肿胀阻碍呼吸，可先行气管切开术。

（5）某些下呼吸道异物可考虑施行气管切开术后加以取除。

三、术前准备

术前除准备手术器械外，宜备好氧气、吸引器、气管内麻醉插管、麻醉喉镜，以及抢救药物。

详细了解病情及颈部触诊，了解气管位置，颈前有无影响气管切开的肿块如甲状腺肿大等。必要时行颈部正、侧位 X 线片，了解气管位置及病变情况。

术前一般不宜使用吗啡及阿托品，因前者可抑制呼吸，后者使分泌物变为黏稠，将使呼吸困难加重。

手术器械：刀柄（3 号或 7 号）2，刀片 10 号、12 号各 1，剪刀弯、直各 1，敷料镊 1，组织镊 1，气管切口扩张器成人、儿童用者各 1（或用弯血管钳代替），气管拉钩 1，双齿或

3 齿钝（皮肤）拉钩大、小各 1 副，甲状腺拉钩 1 副，血管钳弯、直各 4，持针钳 1，帕巾钳 4，短金属吸引头 1，橡皮导尿管（附玻璃接头，吸引用）10 号、12 号各 1，气管套管 00 ~ 6 号各 1，注射器 1，以及缝针、丝线、消毒巾、纱布、药杯、纱带和手套等。有条件者，可加备直接喉镜（成人，儿童），麻醉用气管插管及支气管镜等。

气管套管的选择：患者术后必须佩戴气管套管，并依靠套管进行呼吸，故套管质量的好坏和大小、长短是否合适，非常重要。气管套管必须坚固耐用，不生锈，一般都采用银质合金制成。近年来亦有采用特种塑料或硅橡胶以及钛合金制成的，应用效果良好。

气管套管由底板、内管、外管、管芯四部分组成。另一种套管的外管上套有橡皮薄膜气囊，内管上端呈 Y 形，有两个开口，可以分别作给氧，吸痰和滴入药物之用。还有一种低压气管套管供长期使用，不致对气管有严重的压迫而引起软骨受损。

四、手术方法

气管切开术有常规、紧急、快速、永久性气管切开术及环甲膜切开术几种，以下分述之：

1. 常规气管切开术

（1）体位：一般采用仰卧位，头向后伸，肩部垫高，下颏、喉结及胸骨上切迹三点成一直线，严格保持在正中位上，便于气管的暴露。呼吸困难严重者，如头后伸太甚，将加重呼吸困难，可将头稍前屈，作切口后再使之后仰。不能仰卧的患者也可采用坐位或半坐位。

（2）麻醉：一般采用局部浸润麻醉。用含少量肾上腺素的 1% 普鲁卡因作颈前中线皮下浸润，起自甲状软骨下缘，下达胸骨上切迹，相当于皮肤切口的部位。气管两侧也可注射少量麻醉剂。

若情况紧急或已昏迷者，可不给麻醉。对儿童，为避免挣扎和消除恐惧，减少手术意外（如因缺氧加重，引起心跳骤停）的发生，可采用全麻经气管内插管后再行手术。

（3）操作步骤

1）切口：有纵横两种，纵切口操作方便，故目前多采用之；唯其愈合后，颈前正中遗有较明显的瘢痕，是其缺点。横切口最大优点是术后瘢痕不显著。

纵切口：在颈前正中，自环状软骨上缘至胸骨上切迹上一横指处，纵行切开皮肤、皮下组织及浅筋膜，此时常遇到两条怒张的表浅颈静脉，可向两侧牵开，必要时可结扎切断。

横切口：在颈前环状软骨下约 3cm 处，沿颈前皮肤横纹作 4 ~ 5cm 切口。切开皮肤、皮下组织及颈阔肌浅筋膜后，向上、下分离，即可见颈前诸肌覆于深筋膜上。

2）分离颈前组织：将颈深筋膜在两侧胸骨舌骨肌之间切开，用剪刀向上、下分离至与皮肤切口等长为止。胸骨舌骨肌及胸骨甲状肌自中线用血管钳作纵行钝分离，然后从两侧用相等力量牵开。保持气管位于切口正中，并经常用左手食指探触气管环，以防气管被牵拉移位。

3）牵开或切断甲状腺峡部：牵开肌肉后，即可看到气管前筋膜。甲状腺峡部一般遮蔽于第 2、3 气管环的前面，如妨碍气管的暴露，可在甲状腺前筋膜下缘与气管前筋膜之间稍加分离，然后向上或向下将峡部牵开（通常以向上牵开较方便），气管前壁即可清楚暴露。若牵开峡部有困难，可用血管钳将完全分离的峡部从两旁夹住，自中间切断，并加缝扎。

4）切开气管：在非紧急情况下，对成人及较大儿童，可于切开气管前，先用注射器刺入气管环间隙，注入1%丁卡因数滴于气管内，以免气管切开后发生剧烈咳嗽。用气管拉钩钩住第1、2气管环之间，将气管微向上方提起，用左手拇指及中指从两侧将气管固定，以12号刀片（镰刀形刀片）自正中切开（将刀尖于气管环之间伸入气管内，再向前上挑开第3～5气管环或第2～4气管环），有时切断2个环即够。在成人，也有主张将气管前壁切除椭圆形一小块，约相当于套管外径大小，认为其优点有三：①便于更换套管；②可少切断一个软骨环；③套管四周较严密，不致形成皮下气肿。切开气管时应注意勿损伤气管后壁，以防发生气管食管瘘。气管的第1环及环状软骨不可切断，以免后遗喉狭窄。如时间许可，在切开气管前应妥善止血。

5）安放气管套管：气管切开后，须迅速用扩张器或弯血管钳将气管切口撑开，若有分泌物自切口咳出，可用吸引器将之吸除，再插入合适的气管套管。插入套管前要取出内管，套入管芯，插入后，迅速取出管芯，当即有分泌物和气流自套管喷出，吸尽分泌物后将内管套上、固定。

6）固定套管及缝合切口：套管两侧系以纱带缚于颈部固定。如皮肤切口较长，可将套管上方的创口缝合1～2针，套管下方不予缝合，以免发生皮下气肿，并便于伤口引流。套管周围的伤口内放置碘仿纱条（1～2d后取出），用从中间剪开一半的纱布夹于套管两侧，覆盖伤口。最后将管芯系于套管的纱带上，以备套管脱出后重新插入时使用。

2. 紧急气管切开术（emergency tracheotomy） 对情况紧急的患者，一般可采用直接喉镜下插入支气管镜或麻醉用气管插管，使呼吸困难缓解，然后从容进行正规气管切开术。如严重的急性喉阻塞发生于旅途、战地、农村等地时，可用小刀、剪或剃刀片施行手术，也不必考虑消毒及麻醉。患者仰卧，头后伸，显露喉结，若有助手扶头最好。无人帮助时，手术者坐于患者右侧，将患者肩部放在手术者右膝上，使其头后仰，颈部伸直，显露喉及气管。术者以左腋窝压其前额使头固定。

将正规气管切开术一气呵成于一个步骤。为便于明了手术操作，分为7步叙述：

1）术者用左手拇指及中指固定喉及气管在颈前正中线上，并将其两旁大血管向后推至胸锁乳突肌之下。

2）循中线自甲状软骨切迹至胸骨上切迹处以刀切开皮肤及气管前软组织，此时出血较多，但妨碍不大。

3）术者用左手食指触摸气管环，如遇甲状腺峡可推之向上、向下，甚至可以将之切断。

4）刀尖随左手食指导引，沿气管环的正中仔细切开2～3个气管环。切开气管环时，为了避免用力过度，右手应固定于患者颈部。

5）气管切开后一般切口均紧闭，必须用张开器或血管钳将之撑开。如无，可将刀柄插入切口稍加转动，即可分开气管切口。此时患者必有咳嗽、出血和大量气体咳出，待空气流通片刻后，即可插入适合的套管。若无套管可用适当的代用品，如橡皮管、打断的茶壶嘴、竹管等插入气管内。

6）如患者呼吸停止，须立即施行人工呼吸。保持套管通畅。头放低位以免血液流入肺部，并以纱布紧填于创口及套管之间止血。

7）呼吸恢复后，速作止血处理。手术完毕，呼吸已暂时保持通畅，须设法转送医疗单位，按正规气管切开术继续进行处理。在转送过程中必须注意套管或代用品脱出或被咳出。

如遇颈部粗短，气管内插管困难，或颈前有肿瘤（如甲状腺肿瘤）致使环甲膜及气管暴露困难者，可作纵行切口，切开甲状舌骨膜，暴露会厌后，由喉前庭插入麻醉用气管插管或较长的气管套管，然后再作气管切开术。

3. 快速气管切开术（rapid tracheotomy）　我们自 1970 年 1 月起采用李宝实等改进的快速气管切开器，对破伤风引起的喉痉挛、咽后脓肿引起的急性呼吸道阻塞，以及脑外伤后昏迷、纵隔肿瘤、肺功能不全、胃底癌切除术后、截肢后败血症等引起的 20 余例成年呼吸困难患者，施行了快速气管切开术。绝大部分病例都在 1min 内，少数患者仅 20～30s 即可完成手术，皆在紧急情况下，使患者转危为安，故介绍如下：

1）快速气管切开器：根据患者气管管径的不同，有大小不同的型号，每套共 5 件。

a. 弯形穿刺针：可插入针芯。针的凹面有一条纵行小槽，小槽柄端稍扩大呈圆形，以便切开刀的珠形尖端能通过此孔进入小槽内。柄端（近端）向凹面装有一马鞍形片，外套管紧贴鞍内向下滑行，即可导入气管。

b. 穿刺针针芯。

c. 切开刀及刀柄：刀柄远端装有活动的切开刀片，刀尖呈珠状，刀柄近端装有圆环，操作时将圆环向远端推进，刀片即张开。将圆环退回时，刀片收拢。刀柄与收拢的刀片可套入外套管内。

d. 外套管：系特制的外套管，与切开刀配套。其管径恰能容切开刀套入。弧度与刀柄形状一致。长度与刀柄圆环至切开刀片之间的长度相等。

c. 内套管。

2）手术方法

a. 患者仰卧，肩垫高，头后仰。如时间允许，局部消毒后用 1% 普鲁卡因 5ml 行浸润麻醉。

b. 手术者立于患者右侧，以左手拇指及中指固定颈部气管，食指置于环状软骨之下颈前正中线上，以指示穿刺针刺入部位。右手持套有针芯的弯形穿刺针在颈前正中线相当于第 2、3、4 气管环之间处，针尖正对皮肤刺入，穿过皮下组织及肌肉层，向气管方向穿进。

c. 穿刺针进入渐深，感觉稍有抵抗，表示已达气管前壁。再稍用力即有突然进入空腔的感觉，此时应立即使针尖顺势向下再推进少许。刺入气管时，不可用力过猛，以免刺伤气管后壁。左手固定针管，右手拔出针芯，若有空气吹出，表示穿刺针确已插入气管内。如无空气吹出，则示穿刺针尚未进入气管（多刺入气管前方的软组织内），需立即重行穿刺。

d. 右手持已装上外套管的切开刀，并撑开刀片，将珠形的刀尖经穿刺针近端的圆孔套入小槽内，将外套管紧贴穿刺针柄端的马鞍形片的槽内。

e. 用力将切开刀及外套管沿穿刺针的小槽与马鞍形片的轨道向气管内推进，当珠形的刀尖越出针槽远端时，外套管即已随切开刀片进入气管内。此时以左手固定外套管，右手将刀片收拢后从外套管内退出，拔出穿刺针，如气管内有分泌物或血液，需吸引干净。

f. 将套管的系带绕颈部打结固定，插入内套管，手术完成。

3）此种快速气管切开器的优、缺点

a. 优点：①手术可在极短时间内完成，无需其他设备，对突然发生严重呼吸困难的患者，如喉部或上呼吸道外伤或战伤引起呼吸困难的患者，在设备条件缺乏时进行抢救非常适宜。在医院进行紧急抢救时也可适当采用。②弯形穿刺针既可避免刺伤气管后壁，又可稍向前提起气管，有利于切开气管的操作。③切开刀与外套管在穿刺针的小槽与马鞍形片内推动，如在轨道内进行，较安全而顺利。④活页切开刀张开的程度可按圆周率计算，切口恰好适合外套管插入的长度，并利用外套管在切口内的张力，压迫切断的小血管，达到止血或减少出血的目的。

b. 缺点：①有时出血较剧，故对呼吸困难的患者进行气管切开术时，在医院内，除特殊紧急情况外，不宜用以代替正规气管切开术。②不适用于小儿，因儿童气管细软、管腔狭小，快速气管切开器难以准确插入气管内，并容易损伤气管或其周围组织而引起并发症。

4. 永久性气管切开术（permanent tracheotomy） 有些患者需长期带气管套管，将气管切口周围皮肤与气管切口内黏膜缝合，造成一个永久性瘘道。其作用可以减少切口感染、肉芽生长及瘢痕形成，并便于患者自己护理。

5. 环甲膜切开术（conicotomy） 遇喉阻塞的病情危急者，可先行环甲膜切开术，以使呼吸困难迅速得到缓解，但不适于小儿患者。手术方法如下：

体位：同气管切开术。

左手中指及拇指固定喉部，食指沿颈前中线摸清环甲间隙后，用中指及拇指将该处皮肤纵行挟起，以尖刀作横切口，切开皮肤。固定环状软骨，用锐头弯剪刀刺穿环甲膜，向下、向后伸入声门下腔。将剪刀撑开，插入合适的气管套管，或其他代用的空心管（如橡皮管、塑料管等）。气管套管需用纱带缚于颈部固定，代用的空心管也需设法固定，以免滑脱，或落入气管内。套管插入后，注意检查管中有无呼吸气流。防止喉腔黏膜未切开，将套管插在环甲膜与喉腔黏膜之间。

在最危急的情况下，可用刀、穿刺针或其他任何锐器，迅速从环甲膜处刺入，并使创口撑开，多可转危为安。如遇环甲动脉损伤，有较剧的出血者，需将创口扩大，以便结扎止血。当患者呼吸困难缓解，危急情况好转后，需再施行一次气管切开术。施行环甲膜切开术者，带管时间不宜超过 48h，以免因发生感染和瘢痕组织形成而后遗喉狭窄。

五、术中注意要点

（1）婴幼儿，呼吸困难严重、烦躁不安者，或颈前有肿块压迫者，估计术中难度较大，最好与麻醉师协商，先插入气管内插管，既可保持呼吸道通畅，又可从容地进行手术。

（2）气管切开时需专人固定头部，尤其是烦躁不安的患者和小儿。体位不正，暴露气管较困难，头未固定好，气管偏斜，气管切口不正，易发生术后并发症。

（3）分离气管周围组织时不要偏离中线，不要分离太宽太深，以免损伤重要血管和神经。常用手指触摸气管定位，两侧拉钩力量要均衡，不要一侧用力过大，把气管拉向一侧，损伤食管。

（4）要认清解剖标志，特别是小儿气管细软，容易把环状软骨当作气管环切开。一般切开第 2、3、4 气管环，不得低于第 5 环。小儿不应作气管造口术（即切开气管前壁时，切除一小块软骨），以免后遗气管狭窄。

（5）气管切口大小要与气管套管相应，切口太长，气管套管容易活动，造成气管前壁损伤，引起继发性出血。切口太小，放置套管时压迫软骨环使之内翻，容易导致气管坏死，引起瘢痕狭窄和拔管困难。

（6）插入气管套管后要注意套管是否通畅，位置是否合适，套管长短、弯度是否合适，套管弯度不合适可损伤气管前壁而继发出血。

（7）术中突然出现窒息，呼吸停止，应以最快速度用左手指摸清气管，右手持刀立即切开气管，同时积极做人工呼吸，必要时作心脏按摩。若气管切开后心跳尚好，做人工呼吸后，多可恢复自主呼吸。

（8）紧急时为了争取时间，尽快切开气管，多未很好地止血，气管切开后，应仔细止血。

六、术后并发症

1. 伤口出血　可分为原发性和继发性两种，前者较多见，多因术中止血不彻底，或术后患者剧烈咳嗽，局部小静脉扩张，使已止血的出血点再出血。如切断的甲状腺峡部未作贯穿缝扎，结扎线脱落，可发生较多出血。原发性出血一般局部用凡士林纱条或碘仿纱条压迫，并给予镇静、止咳、止血药物，多可止血。如不能止血，则需打开切口，找到出血血管予以结扎。继发性出血较少见。大血管糜烂破裂所致的继发性出血是极为严重的并发症，常在几分钟内导致死亡。其原因为：①伤口感染；②切口过低，有无名动脉暴露或近于暴露，被气管套管摩擦损伤出血；③切口过长，颈部活动时，气管下端容易磨损气管前血管。气管前筋膜分离过多，感染时使气管前壁坏死，以致套管容易脱出，增加损伤大血管之机会；④选用套管不合适或儿童头后仰过甚，套管末端向前抵于气管前壁，使气管前壁糜烂损伤累及大血管；⑤有些需要用呼吸机的患者，使用带气囊的气管套管，若使用时间过长且气囊内压力过大，可造成气管壁及周围组织缺血坏死，进而损伤无名动脉。

气管切开术后继发性大出血的治疗：继发性大出血的死亡率极高，死亡原因是气道阻塞和急性失血。所以首先应有效地止血和保持气道通畅，同时积极输血，输液，保证有效的循环血量。可先将带气囊的气管插管或套管插入并吹起气囊，这样既可保证气道通畅，又可有一定的压迫止血作用。如仍出血，可用敷料或手指压迫出血处，以暂时止血，并通知手术室及麻醉师，准备在全麻下劈开胸骨，暴露无名动脉，结扎其近心端和远心端，切净感染及坏死的无名动脉，必要时可切除全部的无名动脉。

2. 套管脱出　套管常因咳嗽、挣扎、皮下气肿、套管过短、套管系带过松或患者自行将套管拔出等原因而脱出，故应严密观察，及时重新插入。

经常检查套管位置，注意有无滑脱。方法非常简便，即将一小片棉花丝置于套管口，观察棉花丝是否随呼吸气流上下飘动；如棉花丝不动，多表示套管已经滑出气管。此外，术后患者突然呼喊或啼哭出声音，也表示套管滑脱，应立刻设法重新插入。一般可在床边进行（气管切开术未及1周而发生脱落者，如情况许可，须在手术室中重新插管），以弯血管钳将气管切口撑开，套管即可插入。有困难时，须将缝合的切口拆开，重新插入套管。因此，患者床旁应放有气管切开包一套，以备不时之需。

3. 皮下气肿　是气管切开术后常见的并发症，约占14%。气管切开术后如气体进入皮下组织即产生皮下气肿。轻者仅限于颈部切口附近，重者可延及枕、颌、面、胸、背及腹等处，甚至可波及大腿。皮下气肿本身无生命危险。但严重时常合并有气胸，纵隔气肿，甚至心包内积气，可危及生命。故对皮下气肿应严密观察其发展，并注意有无其他处气肿存在。皮下气肿可发生于手术当时，也可在术后1～2d出现。约需6～8d可完全吸收。气肿严重者，应及时拆除切口缝线，以利气体逸出。

皮下气肿的原因是：①暴露气管时，分离气管前软组织过多；②气管切口过长，空气自切口两端进入皮下组织；③套管太短，容易从气管切口脱出，气体即进入软组织；④切开气管或插入套管后，引起剧咳，易促使气肿形成；⑤缝合皮肤切口过紧。单纯的皮下气肿，一般不需特殊处理。

4. 纵隔气肿和气胸　是气管切开术的严重并发症，小儿较多见，影响呼吸和循环。严重者可导致死亡。双侧气胸较单侧更为危险。发生原因如下：

（1）直接由颈部创口进入：吸入性呼吸困难者，吸气时负压加大，气体在负压作用下由切口处经颈深筋膜间隙进入纵隔，或手术时过多分离气管前筋膜，空气直接进入纵隔内。

（2）损伤胸膜顶：为小儿施行低位气管切开术时，因剧烈咳嗽，胸膜凸出于锁骨上方，易受到损伤。术中如见胸膜顶呈鱼泡状随呼吸气流在术野中上下活动者，可用一块湿纱布将之轻轻压下，以资保护。

（3）肺泡破裂：因患者极度呼吸困难，且有剧烈咳嗽；胸腔极度扩张，肺内气压很高，肺泡因极度膨胀而破裂。肺泡破裂后，空气外泄，首先发生肺间质气肿。由肺间质沿血管周围进入肺门，形成纵隔气肿和气胸。

（4）胸膜内径路：较少见。肺实质原有病变，脏层胸膜与胸廓胸膜有粘连，空气由肺实质穿过粘连胸膜的破口而逸出。当该粘连处破裂时，空气经此处泄入胸壁，形成纵隔气肿。

小量气体进入纵隔多无明显症状。气体量大时，因压迫心包和上下腔静脉，可影响血液循环。纵隔气肿的症状和体征有：①心前区或胸骨下疼痛，多因体位改变、呼吸、吞咽及颈部活动等加重；②呼吸困难；③心浊音界缩小或消失；④心音微弱遥远，心前区可听到暴烈音及气泡音；⑤常伴有颈部及较大范围的皮下气肿，也可伴有气胸；⑥X线检查见纵隔增宽及气体影像。

若气体量少，且无症状，可不予处理。若气体量逐渐增加，有明显症状时，应积极去除诱发因素，完全解除呼吸道阻塞，并请胸外科协助行放气手术。方法有：①气管切口放气法：用钝针头或塑料管，由气管前面伸入上纵隔，放出气体；②穿刺排气法：用 17～18 号针头，连接一段橡皮管及 50ml 空针，自锁骨中线第 2 肋间隙穿刺抽气；③闭式排气法：对强力性气胸者，用一钝针头或蘑菇头橡皮管插入患侧胸膜腔内，外接橡皮管，末端置于盛有 1：10 000 高锰酸钾溶液的瓶内，瓶低于胸部 45cm 即有气体逸出；④纵隔切开术：只适用于气体积聚在后纵隔时。

5. 急性肺水肿　多发生于呼吸困难较久的患者。气管切开后肺内压力骤降，毛细血管壁通透性增高，液体渗出血管外，形成肺水肿。表现为呼吸困难，胸部听诊明显水泡音。可用加压给氧法治疗，严重者可静脉输入利尿剂，或在套管上接一带单向活瓣的丫形管，一头作为吸气用，另一头接在装水的玻璃瓶上作呼气用，使呼吸时肺内保持一定压力，肺水肿可逐渐消失。

6. 肺部并发症　气管切开术后，经气管套管的非生理性呼吸不利于下呼吸道广阔的黏膜面，可引起支气管炎、支气管肺炎或肺炎等。上述并发症也可由原发于上呼吸道的炎性病灶发展而来。有时这些并发症是为分泌物或痂皮阻塞下呼吸道所引起的症状，而非一单纯炎性病变，这种情况并不少见。需自套管内伸入导尿管进行反复吸引，必要时还需反复施行支气管镜检查，直接吸引或钳除痂皮或脓痂，方能挽救患者生命。此时如仅用抗生素、蒸汽吸入、给氧或祛痰剂等以求缓解呼吸困难，则将延误抢救时机。

7. 呼吸骤停　长期呼吸道阻塞的患者，气管切开后可发生呼吸骤停，但并非常见。其原因乃长期呼吸道阻塞，二氧化碳蓄积和缺氧。血液中二氧化碳浓度增高时，开始是刺激呼吸中枢；但浓度继续增高后，反而对呼吸中枢起到抑制作用。此时呼吸的调节，主要靠颈动脉体的化学感受器接受缺氧的刺激。一旦切开气管，血氧含量增高，颈动脉体的刺激消除，而二氧化碳对呼吸中枢的抑制尚未解除，因而发生呼吸骤停，甚至影响心跳。此时应继续做人工呼吸，使肺泡气体交换继续进行，并注射呼吸兴奋剂，静脉注射碳酸氢钠溶液及高渗葡萄糖液紧急抢救。但此种呼吸骤停片刻后亦可自行恢复。

8. 气管瘘管　多发生于带管时间较久的患者，因伤口周围的皮肤向内卷入形成瘘管，以致拔管后颈部伤口不能愈合。应切除瘘管，进行修补缝合。

9. 气管食管瘘　表现为进食时呛咳，从气管套管中呛咳出食物。食管吞钡 X 线透视可见钡剂从食管流入气管。如瘘口不大，采用鼻饲，碘仿纱条填塞，可自行愈合。若瘘口较大，则需要手术修补。

10. 喉、气管狭窄　喉狭窄多因气管切开位置过高，损伤环状软骨或合并感染造成环状软骨坏死所致。根据狭窄程度，可进行喉扩张术或整形术。气管狭窄较少见，大多发生于气管切口处。狭窄较轻者，可无症状。若狭窄处直径小于 4mm，则出现呼吸困难及喘鸣。发生原因为：①气管切口小，套管大，插入后压迫气管前壁塌陷，生长肉芽并形成瘢痕狭窄；②手术时损伤气管环过多，或套管的弧度不当，或带气囊的气管套管充气压迫气管壁太久，使黏膜缺血，引起软骨坏死，后遗瘢痕狭窄。气管狭窄明显，有症状者，应行气管整形术。

11. 拔管困难（difficulty indecannulation）　拔管困难多见于幼儿，其原因为幼儿声门下黏膜组织比较疏松，淋巴组织丰富，极易发生肿胀；幼儿的喉腔和气管较细，易为分泌物阻塞；幼儿气管软骨较软，吸气时稍有阻塞，较易引起气管内陷。

拔管困难的原因有：①引起喉阻塞的原因尚未消除；②环状软骨或气管第 1 环损伤形成喉狭窄。或虽未损伤环状软骨及气管第 1 环，但气管切开从第 2 环开始，套管位置较高，与声门裂十分接近，因而堵管困难而不能拔管，需将套管位置下移后，方能拔管；③儿童因功能性呼吸困难而不能拔管；④喉气管炎症未消除，喉黏膜肿胀，气管内分泌物过多，影响拔管；⑤气管前壁塌陷，软骨坏死或气管内肉芽形成而致气管狭窄；⑥套管太粗。

处理方法：①查明喉、气管疾病，积极治疗，待炎症消退后，再予拔管；②如有喉、气管狭窄，可进行直接喉镜或支气管镜检查并施行扩张术或整形术；③如有肉芽组织，应予摘除或激光烧灼；④以精神因素为主者，应进行说服解释和练习用口鼻呼吸，切勿操之过急，招致意外；⑤如套管太粗，可换小一号套管，再行试堵管。

12. 其他并发症　少见并发症有纵隔炎，肺不张，喉返神经瘫痪，气管内溃疡等。如手术部位恰当，操作细致，套管选择适当，可避免此类并发症。

并发气栓虽少见，但十分危险，多致死亡。极度呼吸困难者，颈静脉怒张，在深吸气时可致颈部静脉内负压增高。如有破裂，将空气吸入，形成气栓。多由甲状腺下静脉或高位无名静脉破裂口吸入空气。故手术时应避免损伤上述静脉，并妥为结扎切断的静脉支，以预防此类严重并发症。

七、拔管

对因喉阻塞行气管切开术者，须先行直接喉镜检查，在引起喉阻塞的病因消除后方可考虑拔除套管，但至少应在气管切开术后5d，以免发生纵隔气肿。拔管前必须先行堵管，确定自然气道已通畅，方可拔管。有两种堵管法：①一次堵管法：2岁以上的幼儿，喉腔及气管较大，套管相对较细，可一次完全堵管。经24～48h，患者在活动、睡眠时呼吸均平稳，即可拔管；②分期堵管法：2岁以内或2岁以上不能一次堵管者，则用分期堵管法。先堵塞一半套管，24h后，再堵塞3/4或全堵塞，24～48h后无呼吸困难即可拔管。为了便于观察病情，拔管时间应选在上午。拔管后48h内应注意呼吸，并准备一套同型套管及气管切开术器械等，以便在发生呼吸困难时，将套管重新插入。

戴管时间甚长的患者，如喉狭窄患者，堵管时间也要长些，有时要达半年之久。其目的是经过各种气候和身体情况的考验，以确定能否拔管。

拔管后伤口不缝合，肉芽生长旺盛者须刮除，用蝶形胶布将两侧创缘向正中牵拉对拢（避免胶布直接贴于伤口表面），以纱布覆盖，伤口多能愈好。观察数日仍不能完全愈合的伤口，需刮除伤口肉芽或切开皮缘，缝合1～2针。拔管后应随时注意患者呼吸情况，若有呼吸困难出现，需立刻再插管或再切开气管。

（牛金明）

第二节　声带外移固定术

声带外移固定术（lateral cordopexy）系通过切除杓状软骨，使一侧声带外展，固定于适当位置，从而达到既改善呼吸，又不影响发声的目的。临床实践证明，术后如能保持杓状软骨间切迹宽达4～5mm，则效果最佳。若小于3mm，则呼吸不畅，大于6mm，则发声不良。

一、喉外径路声带外移固定术（Woodman operation）

（一）适应证

（1）两侧喉返神经不全麻痹，用各种保守治疗半年以上，无进展或进展甚微，不能解除呼吸困难者。

（2）两侧环杓关节固定，呼吸困难者。

（二）禁忌证

（1）喉结核或放疗后患者，因声带突周围有较坚韧的瘢痕组织或组织纤维化等，向外牵引声带比较困难，易导致手术失败。这类病例可采用喉裂开径路声带外移固定术（见后文）。

（2）伴有其他未经治疗的气道阻塞。

（三）术前准备

未行气管切开术者，术前先行气管切开术，以解除呼吸困难和便于麻醉。其余同其他喉部手术的术前准备。

（四）麻醉与体位

采用气管内插管全身麻醉较为适宜。如估计患者术中能较好合作，也可采用基础麻醉加局部浸润麻醉。

体位：先作气管切开者，仰卧位，肩下垫小枕。气管切开后，将头偏向非手术侧，并略微向后伸。

（五）手术侧的选择

首先宜选择发生麻痹较早且较严重的一侧施行手术。如此侧手术失败，尚可施行对侧手术。两侧施行手术者，术后呼吸较满意，但发声可能较差，均须事先对患者说明。

（六）手术方法

1. 切口　沿胸锁乳突肌前缘，从甲状软骨上角至环状软骨下缘高度作一斜行切口，切开皮肤及皮下组织。

2. 暴露甲状软骨后缘　将胸锁乳突肌向后、胸骨舌骨肌向前牵引，沿甲状软骨后缘切开咽下缩肌与软骨膜，下达环甲关节。将软骨膜与咽下缩肌一起向后分离，使甲状软骨板后缘完全暴露。

3. 分离环甲关节，暴露杓状软骨　绕甲状软骨后缘将甲状软骨板内侧面的软骨膜分离少许，使下角与环甲关节脱位，用钝齿拉钩将甲状软骨板后缘向前、向上牵引，即可见环状软骨的环甲关节面，在关节面上方垂直向上切开软骨膜，作黏膜下分离达环杓关节，暴露环杓关节与杓状软骨。

4. 游离并取出杓状软骨　在软骨膜下分离杓状软骨，并使其从环杓关节脱位。分离时注意勿损伤黏膜而进入喉腔。用一缝针绕过杓状软骨中部并牵拉缝线，使杓状软骨向外转动，以暴露声带突。在黏膜下用不吸收线在声带突处（包括一部分声带肌及甲杓肌纤维）缝一针，然后将杓状软骨在声带突处切断并取出。

5. 外移并固定声带　将缝线向外牵拉，绕过甲状软骨下角打结固定，或再缝于胸锁乳突肌前缘处以加强固定作用。当结扎固定时，需用直接喉镜测量声门裂后段的大小，以达3～5mm为度。

6. 缝合创口　声带外展固定后，依次缝合肌层与皮肤切口，皮下可不置引流条。

（七）术后处理

（1）术后7～10d，每天应用广谱抗生素，以防感染。

（2）术后10d内暂不说话，以后如喉水肿消失，呼吸通畅，则可堵管。堵管24h无呼吸困难者，即可拔管。

（3）术后有吞咽困难者，可用鼻饲法。

（4）其余同喉部手术的术后护理。

（八）术后并发症

（1）术后局部感染：创口化脓，严重者可发生喉软骨膜炎，术后应用抗生素，可预防。

（2）喉内肉芽形成：如术中穿破喉腔黏膜，喉腔内常有肉芽组织形成，可在直接或间接喉镜下予以切除。

二、喉裂开径路声带外移固定术（lateral cordopexy by thyrotomy）

（一）手术步骤

1. 气管切开全身麻醉。

2. 喉裂开术。

3. 分离切除杓状软骨　在一侧杓状软骨内侧行切口，暴露该软骨并分离周围的黏膜和肌肉，断离环杓关节和附着的肌肉、韧带，取出杓状软骨。止血后缝合黏膜切口。

4. 置入喉扩张子　在声门间放置一大小合适的喉扩张子或硅胶管（外径约6mm）。扩张子上端缝线经鼻腔引出，在面部固定；下端缝线由气管瘘口处引出，固定于气管套管上。

5. 关闭喉腔及缝合切口。

（二）术后处理

（1）术后进流汁饮食或行鼻饲。

（2）术后10d拔除喉扩张子，堵管48h无呼吸困难后拔管。

（牛金明）

第三节　神经肌蒂移植术

神经肌蒂移植术（neuro - muscular - pedical grafting）系将自体神经肌蒂移植于麻痹的喉内肌，以恢复喉肌之功能。Tucker（1976）首先将此术用于临床，治疗双侧喉外展肌麻痹导致喉阻塞的患者，继之又成功地用于治疗单侧喉返神经麻痹引起发声障碍的患者。此手术的优点有：①有助于恢复喉功能，若成功，不仅改善呼吸，而且不加重损害发声功能；②不需吻合神经，可避免发生神经逆行性退化，神经运动单元减少，形成神经瘤，生长的神经纤维迷失方向等现象；③神经肌蒂与受植肌床愈合迅速，恢复功能的时间短，而且神经干不会从肌床上滑落；④有选择地移植于受累的麻痹喉肌群，避免发生神经吻合中的外展与内收神经纤维交错及功能失调；⑤不妨碍麻痹神经的自发恢复潜力；⑥手术操作较易。

近来研究表明：神经肌蒂移植术的原理并非是保留完整的运动终板，而是通过切断的神经末梢发芽而长入失神经支配的肌纤维中，形成新的运动终板，进而恢复功能。

Tucker（1989）报告了用神经肌蒂移植术治疗214例双侧声带麻痹的疗效。术后6个月内顺利拔管的180例（89%），并能耐受足够的运动量。术后2～5年内180例初期成功者中，31例再度出现呼吸困难，需进一步处理。其中16例为环杓关节固定或强直。远期疗效为74%。

一、适应证

（1）各种原因引起的双侧喉外展肌麻痹，声门裂狭小，有呼吸困难不能维持日常活动者（神经肌蒂移植于环杓后肌上）。

（2）喉返及喉上神经联合麻痹，发声时声门裂大于3～4mm，出现气息声，或吞咽时有不同程度的误吸者，观察、保守治疗半年喉功能未恢复或对侧声带代偿，可考虑手术。（神经肌蒂移植于环杓侧肌上）。

二、禁忌证

（1）因双侧环杓关节僵直而引起的双侧声带固定。
（2）由于外伤或瘢痕致双侧舌下神经袢至各带状肌所需的神经支丧失。
（3）伴有其他未经治疗的气道阻塞。
（4）患者体质弱，不能耐受手术。

三、术前准备

（1）了解杓状软骨是否固定，观察声带有无被动运动。如杓状软骨固定，可行声带外移固定术。
（2）颈前备皮。

四、麻醉与体位

麻醉：气管插管全身麻醉。
体位：同喉外径路声带外移固定术。

五、手术步骤

（1）切口：同喉外径路声带外移固定术。
（2）制备神经肌蒂：分离皮下组织、颈阔肌、游离胸锁乳突肌前缘并向后牵引，在颈静脉外侧面仔细解剖舌下神经袢至肩胛舌骨肌前腹的分支，辨认方法有二：①舌下神经袢于颈静脉表面的筋膜穿过，分离筋膜，追踪至远端肩胛舌骨肌的分支；②翻起肩胛舌骨肌前腹的后缘，自肌肉处向后外追踪神经。注意勿损伤与其伴行的小动脉分支。用神经测定器刺激舌下神经袢分支，可见肩胛舌骨肌收缩。用 5－0 丝线缝于神经进入肌肉处的两侧，用以牵引肌肉，切取包括神经末梢在内的不大于 $2\sim3mm^2$ 的肌块，并用生理盐水纱布保护。
（3）暴露环杓后肌：用拉钩牵引甲状软骨翼后缘，使喉转向对侧。钝性分离咽下缩肌，仔细剖露环杓后肌纤维，该肌纤维从内下向外上行走，与咽下缩肌纤维走向成直角。
（4）植入神经肌蒂：在环杓后肌上切一个长约 3～5mm 的切口，切开肌纤维。彻底止血，然后将已准备好的神经肌蒂置入切口内，缝合 4～6 针。
（5）如暴露环杓侧肌，则于甲状软骨板后下部游离出一个基部向后的软骨膜，切除部分软骨板，保留后下方软骨缘，勿损伤里面软骨膜。然后将此软骨膜切开，暴露甲杓肌外侧之肌纤维及环杓侧肌，切开肌纤维，植入神经肌蒂，其外之软骨膜缝回原处。

六、术中注意要点

（1）舌下神经袢分支在分散为终板前，常在肌纤维间穿行若干毫米，所以应将神经向肌纤维内作适当分离，使切取之肌块真正在神经进入处。
（2）如舌下神经袢－肩胛舌骨肌蒂不能应用，可采用舌下神经袢。胸骨甲状肌蒂。亦可利用对侧神经肌蒂通过颈前带状肌下的隧道转移至患侧。
（3）肌蒂不宜过大，以免瘢痕形成，阻碍肌蒂中的神经长入失神经的肌纤维中。
（4）移植神经肌蒂时，要注意肌蒂肌束应与肌床肌纤维长轴相一致，并防止肌床与肌蒂间积血，以免继发瘢痕组织，妨碍神经末梢发芽长入。

（5）如术中发现环杓后肌已萎缩或纤维化，则应改行杓状软骨切除，声带外移固定术。

七、术后处理

（1）术后 24~48h 拔除引流条。

（2）一般术后 6~8 周呼吸功能恢复。堵管无呼吸困难者可拔管。术后 3~4 个月仍无功能恢复迹象，应视为手术失败。失败者可行对侧手术或杓状软骨切除声带外移固定术。

（3）术后酌情应用抗生素 7~10d。

（牛金明）

第四节　喉裂开术

喉裂开术（laryngofissure），又名甲状软骨切开术（thyrotomy），是将甲状软骨从中线切开，暴露喉腔，可用以单纯切除病变组织或进一步作喉部分切除术。其优点在于能暴露喉腔全貌，视野清楚，能在直视下准确地切除病变组织，可避免误伤正常的喉腔黏膜，为喉镜下手术所不及。缺点是瘢痕组织形成较多，可后遗持久性声嘶。

一、适应证

（1）喉内较大良性肿瘤，基底广或位于声门下区，估计直接喉镜下不能彻底切除者。

（2）声带癌，声带原位癌或声门型喉癌 T_1 病变，肿瘤位于一侧声带，向前未达前联合，向后未达声带突，声带运动未受限者。

（3）嵌入喉腔组织中的异物不能在直接喉镜下取出者。

（4）喉外伤及喉狭窄的整复手术。

（5）探查性手术。临床疑为恶性肿瘤，但喉镜下反复活检阴性者，或声门下腔表面光滑而广基的肿瘤，估计在喉镜下活检有发生出血而致窒息的危险者。

二、麻醉

局麻或全麻均可。局麻用 1% 普鲁卡因溶液（加少许肾上腺素）在颈前正中作皮下及深部浸润，起自舌骨下缘，止于胸骨上切迹。再加喉上神经阻滞或表面麻醉以麻醉喉内黏膜。全身麻醉，多采用气管切开插管后静脉复合麻醉，人工控制呼吸。

三、体位

同气管切开术。

四、操作步骤

1. 切口　如同时进行气管切开术，则切口上起舌骨下缘，下达胸骨上切迹，沿颈前正中线作一垂直切口（图 27-1）。也可采用颈部横切口，切口位于甲状软骨下缘的平面，其优点是与颈部皮纹的走向一致，术后瘢痕不明显。切开并分离颈前软组织，甲状腺峡部通常不需切断，如甲状腺峡部过大，也可考虑切断后加以缝合结扎。暴露甲状软骨板、环状软骨弓和上段气管环。如不需作气管切开或原已作过气管切开术者，切口下端较环状软骨下缘稍低即可。

图 27 - 1　喉裂开术切口

（术中拟作气管切开术者）

2. 需作气管切开术者，按常规法施行气管切开术。

3. 切开环甲膜及甲状软骨　以注射针刺穿环甲膜，将1%丁卡因溶液数滴注入喉腔内，以麻醉喉腔黏膜。于环甲膜作一短横切口（图 27 - 2），用蘸有1%丁卡因的细纱条，挤干后填入气管套管以上的气管内（末端必须留置于切口之外，并加固定），以防血液流入下呼吸道。从甲状软骨的中线处用绷带剪钝头的一叶经环甲膜切口向上伸入喉腔剪开（图 27 - 3），或用电锯锯开。妇女或儿童软骨较软，也可用刀先切开甲状软骨，然后经环甲膜切口用刀或剪从中线切开喉腔黏膜。

环甲膜已切开

气管已切开

图 27 - 2　气管切开及切开环甲膜

图 27 - 3　剪开甲状软骨板

4. 检查喉腔　用小拉钩将甲状软骨板拉向两侧（图 27 - 4）。并用蘸有丁卡因和肾上腺素溶液的纱条置入喉腔，借以止血及麻醉喉腔黏膜。

拉钩

甲状软骨断面

肿瘤

图 27 - 4　暴露喉腔

5. 切除肿瘤　根据不同病变，采用不同方法。有蒂的良性肿瘤，可从根部连同少许健康组织加以切除。如为位于黏膜下的良性肿瘤，则须用小分离器，经喉裂开的切口或另在肿瘤附近作一黏膜切口，分离喉内黏膜，于黏膜下切除之。基底广泛的喉淀粉样瘤应将病变区黏膜连同病变组织完整切除，然后修复之。局限在声带的恶性肿瘤则需在距肿瘤周围约 0.5 ~ 1cm 处连正常组织一并切除。如术中发现恶性肿瘤已侵及软骨，则已超出喉裂开术的适应范围，须作喉部分切除术或喉全切除术。

6. 缝合切口　肿瘤切除后，详细检查伤口，仔细止血。黏膜创面的渗血用 1‰肾上腺素纱条压迫收缩片刻后多能停止，对活动性出血可采用电凝止血，最好是缝扎，以免术后大出血。仔细检查肿瘤的切缘，注意拉钩下有无肿瘤组织残存。单纯的喉内良性肿瘤切除而黏膜创面不大者可直接拉拢缝合。如喉腔黏膜、黏骨膜切除过多者，则应采用胸骨舌骨肌筋膜瓣修复。取出气管内填塞物，再将甲状软骨板对合复位。外层软骨膜用细丝线或薇乔线缝合，环甲膜可缝合 1~2 针（图27－5），分层缝合颈前软组织及皮肤切口（图27－6）。

图 27－5　复位缝合甲状软骨膜及环甲膜

图 27－6　缝合皮肤切口

五、术后并发症

1. 皮下气肿　与切开气管和甲状软骨板后患者咳嗽有关，一般可自行消退，多无大碍。

2. 术后出血　较常见。多发生于术后 12h 内，多为甲状腺峡部处理不当，或喉上动脉出血，或喉部病变切除后修复不当所致。严重者可因失血或窒息而致死亡。出血较多者应立即打开伤口，寻找并结扎出血点。术中妥善止血，是防止术后出血的重要步骤。

3. 伤口感染、软骨膜炎或软骨坏死　术前注意口、鼻卫生，术后合理应用抗生素，预防术后院内交叉感染。术中将肿瘤切除后，如果保留甲状软骨板则需用胸骨舌骨肌筋膜瓣进行修复，以免软骨暴露坏死。若有脓肿形成，则须打开伤口引流。

4. 喉腔肉芽形成　影响发声与呼吸者可在喉手术显微镜下切除或用喉显微激光切除。

5. 肺炎、肺不张或肺脓肿　术中防止血液流入下呼吸道，术后按时吸痰，保持呼吸道通畅，防止误咽是预防肺部并发症的关键，术后应选用广谱抗生素治疗。

6. 声音改变 喉裂开术后常后遗不同程度的声嘶，多因术后声带前联合处瘢痕形成所致。故切开声带前联合与甲状软骨复位时位置应当准确，以免术后声音发生太大的改变。

（牛金明）

第五节 喉部分切除术

随着喉癌早期诊断率的不断提高，喉部分切除术的开展已日益广泛。就 5 年治愈率而言，只要严格掌握手术适应证，喉部分切除术的治愈率甚至高于喉全切除术，而且能保存或部分保存喉的生理功能，避免了因喉全切除所致的患者丧失发声功能给生活和工作上带来的不便，能良好地提高患者的生存质量。

喉部分切除术的理论依据如下：在喉的发展过程中，左、右两侧喉部是分别发生的，以后才在中间融合。每侧各自有着不同的淋巴循环。喉的声门裂以上部分，声门区和声门下区也是分别发生，以后才融合的。即声门上区由颊咽原基发展而来，而声门区和声门下区则由气管、支气管原基发展而来。喉的各区之间也有清楚的分界，如声门上区与声门区之间以喉室外角为界，声门区及声门下区以弹力圆锥为界，都对癌细胞的扩散起着屏障作用。临床观察也发现声门上肿瘤早期不向声门区和声门下区侵犯，而常向上扩散，最常见的是向会厌前间隙发展，并有局限于喉前庭及会厌前间隙的倾向。声带癌向杓状软骨间切迹的发展有暂时停止现象；会厌癌仅在晚期才向下发展至声带前联合以下。Pressman（1956），用染料注入尸体喉内，发现喉黏膜下层有分隔存在，注入的染料都不超出解剖学的分隔范围之外。左、右两侧的染料均不越过中线。颈深部淋巴组织，在左、右两半喉除有小的交通外，彼此也分开。这种解剖学的特点，加上诊断技术的进步，手术方法的改进，综合治疗的发展等，都为喉部分切除术提供了有利的条件。但从肿瘤学观点看来，现在一般认为，在声门上水平部分切除术中，声门上区宜作为一整个单位予以切除。

喉部分切除术必须既能彻底切除病变组织，又要能尽量保留喉功能。因此适应证要严格掌握，手术操作需更精细。视肿瘤的原发部位及侵犯范围的不同，而有各种不同的术式，通常分为喉癌的微创治疗；喉小部分切除与喉功能保留；（主要的有声带切除术，垂直部分喉切除术和声门上水平喉部分切除术等。）喉大部分切除与喉功能保留；（包括喉环上部分切除——环舌骨会厌吻合术，喉环上部分切除——环舌骨吻合术，声门上水平垂直部分喉切除术。）喉近全切除与喉功能保留。现介绍几种常见的术式。

一、喉垂直部分切除术

1. 最常用和最简便者即喉裂开声带切除术 适用于声带原位癌或一侧声带中部癌，声带运动未受限，声带前联合、喉室、声门下区及杓状软骨声带突未受侵犯者。

2. 喉额侧部分切除术（frontolateral partial laryngectomy） 适用于喉声门型癌，肿瘤已从一侧声带越过前联合侵及对侧声带前端，声带运动未受限，室带、喉室外侧壁未受侵犯。声门下区无侵犯，或侵犯甚少，肿瘤未超过甲状软骨下缘平面者。

采取颈前正中切口，自舌骨至第一气管环。将甲状软骨切开三角形一块，任其附着于喉腔软组织上，随后连同切除标本一起取下。如病变限于一侧，则在健侧甲状软骨板距中线

3~5mm 处垂直切开甲状软骨和喉腔，在直视下行额侧垂直部分喉切除术。切除范围为一侧声带，部分喉室，前联合和部分对侧声带，如患侧声带突受累应同时切除杓状软骨。将健侧声带残端与甲状软骨内骨膜缝合，也可取自体鼻中隔复合移植物楔入缺损部位，将黏膜面与喉腔黏膜切缘缝合，固定软骨，外层用甲状软骨外骨膜覆盖缝合，逐层缝合带状肌，皮下组织及皮肤。

3. 喉垂直部分切除术　适用于喉声门型癌或喉声门上型癌 T_2 病变。即一侧声带癌累及喉室、室带，声带活动受限，但未固定。病变前端未到前联合，后端未超过声带突者。切除范围包括患侧甲状软骨板之前 2/3 部分、声带、喉室、室带、声门旁组织及杓状软骨等。操作步骤如下：

（1）切口：甲状软骨上切迹至环状软骨下缘颈前正中切口，根据病变范围及是否同时行气管切开术，其切口可上下延长，也可在切口上端向患侧做一横切口至胸锁乳突肌前缘，便于行颈深上淋巴结探查和病检。切开皮肤、皮下组织及颈阔肌，分离皮瓣。

（2）松动一侧喉部：沿白线纵行分离颈前带状肌，拉开，暴露甲状软骨板。根据需要，可剪断舌骨，将部分舌骨体连同胸骨舌骨肌向下翻转。剥离患侧甲状软骨外膜。

（3）切除一侧喉部：于环甲膜处作一横切口，根据病变范围自正中线或偏健侧垂直剪开或锯开甲状软骨板，用拉钩拉开甲状软骨板，暴露喉腔。根据病变情况，在直视下沿甲状软骨板上下缘横行切开喉内黏膜，在声带突前或杓状软骨间切迹的中线上垂直切开喉内黏膜，在甲状软骨板的后 1/3 处垂直锯开甲状软骨板，将患侧半喉全部切下，此时患侧半喉包括声门旁间隙、甲状软骨板、杓状软骨等皆连同肿瘤已完整切除。切缘送快速切片。仔细止血，冲洗术腔。

（4）缝合：游离患侧的梨状窝黏膜。缺损区用单蒂或双蒂的胸骨舌骨肌肌瓣修复，组成新的"声带"。如杓状软骨已切除则可用相当于杓状软骨大小的舌骨连同带蒂的胸骨舌骨肌肌瓣进行修复，移植的舌骨片用梨状窝黏膜或残存的喉部黏膜覆盖保护，防止裸露后坏死。"声带"的上下缘分别与梨状窝黏膜和残存的喉黏膜的切缘对位缝合。间断缝合甲状软骨外骨膜，再用颈前带状肌加固，逐层缝合皮下组织及皮肤。

4. 喉扩大垂直部分切除术　适应于喉声门型癌 T_3 病变，声带和杓状软骨已固定，对侧声带正常者。切除范围为一侧甲状软骨（前三分之二），一侧声带、喉室和室带，一侧杓状软骨，必要时切除部分环状软骨板以完整切除环杓关节。

二、喉声门上水平部分切除术

声门上水平部分喉切除术适应于喉声门上型癌，尤其是会厌癌已侵犯室带，但声带、甲状软骨及舌根未受侵犯者。具体操作步骤如下：

1. 先行常规气管切开术，插入麻醉套管、静脉复合麻醉。

2. 切口　常采用 U 形切口或 I 形切口。U 形切口的水平切口位于甲状软骨下缘，与皮纹方向一致，切口的两侧呈弧形向上至胸锁乳突肌前缘（图 27－7）。T 形切口则于舌骨至环状软骨平面作颈前正中切口，相当于舌骨平面作横切口，直达胸锁乳突肌前缘，便于行颈深上淋巴结探查（图 27－8）。皮瓣应包括颈阔肌在内。

图 27 – 7　U 形切口

图 27 – 8　垂直切口

3. 松动喉部　沿白线分离颈前带状肌,切断舌骨上肌群,充分暴露舌骨。切开舌骨骨膜,剥离后切除舌骨体,将胸骨舌骨肌向下游离翻转,暴露甲状软骨,切断甲状舌骨肌,剥离上 2/3 的甲状软骨外骨膜并保留之,同时游离相对应的甲状软骨内骨膜。切除甲状软骨上角,显露并结扎患侧的喉上动、静脉。

4. 声门上水平部分喉切除　切除患侧的甲状软骨板上半部及健侧的甲状软骨板上 1/3,从甲状软骨上角内舌甲膜处分离,在相当于会厌游离缘附近切开咽腔。一般沿甲状软骨上0.3~0.5cm 处横行剪开会厌前间隙软组织,用手指伸入咽腔,触及会厌并将其拉出,如会厌舌面无肿瘤侵犯,则可平着会厌根部切除。沿患侧杓会厌襞将喉入口外侧缘的黏膜切开,切开时需注意保护梨状窝黏膜,看清肿瘤范围后在喉室作水平切口,前至声带前联合上方,后至杓状软骨上方。转动已松解的喉部,直视下,将切口从声带前联合水平延长到对侧喉室,向后直达对侧杓状软骨上方,折转向上,将声带平面以上的喉组织包括室带、杓会厌襞、会厌等全部切除。术中需注意保护对侧的喉上神经和血管。

5. 缝合　肿瘤切除后,切缘送作快速切片。仔细止血,清洗术野,放置鼻饲管。游离梨状窝黏膜,将两侧杓会厌襞黏膜和梨状窝黏膜与声带外侧的黏膜创缘缝合。抬高头部,以缩短舌根和甲状软骨间的距离，减少张力。通常先用粗丝线将甲状软骨板与舌根固定4针。然后再用细丝线间断缝合咽壁。将保留的甲状舌骨膜与甲状软骨外软骨膜缝合，加固、关闭下咽部，逐层缝合颈前带状肌、皮下组织及皮肤。更换气管套管。

严格控制喉声门上水平部分切除术的适应证，是提高喉声门上癌的治愈率和生存率的前提。本术式的缺点是术后患者均存在不同程度的误咽，鼓励进黏稠食物，大多在 2~3 周内好转。待误咽基本消失后再拔除气管套管。多数患者术后呼吸、发声良好。误咽的程度和恢复的时间与患者的年龄有关。故高龄患者及肺功能不良者在采用此术式时应慎重。

三、喉水平垂直部分切除术

水平垂直部分喉切除术，又称之为 3/4 喉切除术，适用于喉声门上型癌已侵犯一侧声带或声带癌已侵犯声门上区、但对侧声带无病变或仅前 1/3 受侵犯者。切除范围包括整个会厌、患侧室带、喉室、声带、杓状软骨、杓会厌襞、甲状软骨板、整个会厌前间隙和对侧声带以上的喉组织及相对应的甲状软骨板。

切口及暴露喉部的方法同声门上水平部分喉切除术。正中裂开甲状软骨板，剪开喉腔黏膜，看清肿瘤的范围。在喉内杓间区正中或稍偏向健侧从上向下切开喉部黏膜达环状软骨上缘，继而转向外、水平切开患侧声门下区黏膜，用剪刀自前向后沿环状软骨上缘剪开黏膜下软组织，直达甲状软骨板后缘，注意保护梨状窝黏膜。沿甲状软骨板后缘向上剪开黏膜进入咽腔，在左手食指指示下，沿会厌根部水平剪断舌骨会厌韧带和会厌谷黏膜，转向下切开健侧杓会厌襞至声带上缘，与声带平行将较健侧的声门上组织水平切除之。切除的范围包括整个会厌、会厌前间隙、杓会厌襞、室带、喉室、患侧的整个甲状软骨板和对侧的上 1/2 甲状软骨板及患侧的声带、杓状软骨等。肿瘤切除后应仔细止血，观察切缘是否正常，可疑处应送作快速切片，必要时行补充切除。切除的声带和杓状软骨用带小块舌骨的胸骨舌骨肌肌瓣修复。其他的缝合方法同声门上水平部分喉切除术。

四、喉环状软骨上部分切除术

喉环状软骨上部分切除术（supracricoid partial laryngectomy，SCPL）：适用于喉癌 T_2 及 T_3 病变，有两种术式。喉声门上型癌 T_2 ~ T_3 病变或原发于前联合伴有声门上或会厌前间隙受侵的喉声门型癌 T_2 病变及跨声门癌切除双侧室带、喉室、声带及甲状软骨板、会厌、会厌前间隙和环甲膜，行喉环状软骨上部分切除——环舌骨吻合术（supracricoid partial laryngectomy – cricohyoidopexy，SCPL – CHP）；喉声门型癌 T_{1b}、T_2 ~ T_3 病变，切除双侧室带、喉室、声带及甲状软骨和环甲膜，可切除一侧杓状软骨，必要时也可切除环状软骨内骨膜，保留会厌，行喉环状软骨上部分切除—环舌骨会厌吻合术（supracricoid partial laryngectomy – cricohyoidoepiglottopexy，SCPL – CHEP）。需要注意的是喉环状软骨上部分切除术必须保留至少一侧活动的环杓结构（即杓状软骨、环杓关节、环杓侧肌和环杓后肌、喉上神经和喉下神经），同时还要保留完整的环状软骨，以保留正常的发声和吞咽，避免永久性的气管切开。

喉癌广泛侵犯会厌前间隙；肿瘤临近舌骨需要行舌骨切除者；杓状软骨固定；环状软骨破坏；甲状软骨外骨膜受侵或肿瘤已侵犯喉外者均为其禁忌证。

喉环状软骨上切除术手术操作方法类似于气管环咽吻合术，但由于保留了部分声带和环构结构，术后发声效果及误吸程度均较气管环咽吻合好。但喉环状软骨上切除术无论选择哪种术式，术后均有暂时的吞咽障碍。可根据患者误吸的情况再决定拔除气管套管的时间，很少有因严重误吸而需做喉全切除术者。术后患者虽有不同程度的永久性声嘶，但使部分需喉全切除的患者挽救了喉的功能，恢复了喉的发声、呼吸及吞咽功能，提高了患者的生活质量。

五、喉全切除环咽吻合术

自从 Arslan 等（1972）报告喉全切除、气管（环）咽吻合喉重建术以来，许多学者相继采用，并不断改进，使其手术方法日趋完善，适应证及其切除范围扩大，手术效果亦逐渐提高、成为目前仍被广泛采用的喉重建方法之一。

（一）适应证

肿瘤限于声带、喉室、室带；或声带癌侵犯声门下区，但不超过 1cm，伴有一侧或两侧声带固定，而不适于喉部分切除术者。

（二）禁忌证

（1）晚期喉癌，肿瘤已侵犯会厌、会厌前间隙、喉软骨。

（2）广泛的颈淋巴结转移。

（3）高龄、全身情况欠佳者。

（三）手术步骤

1. 保留会厌行喉切除　①先行低位气管切开，插入麻醉管后全麻，再按喉全切除术的方法行颈中线垂直切口，切开皮肤、皮下组织及颈前筋膜，从白线处纵行分离两侧带状肌；②保留舌骨，将胸骨舌骨肌及肩胛舌骨肌在舌骨下约 0.5cm 处切断，分离并向下翻转。正中切开甲状软骨外膜，分离并保留之；③切断、缝扎甲状腺峡部，暴露甲状软骨、环状软骨及颈段气管；④切断双侧甲状软骨上角，结扎喉上动脉、静脉，沿甲状软骨后缘切断咽下缩肌，分离梨状窝黏膜。松动喉部后根据肿瘤的范围在环状软骨或第一气管环上缘切开，按喉全切除自下而上的方法将喉的断端向前提起、并向上分离，从杓状软骨间切迹处进入咽腔（注意保留梨状窝黏膜），将喉游离；⑤保留会厌，在平甲状软骨上缘处剪断，将喉体切除，止血并检查各切缘。

2. 气管（环）咽吻合　①将颈段气管游离 4~5 环，以便上提吻合。将梨状窝黏膜与环状软骨或气管断端的两侧壁和后壁用细丝线间断缝合，并将咽口两侧缘上下缝合，以形成梨状窝前壁和缩小咽口；②垫高头部，用圆针将粗丝线在气管（环）断端中央黏膜下穿出，再从舌骨下缘穿入，舌根处穿出，暂不打结；以同样方法引入粗丝线 3~4 针后，术者与助手再同时拉拢结扎固定。再将甲状软骨外膜，颈部带状肌等缝合于气管（环）咽吻合口前，用以加固；③用生理盐水冲洗创口，仔细止血，放置引流管，逐层缝合皮下组织及皮肤，将麻醉插管更换为气管套管。

气管（环）咽吻合术除适应证比较局限外，患者常存在着不同程度的误吸，严重者甚至需改行喉全切除术，而且拔管率低。为了扩大手术适应证和克服误吸，许多学者对其术式进行了改进，目前比较成熟的方法有：①Vega 式的改进，即在行喉切除术时不保留会厌及会厌前间隙，利用环状软骨后 1/3 或第一气管环后壁作后位新会厌；②会厌重建术：切除会厌后在舌根制作一个舌肌黏膜瓣或在舌骨前制作一个有蒂的肌皮瓣束防止误吸；③在切除环状软骨或气管时制成前低后高的斜面断缘，将下咽黏膜遮盖于其切缘处形成"反会厌"；④扩大咽腔。郭志祥等介绍将咽侧黏膜创缘上提缝合固定在事先预备好的胸舌骨肌筋膜瓣上，在相当梨状窝处，再将咽黏膜与肌筋膜或甲状腺固定 1~2 针，以形成新的梨状窝。吞咽功能的恢复需经过一段时间，并需进行吞咽训练。误吸严重时应先配戴有气囊的气管套管，拔除胃管，充气后经口进食。此后逐渐减少套囊内的充气量，直至不需充气进食时也无呛咳，则可取出套囊。由于误吸的存在，我们并不主张早期拔管，但应尽早堵管练习，经过较长时间的堵管，患者呼吸、进食无障碍者再考虑拔管。

（四）术后并发症

1. 出血　是喉部分切除术后常见的并发症，出血可由创面渗血或血管缝线脱落所致。由于喉部术腔与气管相通，即使少量的出血也可引起患者的剧咳，患者常烦躁不安，缺氧，甚至可引起窒息。因此术中应彻底止血，术后需适当给予镇静剂和止血剂。如遇严重的大出血，则应当机立断，再次裂开喉腔止血。

2. 皮下气肿　与患者术后剧咳有关。如已行气管切开术，则常不需特殊处理，5~7d 多能自行吸收。

3. 误咽　喉部分切除术后都会有不同程度的误咽，以喉声门上水平部分切除术后尤为明显。绝大多数患者在短期内都能逐步恢复，应向患者解释，鼓励进食较黏稠的食物。

4. 下呼吸道感染　与误咽和分泌物潴留有关，应加强术后护理，保持呼吸道通畅。

5. 喉腔肉芽组织形成或喉狭窄　喉腔内缝线过粗或过长，在短期内不能脱落者，常于缝线处长出肉芽组织和假膜，应与肿瘤复发相鉴别。必要时应切除肉芽组织并病检，或用喉显微激光治疗。喉狭窄与喉支架切除过多、喉腔肉芽组织生长、瘢痕形成有关，应区别情况适当处理，严重者常造成拔管困难。

六、喉近全切除术

在喉部分切除术时常面临这样的问题，如果术中发现肿瘤的范围较广，要想保存喉的功能，则常感觉其安全缘不够；如果按肿瘤的原则来大块切除肿瘤，而 I 期修复又常感困难；采用喉近全切除术（near total laryngectomy），又称喉次全切除术（subtotal laryngectomy），则较好地解决了这方面的矛盾。下面介绍两种常用的喉近全切除术。

（一）Tucker 喉近全切除术

又称为喉近全切除、会厌重建声门术，喉次全切除会厌整复术（kambic - sedlacek - tucker）。它适用于喉声门型癌，$T_2 \sim T_3 N_0 M_0$ 的病变，即肿瘤已侵犯双侧声带，一侧声带固定或声带癌侵犯喉室或声门下，同侧声带固定，但对侧声带活动正常，杓状软骨未受侵犯，室带以上无肿瘤，会厌及其根部光滑者。手术切除 3/4~4/5 的喉组织，保留较健侧的杓状软骨及甲状软骨后翼约 3mm，然后将会厌下移、重建声门。

操作步骤　先行低位气管切开，气管插管静脉复合麻醉。切口及暴露喉部的方法同喉水平垂直部分切除术。正中切开甲状软骨骨膜，并沿甲状软骨板上、下缘分别切断，剥离并保留之。于环甲膜作一短横切口，看清肿瘤的范围后，从健侧开始，仅保留甲状软骨板后翼约3mm，向上垂直裂开甲状软骨板，切开喉黏膜，在会厌根部下方水平切开，转向对侧，将患侧半喉连同肿瘤组织一并完整切除。切除过程中应注意保护梨状窝黏膜和健侧的杓状软骨。肿瘤切除后应仔细止血，检查切缘，必要时需作补充切除。用抓钳挟持会厌根部，紧贴会厌软骨分离会厌舌面黏膜，注意不要损伤黏膜面，分离、松解会厌前间隙。然后垫高患者的头部，将会厌下移，其下缘与环状软骨或环甲膜缝合。此时张力常较大，多用粗丝线先固定2～3针，然后间断缝合，外层用甲状软骨外膜加固，逐层缝合颈前带状肌、皮下组织及皮肤。改换气管套管。

（二）Pearson 喉近全切除术（Pearson laryngectomy）

适应于声带癌或梨状窝癌伴同侧声带固定；声带癌侵犯声门下区或对侧声带前端，但对侧声带运动正常，杓状软骨未受侵犯者。通常情况下部分喉切除术应保留环状软骨；如果肿瘤已侵犯声门下区，环状软骨受侵犯时，则应改为喉全切除术。Pearson 喉次全切除术的特点是：只要有一侧的声带运动正常，杓状软骨活动正常及杓间和环后黏膜无肿瘤侵犯者，仍可施行该手术。其手术切除范围可包括患侧颈部带状肌、甲状腺、患侧整个半喉，上自舌骨，下至环状软骨，包括声门旁间隙及甲状软骨板和对侧的 3/4 甲状软骨板及喉组织，必要时还可同时切除环状软骨。具体操作步骤如下：

先行气管切开术，经气管切口处插管静脉复合麻醉，皮肤切口及暴露喉部的方法同水平垂直部分喉切除术。环甲膜处水平切口，看清肿瘤范围后于健侧甲状软骨板后方（仅保留甲状软骨后翼 3mm）裂开甲状软骨，切开喉腔黏膜，于杓间区正中垂直切开喉后壁黏膜，水平切开会厌前间隙，将会厌连同患侧喉部，包括患侧梨状窝黏膜一并切除，杓状软骨可分次取出。仔细检查切缘，可疑处送作快速切片。然后利用健侧的杓状软骨处的喉黏膜缝合成6～10mm 直径的黏膜管道连接咽气管。缝合时先放入细导尿管便于操作，缝合结束后取出导尿管。按喉全切除术的方式缝合喉咽，封闭大部分气管残端，用带状肌加固咽壁，逐层缝合皮下组织及皮肤。由于保存了一侧的喉返神经，患者常可于术后 2～3 周开始发出自主的、不同于食管发声的清晰的喉音，但需长期带管。

（牛金明）

第六节　喉全切除术

一、概述

自 Billorth（1873）采用喉全切除术治疗喉癌以来，已有 130 年的历史。长期以来，对喉全切除术的认识经历了不同的历史阶段。1894 年，Halsted 手术根治乳腺癌成功以后，逐步形成了器官切除＋区域淋巴结清扫的恶性肿瘤根治原则，喉全切除术治疗喉癌被视为经典。近年来，随着基础医学和临床技术的进步，各种类型的喉部分切除术及其修复方法的迅速发展和普及，使喉全切除术在喉癌治疗中采用的比例大为降低，70%～80% 的喉癌患者能在彻底切除肿瘤的同时恢复发音、呼吸、吞咽保护等各项喉功能。同时，喉全切除术也在发展中提高，学者们为解决术后喉功能重建问题做了大量有益的探索。喉癌的外科治疗重点已从单纯保全生命、提高生存率，转向对患者术后的生存质量给予重视，提高生存率和改善生存质量已成为喉癌治疗中追求的共同目标。避免盲目切除过多的喉组织、注重喉功能的保存和重建，以及借助综合治疗提高疗效，已成为当代喉癌治疗的趋势。片面强调喉功能保全而忽视肿瘤的根治原则和违背喉功能保全的当代趋势而盲目使用喉全切除术，是当前喉癌手术治疗中必须避免的两种不良倾向。

喉全切除术适用于喉内已全部被肿瘤所侵，或已侵及邻近组织的晚期喉癌。手术须切除喉的全部软骨及软组织。根据肿瘤外侵的部位，可同时切除部分舌根、部分喉咽或部分颈段食管；若声门下受侵，则可切除颈段气管；若肿瘤已穿出软骨或在环甲膜处外侵，须切除同侧舌骨下肌群及甲状腺。声门上型喉癌常侵犯会厌前间隙，为保证这一间隙组织完整切除，须将舌骨体或全舌骨一并切除。

喉癌患者行喉全切除的适应证为：①肿瘤侵及双侧声带，一侧或双侧声带固定者；或绝大部分 T_3 及 T_4 级声门型喉癌。②晚期喉癌侵犯甲状软骨或环状软骨者。③声门上型喉癌 T_4，或侵犯甲状软骨、环状软骨或双侧杓状软骨受累者。④喉部分切除术后复发者。⑤较晚期喉癌放疗无效或放疗复发者。⑥年老体弱不宜行喉部分切除术者。⑦喉咽癌、晚期甲状腺癌喉都广泛受累者。⑧喉软骨放射性坏死，感染严重难以恢复者。⑨喉的其他恶性肿瘤有以上适应证者。

喉癌患者行喉全切除的禁忌证，包括可行保留喉功能手术者、远处转移者和全身情况不允许手术者等。关于因病变范围广泛而不能手术治疗的晚期喉癌，美国癌症联合会（AJCC）2002 年制定的最新喉癌分期方案中，将 T_4 级病变分为 T_{4a}（可手术切除）和 T_{4b}（不能手术切除），声门上型、声门型、声门下型喉癌的 T_{4b} 级病变，均为肿瘤侵犯椎前间隙、包绕颈动脉或侵犯纵隔结构，AJCC 的这一意见可供参考。

二、术前提示

1. 术前喉裂开术探查问题　大部分喉癌患者术前可明确性质、范围而确定术式，但有少数患者在术前不能明确病理性质或病变范围，术中须先行喉裂开术探查以决定手术方式。但喉全切除术前的喉裂开术探查是否影响患者的预后尚有争议。当前，喉裂开术探查应用于喉全切除术前仍有其临床意义：①对可能行保全喉功能手术的较早期患者，通过喉裂开术探查可减少切除全喉的机会。②对相对较晚期的患者，可通过喉裂开术探查减少盲目保留喉功能而冒的风险。喉裂开术应遵循肿瘤外科要求整块完整地切除肿瘤的无瘤原则，避免切入肿瘤而使肿瘤污染术野，进而影响患者的预后。为减少喉全切除术前探查对预后的不良影响，探查的进路要求从正常组织处切入，对术前明确有喉全切除术指征的晚期患者不应再行探查。

2. 术前先行气管切开术问题　喉全切除术前多日先期行气管切开术，会给患者带来 2 次手术的创伤。气管切开术后多日会出现以下负面问题：①气管瘘口存在感染和炎症，可污染喉全切除手术，增加术后感染的机会。②可导致气管切开口肿瘤种植，这是由于喉肿瘤常有脱落，在光滑黏膜面上不易种植，但易在造瘘口剖面上相对容易生长，从而增加造瘘口复发危险。

3. 喉全切除术中甲状腺的处理　在晚期喉癌，原发肿瘤可能扩展到喉软骨的外面而侵及甲状腺，这样，甲状腺必须与原发肿瘤一并切除。即使在大体上甲状腺没有被侵入，但当原发喉癌 T_4 级或有声门下侵犯时，在喉全切除术中也应切除一侧甲状腺。Yuen 和 Wei 等（1995）对 16 例喉全切除标本的全器官切片的观察表明，5 例（31%）有肿瘤侵及甲状腺；在 16 例中，12 例有声门下侵犯，而 5 例有甲状腺侵犯的患者均在该组中；其余 4 例没有声门下区侵犯的患者中，未出现甲状腺受侵者；在甲状腺部分切除术中，手术后早期和长期并发症发生率都低，故 Yuen 和 Wei 等建议在 T_3、T_4 喉癌，特别是有声门下侵犯者应行甲状腺切除；全甲状腺切除只有在肉眼观察肿瘤已侵犯甲状腺或双侧声门下区都有侵犯时才进行，当喉癌已经越过中线侵犯甲状软骨时也应进行；如有可能应保留甲状旁腺，但不应该影响肿瘤的根治性切除。术后须进行钙和甲状腺素水平的监测，必要时要进行替代疗法。

喉癌声门下侵犯超过 1cm 时、声门下型喉癌、甲状软骨或环状软骨破坏、气管食管沟淋巴结有明显转移等情况下应切除甲状腺峡、一侧或双侧甲状腺，绝大多数情况下只切除一侧甲状腺及峡部，甲状腺全切除必须慎用。

4. 喉全切除术后的生存质量　喉癌属高度精神创伤性癌症。王建国等（2002）采用华盛顿医科大学生存质量量表，观察到接受喉全切除术的患者术后生存质量较接受喉部分切除术的患者生存质量低下。尽管目前可通过食管发音、人工喉、发音重建术等方法，使部分喉全切除患者恢复发音功能，但其效果和普及情况仍不能完全令人满意。气管造口是喉全切除术后患者毁容的原因。它是残疾的标志，影响患者与他人交往的信心和在公共场所活动的乐趣。因此，行喉全切除术必须掌握严格的指征。

5. 术前支持治疗　术前加强口腔清洁护理，确保营养。注意检查有无贫血、糖尿病、心血管疾病及其他有关的全身性疾病，并予以控制。这些措施有助于防范术后并发症的发生。

三、手术技巧

1. 体位、麻醉和气管切开术　患者仰卧位，肩下垫枕，伸颈。手术开始时先在局部麻醉下行气管切开术。为避免影响气管的解剖和进行永久性气管造瘘，若病变的安全边界允许，可行高位气管切开术；若病变侵犯声门下区，则必须行低位气管切开术。

2. 切口和分离皮瓣　常用的切口有正中垂直切口、U 形切口、沿皮纹横切口等。

（1）正中垂直切口：该切口创伤较小，不须分离皮瓣，皮肤切开后沿颈白线直接暴露喉体；但无法同时行颈清扫术，术后瘢痕明显，故目前已少用。

（2）U 形切口：从一侧下颌角经胸骨上凹之上 2~3cm，到对侧下颌角做一宽大的 U 形切口，切开皮肤、皮下组织和颈阔肌。该切口目前较为常用，但也存在切口较长（可达 18~24cm）、损害皮瓣的血运和淋巴引流、增加感染机会的缺点。

（3）沿皮纹横切口：沿皮纹横切口较为美观，是当前常用的切口。韦霖倡用的沿皮纹横切口为：切口位于舌骨与胸骨颈静脉切迹之间的中分线上，两侧延伸到胸锁乳突肌前缘；若须同时行颈清扫术，则在清扫侧沿锁骨再加行另一水平切口（MacFee 切口）。

（4）半 H 形和 H 形切口：喉全切除术联合进行颈改良性清扫术或颈全清扫术时，常用半 H 形切口（用于单侧颈清扫术）或 H 形切口（用于双侧颈清扫术的手术）。

在颈阔肌深面和颈深筋膜浅层之间锐性分离皮瓣，上达舌骨上水平，下达气管切开口水平。颈部皮肤薄、移动性大，浅筋膜疏松并包绕颈阔肌，浅筋膜内有颈前静脉，其于旁颈前正中线两侧下行，位于颈前正中线附近，静脉至胸骨颈静脉切迹上方穿入胸骨上间隙，手术中应将其结扎切断。在行 U 形切口、横切口时，颈阔肌深面尚可见颈横（皮）神经的分支、颈外静脉的属支及其附近的浅淋巴结。由于颈动脉鞘约在胸锁乳突肌中点平面以上已无该肌掩盖，颈动脉鞘与颈阔肌之间仅有颈深筋膜浅层相隔，故做 U 形切口过程中沿胸锁乳突肌前缘前方切开浅层结构时，应注意切口深度和电刀的功率。

3. 暴露甲状软骨、环状软骨和切断甲状腺峡　沿颈部正中的颈白线纵行切开软组织，正中分离两侧的胸骨舌骨肌，暴露甲状软骨、环状软骨和甲状腺峡。关于胸骨舌骨肌的处理，不同学者持不同的见解，有学者认为胸骨舌骨肌应与喉一起切除，对功能并无影响；国内多数学者主张，若喉癌无喉外侵犯则可保留胸骨舌骨肌；若有喉外侵犯则将胸骨舌骨肌和喉一并切除。

分离切断甲状腺峡，断端连续缝合或 8 字缝合，向两侧分离甲状腺峡，暴露气管前壁。将保留侧甲状腺腺叶的上、下血供保留；将不保留侧甲状腺腺叶的血管结扎、切断并切除甲状腺叶。

4. 在舌骨和甲状软骨切断舌骨下肌群的附着　沿甲状软骨外软骨膜层面钝性分离胸骨舌骨肌到达舌骨，用紧贴舌骨切断舌骨上肌群的附着处。沿甲状软骨外侧分离胸骨甲状肌及甲状舌骨肌，切断附着于甲状软骨斜线的胸骨甲状肌及甲状舌骨肌。

5. 切断咽下缩肌和分离梨状窝外壁黏膜　将喉体向一侧翻转，以便接近甲状软骨的后缘而便于手术。用手指支持、固定甲状软骨的边缘。在甲状软骨板后缘，用刀或电刀切断附着于甲状软骨及环状软骨的咽下缩肌。再用小刀沿着整个甲状软骨后缘切开软骨膜，游离该侧的甲状软骨上、下角。剥离咽下缩肌时，应注意在甲状软骨上角或甲状软骨后缘附近有甲状腺上动脉走行；喉下动脉沿气管侧面向上，至环甲关节后方入喉；这些动脉若被损伤，可发生动脉性出血。

梨状窝位于甲状软骨板内面、甲状舌骨膜与杓状会厌襞之间，梨状隐窝尖的表面投影约在环状软骨下缘上方 1.5mm 的平面以上。可在该平面以上剥离梨状隐窝黏膜。方法为从上述切口开始，在甲状软骨板后缘处用小剥离器剥离甲状软骨的软骨膜，进而潜行剥离甲状软骨内侧面的软骨膜，在软骨膜下剥离直到达梨状窝前角为止，使梨状窝外壁黏膜与甲较软骨板内面后段分离。分离时应注意梨状窝黏膜较薄，尤其是甲状软骨上缘和上角处，应谨慎操作，避免穿破。若怀疑肿瘤已经超出了喉的界限，并侵犯梨状窝，则不宜潜行剥离患侧梨状窝外壁的软骨膜。

同法处理对侧。

6. 切断喉上动脉　用两个拉钩分别向上、下方牵拉舌骨大角和甲状软骨，在甲状软骨上缘外侧 1/3 处上方，甲舌膜外侧分离寻找喉上血管和喉上神经喉内支，并将其结扎、切断。同法处理对侧。如血管穿喉处已有肿瘤侵犯，可于甲状软骨上角内侧结扎、切断喉上血管。

7. 进入喉咽腔和切除全喉　手术进入喉咽腔途径的选择，应根据肿瘤的位置和范围进行考虑，原则上应在无肿瘤的部位切开进入喉咽腔，在直视下完整切除肿瘤，避免切入肿瘤内部，常用的进路有以下 3 种：

（1）经舌骨上进入咽腔切除全喉：紧靠着舌骨切断舌骨上缘的肌肉附着，注意避免损伤舌下神经和舌动脉，使肌肉与舌骨分离。继续向深部切开进入会厌谷，用拉钩拉起舌根沿会厌谷向两侧扩大切口。用组织钳夹住会厌尖向前上方拉，自切口拉出，从会厌谷向两侧切开到舌骨大角后方（图 27-9），转向下方切开梨状窝前壁，向下达环状软骨板的中部。同法切开对侧，将喉体翻向前下方（图 27-10）。在环状软骨板的下缘游离部分食管黏膜，切断环状韧带，切断附着的肌肉等组织，确保足够的安全边界，气管的安全边界至少保留

2cm，否则容易导致造瘘口复发（图 27 – 10）。至此可将喉体取下。妥善结扎出血点。

图 27 – 9　自会厌谷向两侧切开　　　图 27 – 10　切除喉体

经舌骨上进入咽腔的进路可以避免切入位置较低的肿瘤，并且可以在切除喉体前观察到环状软骨后区。

（2）经梨状窝进入咽腔切除全喉：经肿瘤对侧的甲状软骨后梨状窝黏膜切口进入喉咽腔，通过梨状窝的切口探查咽腔和喉腔，明确肿瘤的大小、部位和切除范围，确保足够的安全边界切除喉体。舌骨应同喉体一并切除。先在舌骨的侧端切开咽壁，进而沿舌骨上缘横断舌骨上肌群。避免进入会厌前间隙，将整个会厌和会厌前间隙一并切除。以后步骤参考经舌骨上进入咽腔的手术方法。经梨状窝进入咽腔的进路，适用于原发肿瘤位于声门上区的患者。

（3）上行法喉切除：当喉体游离后，在环状软骨下缘横行切开环状韧带。用组织钳夹持环状软骨向前上抬起。钝性分离环后区软组织，达杓状软骨和两侧梨状窝的黏膜下层。横行切开杓间区切迹的黏膜，开放喉咽腔，即可见到会厌，用组织钳钳夹下拉会厌尖。直视下沿咽侧壁将舌骨体和会厌前间隙一并切除，将舌骨上的切口与杓间切迹的切口连接，喉体即被切除。喉切除要求确保有足够的安全边界。以后的处理同经舌骨上进入咽腔切除全喉的方法。

8. 缝合喉咽腔　喉全切术后，如果咽部留有足够的黏膜，应反复用生理盐水冲洗术腔后进行喉咽腔黏膜的关闭（图 27 – 11）。当肿瘤扩散至邻近咽壁时，为彻底切除肿瘤，咽壁黏膜应作必要的部分切除，但具体保留多少黏膜才能行一期关闭喉咽腔，而不致影响吞咽功能是手术中常遇到的问题。Hui 和 Wei 等（1996）对 52 名喉全切除术患者的研究表明，当遗留的咽黏膜平均宽度在松弛状态下为 3.24cm、牵张状态下 4.83cm 时，直接缝合行喉咽壁重建不会发生狭窄，当更多咽黏膜被切除后，就可能需要肌皮瓣修补以扩大喉咽腔，以免吞咽困难。

关闭喉咽腔可分 3 层缝合切口：①第一层为喉咽黏膜及黏膜下组织的缝合，用细丝线进行贯通间断内翻缝合，线结要打在咽腔一侧。由于喉全切术后喉咽缺损边缘的切口形态近似三角形，故最自然的喉咽腔关闭为 T 形缝合（图 27 – 12），张力最大处通常为 T 形缝合会合处，为减少此处的张力，可于结合处另加一针间断三点缝合。②第 2 层为舌根与咽下缩肌断端的缝合，系在第一层缝合的基础上进行的加强缝合。③第 3 层为胸骨舌骨肌与舌骨上肌群的缝合。缝合中要注意妥善处理缝合部位的肌肉残端的处理，切勿遗留死腔。

图 27 – 11　喉咽腔关闭

图 27 – 12　T 形缝合关闭喉咽腔

9. 气管造口　将两侧甲状腺峡和腺叶断缘在气管后缝合，置于气管断端的后面以支持气管断端，行气管造口。造口过程中可能要移动气管插管，必须确保气管插管的安全，以保障通气、避免血液和分泌物流入下呼吸道，防止窒息。气管颈段侧面与甲状腺下动脉和颈总动脉毗邻，而且越向颈部下方，越相贴近。分布到气管颈段的动脉分支多经其后外侧进入，在分离、切断气臂并进行气管造口术时应注意这些解剖特点。食管外膜为疏松结缔组织，无浆膜层，管壁薄弱，较易穿破。故切断气管之后剥离气管后壁时，应特别注意避免损伤食管壁。

喉全切除术后传统的做法常须配戴气管套管，但气管套管刺激气管黏膜，且给患者身心带来不良影响。众多学者设法对患者行气管造瘘口扩大造孔，达到不带套管的目的，以克服上述弊端。

一般的造瘘法为在气管造瘘口处的两侧皮肤各切除一半圆形皮片，使其形成圆形切口，用较粗的丝线将气管壁与皮肤和两侧的胸锁乳突肌固定缝合，然后用细丝线将气管口处的黏膜及保留的气管后壁与皮肤切缘对位缝合，黏膜与皮肤仔细对位缝合有助于防止气管造口狭窄。

Barbosa 等（1974）介绍的气管造瘘方法为从前向后、从下向上斜行切断气管。要切开 2 ~ 3 个气管环，目的是获得一个舌状气管断端和一个大孔，使这个孔能更容易地适应永久性气管造瘘的皮肤开口，并防止狭窄。切断气管以后，再将其从颈段食管前壁上剥离几厘米，以利于与造瘘口的皮肤缝合，此时，食管静脉丛的血管可能会出血，须认真结扎，以防止血液流入下呼吸道。在胸骨上方的皮肤上做一个合适的圆形切口，把气管的残端移植至此。采用间断缝合的方法制作永久性的气管瘘口，首先在上、下、左、右缝合几针，再进一步缝合。缝合时，要把气管黏膜固定到瘘口的皮肤上，以尽量减少创面，创面的存在不但可能感染引起纤维化，还容易在以后形成狭窄。

Lam 和 Wei 等（1983）采用一种四瓣交错式的永久气管造口方法，自 1979 年以来在香港玛丽医院应用至今。该法为一种在瘘口造一个四瓣交错式波浪形黏膜皮肤吻合的技术。在颈低位皮肤正中做一个 X 形切口，形成 4 个三角形皮瓣，不切除皮肤，多余的皮下脂肪和颈阔肌应予以修剪。由麻醉师移走气管内管，通气暂时停止。横断的气管下端从 X 形颈低位皮瓣切开处穿出，气管用尼龙线固定于四个角，改用间断高压喷射通气系统通气。在气管壁相当于时钟 12 点、3 点、6 点、9 点处切开，每个切口长约 1cm，相当于 2 个气管环，过长容易造成血运不足。至此，形成 4 个 V 形裂口。三角形皮瓣的尖端与对应的气管壁切开 V 形裂口的最深点缝合，在每一个两者相交之间再加固 2 针；其他的 3 个三角皮瓣用同样的步骤缝合。缝合完毕后，即建立 4 个气管瓣和 4 个皮肤皮瓣的相互插入式缝合，气管造口呈四角星样。黏膜皮肤缝合口锯齿状而不同于常规的环状，这样可避免由于瘢痕组织的环行收缩造成狭窄。

10. 放置引流和缝合切口　皮瓣下妥善放置负压引流管，分层缝合皮下组织和皮肤，更换气管套管，适当包扎。

11. 喉全切除术后的发音重建　喉全切除术后的发音方法包括气管–食管发音、人工喉和食管发音 3 类。其中气管–食管发音系在喉全切除术后利用手术方法在气管–食管之间形成通道，肺内呼出的气流经过该通道进入食管或咽腔，冲击黏膜而发音；手术方法分气管食管造瘘术和气管食管穿刺发音管植入术 2 类。气管食管造瘘术方法繁多，如采用自体静脉、喉咽黏膜、食管黏膜、气管黏膜或颈部皮肤等组织在气管食管间建立通道，常见的如 Staffi-eri 法（1969）、Amatsu 法（1980）及李树玲法（1985）等多种方法，目前许多学者正在探索之中。气管食管穿刺发音管植入是在气管食管之间穿刺，植入硅胶发音管，如 Blom–Singer 发音管、Provox 发音管等。

四、术后处理

（1）条件允许时应术后入重症监护病房监护。气管切开术按常规护理。

（2）经鼻胃管胃肠减压 24～48h。鼻饲流质饮食 10～14d，确保营养供给。

（3）负压引流管于术后第 2～3d 根据引流情况予以拔除。

（4）全身应用抗生素预防和控制感染。纠正贫血、控制血糖水平、注意心脑血管病的治疗。

（5）术后观察伤口和敷料情况，每天换药 1 次，注意皮瓣下有无积液及伤口愈合情况，如有感染应及时引流。7～10d 拆线。

（6）痊愈后开始进行食管发音训练或使用人工喉。

五、并发症及其防范

1. 感染　为喉全切除术后常见并发症，多由咽部分泌物污染、缝合张力过大、死腔和积血形成以及全身疾病等引起，表现为发热、局部红肿、疼痛等。感染发生后应拆开部分缝线以充分引流、冲洗，使用有效抗生素控制感染，并注意有无咽瘘形成。

2. 咽瘘　咽瘘为喉全切除术最主要的并发症之一，文献报道咽瘘的发生率在 7%～65% 之间，平均约 20%。咽瘘多发生于手术后 5～10d，少数可发生于 10d 以后。其早期表现为颈部周围皮肤充血，继而有波动感。如见到唾液或口服亚甲蓝后从颈部见到蓝色，咽瘘即可确诊。咽瘘的发生与感染、肿瘤负荷大、吻合口张力较大、同时行颈清扫术、术前先期行气管切开术、全身慢性疾病及贫血、术前体重明显下降、吻合线质量差、术前放疗、鼻胃管刺激、切口选择不当以及潜在的甲状腺功能低下等因素有关。

缝合技术是咽瘘形成的重要原因，咽腔吻合时采用朝向咽腔的内翻间断缝合，针距 0.5 ~ 1.0cm，再用肌层进行加固缝合；缝合过密、过紧使组织缺血，对位不良，操作不细致均易发生咽瘘。术后确保持久有效的负压引流，引流管硅胶材管和封闭式单向引流，拔管时间应根据每日引流量确定，不宜机械地遵循传统的 48h 内拔管的时间要求。咽腔黏膜缺损过大时应采用组织瓣修复，避免张力过大和黏膜下缺乏支持组织，而易发生咽瘘。

一旦出现咽瘘的临床表现，应立即打开伤口或切开皮肤使之充分引流；不宜拖延、观望而致引流不畅，使咽瘘范围不断扩大。多数咽瘘经过引流、换药等非手术治疗可以愈合。伴严重感染、坏死的咽瘘须清理伤口。术前放疗的患者要特别注意保护颈总动脉，防止其破裂出血。咽瘘发生后待感染基本稳定时即可经口进食，以补充足够的营养促进愈合，不宜长时间鼻饲。长期不愈合的咽瘘，特别是术前放疗的患者，可考虑手术修复。修复时机因人而异，时间可在咽瘘发生后数周至数月不等，须待坏死组织脱落干净、创面已上皮化时进行，不宜过早修复。咽瘘修复分两层，内层取瘘口周围皮肤，翻转后皮肤面向咽腔修复黏膜缺损。外层视情况选用颈部皮瓣、胸锁乳突肌肌皮瓣或胸大肌肌皮瓣等修复。

3. 喉咽狭窄　多因切除喉咽黏膜过多使缝合张力较高、喉咽腔狭小所致，瘢痕增生、放疗及感染等也可诱发喉咽狭窄。肿瘤复发也常表现为喉咽狭窄，故发生喉咽狭窄时应注意排除肿瘤复发。排除复发后可试行扩张，严重者须手术整复。

4. 气管造口狭窄　气管造口狭窄有向心性狭窄和垂直裂隙狭窄 2 种类型。向心性狭窄是气管造口末端瘢痕过度形成，导致造口周围牵缩而致。垂直裂隙狭窄是由于造口外侧胸锁乳突肌或甲状腺压迫等原因所致。感染是造成瘢痕过度增生的原因之一。为避免垂直裂隙狭窄可切断较紧张的胸锁乳突肌内侧部，对过大的甲状腺叶可行部分切除。缝合避免过紧，缝线滞留时间不宜过长，造口时应切除周围多余的脂肪，皮肤与气管黏膜严密对位缝合。

对已形成气管造口狭窄的患者可手术整复。方法参考前述的 Lam 和 Wei 采用的四瓣交错式气管造口方法。Lore（1973）介绍切除气管造口周围的瘢痕，然后行 Z 字皮瓣整复。

5. 其他并发症　其他并发症有肺部感染、应激性溃疡、甲状腺功能低下、甲状旁腺功能低下、气管软骨坏死及颈动脉破裂等。

（牛金明）

第七节　喉狭窄成形术

一、概述

喉狭窄成形术是治疗瘢痕性喉狭窄，特别是严重喉狭窄的主要方法。其适应证包括：①喉瘢痕狭窄严重，范围广或伴有软骨缺损骨折移位。②声门上喉狭窄伴喉咽狭窄。③喉狭窄伴颈段气管狭窄。④采用其他治疗方法如非手术治疗、扩张治疗或激光治疗等效果不佳。其禁忌证包括：①颈部感染未愈。②严重心肺功能不全、营养较差或全身情况不佳。喉狭窄，特别是严重喉狭窄的治疗是临床上一个较为复杂和棘手的问题。许多患者因颈部瘢痕广泛形成，颈部正常解剖结构消失，局部组织供血较差。有的患者喉软骨支架缺失较多，手术难度非常大，往往须多次手术才能解决呼吸问题。由于目前对瘢痕增生的机制尚未完全明确，对瘢痕增生过程缺乏有效的干预措施，部分患者最终亦不能拔除气管套管。此外，对于贯声门型狭窄患者，多难以恢复良好的发音功能。部分患者术后可能还会出现进食误咽等并发症。

二、术前提示

1. 适应证的掌握　是否手术以及如何手术须根据患者的病情进行具体、综合的考虑。喉外伤清创缝合术后或颈部闭合性外伤后出现呼吸困难者，须及早进行干预。如喉软骨无移位或未形成瘢痕者可先进行 2~3 周的药物治疗，以排除声门或声门下炎性水肿，如无效，则应尽快进行手术，否则待瘢痕广泛形成后，则手术难度和手术失败率均明显增加。病程较长的喉狭窄患者，若合并有上消化道狭窄，可能存在严重的营养不良，须优先考虑改善营养状况，如加强鼻饲或其他肠内外营养方式。待一般条件改善后，首先处理上消化道狭窄。上消化道狭窄较易处理者，可同期处理喉狭窄。如消化道狭窄手术较复杂，可待二期进行喉狭窄的手术。术前须让患者及其家属了解治疗的困难性和复杂性，做好解释工作，告知其手术成功的可能性和容易出现的发音质量不好、术后误咽等并发症及可能需要再次手术等情况，以取得积极的围手术期配合。

2. 对病变的全面评估　术前对病变进行充分的评估是决定手术方案的重要依据。须充分了解喉狭窄的病因，尽量收集较为详细的既往治疗的临床资料。外伤、感染和化学烧伤对喉支架和其内外各组织层次的影响是截然不同的，故手术处理方式也不同。而既往治疗经过，尤其是外伤清创缝合术或既往喉狭窄成形术的术中病变情况及其处理，对正确制定本次治疗方案也是相当重要的，其中有些信息是体检和影像学检查所无法提供的。CT 可较好地显示喉软骨支架的损伤情况和狭窄气道的部位、长度、范围、瘢痕的分布情况，而纤维喉镜可提供具体的声门上结构的变化、喉上口与喉咽的关系、声带的活动情况和狭窄气道的宽度等信息。如存在声门上结构紊乱时，有些患者可用纤维喉镜从气管切开口向上观察喉腔情况。通过对颈前体表解剖标志的触诊，可了解软骨支架的情况和颈前的瘢痕程度。颈部伤口和既往手术切口的瘢痕情况，可提示患者有无较重的瘢痕体质，同时可为本次手术切口的设计提供有价值的信息。此外，还应对患者的咽喉功能进行初步评估，如呼吸、声嘶、吞咽、误吸情况等。对有喉阻塞的喉狭窄患者进行气管切开术时，须考虑到颈前瘢痕的存在和气管可能因瘢痕压迫存在移位等因素，做好充分的准备，如请麻醉师准备好较细的气管插管和气管套管，准备好麻醉机，紧急情况下进行面罩加压给氧，术中进行生命征的密切监测等。手术者也应做好紧急情况下进行环甲膜切开的准备。

3. 对患者的综合评估　包括营养状况、心肺功能状况、有无肺部感染，以及颈部有无未控制的感染灶等。心肺功能不良者，术后如出现较重的误咽时，有时可危及生命，对年老体弱的患者尤须注意。

三、手术技巧

1. 麻醉与体位　喉狭窄成形术须气管插管全身麻醉，患者取仰卧位，肩下垫枕，头后仰，使颈部尽量伸展。

2. 切口

（1）纵切口：于颈前正中舌骨下缘到气管切开口上缘垂直切开皮肤及皮下组织。该切口在 20 世纪 70～80 年代应用较多，近年来已逐渐被横切口代替。根据我们的体会，纵切口不易寻找颈前组织层次，因颈前正中往往缺乏颈阔肌作为组织层次标志，纵切口切开皮肤和皮下组织后，容易沿白线继续深入到颈前肌的深面，因而向两侧分离时可伤及颈前肌群。尤其是喉狭窄手术中，颈前多形成较多瘢痕，如软骨支架损伤被瘢痕取代，则术中可能已分离进入喉腔内瘢痕而术者却未及时察觉。纵切口目前主要见于转门式胸骨舌骨肌皮瓣喉成形术。

（2）横切口：平环甲膜沿皮纹 U 形切开皮肤，两侧至胸锁乳突肌前缘。切开皮肤、皮下组织及颈阔肌，沿颈阔肌深面向上分离皮瓣。分离皮瓣时，注意保护胸骨舌骨肌筋膜，以备用来修复喉内创面。颈前脂肪较厚者，将脂肪层留于颈阔肌皮瓣上掀起，再向下适当分离皮瓣，暴露双侧胸骨舌骨肌、甲状软骨板和环状软骨弓。如合并有气管上段狭窄，则可在横切口的正中向下垂直切开到气管切开处。如气管狭窄恰位于气管切开口上方，则须将纵切口再向下延长到胸骨上窝至气管切开口下方之间，沿气管切开口向下正中切开气管，将麻醉插管向下移位于新的气管切开处，再处理气管切开口上方的狭窄。与纵切口相比，横切口便于寻找颈前组织层次，可先在切口两侧部分找到颈阔肌或其深面的脂肪层，此处瘢痕往往并不严重，再沿颈阔肌深面向上分离颈阔肌皮瓣，此方法可有效保护胸骨舌骨肌及其表面筋膜的完整。此外，采用横切口还有利于颈阔肌皮瓣的应用。

3. 探查喉腔　颈阔肌皮瓣掀起后，即暴露出胸骨舌骨肌、胸锁乳突肌、甲舌膜等解剖标志。由于肌肉具有一定的韧性和弹性，故外伤虽伤及喉软骨，但喉外肌多可保持完整，瘢痕不重。此时可沿双侧胸骨舌骨肌之间找到白线。沿白线正中切开，即可直达甲状软骨正中。以电刀沿甲状软骨板表面将胸骨舌骨肌向外稍加分离，暴露甲状软骨中部，此时可触及甲状软骨有无骨折。如术前 CT 提示声门下区狭窄，则可沿白线向下分离，纵行切断甲状腺峡并予以缝扎，从而暴露环状软骨弓及气管上段。继而，切开环甲膜，根据狭窄位置正中切开甲状软骨板或环状软骨弓，探查狭窄的范围和程度。但对合并有软骨支架损伤的患者来说，进入喉腔也是十分困难的一步。因甲状软骨板和环状软骨弓骨折时，软骨向后塌陷入喉腔，而在软骨前则往往有大量瘢痕，无法确定环甲膜的位置。严重的瘢痕分离异常困难，须以电刀和锐性刀剪切开。当甲状软骨板"十"字型骨折时，有时在骨折处甲状软骨板向四周分离，中间充填以瘢痕，术中触摸软骨过程中，可被误认为是环甲膜，自此处向两侧横行切开，再向上裂开，此时可能将声门旁间隙及甲状软骨板外侧已稳定的可充当喉成形支架的瘢痕或甲状软骨板本身予以横断。因此，在未明确进入喉腔的位置时，应主要在纵行方向上切开，以避免损伤软骨支架。部分严重的喉狭窄（多为贯声门狭窄或合并气管狭窄）喉前瘢痕较厚，且因标志不清，难以保证从喉前正中进入喉腔，可从环气管韧带甚至气管切开口向上裂开气管和环状软骨弓，再向上裂开甲状软骨板，探查暴露病变。如未能从喉正中进入喉腔，则会损伤一侧的软骨支架，而对侧的软骨支架因修复缺损和关闭喉腔的需要，其前端也将被部分切除，使本已狭窄的喉腔前后径更为缩小，手术成功率可能会受到影响。声门上狭窄多伴有会厌与甲状软骨板的脱离，会厌前间隙瘢痕增生，压迫会厌向后与喉咽后壁或咽侧壁粘连。此时，切断会厌根部，向两侧延长切口，将会厌向上拉起，则可暴露喉咽后壁及梨状窝上口。声门上狭窄有时可合并喉咽狭窄。如单纯采用喉裂开入路有时不能充分暴露喉咽，须联合咽侧入路。分离胸锁乳突肌拉向外，将甲状腺向下分离牵开，切除甲状软骨板后缘，必要时切除该侧舌骨大角，再自咽侧切开进入喉咽。如此处瘢痕较厚，为防止分离进入咽后间隙和会厌前间隙而迷失方向，可将直接喉镜自口腔导入至喉咽，在直接喉镜引导下切开喉咽侧壁，进入咽腔。应当指出，进入喉腔和咽腔的过程也伴随着瘢痕的切开去除，需要边切开边仔细辨认已经移位的解剖结构，尽量保留喉腔黏膜、喉软骨支架和喉外肌的完整，以利于喉腔支架的重建和创面的修复。尤其是声门上喉狭窄合并有喉咽狭窄时，须仔细辨别喉上口与喉咽的关系，如是否有喉上口的偏斜旋转、是否存在喉咽部的闭锁环、粘连带的范围等，以防止遗漏对这些病变的处理造成术后严重误咽和进食困难的发生。

4. 松解切除瘢痕　喉腔咽腔切开后，则狭窄的范围和程度可基本明确。据病变情况，按以下几种情形分述如下：

（1）声门狭窄：由外伤造成的单纯声门狭窄并不多见，临床上常见的是以声门区为主的狭窄伴随有程度不同的声门上区或声门下区狭窄。声门区瘢痕多在黏膜下，即使外伤时有黏膜损伤脱离，暴露黏膜下组织或因炎症刺激而增生肉芽组织，就诊时多已重新黏膜化。病变主要表现为黏膜下声门旁间隙内纤维结缔组织的大量增生，最终形成瘢痕组织。外伤性严重声门狭窄，多伴有甲状软骨骨折。在外伤初期，由于喉的运动、喉外肌的牵拉，骨折的软骨片反复移位，刺激周围组织发生炎症反应导致瘢痕的大量增生。如软骨片之间发生部分重叠错位，则喉侧壁往往向内移位较重，须将其中移位明显或凹陷嵌顿的骨折片去除。骨折片外侧的瘢痕可酌情部分保留，以充当喉支架。此时，喉腔可明显宽敞，再以带状肌和喉侧壁部分已稳定的瘢痕作为支架成形喉腔。如骨折片无明显错位，则由于软骨已包埋于相对稳定的瘢痕中，仍可发挥支架的作用，可予以保留。甲状软骨外侧瘢痕较重时，甲状软骨板不易向外拉开，须将其外侧瘢痕切除，必要时可将部分已瘢痕化的胸骨甲状肌和甲状舌骨肌一并切除。相对局限的声门狭窄瘢痕的切除可沿瘢痕最隆起处横行切开，向上下分离黏膜瓣，于黏膜下切除瘢痕，再将掀起的黏膜瓣复位，对位缝合。切除瘢痕要彻底，直至切缘处为质地较软的正常组织为止。为使喉腔进一步扩大，可切除已固定或活动较差的一侧杓状软骨的内侧大部，并保留杓状软骨外侧部分，以支撑梨状窝内侧壁，防止喉上口不对称畸形；同时将声带突向外缝合固定于甲状软骨板后缘，以进一步扩大声门裂后方。声带肥厚者，可黏膜下切除瘢痕后，将声带外展固定于甲状软骨板。后连合瘢痕多由气管插管引起，可在后联合处行 U 形黏膜瓣切口，将黏膜瓣掀起后切除瘢痕，再将黏膜瓣复位缝合，由于空间受限，此种操作较困难。也可在瘢痕表面行"十"字形切开，向周围稍加分离，再用眼科小剪刀剪除瘢痕，因此处黏膜较为固定不易移位，瘢痕切除后，将"十"字形切开的黏膜瓣复位，不必缝合，再以橡皮指套扩张子压迫固定半个月即可。严重的声门狭窄常可同时累及声门上下区形成贯声门狭窄，由于此种情况下多伴有软骨支架的损伤消失，将瘢痕全部切除常较困难，通常可切除影响气道通畅最严重的瘢痕闭锁环，保留部分已稳定成熟的瘢痕作为成形的支架，再设法采用其他喉成形材料加宽气道。

（2）声门下狭窄：常合并气管狭窄，是喉狭窄中最常见的一种类型。这是因为环状软骨是喉气管中唯一的环形软骨，声门下区是气道中最狭窄的部分。喉气管插管、环状软骨骨折和高位气管切开，是造成声门下狭窄的常见原因。此时，环状软骨骨折、软骨膜炎、软骨炎甚至软骨坏死，常可形成声门下区前部塌陷或环形狭窄闭锁。环状软骨弓严重损伤时，可出现软骨的塌陷错位或破坏吸收。病变暴露后，须先切除损伤的环状软骨弓及环甲膜周围的瘢痕，再从瘢痕切除处分离靠近声门区处的黏膜，将黏膜小心保留，在黏膜下切除向上蔓延的瘢痕组织。对于范围相对局限的声门下狭窄，瘢痕的切除尽量彻底，直到暴露出周围质地较软的正常组织，并将这些邻近瘢痕的正常组织适当游离松解。否则，组织缺损修复消除创面时，质地较硬瘢痕的上下切缘很难拉拢缝合到一起。狭窄段较长的瘢痕、切除较重的瘢痕闭锁环后，主要考虑采用喉修复材料来加宽气道。环状软骨弓与环状软骨板交界处骨折时，因骨折的环状软骨弓难以固定复位，须将环状软骨弓切除，再考虑将甲状软骨与气管吻合恢复气道。此外，对软骨外侧瘢痕的处理也不可忽视，尤其是外伤性声门下狭窄软骨骨折时，可刺激软骨内外侧产生大量瘢痕。有时软骨内侧瘢痕并不严重，造成狭窄的主要原因可能是软骨外侧瘢痕对软骨的压迫。如不予以处理，则成形后的喉腔不易稳固。软骨外瘢痕的切除主要是针对引起软骨内移塌陷的部分而言，瘢痕切除后，软骨可向外拉起，气道可明显加宽。有时为使气道更宽敞，可将软骨外侧的胸骨甲状肌与瘢痕一并切除。由于声门下区是喉腔最狭窄处，为保证术后气道的宽敞，环状软骨弓外侧的瘢痕一定要切除彻底，同时将环状软骨弓向外悬吊于胸骨舌骨肌上，使声门下腔充分扩大。

（3）声门上狭窄：此类患者多见于喉部的化学烧伤、车祸（仪表盘综合征）或颈部勒伤（如晒衣绳损伤）。喉的化学烧伤常使声门上区及咽部的黏膜上皮受腐蚀而脱落，在愈合过程中会厌可与室带粘连，也可与咽后壁或咽侧壁粘连。颈部外伤声门上区受损时，会厌撕裂并向后移位进入喉前庭，室带黏膜也常有撕裂，导致会厌室带粘连，且随着结缔组织增生，使声门上区形成瘢痕性狭窄。声带多是正常的，但损伤严重时可伴有单侧或双侧声带固定。切除声门上的瘢痕狭窄时，须仔细辨认声门上结构与喉咽的相互位置关系。尤其是既往仅行颈部清创缝合术而未整复喉咽、喉结构的患者，有时可存在黏膜的错位缝合而使手术更加复杂。声门上狭窄的手术治疗可采用喉裂开入路，黏膜下切除喉前庭瘢痕组织，开大喉前庭及喉上口，切除会厌前间隙和会厌根部的瘢痕，切断会厌根，将会厌向前拉起，暴露喉咽腔，以手指伸入喉咽腔，探查双侧梨状窝、环后区及喉咽后壁，仔细辨认会厌与咽壁的粘连带。松解会厌与咽壁的各粘连带，恢复会厌正常的解剖位置。会厌侧缘常与喉咽侧壁粘连，会厌尖部有时可与喉咽后壁粘连。此时须注意不可盲目切开瘢痕，以防止将会厌切断。有时由于会厌根部与咽后壁粘连而使喉咽闭锁，切开粘连带后，须将喉咽后壁隆起的瘢痕尽量切除，再将黏膜断缘松解后对位缝合消除喉咽后壁创面。会厌侧缘与喉咽侧壁粘连后，可使该侧梨状窝上口闭锁，切断粘连带后，黏膜重新对位缝合消除创面，可恢复梨状窝的正常形态。但甲状软骨板骨折时，骨折错位的甲状软骨板后部可将喉咽外侧壁向内推移，使梨状窝上口狭窄，须将骨折的甲状软骨板后部切除，方可恢复梨状窝的形态。高位声门上狭窄及合并喉咽部狭窄的患者，单纯采用喉裂开入路不易暴露切除病变，此时可联合咽侧进路或咽前进路。如术前已明确声门区和声门下区无狭窄，也可直接采用咽侧或咽前进路处理声门上狭窄。咽前进路的手术方法为横行切开甲舌膜，分离会厌前间隙，自舌骨下经会厌谷进入咽腔，再向两侧扩大切口。即可较方便地处理会厌尖部与咽后壁的粘连，损伤较小，但处理较严重的瘢痕狭窄操作空间受限，且会厌亦不能用来下移扩大声门区。咽侧进路较为常用，其方法为将胸锁乳突肌向后牵开，胸骨舌骨肌向前牵开，显露甲状软骨板后上部，自软骨膜下切开附着于甲状软骨板后缘的咽下缩肌，向后分离显露出甲状软骨板后缘，沿甲状软骨板上缘及后缘分离甲状软骨内外软骨膜，切除甲状软骨板的后上部，暴露咽侧壁，切开咽侧壁黏膜进入喉咽腔。对喉咽后壁的瘢痕切除后形成的较大缺损，可采用游离皮片或旋转局部黏膜瓣修复。旋转黏膜瓣时须注意从咽后间隙层次分离，将黏膜和黏膜下组织一并旋转缝合，否则由于张力较大，缝合处易裂开。此种入路有利于处理广泛的喉咽粘连闭锁，亦可处理较为复杂的喉上口粘连闭锁，有利于理清喉上口与喉咽由于解剖位置的改变而形成的错综复杂的关系，会厌亦可保留用于喉声门区狭窄的整复。声门上狭窄中须正确处理喉上口与喉咽的关系。一侧梨状窝闭锁，如喉咽尚宽敞，可不必处理。但须自对侧梨状窝和环后区以手指探查食管入口，确保食管入口通畅。对于化学烧伤引起的喉咽食管狭窄合并喉声门上狭窄者，应先行整复喉咽食管狭窄，对于喉咽狭窄的整复可用胸大肌肌皮瓣、胃或结肠上徙或局部瘢痕切除旋转黏膜瓣整复，并在整复喉咽狭窄的过程中一并处理好喉上口的正常解剖关系。声门上狭窄可待二期手术。此时二期手术往往只须支撑喉镜下激光手术，即可顺利完成。但合并有严重的声门上狭窄者。二期仍须切开整复。总之，声门上狭窄由于病变多样，须根据具体情况灵活选用手术方式。

5. 喉成形　喉腔内瘢痕的切除仅是扩大气道的重要步骤之一，瘢痕切除后，有时由于喉软骨支架的损伤缺失，气道仍较狭窄，且瘢痕切除后所遗留的创面如不修复，术后会发生肉芽组织增生，造成喉狭窄的复发。山东大学齐鲁医院自 1976 年以后，在喉狭窄手术中注意了喉腔内创面的消除，使治疗周期明显缩短。因此，喉成形至少应包括喉腔黏膜创面的消除和气道加宽两方面的内容，此外，还应兼顾喉的其他功能，特别是吞咽保护功能的恢复。由于喉狭窄的病变特点，喉狭窄成形术后发音功能的恢复尚无满意的解决方案，重建良好的发音功能与宽敞的通气道是临床工作中仍须研究解决的一对矛盾。

（1）声门狭窄和声门下狭窄：相对局限的声门或声门下狭窄瘢痕黏膜下切除后，通常可将上下切缘的黏膜稍加松解后直接缝合消除创面。如缝合时张力稍大，则可将黏膜瓣适当旋转，先将后方的创面消除，前方的创面可用胸骨舌骨肌筋膜瓣修复。喉侧壁较大的黏膜缺损，可选用转门式胸骨舌骨肌皮瓣修复喉侧壁。其基本方法简述如下：颈前正中行垂直皮肤切口，分离颈前带状肌时，一侧颈前皮肤与带状肌不分离。切开喉气管腔切除瘢痕，在颈前皮肤与带状肌连接侧喉气管狭窄旁，按狭窄段所须移植的面积，做略大于所须移植面积的皮肤切口，切开皮下组织到胸骨舌骨肌表面，向外游离周围皮肤及皮下组织，显露出皮瓣周围的胸骨舌骨肌，皮瓣底部与胸骨舌骨肌勿分离。将皮瓣两侧与胸骨舌骨肌缝合几针，防止分离胸骨舌骨肌时皮瓣脱离。游离带皮瓣的胸骨舌骨肌至能向喉气管腔内翻转180°无明显张力，保留肌肉的起止点勿分离，尽量保护肌肉上的血管。将肌皮瓣翻转180°皮瓣朝向喉气管腔，修复喉气管腔内切除瘢痕后遗留的组织缺损，喉气管腔内可放置 T 形管支撑，严密缝合双侧胸骨舌骨肌，防止漏气形成皮下气肿，关闭喉气管腔。该皮瓣具有双肌蒂，供血好，双肌蒂还起到悬吊作用并随呼吸运动向外牵拉，使重建气道不会塌陷。

临床中也可选用转门式胸骨舌骨肌筋膜瓣消除创面，其操作方法同转门式胸骨舌骨肌皮瓣喉成形术类似。唯一不同的是以筋膜瓣修复创面，而不用携带其表面的皮肤。这样，皮肤仍可采用 U 形切口，可留有选用颈阔肌皮瓣的余地。转门式胸骨舌骨肌筋膜瓣具有双肌蒂，起到了向外悬吊喉侧壁的作用，使重建气道不会塌陷，既保留了转门式胸骨舌骨肌皮瓣的优点，还减少了成形材料的组织厚度，使喉腔更为宽敞。但双侧胸骨舌骨肌筋膜瓣成形喉时，筋膜瓣前端可相互粘连，使喉腔前后径缩小。为此，我们常采用会厌下移的方法将双侧胸骨舌骨肌筋膜瓣隔开，会厌喉面具有完整的黏-软骨膜，不会与胸骨舌骨肌筋膜瓣产生粘连。会厌下移后同时还可起到加宽喉前壁，使喉腔左右径增加的作用。因此，在声门或声门下狭窄喉成形术中，可常规将会厌下移加宽喉前壁。具体操作为：自甲状软骨上缘切开甲舌膜，剪断会厌前韧带和侧韧带，夹住会厌根部，分离会厌前间隙直到能将会厌向下拉到环状软骨上缘。注意不要损伤会厌喉面黏膜。再将会厌向下牵拉引到环状软骨上缘，会厌喉面黏膜朝向喉腔，固定在两侧甲状软骨板之间。此处须注意，会厌并非直接与甲状软骨板缝合，而是先以胸骨舌骨肌筋膜瓣与喉黏膜纵行切缘缝合，将甲状软骨板包裹后，再将会厌与包裹甲状软骨板的胸骨舌骨肌筋膜瓣缝合。因此，胸骨舌骨肌表面的筋膜一定要保护好。否则，单纯与胸骨舌骨肌缝合，可造成肌肉的纵向撕裂。但在某些瘢痕严重的患者，尤其是经历过多次手术的患者，甲状软骨外侧瘢痕较多，且胸骨舌骨肌有时亦可有轻度的瘢痕化，此时，裂开的甲状软骨板向中线闭合的力量较大。喉侧壁前端很容易产生粘连，即使用会厌将喉侧壁前端隔开，由于会厌软骨的支撑力有限，在术后拔除扩张子后部分患者中会厌因侧方的压力发生弯曲前移，使喉侧壁前端相互接触而粘连。此种情况下可将成形喉侧壁的胸骨舌骨肌与同侧的胸锁乳突肌缝合，利用胸锁乳突肌的张力将喉侧壁向外拉开，再以会厌修复喉前壁，则管腔多可获得明显扩大，且能保持长期稳定的通气道。

Kannedy 认为，如会厌移植固定比较好，喉气管腔宽敞，可以不用支撑器，可缩短支撑器的放置时间。山东大学齐鲁医院自 1982 年应用会厌下移整复喉狭窄以来，术中喉腔内不放或仅放置橡皮指套扩张子 15d，取得了较好的治疗效果，明显缩短了治疗周期，有助于减少了患者的痛苦。会厌具有完整的黏膜衬里，可重建软骨支架，其形状和弯曲度均较理想。下移会厌因有完整的喉黏膜及舌会厌襞可得到充分血运，即使严重外伤或反复手术造成颈部严重瘢痕的患者，也不易缺血坏死。对喉气管软骨支架严重损伤者，可利用胸骨舌骨肌做支架，将肌筋膜翻入其内侧做衬里，下移会厌嵌于双侧胸骨舌骨肌之间做成新喉，同样可获得满意效果。

声门或声门下狭窄瘢痕切除后，如喉侧壁创面较大，喉前后径足够深，也可选用颈阔肌皮瓣修复创面。颈阔肌皮瓣的优点是容易成活，且不易与对侧发生粘连，即使甲状软骨板严重受损，也可以胸骨舌骨肌作为支架来成形喉侧壁。因此，瘢痕的切除可不受限制，大范围切除瘢痕后可使喉腔足够宽敞。但颈阔肌皮瓣的大小应适当，如肌皮瓣太大，可在喉腔内拥塞，反而影响气道的宽敞。双侧声门旁间隙瘢痕严重增生者，在切除双侧声门旁间隙后，可用双侧颈阔肌皮瓣修复创面。其具体方法为：以颈前 U 形切口为界，左侧（或右侧）肌皮瓣位于上方，右侧（或左侧）肌皮瓣位于下方，二肌皮瓣的蒂位于两侧。将此二肌皮瓣边缘分别与同侧喉腔侧壁缺损边缘缝合修复创面，放入扩张子后，于每侧肌皮瓣相当于前连合的外侧 0.5cm 处行垂直切口，仅半切皮肤，自切口向内侧切制半厚度片，形成创面，将双侧半厚皮片对位缝合关闭喉腔，再将双侧肌皮瓣根部切取皮片的皮肤断缘处于颈中线拉拢缝合。由于皮瓣之间不会产生粘连，故经支撑物短期扩张使肌皮瓣肌层与喉内创面愈合后，术后喉气管腔多可保持宽敞。

严重的跨声门狭窄，临床上也可采用舌骨瓣移植来加宽喉前壁。舌骨瓣分两种，即带骨膜的舌骨瓣和带胸骨舌骨肌蒂的舌骨瓣。后者供血较前者为好。由于舌骨质地较硬，可用电锯切取骨瓣。长段狭窄可切取较长段的舌骨瓣。肌蒂可包括胸骨舌骨肌和肩胛舌骨肌，将舌骨瓣沿其长轴纵行放置加宽喉前壁。如狭窄段不长，可将舌骨瓣横行放置。植入舌骨瓣时，须先将已切断的一侧胸骨舌骨肌瓣移到两侧甲状软骨板之间缝合固定，作为喉腔前壁的衬里，再将舌骨瓣上钻 2 个孔，与两侧甲状软骨板以不锈钢丝缝合固定。此种方法的缺点是由于舌骨瓣容易移位，固定不好则往往达不到扩大喉腔的作用。

　　另一种常用的方法是肋软骨移植术。对于较长段的喉狭窄，瘢痕切除消除创面后，喉腔仍不够宽敞者，可选用肋软骨移植术。一般取右侧肋软骨融合部（左侧肋软骨有保护心包的作用，不宜采用），保留其前面的软骨膜，适当修剪后，将软骨膜朝向喉腔，嵌在甲状软骨之间，缝合肋软骨时要穿透肋软骨及甲状软骨板，将缝线先一一穿好后，最后同时打结，既不影响术中视野，又可良好定位。为防止肋软骨感染，肋软骨两末端不可暴露，须以软组织覆盖。这种方法的优点是可不用或仅短期用支撑物，肉芽生长少，拔管早，疗效高。但因游离肋软骨血供及抗感染力差，可发生缺血性坏死而失败，因此，对于放疗后皮肤血循环较差者，瘢痕体质较重者不宜用肋软骨。此外，较长较大的肋软骨也易缺血坏死。

　　以上几种方法可适用于声门或声门下狭窄。单纯的声门下狭窄还可采用胸锁乳突肌骨膜瓣喉成形术，或声门下切除甲状软骨气管吻合术。胸锁乳突肌骨膜瓣喉狭窄整复术，适用于声门下狭窄或气管狭窄。肌骨膜瓣的制作方法为：自原平环甲膜的 U 形切口一侧向下纵行切开达胸锁关节平面，再沿锁骨向外横切达锁骨中、外 1/3 交界处。沿颈阔肌深面掀起皮瓣后，暴露胸锁乳突肌下半及锁骨骨膜。胸锁乳突肌胸骨头附着于胸骨柄，此处骨膜与胸骨柄结合紧密且胸骨柄表面不光滑，骨膜不易剥离，故可切断胸锁乳突肌胸骨头。根据须修复的缺损面积大小，于锁骨外侧（以左侧为例，自锁骨外侧向内侧看）自其横断面相当于时钟 7 点处顺时针切开骨膜至 4 点，再于 7 点处向内横行切开锁骨前方的骨膜，将骨膜向上及后下方剥离。锁骨前方的骨膜与锁骨结合紧密，剥离有一定难度，动作须轻柔，防止将骨膜剥破。锁骨上方及后方骨膜较易剥离，只要紧贴锁骨表面剥离，多不易损伤锁骨下血管及肺尖。再于 4 点处向内侧切开锁骨骨膜。此时，须将锁骨骨膜与周围脂肪分离清楚，小心用剪刀或手术刀切开骨膜，边切开骨膜边将骨膜与锁骨后方的脂肪分离，同时以手指触摸，防止损伤锁骨下血管。只要保持在椎前筋膜前方的层次，多不易损伤到肺尖。切取骨膜的面积可超出胸锁乳突肌范围之外，将超出肌肉部分的骨膜与胸锁乳突肌间断缝合，以增加骨膜边缘部分的血供，并防止骨膜与骨肉分离。分离胸锁乳突肌下 1/3，尽量减少对其血供的损伤。胸锁乳突肌游离不宜过度，以保护该肌的供血血管，若该肌过于松弛，则对锁骨骨膜失去牵拉作用，使其在初期尚未骨化时随吸气的负压而塌陷入喉气管腔。胸锁乳突肌游离完成后，将锁骨骨膜瓣牵向喉前壁，喉腔内放置橡皮指套扩张子，再将骨膜边缘与喉前壁缺损边缘紧密缝合。裸露的锁骨可用其周围的脂肪包绕缝合。由于胸锁乳突肌胸骨头附着的骨膜未予应用，根据胸锁乳突肌起始部两个头的可分离性，可设计单头胸锁乳突肌骨膜瓣，即仅含锁骨头的胸锁乳突肌骨膜瓣。由于保留了胸锁乳突肌的另一个起始部，胸锁乳突肌功能不致完全丧失，可以防止术后歪颈的后遗症，又能维持颈部正常的外观。具体操作方法为：胸锁乳突肌胸骨头不予切断，而是与锁骨头分离，因胸锁乳突肌的胸骨头肌纤维位于内侧浅层，而锁骨头肌纤维位于外侧深层，故携带骨膜瓣的锁骨头应从胸骨头的深面转移至喉前。胸锁乳突肌骨膜瓣喉狭窄成形术的优点在于：①带蒂骨膜瓣有良好的血液供应，不易感染坏死。②骨膜质地柔韧，易成形，可严密修复喉裂口。③远期效果好，骨膜瓣移植后可生成骨质，可提供稳定的呼吸道。④骨膜瓣的切取与喉气管在同一术野，操作方便，损伤较小。胸锁乳突肌骨膜瓣本身支撑力较小，应用时主要发挥其加宽气道的作用，而不能依靠其支撑气道发挥支架的作用，故支撑物的放置必不可少。

　　严重的声门下狭窄或闭锁如环状软骨弓及声门下结构破坏较重，不能用一般方法整复者，也可将狭窄段切除，行甲状软骨气管吻合术。

切除狭窄段时注意避免损伤气管两侧的喉返神经，一般于环状软骨板及环甲关节前行声门下切除多较安全。可切除声门下区包括环状软骨弓及环甲膜，并于黏膜下切除环状软骨板前方的瘢痕组织，游离上提气管，注意保护气管两侧的供血血管，吻合时先撤去垫肩保持头前屈位，再将气管后壁与残留的环状软骨板吻合，前部与甲状软骨板吻合。先缝合后部，再继向两侧，最后吻合前面。最好将缝线预置好，然后从后向前依次打结。多数情况下，声门下不须全周环截，只行声门下区前部的楔形切除即可。

（2）声门上狭窄：由于声门上狭窄可存在会厌与喉体的脱离以及会厌根部的后移。因此，喉前庭前方的瘢痕切除后，须将会厌根向前缝吊于甲状软骨板，使喉上口扩大。会厌与咽壁粘连者，分离粘连后，须将会厌边缘缝合，消除创面，避免再次粘连的发生。患侧杓状会厌襞内移者，可使喉上口缩小，须将杓状会厌襞向外上吊于甲状软骨板。为防止术后出现进食误咽，可将甲状软骨板向上悬吊于舌骨上，使喉上口与舌根靠近。同时对杓状会厌襞和杓区附近的瘢痕须充分切除，并以梨状窝黏膜覆盖，否则喉上提后，会厌可向后倾，与喉上口两侧多余的黏膜皱襞靠近而堵塞喉上口。对于既往有手术史的患者，有时可存在黏膜的错位缝合而形成较多的黏膜皱襞堵塞喉上口，部分患者还存在喉上口的旋转而使吞咽过程中喉上提时喉口封闭不严。此时应将错位缝合的黏膜沿原缝合线切开，展开错位所形成的黏膜皱襞，重新按原位对好缝合。缝合时注意新喉口两侧的黏膜应对称缝合，否则可再次形成喉口偏斜。对于咽侧进路和咽前进路者，关闭喉咽后，须用颈前肌进行加固缝合，并妥善放置引流。

6. 喉狭窄成形术中支撑物的放置问题　支撑物的放置须根据成形术的特点进行选用。支撑物可固定喉腔成形材料防止其移位，能减少肉芽组织的增生，促进创面愈合，可减少成形材料下组织液的积聚，有利于修复材料早日与其外侧组织贴附。同时，由于术后伤口愈合过程中会再次出现瘢痕的增生过程，支撑物可通过对周围组织的压迫而减少瘢痕的增生，待瘢痕组织不再继续增生而相对稳定后，再拔除支撑物，可维持相当于支撑物大小的气道的长期稳固。多数学者主张喉狭窄成形术后须视情况在喉腔内放置支撑物进行长期扩张。目前临床上应用较多的支撑物是硅橡胶 T 形管。但 T 形管的放置也有一定弊端：如 T 形管的放置时间多较长，往往须 6 个月到 1 年，患者痛苦较大。如 T 形管主管两端不光滑可损伤黏膜，产生肉芽，形成新的狭窄。近年来，学者们通过研究发现，某些喉狭窄成形方法也可不放扩张子或仅短期扩张，如肋软骨或会厌喉狭窄成形术即是如此。山东大学齐鲁医院自 20 世纪 80 年代即开始采用会厌与胸骨舌骨肌筋膜瓣联合整复声门狭窄，以胸锁乳突肌骨膜瓣联合胸骨舌骨肌筋膜瓣联合整复声门下及气管狭窄，贯声门狭窄可采用多种方法联合整复。术中多采用内置海绵的橡皮指套扩张子进行喉腔的扩张（图 27 – 13）。术后 15d 即可拔除扩张子，拔管率仍较高，且大大减轻了患者的痛苦。

(1)   (2)

图 27 - 13   用橡皮指套内装海绵制成的扩张子放入喉腔支撑固定

四、术后处理

（1）喉狭窄患者术后多带有气管套管，术后须保持气管套管通畅，严防套管阻塞或脱出。须定期吸痰，并强化无菌观念，气管套管内滴入抗生素＋稀化痰液的药物如 α - 糜蛋白酶，每日雾化吸入，保持适宜的室内湿度和温度，定期清洁内管及更换外管。

（2）硅橡胶 T 形管护理，要求于患者麻醉清醒后，立即将 T 形管支管堵塞，让患者自口鼻呼吸。如不堵支管易结痂造成呼吸困难。患者术后痰较多，须经常吸痰，吸痰时应将 T 形管的支管向上倾斜，方可使吸痰管易于进入下呼吸道。每 3 ~ 4h 向 T 形管内滴入抗生素＋α - 糜蛋白酶。

（3）术后 1 ~ 2d 禁食，静脉补液，第 2 ~ 3d 开始进行鼻饲饮食，1 ~ 2 周后可拔除鼻饲管经口进食。全身应用抗生素。有消化道应激性溃疡出血或胃液反流时，及时静脉应用奥美拉唑等药物。

（4）根据切口情况，术后每日换药或隔日换药。换药时务必将皮瓣下的积血自引流条处挤出。根据引流量决定引流条拔除时间。注意观察切口有无感染，发现切口附近皮肤红肿或有波动感时，及时处理。可拆除数针，以抗生素冲洗切口。形成咽瘘时，及时敞开引流，每日 1 ~ 2 次换药。

（5）患者有剧烈咳嗽时，须及时应用止咳药，寻找原因，积极处理。否则，可在颈前形成皮下气肿，最终导致切口感染。

（6）患者多次手术者，颈前皮肤供血较差，可延迟切口拆线时间。

五、并发症及其防范

1. 呼吸困难　支撑器为 T 形管时，如术后未及时将支管堵塞，则可造成管腔内结痂。一旦出现，视情况可给予气道湿化，气管镜下清除结痂，重新堵塞支管，情况紧急者须立即拔除 T 形管。

2. 皮下气肿　喉裂开切口缝合不严，术后误吸或肺部感染导致剧烈咳嗽可引起皮下气肿。术中缝合关闭喉裂开切口时，应仔细、严密，颈阔肌皮瓣下引流条应放置妥当，换药时应注意将皮瓣下积血尽量挤压出，以促使皮瓣尽快与深部的封套筋膜粘连闭合。此外，还应加强抗感染治疗，及时给予止咳药。喉腔内放置橡皮指套扩张子的患者，皮下气肿多发生于扩张子抽出后，由于剧烈咳嗽，使喉裂开切口缝合处裂开。此时皮下气肿多为喉前局限性气肿。可穿刺抽出气体并在喉前适当加压包扎。如喉腔内放置 T 形管，由于 T 形管与喉腔周围组织之间可存在缝隙，皮下气肿可发生于切口拆线前，此时可将颈部皮肤缝线拆除 1～2 针，并注意加压包扎。

3. 咽瘘　声门上狭窄行咽侧切开术，如术中关闭咽侧切口时缝合不严，可出现切口感染并形成咽瘘。术中缝合咽侧切口黏膜时，应注意对称缝合，防止错位缝合的出现。黏膜吻合口外侧，须以胸骨舌骨肌加固缝合，同时也起到消除死腔的作用，并在此处放置引流。一旦出现咽瘘，应尽早敞开切口充分引流，并加强换药，才能促使咽瘘早日愈合，较重的咽瘘须手术修补。对于反复发生的小咽瘘，须行大切口，充分暴露各组织层次，向内寻找到咽瘘发生的黏膜层，再将黏膜重新仔细对位缝合。

4. 喉瘘　声门或声门下狭窄行喉裂开时，术后有时可出现皮下气肿，如处理不及时、不妥当，可造成切口感染形成喉瘘。此外，多次手术者，由于组织供血差，移植物坏死排出，也可发生切口感染形成喉瘘。通过加强换药，喉瘘多可闭合，需行手术修复者甚少。

5. 喉腔再狭窄　严重的喉狭窄术后可能发生喉腔再狭窄。原因可能有：移植物感染坏死、被吸收、排出或移位。喉腔支撑物固定不良，导致过早移位或脱出，使喉腔发生粘连，成形材料堵塞于喉腔，喉腔内瘢痕再次向腔内增生形成缩窄。成形后的喉腔未足够宽敞，支撑物放置时间不足，瘢痕持续增生使气道不能保持长期稳固。T 形管末端不光滑，刺激喉腔产生新肉芽。黏膜缝合处产生肉芽，肉芽大者可阻塞气道，形成新的瘢痕狭窄。声门下与气管吻合处发生环形狭窄。狭窄不严重者，可在支撑喉镜下以息肉钳摘除肉芽或行激光治疗切除增生的瘢痕；如狭窄较重，则须重新行开放性手术。

6. 误咽　误咽的出现可有以下几种情况：①有些患者喉咽仍不够宽敞，食团经过喉咽不够通畅，吞咽过程结束，喉体已下降后，喉咽部仍有食团存留，从而进入喉口，引起呛咳。②有过多次手术史的患者，由于颈部瘢痕广泛，喉体固定，吞咽时喉体不能充分上提。这样一方面使喉口相对低于梨状窝口，舌根及会厌对喉口的遮盖作用减弱，再加上部分患者杓状软骨固定，喉黏膜感觉功能减弱等因素，误咽就比较容易发生；另一方面，在吞咽时，由于喉体不能上提，喉咽腔相对拉长变窄，较大的食团经过咽腔时，不能顺利下行，而使部分食物进入喉上口。③T 形管主管上端超出喉上口，进食时会厌及舌根不能充分覆盖喉上口，而引起严重误咽。④声门上狭窄手术中由于喉与喉咽黏膜缝合时双侧黏膜缝合不对称，使喉上口发生偏斜，造成吞咽时上口关闭不严，导致严重误咽。在临床工作中应注意以下几点：①手术中注意喉返神经的保护。尤其是行甲状软骨气管吻合术中分离气管断端时，应特别注意保护气管旁的喉返神经，通常不解剖出喉返神经，因为手术操作本身造成的瘢痕很容易引起迟发性喉返神经麻痹。②喉体固定者，嘱患者反复练习吞咽动作，提高喉体与吞咽动作的协调功能。患者术后进食时要注意小口进食，以减少误咽。③对于双侧声带固定者，可上提喉体固定于舌骨，使声门与舌根靠近，如此则在吞咽时舌根可将喉口覆盖，从而避免呛咳的发生。④喉上口偏斜者，须重新切开整复。⑤T 形管位置过高者，须在支撑喉镜或直接喉镜下将过长的 T 形管主管用圈套器切除一段。

（牛金明）

第八节　扁桃体切除术

一、适应证

（1）急性扁桃体炎反复发作，或虽非反复发作，但曾引起咽旁隙感染或扁桃体周脓肿者，可施行扁桃体切除术。急性扁桃体周脓肿时也可考虑手术，我科在脓肿期施行患侧扁桃体切除术 70 余例，未见有何不良后果，且剥离较易。

（2）扁桃体过度肥大，妨碍吞咽、呼吸及发声者。或因扁桃体肥大导致阻塞性睡眠呼吸暂停低通气综合征者，这在儿童较为多见。

（3）下颌角淋巴结肿大原因不明者。

（4）白喉带菌者经非手术治疗无效时，可切除扁桃体，并继续治疗和观察。

（5）不明原因的低热及其他扁桃体源性疾病，虽然扁桃体仅有轻微病变，其或在视诊上看不出病变，也可考虑做诊断性扁桃体切除术，以澄清病因。据国内报道，对病灶性扁桃体炎多主张早期切除。在急性肾炎的早期施行病灶扁桃体切除术已不复列为禁忌，但在肾炎基本稳定、尿常规检查接近正常时施行手术较妥。通常在发病 4 ~ 8 周后施行手术疗效较好。过早手术易引起尿"激惹"现象（术后发生一过性尿中红细胞、蛋白增加或管型出现与增多）。对慢性肾炎、肾功不全者手术应慎重。并发风湿性心脏病者，扁桃体手术以早做为佳。伴有慢性扁桃体炎的风湿性关节炎者，施行扁桃体切除术后，半数以上可获疗效。低热确未查出其他原因，而扁桃体有明显慢性炎症者可考虑施行手术；即使无明显慢性炎症可见，也可试行手术。对哮喘患者，扁桃体切除术效果评价不一。一说术后可使哮喘症状改善；一说术后哮喘症状反而加重。另外一种学说扁桃体与变应性疾病之间毫无关系，可按扁桃体的其他手术适应证进行手术。

（6）其他：扁桃体疾病，如扁桃体角化症及良性肿瘤。对于恶性肿瘤，则应慎重选择适应证及手术范围。

（7）茎突截短术的前驱手术。

（8）慢性鼻炎或鼻窦炎患者经久不愈，可疑与慢性扁桃体炎有关者，可考虑扁桃体切除术。

二、禁忌证

（1）急性扁桃体炎发作后不满 2 周。通常以在发作后 2 ~ 3 周施行手术较为合适。但若发作频繁，不能久等，可考虑在发作消退后数日施行手术。术前、术后均须应用抗生素。

（2）造血系统疾病及凝血功能减退者，除有条件施行周密的术前检查和正确的术前、术后治疗者外，概属禁忌。

（3）显著的高血压患者（若无其他严重的全身病，高血压又已得到控制，局麻药物中不加用肾上腺素，则非手术的绝对禁忌证），心脏有严重疾病，且代偿功能不良者。

（4）老人及 4 岁以下儿童，如无特殊情况不施行扁桃体切除术。

（5）妇女月经期间或月经前 3 ~ 5d 内。

（6）干燥性咽炎患者，除非扁桃体病变严重，最好不行手术，因常在手术后症状加重。

尤其是误将扁桃体上窝内的 Weber 腺（舌的管状黏液腺）切除者，术后可引起咽干。

总之，既应反对不论有无适应证，一概加以切除的"手术无害论"，也要反对对慢性发炎的扁桃体采取姑息的态度。对病灶性扁桃体，要结合具体情况加强术前及术后的应对措施。

三、术前准备

（1）详细询问病史和体格检查：包括心肺透视、血压测量、血液常规、出血和凝血时间测定以及小便常规检查。在询问病史时，应特别注意患者有无容易出血的倾向；近期有无上呼吸道感染病史；妇女的月经史；有无变应性疾病尤其是对麻醉药物过敏的病史。局部麻醉药物应用于扁桃体区域较用于身体其他部位更易引起中毒反应，此点须牢记，以避免引起严重后果。

（2）全麻者术前 4h 禁食，局麻者术前 4h 进少许流质或半流质。

（3）术前用药手术前夜给予适量镇静安眠药，使患者安睡。术前半小时给予适量的阿托品和安定。采用局部麻醉者，手术开始前，以 1% 丁卡因喷雾咽部 3～4 次。喷雾前，告诉患者绝不可将药液咽下。

（4）对病灶性扁桃体炎患者，术前数日酌情给予抗生素或抗风湿类药物，以控制病灶性疾病的发展。但大量服用或久服水杨酸制剂者，可能使肝脏制造凝血因子的功能受到抑制，因凝血因子减少而出血。因此，遇此类患者，手术时机的选择、术前凝血机制的改善等要多和内、儿科医师研究处理。

四、扁桃体剥离法

按麻醉方法的不同，可分为局部麻醉和全身麻醉剥离法。一般采用局部麻醉，因其简单易行，可避免全身麻醉的种种危险和减少术后并发症。全身麻醉宜用于幼儿、非常敏感的患者和有心脏病的患者。

（一）局部麻醉剥离法

1. 麻醉方法　一般采用丁卡因表面麻醉并普鲁卡因浸润麻醉法。以 1% 丁卡因喷雾咽腔 2～3 次后，再用 0.5%～1% 普鲁卡因 20～30ml 加入 0.1% 肾上腺素 4～6 滴，分别注射于两侧扁桃体的腭舌弓、腭咽弓及扁桃体周围隙内（图 27－14），等待片刻即可达到麻醉目的。术中患者采取坐位。

2. 操作步骤

（1）切口：患者尽量张口，轻轻做有规律的呼吸。手术者一手持压舌板轻压舌前 2/3；另手用扁桃体钳从上下端或前后方向钳住扁桃体，牵之向中线。弃去压舌板，以扁桃体刀切开黏膜。切口自腭舌弓上端沿其游离缘外侧约 1mm 处开始，乘势而下到达腭舌弓最低点，然后再从切口上端转越半月襞，顺腭咽弓向下切开黏膜至达扁桃体下端为止。切口不可太深，只切透黏膜即可，切口须紧靠扁桃体。

（2）剥离：用扁桃体剥离子或扁桃体剪刀沿切口掀起扁桃体周围已切开的黏膜，显出扁桃体被膜，先剥离扁桃体上端被膜，使与扁桃体上窝中的结缔组织分离。然后紧贴扁桃体被膜剥离腭舌弓、三角襞，再剥离腭咽弓及扁桃体外侧面，直至最后只剥离扁桃体下端连着扁桃体窝底部的少许坚韧组织。

（3）切除扁桃体：剥离完成后，用圈套器通过扁桃体钳由上而下套住扁桃体下端未剥离的"蒂状"组织，慢慢收紧圈套器截断之。

（4）止血：在扁桃体及其被膜完整切除后，迅速用扁桃体纱球压迫扁桃体窝内 3~5min 钟后取出。再将腭舌弓拉开，仔细观察有无出血；并注意有无残余的扁桃体及其他的淋巴组织。若仍有少量渗血，可用纱球再次压迫，一般即可止血。若出血较剧，压迫无效，可用结扎或缝合止血法，必要时，采用连续缝合法封闭扁桃体窝以止血。

（5）止血已妥，继续进行对侧手术。

图 27-14 浸润麻醉法注射点

（二）全身麻醉剥离法

仰卧位，经麻醉开口器行气管内插管氟烷—氧化亚氮麻醉或静脉复合麻醉。当麻醉进入一定深度后，在患者肩下垫以小圆枕，使头尽量后仰，并向下低垂，再放入带压舌板的戴维斯开口器。

操作步骤与局麻者完全相同，仅术野的上下关系与其相反。术中保持张口器的悬柄垂直向上，以利呼吸，并随时吸净咽腔内的血液和唾液。若需同时在全麻下切除腺样体者，可于扁桃体手术开始前先刮除或切除之、以便有较多时间压迫止血。

五、扁桃体挤切法

过去一般认为，此种手术适用于扁桃体肥大的小儿、其实如能正确掌握手术方法、技巧达到一定的熟练程度，也可用于成人。只是在扁桃体周围瘢痕形成过多、不能挤切时。才改用扁桃体剥离法。

按所有挤切刀的不同，可分为一般挤切法和无血挤切法两种。前者使用较普遍，后者因可做到手术基本无血，更值得推广。

（一）一般挤切法

1. 优点

（1）迅速：通常在1min内可将两侧扁桃体完全切下。

（2）简单：只需挤切刀1把（按刀环的大小，刀有大、中、小三号）、弓形开口器1

个、角形金属压舌板 1 个。另备止血器械。

（3）局部损伤较轻，术后出血轻少。

（4）手术后疼痛、恢复快。

（5）瘢痕光滑，咽腔功能恢复好。

2. 缺点　操之不慎，易留残体。

3. 麻醉方法　国内一般采用局部麻醉法。方法同剥离法的麻醉法。也有人认为只局部喷用 1% 丁卡因即可消除恶心，使表面痛觉迟钝。儿童年龄过小或不甚合作者，防止其误吞药液，也可不必喷用丁卡因。

有人主张对儿童有时可采用无麻醉挤切术。因为挤切的切割时间 ≤1～2min，刺激时间甚短，故术中疼痛感觉不著（此法多用于 6 岁以下儿童）。但一般认为对儿童仍以施用适当麻醉为妥。

4. 体位　同全身麻醉剥离法，但头部不宜后仰过甚（也有采取坐位者，术者立于患者的前面或头后，在头后挤切右侧时用左手持挤切刀，挤切左侧时换用右手持挤切刀）。

5. 操作步骤

（1）告诉患者尽量张口，选用大小合适的开口器，置于上、下切牙之间。较大儿童及成人能合作者，也可不用开口器。较小儿童，防其乱动，需有助手协助固定头郎和肩部。

（2）术者以左手持压舌板，右手持挤切刀，立于患者右侧。

（3）用压舌板沿舌背右侧边缘，将舌向口底并微向左侧压下，看清右侧扁桃体下端。患者头部略偏右侧。

（4）将右扁桃体下端套入挤切刀的刀环内，此时刀杆应与舌背平行（此步可简称为"套"）。

（5）下端套入后即将刀柄移向左口角，同时将刀杆沿其长轴向逆时针方向约转 90°，使刀环的平面与腭咽弓平行，刀环插入扁桃体和腭咽弓之间（移动刀柄和转动刀杆时，已套入刀环的扁桃体下端切勿滑脱）。此时撤去压舌板。

（6）挤切刀环在扁桃体后稍稍旋动楔入，同时将柄端下压。刀环上抬（注意不能以牙齿或口角为支点）。使扁桃体的后面及上端也都套入刀环之内，但须注意勿将悬雍垂套入。此时扁桃体的大部分被抬起，在腭舌弓下显出一个隆起的小包（此步可简称为"提"）。

（7）用左手的拇指或食指在腭舌弓上将隆起的小包稳定持续地压下去，直至手指隔腭舌弓薄层组织可以扪到刀环的全部周边为止（此步可简称为"挤"）（图 27－15），此时右手收紧刀柄，将刀刃推送到刀环远端的槽内。左手压腭舌弓时切不可一下一下地间断猛压，右手在收紧刀柄后不能有丝毫放松。

（8）术者转身 180°，改立患者头后，握紧刀柄的右手随体转动，同时刀杆依顺时针方向扭转 180°，改置到右侧口角，并垂直于台面。

（9）用压舌板沿舌背左侧边缘将舌压向右下方，使左侧扁桃体下端暴露清楚后，右手用猛然一下的动作，将右侧扁桃体扭下随挤切刀迅速撤出口外（图 27－16）（此步可简称为"切"）。

（10）立即放松刀柄，甩掉附在刀环上的扁桃体，乘血液尚未淹没左侧扁桃体之际，迅速将左侧扁桃体下端如法套入环内。

图 27 - 15　一般挤切法——"挤"

图 27 - 16　一般挤切法——"切"

（11）挤切左侧扁桃体的步骤与右侧相同，只当左侧扁桃体下端已被套入刀环，刀柄移向右侧口角时，刀杆应沿其长轴以顺时针方向旋转约 90°，使刀环的平面与腭咽弓平行。

（12）两侧扁桃体切除后，迅速将患者翻身俯卧，倒出口内血液，随后嘱患者坐起吐出口内残余血液。一般吐数口后血即自止，无需再行设法止血。不能自止者，可用纱布球压迫扁桃体窝以止血。

（13）检查已切下的扁桃体被膜是否完整，扁桃体组织上有无切断面或扁桃体窝内有无残体。有残体者可再用挤切刀加以切除。此时宜选用较小的刀环，方法与切除整个扁桃体相同，或用残体咬钳切除之。

（14）须同时切除腺样体者，可先将腺样体切除后，再行扁桃体挤切术。也可在挤切术完毕，妥善止血后，再切除腺样体。一般在挤切术刚完毕时，立即施行腺样体切除术，术后止血方法同上，鼻咽部不需特别给予止血。

（二）无血挤切法

此法是通过改进的挤切刀，使手术达到基本不出血的目的。国内曾有电刀或激光刀无血扁桃体挤切术的报道。我们所用的无血挤切刀是在一片薄而锋利的刀片上面，加了一片约 1.5mm 厚的挤压片，在其尾端装有固定螺旋，当挤压片推入挤切刀刀环后，将螺旋扭紧，挤压片即紧压于环内不会松脱。此法可用于年龄稍大的小儿及成人。

1. 优点　除具一般挤切法的优点外，尚有以下优点。

（1）通过挤压片的压榨作用，将扁桃体周围的黏膜及黏膜下组织压紧，使此处血管无腔可通，血管内膜和血管壁也被压碎，产生大量凝血致活酶，利于止血。

（2）因术中无血，视野清楚，时间从容，便于初学者掌握操作。

2. 缺点　同一般挤切法。

3. 麻醉方法与体位　和一般挤切法相同。

4. 操作步骤

（1）按一般挤切法的操作步骤将扁桃体挤进刀环，收紧刀柄后，旋紧挤压片尾端螺旋，使挤压片固定于刀环内（图27－17），此时扁桃体周围的疏松组织即被挤压片压紧。

（2）用扁桃体钳钳住扁桃体（图27－18），扳动刀栓，将锋利的刀片推进刀环槽内，扁桃体即被切下取出（图27－19）。

图27－17　无血挤切法之一：　图27－18　无血挤切法之二：　图27－19　无血挤切法之三：
　　　　　　固定压片　　　　　　　　　　钳住扁桃体　　　　　　　　　扳动刀栓

（3）继续固定挤压片数分钟（一般超过患者的出血、凝血时间即可），旋松挤压片的固定螺旋，撤出挤切刀。

（4）术者站在患者头后以同法进行对侧手术。

（5）手术操作熟练者，对不能配合手术的小儿，亦可在做完一侧扁桃体切除后，迅速退出挤切刀，在患者头后行另一侧扁桃体切除，术中出血亦不多。

5. 术后处理

（1）卧床休息：局麻者，儿童取平侧卧，成人平卧或半坐位均可。术后无出血者，鼓励早期起床活动，两周内禁做较重体力活动。

（2）术后3h无出血者，可开始用消毒生理盐水或复方硼砂溶液含漱，进流质或半流质饮食，也可自然谈话。

（3）若有出血迹象，可用冰袋冷敷颈部或用1%过氧化氢溶液含漱。

（4）创口疼痛，可用0.5%普鲁卡因数毫升做下颌角处封闭以止痛。若创口疼痛并有呛咳，可给予少量可待因镇痛和止咳。

6. 术后并发症　扁桃体手术虽是常用手术，但"做易精难"，不能轻视，术后注意观察，对预防并发症的发生甚为重要。

（1）咽部并发症：①出血：可分为原发性出血及继发性出血两种。前者发生于术后24h内，多因术中止血不彻底，或肾上腺素的后续作用所致；后者多发生于术后第6～8d，多因伤口感染，侵及创面血管所致。处理：清除创口中凝血块，详细检查出血点，用棉球或纱布球浸3%过氧化氢溶液，1%~2%麻黄碱或0.1%肾上腺素做压迫止血。倘出血来自小血管，应将其结扎或缝扎。继发感染引起的出血，最好只取出创口中的凝血块并给予1%过氧化氢溶液含漱，及时应用抗生素及凝血剂治疗。②创口感染：表现为创口表面有厚层污秽分泌物附着，创面肿胀呈暗紫红色。腭咽弓、腭舌弓及悬雍垂红肿；局部剧痛，并常引起耳内放射性疼痛，间有发热及全身不适。下颌角处常伴肿胀和触痛。处理：勤用漱口液含漱，多饮温热饮料，注意口腔和咽部卫生。加强抗生素治疗，辅以B族维生素、维生素C口服，严防继发性出血。③创面瘢痕形成过多：手术时尽量避免损伤周围组织，术后鼓励患者早期做咀嚼、吞咽及张口等动作，是预防的重要措施。瘢痕挛缩过剧者甚至可以引起声调改变，因咽腔共鸣作用受损所致。

（2）颈部并发症：有颈深部感染、颈淋巴结炎及皮下气肿等。后者发生时，应嘱患者尽量不做吞咽动作。

（3）耳部并发症：术后许多患者可发生放射性耳痛。疼痛过分剧烈者，常为创口有继发感染之征。偶有因咽鼓管发生感染而导致急性中耳炎者。

（4）肺部并发症：①吸入性肺炎。②肺脓肿。③肺不张。④下呼吸道异物。现均少见。

（5）颅内并发症：极少见。其感染途径可经血流、淋巴管、咽旁隙或脑神经周围鞘传入。

（6）全身并发症：①发热：术后1~2d内常有低热，若体温较高，持续时间较长而其他全身症状也较重者，须查明原因。给予适当治疗。②脓毒症：由于抗生素的应用，现已少见。③病灶性疾病急性发作：如心脏、肾脏和关节等器官的疾病病势加重，术前抗生素的应用对此种情况的预防甚为重要。

（牛金明）

第二十八章

颈淋巴结清扫术

第一节 概述

颈淋巴结清扫术（neck dissection）又称颈淋巴结清除术、颈廓清术等，是治疗头颈部肿瘤颈淋巴结转移的主要手段，能提高头颈部肿瘤患者的生存率和临床治愈率。对不同的头颈部肿瘤和不同程度的颈淋巴结转移，可选用不同术式，但基本上是遵循 Crile（1906 年）的手术原则和方法。有关颈淋巴结清扫术的手术名词命名还没有完全统一，目前颈淋巴结清扫术国内常用的名词有经典性（根治性）颈淋巴结清扫术，或全颈淋巴结清扫术（radical neck dissection，or classical neck dissection，or comprehensive neck dissection）；改良性颈清扫术（modified neck dissection）；择区性颈清扫术（selectiveneck dissection）和扩大颈清扫术（extended neck dissection）等。

有关颈淋巴结清扫术的分类方法很多：

1. 按照颈部组织切除后对人体的影响分为　①颈经典性淋巴结清扫术。将胸锁乳突肌，肩胛舌骨肌，颈内、外静脉，颈横动脉，副神经，颈丛神经皮支等，连同这一解剖范围内的淋巴组织和非淋巴结构全部切除；②颈改良性淋巴结清扫术或称功能性颈淋巴结清扫术。常根据临床经验将经典性颈淋巴结清扫术改良，减少其手术范围及手术创伤，保留胸锁乳突肌、颈内静脉及副神经。

2. 按淋巴结临床检查结果分为　①治疗性颈淋巴结清扫术（therapeutic neck dissection）：即对临床检查阳性的颈淋巴结（$CN_{1～3}$）进行手术治疗，行经典性颈淋巴结清扫术；②选择性颈淋巴结清扫术（elective neckdissection）：即对临床检查阴性（cNo）的淋巴结，而根据原发病灶、病理学特点，如为极易发生颈淋巴结转移的癌肿，而患者又没有条件在原发灶切除术后进行系统观察者，可选择性进行全颈淋巴结清扫术。

3. 按照颈部手术范围　分为：①经典性颈淋巴结清扫术；②局限性或分区性颈淋巴结清扫术。

4. 按国际通用法分类　美国耳鼻咽喉头颈外科基金学院 1991 年制定公布了新的颈淋巴结清扫术的分类法，新分类法对颈部淋巴结群的描述采用 Sloan - Kettering memorial group 提出的 Level 法，将颈部淋巴结分为六个区域。即：

Level Ⅰ：颏下和下颌下淋巴结群。

Level Ⅱ：颈内静脉淋巴结上群。

Level Ⅲ：颈内静脉淋巴结中群，

Level Ⅳ：颈内静脉淋巴结下群。

Level Ⅴ：颈后三角淋巴结群。

Level Ⅵ：颈前淋巴结群。

以后美国癌症联合委员会在公布 TNM 分期时，又补充第 7 个分区，即上纵隔淋巴结。为求精细划分，还可将Ⅰ、Ⅱ、Ⅴ区分为 A，B 两亚区。ⅠA 区为颏下三角区淋巴结，ⅠB 区为下颌下三角区淋巴结。ⅡA 区在脊副神经前下方，ⅡB 区在脊副神经后上方。Ⅴ区以肩胛舌骨肌走行分为后上方（VA）及前下方（VB）。临床常用的锁骨上淋巴结即归于 VB 区，位于胸锁乳突肌后缘与斜方肌前缘之间，锁骨上部位（图 28 - 1）。

目前颈淋巴结清扫术的分类原则是以经典性颈淋巴结清扫术作为基本式式，即切除全部六个区域的淋巴结群和与其有关的非淋巴结构。如保留了根治性颈淋巴结清扫术区域内的一个或多个非淋巴结构，则称之为改良根治性颈淋巴结清扫术。如保留了一个或多个淋巴结群，则称之为择区性颈淋巴结清扫术（Selective Neckdissection）。常用的有：①颈肩胛舌骨肌上清扫术（supraomohyoid ND），清扫Ⅰ～Ⅲ区淋巴结；②颈肩胛舌骨肌上扩大清扫术，清扫Ⅰ～Ⅳ区淋巴结；③颈侧区清扫术（laterior ND），清扫Ⅱ～Ⅳ区淋巴结；④颈后侧清扫术（posterolateral ND），清扫Ⅱ～Ⅴ区淋巴结、枕淋巴结、耳后淋巴结以及肿瘤周围软组织；⑤颈中央区（颈前）清扫术（anterior compartment ND），清扫Ⅵ区淋巴结，或加Ⅶ区清扫；⑥当切除了根治性颈淋巴结清扫术区域以外的淋巴结群或非淋巴结结构，切除被肿瘤侵犯的组织，包括颈总动脉、舌下神经、迷走神经、膈神经、椎旁肌肉、皮肤等，则称之为扩大根治性颈淋巴结清扫术（图 28 - 2），（图 28 - 3），（图 28 - 4），（图 28 - 5）。

图 28 - 1 颈淋巴结分区示意图

对于颈淋巴结清扫术式的选择取决于以下因素：肿瘤的原发部位、肿瘤的病理类型及分化程度、有无颈淋巴结转移及转移性颈淋巴结的分布范围和组织受累情况、原发灶的治疗方式、有无过去治疗史等来全面考虑。一般来讲，对已有颈淋巴结转移者行根治性颈淋巴结清扫术，N_1 一般施行颈改良性清扫术，如果淋巴结可活动，又位于引流的第 1 站，也可行颈分区性清扫术；N_2 可行改良性颈清扫术；N_3 则应行经典性颈清扫术或颈扩大清扫术。而对 cN_0 者则应行择区性颈淋巴结清扫术。多年的临床经验证明：择区性淋巴结清扫术治疗头颈部鳞癌颈部 cNo 患者，术后颈部复发率、5 年生存率与经典性颈淋巴结清扫术或颈改良根治性颈淋巴结清扫术无明显差别。

图 28 - 2　颈肩胛舌骨肌上清扫术

图 28 - 3　颈侧清扫术

图 28 - 4　颈前清扫术

图 28-5 颈后侧清扫术

目前择区性颈淋巴结清扫术已成为治疗头颈部鳞癌颈部 cNo 患者的首选治疗方式。但对于 cNo 的诊断目前国内外尚无统一的标准，在 UICC 制定的 TNM 分期中也只笼统描述各种临床及影像检查无淋巴结转移为 cNo。在现代影像学检查方法应用于临床之前，触诊是诊断和发现淋巴结转移的主要方法。临床触诊以淋巴结的大小为主要诊断标准，淋巴结最大直径大于 15 mm、固定不动者多为转移。但触诊诊断颈淋巴结转移的假阳性和假阴性率较高，这与医师的临床经验、患者颈部的情况、（如患者的颈短、粗，肌肉发达）颈部是否曾放疗等有关，但即使是有经验的临床医师有时也难以发现颈深部的淋巴结。

CT 扫描能发现很小的颈淋巴结。通常认为：颏下、下颌下淋巴结最小直径≥10 mm，颈部其他区域淋巴结最小直径≥8 mm，纵隔淋巴结最小直径≥10 mm，只要 CT 发现气管食管沟淋巴结（≥5 mm）即可视为转移。以最小直径≥8 mm 为颈静脉链周围（区）转移淋巴结的 CT 诊断标准，敏感性达 91.61%，特异性可达 98.61%；如有原发肿瘤病史，增强 CT 扫描淋巴结边缘强化伴中心低密度、中心坏死则是诊断鳞癌颈部淋巴结转移最可靠的征象。淋巴结边缘不规则强化，周围脂肪间隙部分或全部消失为 CT 评价颈部转移淋巴结包膜外侵犯的准确指标。此外，正常淋巴结通常为椭圆形，最大纵径与最大横径的比值为 2∶1，且淋巴结的边缘清楚；而转移淋巴结最大纵径与最大横径的比值小于 2，形态多为球形或不规则形，边缘清楚或毛糙，呈小锯齿样改变或与邻近结构分界不清。在原发肿瘤淋巴引流区域有 3 个或以上相互连续的淋巴结，每个淋巴结最大径为 0.8~1.5 cm 时应高度警惕为转移。

B 超检查能显示淋巴结的大小形态内部结构以及与周围器官血管的关系，但不能鉴别良恶性。其以淋巴结最小径作为评估转移淋巴结的诊断标准与 CT 一致。MRI 对软组织的分辨率高于 CT，且能多轴成像，但其空间分辨率差，且颈部淋巴结全部被脂肪包埋，影响了淋巴结的显示，但通过增强，可得到与 CT 扫描同样的诊断价值。

（张建伟）

第二节 根治性颈淋巴结清扫术

本节所介绍的根治性颈淋巴结清扫术实际上是指经典性颈淋巴结清扫术。从肿瘤的治疗上讲，改良性或择区性颈淋巴结清扫术均应视为根治性清扫术。

一、适应证

（1）头颈部原发癌已被控制或预计在手术中能同时将原发癌切除者。

（2）临床上已证实有颈淋巴结转移，尤其是转移淋巴结较多且活动性较差者。

（3）颈淋巴结转移癌与颈总动脉粘连不重，估计手术中能保留颈总动脉且能将肿瘤彻底切除者。

（4）对放疗不敏感，或估计手术比放疗效果好的颈淋巴结转移癌。

（5）患者全身情况尚好，无严重内脏（心、肝、肺、肾）器质性病变，颈部皮肤无严重的放射线损伤的病例。

二、禁忌证

原发癌不能控制，颈淋巴结转移癌广泛侵犯颈总动脉而不能彻底切除或已发生远处转移者。

三、手术范围

根治性颈淋巴结清扫术的切除范围为颈部六个区域的淋巴结群和与其有关的非淋巴结构。通常从下颌骨下缘到锁骨，从斜方肌的前缘到颈前中线的范围内，自颈阔肌深面到颈深筋膜之间一般只保留颈总动脉、颈内动脉、颈外动脉、迷走神经、膈神经、舌下神经、舌神经及臂丛神经。胸锁乳突肌、肩胛舌骨肌、颈内静脉、副神经及其周围的软组织均应常规切除。清扫的淋巴组织包括颏下、下颌下淋巴结，沿颈内静脉走向的颈深淋巴结上、中、下群及副神经区和锁骨上区的颈深淋巴结群等。喉癌还应包括喉前和气管旁淋巴结。有些肿瘤还应包括咽后淋巴结或上纵隔淋巴结。在有转移侵犯时，甲状腺的一叶或全叶，下颌下腺、迷走神经、舌下神经、舌神经、颈外动脉、腮腺下端和二腹肌等也可选择性切除。

四、手术步骤

1. 麻醉　气管内插管全麻或气管切开术后全麻。

2. 切口　应遵循以下原则。①能够提供良好的血供，尽量避免皮瓣交叉成锐角，以免皮瓣缺血坏死；②有利于手术的充分暴露和操作；③适当考虑功能和美容，避免过多的瘢痕牵拉和可见瘢痕；④避免纵切口与颈动脉位于同一纵线上，以免伤口感染时出现致死性大出血；⑤如为肿瘤联合根治术则应与原发癌的切除一起共同设计简单、实用的切口。

⊣形切口：直切口起自乳突尖，沿胸锁乳突肌的后缘向下，下端斜向后下达锁骨下；在相当于颈部下1/3处沿皮纹作水平切口至颈中线，如同时行喉全切除时其水平切口可位于环状软骨平面。该切口的优点是暴露充分，有利于同时或延期行双侧颈淋巴结清扫术。因水平切口位于下颈部、且与皮纹方向一致，可见瘢痕少，符合美容的原则。喉全切除与颈淋巴结清扫联合手术时，人字形切口也很适用。切口起自乳突尖沿胸锁乳突肌向前下，在胸骨上窝稍上方弯成弧形至对侧胸锁乳突肌下端；在胸锁乳突肌中、下1/3交界处，作第二切口斜向后下达锁骨中点的上方（图28－6）。

(1)

(2)

(3)

(4)

图 28 - 6　颈淋巴结清扫术之切口

（1）人字形切口；（2）半 H 形切口；（3）双三叉形切口；（4）改良 Schobinger 切口

3. 分离皮瓣　切开皮肤、皮下组织及颈阔肌后，沿颈阔肌深面（在无颈阔肌处，即相当于颈阔肌的深度）用电刀或锐分离掀起皮瓣，上达下颌骨下缘，注意勿损伤从腮腺下极分出的面神经下颌缘支；下至锁骨上缘，前至颈中线，后达斜方肌前缘。

4. 结扎面静、动脉　面神经的下颌缘支在下颌骨下缘处越过面动脉及面静脉的浅面弯向前下方，当分离皮瓣至距下颌骨下缘之下 1cm 处，用锐分离暴露面静脉及面动脉。一般首先暴露面静脉，结扎并切断，然后沿血管深面向上分离至下颌骨下缘，面神经的下颌缘支在被拉起的血管保护下，也连同皮瓣被翻向上方，可避免意外损伤。继续分离暴露面动脉，结扎并切断。两根血管的断端缝在上部皮瓣的底面。颈外静脉在锁骨上附近注入颈内静脉或锁骨下静脉，仔细解剖后切断并缝扎。

5. 清扫　首先将胸锁乳突肌从其锁骨及胸骨上缘稍上处切断、缝扎，然后向后上稍加分离，并使胸锁乳突肌下端留一小的残端，作遮盖以后将被结扎、切断的颈内静脉断端之用。尽量靠近肩胛处切断并缝扎肩胛舌骨肌的后腹。打开颈动脉鞘，清楚暴露颈内静脉、迷走神经及颈总动脉，其排列顺序为动脉在前，静脉在后，迷走神经位于中间。游离颈内静脉，在距锁骨下静脉 1cm 以上（不必刻意寻找锁骨下静脉）将颈内静脉切断并双重结扎或缝扎，以防线结松脱。结扎颈内静脉之前应仔细检查，切勿将迷走神经或膈神经与血管同时钳住或结扎。

左侧颈淋巴结清扫术还应注意避免损伤胸导管。胸导管自下而上出胸腔后，在颈部成弓形向左外方行走，高出左侧锁骨约 3 ~ 4cm。位于膈神经及前斜角肌内缘之前，颈总动脉、颈内静脉及迷走神经之后，注入左侧颈内静脉汇入左侧锁骨下静脉处。因解剖变异甚多，有时弓部位置很低，手术中不能看见，有时也可高出锁骨达5cm。如意外损伤胸导管，应寻找破裂处，用细丝线作适当的结扎或缝扎，否则流出的乳糜留积在创口内，凝结成乳糜块，使皮瓣水肿、变硬、影响创口愈合，且可形成乳糜漏，使患者发生严重营养障碍。万一破裂处很小而找不到漏口时可采用局部加压包扎，等待漏口自行愈合。

切断并结扎颈内静脉后，继续向深层分离直至斜角肌的浅面，此时可发现由外上向内下走行于前斜角肌表面的膈神经和向外下走行于中、后斜角肌表面的臂丛神经，颈横动、静脉横贯其上，在看清臂丛神经的情况下分别切断并结扎之。在斜方肌前缘之前将胸锁乳突肌提起继续向上钝分离，连同椎前脂肪、结缔组织都需自颈深筋膜的深层予以分离。沿斜方肌前缘向上分离时常遇到数支小动、静脉，应缝扎止血。在斜方肌的中、下1/3前缘处发现副神经后，将其切断、缝扎。解剖时需注意保护颈总动脉，迷走神经、膈神经和臂丛神经干。此时，将肩胛舌骨肌自舌骨附着处切断。甲状腺中静脉（是甲状软骨平面以下颈内静脉唯一的汇入静脉）横行于颈总动脉的表面，汇入颈内静脉的前壁，须用细丝线结扎切断。沿颈总动脉表面向上分离时需逐次切断第Ⅳ、Ⅲ及Ⅱ颈丛神经的浅层分支，伴随的血管应电凝或结扎。将二腹肌后腹向上拉起，保留舌下神经主干，切断舌下神经降支，在尽可能高处切断颈内静脉并双重结扎或缝扎。若在二腹肌后腹的平面有转移，因其位置高，须在近颅底处结扎颈内静脉，操作较困难，可将茎突舌骨肌及二腹肌后腹切断后再结扎。

副神经近端在颈内静脉后方通过，予以切断、结扎。在靠近乳突尖处再次切断胸锁乳突肌。视情况可切除腮腺下端。在中线稍外侧暴露下颌舌骨肌和二腹肌前腹，切断并双重结扎面动、静脉。将下颌舌骨肌后缘向前拉开，暴露下颌下腺导管，将其钳夹后剪断、缝扎，此时须注意保护位于其上方的舌神经和下方的舌下神经。至此，颈阔肌与颈深筋膜深层之间的淋巴组织及其支持组织都已被切除。检查各切缘，缝合腮腺下端的包膜。

6. 缝合术腔 用生理盐水反复冲洗术腔，清除凝血块，仔细止血，放置多孔的负压引流管。一般采用分层缝合颈阔肌、皮下组织和皮肤。局部加压包扎，特别要注意锁骨上窝处的压迫。

7. 伤口引流 负压持续引流2~3天，引流量少于50ml/d时即可拔除引流管。

（张建伟）

第二节 功能性颈淋巴结清扫术

功能性颈淋巴结清扫术（Functional neck dissection），又称为改良性颈清扫术（modified neck dissec－tion）。是在传统的根治性颈淋巴结清扫术的基础上保留胸锁乳突肌、颈内静脉和副神经，（三者均保留或保留其一，尤其是保留脊副神经。）达到既彻底切除颈淋巴结转移癌，又最大限度地保留颈部的功能和外观，避免了因根治性颈淋巴结清扫术所导致的颈及肩部变形，斜方肌萎缩，上臂功能障碍以及患侧面部水肿等后遗症。临床观察其手术后的5年生存率并不低于根治性颈淋巴结清扫术。

一、适应证

（1）对侧已行根治性颈淋巴结清扫术或原准备行双侧颈淋巴结清扫术者，可根据病情改为一侧作根治性清扫术，一侧作功能性清扫术。

（2）原发癌属低度恶性，生长缓慢，而颈淋巴结转移癌又较小，可活动，估计无周围侵犯者。

（3）临床颈淋巴结阴性但肿瘤的分化程度差，或某些极易发生颈淋巴结转移的癌肿。

二、手术范围

除保留胸锁乳突肌、颈内静脉和副神经外，其清扫的范围，手术的方法基本上同根治性颈淋巴结清扫术。

三、手术步骤

1. 皮肤切口　单侧手术的切口同根治性颈淋巴结清扫术，双侧者则常采用 U 型或 H 型切口。分离皮瓣、暴露术野的方法及范围同根治性颈淋巴结清扫术。

2. 胸锁乳突肌的处理　先将颈外静脉的上下两端予以结扎、切断。分离颈浅筋膜，暴露胸锁乳突肌。根据术者的习惯，可选用切断胸锁乳突肌或不切断胸锁乳突肌的术式。切断胸锁乳突肌后手术则术中暴露较好，手术操作方便，它尤其适用于初次开展功能性颈淋巴结清扫术的手术者。其缺点是术毕需将胸锁乳突肌重新缝合，术后常并发该肌的部分萎缩。不切断胸锁乳突肌手术则暴露稍差，术中须用拉钩牵引，操作亦感不便，但术后该肌肉很少萎缩，外形保存良好。

3. 辨认副神经　副神经由胸锁乳突肌后缘中点穿出，斜向后下，进入斜方肌前缘下、中 1/3 处。通常在颈后三角、锁骨上两横指（约 5cm 左右），斜方肌前缘脂肪结缔组织内可找到副神经。当解剖颈后三角至胸锁乳突肌中部时须清楚显露副神经，并向中枢端分离解剖。为了保障副神经的功能良好，在解剖副神经时应适当保留其周围的软组织。当副神经进入胸锁乳突肌后则可随其一并解剖，一般不必将其全长游离。

4. 暴露颈内静脉、解剖并切除颈内静脉外侧区软组织　将胸锁乳突肌游离后提起并后拉，触清颈总动脉后打开颈动脉鞘，暴露颈总动脉、迷走神经和颈内静脉，沿颈内静脉壁自下而上分离，充分游离颈内静脉、迷走神经和颈总动脉后将其连同胸锁乳突肌拉向气管侧，然后解剖颈内静脉外侧区软组织。按照根治性颈淋巴结清扫术的手术方法，看清臂丛神经和膈神经后，在颈深筋膜之上，下自锁骨上、内至颈内静脉、外至斜方肌、上至二腹肌后腹之间的软组织和淋巴组织全部清除，但应注意保护副神经。

5. 解剖颈内静脉内侧区软组织　再将迷走神经、颈总动脉和颈内静脉拉向外侧，同样按照根治性颈淋巴结清扫术的手术方法沿颈深筋膜的表面，从锁骨上直至颌下区，将颈内静脉气管侧的软组织连同淋巴结一并切除。

6. 将颈内静脉内外两侧标本全部切除后，仔细检查　术野充分止血，再用生理盐水冲洗术腔，将胸锁乳突肌复位，如该肌已被切断则需对端缝合，放置负压引流管，逐层缝合颈阔肌、皮下组织及皮肤。

（张建伟）

第三节　择区性颈淋巴结清扫术

头颈肿瘤患者常发生颈淋巴结转移。近几十年来，随着对病理标本的连续切片、免疫组织化学技术及聚合酶链式反应（PCR）技术的广泛应用，发现原发于头颈部不同部位的鳞状细胞癌均有其相应易发生转移的淋巴结区域，如口腔癌首先转移 I ～ Ⅲ 区淋巴结，口咽癌、喉咽癌、喉癌首先转移至 Ⅱ ～ Ⅳ 区淋巴结，而上述区域无淋巴结转移时，Ⅴ区淋巴结转移发生率不到 3%；Buckley 等对 100 例喉癌和喉咽癌患者的颈部淋巴结转移情况进行了研究，发现 N_0、N_1 患者无 1 例出现 I 区淋巴结转移。在此基础上，不少学者根据其各自进行分区颈淋巴结清扫术的治疗经验，共同提出了择区性颈淋巴结清扫术（selective neck dissection）的分类，如颈肩胛舌骨肌上清扫术、颈侧区清扫术、颈后侧清扫术、颈前区清扫术等。目前大多数学者都主张择区性颈淋巴结清扫术主要应用于临床颈淋巴结阴性（cNo）和部分阳性（cN_1）的鳞癌患者。如口腔及口咽癌通常行肩胛舌骨肌上清扫术，而喉癌和喉咽癌则行颈侧区清扫术，且着重于清扫 Ⅱ ～ Ⅳ 区淋巴。如术后病理提示淋巴结有包膜外侵犯者则应追加术后放疗，有多个淋巴结转移或 cN_2 者则主张行经典性颈淋巴结清扫术。临床观察发现，只要适应证掌握正确，择区性颈淋巴结清扫术并不因手术范围的缩小而影响其根治性。多个肿瘤治疗中心的研究证明，择区性颈淋巴结清扫术治疗头颈部鳞癌颈部 cNo 患者，术后颈部复发率、5 年生存率与颈根治性清扫术或颈改良根治性清扫术无明显差别，同时也有利于保留患者外观和术后功能。

择区性颈淋巴结清扫术是根据头颈部特定部位肿瘤颈淋巴结转移规律而设定的非全颈性淋巴结清扫，其目的是在根治肿瘤的同时尽量减少不必要的手术创伤，尽量在术后保留患者的外观和功能，提高其生活质量。择区性颈淋巴结清扫术的手术操作基本上同功能性颈淋巴结清扫术，因非全颈清扫，通常采用沿皮纹的弧形切口即可，不必增加纵行或斜行切口。分离皮瓣时，注意保护面神经下颌缘支，避免损伤耳大神经、颈外静脉。清扫 Ⅱ ～ Ⅳ 区时先锐性解剖胸锁乳突肌前缘，电凝或结扎肌肉内侧穿支小血管，再锐性解剖其后下端，分离肩胛舌骨肌，暴露颈动脉鞘，沿着颈内静脉表面向上清扫。术中要注意避免损伤副神经、臂丛神经、膈神经、迷走神经、颈交感神经干、舌下神经等。清扫 I 区时，要注意结扎面动、静脉，注意保护面神经下颌缘支，注意结扎下颌下腺导管，保护好舌神经。

（谭华章）

第四节　颈淋巴结清扫术的并发症及其处理

1. 出血　包括术中和术后出血。颈内静脉是粗而较薄的血管，手术中若有疏忽，可引起大出血。由于颈内静脉内负压较高，其空气栓塞比大出血更危险。术中一旦出现这种情况，应立即将颈内静脉近心端压住，同时用吸引器吸引，看准出血部位后再钳夹，切忌盲目钳夹，以免颈内静脉的缺损处进一步扩大。钳住颈内静脉后稳妥双重结扎和缝扎，并将颈内静脉残端固定在附近的肌肉上。对于 cN_2 和 cN_3 的病例，常出现转移癌侵犯颈动脉，术中有三种处理的方法：①保留颈动脉完整性的肿瘤剥除术：适合于肿瘤与动脉壁之间有潜在的间隙，或肿瘤与动脉壁之间虽无间隙但尚可锐性剥离者；②瘤体连同受侵动脉的切除术；③瘤体连同受侵动脉切除及动脉重建术。现血管外科技术发展很快，多数学者均主张对严重侵犯颈动脉的转移癌行瘤体连同动脉切除及切除后的动脉重建术，以达到彻底切除肿瘤的目的。如术前准备不充分，术中在分离肿瘤时颈动脉不幸破裂，则应马上用手指按住后用动脉血管钳将血管破损处钳住，立即行动脉修复。

大多数患者的出血发生在术后 24 小时之内，多由于术中止血不彻底；或患者术后初醒时挣扎致血管内压力增高；术中电凝的小血管出血或血管结扎线头松脱所致。少量的出血经局部加压可止血。如出血较多时，则应打开创口，寻找出血点并妥善止血。

2. 感染　多由于在联合手术时颈部创口与咽腔或气管切开处相通污染，或因创腔内积血，或原有颈淋巴结炎等所致。一旦发生感染，应尽早打开切口，充分引流，使用大剂量广谱抗生素，警惕感染坏死而腐蚀大血管导致致死性大出血。

3. 空气栓塞　多由于在解剖锁骨上区时损伤颈内静脉或锁骨下静脉所致。患者可迅速出现面色苍白，血压下降，呼吸及循环障碍，造成突然死亡。因此一旦静脉壁破裂，应立即用手指压迫破口处，严禁盲目钳夹，避免破口进一步扩大，同时连续吸引，仔细解剖，将静脉下端游离后再双重结扎。

4. 乳糜漏　左侧颈淋巴结清扫术在解剖颈根部内下角时常易损伤胸导管，也有少数患者在右侧颈淋巴结清扫时损伤颈淋巴管。若术中损伤胸导管，术中即可发现锁骨上窝处不断有乳糜液渗漏。此时应仔细寻找破损的胸导管，予以缝合结扎。如实在无法找到破损的胸导管，则可用小块肌肉（胸锁乳突肌或带状肌）游离充填，周围用线缝紧。多数患者的乳糜漏发现在术后的第 2～3 天。发现乳糜漏后应立即停止负压吸引，局部加压包扎，停止鼻饲，一周后多可自愈。如乳糜漏较多或超过 1 周不愈者则应打开创口，寻找胸导管后结扎。若很难再找到胸导管，可用碘仿纱条填塞压迫。

5. 腮腺漏　常因腮腺下端切除后未将腮腺包膜缝合所致。多数患者经加压包扎、餐前注射阿托品、禁酸食后可愈。

6. 颈总动脉破裂　往往由于术后感染致皮瓣坏死使创口裂开所致。术前大剂量放疗是造成颈总动脉破裂的重要原因。一旦发现颈总动脉破裂应立即压迫，快速输血，紧急行颈总动脉结扎。据统计，有 1/3 的患者颈动脉结扎后形成偏瘫。

7. 神经损伤　常由于术中有意或无意损伤或切断神经所致。容易损伤的神经有副神经、膈神经、舌神经、舌下神经、迷走神经、面神经下颌缘支和颈交感神经干、臂丛神经等。各神经损伤后可出现该神经所支配部位的相应的症状和体征。如单侧迷走神经损伤后可出现声音嘶哑，暂时性心率加快等；膈神经损伤后可出现呼吸困难，胃内容物反流；颈交感神经干损伤后出现 Horner 综合征等。

8. 气胸和纵隔气肿　多由于手术分离过低致损伤胸膜顶，或分离气管前筋膜时患者剧咳所致。患者术后如出现呼吸困难，在排除气管内的原因之后应想到气胸或纵隔气肿的可能，应行床边 X 线拍片。一经确诊，应立即行胸腔穿刺抽气或闭式胸腔引流。

9. 皮肤坏死　多由于皮瓣太薄或切口呈锐角形交叉，血供不良所致。手术时应将颈阔肌保留在皮瓣上，利用颈阔肌的浅层血管网提供血供，避免皮瓣发生缺血、坏死。一旦发生皮肤的坏死，应加强换药和抗感染治疗。如出现大块皮瓣坏死时应注意保护颈总动脉。待局部炎症控制后应及时植皮或用肌皮瓣修复。

10. 颅内高压　颈内静脉结扎后有少数患者因颅内血管畸形而导致颅内高压，应紧急给予降低颅内压的处理。对于普通患者，有效的预防措施是避免同时做双侧的根治性颈淋巴结清扫术，或至少保留一侧的颈内静脉。

（谭华章）

第二十九章

耳鼻喉科常见病护理常规

第一节 耳部疾病的护理

一、外耳道炎

外耳道炎（external otitis）可分为两类，一类为局限性外耳道炎，表现为外耳道疖；另一类为弥漫性外耳道炎，表现为外耳道皮肤的弥漫性炎症。

（一）护理评估

1. 健康史 评估患者有无慢性化脓性中耳炎病史，一有无糖尿病等其他全身性疾病，是否有挖耳等不良习惯。

2. 身体状况

（1）外耳道疖：早期耳痛剧烈，张口、咀嚼时加重，可放射至同侧头部。疖肿堵塞外耳道时，可有耳鸣及耳闷。脓肿成熟破溃后，有脓血自外耳道流出，此时耳痛减轻。多有全身不适或发热等症状。

（2）弥漫性外耳道炎：急性者表现为耳痛、灼热，可有少量分泌物流出。检查有耳屏压痛及耳廓牵拉痛，耳周淋巴结肿痛，外耳道皮肤弥漫性红肿，外耳道壁上可积存分泌物，外耳道腔变窄。慢性者外耳道发痒，有少量渗出物。外耳道皮肤增厚、皲裂、脱屑，分泌物积聚，甚至可引起外耳道狭窄。

3. 心理-社会状况 因耳痛、发热等导致患者烦躁不安，若合并有糖尿病等其他全身性疾病，患者易产生焦虑心理。

4. 辅助检查 血常规检查白细胞可增高。

5. 诊断与治疗要点

（1）有耳廓牵拉痛及耳屏压痛，外耳道皮肤弥漫性红肿或外耳道壁积存有分泌物，伴全身不适或耳周淋巴结肿痛即可诊断。应注意与急性乳突炎鉴别。

（2）早期局部热敷或理疗，疖肿成熟后及时挑破脓头或切开引流。全身应用抗生素控制感染。积极治疗感染病灶。

（二）护理问题

1. 疼痛 耳痛，与外耳道炎症有关。

2. 体温过高　与外耳道急性炎症引起全身反应有关。

3. 舒适改变　由耳部不适、耳痛引起。

4. 知识缺乏　缺乏外耳道炎的治疗与自我护理知识。

（三）护理措施

1. 一般护理

（1）嘱患者注意休息，多饮水。

（2）进营养丰富、易消化饮食，忌辛辣刺激性食物。

2. 病情观察　观察外耳道皮肤红肿情况。高热者观察体温变化，并注意液体的补充。

3. 治疗配合

（1）应用抗生素控制感染，必要时遵医嘱使用止痛剂。

（2）早期局部热敷或理疗。局部尚未化脓者用 10% 鱼石脂甘油外敷，消炎止痛。疖肿成熟后及时挑破脓头或切开引流，用 3% 的过氧化氢溶液清洁外耳道。

（3）积极治疗感染病灶，如化脓性中耳炎、糖尿病等。

4. 心理护理　讲解疾病相关知识，以消除其焦虑心理。多关心、安慰患者，鼓励其积极配合治疗。

（四）健康教育

（1）纠正挖耳等不良习惯，防止外耳道皮肤受损。

（2）游泳时宜戴耳塞，洗澡、洗头时若有污水进入应及时用棉签拭干。

（3）外耳道炎急性期和治疗恢复期均禁止游泳。

二、鼓膜外伤

鼓膜外伤（tympanic membrane trauma）多因间接或直接的外力损伤所致。

（一）护理评估

1. 健康史　评估患者是否有耳外伤史，近期是否挖耳、取耵聍等。

2. 身体状况　鼓膜外伤后突感耳痛，听力减退伴耳鸣和耳内闷塞感。单纯的鼓膜破裂，听力损失较轻。压力伤除引起鼓膜破裂外，还可由于镫骨强烈运动而致内耳受损，出现眩晕、恶心及混合性聋。检查可见穿孔边缘有少量血迹，耳聋属传导性或混合性。

3. 心理-社会状况　患者对突然出现的耳痛、听力下降及耳鸣等不适应，同时因担心预后表现出焦虑、恐惧心理。

4. 辅助检查　耳镜检查鼓膜多呈不规则状穿孔，外耳道可有血迹或血痂，穿孔边缘可见少量血迹。

5. 诊断与治疗要点

（1）耳镜检查可见穿孔，外耳道有血迹或血痂，即可诊断。

（2）保持外耳道清洁、干燥，必要时使用抗生素预防感染。穿孔较大不能自愈者需行鼓膜修补术。

（3）禁止耳内冲洗和滴药。

（二）护理问题

1. 疼痛　耳痛，由外伤引起。

2. 有感染的危险　与鼓膜破裂有关。

3. 知识缺乏　缺乏鼓膜外伤的治疗与自我护理知识。

（三）护理措施

1. 一般护理

（1）指导患者外伤后保持外耳道清洁、干燥，禁止滴药、进水、用力擤鼻，外耳道口用消毒干棉球堵塞并及时更换，以免发生中耳感染。

（2）进营养丰富、易消化饮食，避免辛辣、硬等刺激性食物。

2. 病情观察　观察患者耳痛情况及听力、耳鸣改善情况。

3. 治疗配合

（1）清除外耳道内存留的异物、泥土等，用75%酒精消毒外耳道及耳廓。

（2）必要时遵医嘱使用抗生素预防感染。

（3）外伤性穿孔可于3～4周内自愈，穿孔较大不能自愈者可行鼓膜修补术。

（4）需手术者做好术前准备，术后指导患者保持外耳道清洁、干燥，避免用力擤鼻、咳嗽等，以免用于修补穿孔处的筋膜脱落，导致手术失败。

4. 心理护理　讲解疾病相关知识及自我护理知识，以消除其焦虑、恐惧心理。多关心、安慰患者，鼓励其积极配合治疗，争取早日康复。

（四）健康教育

1. 禁用锐器挖耳。如可预知爆破应戴防护耳塞，紧急情况下可用手指塞耳。跳水或潜水时可戴耳塞保护双耳。

2. 预防感冒，增强机体抵抗力，促进穿孔鼓膜自愈。

3. 行鼓膜修补术者，术后应注意避免上呼吸道感染，以免感染中耳影响手术效果。

三、分泌性中耳炎

分泌性中耳炎（secretory otitis media）是以传导性聋及鼓室积液为主要特征的中耳非化脓性炎性疾病。多发于冬春季，是成人和儿童常见的听力下降原因之一。本病可分为急性和慢性两种，急性分泌性中耳炎病程延续6～8周未愈者，可称为慢性分泌性中耳炎。慢性分泌性中耳炎也可缓慢起病或由急性分泌性中耳炎反复发作，迁延转化而来。如鼓室积液呈胶冻状，则称为胶耳。

（一）护理评估

1. 健康史　询问患者发病前有无感冒史，是否过度劳累，有无腺样体肥大、鼻炎、鼻窦炎等病史。

2. 身体状况

（1）听力减退：听力下降伴自听增强，头偏向健侧或前倾位时，因积液离开蜗窗，听力可暂时改善，积液黏稠时，听力可不因头位变动而改变。

（2）耳痛：急性者可有隐隐耳痛，慢性者耳痛不明显。

（3）耳鸣：多为低调间歇性，如"嗡嗡"声，当头部运动、打呵欠或擤鼻鼓气时，耳内可出现气过水声。

（4）耳闷：耳内闭塞或闷胀感，按压耳屏后可暂时减轻。

3. 心理 - 社会状况　因耳鸣、听力减退、耳闷胀感等导致患者产生焦虑心理，慢性者因病程长、易反复而表现为烦躁不安等。

4. 辅助检查

（1）耳镜检查：鼓膜内陷，失去正常光泽，呈琥珀或淡黄色。

（2）听力检查：纯音听阈测试及音叉试验示传导性聋。

（3）CT 扫描：可见中耳系统气腔有不同程度密度增高。

（4）成人应进行鼻咽部检查，注意排除鼻咽癌。

5. 诊断与治疗要点

（1）根据病史和临床表现，结合听力检查可诊断。诊断性鼓膜穿刺术可明确诊断。

（2）清除积液，改善中耳通气引流，针对病因治疗。

（二）护理问题

1. 感知改变　听力下降，与中耳积液有关。

2. 舒适改变　与鼓室积液引起耳鸣、耳痛、耳闷塞感有关。

3. 知识缺乏　缺乏分泌性中耳炎的预防及手术后的自我护理知识。

（三）护理措施

1. 一般护理

（1）指导患者注意休息，防感冒。

（2）需手术者，术后保持术耳清洁、干燥，以免引起中耳感染。

（3）进营养丰富、易消化软食，忌辛辣刺激性食物。

2. 病情观察　观察患者听力恢复及耳闷改善情况。

3. 治疗配合

（1）遵医嘱正确使用滴鼻液，选用合适的抗生素控制感染，稀化黏素类药物有利于纤毛的排除功能，糖皮质激素类药物可减轻炎性渗出。

（2）配合医生行鼓膜穿刺抽液，若积液黏稠可根据病情行鼓膜切开或鼓室置管术。

（3）需手术治疗者，做好术前准备及术后护理。

（4）积极治疗咽部或鼻腔疾病，如扁桃体炎、腺样体肥大、鼻息肉等。

4. 心理护理　讲解疾病相关知识及自我防护知识，以消除其焦虑心理。多关心安慰患者，鼓励其积极配合治疗护理，力求彻底治愈。

（四）健康教育

1. 指导患者正确滴鼻、擤鼻，鼓膜置管未脱落前禁忌游泳。

2. 加强锻炼，增强机体抵抗力，防止感冒。

3. 本病儿童易被忽视。应加强卫生宣教，提高家长及老师对本病的认识。10 岁以下儿童应定期进行筛选性声导抗检测。

四、急性化脓性中耳炎

急性化脓性中耳炎（acute suppurative otitis media）是中耳黏膜的急性化脓性炎症，病变主要位于鼓室。好发于儿童，冬春季多见，常继发于上呼吸道感染。

（一）护理评估

1. 健康史　评估患者是否有上呼吸道感染、传染病等病史，近期是否进行过鼓膜穿刺、咽鼓管吹张等治疗，擤鼻方法、哺乳姿势是否正确。

2. 身体状况

（1）耳痛：多数患者鼓膜穿孔前疼痛剧烈，表现为搏动性跳痛或刺痛，可向同侧头部或牙齿放射，鼓膜穿孔流脓后症状减轻。少数患者可无明显耳痛症状。

（2）听力减退、耳鸣及耳流脓：初期患者常感明显耳闷、低调耳鸣和听力减退。当鼓膜穿孔后，影响鼓膜及听骨链活动的脓液流出，初为脓血样，后为脓性分泌物，此时，耳聋反而减轻。

（3）全身症状：可有畏寒、发热、纳差等。小儿症状较重，常伴呕吐、腹泻等症状。一旦鼓膜穿孔，全身症状明显减轻，体温恢复正常。

3. 心理－社会状况　因剧烈耳痛、听力下降及发热等致患者烦躁不安，小儿常哭闹不止。

4. 辅助检查

（1）耳镜检查：鼓膜弥漫性充血、肿胀、向外膨出，正常标志难以辨别。

（2）耳部触诊：乳突部可有轻微压痛，小儿乳突区皮肤轻度红肿。

（3）听力检查：多为传导性聋，少数患者可因耳蜗受累出现感音神经性聋或混合性聋。

（4）血液检查：白细胞总数增多，中性粒细胞增加，鼓膜穿孔后血象逐渐正常。

（5）X线检查：乳突部呈云雾状模糊，但无骨质破坏。

5. 诊断与治疗要点

（1）根据病史和临床表现，即可明确诊断。

（2）及早应用足量抗生素以控制感染，建立良好引流，鼓膜穿孔长期不愈者可行鼓膜修补术。

（二）护理问题

1. 急性疼痛　与中耳急性化脓性炎症有关。

2. 体温过高　与炎症引起全身反应有关。

3. 潜在并发症　急性乳突炎、耳源性脑脓肿等。

4. 知识缺乏　缺乏急性化脓性中耳炎的治疗和防护知识。

（三）护理措施

1. 一般护理

（1）指导患者注意休息，高热者应卧床休息。

（2）摄入营养丰富、易消化饮食，保持大便通畅。

2. 病情观察　观察体温变化，耳道分泌物的量、性质、气味等。如出现恶心、呕吐、剧烈头痛等症状，应及时通知医生，警惕耳源性颅内并发症的发生。

3. 治疗配合

（1）及早应用足量抗生素，一般可用青霉素、头孢菌素类药物，抗生素一般需使用10天左右，或外耳道、中耳干燥后继续用药1周，力求彻底治愈。全身症状重者给予补液等支持疗法。

（2）用1%麻黄碱液滴鼻，以利咽鼓管引流，减轻局部炎症。如症状较重，鼓膜膨出明显，经一般治疗无明显改善或穿孔太小引流不畅者，应在无菌操作下行鼓膜切开术，以利引流。

（3）鼓膜穿孔后先用3%过氧化氢溶液彻底清洗外耳道脓液并拭干，再用水剂滴耳液滴耳，如0.3%氧氟沙星滴耳液等。禁止使用粉剂，以免与脓液结块，影响引流。

（4）炎症完全消退后，部分患者鼓膜穿孔可自愈，长期不愈者可行鼓膜修补术。

4. 心理护理　讲解疾病相关知识及自我护理知识，以消除其焦虑心理。多关心、安慰患者，鼓励其积极配合治疗、护理，力求彻底治愈。

（四）健康教育

1. 指导患者正确滴鼻、滴耳，及时彻底治疗，防止迁延为慢性化脓性中耳炎。

2. 行鼓膜修补术者避免用力擤鼻、咳嗽等，以免修补穿孔鼓膜的筋膜脱落，导致手术失败。

3. 加强锻炼，增强机体抵抗力，防止感冒。

4. 宣传有关积极防治传染病、正确擤鼻及哺乳的卫生知识。

五、慢性化脓性中耳炎

慢性化脓性中耳炎（chronic suppurative otitis media）是指急性化脓性中耳炎病程超过6～8周，病变侵及中耳黏膜、骨膜或深达骨质，常与慢性乳突炎合并存在。主要临床特点为反复耳流脓，鼓膜穿孔及听力下降。严重者可引起颅内、外并发症。

（一）护理评估

1. 健康史　评估患者既往是否有急性化脓性中耳炎病史，有无鼻咽部慢性疾患，机体抵抗力是否低下等情况。

2. 身体状况　根据临床表现将本病分为三型，即单纯型、骨疡型或胆脂瘤型，骨疡型和胆脂瘤型可合并存在。

（1）单纯型：最多见。病变主要局限于中耳鼓室黏膜，一般无肉芽形成。表现为间歇性耳流脓，量多少不等。脓液呈黏液性或黏脓性，一般不臭，鼓膜多呈中央性穿孔。听力减退一般为轻度传导性聋。

（2）骨疡型：病变超出黏膜组织，多有不同程度的听小骨坏死，伴鼓窦或鼓室区域骨质破坏。鼓室内有肉芽形成。表现为持续性耳流脓，脓液黏稠，常有臭味，鼓膜呈边缘性穿孔。患者多有较重的传导性聋。此型中耳炎可发生各种并发症。

（3）胆脂瘤型：胆脂瘤是由于鼓膜、外耳道的复层鳞状上皮经穿孔向中耳腔生长堆积成团块，其外层由纤维组织包围，内含脱落坏死上皮，角化物和胆固醇结晶，故称为胆脂瘤，非真性肿瘤。炎症可由骨质破坏处向周围扩散，导致一系列颅内、外并发症。表现为长期耳流脓，量多少不等，有恶臭。鼓膜松弛部穿孔或紧张部后上方有边缘性穿孔。听力检查有不同程度的传导性聋，病变波及耳蜗，可引起感音神经性耳聋或混合性耳聋。

3. 心理－社会状况　部分患者因知识缺乏，不知其严重后果而不予重视。部分患者因耳流脓、听力下降且伴有臭味，而产生自卑心理。

4. 辅助检查

（1）耳镜检查：可见鼓膜穿孔大小不等，穿孔处可见鼓室内壁黏膜充血、肿胀、增厚，或有肉芽，鼓室内或肉芽周围及外耳道内有脓性分泌物。

（2）听力检查：纯音听力测试显示传导性聋或混合性聋，程度轻重不一。少数可为重度感音神经性听力损失。

（3）乳突 X 线片和颞骨 CT 扫描有助于诊断。

5. 诊断与治疗要点

（1）根据病史和临床表现，结合影像学检查，即可明确诊断。

（2）单纯型中耳炎和骨疡型中耳炎引流通畅者，以局部用药为主。胆脂瘤型中耳炎及骨疡型中耳炎引流不畅或疑有并发症者，须行乳突根治术，尽可能重建中耳传音结构，保留或改善听力。积极病因治疗。

（二）护理问题

1. 舒适改变　耳流脓，与慢性化脓性中耳炎有关。

2. 感知改变　听力下降，与鼓膜穿孔，鼓室肉芽或胆脂瘤破坏听小骨有关。

3. 潜在并发症　颅内、外感染。

4. 知识缺乏　缺乏慢性化脓性中耳炎的治疗和自我护理知识。

（三）护理措施

1. 一般护理

（1）指导患者注意休息。

（2）需手术者，术前完善检查及准备工作，术后取平卧位或健侧卧位，起卧宜缓慢，防止意外跌倒。

（3）忌辛辣、硬等刺激性食物。

2. 病情观察　术后密切观察患者有无面瘫、眩晕、恶心、呕吐、剧烈头痛及平衡障碍等情况，若出现上述症状，应及时向医生反馈，警惕耳源性并发症的发生。观察创面有无渗血，渗血明显者应及时换药。

3. 治疗配合

（1）根据中耳脓液的细菌培养及药物敏感试验，选择合适的抗生素。

（2）单纯型以局部用药为主。用3％过氧化氢溶液洗耳，棉签拭干后再滴入抗生素滴耳液，如0.3％氧氟沙星滴耳液。穿孔不愈合者，应及时行鼓室成形术。

（3）骨疡型引流不畅、疑有耳源性并发症者或胆脂瘤型应尽早行乳突根治术。

4. 心理护理　术前介绍手术的目的、意义及术中配合，使其有充分的心理准备，减轻焦虑感。术后多关心、安慰患者，并讲解疾病相关知识及自我护理知识，鼓励其积极配合治疗、护理。

（四）健康教育

1. 宣传慢性化脓性中耳炎的危害，特别是骨疡型和胆脂瘤型有引起颅内、外并发症的危险。及时治疗急性化脓性中耳炎。

2. 指导患者正确洗耳、滴耳：用3％过氧化氢溶液彻底清洗耳道及鼓室内脓液，并用棉签拭干后，方可滴药；局部忌用氨基糖苷类抗生素，如庆大霉素，以免引起耳中毒；忌用粉剂，以免堵塞鼓膜穿孔处，影响引流，导致并发症；避免滴用有色药物，以免妨碍局部观察；注意滴入药液的温度，尽可能与体温接近，以免引起眩晕。

3. 鼓室成形术后 3 月内，耳内会有少量渗出，属正常现象。注意保持外耳道清洁，防止感染。短期内不宜游泳，淋浴、洗头时可用干棉球堵塞外耳道口。

4. 加强锻炼，提高机体抵抗力，防止感冒。

六、耳源性并发症

急慢性中耳乳突炎极易向邻近或远处扩散，由此引起的各种并发症，称为耳源性并发症（otogenic complications）。根据并发症出现的部位分为颅内和颅外两类，最危险的是颅内并发症，常危及患者生命，是耳鼻咽喉科急危重症之一。

（一）护理评估

1. 健康史　评估患者既往是否有急慢性化脓性中耳炎病史，机体抵抗力是否低下，近日有无发热、头痛等症状。

2. 身体状况　常见颅内并发症有：乙状窦血栓性静脉炎、耳源性脑膜炎、耳源性脑脓肿等。常见颅外并发症有：耳后骨膜下脓肿、迷路炎、耳源性面瘫等。各类临床特点为：

（1）乙状窦血栓性静脉炎：典型病例出现明显的脓毒血症，表现为寒战后高热，体温可达40℃，剧烈头痛、恶心和全身不适，2～3小时后体温骤退。出现病侧耳痛、枕后及颈部疼痛。检查可出现病侧视盘水肿。

（2）耳源性脑膜炎：表现为高热，体温可达 39℃～40℃。剧烈头痛，喷射状呕吐，烦躁不安、抽搐。重症者嗜睡、谵妄、昏迷。可因脑疝导致呼吸循环衰竭死亡。检查脑膜刺激征阳性，脑脊液压力增高。

（3）耳源性脑脓肿：为化脓性中耳炎的严重并发症。脓肿多位于大脑颞叶，小脑次之，亦可两者同时存在。典型病例临床表现可分为 4 期。初期历时数天，有轻度脑膜刺激征。潜伏期历时 10 天至数周，可有轻度不规则头痛、乏力、反应迟钝等。显症期历时长短不一，此期为脑脓肿扩大期，颅内压随之增高，表现为持续性头痛，喷射状呕吐，脉搏迟缓，与体温不一致等。终末期患者突然或逐渐陷入深度昏迷，出现呼吸、心跳停止而死亡。

（4）耳后骨膜下脓肿：患者除中耳炎表现外，有高热、全身不适和耳痛等症状，儿童尤为明显。检查见耳后红肿，明显隆起，触之有波动。脓肿诊断性穿刺，可抽出脓液。

（5）迷路炎：表现为阵发性或继发性眩晕，偶伴恶心呕吐。听力减退初期为传导性聋，病程长及瘘管位于鼓岬者可呈混合性聋。病变侧前庭功能亢进或减弱。瘘管试验阳性。

（6）耳源性面瘫：表现为患侧面部表情运动丧失，额纹消失，不能皱眉与闭目，鼻唇沟变浅，鼓腮漏气等。

3. 心理 - 社会状况　初期因耳痛、发热、头痛等表现为焦虑、恐惧。随着病情的进展，表现为表情淡漠、抑郁、嗜睡甚至出现昏迷。

4. 辅助检查

（1）实验室检查：血白细胞明显增多。寒战、高热时抽血可培养出致病菌。

（2）眼底检查：可出现病侧视盘水肿。

（3）颅脑 CT 或 MRI 检查：可显示脓肿的大小、位置等情况。

（4）耳后骨膜下脓肿可行脓肿诊断性穿刺。

5. 诊断与治疗要点

（1）根据病史和临床表现，再结合各项检查，即可诊断。

（2）使用足量抗生素，行支持、对症治疗。颅内压高者行脱水、降颅内压治疗。必要时行乳突探察术。

（二）护理问题

1. 疼痛　头痛，与耳源性颅内并发症有关。

2. 体温过高　与耳源性并发症有关。

3. 自理能力缺陷　与颅内外并发症致眩晕、神志异常有关。

（三）护理措施

1. 一般护理

（1）将患者安置在单人房间，环境安静、舒适。嘱其绝对卧床休息，由专人陪护。

（2）备好抢救药品及器械。

（3）根据病情给予高热量、高蛋白、富含维生素易消化的流质、半流质饮食。

2. 病情观察　严密观察生命体征、神志、瞳孔变化及头痛的部位、性质，并做好记录。若出现表情淡漠、嗜睡等症状，应及时通知医生，加强巡视，根据病情变化对症处理。

3. 治疗配合

（1）遵医嘱给予足量、有效的抗生素。必要时行脱水、降颅内压治疗。需急诊手术者做好术前准备。

（2）疑有颅内并发症时，禁用镇静、止痛剂，以免掩盖症状，延误诊断。

（3）发热者按发热常规治疗护理，昏迷者按昏迷常规治疗护理。

4. 心理护理　讲解疾病相关知识及手术治疗的目的、意义，消除患者的焦虑、恐惧心理，鼓励其积极配合治疗、护理。

（四）健康教育

1. 积极治疗急、慢性化脓性中耳炎。

2. 慢性化脓性中耳炎患者若出现耳流脓突然增多或减少，伴耳痛、发热、头痛等症状，应及时到医院就诊，警惕耳源性并发症的发生。

3. 加强锻炼，增强体质，防治并发症。

七、梅尼埃病

梅尼埃病（Meniere's disease）是以膜迷路积水为基本病理基础，反复发作性眩晕、听觉障碍、耳鸣和耳胀满感为典型特征的特发性内耳疾病。首次发病年龄以 30～50 岁居多。单耳患病者约占 85%，累及双侧者常在 3 年内先后患病。

（一）护理评估

1. 健康史　评估患者既往有无眩晕、耳鸣和听力障碍病史，发病前有无轻微耳胀满感、耳痒等情况。

2. 身体状况

（1）眩晕：患者常感自身或周围物体沿一定方向与平面旋转，持续数分钟至数小时，长者可达数日甚至数周，常伴恶心、呕吐、出冷汗、面色苍白及血压下降等自主神经反射症状。发作间歇期长短不一。

（2）耳鸣：多与眩晕同时出现。发作过后，耳鸣逐渐减轻或消失。多次发作可使耳鸣转为永久性，并于眩晕发作时加重。

（3）耳聋：初次眩晕发作即可伴有单侧或双侧耳聋，发作间歇期听力常能部分或完全恢复。随发作次数增多，听力损失逐渐加重，并可转化为不可逆的永久性感音神经性聋。

（4）其他症状发作时有患耳闷胀感、头胀满感或头重脚轻感。发作期可见自发性眼球震颤。发作过后，眼震逐渐消失。

3. 心理－社会状况　当眩晕发作期间，患者双目紧闭，异常恐惧。因眩晕反复发作且伴有耳鸣，患者常表现为烦躁不安。

4. 辅助检查

（1）耳镜检查鼓膜多无异常发现。

（2）音叉测试 Rinne 试验阳性。

（3）前庭功能检查在初次发作间歇期，眼震电图检查可能正常，多次发作者可能出现前庭功能减退或丧失。

（4）影像学检查：内耳道及桥小脑角 CT 或 MRI 检查有助于本病的鉴别诊断。

5. 诊断与治疗要点

（1）对患者主诉眩晕进行综合分析，排除类似眩晕的非眩晕症状如头晕、头昏等，排除中枢性眩晕，排除非耳性疾病引起的眩晕如颈部疾病、中枢神经系统疾病等，排除耳蜗、前庭系统疾病，最后确诊。

（2）发作期可使用脱水剂、镇静剂或自主神经调整药物。间歇期可使用血管扩张剂、维生素类、钙离子拮抗剂等。对于症状较重，病程较长，频繁发作，对工作、生活有明显影响者，可考虑手术治疗。

（二）护理问题

1. 感知改变　听力下降，与膜迷路积水有关。

2. 舒适改变　与眩晕、耳鸣及恶心呕吐有关。

3. 有外伤的危险　与眩晕发作时平衡失调有关。

4. 知识缺乏　缺乏梅尼埃病的治疗和防护知识。

（三）护理措施

1. 一般护理

（1）指导患者安静休息。发作期严格卧床，专人看护。

（2）起卧及体位改变时应缓慢，并注意搀扶，防止意外跌倒。

（3）低盐饮食，适当限制水分的摄入，忌烟、酒辛辣刺激性食物。

2. 病情观察　观察眩晕发作的频次、持续的时间及伴随症状，若出现恶心、呕吐、出冷汗、面色苍白及血压下降等情况，应及时通知医生，并配合处理。注意观察耳鸣及听力改善情况。

3. 治疗配合

（1）发作期可遵医嘱使用脱水剂、镇静剂、抗组胺药或自主神经调整药物。间歇期可使用血管扩张剂、维生素类、钙离子拮抗剂等。

（2）对于症状较重，病程较长，频繁发作，对工作、生活有明显影响者，可考虑手术治疗。如内淋巴囊减压术，前庭神经切断术等。

4. 心理护理　关心、安慰患者，讲解疾病相关知识，解释本病经安静休息和治疗后症状可得到控制，应放松心情，积极配合治疗、护理。

（四）健康教育

1. 曾反复发作眩晕者，勿骑车、驾车、登高等，以免发生危险。
2. 日常生活有规律，睡眠充足，注意劳逸结合。
3. 加强锻炼，增强体质。

八、突发性耳聋

突发性耳聋（idiopathic sudden sensorineural hearing loss）是指突然发生的原因不明的感音神经性聋，多在 3 日内听力急剧下降。单耳发病居多，亦可双侧同时或先后受累，双侧耳聋多以一侧为重。约有 2% 的患者可在发病后 2 周内出现听力自然、显著或部分恢复。

（一）护理评估

1. 健康史　评估患者近期是否有过度紧张、劳累、受凉、烟酒过度及情绪不稳定等情况。

2. 身体状况　表现为突然发生的，原因不明的感音神经性听力损失，常为中或重度。可伴耳鸣，可伴眩晕、恶心呕吐，但不反复发作。

3. 心理 - 社会状况　因起病急，加之听力下降、耳鸣、眩晕等影响正常的工作、学习和生活，患者常表现为烦躁不安。

4. 辅助检查

（1）听力检查属感音神经性耳聋。常规检查包括音叉试验、纯音测听、声阻抗、耳声发射等。

（2）行内耳道及颅脑 MRI 检查，以排除听神经瘤。

5. 诊断与治疗要点

（1）根据患者的主诉和临床表现，结合听力学相关检查，排除梅尼埃病、听神经瘤等，可明确诊断。

（2）使用血管扩张剂、降低血液黏稠度药物、营养神经药物等，眩晕、呕吐者给予对症治疗，配合高压氧疗。经规范治疗，听力不能恢复者可选配助听器。

（二）护理问题

1. 感知改变　听力下降，由突发性听力损失所致。
2. 舒适改变　与耳鸣、眩晕、恶心、呕吐有关。
3. 焦虑　与病情进展迅速，耳鸣、眩晕等有关。
4. 知识缺乏　缺乏突发性耳聋的治疗和自我护理知识。

（三）护理措施

1. 一般护理

（1）指导患者安静休息，睡眠充足，情绪稳定。
（2）摄入营养丰富、易消化的饮食，忌烟酒、辛辣刺激性食物。

2. 病情观察　观察患者听力改善情况，是否伴有眩晕、恶心呕吐等。眩晕者应专人陪护，防止意外跌倒。

3. 治疗配合

（1）遵医嘱使用血管扩张剂，降低血液黏稠度和血栓溶解药物，营养神经药物及能量制剂等。禁用各种耳毒性药物。眩晕、呕吐者给予对症治疗。

（2）根据患者的情况给予鼻导管吸氧或行高压氧疗。

（3）经规范治疗，听力不能恢复者可选配助听器。

4. 心理护理　讲解疾病相关知识，让患者了解在心境良好的情况下接受治疗，有利于提高疗效，应放松心情，积极配合治疗、护理。

（四）健康教育

1. 本病应尽早诊断、治疗，切忌延误治疗时机。

2. 讲解本病有自愈的可能性，应保持良好心境，积极配合治疗。

3. 眩晕者，应加强防护，防止意外跌倒。

4. 日常生活有规律，注意劳逸结合，加强锻炼，增强体质。

（汤小丽）

第二节　鼻部疾病的护理

一、慢性鼻炎

慢性鼻炎（chronic thinitis）是鼻腔黏膜和黏膜下层的慢性炎症性疾病。临床表现以鼻腔黏膜肿胀、分泌物增多、无明确致病微生物感染、病程持续数月以上或反复发作为特点。可分为慢性单纯性鼻炎和慢性肥厚性鼻炎两型，后者多由前者发展、转化而来。

（一）护理评估

1. 健康史　评估患者有无烟酒嗜好，有无导致本病的全身、局部因素，询问患者的职业及其工作、生活环境。

2. 身体状况

（1）慢性单纯性鼻炎

1）鼻塞：表现为间隙性：白天、运动或夏季减轻，夜间、静坐或寒冷时加重；交替性：变换侧卧方位时，两侧鼻腔阻塞随之交替。

2）多涕：一般为黏液涕，继发感染时可有脓涕，可有头痛、头昏、咽干、咽痛等症状。

（2）慢性肥厚性鼻炎：鼻塞，表现为持续性，无交替。鼻涕不多，黏液性或黏脓性，不易擤出。常有闭塞性鼻音、耳鸣和耳闭塞感以及头昏、头痛、咽干、咽痛等症状。少数患者可有嗅觉减退。

3. 心理 – 社会状况　因病程长，且鼻塞、流涕影响正常的工作、学习、生活及社交，患者易产生焦虑心理。

4. 辅助检查

（1）慢性单纯性鼻炎鼻镜检查：鼻腔黏膜充血，下鼻甲肿胀，表面光滑、柔软、富有弹性，对血管收缩剂敏感。

（2）慢性肥厚性鼻炎鼻镜检查：下鼻甲黏膜肥厚，鼻甲骨肥大，黏膜表面不平，呈结节状或桑葚样，对血管收缩剂不敏感。

5. 诊断与治疗要点

（1）根据病史和临床表现，结合鼻镜检查，可明确诊断。

（2）用生理盐水清洗鼻腔，鼻内使用糖皮质激素、血管收缩剂，慢性肥厚性鼻炎黏膜肥厚或对血管收缩剂不敏感者，可根据情况选择手术治疗。

（二）护理问题

1. 舒适改变　鼻塞、头昏、头痛，与鼻黏膜充血、肿胀、肥厚及分泌物增多有关。

2. 潜在并发症　鼻窦炎、中耳炎等。

3. 知识缺乏　缺乏慢性鼻炎的防治知识。

（三）护理措施

1. 一般护理

（1）指导患者注意休息。

（2）局麻术后取半卧位，全麻患者去枕平卧，清醒后改为半卧位。

（3）协助患者漱口，行超声雾化吸入，以保持口腔清洁湿润。

（4）鼓励患者多饮水，进营养丰富易消化饮食，忌辛辣、硬、热等刺激性食物。

2. 病情观察　术后注意观察鼻腔渗血及前、后鼻孔纱条松动情况，若有异常，及时通知医生处理。观察头痛情况，术后 24 小时内，可用冰袋冷敷额部，以减轻疼痛。

3. 治疗配合

（1）用生理盐水清洗鼻腔，以清除鼻内分泌物，改善通气。

（2）鼻内使用糖皮质激素，抗炎、减轻充血。使用血管收缩剂，如麻黄碱，应注意连续使用不宜超过 7 天，禁用萘甲唑啉。

（3）慢性肥厚性鼻炎黏膜肥厚、对血管收缩剂不敏感者，可行下鼻甲黏膜下部分切除术（切除范围以不超过下鼻甲的 1/3 为宜）、下鼻甲黏骨膜下切除术或下鼻甲骨折外移术等。

（4）术后遵医嘱使用抗生素及止血剂。

4. 心理护理　需手术者，介绍手术的目的、意义及术中配合，使其有充分的心理准备，以减轻焦虑感。讲解疾病相关知识及自我护理知识，鼓励患者积极配合治疗、护理。

（四）健康教育

1. 指导患者正确滴鼻、擤鼻，遵医嘱合理选择、使用滴鼻剂，防止药物性鼻炎。

2. 生活有规律，注意劳逸结合，忌烟、酒辛辣刺激性食物。

3. 加强锻炼，增强机体抵抗力，防止感冒。注意改善工作和生活环境。

4. 急性鼻炎需彻底治愈，及时治疗全身和局部病因。

二、变应性鼻炎

变应性鼻炎（allergic rhinitis，AR）是发生在鼻黏膜的变态反应性疾病，普通人群患病率为10%～30%，以鼻痒、喷嚏、鼻分泌亢进、鼻黏膜肿胀等为主要特点。分为常年性变应性鼻炎（perennial allergic thinitis，PAR）和季节性变应性鼻炎（seasonalallergic rhinitis，SAR），后者又称"花粉症"。

（一）护理评估

1. 健康史　评估患者是否长期处于空气污染较重的环境中，是否为特异性体质，是否有接触某种变应原的病史。

2. 身体状况　以鼻痒、阵发性喷嚏、大量水样鼻涕和鼻塞为主要症状，部分患者尚有嗅觉减退，季节性鼻炎尚有眼痒和结膜充血。

3. 心理－社会状况　因鼻痒、鼻塞、阵发性喷嚏和大量水样鼻涕，影响正常的工作、学习、生活及社交，易产生焦虑心理。

4. 辅助检查

（1）鼻镜检查：常年性者鼻黏膜为苍白、充血或浅蓝色，季节性者在花粉播散期鼻黏膜明显水肿，这些变化以下鼻甲最为明显。

（2）查找致敏变应原：疑为常年性变态反应性鼻炎的患者可做特异性皮肤试验，鼻黏膜激发试验和体外特异性IgE检测。疑为花粉症者应以花粉浸液做特异性皮肤试验。

5. 诊断与治疗要点

（1）常年性变应性鼻炎者常年发病，有典型的临床症状和体征，病程超过1年，有个人和（或）家族过敏性疾病史。季节性变应性鼻炎者每年发病季节基本一致，发作期有典型的临床症状和体征。

（2）非特异性治疗：使用糖皮质激素、抗组胺药、肥大细胞稳定剂、血管收缩剂等。特异性治疗：避免与变应原接触，行变应原特异性免疫治疗。

（二）护理问题

1. 舒适改变　鼻痒、鼻塞、喷嚏和大量清水样鼻涕与变态反应有关。
2. 感知改变　鼻塞、嗅觉减退与变应性鼻炎，鼻黏膜充血肿胀有关。
3. 知识缺乏　缺乏变应性鼻炎的防治及自我护理知识。

（三）护理措施

1. 一般护理

（1）指导患者经常开窗通风，勤洗衣物、勤晒被褥、勤做卫生（做卫生时戴口罩），保持室内清洁，勿养宠物。

（2）忌烟、酒辛辣刺激性食物。

2. 病情观察　观察患者鼻塞、鼻痒、阵发性喷嚏等症状改善情况。

3. 治疗配合

（1）遵医嘱使用糖皮质激素、抗组胺药、肥大细胞稳定剂、血管收缩剂治疗等。

（2）避免与变应原接触：避免暴露于致敏物是最有效的治疗方法，花粉症患者在致敏花粉播散季节可离开花粉播散区，但常年性变应性鼻炎的致敏物大多为常年存在的吸入性致敏物，常难以避免，因此，特异性免疫治疗至关重要。

（3）变应原特异性免疫治疗：主要用于治疗吸入变应原所致的Ⅰ型变态反应。治疗过程中要严密观察，备好抢救药品和器械，警惕不良反应的发生。

4. 心理护理　关心、安慰患者，讲解疾病相关知识及自我防护知识，鼓励患者坚持治疗。

（四）健康教育

1. "花粉症"者避免接触致敏物，常年性变应性鼻炎者积极查找致敏变应原并避免接触。

2. 介绍抗组胺药物的作用、副作用，指导正确使用鼻喷雾剂或滴鼻剂。

3. 免疫治疗疗程较长，指导患者应遵医嘱坚持治疗。

4. 生活有规律，注意劳逸结合，忌烟、酒辛辣刺激性食物。

5. 若在空气污染较严重的环境中工作，应注意改善工作环境或调整工种。

三、慢性鼻窦炎

慢性鼻窦炎（chronic sinusitis）多因急性鼻窦炎反复发作未彻底治愈迁延所致，可单侧或单窦发病，也可双侧或多窦发病。

（一）护理评估

1. 健康史　评估患者有无急性鼻窦炎反复发作史或牙源性上颌窦炎病史，是否为特应性体质。

2. 身体状况

（1）全身症状：常表现为精神不振、易倦、头昏头痛、记忆力减退、注意力不集中等。

（2）局部症状

1）流脓涕：为主要症状之一。涕多，黏脓性或脓性，牙源性上颌窦炎的鼻涕常有腐臭味。

2）鼻塞：是慢性鼻窦炎的另一主要症状。由于鼻黏膜肿胀、鼻内分泌物较多或稠厚所致。

3）头痛：一般无此症状，或轻于急性鼻窦炎者。常表现为钝痛或闷痛，头痛多有时间性或固定部位，经鼻内用血管收缩剂、蒸汽吸入等治疗后头痛缓解。

4）嗅觉减退或消失：多数为暂时性，少数为永久性。

5）视功能障碍：是本病的眶并发症之一。主要表现为视力减退或失明，也有表现为其他视功能障碍如眼球移位、复视和眶尖综合征等。

3. 心理-社会状况　因病程长且反复发作，鼻塞、流脓涕、头痛、记忆力减退等影响正常的工作、生活，且导致患者学习成绩下降或工作效率低下，易产生焦虑心理，对治疗失去信心。

4. 辅助检查

（1）前鼻镜检查：鼻黏膜慢性充血、肿胀或肥厚，中鼻甲肥大或息肉样变，中鼻道变窄、黏膜水肿或有息肉。

（2）鼻内镜检查：可准确判断上述各种病变及其部位，并可发现前鼻镜不能窥视到的其他病变。

（3）口腔和咽部检查：牙源性上颌窦炎者可见牙齿病变。后组鼻窦炎者咽后壁可见到脓液或干痂附着。

（4）影像学检查：鼻窦 CT 扫描，可显示窦腔大小、形态及窦内黏膜不同程度增厚等，鼻窦 CT 冠状位对于精确判断各窦病变范围，鉴别鼻窦占位性或破坏性病变有重要价值。

5. 诊断与治疗要点

（1）根据病史和临床表现，结合检查，可明确诊断。

（2）可行鼻腔冲洗、负压置换法，全身使用抗生素，鼻腔内使用血管收缩剂和糖皮质激素，经保守治疗无效后选择鼻窦手术。

（二）护理问题

1. 舒适改变：鼻塞、头痛　与分泌物多、脓液刺激及鼻腔填塞有关。

2. 潜在并发症：手术后出血、感染、眶蜂窝组织炎、脑脊液漏、球后视神经炎等。

3. 知识缺乏：缺乏慢性鼻窦炎的治疗与自我护理知识。

（三）护理措施

1. 一般护理

（1）指导患者注意休息，情绪稳定。

（2）需手术者，做好术前准备。

（3）术后鼓励患者摄入营养丰富、易消化的软食。

（4）进食前后协助患者漱口，以保持口腔清洁、湿润。

2. 病情观察　术后观察患者体温变化，有无剧烈头痛、恶心、呕吐，有无视力障碍或眼球运动障碍等，警惕并发症的发生。

3. 治疗配合

（1）鼻腔冲洗，1～2 天。负压置换法，用负压吸引的作用吸净鼻腔分泌物，同时使药液进入鼻窦，达到治疗的目的。

（2）遵医嘱使用抗生素，鼻腔内使用血管收缩剂和糖皮质激素，改善鼻腔通气和引流。

（3）鼻窦手术：经规范的保守治疗无效后选择鼻窦手术。手术方式有传统手术和鼻内镜手术。手术的关键是解除鼻腔和鼻窦口的引流和通气障碍，尽可能地保留鼻腔和鼻窦的基本结构。目前，功能性内镜鼻窦手术（functional end'scope sinus sarg ery，FESS），已成为慢性鼻窦炎治疗的主要手术方式。

4. 心理护理　讲解疾病相关知识及自我护理知识，指导合理减压。关心、安慰患者，鼓励患者积极配合治疗、护理。

（四）健康教育

1. 指导患者正确滴鼻、鼻腔冲洗、体位引流及正确的擤鼻方法。

2. 出院后遵医嘱坚持用药，冲洗鼻腔，定期随访，1 月内避免重体力劳动。

3. 加强锻炼，增强机体抵抗力，生活有规律，注意劳逸结合。

4. 忌烟、酒辛辣刺激性食物。注意工作、生活环境的洁净，加强室内通风。

四、鼻出血

鼻出血（nose bleed）是临床常见症状之一，可单纯由鼻腔、鼻窦疾病引起，也可由某些全身性疾病所致，但以前者多见。

（一）护理评估

1. 健康史　评估患者有无引起鼻出血的局部或全身性疾病，有无接触风沙或干燥气候生活史，有无鼻出血病史及发病后的诊治情况。

2. 身体状况

（1）局部病因引起出血者多表现为单侧鼻腔出血，全身性疾病引起者多表现为双侧或交替性出血。可呈间歇性反复出血或持续性出血。

（2）出血量多少不一，可表现为涕中带血、滴血、流血或血流如注。重者在短时间内失血量达数百毫升，可出现面色苍白、出汗、血压下降、脉速而无力等。一次大量出血可致休克，反复多次少量出血则可导致贫血。

（3）儿童、青少年出血部位多在鼻中隔前下方的易出血区（即利特尔区）。中老年鼻出血部位多在鼻腔后段的鼻—鼻咽静脉丛或鼻中隔后部的动脉，出血量相对较多，较凶猛，不易止血。

3. 心理－社会状况　患者及家属常因出血量大或反复出血，就诊时表现出紧张、恐惧心理，后因担心疾病愈后表现为焦虑不安。

4. 辅助检查

（1）鼻腔检查：了解鼻出血的部位，进而选择适宜的止血方法。

（2）鼻咽部检查：待病情相对稳定后，可行鼻内镜检查，以了解鼻咽部有无病变。

（3）实验室检查：包括全血细胞计数、出血和凝血时间、凝血酶原时间、凝血因子等，以了解患者的全身情况。

5. 诊断与治疗要点

（1）根据病史和临床表现，可明确诊断。

（2）局部采用简易止血方法、烧灼法、填塞法及鼻内镜下止血法等止血。对于出血量大或行前后鼻孔填塞的患者应视病情使用镇静剂、止血剂、抗生素等药物，必要时补液、输血、氧疗。因全身性疾病引起鼻出血者应积极治疗原发病。

（二）护理问题

1. 恐惧　与出血量大、反复鼻出血及担心疾病的预后有关。
2. 舒适改变　与鼻腔填塞致头痛及张口呼吸有关。
3. 潜在并发症　感染、出血性休克。
4. 自理能力下降　与大量出血后体弱、病情要求减少活动有关。
5. 知识缺乏缺乏　与鼻出血相关的自我保健和预防知识。

（三）护理措施

1. 一般护理

（1）创造安静环境，嘱患者卧床休息。协助取半卧位，监测生命体征。

（2）保持口腔清洁湿润，协助患者漱口或行口腔护理，配合超声雾化吸入。

（3）鼓励患者多饮水，进营养丰富易消化饮食，忌辛辣、硬、热等刺激性食物。

2. 病情观察

（1）观察鼻腔、口咽渗血情况，观察填塞纱条和后鼻孔纱球有无松动、脱落，发现异常及时处理。

（2）鼻腔填塞可致血氧分压降低和二氧化碳分压升高，老年及体型肥胖者注意监测血氧饱和度，并根据情况给予氧气吸入。

3. 治疗配合

（1）儿童及青少年鼻出血多在鼻中隔前下部（易出血区），一般出血量较少，可采用简易止血法。反复少量出血、且出血点明确者可选用烧灼法。对于出血较剧、渗血面较大或出血部位不明者，可进行鼻腔填塞，材料有吸收性明胶海绵、胶原蛋白海绵、凡士林油纱条、碘仿纱条等。经前鼻孔纱条填塞未能奏效者，可行后鼻孔填塞。必要时可行鼻内镜下止血法，该方法目前在临床已广泛应用。

（2）遵医嘱使用抗生素及止血剂，必要时使用镇静剂，补液，输血。

4. 心理护理　关心、安慰患者，讲解疾病相关知识，使患者及家属情绪稳定，积极配合治疗、护理。

（4）日常生活有规律，合理饮食，高血压者应坚持按时服用降压药。

（5）教会患者或家属简易止血法。若院外再次出血，应保持镇静，可先自行采取简易止血法处理，再到院就诊。

五、鼻腔、鼻窦恶性肿瘤

鼻腔恶性肿瘤大多继发于鼻窦、外鼻、眼眶、鼻咽等处恶性肿瘤的直接扩散，原发性鼻腔恶性肿瘤少见。鼻窦因解剖位置隐蔽，早期症状少，肿瘤不易早期确诊。鼻腔、鼻窦恶性肿瘤常合并出现。

（一）护理评估

1. 健康史　评估患者既往健康状况、居住环境，有无家族史，有无慢性鼻炎、慢性鼻窦炎、鼻良性肿瘤病史。

2. 身体状况

（1）鼻腔恶性肿瘤早期仅有单侧鼻塞、鼻出血等症状，以后可出现鼻、面部麻木感，胀满感及顽固性头痛，进行性单侧鼻塞，反复少量鼻出血，嗅觉减退或丧失。

（2）上颌窦恶性肿瘤：早期肿瘤较小，局限于窦腔某一部位，常无明显症状。随着肿瘤的发展，先后出现下列症状：单侧脓血涕、面颊部疼痛或麻木感，单侧进行性鼻塞，单侧上颌磨牙疼痛或松动。晚期肿瘤破坏窦壁，向邻近组织扩展，可出现面颊部隆起、流泪、眼球向上移位、硬腭隆起、张口困难、头痛、耳痛、颈淋巴结转移等症状。

（3）筛窦恶性肿瘤：早期肿瘤局限于筛房可无症状。当肿瘤侵入鼻腔时，则出现单侧鼻塞、血性鼻涕、头痛和嗅觉障碍。晚期肿瘤向各方向扩展，侵犯纸样板进入眼眶，使眼球向外、前、下或上方移位，并有复视，若累及硬脑膜或侵入颅内，则有剧烈头痛。

（4）额窦恶性肿瘤：原发于额窦恶性肿瘤极少见。

（5）蝶窦恶性肿瘤：原发于蝶窦恶性肿瘤极为罕见。

3. 心理 – 社会状况　因疾病危及生命，患者及家属感到恐惧、焦虑，易产生消极情绪，甚至对治疗失去信心。

4. 辅助检查

（1）影像学检查：CT 或 MRl 可明确肿瘤大小和侵犯范围。

（2）肿瘤组织及鼻腔、鼻窦穿刺细胞涂片病理学检查是最终确诊的依据。

5. 诊断与治疗要点

（1）根据病史和临床表现，结合检查可诊断。肿瘤组织及鼻腔、鼻窦穿刺细胞涂片病理学检查可确诊。

（2）根据肿瘤的病理类型、原发部位、侵犯范围及患者的全身情况，选择手术、放疗、化疗等治疗方案。放射治疗只适用于对放射线敏感的恶性肿瘤，如恶性淋巴瘤、未分化癌等。手术治疗为多数鼻窦恶性肿瘤首选的治疗手段，尤其是早期、肿瘤范围较局限者。

（二）护理问题

1. 恐惧　与担心预后及治疗后面部容貌改变有关肿。

2. 有感染的危险　与口腔鼻腔结构功能改变，营养摄入不足，抵抗力降低有关。

3. 潜在并发症　术后出血。

4. 自我形象紊乱　与上颌骨切除致面部塌陷、部分硬腭和牙齿切除导致咀嚼功能改变等有关。

5. 知识缺乏　缺乏疾病相关知识及自我护理知识。

（三）护理措施

1. 一般护理

（1）嘱患者卧床休息，鼓励患者少量多餐，摄入富含维生素、蛋白质类流质或半流质食物。保持口腔清洁，进餐后及时漱口。必要时行口腔护理。

（2）需手术者，术前 1 天备皮，用漱口水漱口，剃除手术范围的毛发，男性患者剃胡须。做眶内容物剜除术者须剃去术侧眉毛，备血。

2. 病情观察　术后专人看护，严密监测生命体征，注意切口渗血情况。

3. 治疗配合

（1）防止伤口感染，遵医嘱使用抗生素。

（2）待术腔内填塞物取出后，每天用生理盐水或抗生素盐水冲洗，保持术腔清洁，保持鼻侧切口部位清洁、干燥。

4. 心理护理　关心、安慰、鼓励患者，增强其战胜疾病的信心和生活的勇气。对于术后面容有改变的患者，术前应配合医生向患者及家属讲明，使其有充分的心理准备。

（四）健康教育

1. 指导患者正确清洁牙托和口腔。

2. 指导患者张口训练，以防止翼腭窝瘢痕增生挛缩，致张口困难。

3. 指导合理饮食，适当锻炼，保持情绪稳定。

4. 鼓励患者克服放、化疗副作用，坚持治疗，定期随访。

（汤小丽）

第三节　咽部疾病的护理

一、慢性咽炎

慢性咽炎（chronic pharyngitis）为咽部黏膜、黏膜下及淋巴组织的慢性炎症，常为上呼吸道慢性炎症的一部分，多发生于成年人。病程长，症状顽固，较难治愈。

（一）护理评估

1. 健康史　询问患者发病前是否有各种慢性病史，如鼻病、牙病、全身慢性疾病等。

2. 身体状况　患者有咽部异物感、痒感、灼热感、干燥感或微痛感。咽后壁黏稠分泌物刺激患者，晨起时出现频繁的刺激性干咳伴恶心。无痰或仅有颗粒状藕粉样分泌物咳出。一般无明显全身症状。

（1）慢性单纯性咽炎：咽部检查可见黏膜慢性充血，血管扩张，呈暗红色，咽后壁有散在的淋巴滤泡，常有少量黏稠分泌物附着在黏膜表面。

（2）慢性肥厚性咽炎：咽部检查可见黏膜充血肥厚，咽后壁淋巴滤泡显著增生，多个散在突起或融合成块。双侧咽侧索亦充血肥厚。

（3）慢性萎缩性咽炎：咽部检查可见黏膜干燥，萎缩变薄，颜色苍白，多附有黏稠分泌物或黄褐色痂皮，有臭味。

3. 心理-社会状况　患者因咽部不适、咳嗽、异物感迁延不愈和症状顽固而产生紧张、焦虑、恐惧等不良心理。

4. 辅助检查

（1）血常规检查白细胞数正常或稍高。

（2）食管钡餐透视、喉镜、食管镜检查可排除喉部、颈段食管的隐匿性疾病。

5. 诊断与治疗要点

（1）根据健康史、症状和咽部检查可以诊断，但要排除食管、颈段食管的早期占位性病变。

（2）治疗要点消除致病因素、增强体质、配合中药和局部治疗、预防复发。

（二）护理问题

1. 舒适改变　咽干、咽痒、咽痛，与咽部慢性炎症有关。

2. 焦虑　与长期咽部不适、迁延不愈有关。

3. 知识缺乏　缺乏慢性咽炎防治常识。

（三）护理措施

1. 一般护理

（1）注意休息，多饮水，进食清淡富含营养的饮食。

（2）避免烟酒、辛辣食物的刺激。

2. 病情观察　观察咽部疼痛及咽部不适感。使用抗生素者，应注意观察药物的副作用。

3. 治疗配合

（1）慢性单纯性咽炎可用复方硼砂溶液、呋喃西林溶液含漱，含漱时头后仰、张口发

"啊"音，使含漱液能清洁咽后壁，但注意勿将药液吞入。也可含服西瓜霜、碘喉片、薄荷喉片或金银花、菊花、麦冬、胖大海等中药代茶饮。服用维生素 A、B_2、C、E，可促进黏膜上皮生长。必要时，遵医嘱给予抗生素治疗。

（2）慢性肥厚性咽炎可用激光、微波、冷冻、电凝等方法，对增生淋巴滤泡、咽侧索进行分次治疗。

（3）慢性萎缩性咽炎可给予2%碘甘油涂抹局部，以刺激腺体分泌，改善局部微循环，减轻症状。

4. 心理护理　耐心向患者介绍疾病的发生、发展以及转归过程，使其树立信心，坚持治疗，减轻焦虑心理，促进疾病康复。

（四）健康教育

（1）积极治疗全身及邻近局部慢性疾病，戒除烟酒，忌辛辣、油煎等刺激性食物。

（2）改善生活和工作环境，保持室内空气清新，避免接触有害气体和用嗓过度。

（3）坚持户外活动，以增强体质，提高机体抗病能力。

二、扁桃体炎

扁桃体炎（tonsillitis）为腭扁桃体的非特异性炎症，常伴有不同程度的咽黏膜和淋巴组织炎症，是一种很常见的咽部疾病。多发生于儿童及青少年，在春秋两季气温变化时最易患病。临床上分为急性扁桃体炎和慢性扁桃体炎两种。

（一）护理评估

1. 健康史　询问患者发病前是否有受凉、劳累、过度烟酒、有害气体刺激以及上呼吸道慢性病等存在。

2. 身体状况

（1）急性扁桃体炎：可分为两种类型：

1）急性卡他性扁桃体炎：扁桃体表面黏膜充血、扁桃体无显著肿大，一般无脓性渗出物。患者有咽痛、低热及轻度全身症状。

2）急性化脓性扁桃体炎：咽痛剧烈，吞咽困难，有颌下淋巴结肿大。扁桃体明显肿胀，重者可出现多发性小脓肿，隐窝口有黄色脓点，并可融合成片。可伴有高热、寒战、关节酸痛及周身不适等全身症状。

并发症有扁桃体周围脓肿、急性中耳炎、急性鼻炎及鼻窦炎、急性喉炎、急性淋巴结炎、咽旁脓肿、急性风湿热、急性肾炎、急性心肌炎、急性心内膜炎等。

（2）慢性扁桃体炎：自觉症状不明显，仅有咽干、发痒、异物感、口臭等；若扁桃体过度肥大，可出现呼吸、吞咽或语言共鸣障碍。检查见扁桃体表面瘢痕粘连、凹凸不平，常与周围组织有粘连，下颌角淋巴结肿大。

并发症有风湿热、风湿性关节炎、风湿性心脏病、肾炎等。

3. 心理-社会状况　扁桃体急性炎症期，因起病急骤，症状明显，容易引起患者和家属重视，大部分能得到及时治疗，少数因忽视而延误治疗。一旦发生并发症，患者常感到痛苦、烦躁不安。

4. 辅助检查

（1）血常规检查：急性扁桃体炎时白细胞总数增高和中性粒细胞增多。

（2）血沉、抗链球菌溶血素"O"、尿液分析、心电图等出现异常时，应警惕并发症的出现。

5. 诊断与治疗要点

（1）根据健康史、临床表现和肿大的扁桃体可以诊断。

（2）急性扁桃体炎以抗炎对症处理为主，预防并发症的发生。对反复发作的慢性扁桃体炎且无手术禁忌证者可行扁桃体切除术，也可采用隐窝冲洗、理疗、免疫等方法治疗。

（二）护理问题

1. 疼痛　与扁桃体急性炎症有关。

2. 体温过高　与扁桃体炎症有关。

3. 恐惧　与慢性扁桃体炎引起的并发症和扁桃体切除术有关。

4. 吞咽障碍　与扁桃体过度肿大，手术有关。

（三）护理措施

1. 一般护理

（1）注意休息，鼓励患者多饮水，保持大便通畅。

（2）进营养丰富易消化的流食或半流质饮食。

2. 病情观察　观察体温变化，急性扁桃体炎者若体温持续不退并升高，伴有一侧咽痛加剧、吞咽困难、张口困难等，应警惕并发扁桃体周围脓肿。若出现胸闷、疲乏无力、心悸、腰痛、血尿等，立即报告医生并协助处理。

3. 治疗配合

（1）急性扁桃体炎：遵医嘱给予抗生素、抗病毒等药物，高热者给予物理降温或药物降温，咽痛者给予含漱剂、润喉片、止痛药物等对症治疗措施。如反复发生急性扁桃体炎，特别是有并发症史的患者，应待急性炎症消退2～3周后施行扁桃体切除术。

（2）慢性扁桃体炎：需做好扁桃体切除术的术前准备和术后护理。应严格掌握扁桃体切除的手术适应证，正确认识扁桃体的免疫作用，特别是儿童期咽部淋巴组织具有比成人更为重要的防御功能，任意切除这些组织将削弱局部的免疫作用，降低呼吸道抵抗感染的能力，出现免疫监视障碍。

4. 心理护理　耐心向患者解释本病的发生及转归，消除其焦虑情绪，使其树立信心，以利于疾病的康复。

（四）护理措施

1. 一般护理

（1）详细询问病史和体格检查，注意有无出血倾向，做心、肺透视；做血常规、尿常规、血小板计数及出凝血时间检查。

（2）保持口腔清洁，术前用漱口液漱口；术前6小时禁食，手术前晚给予适量镇静剂，使患者安睡；术前半小时遵医嘱给予阿托品和苯巴比妥肌内注射。

（3）局部麻醉患者术后取半坐位或卧位，全身麻醉患者应取侧卧位头偏向一侧，颈部可用冰袋冷敷。

（4）术后 4 小时如无出血，可进冷流食，次日如创面白膜均匀完整，可进半流质饮食。2 周内避免进食质硬、过热食物。

2. 病情观察　观察出血情况，嘱患者将口内分泌物吐出，不要咽下。手术当天唾液中混有少许血丝属正常现象。如持续口吐鲜血，则提示创面有活动性出血，应立即检查伤口，采取适当的止血措施。全身麻醉儿童未清醒前如不断做吞咽动作，且面色苍白，脉搏加快提示有出血的可能，应立即通知医生处理。

3. 治疗配合

（1）局部清洁：术后第二天开始应用漱口液漱口，以保持局部清洁。术后 6 小时伤口即有白膜形成，术后 24 小时扁桃体窝已完全覆以白膜，此为正常现象，对创面具有保护作用。如伤口感染较重，可无白膜形成。白膜于术后 10 天内逐渐脱落。

（2）抗感染：如为病灶性扁桃体炎患者，术后应使用抗生素。若白膜污秽，咽痛加剧，高热等症状出现，提示有感染的可能，应及时报告医生，对症处理。

4. 心理护理　做好患者的心理疏导，术前做好解释工作消除其对手术的恐惧和焦虑心理，使其积极配合治疗，预防并发症，促进早日康复。

（五）健康教育

1. 戒除烟、酒等不良刺激，加强锻炼，增强体质。
2. 改善工作环境及防护条件，控制有害物质在空气中的浓度。
3. 季节更换时及时增减衣服，预防呼吸道感染的发生。
4. 积极治疗鼻及鼻咽部慢性炎症性疾病。

三、鼻咽癌

鼻咽癌（carcinoma of nasopharynx）是我国常见恶性肿瘤之一，好发于我国南方。从流行病学调查资料显示，广东、广西、湖南、福建、江西等省发病率高，居世界首位；男性发病率为女性的 2~3 倍，40~50 岁为高发年龄组。

（一）护理评估

1. 健康史　询问患者发病前的健康情况，有无 EB 病毒感染史，是否经常食用腌制、腊味食品，是否经常接触污染空气及饮用水情况，有无家族史等。

2. 身体状况　鼻咽癌多发生于鼻咽顶前壁和咽隐窝，位置隐蔽，因此早期症状不典型。鼻咽癌 98% 属低分化鳞癌。高分化鳞癌、腺癌、泡状核细胞癌等少见。

（1）鼻部症状：本病早期有易出血倾向，常出现晨起回缩涕血，或擤出血性涕，量少且会自行停止，故容易被忽视。晚期则出血量较多。肿瘤阻塞后鼻孔，出现单侧鼻塞。当瘤体增大时，则出现双侧鼻塞。

（2）耳部症状：肿瘤阻塞或压迫咽鼓管咽口，可引起该侧耳鸣、耳闷塞感及听力减退或伴有鼓室积液，临床上易误诊为分泌性中耳炎。

（3）颈部出现无痛性肿块：鼻咽癌早期即可向颈淋巴结转移，这是本病重要临床特征之一。颈部出现转移性肿块为其首发症状者占 60%，常发生在颈内静脉淋巴结上群，位于乳突尖部的下方。肿大淋巴结质硬，界限不清，表面不平，活动度差，无压痛且进行性增大，始为单侧，继之发展为双侧。

（4）头痛及脑神经症状：肿瘤经咽隐窝的破裂孔侵入颅内。侵犯第Ⅱ—Ⅶ、Ⅸ、Ⅹ脑神经而产生头痛、面部麻木、眼球外展受限、上睑下垂、复视、软腭麻痹、反呛、声嘶、伸舌偏斜等脑神经症状。

（5）鼻咽癌早期可出现颈淋巴结转移，晚期可出现远处转移，常见部位为骨、肺、肝等，出现相应症状和体征。

3. 心理－社会状况　鼻咽癌所在部位深而隐蔽，早期症状较轻，患者常不予重视，早期诊断率低。当出现头痛、脑神经侵犯症状时，疾病已达晚期。反复多次活检，给患者造成极大的痛苦和精神压力。一旦确诊，患者对放疗、化疗均有不同程度的恐惧心理。疗效不佳时患者可有悲观绝望心理。

4. 辅助检查

（1）鼻咽部检查：间接鼻咽镜、纤维鼻咽镜检查可见肿瘤呈菜花状、结节状或溃疡状，常位于鼻咽顶前壁或咽隐窝，易出血。

（2）EB 病毒血清学检查：可作为鼻咽癌的辅助指标。病毒壳抗原一免疫球蛋白 A 抗体测定是鼻咽癌诊断、普查、随访监视的重要手段。

（3）影像学检查：颅底 X 线片、CT 和 MRI 检查，可了解肿瘤大小、范围、颅底破坏及颈部转移等情况。

（4）病理检查：如细胞学检查、活组织切片检查等，是本病确诊的手段之一。

5. 诊断与治疗要点

（1）根据健康史、鼻咽部检查、辅助检查，可明确诊断。

（2）以放射治疗为主，一旦确诊应尽早给予放疗。化学药物、中医辨证治疗、免疫治疗等可提高疗效。

（二）护理问题

1. 疼痛　与肿瘤侵犯脑神经和脑实质有关。

2. 口腔黏膜受损　与放射治疗损伤黏膜及唾液腺有关。

3. 恐惧　与担忧肿瘤危及生命有关。

4. 知识缺乏　缺乏有关鼻咽癌早期症状的认知及防治知识。

（三）护理措施

1. 一般护理

（1）进食高蛋白、高热量、高维生素饮食，以改善营养状态，增强机体免疫功能和抵抗力。

（2）每天进行口腔护理，指导患者饭前、饭后、睡前漱口。黏膜破溃者，可采用杀菌、抑菌、促进组织修复的漱口液含漱。

2. 病情观察　密切观察患者鼻塞、耳部症状是否加重；鼻腔有无大出血；是否出现眼部症状和视力改变；有无声音嘶哑及吞咽困难；放疗的患者应注意骨髓抑制、消化道及皮肤反应、唾液腺萎缩、放疗性肺炎、出血等并发症，发现异常及时报告医生并协助处理。

3. 治疗配合　小量出血只需使用药物保守治疗；大量出血者应遵医嘱给予止血剂或实施鼻腔填塞、血管结扎或血管栓塞等措施；失血严重者进行血型鉴定，做好输血准备。头痛严重者遵医嘱给予镇静药或止痛药，以减轻患者痛苦。鼓励患者尽可能完成放疗及化疗的正规疗程，放疗后鼻腔若有痂皮者，可行鼻腔冲洗，鼓室积液者应穿刺抽出积液，以改善听力。

4. 心理护理　由于对病情和预后的顾虑，患者会产生恐惧、忧郁心理，应关心体贴患者，引导患者说出内心感受；鼓励其树立战胜疾病的信心，积极主动配合治疗。

（四）健康教育

1. 做好科普宣传，使患者了解鼻咽癌的相关知识，如出现颈部肿块、剧烈头痛、回吸血涕、耳鸣耳聋等症状之一者，应及早到耳鼻咽喉科就诊，以免误诊误治。

2. 有家族遗传史者，应定期进行有关鼻咽癌的筛查，如免疫学检查、鼻咽部检查等。

3. 放射治疗中，要定期检查血常规，防止感染，注意口腔卫生，适当中药调理等。

4. 定期复查，建议随访时间分别为 3 个月、半年、1 年。

四、阻塞性睡眠呼吸暂停低通气综合征

阻塞性睡眠呼吸暂停低通气综合征（obstructive sleep apnea – hypopnea syndrome，OS-AHS）是指睡眠时上呼吸道阻塞引起的呼吸暂停和通气不足，伴有打鼾、睡眠结构紊乱，频繁发生血氧饱和度下降以及白天嗜睡等症状。一般指成人于 7 小时的夜间睡眠时间内，至少有 30 次呼吸暂停，每次呼吸暂停时间至少 10 秒以上；睡眠过程中呼吸气流强度较基础水平降低 50% 以上，并伴动脉血氧饱和度下降≥4%；或呼吸暂停低通气指数（即平均每小时睡眠中呼吸暂停和低通气的次数）＞5。

（一）护理评估

1. 健康史　询问患者有无上呼吸道狭窄或堵塞、鼻腔鼻咽部狭窄或闭锁、鼻中隔偏曲、腺样体及扁桃体肥大、鼻咽肿瘤等病变。是否有甲状腺功能低下、糖尿病等全身性疾病。家族中是否有肥胖、鼾症患者。

2. 身体状况　打鼾与呼吸暂停交替出现。夜间不能安静入睡、有躁动、多梦、遗尿、呼吸暂停等症状，患者憋醒后常感心慌、胸闷或胸前区不适。白天可出现晨起头痛、倦怠、嗜睡、记忆力下降、注意力不集中、性格改变等。病程长者可有高血压、心律失常、心绞痛等。严重者可并发缺血性脑中风、猝死、心肌梗死、呼吸衰竭等。

3. 心理 – 社会状况　尽管 OSAHS 对患者有很大危害，但起病初期往往被忽视，直到引起严重并发症才引起重视。一旦确诊，患者及家属因为缺乏相关知识及担心预后而产生恐惧和焦虑的心理。应多与患者交流，评估患者焦虑程度，以缓解焦虑、恐惧等心理反应。

4. 辅助检查

（1）多导睡眠描记术（PSG），对患者进行整夜连续的睡眠观察和监测，是诊断 OS – AHS 的金标准。

（2）声级计和频谱仪测量鼾声，可用于比较治疗效果。

（3）鼻咽镜、纤维喉镜、CT、MRI 检查，有助于明确上呼吸道阻塞的部位，进一步确诊病变的性质及范围。

5. 诊断与治疗要点

（1）根据症状、体征和辅助检查，可以作出诊断。

（2）应采用综合治疗的方法，包括调整睡姿、减肥、鼻腔持续正压通气等。若病因明

确，可进行病因治疗，如选择鼻息肉摘除术、鼻中隔偏曲矫正术、扁桃体摘除术、腭咽成形术等。

（二）护理问题

1. 气体交换受损　与扁桃体肥大等影响通气有关。

2. 睡眠形态紊乱　与呼吸道阻塞引起打鼾、憋气等有关。

3. 潜在并发症　脑卒中、心肌梗死、呼吸衰竭、睡眠中猝死等。

4. 知识缺乏　缺乏本病相关知识。

（三）护理措施

1. 一般护理

（1）尽量安排患者住单人病室，保证睡眠环境安静，同时减少对其他人的影响。

（2）指导患者睡眠时采取半坐卧位或侧卧位，以防止软腭及舌根下塌，阻塞呼吸道。

（3）睡前不用安眠药，睡前 3~4 小时内不饮含酒精的饮料。

（4）肥胖者，调整饮食并制订减肥计划。

2. 病情观察　密切观察患者的生命体征，特别是呼吸情况，夜间应加强巡视，特别是凌晨 4~6 点呼吸、血压的变化，因此段时间内最易发生呼吸暂停或猝死。

3. 治疗配合　遵医嘱给予患者持续低流量吸氧或使用正压通气治疗，以纠正患者的缺氧状况。手术者做好术前、术后护理。

（1）正压通气治疗患者的护理

1）通气前准备：初次通气治疗上机前向患者解释通气目的及方法，消除患者顾虑及紧张情绪。训练患者呼吸，使其很快能与呼吸机同步。准备好必要的抢救药品及器械，如吸引器、气管切开包或气管插管用物。

2）根据病情及患者的耐受情况选择鼻罩或面罩。对轻症呼吸阻塞患者应首选鼻罩通气，无效时换用面罩。

3）治疗时患者可取半卧位或坐位，但要使头、颈、肩在同一平面上，头略向后仰，保持气道通畅，防止枕头过高，使呼吸道狭窄，影响气流通过，降低疗效。四头带或软帽固定带的松紧度以无明显漏气的最小张力为宜，过松造成漏气，过紧影响面部血液循环，被压皮肤缺血，而造成坏死。

4）气道的管理：将呼吸机管道同湿化器连接，湿化器内加入并维持适量的灭菌蒸馏水。指导患者进行有效的咳嗽、排痰，协助翻身、拍背，在病情允许的情况下鼓励多饮水。如患者无力咳嗽或出现意识障碍不能自行排痰，应卸除面罩吸痰，必要时行气管插管。

5）避免擅自应用镇静安眠等中枢神经系统抑制药，以免直接导致睡眠窒息的发生。

6）对使用口器治疗者，睡前可用舌保护器置于口中，使舌保持轻度前置位，增加喉腔前后距离，从而减轻上呼吸道阻塞症状。

（2）手术治疗患者的护理：应积极完善术前准备，尽快进行手术治疗并做好术后护理。具体可参考扁桃体切除术的护理。

4. 心理护理　同情和关心患者，让患者表达自己的感受，并给予安慰和疏导。做好对本病病因及治疗护理方面的解释工作，使其配合正压通气治疗，消除其对手术的紧张恐惧心理及对预后的担心。

（四）健康教育

1. 指导患者控制饮食，戒除烟酒，多做健身运动，避免肥胖。

2. 定期随访，监测心脏功能、血压等，防止并发症的发生。

3. 患者不宜从事驾驶、高空作业等有潜在危险的工作，以免发生意外。

（汤小丽）

第四节　喉部疾病的护理

一、急性会厌炎

急性会厌炎（acute epiglottitis）又称急性声门上喉炎，是发生在会厌黏膜的急性炎症。起病突然，发展迅速，易造成上呼吸道阻塞，导致窒息、死亡。成人、儿童均可发病，冬春季节多见。

（一）护理评估

1. 健康史　评估患者身体状况，有无急性鼻炎、咽炎反复发作史，了解有无声音嘶哑，呼吸困难。

2. 身体状况　起病急骤，有畏寒、发热、乏力，体温多在38℃以上，多数患者有剧烈的咽喉痛，吞咽时加重，致咽下困难，流涎。说话时含糊不清似口中含物。因会厌高度肿胀引起吸入性呼吸困难，严重者发生窒息。因声带多未受累，很少发生声音嘶哑。

3. 心理－社会状况　本病发病急骤，患者因咽喉部剧烈疼痛，严重者出现呼吸困难，产生不同程度的心理压力，表现为焦虑、恐惧、角色依赖等。

4. 辅助检查　喉部X线侧位片可见肿胀的会厌，界限清楚。血常规检查白细胞数明显增高。

5. 诊断与治疗要点

（1）对主诉有剧烈咽喉痛伴吞咽困难，间接喉镜下可见充血、肿胀的会厌，即可诊断。

（2）积极控制感染，应用足量的抗生素和糖皮质激素，脓肿形成时可切开排脓。喉阻塞严重时，紧急行气管切开术以缓解呼吸困难。

（二）护理问题

1. 疼痛　喉痛，与会厌黏膜充血、肿胀有关。

2. 吞咽困难　与会厌明显肿胀、剧烈咽痛有关。

3. 有窒息的危险　与会厌高度肿胀，阻塞呼吸道有关。

（三）护理措施

1. 一般护理

（1）嘱患者安静休息，禁声。

（2）给予清淡、易消化的全流或半流食，禁食辛辣食物。

（3）保持口腔清洁，给予漱口液漱口。

2. 病情观察　密切观察患者呼吸情况，遵医嘱给予超声雾化吸入以减轻症状，呼吸困难者给予氧气吸入，体温过高时给予对症处理。

3. 治疗配合

（1）及时足量的抗生素和糖皮质激素的联合应用，是治疗本病的关键。对用药后呼吸困难无改善者，应做好气管切开术的准备，配合医生进行抢救。

（2）脓肿切开排脓时应及时吸除脓液，以防窒息。

（3）局部以抗生素、激素等药物进行雾化吸入，促进炎症消退。

4. 心理护理　做好患者的心理疏导，消除其恐惧，焦虑心理。关心体贴患者，使其积极配合治疗。

（四）健康教育

1. 加强户外活动及身体锻炼，提高机体抵抗力，积极预防和治疗鼻咽部炎症。

2. 注意保护嗓音，避免用声过度。

3. 向患者宣传急性会厌炎的相关知识及发展与转归过程，提高患者及家属对本病的认识，一旦出现症状立即到专科就诊，以免误诊。

二、急性喉炎

急性喉炎（acute laryngitis）为喉黏膜的急性炎症，常为上呼吸道感染的一部分，好发于冬、春季节。

（一）护理评估

1. 健康史　评估患者有无上呼吸道感染；有无鼻部、咽部的炎性症状；有无烟酒过度，用声过度，发音不当，声音嘶哑，呼吸困难的表现；有无粉尘及有害物质长期接触史，

2. 身体状况

（1）成人急性喉炎：声音嘶哑是主要症状，声音开始时粗糙低沉，逐渐加重，严重者只能做耳语甚至失音。因喉黏膜发炎时分泌物较多，可有咳嗽咳痰，喉部不适或疼痛。

（2）小儿急性喉炎：好发于6个月至3岁的幼儿，起病急、进展快，以声嘶、犬吠样咳嗽为主要特征。症状较重者可出现吸气性喉喘鸣，吸气性呼吸困难（三凹征），夜间加重，可伴有全身症状。

3. 心理－社会状况　急性喉炎出现声音嘶哑或失声，影响正常交流，患者易产生焦虑、恐惧心理。部分患者缺乏卫生保健知识，不积极求治，反复发作导致慢性喉炎。

4. 辅助检查　间接喉镜检查，可见喉黏膜肿胀、充血，由于患儿不合作，一般不做间接喉镜检查。

5. 诊断与治疗要点

（1）根据典型的临床症状，喉镜检查为声带和喉黏膜充血水肿，可以诊断。但需与小儿气管异物，喉痉挛等疾病鉴别。

（2）足量的糖皮质激素和抗生素，配合局部雾化吸入，对症支持治疗。如喉梗阻严重，经药物治疗未缓解者，应考虑行气管切开术。

（二）护理问题

1. 有窒息的危险　与喉黏膜肿胀充血，阻塞呼吸道有关。

2. 语言沟通障碍　声音嘶哑或失音，与喉部炎症有关。

3. 疼痛　喉痛，与喉部炎症有关。

（三）护理措施

1. 一般护理

（1）禁声使声带有效休息。

（2）充分卧床休息，尽量使患儿保持安静，避免哭闹，以减轻呼吸困难。

2. 病情观察　严密观察病情变化，监测患者的生命体征，尤其是呼吸，脉搏变化。

3. 治疗配合

（1）使用足量的糖皮质激素及有效的抗生素可减轻喉黏膜水肿，缓解呼吸困难，控制局部感染。

（2）行超声雾化吸入，常用药物为庆大霉素和地塞米松，每天 1～2 次。

（3）重度喉阻塞药物治疗无好转者，应及时配合医生行气管切开术。

（4）注意补充液体，维持水电解质平衡，吸氧，镇静，密切观察有无心力衰竭的发生。

4. 心理护理　因急性喉炎出现声音嘶哑或失声，导致语言沟通障碍，患者易出现焦虑、烦躁，应指导患者调整心态，做好心理疏导。

（四）健康教育

1. 加强户外活动及身体锻炼，提高机体抵抗力，积极预防和治疗鼻咽部炎症。

2. 注意保护嗓音，避免用声过度。

3. 保持口腔卫生，戒烟酒，避免刺激性的食物。

4. 改善工作环境，在粉尘环境中作业者应加强职业防护。

5. 介绍本病相关知识，对出现急性喉炎的患儿，应及时就诊治疗，以防不测。

6. 适当摄入增强咽喉保养的水果，如梨、萝卜等。

三、喉阻塞

喉阻塞（laryngeal obstruction）是指喉部或临近组织的病变，致喉部通道发生阻塞，导致呼吸困难。

（一）护理评估

1. 健康史　了解患者有无喉部炎症、过敏、外伤、异物史，有无声音嘶哑或有害粉尘物质接触史，并注意患者声音嘶哑，呼吸困难的程度及特征。

2. 身体状况　吸气性呼吸困难是喉阻塞的主要症状，表现为吸气运动加强，深而慢，吸气费力；吸气性喉喘鸣，为吸入的气流超过狭窄的声门裂时，形成气流漩涡反击声带，声带颤动发出的一种尖锐的喘鸣声；吸气性软组织凹陷，因吸气困难，胸腔内负压增加，使胸壁及其周围组织如胸骨上窝、锁骨上窝、剑突下或上腹部，吸气时向内凹陷，称此为三凹症。因儿童肌张力软弱，此凹陷更为明显；声嘶，若病变位于声带，出现声音嘶哑，甚至失声；因缺氧而表现呼吸快而浅、心率快、脉无力、面色青紫、发绀、吸气时头后仰，重者可出现心、脑、肺、肾等重要脏器衰竭的表现，最终发生昏迷而死亡。

临床上为了便于病情评估，将喉阻塞分为四度：

一度：安静时无呼吸困难。活动或哭闹时有轻度吸气性呼吸困难，无缺氧表现。

二度：安静时也有轻度呼吸困难，吸气期喉喘鸣和胸廓周围软组织凹陷，活动时加重，但不影响睡眠和进食，无烦躁不安等缺氧症状，脉搏正常。

三度：安静时有明显的呼吸困难，喉喘鸣声较响，吸气期胸廓周围软组织凹陷显著，并出现发绀，烦躁不安，不易入睡，脉搏加快等缺氧症状。

四度：呼吸极度困难。患者坐卧不安，手足乱动，极度烦躁，出冷汗，面色苍白、发绀，定向力丧失、心律不齐、脉搏细弱、昏迷、大小便失禁等。若不及时抢救，可因窒息及心力衰竭而死亡。

3. 心理－社会状况　患者因喉阻塞导致呼吸困难，产生恐惧，焦虑及烦躁心理。多数人因求生欲望迫切，能积极就医，但少数人因缺乏相关知识，对早期症状多不重视，耽误了治疗时机。此外，家属对患者的关心、支持程度和经济能力也影响着患者的心理状态。

4. 辅助检查　喉部 X 线侧位片、喉部 CT、直接喉镜或纤维喉镜检查、血液生化检查可协助诊断。

5. 诊断与治疗要点

（1）影像学检查：纤维喉镜检查或直接喉镜检查，结合喉阻塞临床表现，可以诊断。

（2）病情轻者：可做有关检查确诊后对症治疗，喉阻塞严重者可行气管切开术。

（二）护理问题

1. 有窒息的危险　与喉阻塞有关。

2. 低效型呼吸形态　与吸气性呼吸困难有关。

3. 语言沟通障碍　声嘶或失声，与喉阻塞或气管切开术有关。

4. 恐惧　与病情危急，害怕气管切开有关。

（三）护理措施

1. 一般护理

（1）创造安静环境，绝对卧床休息，减少刺激。

（2）必要时进行氧气或雾化吸入，以减轻喉头水肿，改善呼吸。

2. 病情观察　严密监测呼吸变化，及时记录患者生命体征，尤其是呼吸及血氧饱和度变化。结合病史，根据患者呼吸困难的程度，及时做出病因判断。

3. 治疗配合

（1）做好急救准备，备好气管插管和气管切开包等急救用物。根据患者情况，一旦需行气管插管、气管切开时，则迅速配合医生在最短时间内完成。

（2）根据喉阻塞程度，选择治疗方案。一度、二度呼吸困难者，积极进行病因治疗，使用足量抗生素和糖皮质激素，大多可避免气管切开术，若为异物应迅速取出，并给予氧气吸入及时改善缺氧状况；三度呼吸困难者，因炎症引起的喉阻塞，在应用足量抗生素和糖皮质激素后无效者应及早手术，因肿瘤引起的喉阻塞应先行气管切开，再进行相应的病因治疗；四度呼吸困难者，应迅速解除呼吸困难，立即行气管切开，畅通气道，以免造成窒息或心力衰竭。

4. 心理护理　有针对性的与患者及家属交谈，消除其恐惧心理，既要告知患者及家属此病的危险性及治疗的重要性，同时还要注意安抚患者及家属保持镇静，积极配合治疗。

（四）健康教育

1. 指导患者加强身体锻炼，提高机体抵抗力，预防上呼吸道感染。

2. 介绍喉阻塞的常见病因和预防知识，避免喉外伤及呼吸道异物。

3. 注意职业防护，避免吸入和接触有害粉尘等物质。

四、喉癌

喉癌（carcinoma of larynx）是喉部最常见的恶性肿瘤，其发病率目前有明显增长趋势，我国北方地区为高发区，城市高于农村，其发病年龄多为 50～70 岁。男性高于女性。喉癌发病率占耳鼻喉恶性肿瘤的 7.9%～35%，鳞状细胞癌占全部喉癌的 93%～99%。

（一）护理评估

1. 健康史　评估患者的心理状态，了解患者及家属对本病的认知程度；询问患者有无吸烟、酗酒、长期吸入有害物质的经历；了解患者有无进行性声嘶、喉部不适感、异物感、呼吸困难等。

2. 身体状况　根据癌变的部位可分为声门上型、声门型、声门下型和声门旁型。

（1）声门上型：原发部位在会厌、室带、喉室、会厌壁等。本病进展快，分化较差，早期症状不明显，可有咽部不适及异物感。肿瘤增大后上述症状可加重，侵及声带时可出现声嘶，晚期可引起呼吸困难，易向颈淋巴结转移。

（2）声门型：癌肿好发于声带前中 1/3 处，分化较好，发病较慢，早期症状为声嘶，肿物增大时，可出现喉喘鸣和呼吸困难，不易向颈部淋巴结转移。

（3）声门下型：位于声带以下，环状软骨下缘以上部位的癌肿。早期症状不明显，随肿物增大可发生咳嗽、痰中带血、呼吸困难。该区癌肿常有气管前或气管旁淋巴结转移。

（4）声门旁型：原发部位多位于喉室。该型早期不易发现，声嘶为首发症状，晚期可有刺激性干咳，癌肿向声门旁间隙扩大，浸润和破坏喉软骨时可有咽喉痛。

检查：年龄超过 40 岁，有不明原因声嘶或喉部不适，异物感等典型症状，均应行喉镜检查。喉镜下见声门上或声门下有结节状、菜花样溃疡等新生物或肿块，声带运动受限固定，可疑为喉癌，应及时做病理组织活检。

3. 心理-社会状况　当患者确诊为喉癌时，会产生恐惧、忧虑、绝望等心理变化。同时面对手术及其他治疗带来的不良反应和高额费用而感到忧郁、无助，担心术后失去发音能力，无法与他人沟通。应注意评估患者对诊断的心理承受能力，家属对患者的关心程度及家庭经济承受能力，患者和家属对本病的治疗、发展和愈后的了解程度。

4. 辅助检查

（1）影像学检查：喉部 X 线片、CT 或 MRI 检查。

（2）喉镜检查：纤维喉镜检查，可在喉镜下取病检，最后诊断以病理诊断为准。

5. 诊断与治疗要点

（1）对于年龄大于 40 岁，症状持续四周以上患者，借助 X 线，CT，喉镜检查，细胞病理学检查等，一般可明确诊断。

（2）根据喉癌的分型及肿瘤侵犯的范围，选择合适的治疗方案，即手术、放疗、化疗、免疫、中药治疗等。

（二）护理问题

（1）有窒息的危险：与癌肿逐渐扩大，或并发出血感染引起喉阻塞有关。

（2）语言沟通障碍：声音嘶哑或失音与喉部恶性肿瘤侵及声带及喉切除有关。

（3）进食自理缺陷：与喉切除术后短期需经鼻饲管进食有关。

（4）自我形态紊乱：与术后佩戴气管套管及失声有关。

（三）护理措施

1. 一般护理

（1）体位护理：全麻未清醒前，去枕平卧，头偏侧位。麻醉清醒后，床头抬高30°～45°有利于患者呼吸。头前倾30°～40°，以减轻颈部皮肤切口的张力，24～48小时后改为半坐卧位，术后一周内颈部不宜过度活动。

（2）口腔护理：保持口腔清洁，行口腔护理，每天2～3次，7～10天内嘱患者勿做吞咽动作，严禁由口进食水，避免将口内分泌物咽下污染喉部伤口，预防吻合口瘘的发生。

（3）鼻饲护理：指导患者及家属了解合理的饮食搭配及每天需要量，以保证足够的营养支持，促进伤口愈合。胃肠功能恢复正常后鼻饲，每天5－6次，每次约200ml。若伤口愈合好，未发生咽瘘，术后10天可拔出鼻饲管，若发生咽瘘，鼻饲管应保留到咽瘘愈合。拔管前应进行饮水试验，在记录无呛咳、无咽瘘的情况下方能拔管。

2. 病情观察

（1）密切观察患者生命体征，进行血氧饱和度检测，重视血压和血氧饱和度的变化，并做好记录，发现异常及时处理。

（2）观察切口有无出血，敷料是否脱落，若有应及时更换。并注意观察创面局部红、肿、热、痛情况。

（3）观察负压引流是否通畅，及时记录引流液的量、色、质。若发现伤口出血、肿胀、出现乳白色的引流液等，应及时通知医生予以处理。

3. 治疗配合

（1）喉癌的治疗以手术、放疗或手术与放疗的结合为主，其次还应包括化疗、免疫治疗、生物学治疗等多种方法。手术方式为部分喉切除术和全喉切除术。可根据肿瘤的病理分型，侵犯范围，扩散情况，患者的身体情况，选择合适的治疗方案，其原则为彻底清除癌肿的前提下尽可能保留喉的功能，以提高患者的生存质量。

（2）呼吸道护理：定时清洗气管内管，保持气管套管通畅，及时吸出气管内分泌物，注意记录气管内分泌物的量、颜色、气味及黏稠度等，参照气管切开术后护理。一般术后2～6个月，患者呼吸平稳，确认无喉狭窄和吞咽功能障碍后可考虑拔管。

（3）吞咽训练的护理：施行部分喉切除术的患者，术后两周左右可嘱患者进行吞咽功能练习，初次经口进食时，应给予黏稠度高的食物，少食多餐，忌食过硬、过大的食物，以防呛咳、窒息。

（4）喉发音和呼吸功能恢复的护理：喉癌术后10天左右开始训练发音，可先用手指堵住气管套管，同时练习发音。训练发音时，应采用较规范的发音训练程序，先发简单的元音字母，再训练生活用语，使患者尽快学会食管发音或应用人口喉发音，以解决术后语言交流，使手术达到预期效果。

（5）放疗患者的护理：放疗配合手术治疗可降低癌肿复发率。应鼓励患者克服放疗反应，坚持完成治疗。放疗期间若颈部皮肤红肿，糜烂，可涂抗生素软膏加以保护，治疗期间应加强局部清洁，如口腔，鼻咽等。已做气管切开术的患者放疗前需更换非金属套管。

4. 心理护理　喉癌患者以老年为多，心理情感十分复杂，癌症和失音的双重压力使他们存在恐惧、悲观、抑郁等心理，护士应同情关心患者，教会他们用表情、手势、笔纸表达感受，尽可能满足患者要求，并重视患者的社会支持系统，针对个性特征进行心理疏导，训练其心理应对方式，提高患者的自我价值感，满足其情感需要。

（四）健康教育

1. 指导患者加强身体锻炼，增强机体免疫力。尽量减少公共场合活动，禁止游泳，防止感冒。

2. 指导患者养成良好的卫生及生活习惯，戒烟酒，忌辛辣及油炸食品。嘱患者防止便秘，保持大便通畅。并注意呼吸情况，若有异常及时来院就诊。

3. 教育患者树立正确的自我价值观，学会新的自我照顾方法，坚持自理训练及全喉切除发音功能恢复训练，尽早恢复独立生活能力。

4. 向患者及家属介绍喉癌有关知识，出院前教会患者及家属吸痰，套管护理和意外脱管的紧急处理方法等；指导患者出院后及放疗期间的注意事项；定期到医院更换气管套管，并做好创口护理，洗澡时勿进水勿吸入灰尘等。如有异常及时就诊。

（汤小丽）

第三十章

耳鼻喉外科护理

第一节　一般技术操作常规

一、鼻滴药法

1. 滴药前先分别轻轻擤出每一侧鼻内分泌物。

2. 体位及方法

（1）仰卧垂头位：适用于鼻炎及后组鼻窦炎患者。仰卧，肩下垫枕（或坐位，紧靠椅背），颈伸直，头后仰，颏尖朝上，使颏隆凸与外耳道口的连线与台面（或地面）垂直［图30-1（1）］，每侧（或患侧）滴入药液3~4滴。

（2）侧头位：适用于前组鼻窦炎患者。患侧朝下，肩下垫枕，头略下垂［图30-1（2）］，将药液滴入患侧鼻腔3~4滴。或取仰卧垂头位，滴入药液后再改成侧头位，侧卧3~5分钟。

（1）

（2）

图30-1　鼻滴药法的体位

（1）仰卧垂头位；（2）侧头位

二、鼻喷雾法

1. 目的

（1）鼻腔疾病治疗。

（2）鼻腔取材活体组织检查。

（3）鼻内镜检查。

（4）经鼻的纤维镜检查。

2. 方法

（1）喷药前排除鼻内分泌物。

（2）将喷雾器头用 75% 酒精擦拭消毒后对准前鼻孔，趁患者吸气时用力挤捏橡皮球，即有雾状药液喷出。

（3）喷雾器用后，应将喷雾器头取下洗涤，煮沸消毒，或至少用酒精纱布将喷雾器头擦拭，再在酒精灯上烧一下，才可给下一个患者再用（咽喉部喷雾相同）。

注意：鼻喷剂使用法。第 1 次喷药前需上下摇动药瓶，然后同时上下按压瓶颈和瓶底，直至能顺利喷出药雾。以后每次使用前均需将药液摇匀，将喷嘴伸入前鼻孔对准鼻腔外侧壁（或用右手喷左侧，用左手喷右侧），趁吸气时将药液喷出。剂量及次数参照每个药物的使用说明书。

上述方法较鼻滴药法好，因喷出的药液颗粒细小，分布均匀，与鼻黏膜接触面积大。另注意每次喷药前宜将鼻腔分泌物擤出，以利药液与黏膜更好的接触。

三、鼻腔冲洗法

1. 目的　多用于冲洗鼻腔内脓痂以治疗萎缩性鼻炎。

2. 方法

（1）冲洗器悬挂冲洗法

1）将盛有温生理盐水 300 ~ 500ml 的冲洗器挂于墙上，冲洗器底部与患者头顶等高（太高则压力大，水将灌入咽鼓管内，可导致中耳感染）。

2）对初诊患者需作好解释，说明冲洗方法和作用，以取得患者合作。

3）坐位或站立于水池边。一手持橄榄头，一手端弯盘。头略偏斜并稍前倾（图 30 - 2）。

4）嘱患者张口自然呼吸，将橄榄头置入一侧鼻前庭，慢慢打开冲洗器橡皮管上的活塞，使水缓缓冲入鼻腔而由对侧鼻孔排出（部分流入咽部，吐出即可）。

注意：两侧交替进行，先冲洗鼻腔堵塞较重的一侧，再冲洗对侧。否则，冲洗盐水可因堵塞较重一侧鼻腔受阻而灌入咽鼓管。

若冲洗时患者出现咳嗽、呕吐、喷嚏等不适现象，应立即停止，稍待片刻后再冲洗。

5）洗毕，头向前倾，让鼻腔内残余冲洗液排出，然后分侧轻轻擤鼻，以助排净。擤鼻切忌过急过猛，或紧捏两侧鼻孔同时用力擤鼻，而导致中耳感染。

（2）自控压力鼻腔冲洗器冲洗法

1）将配置好的冲洗液放于桌上。

2）患者坐于桌旁，将鼻腔冲洗器［如图 30 - 3（1）］的橄榄头端塞入鼻前庭，吸引器末端放入冲洗液中。

3）将一空盆放于患者的颏下，头微低［如图 30 - 3（2）］手持冲洗器的球部（气囊），有规律地反复挤压球部，将冲洗液压入被冲洗的鼻腔，冲洗液大部分从另一侧鼻孔流出或从口中吐出。冲洗的压力可根据自己的感觉适当调整挤压力度。

4）同冲洗器悬挂冲洗法。

5）同悬挂冲洗器冲洗法。

图 30－2　鼻腔冲洗法

(1)鼻腔冲洗器结构图

橄榄头　气囊　吸液管

(2)使用方法示意图

图 30－3　鼻腔冲洗器及使用方法

四、咽、喉部喷雾法

1. 目的　多用于咽喉部手术、内镜检查时的黏膜表面麻醉（3 岁以下幼儿禁用，5 岁以下及不合作小儿，一般不用或慎用）。

2. 方法

（1）喷药前先向患者说明，每次喷入的药液均不可咽下，须含3~4分钟后再吐出。

（2）过敏试验：用75%酒精将喷雾器头擦拭消毒。嘱患者舌尖上抬，露出口底。将麻醉药液喷入舌下2~3喷，嘱患者闭口休息，不吞不吐，观察15~20分钟，此期间应不断询问患者的主观感受、密切注意患者面色及表情。

如出现头昏、心悸、出汗或脸色苍白、呼吸急促等反应，立即令其吐出口中药液，并用清水含漱，同时报告医师及时处理。

医师到达前的一般处理：①将患者平卧，给氧；测量脉搏、血压；②输液，以建立静脉通道；③注意呼吸道通畅，吸出口腔及咽部分泌物或呕吐物；④无论成人或儿童，可肌注地塞米松10mg，异丙嗪12.5~25mg。

（3）口咽部喷雾：嘱患者将舌自然平放口底并张口发"啊——"长音，自上而下对准悬雍垂、软腭、咽后壁、舌根、再从右至左或从左至右对准扁桃体及咽腭弓和舌腭弓，反复喷药3~4次，每次3~4喷（每喷约0.05ml，相当于丁卡因1mg。极量不超过3ml，即60喷，相当于60mg，此为我科测量数据。各家建议的用量悬殊，少者20mg，多者80mg）。

（4）喉部喷雾：在口咽部喷雾2~3次后，将喷雾器头弯折向下，嘱患者伸舌并用纱布将舌前1/3包裹好（以免滑脱或牙齿损伤舌系带），将舌拉出，口尽量张大并作深呼吸，将喷雾器头对准喉部，趁患者深吸气时，将药液喷入。每次3~4喷，共3~4次。如需做声带息肉摘除等手术或咽喉内镜检查，还另需加喉咽和喉部涂药。

无论咽或喉喷雾，每次喷药前应先将咽、喉分泌物或残余药液吐出，以利药液和黏膜直接接触。

五、雾化法

1. 目的

（1）使药液呈雾状，直接作用于局部黏膜，更好的发挥消炎、消肿的作用。

（2）稀化呼吸道分泌物，使易于咳出。

2. 方法

（1）超声雾化法

1）检查雾化器是否完好，电源是否接通。容器内放入2/3的蒸馏水（太少则气雾不足，太多则溢出容器，损坏机件），加入所需药物（如庆大霉素、地塞米松、糜蛋白酶等），然后打开开关，定好时间（15~20分钟）。

2）患者胸前围好治疗巾，以免喷湿衣服。

3）待有气雾喷出，嘱患者手持喷雾头，对准患部（相距约5~10cm）作均匀深呼吸（治疗鼻腔疾病者用鼻呼吸；治疗咽、喉或下呼吸道疾病者用口呼吸；气管切开者，对准气管套管自然呼吸）。15~20分钟后，即自动关机。

4）治疗完毕，擦干面部和颈部。

5）取下喷雾头，用水冲洗干净，擦干后放入消毒液中浸泡30分钟备用；用前须以无菌水冲洗干净。

附：简易蒸气吸入法。无条件行超声雾化者，可将药液加入一杯沸水中，将杯口置入口鼻之下，并用一块厚毛巾罩住杯口及患部，以免蒸气散失过快。每次吸入15~20 min，每天

1～2次。

（2）氧气雾化法

1）将处方药液注入喷雾器下半部中，注入量须在2～8 ml之间（以喷雾器外测所刻"MAX"标志为限）。

2）将喷雾器上半部插回（插入时注意上半部的扇形圆片要对准口含器的方向，反向安装将导致喷雾器无法使用）。

3）用导管将雾化器和氧气湿化瓶连接，调节流量表至5～6升（如雾不大可加大流量）。

4）含住口含器，缓慢地吸气、呼气；如使用面罩，要将面罩罩住口鼻，再缓慢地吸气、呼气。重复此步骤直至药液全部雾化完毕。

5）治疗完毕，分离导管，取下湿化瓶，将湿化瓶和雾化器放入消毒液中进行浸泡消毒，然后用清水冲洗干净，自然晾干。

呼吸过慢或过快时可能导致眩晕，此时可将喷雾器拿开，放松地呼吸几次，待不适感觉消失后再继续进行吸入治疗。

每个喷雾器仅供一位患者使用，不得与他人共用。

六、耳滴药法

1. 目的

（1）治疗中耳炎及外耳道炎。

（2）软化耵聍。

（3）麻醉或杀死外耳道昆虫类异物。

2. 方法

（1）侧卧：患耳向上。先用卷绵子或专用细棉签蘸3%双氧水并拭净外耳道分泌物（如系门诊患者，可教会其自理办法：头偏向一侧，患耳朝上，用对侧手从头后将患耳耳郭牵向后上方，另一手向外耳道滴入）然后擦干。

（2）顺外耳道后壁缓缓滴入药液3～5滴（药液温度不可太低，否则可因刺激内耳发生眩晕），然后轻轻按压耳屏数次，以造成外耳道空气压力的变化，驱使药液进入中耳腔。

（3）保持侧卧数分钟，使药液与中耳腔充分接触。然后塞1个消毒棉球于外耳道口，坐起。

（4）如遇耵聍栓塞，可直接滴入药液，每次药量可稍多（以不溢出外耳道口为度），每日5～6次，3天后行外耳道冲洗（有中耳炎病史者不宜冲洗）或取除。

（5）遇外耳道昆虫类异物，可滴入乙醚、酒精或氯仿（有鼓膜穿孔者均不宜用）使其麻醉，或滴入植物油类，使其窒息，然后冲出或取出。

七、外耳道冲洗法

1. 目的　冲洗出外耳道已软化的耵聍栓塞或不易取出的碎软耵聍、微小异物等。但已知有鼓膜穿孔或有中耳流脓史者不用；鼓膜及外耳道炎症期间慎用。

2. 方法

（1）取坐位，头略偏向对侧，患耳稍向上，同侧颈部及肩部围以治疗巾，患者手托弯盘紧贴耳垂下方颈部皮肤，以便冲洗时水可流入弯盘［图30-4（1）］。

（2）左手将耳郭向后上牵拉（如系婴幼儿则向后上牵拉），使外耳道成一直线。右手持耳注洗器（50ml空针），将温生理盐水（过冷、过热均可引起眩晕）朝外耳道上壁方向注入〔图30-4（2）〕，用力不可过猛，亦不可将注洗器紧塞外耳道内，以致水不能流出，更不可正对鼓膜冲击，以免引起鼓膜损伤。

（1）   （2）

图30-4 外耳道冲洗法

（1）冲洗时体位   （2）外耳道与冲洗器的关系

（3）冲洗后用干棉签拭净，并用75%酒精棉签消毒外耳道，检查外耳道及鼓膜有无损伤，有则请医师处理。

如耵聍一次冲洗不净，需继续滴药，软化后再冲洗，至洗净为止。

（单　璇）

第二节　鼻部疾病及手术的护理

一、鼻出血的护理

鼻出血为耳鼻咽喉科常见的急症之一，原因甚多，患者及其家属往往紧张、焦虑。因此，耐心解释、细致护理不容忽视。

（1）医护人员必须十分镇静，并安慰患者，解除其思想顾虑及恐惧感，必要时给予镇静剂。

（2）对出血较多者立即予以初步简易止血，同时注意全身情况。如出血严重而致休克时，须协助医师迅速急救，立即输液建立静脉通道作好输血准备并应用中枢兴奋剂。

简易止血法：

1）以手指向鼻中隔方向捏紧两侧鼻翼。

2）令患者擤出鼻腔凝血块，然后用1%麻黄碱生理盐水或0.1%肾上腺素棉球（或加上云南白药等止血剂）塞入鼻腔。

3）额部、项部及枕部冷敷。

上述方法可根据当时情况和条件选用1~2种，同时可肌肉或静脉应用止血剂，并立即报告医师进行处理。

（3）半卧位（休克者平卧），嘱患者不要吞咽，将唾液吐入痰杯，以便能及时发现出血情况。

（4）前鼻孔出血量不多，而患者面色苍白、冷汗、烦躁不安、口干、脉快、胸闷或血压下降等，常表示有大量血液流入胃中，患者已休克或处于休克前期，应立即报告医师处理。

（5）酌情给予流质或半流质饮食。已做后鼻孔填塞者注意口腔卫生。

（6）对多次反复出血或高血压鼻出血者，应提高警惕。除每日早晚测量血压、脉搏外，还须重视患者的主诉。此类患者出血前多有头部发热、发胀或其他不适的预兆，遇此情况必须测量血压并报告医师，不要等到突然出血时措手不及。出血严重者应查血红蛋白和红细胞、血型及交叉配合试验、准备输血。

二、鼻部手术的术前准备

（1）备皮：剃须、剪鼻毛。拟行颈外动脉结扎者，准备同侧颈部皮肤。

剪鼻毛法：目的在于使视野清楚，便于手术操作。①患者取坐位，头后仰，鼻孔朝向光源或操作者的额镜反光；②涂红霉素眼膏于眼科钝头弯剪的刀刃上，以便剪下的鼻毛粘在其上，不致被吸入鼻腔，又可直接涂于局部以防止划破鼻前庭皮肤而造成感染；③一手拇指将患者鼻尖轻轻向上抬起，暴露鼻前庭，其余手指固定于患者额部；另一手持剪，凸面贴近鼻前庭皮肤，沿鼻毛根部剪断鼻毛。注意勿损伤皮肤及黏膜；④用红霉素眼膏棉签将剪下的鼻毛全部黏出，并检查是否剪尽。

（2）行萎缩性鼻炎手术者，术前 2～3 天每天鼻腔冲洗 1～2 次；伴有化脓性上颌窦炎者术前 1 日需做上颌窦穿刺冲洗。

（3）口腔进路（如唇龈沟切口、硬腭切口等）手术者，术前教会患者仰头含漱方法并给予含漱剂。

（4）术前 1 日晚睡前酌情给予镇静剂；术前半小时口服或肌注镇静剂。

（5）进入手术室前，嘱患者排空大、小便（各手术相同）。

（6）全麻者术前 4 小时禁食。

三、一般鼻部手术的术后护理

1. 取半卧位　以减轻头部充血和便于吐出分泌物。如有头晕或虚脱则改为平卧位。全麻者取平卧侧头位，并按全麻术后护理。

2. 面部肿胀明显者　早期（术后 24 小时内）给予冷敷，兼可止痛、止血；后期（术后24 小时后）热敷，促其吸收。疼痛时可给镇痛药。口腔进路者给予含漱液。因鼻腔或鼻咽填塞须经口呼吸而致口腔咽喉干燥者，给喉片含服或于唇部涂抹药膏、润滑油等。

3. 饮食　口腔进路者进流质饮食，以后酌情改为半流质；非口腔进路者给予半流质。口腔伤口完全愈合前不刷患侧牙。

4. 注意出血　尽量避免打喷嚏，可嘱患者张口深呼吸以抑制之，否则张口打出。取除鼻腔填塞物后 2 小时内宜限制活动，24 小时内不擤鼻，分泌物可轻轻吸鼻后吐出。上颌窦根治术后，可用四头带压迫术侧颊部 1～2 天，以减少肿胀、出血和疼痛。

（单　璇）

第三节　扁桃体手术的护理

一、术前准备

（1）清洁口腔，给予含漱剂。

（2）术前4小时开始禁食。

（3）术前1日晚睡前酌情给予镇静剂，术前半小时肌注安定和阿托品，以消除紧张和减少唾液腺分泌，便于手术操作。

二、术后护理

1. 体位　局麻者，儿童取侧卧位，成人取平卧位或半卧位；全麻者，完全清醒前取半俯卧位（图30-5），头稍低，必要时可采头低脚高位，以免血液流入下呼吸道而便于从口角流出。

图30-5　全麻术后体位

2. 局麻者　嘱尽量将分泌物吐出（入痰杯），以便及时发现出血情况（唾液中带少许血丝为正常现象）。对全麻者，在完全清醒前必须经常巡视，如发现常做吞咽动作（观察喉结活动）或脉搏变快者即有伤口出血可能，应及时检查处理。

3. 手术当日　嘱患者安静休息，少说话，尽量避免咳嗽。

4. 如系门诊患者，嘱次日复查，并嘱如有出血（整口鲜血或有凝血块）则随时来院急诊，并交代代后饮食及注意事项。

（1）术后3小时，无出血者可开始进流质，以后视情况改为半流质和软食。7～10天内不宜吃硬食和油炸食物，以免损伤伤口；水果及果汁因含果酸，刺激伤口可能引起疼痛和影响伤口愈合，少吃或不吃为宜。

（2）注意保暖，防止感冒、咳嗽引起伤口感染，以致继发性出血。

（3）观察伤口：术后4～6小时伤口开始生长白膜，24小时后覆盖两侧扁桃体窝；7～10天内白膜逐渐脱落。白膜色白、薄而光洁。如有凝血块，应予清除；伤口疼痛加重或白膜厚而污秽者，表示伤口可能感染，应给予抗生素，加强口腔含漱。

（4）术后第2天开始注意"三多"（多讲话、多漱口、多进饮食），以增强体力、防止伤口粘连、瘢痕挛缩、后遗咽异物感症。

（5）术后疼痛一般不用水杨酸类止痛药（因为可抑制凝血酶原的产生而致伤口出血）。疼痛难忍时（以致不能进食和讲话），针刺合谷、颊车和少商等穴位有显效；或颈部两侧冰敷或饮冰牛奶等有助止痛和止血。

（6）术后 48 小时内，患者可有低热，此为正常反应（吸收热）；如有高热则应注意有无局部或全身并发症。

（单　璇）

第四节　气管切开术后护理

气管切开术是挽救患者生命的手术，但如术后观察护理不周，仍可随时发生窒息等危及生命的并发症。气管切开术的术后护理属基础护理，所有医护人员均应熟悉，专科护士必须掌握。

1. 体位　取半坐或半卧位，去枕，使颈部舒展以利呼吸和咳痰。

2. 专人护理　床边应常规备有吸引器、氧气和气管切开包。如由患者家属护理，必须将注意事项交代清楚。

（1）初戴套管时多有不适，决不可自行拔管；对小儿、精神病患者以及全麻术后患者，尤须防止自行拔管，必要时需约束其双手。

（2）保持套管通常，勿将被褥、衣领等盖住套管；随时擦去咳出套管口的分泌物。

（3）气管内定时滴入 1% 碘化钾溶液以稀释痰液、防止干燥、软化痂皮。

（4）若气管内分泌物黏稠或干燥结痂不易咳出，则给予蒸汽或雾化吸入、祛痰剂和痰稀化剂；用消毒生理盐水浸湿的单层纱布遮盖套管口，干后及时更换，可增加吸入空气的湿度。

（5）凡呼吸时套管内传出响声，则表示套管内有黏稠不易咳出的分泌物，须随时经套管吸出（图 30-6）。

图 30-6　经套管吸痰法

3. 术后失声　术后患者暂时失去发声能力，应体会患者心情，护理要周到，解释要耐心。患者可书面表示意见或用手指自行堵住套管口进行短时简单交谈。

4. 术后体位　手术当日不宜过多变换体位，以免套管脱出。以后则应该经常变换体位，尽可能早日下床活动，以防发生肺部并发症。

5. 换药　术后 48 小时抽除伤口内填塞的纱条。1 周后拆除切口缝线。套管敷料每日更换 1~2 次，如分泌物多，尚需增加每日换药次数。先取下敷料（注意动作轻巧，勿将套管一并带出），用酒精棉球将套管周围皮肤擦洗干净后，换上新的消毒纱布垫，同时检查调整套管系带松紧（以在系带与皮肤之间恰能插进 1 指为度，过松，则易脱管），再贴好胶布固定纱布垫。

6. **注意呼吸** 气管切开术后呼吸的观察极为重要。如遇术后再次出现呼吸困难必须刻不容缓检查处理：

（1）首先拔出内套管，如呼吸困难不改善，则采取第2步骤。

（2）立即用导尿管通入外套管并吸痰，如外管远端受阻，则边扶正患者头位，边调整外管位置。如呼吸困难仍不缓解，则采取第3步措施。

（3）取一棉花丝或薄软棉片，置于套管口，如棉片或纸片不随呼吸上下飘动，则示下呼吸道有堵塞，或纵隔障气肿、气胸等并发症及脱管可能，须由医师立即检查处理。

以上3个步骤可概括为"拔、吸、试"3个字，在急救时须迅速完成，每一步均不可拖延太久，更不可乱试，以免患者呼吸困难加重以至窒息死亡。

气管切开术后再度呼吸困难的原因、表现和处理办法：

1）脱管：完全脱管（即气管套管完全或大部分脱出于颈部）显而易见；部分脱管或称为不完全脱管常不易发现，仅表现外套管已部分露出皮肤或方向、位置改变。患者呼吸困难伴烦躁不安，或急躁、恐惧，面色紫红或发绀，出汗，患者突然能够出声呼喊或啼哭，用棉片或纸片检查套管无气体或只有微弱的气体流出；导尿管通过套管远端时受阻。如系喉阻塞患者，呼吸可顷刻停止。此时必须设法立即重新将套管（外套管＋管芯一并同时）插入气管（此步一般需要重新打开伤口、撑开气管切口）。

2）患者头部过度后仰或套管选择不当，以至套管远端与气管前壁抵触。扶正患者头部以纠正过度后仰，呼吸困难无改善，套管位置亦无变动，而导尿管通过外套管远端受阻，则可能是套管远端与气管前壁有抵触，此时可握住外管的双耳，将外管远端朝颈椎方向推移，可使呼吸困难改善。此种情况多属套管过长或弯曲度过大所致，须更换合适之套管。

3）下呼吸道阻塞：表现为呼吸困难伴发热、咳嗽、气管中有痰音或同时伴有伤口出血者，常表示下呼吸道可能阻塞，可加强稀释痰液和吸痰的措施；如经套管呛出血液，系由于血液流入气管之故。套管发生与脉搏一致的搏动者，常是凶险的术后大出血的先兆。

4）纵隔气肿和气胸：表现呼吸表浅、加快、伴胸闷、胸痛、心率加快及脉搏频弱，面色苍白或发绀，出汗、血压下降等。患者应及时做床旁胸部X线透视或拍片检查，以明确诊断决定处理方法。

5）皮下气肿：多发生于颈、胸部，严重时可蔓延至头面部、外阴部及四肢、亦可发展为纵隔气肿，按压皮肤有握雪感及捻发音。遇此情况可先拆除伤口缝线，抽除伤口内填塞的纱条，如伴有呼吸困难，须做胸部X线透视或拍片，了解有无纵隔气肿或气胸，密切观察，并防止因颈部皮下气肿而发生脱管。

7. **套管清洗和消毒**

（1）内套管（内管）：应每隔4小时清洗、煮沸消毒1次。分泌物多或黏稠，应增加清洗消毒次数。从拔出内管到重新放回，每次间隔时间不宜超过半小时（先将水烧开，再投入清洗好的内管，可缩短时间），否则，外管管腔将因分泌物干燥结痂而堵塞，致内管无法重新插入。一般应先清洗再煮沸。如先煮沸再清洗则分泌物中的蛋白质遇热凝固而不易清洗干净。或在煮沸时加入少量小苏打，则易于清洗。取内管时，应一手按住外管的内耳，另一手旋开外管口上的活瓣，再将管取出。操作要轻，否则有将外管一并带出之危险。

（2）外套管：如大小、长短、弯曲度均适宜，一般不必更换。长期带管者，以2～3周更换 1 次为宜。带管不及 1 周即需换管时,不可大意!因伤口尚未形成瘘道,软组织收缩(喉阻塞患者更甚)以至外管不能重新插入而致患者窒息死亡。故首次换药时须准备好气管切开包,吸引器和充足的照明,并应有助手协同操作,或在手术室进行更为安全,小儿换管须有 2 名助手分别固定头部和四肢。

8. 室内应保持一定的温度(约 18℃~20℃)和湿度(相对湿度 70% 以上)。干燥时应多洒水或在室内保持一定的水蒸气。空气宜新鲜,但不宜有过强的对流。给氧时不可将氧气管直接插入内套管内,应用弯针头或氧罩给氧。

9. 术后禁用吗啡、可待因、阿托品等镇咳剂及麻醉剂:因这类药物可抑制咳嗽,使气管内分泌物不易咳出。如咳嗽剧烈,影响睡眠和休息,或有促致皮下气肿扩展、伤口出血时,则应给予祛痰药和缓和性镇咳药。

10. 拔管 呼吸困难已解除,可予拔管,但必须先行试堵管。堵管最好能逐步进行,即先堵 1/3,观察 48 小时无呼吸困难,再堵 1/2,再观察 48 小时,无呼吸困难堵 2/3,依次类推至全堵并观察 48 小时呼吸正常方可拔管。堵管栓子固定一定要牢靠,否则有吸入气管内的危险或有咳出之可能。堵管期间交接班要清楚,须密切观察患者的呼吸。如出现呼吸困难,应及时(连同堵管栓子)拔出内管,再取出栓子放回内管。拔管后伤口用蝶型胶布或创可贴拉拢,不必缝合,1 周左右伤口即可自行愈合。

11. 需长期带管或暂不能拔管者 出院时应交代患者或家属掌握以下处理办法:①内管拔出法和放入法;②内套管清洗煮沸消毒法;③敷料更换法;④气管内滴药法;⑤观察要点。

(单　璇)

第五节　喉部手术的护理

喉部手术,常用者有喉裂开术和喉切除术。前者是喉自正中裂开的手术,用于某些肿瘤的切除、喉成形和特殊情况下的活检等,后者多用于恶性肿瘤的切除。根据病变范围大小,又分为喉全切除术(切除整个喉部,甚至连同第 1、2 气管环)和喉部分切除术(保留喉结构的一部分),或喉全切除加颈清扫术。手术方法及范围虽有不同,但护理方法基本相同。

一、术前准备

(1)备皮、剃须:喉裂开者准备颈前上起下颌骨、下至胸骨切迹皮肤;喉切除术者上起下唇、下至第 3 肋骨、左右至肩部皮肤。

(2)患者术后将暂时或永久失去发声能力,或有不同程度的声嘶,因此,术前需交待术后有关注意事项,取得患者理解与合作。

(3)给予含漱剂漱口,鼻部及口腔有炎症者给予必要的治疗,以防术后伤口感染。

(4)手术当日早晨禁食。术前给予安定和阿托品分别肌注及皮下注射。

二、术后护理

除与气管切开术相同外,尚需做如下护理:

(1)全麻者按全麻术后护理。

（2）注意出血：如伤口出血，在不妨碍呼吸的原则下可用纱布压迫止血，并立即通知医师。喉部手术后大出血者可窒息死亡。

（3）鼻饲高热量流质：2周后撤除鼻饲管，逐渐由流质改为半流质以至软食，但切忌一旦"解放"便暴饮暴食。如伤口愈合不良或有感染，鼻饲管放置时间尚需相应延长，但须更换新的消毒鼻饲管，喉裂开手术者，术后数小时可进流质，吞咽困难者，可用鼻饲法2～3天。

（4）注意口腔卫生，常刷牙，含漱剂含漱。

（5）早日下床活动，预防肺部并发症和褥疮。

（单　璇）

参考文献

[1] 吴玉坤．耳鼻咽喉－头颈外科疾病诊断与治疗．长春：吉林科学技术出版社，2009．

[2] 郑虹，戴晴晴．听力重建术失败的原因分析及处理对策．听力学及言语疾病杂志，2010，18（3）：220－221．

[3] 潘耀平，戴春富，王正敏．慢性中耳炎术后听力改善的临床分析．中国眼耳鼻喉科杂志，2010，10（3）：144－147．

[4] 郑亿庆，邹华，黄晓明．头颈部恶性肿瘤多学科协作诊疗模式．3版．北京：人民卫生出版社，2011：264－274．

[5] 田勇泉，韩德民，孙爱华．耳鼻咽喉头颈外科学．北京：人民卫生出版社，2008．

[6] 黄选兆，汪吉宝，孔维佳．实用耳鼻咽喉头颈外科学．2版．北京：人民卫生出版社，2014．

[7] 孙爱华．耳鸣的诊断与治疗．中国眼耳鼻喉科杂志，2007，7（4）：208－210．

[8] 孔维佳，周梁，许庚．耳鼻咽喉头颈外科学．北京：人民卫生出版社，2010．

[9] 许庚．耳鼻咽喉科疾病临床诊断与治疗方案．北京：科学技术文献出版社，2011．

[10] 迟放鲁．耳影像学与临床．中国眼耳鼻喉科杂志，2010，10（1）：66．

[11] 李艳青，梁辉．耳鸣的手术治疗现状．听力学及言语疾病杂志，2009，17（5）：507－509．

[12] 吴敏曼，周家璇，尹文艳，等．耳鸣的治疗进展．现代中西医结合杂志，2009，18（18）：2215－2216．

[13] 邹坚定，熊华．咽鼓管功能对鼓室成形术疗效的影响．中国眼耳鼻喉科杂志，2010，10（1）：21－22．

[14] 李凡成，蒻新春．实用眼耳鼻咽喉口腔科手册．2版．长沙：湖南科学技术出版社，2010．

[15] 毋桂花．耳鼻咽喉及口腔科病．北京：科学出版社，2010．

[16] 王玉明，卫俊英，单瑞英，等．五官科常见疾病诊疗与护理．上海：第二军医大学出版社，2010．

[17] 郭玉德．现代耳鼻咽喉实用手术学．武汉：湖北科学技术出版社，2009．

[18] 王跃建．鼻咽癌诊断和治疗．北京：人民卫生出版社，2012．

[19] 张挽时．耳鼻咽喉影像诊断学．北京：人民军医出版社，2008．

[20] 王正敏．慢性中耳炎功能性根治．中国眼耳鼻喉科杂志，2010，10（3）：137－141．

[21] 刘景传，汤志伟，王崇谦等．误诊为感音性耳聋及颈动静脉瘘的硬脑膜动静脉瘘

［J］．临床误诊误治，2014，27（7）：52 –53.

［22］临床路径在耳鼻咽喉头颈外科中的应用研究［J］．中国耳鼻咽喉头颈外科.2013.20 （3）：156 –158.

［23］李湘医，黄见平．甲硝唑联合氟哌酸治疗慢性化脓性中耳炎临床疗效观察［J］． 吉林医学.2014.33（16）：3455 –3456.

［24］顾陆健、肋软骨，鼻中隔软骨，耳软骨对于鼻中隔鼻小柱延长体会［J］．中国医 疗美容，2014.

［25］涂厚义，倪红丽.42例慢性化脓性中耳炎手术治疗失败的原因分析［J］．吉林医 学，2014，35（12）：2608 –2609.

［26］王浩，张晓斌，刘芳芳．耳鼻咽喉真菌感染50例诊治分析［J］．中国中西医结 合耳鼻咽喉科杂志，2013，（6）：457 –459.

［27］荣芳．慢性化脓性中耳炎患者围手术期的护理［J］．吉林医学，2013，34 （33）：7061.

［28］洪海填，刘海楼．地塞米松不同给药途径治疗突发性耳聋的疗效观察［J］．吉林 医学，2013，34（27）：5607 –5607.

［29］何清明，秦云云，王志强．耳穴按压在颅脑手术全麻术后催醒中的作用［J］．中 国实用神经疾病杂志，2013，16（14）：39 –41.

［30］ANGELO TC, BEVILACQUA MC, MORET A L. Speech perception in pre – lingual deaf users of cochlear implant. Pro Fono. 2010, 22（3）：275 –280.

［31］BERGER J R, JONES R, WILSON D. Intravascular. lymphomatosis presenting with sudden hearing loss. J Neurol Sci. 2005, 232（1 –2）：105 –109.

［32］BUSQUETS J M, HWANG P H. Endoscopic resection of sinonasal inverted papilloma： a meta – analysis. Otolaryngol Head Neck Surg, 2006, 134（3）：476 –482.

［33］Danic D, Prgomet D, Sekeli A, et al. External laryngotracheal trauma. Eur Arch Otorhi- nolaryngol, 2006, 263：228 –232.

［34］BUSQUETS J M, HWANG P H. Endoscopic resection of sinonasal inverted papilloma： a meta – analysis. Otolaryngol Head Neck Surg, 2006, 134（3）：476 –482.